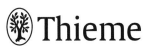

Spezielle Pathologie für die Tiermedizin

Herausgegeben von
Wolfgang Baumgärtner, Achim D. Gruber

Unter Mitarbeit von
Wolfgang Baumgärtner, Andreas Beineke, Achim D. Gruber, Christiane Herden, Marion Hewicker-Trautwein, Robert Klopfleisch, Lars Mundhenk, Christina Puff, Peter Schmidt, Reiner Georg Ulrich, Peter Wohlsein

2., aktualisierte Auflage

450 Abbildungen

Georg Thieme Verlag
Stuttgart · New York

Bibliografische Information der Deutschen Nationalbibliothek
Die Deutsche Nationalbibliothek verzeichnet diese Publikation in der Deutschen Nationalbibliografie; detaillierte bibliografische Daten sind im Internet über http://dnb.d-nb.de abrufbar.

Ihre Meinung ist uns wichtig! Bitte schreiben Sie uns unter:
www.thieme.de/service/feedback.html

© 2020 Georg Thieme Verlag KG
Rüdigerstr. 14
70469 Stuttgart
Deutschland

www.thieme.de

Printed in Germany

1. Auflage 2015
Enke Verlag in MVS Medizinverlage Stuttgart GmbH & Co. KG

Umschlaggestaltung: Thieme Gruppe
Coverfoto: Judith Hoppe, Berlin und © Kateryna_Kon – stock.adobe.com
Zeichnungen: Gay & Rothenburger, Sternenfels
Redaktion: Dr. med. vet. Stefanie Gronau, Haimhausen
Satz: L42 AG, Berlin
Druck: Aprinta Druck GmbH, Wemding

DOI 10.1055/b-006-166360

ISBN 978-3-13-242859-1   1 2 3 4 5 6

Auch erhältlich als E-Book:
eISBN (PDF) 978-3-13-242860-7
eISBN (epub) 978-3-13-242861-4

Wichtiger Hinweis: Wie jede Wissenschaft ist die Veterinärmedizin ständigen Entwicklungen unterworfen. Forschung und klinische Erfahrung erweitern unsere Erkenntnisse, insbesondere was Behandlung und medikamentöse Therapie anbelangt. Soweit in diesem Werk eine Dosierung oder eine Applikation erwähnt wird, darf der Leser zwar darauf vertrauen, dass Autoren, Herausgeber und Verlag große Sorgfalt darauf verwandt haben, dass diese Angabe **dem Wissensstand bei Fertigstellung des Werkes** entspricht.
Für Angaben über Dosierungsanweisungen und Applikationsformen kann vom Verlag jedoch keine Gewähr übernommen werden. **Jeder Benutzer ist angehalten**, durch sorgfältige Prüfung der Beipackzettel der verwendeten Präparate und gegebenenfalls nach Konsultation eines Spezialisten festzustellen, ob die dort gegebene Empfehlung für Dosierungen oder die Beachtung von Kontraindikationen gegenüber der Angabe in diesem Buch abweicht. Eine solche Prüfung ist besonders wichtig bei selten verwendeten Präparaten oder solchen, die neu auf den Markt gebracht worden sind. **Jede Dosierung oder Applikation erfolgt auf eigene Gefahr des Benutzers.** Autoren und Verlag appellieren an jeden Benutzer, ihm etwa auffallende Ungenauigkeiten dem Verlag mitzuteilen.
Vor der Anwendung bei Tieren, die der Lebensmittelgewinnung dienen, ist auf die in den einzelnen deutschsprachigen Ländern unterschiedlichen Zulassungen und Anwendungsbeschränkungen zu achten.
Um den Lesefluss zu erhalten, wird im Nachfolgenden in der Regel die maskuline Geschlechtsform verwendet. Sie bezieht alle Geschlechter gleichermaßen mit ein.
Geschützte Warennamen (Warenzeichen ®) werden nicht immer besonders kenntlich gemacht. Aus dem Fehlen eines solchen Hinweises kann also nicht geschlossen werden, dass es sich um einen freien Warennamen handelt.
Das Werk, einschließlich aller seiner Teile, ist urheberrechtlich geschützt. Jede Verwendung außerhalb der engen Grenzen des Urheberrechtsgesetzes ist ohne Zustimmung des Verlages unzulässig und strafbar. Das gilt insbesondere für Vervielfältigungen, Übersetzungen, Mikroverfilmungen oder die Einspeicherung und Verarbeitung in elektronischen Systemen.
Die abgebildeten Personen haben in keiner Weise etwas mit der Krankheit zu tun.
Wo datenschutzrechtlich erforderlich, wurden die Namen und weitere Daten von Personen redaktionell verändert (Tarnnamen). Dies ist grundsätzlich der Fall bei Patienten, ihren Angehörigen und Freunden, z. T. auch bei weiteren Personen, die z. B. in die Behandlung von Patienten eingebunden sind.

*Unseren geliebten Familien mit großem Dank
und unendlicher Zuneigung gewidmet:
Für Angelika und Lars sowie Barbara, Lukas, Luise und Ben*

Vorwort zur 2. Auflage

Mit großer Freude und als Bestätigung des Konzeptes haben wir, die Herausgeber, die große Nachfrage und Akzeptanz der „Speziellen Pathologie für die Tiermedizin" zur Kenntnis genommen. Bei den Vorbereitungen zur 2. Auflage waren wir dann doch überrascht, wie viele Aspekte sich durch aktuelle Forschungen bezüglich Krankheitsverständnis und Diagnostik seit Erscheinen der 1. Auflage geändert haben. Auch wurden seitdem eine Reihe neuer Tierkrankheiten entdeckt. Ferner haben sich durch Globalisierung, Tiertransporte und Verschiebungen von Vektoren bislang als „exotisch" geltende Infektionskrankheiten aus anderen Regionen der Erde zu uns ausgebreitet. Daher war eine gründliche Überarbeitung aller Kapitel unumgänglich.

Weiterhin wurde in der 2. Auflage dem veränderten Lese- und Lernverhalten der digitalen Generation Rechnung getragen. Im neuen Werk findet sich eine verstärkte Unterteilung mit pointierten und abwechslungsreicheren Darstellungen der Krankheitsbilder. Dies wurde durch die Einführung von Boxen mit verschiedenen Bezügen wie Definitionen, Praxis, klinischer Bezug oder Steckbrief wie auch textliche Gelbmarkierungen erreicht. Bei der optischen Umsetzung dieser neuen didaktischen Elemente kommen neben der jahrelangen Erfahrung der Herausgeber als Lehrende, Prüfer und Forscher auch innovative Hinweise aus dem Bereich der Verlagsdidaktik zum Tragen. In besonderer Weise wird gezielt auf Aspekte eingegangen, die sich immer wieder als Verständnisproblem für Einsteiger erwiesen haben. Auch wurden Kernpunkte optisch hervorgehoben, die dem Erfahrenen eine schnelle Auffrischung von verschollenem Wissen ermöglichen.

Dabei wurde trotz zahlreicher Aktualisierungen, Verbesserungen und Erweiterungen das Grundkonzept dieses Lehrbuches beibehalten und es umfasst weiterhin eine übersichtlich gegliederte Darstellung der speziellen Krankheiten der Haussäugetiere für Studierende. Das Buch ist gleichsam als Nachschlagewerk für praktisch tätige Kolleginnen und Kollegen wie auch Wissenschaftlerinnen und Wissenschaftler angrenzender Gebiete konzipiert. Zum grundlegenden Verständnis der anatomischen und physiologischen Grundlagen muss erneut auf die entsprechenden Standardwerke verwiesen werden. Gleiches gilt für allgemeine Aspekte der Krankheitsentstehung einschließlich der Benennung krankhafter Veränderungen, die sich in den Lehrbüchern der „Allgemeinen Pathologie für die Tiermedizin" und „Histopathologie für die Tiermedizin" vom selben Verlag finden. Auch muss in Anbetracht der überwältigenden Zahl von Krankheiten bei Reptilien, Fischen, Vögeln und anderen Nicht-Säugern auf die jeweils spezifischere Fachliteratur verwiesen werden.

Unser Dank gilt allen Koautoren und zahlreichen Mitarbeitern der beteiligten Institute für ihre sehr engagierten Beiträge und nicht zuletzt den vielen wertvollen und konstruktiven Diskussionen. Dem Thieme Verlag, vertreten durch Frau Dr. Maren Warhonowicz, Frau Carolin Frotscher und Frau Anna Johne, sowie der Redakteurin, Frau Dr. Stefanie Gronau, gilt unsere besondere Anerkennung für die äußerst angenehme, engagierte und höchst professionelle Betreuung bei der Konzeption und Fertigstellung dieses Buches.

Hannover und Berlin, Frühjahr 2019
Wolfgang Baumgärtner und Achim D. Gruber

Vorwort zur 1. Auflage

Der rasante Wissenszuwachs in der Medizin und Tiermedizin betrifft besonders auch die spezielle Krankheitslehre der Tiere. In erster Linie zählen hierzu wesentlich erweiterte Erkenntnisse über die Krankheitsentstehung (Pathogenese) und Diagnostik, besonders auch auf molekularer Ebene. Eine zentrale Bedeutung in der Tiermedizin nehmen darüber hinaus neu auftretende, teils seuchenhaft verlaufende Infektionskrankheiten ein, die bisher in Zentraleuropa keine Rolle spielten. Das Spektrum Letzterer („emerging diseases") hat in den letzten Jahren stark zugenommen. Dazu gehören nicht nur reine Tierseuchen, sondern auch Infektionen, die vom Tier auf den Menschen (Zoonosen) übertragen werden. Diese Entwicklungen hängen u. a. mit der zunehmenden Globalisierung, der damit verbundenen verstärkten Reiseaktivität auch von Tieren, dem Import von exotischen Tierarten, dem Ländergrenzen überschreitenden Warenaustausch und der globalen Erwärmung zusammen. So kann Letztere Lebensbedingungen für bestimmte Infektionsüberträger begünstigen. Als Folge kann es innerhalb von Stunden zur Verschleppung von Infektionserregern von einem Kontinent zum anderen kommen und damit zum erstmaligen Ausbruch von Einzeltiererkrankungen oder zu schweren Seuchen. Ohne professionelle tiermedizinische Kompetenz in der frühen Erkennung und Bekämpfung drohen dramatische gesundheitliche Folgen und wirtschaftliche Verluste. In diesem Zusammenhang sind die bei uns neuen Infektionskrankheiten wie Blauzungenkrankheit und die Schmallenbergvirus-Infektion beispielhaft zu nennen. Das West-Nil-Virus sowie Grippeviren der Tiere bedrohen darüber hinaus als Zoonoseerreger zusätzlich zu ihrer Bedeutung bei Haus-, Wild- und Nutztieren auch die Gesundheit und das Leben von Menschen. Ferner ist ein Wiederauftreten von fast vergessenen Krankheiten („re-emerging diseases") wie z. B. Rotz und Tuberkulose zu beobachten.

Um diesen Entwicklungen adäquat zu begegnen, wurde ein relevantes Spektrum an etablierten und neuen Krankheiten in dieses Lehrbuch aufgenommen, auch mit Berücksichtigung ihres zoonotischen Potenzials.

Das Grundkonzept dieses Lehrbuches umfasst eine übersichtlich gegliederte Darstellung der speziellen Tierkrankheiten für Studierende, die auch als Nachschlagewerk für praktisch tätige Kollegen sowie Wissenschaftler angrenzender Gebiete gedacht ist. Bei aller nötigen Kürze sollte gleichzeitig die gebotene Vollständigkeit und Aktualität für alte, neue und auch seltene Erkrankungen gewährleistet bleiben. Zum grundlegenden Verständnis der anatomischen und physiologischen Grundlagen wird auf die entsprechenden Standardwerke verwiesen. Gleiches gilt für allgemeine Aspekte der Krankheitsentstehung einschließlich der Benennung krankhafter Veränderungen. Diese finden sich in den Lehrbüchern der „Allgemeinen Pathologie" und „Histopathologie für die Tiermedizin". Auch muss in Anbetracht der überwältigenden Vielzahl von Krankheiten bei Tieren wie Reptilien, Fischen, anderen Nicht-Säugern und Wildtieren sowie exotischen Spezies auf die jeweils spezifische Fachliteratur verwiesen werden. Im Anhang findet sich zudem eine Auflistung von Standardwerken unterschiedlicher Spezialgebiete der Tierkrankheiten, auf die in diesem übergreifenden Standardlehrbuch nur ansatzweise eingegangen werden kann.

Bei der Konzipierung des Buches finden die jahrelangen Erfahrungen der Herausgeber als Hochschullehrer und diagnostisch tätige sowie wissenschaftlich engagierte Pathologen ihren Niederschlag. Wie in früheren Lehrbüchern der speziellen Pathologie wird in bewährter Weise eine primäre Systematik nach Organveränderungen gewählt. Allerdings erschwert diese Darstellung aus Organperspektive einen übergreifenden Blick für solche Krankheiten, die gleichzeitig oder zeitversetzt verschiedene Organsysteme betreffen können. Dies bedeutet, dass beim Nachschlagen von Systemkrankheiten zum Gesamtverständnis des Krankheitsbildes auf eine Vielzahl von Seiten und Kapiteln zurückgegriffen werden muss. Zur deutlichen Vereinfachung bietet dieses Buch erstmals einen kombinierten Ansatz aus organbezogener Systematik und ergänzenden organübergreifenden „Synopsen" für typische Systemkrankheiten. Hierbei wird der Krankheitsverlauf in seiner organübergreifenden Komplexität abgebildet. Darüber hinaus werden jeweils Ätiologie, Epidemiologie, ggf. zoonotisches Potenzial, Pathogenese, wesentliche pathologisch-anatomische und histologische Merkmale sowie spezifische Diagnoseverfahren für die Krankheiten dargestellt.

Zusätzlich zu diesem neuen kombinierten Konzept finden relevante Praxisbezüge und aktuelle Entwicklungen in Form von textlich abgesetzten Einschüben („Wissenswertes") Einzug in das Buch, nachdem diese sich in unserem Lehrbuch „Allgemeinen Pathologie für die Tiermedizin" bewährt haben. Zusammen mit neuen Pathogeneseschemata sollen diese neuen Elemente LeserInnen in die Lage versetzen, die zugegeben sehr zahlreichen und komplexen Tierkrankheiten schnell und nachhaltig in allen relevanten Aspekten zu erfassen. Außerdem wird in Hinblick auf eine konsequente Umsetzung der tierseuchenrechtlichen Bestimmungen auf die Anzeigepflicht bestimmter Infektionserkrankungen in Deutschland hingewiesen.

Unser Dank gilt allen Koautoren und zahlreichen Mitarbeitern der beteiligten Institute für ihre engagierten Beiträge und nicht zuletzt den vielen wertvollen und konstruktiven Diskussionen. Ein besonderer Dank der Herausgeber gebührt Frau Dr. Dorothea Hartmann und Frau Dr. Frauke Seehusen, Institut für Pathologie der Stiftung Tierärztliche Hochschule Hannover, für die äußerst engagierte und professionelle Mitarbeit insbesondere bei der Zusammenstellung der Synopsen. Dem Enke Verlag, vertreten durch Frau Dr. Maren Warhonowicz, Frau Carolin Frotscher und Frau Anna Mus, gilt unsere besondere Anerkennung für die angenehme, professionelle und äußerst engagierte Betreuung bei der Konzeption und Fertigstellung dieses Buches.

Hannover und Berlin, Herbst 2014
Wolfgang Baumgärtner und Achim D. Gruber

Inhaltsverzeichnis

Spezielle Pathologie

1	**Große Körperhöhlen**	15
	Peter Wohlsein, Lars Mundhenk	
1.1	Postmortale Veränderungen	15
1.2	Missbildungen	15
1.2.1	Spaltbildung	15
1.2.2	Persistierende embryonale Strukturen	16
1.2.3	Zysten	16
1.3	Fremdinhalte	16
1.3.1	Luft oder Gas	16
1.3.2	Flüssigkeit	17
1.3.3	Feste Körper	18
1.4	Kreislaufstörungen	18
1.5	Stoffwechselstörungen und degenerative Veränderungen	18
1.5.1	Atrophie und Nekrose	18
1.5.2	Verkalkungen und Verknöcherungen	18
1.5.3	Pigmente	19
1.6	Entzündungen	19
1.6.1	Übersicht	19
1.6.2	Exsudative Körperhöhlenentzündungen	19
1.6.3	Proliferative Körperhöhlenentzündungen	21
1.6.4	Parasitär bedingte Entzündungen	23
1.7	Tumoren	24
1.7.1	Primäre Tumoren	24
1.7.2	Sekundäre Tumoren	25
2	**Verdauungsorgane**	26
	Robert Klopfleisch, Achim D. Gruber	
2.1	Einleitung	26
2.1.1	Besonderheiten des Verdauungstrakts	26
2.1.2	Typische Reaktionsmuster des Darmes auf Schädigungen	26
2.1.3	Postmortale Veränderungen	28
2.2	Maul- und Rachenhöhle	29
2.2.1	Missbildungen	29
2.2.2	Farbveränderungen, Kreislauf- und Stoffwechselstörungen	30
2.2.3	Entzündungen	31
2.2.4	Tumoren und tumorähnliche Veränderungen	38
2.3	Speicheldrüsen	41
2.3.1	Zysten	41
2.3.2	Entzündungen	42
2.3.3	Tumoren	42
2.4	Zähne	42
2.4.1	Missbildungen und Entwicklungsstörungen	42
2.4.2	Anomalien der Zahnabnutzung	43
2.4.3	Plaque, Zahnstein und Karies	43
2.4.4	Feline und canine odontoklastische resorptive Läsionen	44
2.4.5	Tumorähnliche Veränderungen und Tumoren	44
2.5	Ösophagus	45
2.5.1	Form- und Lageveränderungen	45
2.5.2	Entzündungen	46
2.5.3	Tumoren	46
2.6	Vormägen der Wiederkäuer	47
2.6.1	Stoffwechselstörungen	47
2.6.2	Fremdkörper-assoziierte Erkrankungen	47
2.6.3	Entzündung der Vormägen	48
2.7	Magen und Labmagen	48
2.7.1	Form- und Lageveränderungen	48
2.7.2	Entzündung	49
2.7.3	Tumorähnliche Veränderungen und Tumoren	54
2.8	Darm	55
2.8.1	Missbildungen	55
2.8.2	Lageveränderungen	55
2.8.3	Obturation und Obstruktion	58
2.8.4	Kreislaufstörungen	59
2.8.5	Stoffwechselstörungen	60
2.8.6	Entzündungen	60
2.8.7	Tumorähnliche Veränderungen und Tumoren	78
3	**Leber, Gallesystem und exokrines Pankreas**	81
	Lars Mundhenk, Peter Wohlsein	
3.1	Leber und galleabführende Wege	81
3.1.1	Postmortale Veränderungen	81
3.1.2	Missbildungen	81
3.1.3	Form- und Lageveränderungen sowie Zusammenhangstrennungen	82
3.1.4	Kreislaufstörungen der Leber	84
3.1.5	Kreislaufstörungen der Gallenwege	86
3.1.6	Hepatosen: Stoffwechselstörungen der Leber und reaktive Veränderungen	86
3.1.7	Entzündungen der Leber	100
3.1.8	Entzündungen des galleabführenden Systems	111
3.1.9	Tumorähnliche Veränderungen und Tumoren der Leber und des Gallesystems	113
3.2	Exokrines Pankreas	117
3.2.1	Postmortale Veränderungen	117
3.2.2	Missbildungen	117
3.2.3	Lageveränderungen und Kreislaufstörungen	118
3.2.4	Stoffwechselstörungen und degenerative Veränderungen	118
3.2.5	Entzündungen	122
3.2.6	Tumorähnliche Veränderungen und Tumoren	123
4	**Hämatopoetisches System**	125
	Andreas Beineke, Christina Puff	
4.1	Einleitung	125
4.2	Knochenmark	125
4.2.1	Genetisch bedingte Entwicklungsstörungen	125
4.2.2	Stoffwechselstörungen und immunvermittelte Prozesse	125
4.2.3	Reaktive Veränderungen des Knochenmarks	127
4.2.4	Tumoren	129
4.3	Thymus	130
4.3.1	Missbildungen	130
4.3.2	Stoffwechselstörungen	130

4.3.3	Kreislaufstörungen	130
4.3.4	Reaktive Veränderungen	130
4.3.5	Tumoren	131
4.4	**Milz**	**131**
4.4.1	Missbildungen	131
4.4.2	Lageveränderungen und Zusammenhangstrennungen	132
4.4.3	Kreislaufstörungen	132
4.4.4	Stoffwechselstörungen	133
4.4.5	Reaktive Veränderungen	133
4.4.6	Entzündungen	134
4.4.7	Tumorähnliche Veränderungen und Tumoren	134
4.5	**Lymphknoten**	**135**
4.5.1	Missbildungen	135
4.5.2	Kreislaufstörungen	135
4.5.3	Stoffwechselstörungen und Fremdinhalte	136
4.5.4	Reaktive Veränderungen	136
4.5.5	Entzündungen	136
4.5.6	Tumoren und tumorähnliche Läsionen	144
4.6	**Hämatopoetische Tumoren**	**145**
4.6.1	Lymphozytäre Tumoren	145
4.6.2	Myeloische Tumoren	152
4.6.3	Histiozytäre proliferative Veränderungen	153
5	**Kreislauforgane**	**154**
	Robert Klopfleisch, Achim D. Gruber	
5.1	**Herz und Herzbeutel**	**154**
5.1.1	Postmortale Veränderungen	154
5.1.2	Missbildungen	154
5.1.3	Epi- und Perikard	157
5.1.4	Myokard	160
5.1.5	Endokard	169
5.1.6	Tumoren am Herzen	174
5.2	**Blutgefäße**	**175**
5.2.1	Gefäßmissbildungen	175
5.2.2	Arterien	175
5.2.3	Venen	179
5.2.4	Vaskulitiden mit spezifischer Ätiologie	181
5.2.5	Tumorähnliche Veränderungen und Tumoren	188
5.3	**Lymphgefäße**	**189**
5.3.1	Zusammenhangstrennungen	189
5.3.2	Obstruktionen und Lymphangiektasie	189
5.3.3	Entzündungen	190
5.3.4	Lymphgefäßthrombosen	190
5.3.5	Tumorähnliche Veränderungen und Tumoren	190
6	**Atmungsorgane**	**192**
	Achim D. Gruber, Marion Hewicker-Trautwein	
6.1	**Nase, Nebenhöhlen und Luftsäcke**	**192**
6.1.1	Postmortale Veränderungen	192
6.1.2	Missbildungen	192
6.1.3	Kreislaufstörungen	192
6.1.4	Stoffwechselstörungen und degenerative Veränderungen	193
6.1.5	Entzündungen	193
6.1.6	Tumorähnliche Veränderungen und Tumoren	198
6.2	**Kehlkopf**	**199**
6.2.1	Missbildungen	199
6.2.2	Kreislaufstörungen	200
6.2.3	Degenerative Veränderungen	200
6.2.4	Entzündungen	200
6.2.5	Tumoren	201
6.3	**Luftröhre**	**201**
6.3.1	Missbildungen	201
6.3.2	Formveränderungen	201
6.3.3	Degenerative Veränderungen	201
6.3.4	Entzündungen	201
6.3.5	Tumoren	204
6.4	**Lunge mit Bronchien**	**204**
6.4.1	Postmortale und agononale Veränderungen	204
6.4.2	Entwicklungsstörungen und Missbildungen	204
6.4.3	Struktur- und Lageveränderungen	205
6.4.4	Kreislaufstörungen	207
6.4.5	Stoffwechselstörungen und degenerative Veränderungen	208
6.4.6	Entzündungen	209
6.4.7	Tumoren	223
7	**Harnorgane**	**227**
	Marion Hewicker-Trautwein, Christiane Herden	
7.1	**Niere**	**227**
7.1.1	Postmortale Veränderungen	227
7.1.2	Missbildungen	227
7.1.3	Kreislaufstörungen	229
7.1.4	Degenerative Veränderungen	231
7.1.5	Entzündungen	235
7.1.6	Hydronephrose	244
7.1.7	Niereninsuffizienz, Urämie	245
7.1.8	Tumoren	247
7.2	**Harnleiter, Harnblase und Harnröhre**	**248**
7.2.1	Missbildungen	248
7.2.2	Form- und Lageveränderungen	249
7.2.3	Kreislaufstörungen	249
7.2.4	Entzündungen	250
7.2.5	Urolithiasis	251
7.2.6	Tumorähnliche Veränderungen und Tumoren	252
8	**Reproduktionsorgane**	**254**
	Andreas Beineke, Robert Klopfleisch	
8.1	**Störungen der Geschlechtsdifferenzierung und Intersexualität**	**254**
8.1.1	Physiologische Entwicklung	254
8.1.2	Missbildungen	254
8.2	**Weibliche Geschlechtsorgane**	**255**
8.2.1	Ovarien	255
8.2.2	Salpinx	258
8.2.3	Uterus	258
8.2.4	Vagina und Vulva	264
8.2.5	Pathologie der Trächtigkeit	266
8.3	**Milchdrüse**	**270**
8.3.1	Missbildungen	270
8.3.2	Kreislaufstörungen	270
8.3.3	Entzündungen	270
8.3.4	Tumorähnliche Veränderungen und Tumoren	274
8.4	**Männliche Geschlechtsorgane**	**276**
8.4.1	Hoden und Nebenhoden	276
8.4.2	Akzessorische Geschlechtsdrüsen	280

8.4.3	Penis und Präputium	282
8.4.4	Skrotum	284

9 Nervensystem ... 285
Wolfgang Baumgärtner, Peter Wohlsein

9.1	Einleitung	285
9.2	Zentrales Nervensystem	286
9.2.1	Missbildungen	286
9.2.2	Speicherkrankheiten	295
9.2.3	Kreislaufstörungen	299
9.2.4	Traumatische Schädigungen	301
9.2.5	Degenerative Veränderungen	302
9.2.6	Neurono- und Axonopathien	305
9.2.7	Myelinopathien	309
9.2.8	Spongiforme Enzephalopathien	310
9.2.9	Entzündungen	312
9.2.10	Mitochondriale Enzephalopathien	330
9.3	Peripheres Nervensystem	330
9.3.1	Hereditäre Neuropathien	331
9.3.2	Kreislaufstörungen (vaskuläre Neuropathien)	332
9.3.3	Toxische Neuropathien	332
9.3.4	Stoffwechselstörungen	332
9.3.5	Idiopathische und paraneoplastische Neuropathien	332
9.3.6	Endokrin bedingte Neuropathien	332
9.3.7	Mechanisch-traumatische Neuropathien	333
9.3.8	Entzündungen	333
9.3.9	Neuropathien der Pars motorica des N. vagus	334
9.3.10	Idiopathische Gesichtslähmung	335
9.4	Vegetatives Nervensystem	335
9.4.1	Missbildungen	335
9.4.2	Funktionelle Magenstenose des Rindes	335
9.4.3	Dysautonomien	336
9.5	Tumorähnliche Veränderungen und Tumoren des Nervensystems und seiner Hüllen	337
9.5.1	Tumorähnliche Veränderungen	337
9.5.2	Tumoren des ZNS	338
9.5.3	Tumoren des PNS	341
9.5.4	Tumoren des VNS	341

10 Stütz- und Bewegungsapparat ... 342
Wolfgang Baumgärtner, Reiner Ulrich

10.1	Knochen	342
10.1.1	Missbildungen	342
10.1.2	Knochenveränderungen infolge eines Traumas	347
10.1.3	Kreislaufstörungen und Nekrose	350
10.1.4	Stoffwechselstörungen	350
10.1.5	Entzündungen	354
10.1.6	Hyperostosen	356
10.1.7	Tumorähnliche Veränderungen und Tumoren	357
10.2	Gelenke	359
10.2.1	Entwicklungsbedingte Störungen	359
10.2.2	Traumatisch bedingte Veränderungen	361
10.2.3	Degenerative Veränderungen	362
10.2.4	Entzündungen	365
10.2.5	Tumorähnliche Veränderungen und Tumoren	369
10.3	Muskulatur	369
10.3.1	Missbildungen	369
10.3.2	Traumatische und kreislaufbedingte Störungen	371
10.3.3	Degenerative Myopathien	372
10.3.4	Entzündungen	373
10.3.5	Tumorähnliche Veränderungen und Tumoren	376
10.4	Sehnen und Sehnenscheiden	376

11 Haut ... 378
Peter Wohlsein, Wolfgang Baumgärtner, Marion Hewicker-Trautwein

11.1	Postmortale Veränderungen	378
11.2	Effloreszenzen	378
11.3	Missbildungen	382
11.3.1	Defekte der Epidermis	382
11.3.2	Defekte der Haare und Hautanhangsdrüsen	384
11.3.3	Pigmentierungsstörungen	385
11.3.4	Bindegewebsdefekte	386
11.3.5	Defekte komplexer Strukturen	387
11.3.6	Dermatomyositis	388
11.4	Stoffwechselstörungen	388
11.4.1	Atrophie und Alopezie	388
11.4.2	Störungen der Verhornung	389
11.4.3	Störungen der Bindegewebsbildung	391
11.4.4	Diätetisch bedingte Hautveränderungen	391
11.4.5	Nekrose	391
11.4.6	Funktionsstörungen der Talg- und Schweißdrüsen	392
11.4.7	Endokrin bedingte Hautveränderungen	393
11.4.8	Einlagerungen in Dermis und Subkutis	394
11.5	Kreislaufstörungen	396
11.6	Immunpathologische Hauterkrankungen	397
11.6.1	Kutane Überempfindlichkeitsreaktionen	397
11.6.2	Autoimmune Hautkrankheiten	398
11.6.3	Weitere immunvermittelte Hautkrankheiten	400
11.7	Physikalisch oder chemisch verursachte Hautkrankheiten	403
11.7.1	Mechanische Ursachen	403
11.7.2	Thermische Ursachen	403
11.7.3	Aktinische Ursachen	403
11.7.4	Elektrizität	404
11.7.5	Chemische Ursachen	404
11.8	Belebte Ursachen	405
11.8.1	Virale Hauterkrankungen	405
11.8.2	Bakterielle Hauterkrankungen	408
11.8.3	Mykotische Hauterkrankungen	412
11.8.4	Kutane Algeninfektionen	414
11.8.5	Parasitäre Hauterkrankungen	414
11.9	Tumorähnliche Veränderungen und Tumoren	424
11.9.1	Tumorähnliche und tumoröse epitheliale Umfangsvermehrungen	424
11.9.2	Tumorähnliche und tumoröse mesenchymale Umfangsvermehrungen	429
11.9.3	Tumorähnliche Veränderungen und Tumoren der pigmentbildenden Zellen	434
11.9.4	Gemischte Tumoren	436
11.9.5	Sekundäre Tumoren	436

12	**Endokrine Organe**	**437**
	Christiane Herden, Peter Schmidt, Andreas Beineke	
12.1	Einleitung	437
12.2	Hypophyse und Hypothalamus	437
12.2.1	Missbildungen	439
12.2.2	Kreislaufstörungen	439
12.2.3	Degenerative Veränderungen und Stoffwechselstörungen	440
12.2.4	Entzündungen	440
12.2.5	Hyperplasien	440
12.2.6	Tumoren	441
12.3	Schilddrüse	444
12.3.1	Missbildungen	444
12.3.2	Kreislaufstörungen	444
12.3.3	Degenerative Veränderungen und Stoffwechselstörungen	444
12.3.4	Funktionsstörungen	444
12.3.5	Entzündungen	445
12.3.6	Hyperplasien	446
12.3.7	Tumoren	447
12.4	Nebenschilddrüse (Epithelkörperchen)	448
12.4.1	Missbildungen	448
12.4.2	Degenerative Veränderungen und Stoffwechselstörungen	449
12.4.3	Hyperplasien	450
12.4.4	Tumoren	451
12.5	Nebenniere	451
12.5.1	Postmortale Veränderungen	451
12.5.2	Missbildungen	451
12.5.3	Kreislaufstörungen	451
12.5.4	Entzündungen	452
12.5.5	Degenerative Veränderungen und Stoffwechselstörungen	452
12.5.6	Hyperplasien	453
12.5.7	Tumoren	454
12.6	Endokrines Pankreas (Inselorgan)	456
12.6.1	Missbildungen	456
12.6.2	Degenerationen und Funktionsstörungen	456
12.6.3	Hyperplasien	457
12.6.4	Tumoren	457
12.7	Diffuses neuroendokrines System und Paraganglien	458
12.7.1	Tumoren	458
12.8	Multiples endokrines Neoplasie-Syndrom	459
12.9	Endokrine Gewebe der Gonaden	459
13	**Augen**	**460**
	Peter Schmidt, Peter Wohlsein	
13.1	Postmortale Veränderungen	460
13.2	Missbildungen	460
13.2.1	Störungen der Organogenese	460
13.2.2	Differenzierungsstörungen	461
13.3	Augenlider	464
13.3.1	Missbildungen	464
13.3.2	Entzündungen	464
13.4	Tränendrüsen	464
13.4.1	Entzündungen	464
13.4.2	Weitere Veränderungen	464
13.5	Konjunktiva	465
13.5.1	Entzündungen	465
13.6	Hornhaut	466
13.6.1	Degenerative Veränderungen und Nekrosen	466
13.6.2	Entzündungen	467
13.7	Sklera	469
13.8	Linse	469
13.8.1	Katarakt	469
13.8.2	Lageveränderungen	470
13.9	Glaskörper	471
13.9.1	Degenerative Veränderungen	471
13.10	Uvea	471
13.10.1	Entzündungen	471
13.10.2	Glaukom	473
13.11	Retina	475
13.11.1	Degenerationen	475
13.11.2	Ablösung der Netzhaut	477
13.11.3	Entzündungen	477
13.12	Papille und Sehnerv	478
13.12.1	Degenerative Veränderungen	478
13.12.2	Papillenödem	478
13.12.3	Entzündungen	478
13.12.4	Proliferative Optikusneuropathie des Pferdes	478
13.13	Orbita	479
13.14	Tumorähnliche Veränderungen und Tumoren des Auges und seiner Adnexe	479
13.14.1	Augenlider	479
13.14.2	Konjunktiven	479
13.14.3	Primäre intraokulare tumorähnliche Veränderungen und Tumoren	480
13.14.4	Sekundäre intraokulare Tumoren	482
13.14.5	Extraokulare intraorbitale Tumoren	482
14	**Ohren**	**483**
	Peter Wohlsein, Peter Schmidt	
14.1	Äußeres Ohr	483
14.1.1	Missbildungen	483
14.1.2	Kreislaufstörungen	483
14.1.3	Degenerationen	483
14.1.4	Entzündungen	483
14.1.5	Tumorähnliche Veränderungen und Tumoren	485
14.2	Innen- und Mittelohr	486
14.2.1	Missbildungen	486
14.2.2	Degenerationen	486
14.2.3	Entzündungen	487
14.2.4	Weitere Veränderungen	488
14.2.5	Tumorähnliche Veränderungen und Tumoren	488

Anhang

15	**Abkürzungsverzeichnis**	**490**
16	**Glossar**	**493**
17	**Literatur**	**500**
	Sachverzeichnis	**502**

Anschriften

Herausgeber

Univ.-Prof. Dr. med. vet. Wolfgang **Baumgärtner**, Ph.D.
Dipl. ECVP, DACVP (hon.)
Stiftung Tierärztliche Hochschule Hannover
Institut für Pathologie
Bünteweg 17
30559 Hannover
Deutschland

Univ.-Prof. Dr. med. vet. Achim D. **Gruber**, Ph.D.
Dipl. ECVP
Freie Universität Berlin
Fachbereich Veterinärmedizin
Institut für Tierpathologie
Robert-von-Ostertag-Str. 15
14163 Berlin
Deutschland

Mitarbeiter

Univ.-Prof. Dr. med. vet. Wolfgang **Baumgärtner**, Ph.D.
Stiftung Tierärztliche Hochschule Hannover
Institut für Pathologie
Bünteweg 17
30559 Hannover
Deutschland

Univ.-Prof. Dr. med. vet. Andreas **Beineke**
Dipl. ECVP
Stiftung Tierärztliche Hochschule Hannover
Institut für Pathologie
Bünteweg 17
30559 Hannover
Deutschland

Univ.-Prof. Dr. med. vet. Achim D. **Gruber**, Ph.D.
Freie Universität Berlin
Fachbereich Veterinärmedizin
Institut für Tierpathologie
Robert-von-Ostertag-Str. 15
14163 Berlin
Deutschland

Univ.-Prof. Dr. med. vet. Christiane **Herden**
Dipl. ECVP
Justus-Liebig-Universität Gießen
Institut für Veterinär-Pathologie
Frankfurter Str. 96
35392 Gießen
Deutschland

Univ.-Prof. Dr. med. vet. Marion **Hewicker-Trautwein**
Dipl. ECVP
Stiftung Tierärztliche Hochschule Hannover
Institut für Pathologie
Bünteweg 17
30559 Hannover
Deutschland

Prof. Dr. med. vet. Robert **Klopfleisch**
Dipl. ACVP
Freie Universität Berlin
Fachbereich Veterinärmedizin
Institut für Tierpathologie
Robert-von-Ostertag-Str. 15
14163 Berlin
Deutschland

Dr. med. vet. Lars **Mundhenk**
Dipl. ECVP
Freie Universität Berlin
Fachbereich Veterinärmedizin
Institut für Tierpathologie
Robert-von-Ostertag-Str. 15
14163 Berlin
Deutschland

PD Dr. med. vet. Christina **Puff**
Dipl. ECVP
Stiftung Tierärztliche Hochschule Hannover
Institut für Pathologie
Bünteweg 17
30559 Hannover
Deutschland

Prof. Dr. med. vet. Peter **Schmidt**
Dipl. ECVP
Veterinärmedizinische Universität Wien
Institut für Pathologie
Departement für Pathobiologie
Veterinärplatz 1
1210 Wien
Österreich

Prof. Dr. med. vet. Reiner Georg **Ulrich**, Ph.D.
Dipl. ECVP
Universität Leipzig
Veterinärmedizinische Fakultät
Institut für Veterinär-Pathologie
An den Tierkliniken 33
04103 Leipzig
Deutschland

Dr. med. vet. Peter **Wohlsein**
Dipl. ECVP
Stiftung Tierärztliche Hochschule Hannover
Institut für Pathologie
Bünteweg 17
30559 Hannover
Deutschland

Herausgeber

Univ.-Prof. Dr. med. vet. Wolfgang Baumgärtner, Ph.D.

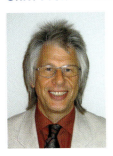

Geschäftsführender Direktor am Institut für Pathologie der Stiftung Tierärztliche Hochschule Hannover
Diplomate des European College of Veterinary Pathologists (ECVP), Diplomate des American College of Veterinary Pathologists (DACVP, hon.) und Fachtierarzt für Pathologie
Weiterbildungsermächtigung für Veterinär-Pathologie und anerkannter ECVP-Ausbildungszentrumsleiter
2017 „Gopinath Award by the Britisch Society of Toxicological Pathology"
2014 „Journal of Comparative Pathology Plenary Lecturship Award 2014"
2011 „Honorary Member of the American College of Veterinary Pathologists"
seit 2006 Direktor der „Graduate School" der TiHo Hannover
2003–2007 Vize-Präsident, Präsident und Past-Präsident des „European College of Veterinary Pathologists" 2004–2012 gewählter DFG-Fachvertreter
seit 2003 Vertrauensdozent der TiHo Hannover
seit 2002 Senator der TiHo Hannover
seit 2002 Universitätsprofessor für Pathologie an der TiHo Hannover am Institut für Pathologie; Institutsdirektor und Leiter der Diagnostik, Elektronenmikroskopie und Arbeitsgruppe Neuropathologie und Neuroimmunologie
2001 „Best Teacher Award" (Veterinary Students) des Fachbereichs Veterinärmedizin der Justus-Liebig Universität Giessen
2001–2003 Vorsitzender des „Examination Board of the European College of Veterinary Pathologists"
1997–2003 Mitglied des „Examination Board of the European College of Veterinary Pathologists"
1996 Universitätsprofessor an der JLU Gießen am Institut für Veterinär-Pathologie
1995 Gründungsmitglied des „European College of Veterinary Pathologists"
1995 Universitätsprofessor für Immunpathologie an der Stiftung Tierärztliche Hochschule Hannover am Institut für Pathologie
1993 Habilitation für das Fachgebiet Allgemeine Pathologie, Spezielle Pathologische Anatomie und Histologie
1990 „Pfizer Research Award"
seit 1988 Prüfer für die Tierärztliche Prüfung für das Prüfungsfach „Allgemeine Pathologie, Spezielle Pathologische Anatomie und Histologie"
1988 Fachtierarzt für Pathologie
1987–1993 Hochschulassistent am Institut für Veterinär-Pathologie der JLU Gießen
1986 „Doctor of Philosophy" (Ph.D.) an der Ohio State University
1983–1986 DFG-Forschungsstipendiat am „Department of Pathobiology" der Ohio State University und am Institut für Veterinär-Pathologie der JLU Gießen
1981–1983 Assistent in einer Kleintierpraxis
1981 Promotion zum Dr. med. vet. am Fachbereich Veterinärmedizin der JLU Gießen
1979–1981 DAAD-Stipendiat am „Department of Pathobiology" der Ohio State University, Columbus, Ohio, USA
1978 Tierärztliche Approbation
1973–1978 Studium der Veterinärmedizin an der Justus-Liebig-Universität Gießen

Themenschwerpunkte: Virale Pathogenese, Neuropathologie, Neurogenetik, Zelltransplantation

Univ.-Prof. Dr. med. vet. Achim D. Gruber, Ph.D.

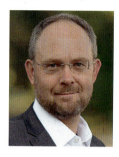

Geschäftsführender Direktor des Instituts für Tierpathologie am Fachbereich Veterinärmedizin der Freien Universität Berlin
Diplomate des European College of Veterinary Pathologists (ECVP) und Fachtierarzt für Pathologie; Weiterbildungsermächtigung „Tierpathologie" und anerkannter Ausbildungszentrumsleiter des ECVP
seit 2020 Mitglied der Gesellschaft für Natur- und Heilkunde in Berlin
seit 2017 Ordentliches Mitglied der Berlin-Brandenburgischen Akademie der Wissenschaften
seit 2015 Councilor im Committee der European Society of Veterinary Pathology;
2013–2019 Forschungsdekan des Fachbereichs Veterinärmedizin, Freie Universität Berlin
2008–2018 Gründer und Beauftragter des Dahlem Research School Biomedical Sciences Promotionsprogrammes
seit 2004 Univ.-Professor und Geschäftsführender Direktor des Instituts für Tierpathologie, Fachbereich Veterinärmedizin, FU Berlin
2003–2004: Professor für Molekulare Pathologie an der TiHo Hannover
2002–2004: Mitglied des Examination Comitee des ECVP
2001: Habilitation für Allgemeine Pathologie und pathologische Anatomie der Tiere
2001: Diplomate des European College of Veterinary Pathologists (ECVP)
2001: Fachtierarzt für Pathologie
2000–2003: Oberassistent am Institut für Pathologie der TiHo Hannover
1996–1999: PhD-Studium „Molecular Biology of Cancer" am Cornell University College of Veterinary Medicine, Ithaca, NY, USA
1995–1996: Postdoctoral Fellow (DFG PostDoc-Stipendiat) am Cornell University College of Veterinary Medicine, Ithaca, NY, USA
1994–1995: Wissenschaftlicher Assistent am Institut für Pathologie der TiHo Hannover
1994: Promotion zum Dr. med. vet. zum Thema „Molekulare Pathogenese von BVD-Virus-induzierten Gehirnmissbildungen bei Kälbern"
1991–1994: Aufbaustudium Pathologie an der TiHo Hannover
1986–1991: Studium der Tiermedizin an der TiHo Hannover

Themenschwerpunkte: Molekulare und vergleichende Pathologie; Schleimhautimmunsysteme; CLCA-Genfamilie

Spezielle Pathologie

1 Große Körperhöhlen

Peter Wohlsein, Lars Mundhenk

1.1 Postmortale Veränderungen

Durch die oft bereits agonal nachlassende Herztätigkeit und die postmortal stagnierende Resorptionsleistung des Mesothels tritt vermehrt seröse Flüssigkeit aus. Diese färbt sich infolge Hämolyse rot (Imbibitionsröte) und wird durch desquamierte Mesothelzellen trübe. Weiterhin finden sich Hypostase, gallige Imbibition im Peritoneum und aufgrund von Austrocknung stumpfe und raue Serosen. Neben der Autolyse führen Bakterien aus dem Darm zur Heterolyse mit schmierigen, abstreifbaren Belägen, Gewebsverflüssigung, Emphysem und Farbveränderungen (z. B. Pseudomelanose infolge Sulfmethämoglobin- und Eisensulfidbildung). Nach Applikation von Tötungsmitteln in die Körperhöhlen sind weiße, kristalloide Ablagerungen auf den Serosen nachweisbar. Postmortale Zerreißungen von Zwerchfell und Magen-Darm-Trakt kommen v. a. bei Pferden und Kaninchen infolge abdominaler Druckerhöhung durch gastrointestinale bakterielle Gasbildung vor.

1.2 Missbildungen

1.2.1 Spaltbildung

Bei angeborenen Spaltbildungen treten die Organe der betroffenen Körperhöhlen ohne parietale Serosaabdeckung aus (**Eventratio simplex**), z. B. Schistosoma reflexum, Fissura sternalis, Fissura abdominalis (**Abb. 1.1**), Eventratio simplex diaphragmatica. Die **Eventratio hernialis** (Hernie, Bruch) stellt eine Verlagerung abdominaler Organe dar, die angeboren oder erworben sein kann. Sie ist charakterisiert durch:
- einen Bruchsack, gebildet vom Bauchfell und evtl. von akzessorischen Bruchhüllen
- eine Bruchpforte (proximale Engstelle des Bruchsacks)
- einen Bruchinhalt (z. B. Darmschlingen)

Es werden äußere und innere Hernien unterschieden (Tab. 2.3):
- **äußere Hernien**:
  - Hernia abdominalis (Bauchhernie)
  - Hernia inguinalis (Leistenhernie)
  - Hernia perinealis (Dammhernie)
  - Hernia femoralis (Schenkelhernie)
  - Hernia umbilicalis (Nabelhernie)
  - Hernia scrotalis (Hodensackhernie)
  - Hernia pericardioperitonealis (Herzbeutelhernie), auch peritoneoperikardiale Zwerchfellshernie genannt
  - Hernia diaphragmatica (Zwerchfellhernie; **Abb. 1.2**)

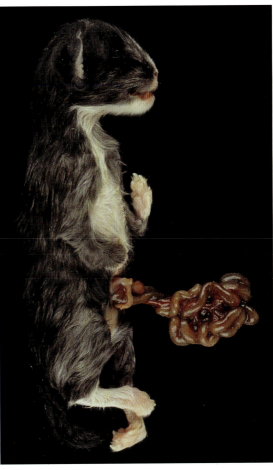

Abb. 1.1 Fissura abdominalis mit Eventratio simplex des Darmkonvoluts als Missbildung bei einer Katze.

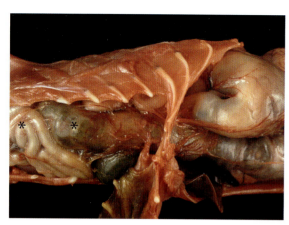

Abb. 1.2 Hernia diaphragmatica bei einer Katze mit Vorfall von Dünn- und Dickdarm (*) in die Brusthöhle.

- **innere Hernien**:
    - Hernia foraminis epiploici (Netzbeutelhernie)
    - Hernia spatii renolienalis (Milznierenraumhernie)
    - Hernia mesenterialis (Mesenterialhernie)
    - Hernia omentalis (Netzhernie)
    - Hernia plica ductus deferentis (Samenleiterfaltenhernie)

KLINISCHER BEZUG Bruchpforten infolge von Missbildungen sind glatt und reaktionslos, während die erworbenen Bruchpforten (z. B. nach Trauma) im akuten Stadium Blutungen und Entzündungen aufweisen.

Verlagerte Organe können frei reponierbar oder eingeklemmt sein (**Inkarzeration**) und infolge der Kreislaufstörung eine **hämorrhagische Infarzierung** zeigen. Obstipationen, Verwachsungen sowie Toxinämien sind mögliche Folgen. Die pleuroperitoneale Zwerchfellhernie aufgrund eines Schließungsdefekts im linken dorsalen Zwerchfellquadranten tritt oft bei Hunden auf. Die Verlagerung von Bauchhöhlenorganen in den Herzbeutel (peritoneoperikardiale Zwerchfellhernie) entsteht aufgrund eines genetischen Schließungsdefekts im ventralen Teil des Septum transversum (v. a. Perserkatzen, aber auch Maine Coon und Weimaraner). Bei Katzen dominieren respiratorische Symptome, während beim Hund häufiger gastrointestinale Beschwerden auftreten.

1.2.2 Persistierende embryonale Strukturen

In der Bauchhöhle können Reste embryonaler Strukturen als fibröse Stränge zwischen Organen verlaufen (Differenzialdiagnose: erworbene Verwachsungen) und so zu Inkarzerationen von Darmschlingen führen. Beispiele sind der persistierende Dottergang zwischen Darm und Nabel oder die linke persistierende Vittelinarterie zwischen kranialer Mesenterialarterie und Darm. In einem lückenhaften Ligamentum falciforme können sich ebenfalls Darmteile einklemmen.

1.2.3 Zysten

Gelegentlich werden angeborene serosale Zysten in der Brusthöhle gefunden (Differenzialdiagnose: parasitäre Zysten). Im Mediastinum sind Zysten der Kiementaschen bei brachyzephalen Hunden und bronchogene Zysten bekannt. Beim Pferd treten gelegentlich pleurale Zysten mit Plattenepithel auf.

> **DAS MÜSSEN SIE WISSEN**
>
> Die häufigste Missbildung bei den großen Körperhöhlen sind angeborene oder erworbene Spaltbildungen (Eventratio). Gehen diese mit einer Verlagerung abdominaler Organe einher, spricht man von einer Hernie oder einem Bruch. Je nach Lokalisation der Spaltbildung können die Organe in andere Kompartimente der Körperhöhlen (innere Hernie) oder nach außen vorfallen (äußere Hernie). Dabei bleiben die Organe von Bauchfell, evtl. auch von anderen akzessorischen Hüllen bedeckt. Dementsprechend lassen sich an einer Hernie Bruchpforte, Bruchinhalt und Bruchhüllen differenzieren. Hernien bergen die Gefahr der hämorrhagischen Infarzierung und Inkarzeration der verlagerten Organe. Letzteres kann zudem durch persistierende embryonale Strukturen (Dottersackarterie, -gang) ausgelöst werden. Angeborene serosale Zysten (Hund, Pferd) zählen dagegen zu den eher selteneren Missbildungen.

1.3 Fremdinhalte

Fremdinhalte können generell zu Blutzirkulationsstörungen, im Thorax zur Kompressionsatelektase der Lunge, in der Bauchhöhle zu intestinalen Passagestörungen und Koliken sowie zu vielen anderen Funktionsstörungen von Organen führen.

1.3.1 Luft oder Gas

Luft oder Gas im Pleuraspalt wird als Pneumothorax und in der Bauchhöhle als Pneumoperitoneum (Pneumaskos oder Gasperitoneum) bezeichnet.
- **Pneumothorax**:
    - Dieser führt zur Atelektase der Lunge (Entspannungskollaps). Bei Eröffnung des Pneumothorax fehlt der sonst hörbare Lufteinstrom. Eine Eröffnung unter Wasser lässt Luftblasen aufsteigen.
    - Ursachen sind Thoraxperforationen (z. B. Stich, offene Rippenbrüche), Verletzungen der Pleura pulmonalis oder der tiefen Atemwege (z. B. gedeckte Rippenfraktur, flächiges stumpfes Trauma, Emphysemriss, durchbrechende Entzündung oder Neoplasie, Lungenriss nach extremer Druckeinwirkung, gasbildende Anaerobierinfektion, Ruptur von Parasitenzysten, wandernde Parasitenlarven, Ösophagusperforation, Zwerchfellruptur oder durch Weiterleitung ausgehend von einem Pneumoperitoneum).
    - Infolge kommunizierender Pleurahöhlen tritt beim Pferd der Pneumothorax bilateral auf. Ein **Pleuraemphysem** kann mit einem Pneumothorax assoziiert

sein oder sich bei einem Lungenemphysem oder einer Anaerobierinfektion entwickeln. Ein **Pneumomediastinum** ist durch Luft- oder Gasansammlung im Mediastinalspalt (Mediastinalemphysem) gekennzeichnet und kann sich speziell beim Rind bis in die Sukutis fortsetzen.

- **Pneumoperitoneum**:
  - Das deutlich seltenere Pneumoperitoneum entsteht durch traumatische Perforationen der Bauchwand, Weiterleitung eines Pneumothorax, Rupturen des Gastrointestinaltrakts, der Harnblase oder des Reproduktionstrakts sowie durch Infektion mit gasbildenden Bakterien. Es tritt typischerweise auch nach Bauchhöhlenoperationen auf, meist ohne pathologische Folgen, und wird resorbiert.
  - Beim Pneumoperitoneum kommt es zu einem Absinken der Bauchhöhlenorgane, was jedoch zumeist folgenlos für die betroffenen Organe bleibt, im Gegensatz zum Pneumothorax.

Sowohl nach einem Pneumothorax als auch nach einem Pneumoperitoneum kann es zum Übertritt der Luft in die Unterhaut kommen, meist dorsal am Tierkörper.

1.3.2 Flüssigkeit

- **Hydrothorax/Hydroperitoneum**:
  - Eine nicht entzündliche Ansammlung von klarer, wässriger Flüssigkeit mit geringem Proteingehalt und wenig Zellen (Transsudat; spezifisches Gewicht: < 1018 [nach einigen Literaturstellen: < 1012]; Proteingehalt < 30 g/l) kann in der Brusthöhle (Hydrothorax, Brustwassersucht), der Bauchhöhle (**Aszites**, Hydroperitoneum, Bauchwassersucht) und im Processus vaginalis (Hydrozele) auftreten.
  - Ursachen sind erhöhter hydrostatischer Druck bei Herzinsuffizienz (z. B. Kardiomyopathie), onkotische Druckverschiebungen bei mangelnder Albuminsynthese (Lebererkrankungen, Kachexie), Proteinverlust über Niere (nephrotisches Syndrom) oder Darm, Lymphabflussstörung und Tumoren. Eine portale Hypertonie führt zum Aszites, z. B. bei Leberzirrhose, Portalvenenthrombose, Venenmissbildungen in der Leber.
  - Konsekutiv entwickelt sich beim chronischen Erguss eine resorptive Entzündung mit Mesothelzellhyperplasie, subserosaler Fibrose, Organkapselfibrosen und -hyalinosen (z. B. Zuckergussmilz) sowie Verwachsungen der Serosablätter.
- **Chylothorax**:
  - Dieser ist durch milchig-trübe Lymphe mit hohem Triglyzeridgehalt und zahlreichen Lymphozyten gekennzeichnet.
  - Mögliche Ursachen sind: Rechtsherzinsuffizienz oder Kardiomyopathien, bei denen ein erhöhter Zentralvenendruck den Lympheinstrom vom Ductus thoracicus in die V. cava verhindert; Ruptur (Trauma), Arrosion des Ductus thoracicus; Obstruktion des Lymphsammelgangs durch Missbildungen (z. B. Afghanischer Windhund), Entzündungen, Neoplasien (z. B. Lymphom, Thymom), Lungenlappentorsion, Hernien.

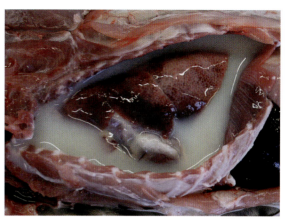

Abb. 1.3 Chylothorax mit milchig-trübem Brusthöhlenerguss und pulmonaler Atelektase bei einer Katze.

  - Ein Chylothorax tritt bei Katzen meist idiopathisch auf (**Abb. 1.3**).
  - Wiederholte Drainagen eines Chylothorax können zu Dehydratation, Hypoproteinämien, Lymphopenien sowie Verlust an Fetten und fettlöslichen Vitaminen führen.
- **Chyloperitoneum**:
  - Es wird auch als Chylaskos oder Ascites chylosus bezeichnet und tritt selten auf.
  - Ursache ist meist eine Ruptur oder Obstruktion abdominaler Lymphgefäße, besonders der Cisterna chyli.
- **Hämothorax/Hämoperitoneum/Hämatozele**
  - Ursachen eines Hämothorax, Hämaskos (Hämoperitoneum) oder einer Hämatozele (Ansammlung von Blut im Processus vaginalis) sind Rupturen von Blutgefäßen (z. B. idiopathische Ruptur der Aorta beim Pferd; postoperative Komplikation nach Kastration bei der Hündin) oder Organen (z. B. Leber).
  - Auch entzündliche oder neoplastische Gefäßarrosionen, Lungenlappentorsionen, Rupturen von Tumoren (z. B. Hämangiosarkom, Granulosa-Thekazelltumor) sowie hämorrhagische Diathesen sind mögliche Ursachen.
- **Pyothorax/Pyoperitoneum**
  - Eiteransammlungen werden als Pyothorax (Empyema pleurale, Thoraxempyem), Netzbeutelempyem (Empyema omentale) bzw. Pyoperitoneum (Empyema peritoneale, Peritonealempyem) bezeichnet.
  - Sie treten gemeinsam mit einer eitrigen Serositis bei bakterieller Infektion auf.
- **Uroperitoneum/Cholaskos**
  - Nach Zusammenhangstrennung der Harnblase durch Trauma (Dehnungsruptur z. B. als Geburtskomplikation beim männlichen Fohlen) oder infolge von Entzündung, Neoplasie, Nekrose oder Harnsteinen gelangt Urin in das Abdomen (Uroperitoneum; postrenale Urämie).
  - Eine Ansammlung von Galle in der Bauchhöhle (Cholaskos) entsteht nach Ruptur der Gallenblase (Trauma) und ist meist letal.

Selten kommen **gemischte Ergüsse** vor, z. B. Hydrohämothorax oder Chylopyoperitoneum.

1.3.3 Feste Körper

Von außen (z. B. Geschosse, nach Bauchhöhlenoperation zurückgelassener Tupfer = Gossypibom) oder aus dem Verdauungs-, Respirations- oder Urogenitaltrakt können durch Ulzeration, Perforation und Ruptur **Fremdkörper** (Nägel, Drahtstücke, Knochenstücke, Pflanzenbestandteile) sowie **natürlicher Inhalt** (z. B. Ingesta, Feten bei Abdominalgravidität) in die Körperhöhlen gelangen. Sie können zu einer resorptiven oder infektiösen Fremdkörperperitonitis oder -pleuritis unterschiedlichen Charakters (z. B. granulomatös, fibrinopurulent, ichorös) führen, die chronisch in Verwachsungen und Abkapselungen resultieren.

> **DAS MÜSSEN SIE WISSEN**
>
> Fremdinhalte in den Körperhöhlen können aus Luft/Gas, (Lymph-)Flüssigkeit, Blut und Eiter bestehen. In der Bauchhöhle sind zudem Ansammlungen von Urin oder Galle nach Ruptur der Harn- bzw. Gallenblase möglich. Gemischte Ergüsse sind selten. Fremdinhalte können generell zu Blutzirkulationsstörungen, im Thorax zur Kompressionsatelektase der Lunge, in der Bauchhöhle zu intestinalen Passagestörungen und Koliken sowie zu vielen anderen Funktionsstörungen von Organen führen.
>
> Feste Körper gelangen von außen oder nach Ulzeration, Perforation oder Ruptur innerer Organe in die Körperhöhle und verursachen eine resorptive oder infektiöse Fremdkörperperitonitis oder -pleuritis unterschiedlichen Charakters mit konsekutiven Verwachsungen und Abkapselungen.

1.4 Kreislaufstörungen

Eine aktive arterielle Hyperämie ist durch injizierte hellrote serosale Gefäße charakterisiert. Sie tritt v. a. bei akuten Entzündungen auf. Die passive venöse Hyperämie ist durch dunkelrote serosale Gefäße gekennzeichnet, deren Ursache meist eine lokale oder systemische Abflussbehinderung (z. B. Herzinsuffizienz) ist.

Rhexisblutungen (z. B. Trauma) haben je nach Kaliber des alterierten Gefäßes hämorrhagische Höhlenergüsse (Hämothorax, Hämaskos), Sugillationen oder Hämatome zur Folge. Petechien und Ekchymosen treten als **Diapedesisblutungen** im Rahmen einer hämorrhagischen Diathese bei Virämie, Septikämie, systemischer Protozoonose und Vergiftung (z. B. Cumarinderivate) sowie im Schock, aber auch agonal (asphyktisch) auf. Ein subserosaler Lymphstau lässt serosale Lymphgefäße hellgrau linienartig hervortreten und wird durch Rechtsherzinsuffizienz oder Lymphabflussbehinderungen verursacht. Er kann zum Austritt von Chyle führen.

1.5 Stoffwechselstörungen und degenerative Veränderungen

1.5.1 Atrophie und Nekrose

Kachektische Tiere zeigen eine **seröse Atrophie** subseröser Fettdepots (Herzkranzfurche, Nierenlager).

Eine Nekrose des retroperitonealen Fettgewebes stellt sich als kalkartiger, weiß-gelber, fester, umschriebener Bereich dar, der akut einen hyperämischen Randsaum zeigt. Die freigesetzten Fettsäuren können als nadelförmige Kristalle ausfallen oder mit Kalzium Kalkseifen bilden. Nekrotisches Fettgewebe kann eine granulomatöse Entzündung (**Steatitis**) und bindegewebige Demarkation provozieren (**Abb. 1.4**). Die Ursache bleibt oft unklar.

Bei Fleischfressern wird durch freigesetztes Pankreassekret (z. B. Trauma, Pankreatitis, Pankreasnekrose, Gangobstruktionen) eine autodigestive enzymatische fokale Nekrose des peripankreatischen Fettes beobachtet. Massive, möglicherweise ernährungsbedingte Nekrosen des omentalen, mesenterialen und retroperitonealen Fettgewebes (**Lipogranulomatose**) können beim Rind zu einer Obstruktion von Darm oder Ureteren führen. Insbesondere bei Schafen werden **fokale Nekrosen des abdominalen Fettes** unklarer Genese gefunden. Bei der „**yellow fat disease**" (Schwein, Katze, Nerz) bestehen ein nutritives Überangebot an ungesättigten Fettsäuren und ein Vitamin-E-Mangel, die zur Peroxidation von Fettsäuren und konsekutiver diffuser Steatitis mit Cholesterol- und Ceroidbildung führen.

1.5.2 Verkalkungen und Verknöcherungen

Eine Hyperkalzämie verursacht **metastatische** Verkalkungen der Elastin- und Kollagenfasern meist der Pleura costalis in Form feiner grauer Streifen. Ursächlich kommen die enzootische Kalzinose der Wiederkäuer, Hypervitaminose D, primärer und sekundärer (osteorenales Syndrom) Hyperparathyreoidismus oder die paraneoplastische Hyperkalzämie in Betracht. Fokale **dystrophische** Verkalkungen sind hingegen selten. Chronisches Narbengewebe (z. B. Kastration, Laparotomie) oder Bruchsackinhalt kann subseröse **metaplastische** Verknöcherungen aufweisen.

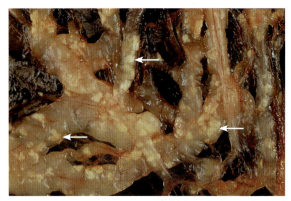

Abb. 1.4 Multifokale gelblich-weiße Fettgewebsnekrosen (→) im Netzbeutel bei einer Katze.

1.5.3 Pigmente

Hämoglobinogene Pigmente (**Hämosiderin, Hämatoidin**) deuten auf abgebaute Blutungen hin. **Anthrakose** wird an der Pleura pulmonalis und eine **Melanose** im Rahmen eines Atavismus (Melanosis maculosa) beobachtet. Gelbe Futterpigmente (Pflanzenfresser) können in der intestinalen Serosa visceralis vorkommen, die nicht mit einem Ikterus verwechselt werden dürfen.

> **DAS MÜSSEN SIE WISSEN**
>
> Stoffwechselstörungen äußern sich in Verkalkungen und Verknöcherungen v. a. der Pleura costalis (Hyperkalzämie) oder in Pigmenteinlagerungen (hämoglobinogene Pigmente, Anthrakose, Melanose, Futterpigmente). Von den degenerativen Veränderungen sind insbesondere Fettgewebsnekrosen (peripankreatische Fettgewebsnekrose bei Hund und Katze, Lipogranulomatose des Rindes, „yellow fat disease" bei Schwein, Katze, Nerz) von Bedeutung.

1.6 Entzündungen

1.6.1 Übersicht

Eine Entzündung seröser Häute kann fokal, multifokal oder diffus als akute, subakute oder chronische Schädigung auftreten. In der Brusthöhle wird sie als **Pleuritis** (parietalis, visceralis bzw. pulmonalis, pericardialis, mediastinalis, costalis, sternalis, diaphragmatica) und in der Bauch- und Beckenhöhle als **Peritonitis** (parietalis, visceralis, mesenterialis, omentalis) sowie bei generalisierter Ausbreitung als **Polyserositis** bezeichnet. Organbezogene Entzündungen werden Epikarditis, Perikarditis, Perihepatitis, Perisplenitis, Perireticulitis, Perimetritis (Serositis des Uterus) oder Parametritis (Serositis der Gebärmutterbänder) genannt.

Der **Entzündungscharakter** variiert entsprechend der Noxe und Erkrankungsdauer. Es werden **exsudative** (feuchte; Serositis exsudativa; meist akut), **proliferative** (trockene; Serositis sicca oder proliferativa; subakut bis chronisch) und **gemischte Formen** unterschieden. Als exsudativ gelten serös, fibrinös, eitrig (purulent), hämorrhagisch, nekrotisierend und gangräneszierend. Trockene Formen besitzen einen granulomatösen oder proliferativen Charakter. Im chronischen Stadium einer exsudativen Entzündung können durch Granulationsgewebe zwischen benachbarten Serosablättern flächige (Synechien; Adhäsionen) oder spangenförmige Verwachsungen (sog. Briden) entstehen. Außerdem können chronische serosale Entzündungen zottige Proliferationen (Serositis villosa) und flächige narbenähnliche Veränderungen (Schwielen) aufweisen oder vollständig ausheilen. Eine chronische Pleuritis kann eine mechanische Behinderung der Lungen- und Herzfunktion (Panzerherz) sowie Induration und Atelektase der Lunge durch Kompression verursachen. Bei einer chronischen Peritonitis sind eine eingeschränkte Motilität des Magen-Darm-Trakts, Invaginationen, Lageveränderungen und Ileus des Darmes möglich.

Ätiologisch können diese Entzündungen durch infektiöse oder sterile Noxen verursacht werden:
- **Infektionen** können auf lymphohämatogenem Weg (z. B. Septikämie) entstehen. Durch Penetrationen (z. B. transmurale Darmentzündung), Perforationen (z. B. Haubenfremdkörper) oder Rupturen (z. B. Magen, Labmagen) können Entzündungen von angrenzenden Organen oder Geweben auf die Serosa übergreifen.
- Primär **nicht infektiöse**, resorptive Entzündungen werden durch Ergüsse, Hämatome, Neoplasien, Nekrosen, Kalzium- und Uratablagerungen (Gicht), Lageveränderungen sowie nach chirurgischen Eingriffen beobachtet. Gelegentlich kann eine sekundäre Erregerbeteiligung festgestellt werden.

Pathogenetisch steht der direkten (z. B. posttraumatisch) die indirekte Entzündung der Serosa (z. B. nach Pneumonie) gegenüber.

> **KLINISCHER BEZUG** Durch Flüssigkeitsergüsse, Verklebungen (subakut) oder Verwachsungen (chronisch) kann es zu Bewegungs- und Funktionsstörungen der Organe kommen, evtl. auch mit Todesfolge.

1.6.2 Exsudative Körperhöhlenentzündungen

■ Akute seröse Serositis

Die akute seröse Serositis zeichnet sich durch ein klares, meist koagulierendes Exsudat, eine aktive Hyperämie serosaler Gefäße und eine glanzlose, fleckige oder streifige und trübe Oberfläche aus. Der seröse Charakter geht meist in eine andere Entzündungsqualität über oder tritt mit dieser gemeinsam auf, z. B. serofibrinöse oder serohämorrhagische Serositis.

Ursache seröser Körperhöhlenentzündungen können **infektiöser** (z. B. Viren, Mykoplasmen, Bakterien) oder **nicht infektiöser** Natur (z. B. postoperativ, Harn, Galle, Neoplasie, Urämie) sein. Durch Resorption von Toxinen kann eine letale Toxinämie eintreten. Aufgrund der eingeschränkten serosalen Resorptionskapazität bei einer exsudativen Entzündung ist ein hypovolämischer Schock möglich.

■ Fibrinöse Serositis

Die fibrinöse Serositis ist durch gelblich-graue, fädige, schleierförmige oder netz- bis membranartige Beläge von elastischer Konsistenz charakterisiert. Sie lassen sich ohne Substanzverlust von den trüben, glanzlosen und geröteten Oberflächen ablösen und können zu Verklebungen von Organen oder mit dem parietalen Serosablatt führen. In der akuten Phase finden sich eine aktive Hyperämie serosaler Gefäße sowie ein qualitativ variabler, teils auch geronnener, trüber Körperhöhlenerguss. Aufgrund tierartlicher Unterschiede im Fibrinogengehalt des Plasmas (hoher Gehalt beim Rind!) und im fibrinolytischen Potenzial kann die Menge polymerisierten Fibrins variieren. Die Organisation des Fibrins durch Granulationsgewebe geht vom fibrovaskulären Stroma der Serosa mit proliferierenden Schlingenkapillaren und Fibroblasten aus. Es finden sich graue bis grau-rote, derbe, unelastische, teils auch fädige oder zottige Strukturen, die zu Verwachsungen (fibröse Serositis) führen können (Serositis fibrosa diffusa, circumscripta, maculosa, villosa oder filamentosa; Synechie, Bride).

Ursachen fibrinöser Serositiden sind v. a. **bakterielle Infektionen**, z. B. mit Pasteurellen, *Mannheimia* spp. und Mykoplasmen (fibrinöse Pleuropneumonie), selten Virusinfektionen (z. B. feuchte Form der FIP) oder Parasitenwanderungen (*Strongylus* spp., *Fasciola* spp.). Transmural ausgehend vom Magen-Darm-Trakt, Uterus, Harnblase, Haut oder Nabel können sekundär fibrinöse Entzündungen der Serosen entstehen.

Auch **nicht infektiöse Noxen**, z. B. chirurgischer Eingriff, hämorrhagisch infarzierte Darmverlagerung oder Harnblasenruptur, können zur fibrinösen Serositis führen. Beim Rind ist bei einer fremdkörperbedingten Retikuloperitonitis eine fibrinöse Pleuritis und Perikarditis als initiale Konsekutivläsion möglich.

Polyserositiden finden sich z. B. bei Koliseptikämie (Kalb, Schwein), FIP, Glässerscher Erkrankung (*Glaesserella parasuis*, früher: *Haemophilus parasuis*) und der *Mycoplasma-hyorhinis*-Infektion (Schwein).

Die unmittelbaren **Folgen** akuter fibrinöser Serositiden sind Protein- und Flüssigkeitsverluste, Kreislaufbelastungen und Schock. Bei massiven Fibrinexsudationen können auch Funktionseinschränkungen der Organe resultieren. Durch Verwachsungen entstehen Strikturen, Kompressionen, Obstipationen, Atonien, Ileus, Kolik, Lageveränderungen und Bewegungsbeeinträchtigungen von Organen (z. B. Herz, Zwerchfell, Lunge).

Die Veränderungen bei einer Serositis lassen oft auf ihr Alter schließen: Nach wenigen Stunden bis Tagen dominieren seröse Exsudation, in Verbindung mit leicht abstreifbaren Fibrinauflagerungen (fibrinöse Serositis; akut). Nach mehreren Tagen sprossen erste Fibroblasten aus der Serosa (fibroblastische Serositis; subakut), durch die nach Abstreifen des Fibrins eine samtige Serosaoberfläche erkennbar wird. Die von Fibroblasten gebildeten Kollagenfasern können zur Verwachsung von parietaler und viszeraler Serosa führen, sodass benachbarte Organe nur noch unter Substanzverlust zu trennen sind (fibröse Serositis; chronisch).

■ Eitrige Serositis

Die eitrige Serositis kann mit Entzündungen anderen Charakters (z. B. fibrinös, hämorrhagisch oder nekrotisierend) gemischt auftreten. Sie kann aber auch als Folge oder als primär eitrige (purulente) Entzündung vorkommen. Ansammlungen von Eiter in einer Körperhöhle werden als **Empyem** bezeichnet. Umschriebene Eiterprozesse werden bindegewebig abgekapselt (**abszedierende** oder **apostematöse Serositis**). Die Farbe des Eiters wechselt in Abhängigkeit von den beteiligten Bakterien (z. B. bei *E. coli* braun, bei *Trueperella* [*T.*] *pyogenes* grünlich) sowie der Art und Menge von Beimengungen (Fibrin, Blut, Fett, Zelldetritus). Die Konsistenz hängt von den Inhaltsstoffen und vom Wassergehalt ab (rahmig, flüssig, fest).

Bakterielle Infektionen sind **Ursache** eitriger Serositiden, die entweder lokal oder im Rahmen von Septikämien auftreten. Die **purulente Pleuritis** kann bei eitriger Pneumonie, Fremdkörperperforation des Ösophagus, transmuraler Ösophagitis, perforierenden Wunden (z. B. Pfählungen) sowie tiefer Hautfistel entstehen. Eine **purulente Peritonitis** entwickelt sich durch Übergreifen von benachbarten eitrigen Entzündungen (z. B. eitrige Omphalitis, septische Metritis, Haubenperforation durch Fremdkörper, ulzerierende Abomaso-Enteritis, infizierte Laparotomiewunde, Pfählung, Bissverletzung, abdominale Fistelung von Abszessen).

Beim Rind kann bei perforiertem Labmagenulkus durch den anatomisch gut begrenzten Netzbeutel eine lokalisierte, empyemartige, eitrig-jauchige Entzündung (Bursitis omentalis purulenta et ichorosa) auftreten.

Beim Schwein ist die durch *T. pyogenes* verursachte **Pyobazillose** durch eine (Poly-)Serositis apostematosa multiplex in Bauch- und Brusthöhle gekennzeichnet. Sie entsteht nach hämatogener Erregerausbreitung oder fortgeleitet nach Wundinfektionen (z. B. Kastration).

Fistelungen von abszedierten Lymphknoten bei der **Druse** des Pferdes (*Streptococcus equi* ssp. *equi*) führen zur eitrigen bis apostematösen Serositis.

■ Eitrig-jauchige Serositis

Die eitrig-jauchige Serositis (Pyothorax; **Abb. 1.5**) ist durch grau-rotes, meist flüssiges Exsudat mit flockigen bis granulären Agglomeraten aus Bakterien, Fibrin und Zelldetritus (Drusen, „sulfur granules") gekennzeichnet. Gefäßarrosionen oder Diapedesisblutungen führen zu einem Hämopyothorax. Die Serosa zeigt diffus eine grau-rote Farbe und durch das im chronischen Stadium auftretende Granulationsgewebe eine feingranuläre bis filamentöse Beschaffenheit.

Die **Nokardiose** (sog. Streptotrichose der Fleischfresser) entsteht durch Mischinfektionen mit *Actinomyces* spp., *Nocardia* spp., *Bacteroides* spp., *T. pyogenes* oder *Mannheimia multocida*. Sie führt zu einer meist in der Brust-, seltener in der Bauchhöhle lokalisierten eitrigen bis jauchigen Serositis. Der Erregereintritt erfolgt:

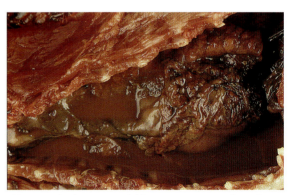

Abb. 1.5 Nokardiose mit Ausbildung eines Hämopyothorax bei einer Katze.

- hämatogen bzw. lymphogen
- direkt über traumatische Penetrationen von außen, z. B. Bissverletzung
- direkt über perforierende Läsionen in benachbarten Organen (Lunge, Ösophagus oder Magen)

In der Brusthöhle liegen meist bilaterale Veränderungen vor.

■ Hämorrhagische Serositis

Die hämorrhagische Serositis ist oft ein Teilphänomen einer anderen exsudativen Entzündung. Ursächlich liegen z. B. Clostridieninfektionen, Milzbrand oder eine Koliseptikämie vor. Der hämorrhagische Charakter wird durch Permeabilitätserhöhung der Kapillaren und/oder eine beeinträchtigte Blutgerinnung verursacht. Eine hämorrhagische Serositis kann zu hypovolämischem Schock und generalisierter Hypoxidose führen.

■ Ichoröse Serositis

Die ichoröse (syn. putride) oder **gangräneszierende** Serositis entsteht infolge bakterieller Mischinfektionen unter Beteiligung von Saprophyten (Fäulnisbakterien). Ihr liegt entweder eine fortgeleitete Entzündung (z. B. Lungengangrän nach Aspiration von Fremdmaterial) oder die Perforation eines Hohlorgans (Ösophagus, Vormagen, Magen, Uterus) zugrunde. Sie zeichnet sich durch übel riechendes grau-rotes Exsudat mit Fibrin, Zelltrümmern, Blut, Bakterienkolonien und evtl. Fremdmaterialien (z. B. Ingesta) aus.

1.6.3 Proliferative Körperhöhlenentzündungen

Das chronische Stadium einer Serositis ist durch Granulationsgewebsbildung und Verwachsungen (**Serositis fibrosa**) gekennzeichnet.

Eine **granulomatöse Serositis**, ein von Makrophagen dominierter Prozess, wird durch schwer verdauliche Noxen verursacht. Die Serosa zeigt fein- bis grobgranuläre, knotige oder beetförmige sowie konfluierende bis diffuse Proliferate. Zusätzlich sind Nekrosen, Granulationsgewebe und Höhlenergüsse unterschiedlichen Charakters zu beobachten. Infiltrationen von Makrophagen, Epitheloidzellen, Riesenzellen, Lymphozyten, Plasmazellen (granulomatös) und neutrophilen Granulozyten (pyogranulomatös) treten auf. Sie können in Abhängigkeit von der Noxe auch konzentrisch angeordnet sein. Ätiologisch kommen belebte und selten auch unbelebte Noxen (z. B. Talkumstaub, Baumwolltupfer, inhalierte Asbestkristalle) in Betracht.

■ Nischenserositis

Die v. a. beim Rind auftretende Nischenserositis hat keine nosologische Bedeutung. Die Proliferate kommen bereits fetal vor, und ihre Inzidenz steigt mit zunehmendem Alter. Insbesondere in den Interkostalräumen, am Margo acutus der Lunge (Nischenpleuritis) sowie am Perikard im dorsalen Umschlagsbereich (Nischenperikarditis) finden sich filamentöse oder kleinflächige, grau-rote Zotten. Diese bestehen aus gut vaskularisiertem Bindegewebe mit einzelnen Makrophagen und Lymphozyten sowie hyperplastischem Mesothel. Sie besitzen möglicherweise eine „clearance"-Funktion, jedoch können infektiöse Ursachen (Viren, Mykoplasmen) für ihre Entstehung nicht ausgeschlossen werden.

■ Feline Infektiöse Peritonitis

Die Feline Infektiöse Peritonitis (S. 22) wird durch feline Coronaviren hervorgerufen (**Abb. 1.6**). Meist treten Veränderungen in der Bauchhöhle und anderen Körperhöhlen gleichzeitig auf. Alter, Zeitpunkt der Infektion, genetische Disposition, gleichzeitige andere Infektionen (z. B. FeLV, FIV), Stress und die zelluläre Immunantwort sind pathogenetisch bedeutsam. Ebenso nehmen Virusstamm und die Infektionsdosis Einfluss auf den Verlauf. Als Extremformen lassen sich die feuchte (exsudative) und die trockene Form gegenüberstellen. In der Praxis werden allerdings meist Mischformen mit variablen, inkonstanten Beteiligungen der einzelnen Organsysteme beobachtet:

- Die **exsudative Form** ist durch ein proteinreiches, bei Luftzutritt gelierendes, bernsteinfarbenes, fadenziehendes Exsudat in den Körperhöhlen mit Fibrinbelägen auf den Serosen und Ikterus gekennzeichnet. Die Meningen sind trübe (Exsudation) und in der vorderen Augenkammer ist ein fibrinreiches Exsudat (Uveitis) nachweisbar.
- Die **trockene Form** führt zu multiplen pyogranulomatösen gefäßassoziierten Herdveränderungen (1 mm bis 2 cm Durchmesser) in den parietalen Serosen sowie in Leber, Niere, Milz, großem Netz, Darm, Lunge, Herz, Herzbeutel, Uvea des Auges und ZNS. In den Körperhöhlen ist bei dieser Form kein oder nur wenig Exsudat nachweisbar.
- **Mischformen** weisen sowohl exsudative als auch pyogranulomatöse Komponenten auf.

SYNOPSE: FELINE INFEKTIÖSE PERITONITIS (FIP)

Wolfgang Baumgärtner

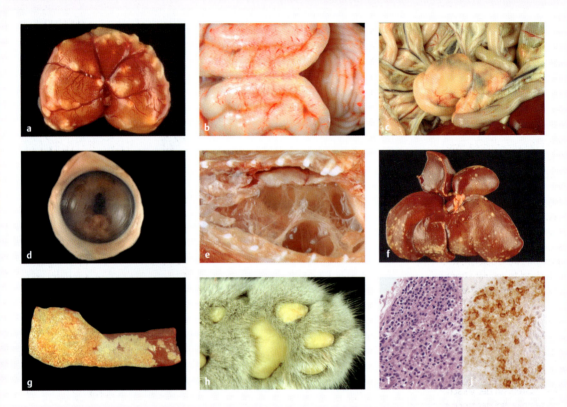

Abb. 1.6 Organübergreifende Darstellung der verschiedenen Manifestationsformen bei der Felinen Infektiösen Peritonitis:
Bei der trockenen Form der Felinen Infektiösen Peritonitis (FIP) finden sich Granulome in verschiedenen Organen. Häufig sind gefäßassoziierte Granulome, z. B. in der Niere (a) und im Gehirn (b), oder fokale bis disseminierte Granulome, z. B. in den Lymphknoten (c) und den Augen (d), zu finden.
Bei der feuchten Form lässt sich ein bernsteinfarbener fadenziehender Erguss in Brust- (e) und Bauchhöhle einhergehend mit einer fibrinösen Perihepatitis (f) und -splenitis (g) feststellen. Infolge einer massiven Leberschädigung kann es zum Ikterus kommen (h). Histologisch werden die Veränderungen je nach Manifestationsform von einer fibrinös-nekrotisierenden oder pyogranulomatösen Entzündung dominiert (i, HE-Färbung). Immunhistologisch findet sich Virusantigen vorwiegend in den Makrophagen (braunes Präzipitat, j).

Epidemiologie und Bedeutung

Die Feline Infektiöse Peritonitis stellt eine multisystemische, letal verlaufende, weltweit vorkommende Erkrankung dar. Das heute als Felines Coronavirus (FCoV) bezeichnete Virus wurde historisch als 2 verschiedene Viren angesehen: das wenig pathogene Feline Enterale Coronavirus (FECV), das eine milde transiente Gastroenteritis verursacht, und das FIP-Virus (FIPV). Nachfolgende Studien zeigten, dass das FIPV aus einer Mutation des FECV hervorgegangen ist. Das FCoV kommt weltweit vor. Virusspezifische Antikörper finden sich bei ca. 80 % der Zuchtkatzen und nur bei 10–50 % der frei laufenden Tiere. Grundsätzlich kann jede FCoV-Infektion zur FIP führen.

Betroffene Spezies

Haus-, Wild- und Großkatzen sowie Frettchen.

Ätiologie

Das FCoV, Familie *Coronaviridae*, kommt als Serotyp I und II vor. Beide können über bestimmte Mutationen zur FIP führen. Beim Frettchen existiert ein für diese Tierart eigenes Coronavirus, das Ferret Systemic Coronavirus (FRSCV).

Inkubationszeit

Die Zeitspanne zwischen **experimenteller Infektion** und Klinik beträgt bei der feuchten FIP 2–14 Tagen und bei der **trockenen Form** mehrere Wochen. Dagegen ist die Inkubationszeit bei der **Spontanerkrankung** nicht bekannt. Hier liegt vermutlich ein wochen- bis monatelanges subklinisches Stadium vor. Im Gegensatz zum FECV, das durch Fäzes und Speichel ausgeschieden werden kann, wird das FIPV infolge des durch Mutation veränderten Zelltropismus (Makrophagen) nicht mehr in relevanter Menge ausgeschieden.

Klinik

Die Mehrzahl der Infektionen mit FCoV verläuft subklinisch oder verursacht respiratorische bzw. enterale Symptome. Bei ca. 7 % der FCoV-infizierten Tiere entwickelt sich die FIP.

Die FIP manifestiert sich in Abhängigkeit von den betroffenen Organen und verläuft in der Regel tödlich (**Abb. 1.6**). Es erkranken vorwiegend Tiere im Alter zwischen 6 Monaten und 2 Jahren. Diese zeigen Fieber, Störungen des Allgemeinbefindens und Ikterus. Es werden eine feuchte, trockene und eine gemischte Form unterschieden. Bei der **feuchten Form** der FIP findet sich ein bernsteingelbes fadenziehendes, fibrinöses Exsudat in Brust- und Bauchraum oder Herzbeutel. Bei der **trockenen Form** kommt es zu einer häufig gefäßassoziierten (pyo-)granulomatösen Entzündung in Lymphknoten und zahlreichen Organen. Darüber hinaus findet sich oft eine Entzündung im Auge in Form einer Uveitis.

Pathogenese und pathologische Befunde

Nach oronasaler FCoV-Aufnahme kommt es zur Virusreplikation im Pharynx und Infektion von Enterozyten. Das virulente FCoV, der Erreger der FIP, entsteht in der Katze de novo durch **Mutation** aus einem schwach virulenten Erreger (früher als FECV bezeichnet). Das FIPV wird nicht oder nur in geringen Mengen ausgeschieden. Die Virulenz des FIPV entsteht in erster Linie durch einen geänderten Zelltropismus im Vergleich zum FECV. Im Gegensatz zu schwach virulenten Erregern, die sich vorwiegend in Enterozyten replizieren, infizieren FIPV besonders Makrophagen. Damit einhergehend kommt es zugleich zu einer systemischen Erregerausbreitung. Allerdings liegt der Unterschied zwischen beiden Virusstämmen nicht nur im Zelltropismus begründet, sondern auch in der höheren Replikationseffizienz der virulenten Variante in Makrophagen.

Bei der Entstehung der FIP spielt zudem eine gestörte **mukosale Immunantwort** eine Rolle. Infolge der Makrophagen-Infektion und -Aktivierung kommt es zu einer granulomatösen Phlebitis und Periphlebitis. Ob dabei auch Ablagerungen von Immunkomplexen im Sinne einer Arthus-Reaktion eine Rolle spielen, wird kontrovers diskutiert. Während eine intakte zelluläre Immunantwort vor der FIP schützt, muss die Rolle der **humoralen Immunantwort** differenzierter beurteilt werden. Einerseits sind Welpen durch maternale Antikörper geschützt und andererseits kann es durch die humorale Immunantwort zu einer Verstärkung des Krankheitsprozesses kommen. Dieses Phänomen wird als „antibody dependent enhancement" bezeichnet.

Pathogenetisch spielt die **zelluläre Immunantwort** bei der Entstehung der verschiedenen Formen der FIP eine dominante Rolle. Bei der trockenen Form, einer (pyo-)granulomatösen Entzündung, liegt eine geringe Störung der zellulären Immunantwort vor. Bei der feuchten Form (fibrinöse Entzündung) ist sie hingegen hgr. beeinträchtigt. Koinfektionen mit anderen felinen Pathogenen wie dem FeLV gehen vermutlich, wie auch Stress und zu hohe Besatzdichte, mit einer Resistenzminderung einher und begünstigen somit die FIP-Entstehung.

Trotz der teils charakteristischen histologischen Veränderungen sind **differenzialdiagnostisch** zahlreiche andere, auch bakterielle Erkrankungen, z. B. die Tuberkulose, zu berücksichtigen und entsprechend ätiologisch auszuschließen. Makroskopisch können die FIP-Granulome oft leicht als Neoplasien, besonders als Metastasen, fehlinterpretiert werden.

Diagnostik

Es muss zwischen der FECV-Infektion, die mittels RT-PCR nachweisbar ist, und der FIP unterschieden werden. Bei der FIP können virusspezifische Proteine bzw. RNS in Makrophagen mittels Immunhistologie oder In-situ-Hybridisierung insbesondere innerhalb der Läsionen lichtmikroskopisch detektiert werden. Ein positives RT-PCR-Ergebnis bei gesunden Katzen spricht nicht für das Vorliegen einer FIP, sondern nur für eine FCoV-Infektion. Allerdings ist bei erkrankten Tieren mit negativem Ergebnis das Vorliegen einer entsprechenden Manifestation unwahrscheinlich. Auch der Nachweis von FCoV-Antikörpern erlaubt nur eine Aussage über eine entsprechende Virusinfektion, nicht aber über das Vorliegen von FIP. Ein negativer Antikörpernachweis schließt eine FIP auch nicht aus, da insbesondere bei der feuchten Form im Endstadium ein dramatischer Abfall der Antikörpertiter nachweisbar ist. Es gibt gegenwärtig keinen zuverlässigen **intravitalen** FIP-Test. Serologische und virologische Ergebnisse sind immer im Kontext mit der Klinik und Pathologie zu interpretieren. Dagegen gestaltet sich die postmortale Diagnostik unter Einbeziehung ätiologischer Nachweismethoden eher unproblematisch. Dies gilt auch mit Einschränkungen für die Biopsiediagnostik.

■ Tuberkulose

Die Tuberkulose (S. 221) kann zur granulomatösen Serositis führen. Hund und Katze sind meist mit *Mycobacterium* (*M.*) *tuberculosis* (Anthropozoonose) infiziert. Seltener liegen Infektionen mit anderen Mykobakterien, z. B. *M. avium* ssp. *hominissuis* (Zooanthroponose), vor. Durch aufbrechende Lymphknoten kann eine exsudativ-nekrotisierende Serositis entstehen.

Beim Rind liegt meist eine Infektion mit *M. bovis* oder *M. caprae* vor (für beide Anzeigepflicht), die zu nodulären Proliferaten (sog. Perlsucht) führt (Differenzialdiagnose: Mesotheliom). Die Infektion der Serosa entsteht hämatogen (Früh- und Spätgeneralisation), lymphogen oder durch direktes Einbrechen tuberkulöser Organläsionen.

> **KLINISCHER BEZUG** Makroskopische Veränderungen sind oft nicht hinreichend diagnostisch und können Besonderheiten der Tierart oder der Umstände widerspiegeln. So lassen weiße knötchenförmige Veränderungen der Serosa beim Rind in erster Linie an eine Perlsucht – Manifestation der Tuberkulose – denken. Beim Hund dagegen sollte zuerst an eine metastatische Tumorausbreitung gedacht werden, z. B. eines Pankreas- oder Gallengangsadenokarzinoms. Erst die Histologie kann die Diagnose sichern.

Die Tuberkulose beim Pferd (*M. bovis* oder *M. tuberculosis*) betrifft nur selten die Serosen. Es treten grobnoduläre oder diffuse (infiltrative) Verdickungen der Serosa und seröse bis serofibrinöse Ergüsse (auch bei Hund, Katze) auf. Eine Beteiligung der Serosen bei Aktinomykose, Botryomykose, Rotz und Systemmykosen ist generell selten.

1.6.4 Parasitär bedingte Entzündungen

■ Trematoden

Bei allen Haustieren kommen **transitorische Körperhöhlenparasiten** vor. Bei Rindern, seltener Schafen, können die Metazerkarien von *Fasciola hepatica* transsomatisch in die Leber einwandern und bei starkem Befall eine **serofibrinöse Peritonitis** mit Verwachsungen verursachen. Die Mesozerkarien von *Alaria alata* (Hauptwirt Wildkaniden, selten Hund) wandern vom Darm über die Peritoneal- und Pleurahöhle bis in die Lunge. Dabei hinterlassen sie auch bei einem Massenbefall kaum Schäden.

■ Zestoden

Serosophile Bandwurmfinnen sind obligate Körperhöhlenparasiten:
- *Cysticercus tenuicollis* (*Taenia hydatigena* des Hundes) bei Schwein und kleinen Wiederkäuern
- *Cysticercus pisiformis* (*Taenia pisiformis* des Hundes) bei Hase und Kaninchen

Die mit klarer Flüssigkeit gefüllten **Zysten** liegen reaktionslos in der Subserosa. Abgestorbene Zysten von *Cysticercus tenuicollis* können beim Schaf pergamentartige und verkalkte Herde verursachen.

Bei Hund, Katze und Fuchs ist das Vorkommen von Metazestoden (Tetrathyridien) verschiedener *Mesocestoides* spp. in den Körperhöhlen möglich. Diese können zu einer **chronischen Serositis** mit **seröser Exsudation** führen.

■ Nematoden

Zu den **obligaten Parasiten**, v. a. der Bauchhöhle, zählen Filarien. Bei der **Setariose** leben die adulten Individuen nahezu reaktionslos als spiralig aufgerollte Individuen in der Bauchhöhle (**Abb. 1.7**). Nur selten entstehen Entzündungen mit Blutungen und Hämosiderose. Bei den verschiedenen Tierarten kommen folgende Filarien vor:

- Beim **Schwein** wird die Setariose durch *Setaria (S.) bernardi* (Südostasien) und durch *S. congolensis* (Afrika) verursacht.
- Beim **Pferd** kommt weltweit *S. equina* vor.
- Beim **Rind** tritt *S. digitata* und seltener *S. labiatopapillosa* (syn. *S. cervi*) auf. Zudem können Wiederkäuer *S. cervi*, *S. marshalli* und *S. africana* beherbergen.

Durch die Larven III von *S. digitata* in **nicht adäquaten Wirten** (Schaf, Pferd) kann eine Augensetariose verursacht werden. Diese Larven können bei Pferd, Schaf und Ziege auch eine zerebrospinale Nematodiasis in Form einer granulomatös-nekrotisierenden Entzündung provozieren.

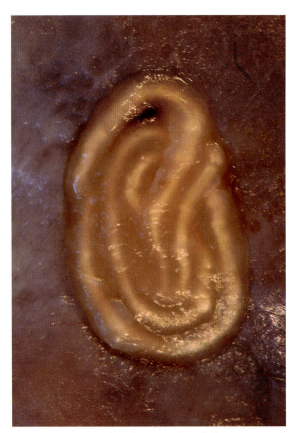

Abb. 1.7 *Setaria* sp. in der Leberserosa (formalinfixiertes Präparat) bei einem Reh. [Quelle: Dr. Martin Peters, Chemisches und Veterinäruntersuchungsamt Westfalen, Standort Arnsberg]

Durch **transitorische Nematoden** kann v. a. bei jungen Hunden (*Toxocara canis*), aber auch bei anderen Spezies (z. B. Katze: *Toxascaris leonina*; Schwein: *Ascaris suum*, Pferd: *Parascaris equorum*) bei massiver Einwanderung eine eitrig-jauchige Peritonitis durch mitgeführte Bakterien entstehen. Bei starkem Befall mit *Oesophagostomum* spp. (besonders Schafe) können Larven in die Bauchhöhle wandern und durch mitgeführte Bakterien eine eitrige Peritonitis verursachen. Wandernde Larven von *Strongylus (St.) equinus* und *St. edentatus* führen bei Equiden häufig zu villösen chronischen Serositiden mit zottigen Serosaproliferaten, besonders auf Leber und Zwerchfell, Wurmnestern, verkalkten Knötchen und subserösen Nekrosen. Weiterhin sind Bohrgänge mit Blutungen vorhanden, die als fibröse adhäsive Peritonitis mit Verwachsungen (z. B. Leber-Zwerchfell, Darm-Mesenterium) ausheilen.

> **DAS MÜSSEN SIE WISSEN**
>
> Eine Entzündung seröser Häute kann fokal, multifokal oder diffus als akute, subakute oder chronische Schädigung auftreten. Der Entzündungscharakter variiert entsprechend der Noxe und Erkrankungsdauer (exsudativ, proliferativ, gemischt).
>
> Während die seröse und fibrinöse Serositis durch infektiöse oder sterile (Erguss, Neoplasie, Ablagerungen) Noxen verursacht werden, sind eitrige, eitrig-jauchige (Nokardiose) und ichoröse (mit Beteiligung von Saprophyten) Serositiden immer bakteriell bedingt. Die hämorrhagische Serositis ist oft ein Teilphänomen einer anderen exsudativen Entzündung. Ursächlich liegen z. B. Clostridieninfektionen, Milzbrand oder eine Koliseptikämie vor.
>
> Proliferative Körperhöhlenentzündungen entsprechen dem chronischen Stadium einer Serositis und sind durch Granulationsgewebsbildung und Verwachsungen (Serositis fibrosa) gekennzeichnet. Die granulomatöse Serositis, ein von Makrophagen dominierter Prozess, wird durch schwer verdauliche Noxen (z. B. Mykobakterien) verursacht.
>
> Gemischte Entzündungen treten insbesondere bei der Felinen Infektiösen Peritonitis und bei einigen parasitär bedingten Serositiden auf.

1.7 Tumoren

1.7.1 Primäre Tumoren

■ Mesotheliom

Der wichtigste Primärtumor der Serosa ist das **Mesotheliom**, das aufgrund seines Ausbreitungsverhaltens als maligne einzustufen ist. Es tritt v. a. bei Rindern, Hunden, Katzen, Ziegen und Pferden auf. Innerhalb der Körperhöhlen breitet sich der Tumor per continuitatem rasch aus; Fernmetastasen sind selten. Grobknotige, konfluierende, weiße bis grau-rote, erhabene Umfangsvermehrungen (**Abb. 1.8**) können infolge eines variablen Stromas eine weiche bis derbe Konsistenz aufweisen. Häufig sind seröse bis serosanguinöse Ergüsse durch die sekretorische Aktivität der Tumorzellen vorhanden. Histologisch kommen **epitheloide**, **fibroblastische** (spindelzellige) oder **biphasische** (gemischte) **Varianten** vor. Beim Mesotheliom kann eine Ab-

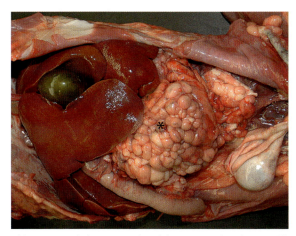

Abb. 1.8 Mesotheliom mit grobnodulärem Tumorkonglomerat (*) in der Bauchhöhle bei einem Hund.

grenzung zu serosalen Metastasen von Adenokarzinomen (z. B. Lunge, Ovar, Pankreas) und granulomatösen Entzündungen makroskopisch schwierig sein.

Im Gegensatz zum Menschen, bei dem Asbestfasern eine Ursache des Mesothelioms darstellen, ist die Tumorigenese beim Haustier nicht geklärt. Beim Rind wurde jedoch häufig auch ein Zusammenhang mit Asbest beim Stallbau beobachtet.

■ Weitere Primärtumoren

Weitere serosale Primärtumoren können von den subserösen Gewebskomponenten ausgehen. Beispiele sind:
- Fibrome/Fibrosarkome
- Myxome/Myxosarkome
- Lipome/Liposarkome
- Hämangiome/Hämangiosarkome
- Lymphangiome/Lymphangiosarkome
- Neurofibrome
- malignes Mesenchymom: besteht aus mehr als 2 mesenchymalen Zelltypen

Die **pendelnden Lipome** (Lipoma pendulans) beim Pferd können durch Einschnürung von Darmteilen zu deren hämorrhagischer Infarzierung führen. Teratome, Rhabdomyosarkome, Chondrome und Osteome sind selten.

1.7.2 Sekundäre Tumoren

Die sekundären Tumoren gelangen lymphohämatogen oder durch Übergreifen bzw. Implantation maligner Neoplasien aus der Umgebung in die Körperhöhlen und können mit Entzündungen einhergehen. Die lymphogene Ausbreitung kann zu folgenden Veränderungen führen:
- perlschnurartige Anordnung der Metastasen (**Serositis carcinomatosa** oder **sarcomatosa**)
- Drainagestörungen
- Ergüsse
- Blutungen
- passive Hyperämie
- vermehrte sekretorische Aktivität
- Kolliquationsnekrosen

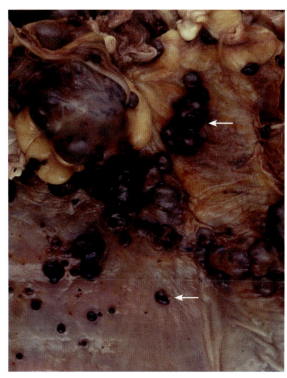

Abb. 1.9 Multiple Metastasen eines malignen Melanoms am Zwerchfell (→) bei einem Hund.

Sekundäre Tumoren werden v. a. bei Hund und Katze beobachtet. In der Brusthöhle handelt es sich meist um Lungenkarzinome und pulmonale Metastasen von Mammakarzinomen, in der Bauchhöhle um Adenokarzinome von Leber, Gallenwegen, Pankreas, Magen, Darm, Ovar oder Prostata. Weiterhin treten maligne Melanome (**Abb. 1.9**), Hämangiosarkome, Seminome und maligne Lymphome auf.

Differenzialdiagnostisch sind granulomatöse Entzündungen (z. B. Tuberkulose), akzessorisches Milzgewebe und bei Rindern Hämalknoten sowie die Endometriose bei Primaten zu berücksichtigen.

> **DAS MÜSSEN SIE WISSEN** ✗
>
> Der wichtigste Primärtumor der Serosa ist das Mesotheliom. Es tritt v. a. bei Rindern, Hunden, Katzen, Ziegen und Pferden auf und ist aufgrund seines Ausbreitungsverhaltens (per continuitatem) als maligne einzustufen.
>
> Die pendelnden Lipome beim Pferd gehören zu den von subserösen Gewebskomponenten ausgehenden Neoplasien und können durch Einschnürung von Darmteilen zu deren hämorrhagischer Infarzierung führen.
>
> Sekundäre Tumoren werden v. a. bei Hund und Katze beobachtet. Sie gelangen lymphohämatogen oder durch Übergreifen bzw. Implantation maligner Neoplasien aus der Umgebung in die Körperhöhlen und können mit Entzündungen einhergehen.

2 Verdauungsorgane

Robert Klopfleisch, Achim D. Gruber

2.1 Einleitung

2.1.1 Besonderheiten des Verdauungstrakts

Der Verdauungstrakt dient der Nahrungsaufnahme und Detoxifikation und stellt gleichzeitig eine Barriere zur Umwelt dar. Er zeigt von allen Organsystemen die größten tierartlichen Unterschiede.

Die wichtigsten **Aufgaben** des Verdauungstrakts umfassen
- Inkorporation,
- Prozessierung,
- Resorption von Nährstoffen und Flüssigkeit,
- Ausscheidung und
- Entgiftung.

Funktionsstörungen können zu Mangelkrankheiten oder Vergiftungen sowie zu vielen anderen Problemen für den Gesamtorganismus führen.

Die Darmoberfläche stellt eine **Grenzfläche zur äußeren Umwelt** dar und hat innigen Kontakt mit einer Vielzahl von unbelebten und belebten, pathogenen und apathogenen Faktoren. Die Schleimhaut des Verdauungstrakts ist deshalb mit komplexen **Schutz- und Detoxifikationsmechanismen** sowie einem sehr komplexen und dabei hoch spezialisierten **Immunsystem** ausgestattet. Zu den wesentlichen Leistungen des Immunsystems zählt die Unterscheidung zwischen potenziell gefährlichen Stoffen und Erregern sowie unschädlichen Nahrungsbestandteilen, Bakterien und anderen Organismen. Das Ausbleiben einer immunologischen Reaktion – trotz einer Erkennung durch das Immunsystem – wird als **Toleranz** bezeichnet. Störungen der Toleranz können zu autoimmunen Erkrankungen führen wie den idiopathischen chronisch-entzündlichen Darmerkrankungen (CED; auch „inflammatory bowel disease", IBD).

Tierartspezifische Unterschiede sind für die Krankheiten des Verdauungstrakts von so großer Bedeutung wie für kaum ein anderes Organsystem. Die Komplexität und Spezialisierung auf bestimmte Nahrungsarten und Ernährungsweisen und die daran angepasste, jeweils hoch spezialisierte **Anatomie** und **Physiologie** des Gastrointestinaltrakts führen zu spezifischen, bei anderen Tierarten nicht oder nur selten auftretenden Erkrankungen. Als Beispiel seien die Koliken beim Pferd genannt, die durch Verlagerungen der hier besonders komplex anatomisch strukturierten Darmsegmente entstehen. Für das tierärztliche Management der speziesspezifischen Krankheitsdispositionen ist ein Verständnis der jeweiligen anatomischen und physiologischen Besonderheiten infolge evolutionärer Anpassungen deshalb unverzichtbar.

2.1.2 Typische Reaktionsmuster des Darmes auf Schädigungen

Die Entzündung stellt ein besonders häufiges und universelles Reaktionsmuster der Schleimhaut des Gastrointestinaltrakts dar. Die Entzündungsreaktionen auf Reizungen, Schädigungen oder Infektionen können dabei sehr vielgestaltig sein. Sie hängen sowohl von der Art und Dosis der Noxe, von der individuellen Abwehrlage und der genetischen Ausstattung des Wirtes ab. Allgemein lassen sich 6 prototypische Reaktionsmuster des Darmes unterscheiden:

- **katarrhalische Entzündung**: Die katarrhalische Entzündung (**Abb. 2.1**a) stellt oft die 1. Phase der Entzündung dar und ist durch eine Hypersekretion, Hyperämie und Ödematisierung gekennzeichnet. Treten im Laufe der Entzündung vermehrt neutrophile Granulozyten aus den Gefäßen in die entzündlichen Sekrete ein, so spricht man von einer **katarrhalisch-eitrigen Gastritis bzw. Enteritis**.
- **fibrinöse Entzündung**: Kommt es im Rahmen der Entzündung zu einer Schädigung der Gefäße, so kann hochmolekulares Fibrinogen austreten und gerinnen. Es kommt zu einer fibrinösen Entzündung (**Abb. 2.1**b). Finden sich membranartige Fibrinauflagerungen, so bezeichnet man dies als **pseudomembranöse Entzündung**. Sind die Fibrinbeläge fest mit der darunterliegenden nekrotischen Schleimhaut verbunden, bezeichnet man dies als **diphtheroide Entzündung**. Je nach Dominanz und Tiefe der Nekrosen der Schleimhaut wird auch der Begriff **diphtheroid-nekrotisierende Entzündung** verwendet.
- **hämorrhagisch-nekrotisierende Entzündung**: Eine Schädigung der Blutgefäße der Darmwand kann zu einer hämorrhagisch-nekrotisierenden Entzündung (**Abb. 2.1**c) führen. Sie wird meist durch toxinbildende Bakterien oder endotheliotrope Viren hervorgerufen und ist durch den Austritt von Erythrozyten und anderen Blutzellen in die Darmwandstrukturen und das Darmlumen charakterisiert.
- **vesikuläre Entzündung**: Bei vesikulären Entzündungen (**Abb. 2.1**d) führen z. B. Virusinfektionen oder thermische und chemische Noxen zu einer Nekrose der basalen und mittleren Schichten eines mehrschichtigen Epithels. Diese Räume füllen sich mit Gewebsflüssigkeit und einzelnen neutrophilen Granulozyten. Sie werden als **Vesikel** bezeichnet.
- **erosiv-ulzerative Entzündung**: Hierbei führen unbelebte Noxen oder Infektionserreger zu einem partiellen bis kompletten Verlust des nekrotischen Epithels (**Abb. 2.1**e). Bei **einschichtigen Epithelien** gilt die Verletzung der Tunica muscularis mucosae als Grenze der Unterscheidung zwischen oberflächlich erosiver und tiefer ulzerativer Entzündung. Bei **mehrschichtigen Epithelien** stellt die Zerstörung der Basalmembran hingegen den Übergang zwischen Erosion und Ulzeration dar.

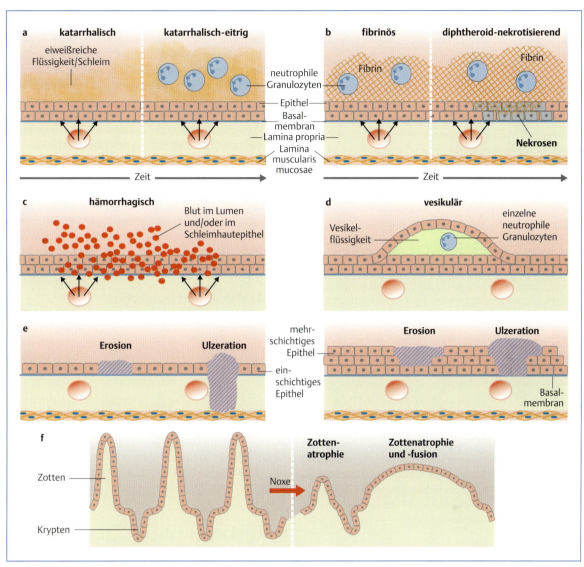

Abb. 2.1 Typische Reaktionsmuster des Darmes.
a Bei der katarrhalischen Entzündung der Epithele des Intestinaltrakts kommt es infolge einer Weitstellung der subepithelialen Gefäße zu einer Hyperämie der Darmwand. Die erhöhte Gefäßpermeabilität führt zu einem erhöhten Austritt von Transsudat. Mit zunehmender Dauer der **katarrhalischen Entzündung** können auch neutrophile Granulozyten aus den Gefäßen austreten (katarrhalisch-eitrige Entzündung).
b Bei einer stärkeren Schädigung der Gefäße können höhermolekulare Substanzen des Blutplasmas wie Fibrinogen aus den Blutgefäßen austreten. Sie polymerisieren auf der Schleimhaut und führen zu einer **fibrinösen Entzündung**. Treten zusätzlich auch Nekrosen des Epithels auf, wird die Entzündung als **diphtheroid-nekrotisierend** bezeichnet.
c Bei hochvirulenten Erregern oder infolge von bakteriellen Toxinen kann es zu einer so starken Schädigung der Gefäßwand kommen, dass auch zelluläre Bestandteile aus dem Blut austreten, hauptsächlich Erythrozyten(**hämorrhagische Entzündung**). Diese ist nicht zu verwechseln mit der entzündungsbedingten Hyperämie, bei der sich Erythrozyten vermehrt intravaskulär finden.
d Virusinfektionen oder chemisch-physikalische Noxen wie Verbrennungen können zu einer Nekrose v. a. der mittleren Epithelzellschichten führen. Der sich bildende Hohlraum füllt sich schnell mit Gewebsflüssigkeit und wenigen neutrophilen Granulozyten. Ein **Vesikel** entsteht im Rahmen einer **vesikulären Entzündung**.
e Bei mehrschichtigen Epithelien werden Nekrosen des Epithels bei intakter Basalmembran als **Erosionen** bezeichnet. Nekrosen des gesamten Epithels inklusive der Basalmembran werden hingegen als **Ulzeration** bezeichnet (z. B. Mundhöhle und Ösophagus). Im Gegensatz dazu wird bei einschichtigem Epithel eine Nekrose des Epithels bei intakter Lamina muscularis mucosae als **Erosion** bezeichnet. Bei einer Schädigung der Lamina muscularis mucosae liegt eine **Ulzeration** vor (Darm). Grau schraffiert: die minimale Ausdehnung der Schädigung zur Definition eines Ulkus.
f **Zottenatrophie** mit Verkürzung der Zottenlänge. Die häufig damit verbundene Fusion von Zotten ist ein typischer Befund des subakut bis chronisch entzündlich geschädigten Dünndarms. Sie entsteht unabhängig davon, welche Epithelien initial geschädigt sind. So führen sowohl die initiale Infektion der Kryptepithelzellen bei der Infektion mit Parvoviren als auch die Infektion von Epithelzellen der Zottenspitze bei Rota- oder Coronavirus-Infektionen zur **Zottenatrophie und -fusion**.

- **granulomatöse, noduläre bis diffuse (histiozytäre) Entzündung**: Schwer eliminierbare Erreger wie Mykobakterien oder Pilze führen zu granulomatösen, nodulären bis diffusen (histiozytären) Entzündungen. Die nodulären Entzündungen zeichnen sich durch mehr oder weniger typisch strukturierte sphärische Granulome (tuberkuloide Form) aus. Diffuse granulomatöse bzw. histiozytäre Entzündungen stellen hingegen gleichmäßige Infiltrationen mit Makrophagen dar. Sie nehmen nicht die typische Schichtung eines Granuloms an (z. B. Paratuberkulose des Rindes, leproide Form).
- **proliferative Entzündungen**: Chronische Entzündungen können bei nur ggr. zytolytischem Charakter des verursachenden Erregers zu proliferativen Entzündungen führen. Bei diesen Erkrankungsformen stellen die Infektion sowie die Entzündung einen Proliferationsanreiz für die Epithelzellen, Entzündungszellen und ggf. auch weitere Gewebekomponenten dar. Sie führen zu einer Verdickung der Schleimhaut, die dadurch im Darm möglicherweise ihre Absorptionsfunktion verlieren kann.

> **DEFINITION** Als **Enteritis** bezeichnet man jede Erkrankung des Darmes, die mit entzündlichen Reaktionen einhergeht, typischerweise durch Entzündungszellen und lösliche Mediatoren. Eine **Diarrhö**, also **Durchfall**, ist oft die Folge als klinisches Symptom, jedoch können lokalisierte Enteritiden, etwa Ulzera, oder frühe Formen einer größerflächigen Enteritis auch ohne Durchfall vorliegen. Andersherum gibt es Durchfallerkrankungen, die ohne Enteritis entstehen, etwa durch bakterielle Toxine, die allein zu einer Hypersekretion durch Enterozyten führen. Eine **Panenteritis** bezieht alle 3 Darmwandschichten ein (Schleimhaut, Muskelschicht, Serosa), während eine **Perienteritis** eine Serositis des Darmes bezeichnet.

■ Folgeveränderungen

Die **Zottenatrophie** ist häufige Folge von persistierenden entzündlichen Veränderungen des Dünndarms. Die Zotten sind dabei stark verkürzt. Teilweise sind mehrere benachbarte Zotten miteinander verwachsen (**Zottenfusion**, Abb. 2.1f). Es kann eine Reduktion der absorptiven Oberfläche mit reduzierter Nahrungsaufnahme daraus resultieren (**Malabsorption**). Die Zottenatrophie ist die Folge eines erhöhten Verlusts von Epithelzellen an der Zottenspitze durch Zellnekrose, z. B. bei Rota- oder Coronavirus-Infektionen. Sie kann aber auch die Folge eines Verlusts der teilungsfähigen Kryptepithelzellen sein, wie bei Parvovirus-Infektionen (S. 62) oder der sog. Strahlenkrankheit. Ein nicht nekrotischer entzündlicher Stimulus im tiefen Kryptenbereich von Dünn- und Dickdarm kann jedoch auch zu einer **Krypthyperplasie** führen. Dabei verbreitert sich die Kryptenbasis, die mehr und dicht gedrängte Epithelzellen mit reduzierter Becherzellzahl beinhaltet. Es kann zu einer L-förmigen Abknickung der Kryptenbasis kommen.

2.1.3 Postmortale Veränderungen

Der Verdauungstrakt ist hochempfänglich für eine postmortale **Auto- und Heterolyse**. Grund dafür ist die starke, physiologische oder pathologische bakterielle Besiedelung großer Abschnitte des Verdauungstrakts sowie des feuchten und nährstoffreichen Milieus. Ein weiterer Grund ist der streckenweise hohe Gehalt an Verdauungsenzymen. Dies kann zum Zeitpunkt der Sektion, bereits wenige Stunden nach dem Verenden, zu erheblichen Veränderungen der anatomischen Strukturen und intravital entstandenen krankhaften Veränderungen führen. Eine aussagekräftige Diagnosestellung kann dadurch beeinträchtigt werden. Aufgrund der Häufigkeit und ihres raschen Voranschreitens sind Kenntnisse über postmortale Veränderungen im Verdauungstrakt von großer Bedeutung. Auch eine zeitnahe Sektion von Kadavern ist für die Qualität der Sektionsbefunde entscheidend.

■ Maulhöhle und Ösophagus

Typische postmortale Veränderungen in der Maulhöhle sind:
- Austrocknung
- areaktive Zahneindrücke in der Zunge
- agonal erbrochener oder postmortal entleerter Mageninhalt

Nach dem Einfrieren von Kadavern ist häufig ein trockener, eingesunkener, oft weißer Gefrierbrand der aus dem Maul herausstehenden Zungenspitze zu beobachten.

Postmortale Veränderungen am Ösophagus umfassen Schleimhautablösungen in den kaudalen Abschnitten. Diese entstehen durch zersetzenden Magensaft. Selten finden sich aktiv auswandernde oder agonal erbrochene Askariden.

■ Vormägen und Magen

Die Vormägen der Wiederkäuer, insbesondere der Pansen, zeigen bereits wenige Stunden nach dem Tod eine meist hgr. **postmortale Tympanie**. Diese kann in einem Teil der Fälle durch das Fehlen einer Tympanielinie im Bereich des Ösophagus von intravitalen Tympanien (S. 47) differenziert werden. Der enzym-, bakterien- und protozoenreiche Pansensaft führt weiterhin rasch zu einer **Mazeration** und **Ablösung der Vormagenepithelien**. Ähnliche Veränderungen finden sich im Dickdarm des Pferdes.

Im Rahmen der **Autolyse** des Magens kommt es rasch zu einem Selbstverdau der Schleimhaut. Diese löst sich besonders bei Pferd und Kaninchen in teils recht großen Fetzen ab oder wird in eine schmierig-graue Substanz zersetzt. Im Extremfall kommt es zu einer Auflösung von Anteilen der Magenwand und einer **postmortalen Magenruptur**. Dies wird recht häufig bei der relativ dünnen Magenwand von Kaninchen und Meerschweinchen, aber auch beim Pferd beobachtet. Die postmortalen Magenrupturen sind in der Regel jedoch recht gut von den intravitalen Magenrupturen (S. 49) zu unterscheiden, da sie keine Hämorrhagie am Rupturrand und keinen treppenartigen Aufbau der Rupturränder zeigen und nicht mit fibrinösen Verklebungen der Futterbestandteile mit dem Peritoneum assoziiert sind.

Hypostase und **blutige Imbibition** der Mägen bzw. des Drüsenmagens der Wiederkäuer können zu einer ausgeprägten Rötung der Magenschleimhaut führen, welche einer entzündlichen Hyperämie im Rahmen einer akuten Gastritis ähneln kann. Dieses postmortal akkumulierte, aber auch physiologisch vorhandene **Hämoglobin** kann durch Reaktion mit fäulnisassoziiertem Schwefelwasserstoff zu **Sulfmethämoglobin** umgewandelt werden. Dieses kann im weiteren Verwesungsverlauf zu einer grünlich-braunen bis grau-schwarzen Verfärbung der Magen- und Darmwand führen (**Pseudomelanose**).

Eine gelbgrün-bräunliche **Verfärbung** kann besonders im Bereich des Pylorus und Duodenums entstehen. Ebenfalls sind Verfärbungen im Kontaktbereich der Magenaußenwand oder anderer peritonealer Strukturen mit der Gallenblase möglich. Diese erst postmortal erfolgende passive Diffusion von Gallepigment durch das Gewebe wird als **gallige Imbibition** bezeichnet.

■ Darm

Die postmortalen Veränderungen des Darmes ähneln prinzipiell denen des Magens. Folgende Veränderungen treten auf:
- postmortale Tympanie
- blutige und gallige Imbibition
- schmierige oder fetzenartige Autolyse der Schleimhäute

Schwierigkeiten bereitet häufig die Abgrenzung eines hyperämischen bis hämorrhagischen, intravital/agonal entstandenen **Schockdarms** von einer **postmortalen Hypostase**. Beide zeigen eine ähnliche Rotfärbung der Darmwand und teilweise einen Übertritt von Erythrozyten aus der Darmwand in das Darmlumen.

Zusätzlich kann in nahezu allen Darmabschnitten eine **postmortale Darminvagination** auftreten. Sie ist Folge der asynchron und ungleichmäßig auftretenden Totenstarre der Darmsegmente. Sie darf nicht mit einer **intravitalen Invagination** verwechselt werden:
- intravitale Invagination
  - fibrinöse Verklebung der serösen Oberflächen
  - dunkelrote Verfärbung infolge einer hämorrhagischen Infarzierung
- postmortale Invagination
  - fehlende fibrinöse Verklebung
  - fehlende dunkelrote Verfärbung

Der Dünndarm der Katze zeigt postmortal generell einen etwas höheren **Grundtonus** als bei anderen Tierarten. Dieser wird durch die **Autokontraktion** bei Kontakt mit dem kalten Sektionstisch verstärkt und führt nach Längseröffnung auch bei gesundem Katzendarm zu einer regenrinnenartigen Aufwölbung. Bei anderen Tierarten kann dieses Phänomen auf ein Darmwandödem hinweisen. Beim Rind kann eine **postmortale Kontraktion** des Dünndarms den Eindruck einer granulomatösen Entzündung vortäuschen, wie sie im Zusammenhang mit einer Paratuberkulose vorkommt.

> **DAS MÜSSEN SIE WISSEN**
>
> Tierartspezifische Unterschiede sind für die Krankheiten des Verdauungstrakts von so großer Bedeutung wie für kaum ein anderes Organsystem. Die Komplexität und Spezialisierung auf bestimmte Nahrungsarten und Ernährungsweisen und die daran angepasste, jeweils hoch spezialisierte Anatomie und Physiologie des Gastrointestinaltrakts können zu spezifischen, bei anderen Tierarten nicht oder nur selten auftretenden Erkrankungen führen. Trotz aller tierartlichen Unterschiede existieren jedoch typische Reaktionsmuster des Darmes auf Schädigungen. Hierzu zählen insbesondere die verschiedenen Entzündungen der Schleimhaut des Gastrointestinaltrakts, die je nach Art und Dosis der Noxe, individueller Abwehrlage und genetischer Ausstattung des Wirtes katarrhalischen, fibrinösen, hämorrhagisch-nekrotisierenden, vesikulären, erosiv-ulzerativen, granulomatösen oder proliferativen Charakter haben können. Folgen der entzündlichen Reaktionen sind Zottenatrophie und Zottenfusionen mit konsekutiver Malabsorption von Nährstoffen.

2.2 Maul- und Rachenhöhle

2.2.1 Missbildungen

■ Spaltbildungen

Sie stellen infolge sog. **Hemmungsmissbildung** die häufigsten Missbildungen des Gesichtsschädels und der Maulhöhle dar. Eine Fusion der meist bilateral symmetrischen fetalen Strukturen, insbesondere der Processus frontonasales und der Processus maxillares, unterbleibt. Die Ursache bleibt meist unbekannt. Vereinzelt wurde jedoch eine Aufnahme verschiedener teratogener pflanzlicher Inhaltsstoffe über das Muttertier während der Trächtigkeit nachgewiesen.

So führt die Aufnahme von Piperidinalkaloid-produzierenden Lupinen oder Schierling durch Mutterkühe zwischen dem 40. und 50. Trächtigkeitstag zur Gaumenspaltenbildung und Arthrogrypose bei Kälbern.

Die Behandlung mit Griseofulvin, einem Antimykotikum, kann bei Katzenwelpen zur Spaltenbildung führen.

Insbesondere bei Hereford-Rindern, Boxerhunden, aber auch bei Siamkatzen und Abessinierkatzen wird jedoch auch aufgrund des familiär gehäuften Auftretens von Gaumenspalten von einer erblichen Disposition ausgegangen. Die genauen genetischen Defekte sind jedoch noch unbekannt.

Die **Nomenklatur** der Spaltenbildung (griechisch -schisis, Spaltung) erfolgt nach der betroffenen anatomischen Struktur (**Tab. 2.1**). Zumeist treten die Spaltbildungen als Komplex auf. Die Bezeichnung erfolgt dann je nach Zusammensetzung.

Tab. 2.1 Nomenklatur der Spaltenbildung.

Deutsche Bezeichnung	Fachterminus
Oberlippenspalte	Cheiloschisis
Kieferspalte	Gnathoschisis
Gaumenspalte	Palatoschisis
Lippenkieferspalte	Cheilognathoschisis
Lippen-Kiefer-Gaumenspalte	Cheilognathopalatoschisis

Verkürzungen oder Verlängerungen

Verkürzungen oder Verlängerungen von Unter- oder Oberkiefer sind ebenfalls häufige Missbildungen bei Haus- und Nutztieren. Sie stellen jedoch bei brachyzephalen Hunde- und Katzenrassen ein erwünschtes Rassemerkmal und Zuchtziel dar. Eine Verkürzung des Oberkiefers wird als **Brachygnathia superior** bezeichnet. Als Folge kann diese jedoch zu einer Beeinträchtigung des Kauvorgangs sowie zu Zahnfehlstellungen und sekundären Entzündungen führen.

Eine Verkürzung des Unterkiefers wird als **Brachygnathia inferior** bezeichnet. Sie tritt am häufigsten bei Rindern und Schafen auf und kann zur Beeinträchtigung des Saugvorgangs bei Kälbern und Lämmern führen. Aus diesem Grund ist sie, in Abhängigkeit vom Ausmaß der Veränderung, oft nicht mit dem Überleben der Tiere vereinbar. **Prognathie**, eine Überlänge der Unterkiefer, oder **Agnathie**, das vollständige Fehlen eines oder beider Kieferäste, sind seltene Missbildungen bei Tieren. Sie sind ebenfalls zumeist nicht mit einem Überleben vereinbar.

> **WISSENSWERTES** Abnorme Entwicklungen des Angesichtsschädels (z. B. die Brachyzephalie) stellen besonders bei Hunden (z. B. Boxer, Mops), Katzen (z. B. Perserkatze) und Kaninchen (z. B. Löwenkopfkaninchen) oft ein Rasseziel dar, auf das über viele Jahrzehnte selektiv gezüchtet wurde. Je stärker die Merkmale ausgeprägt sind, desto schwerer sind oft auch dadurch induzierte Folgeerkrankungen, z. B. Zahnfehlstellungen, Verlegung des Tränennasengangs oder relativ zu langes Gaumensegel. Das damit einhergehende Leiden der Tiere erfordert oft tierärztliche Maßnahmen.

Epitheliogenesis imperfecta

Die Epitheliogenesis imperfecta stellt sporadisch bei Fohlen, Kälbern, Ferkeln und Lämmern eine vererbbare, mechanobullöse Anomalie der kutanen Epithelien und somit auch der kutanen Maulschleimhaut dar. Es fehlen multifokal bis großflächig Epithelanteile der Maulhöhle mit scharf begrenzten Rändern. Teilweise treten höckerige Zahnoberflächen auf.

Epidermolysis bullosa

Diese weitere, seltene Erbkrankheit tritt beim Schwarzkopfschaf, Hereford-, Simmentaler-, Angus- und Brangus-Rind sowie bei Collies und Shelties auf. Es kommt zu vesikulären und ulzerativen Veränderungen in der Maulhöhle und der Haut. Differenzialdiagnostisch muss daher evtl. die Maul- und Klauenseuche ausgeschlossen werden. Ursache ist ein Laminin-5-Defekt in den Keratinozyten.

Missbildungen der Zunge

Die wichtigsten Missbildungen der Zunge stellen eine **Aglossie** (vollständiges Fehlen der Zunge), eine **Mikroglossie** (stark verkleinerte Zunge), eine **Makroglossie** (stark vergrößerte Zunge) und eine **Glossoschisis** (Spaltbildung der Zunge) dar.

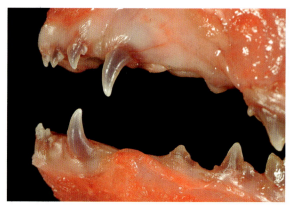

Abb. 2.2 Osteogenesis imperfecta oder Glasknochenkrankheit bei einem neonaten Hund. Alle Zähne erscheinen bläulich-gläsern verfärbt und zu klein.

Missbildungen der Zähne

Überzähligkeit einzelner Zähne wird als **Polyodontie** bezeichnet, ein Fehlen einzelner Zähne als **Oligodontie**. Verschiedene Entwicklungsstörungen der Milch- oder permanenten Zähne können zu strukturellen Fehlentwicklungen des gesamten Gebisses führen. So wurde beim Hund, Rind und Schaf die **Osteogenesis imperfecta** (syn. **Glasknochenkrankheit**) infolge bestimmter genetischer Defekte der Synthese oder Faltung von Kollagen-I beschrieben. Diese führt neben unterentwickelten, brüchigen und gläsern erscheinenden Skelettknochen auch zu ähnlich verändertem Dentin der Milchzähne (Abb. 2.2). Dagegen führt eine Staupevirus-Infektion (S. 318) bei Junghunden während der Entwicklung der permanenten Zähne durch virusinduzierte Schmelzhypoplasie zu verkleinerten, formabweichenden Zähnen mit teils bräunlicher Fehlfärbung, dem **Staupegebiss**, welches lebenslang erhalten bleibt. Im Gegensatz zur Glasknochenkrankheit, bei der die Zähne leichter brechen können, sind belastungsabhängige Frakturen beim Staupegebiss kaum anzutreffen.

Schmelz- oder Dentinhypoplasien mit Strukturanomalien der Zähne können auch durch eine Vielzahl von Stoffwechselstörungen entstehen, etwa Fluorvergiftung, Mangel an Vit. A oder D sowie verschiedene endokrine Störungen wie z. B. eine Schilddrüsenüberfunktion.

2.2.2 Farbveränderungen, Kreislauf- und Stoffwechselstörungen

Wie für die klinische Diagnose intra vitam können Farbveränderungen der Maulschleimhaut auch postmortal wichtige Hinweise auf eine systemische Erkrankung geben.

Eine **blassrosa bis weiße** Maulschleimhaut kann hinweisend auf eine Anämie sein. Diese ist jedoch nicht immer sicher von der Leichenblässe abzugrenzen. Multifokale, mehr oder weniger scharf abgegrenzte weiße, pigmentlose Flecken werden als Leukoplakien bezeichnet. Sie sind oft die Folge von ausgeheilten Erosionen und Ulzerationen und stellen somit narbenähnliche, reepithelisierte Strukturen dar.

Eine **dunkelrote bis -blaue** Zyanose der Maulschleimhaut kann durch einen allgemein gestörten venösen Blutabfluss im Kopf- und Halsbereich verursacht werden, wie z. B. nach

Strangulationen. Er tritt auch als namensgebender Befund bei der Blauzungenkrankheit (S. 185) des Schafes auf.

Multifokale **rote bis dunkelrote** Verfärbungen können die Folge einer ungleichmäßigen postmortalen Blutverteilung sein. Es kann sich aber auch um petechiale bis ekchymale, meist subepitheliale Hämorrhagien infolge von Septikämien handeln. Größere Blutungen treten zudem infolge eines Traumas auf. Ist die dunkelrote Verfärbung mit einem Verlust der typischen glatt-glänzenden Oberflächenstruktur des Epithels assoziiert, sind diese hinweisend auf eine erosiv-ulzerative Stomatitis.

Eine **gelbliche** Verfärbung der Maulschleimhaut steht zumeist mit einem Ikterus in Zusammenhang. In weniger ausgeprägten Fällen sind die Sklera und die Aorta besser geeignet, um ikterische Veränderungen zu erkennen.

Im Rahmen einer Bleivergiftung kann es zu einer Ablagerung von **blau-grauem bis schwarzem** Bleisulfid am Zahnfleischrand kommen (sog. Bleisaum).

Eine senile Atrophie der Gingiva mit nachfolgendem Zahnausfall wird bei alten Hunden und Katzen beobachtet. Weiterhin kommt eine Calcinosis circumscripta im Bereich der Zunge beim Hund vor. Wie in der Haut führen auch hier die Mineralisierungen zu einer Fremdkörperreaktion mit granulomatöser Entzündung. Ein Vitamin-A-Mangel führt beim Ferkel zu papillomatösen Proliferationen und Hyperkeratose im Bereich des Zungenrands.

2.2.3 Entzündungen

> **DEFINITION** Eine Entzündung der Maulhöhle ohne besondere Zentrierung auf eine einzelne anatomische Struktur im Maul wird als **Stomatitis** bezeichnet. Findet sich die Entzündung jedoch an speziellen Lokalisationen, kann die Nomenklatur differenziert werden:
> – Glossitis: Entzündung der Zunge
> – Cheilitis: Entzündung der Lippen
> – Gingivitis: Entzündung des Zahnfleischs
> – Pharyngitis: Rachenentzündung
> – Tonsillitis: Mandelentzündung
> – Palatitis: Entzündung des harten Gaumens
> Angina: Entzündung des weichen Gaumens

■ Stomatitiden und Pharyngitiden

Katarrhalische Stomatitiden und Pharyngitiden

Die katarrhalische Stomatitis und Pharyngitis ist durch eine multifokale bis diffuse Hyperämie und Schwellung der Schleimhaut gekennzeichnet. Meist ist sie mit einer Hyperplasie der Tonsillen und einer erhöhten Speichelbildung verbunden. Sie ist ein recht unspezifischer pathologisch-anatomischer Befund, da eine Reihe von chemischen, physikalischen, aber auch mikrobiellen Noxen zumindest initial eine katarrhalische Stomatitis und Pharyngitis hervorrufen können.

Die katarrhalische Stomatitis und Pharyngitis stellt v. a. die akute Phase mikrobiell induzierter Entzündungen der Maulschleimhaut dar. Es können abhängig von der Ursache eine **vesikuläre**, **erosiv-ulzerative** oder **diphtheroid-nekrotisierende Stomatitis** und **Pharyngitis** entstehen. Verbleiben die entzündlichen Veränderungen jedoch lediglich in ihrer katarrhalischen Form, so ist eine schnelle und vollständige Heilung der besonders regenerativen Maulschleimhaut möglich.

Vesikuläre Stomatitis

Die vesikuläre Stomatitis der Huftiere (Rind, kleine Wdk., Schwein, Pferd) verursacht in Mittel- und Südamerika teils schwere Verluste und wird durch ein Rhabdovirus ausgelöst. Sie ist ähnlich der MKS durch eine ballonierende Degeneration von mittleren bis tiefen Epithelzellschichten gekennzeichnet. Dadurch entsteht ein Hohlraum, der durch klare Ödemflüssigkeit mit ggr. Beimengungen von zellulärem Debris und zumeist neutrophilen Granulozyten gefüllt ist. Dieses Bläschen wird auch als **Vesikel** bezeichnet, wenn dieses ulzeriert als Aphthe. Sie kann große Mengen infektiöser Viruspartikel enthalten. Da die Krankheit sehr ähnliche klinische Symptome wie die MKS zeigt, kommt ihr als wichtigste Differenzialdiagnose dazu eine große Bedeutung zu.

Die Vesikel sind aufgrund ihrer Struktur recht instabil und rupturieren bereits bei geringsten mechanischen Einflüssen und führen zu einer **Erosion** oder **Ulzeration** der Schleimhaut (Aphthe). Die unterliegende hyperämische Tunica submucosa ist somit kurz nach dem Platzen des Vesikels nur noch von dem dünnen Stratum basale bedeckt. Im weiteren Verlauf werden diese Erosionen/Ulzerationen von einem gelblich-weißen **Exsudat** aus Fibrin und neutrophilen Granulozyten bedeckt. Sie ähneln somit einer diphtheroid-nekrotisierenden Stomatitis. Eine vollständige Heilung ist in diesem Stadium gut möglich. Leukoplakien können dabei als Anzeichen einer Vernarbung zurückbleiben. Bakterielle Sekundärinfektionen können zu einer Verzögerung der Heilung führen und eine ausgeprägte Narbenbildung induzieren.

Die vesikuläre Stomatitis ist eine Zoonose, bei Menschen kann die Infektion grippeähnliche Symptome hervorrufen.

Thermische und mechanische Noxen

Bei allen Tieren können thermische und mechanische Noxen zu **Vesikeln** oder **Bullae** (Blasen) führen, die Aphthen ähneln. Sowohl Hitze als auch Kälte und mechanische Reize können zu einer **Nekrose** der tiefen und mittleren Schichten des Epithels der Maulschleimhaut führen. Im Bereich der Nekrosen kommt es zur bullösen Ansammlung von klarer Lymphflüssigkeit. Die **Blasen** rupturieren zumeist recht schnell und sind dann als **ulzerative Stomatitis** zu bezeichnen.

Erosive und ulzerative Stomatitiden

Führt die Einwirkung einer Noxe direkt zur Degeneration und Nekrose der Schleimhaut, entsteht eine erosive oder ulzerative Stomatitis. Vesikuläre Stomatitiden mit einer zunächst vorrangigen Degeneration der mittleren Schleimhautschichten können sich jedoch ebenfalls nach Platzen der Aphthe zu einer erosiv-ulzerativen Stomatitis entwickeln.

Maul- und Klauenseuche (MKS)

Die volkswirtschaftlich und tierseuchenrechtlich wichtigste Ursache für eine vesikuläre Stomatitis ist die anzeigepflichtige Maul- und Klauenseuche (MKS), hervorgerufen durch das Maul- und Klauenseuche-Virus (MKSV), einem Aphthovirus aus der Familie der *Picornaviridae*. Deutschland gilt als frei, jedoch sind Einschleppungen möglich.

Das MKSV ist hochansteckend für alle Paarhufer, ruft aber insbesondere bei Rindern und Schweinen die typischen Läsionen hervor, während Schafe und Ziegen meist inapparente Verbreiter des Virusträgers sind.

Die hohe **Tenazität** des Virus in der Umwelt, die **antigene Heterogenität** und **Instabilität** des MKSV erschwert die Tierseuchenhygiene der Erkrankung. Es werden klassischerweise die Serotypen A, O, C, SAT-1, SAT-2, SAT-3 und Asia-1 unterschieden. Viren aller Serotypen führen zur MKS, jedoch nicht zu einer Immunität gegenüber den anderen Serotypen. Ein weiteres tierseuchenhygienisches Problem stellt die teils relativ symptomlose Infektion von Schafen, Ziegen und Schweinen dar, die gleichzeitig aber hgr. Virusausscheider sind. Aphthen im Bereich der Klauen können jedoch beim Schaf zu Lahmheiten führen.

Die Haupteintrittspforte des Virus sind Pharynx und Lunge. Nach einer 1. Replikationsphase unter Bildung einer **Primäraphthe** kommt es zur Infektion von und Ausbreitung über lymphatische Zellen. Nach der virämischen Phase werden verschiedene kutane und gastrointestinale Epithelien des Körpers infiziert und es bilden sich typische **Sekundäraphthen**. Diese entstehen durch Erosion und Ulzeration von vesikulären Koagulationsnekrosen innerhalb des Epithels, die in der Folge einen Fibrinbelag entwickeln. In diesem Stadium ist die MKS nicht mehr leicht von Erkrankungen mit primär erosiv-ulzerativer Stomatitis zu unterscheiden, wie z. B. der Bovinen Virusdiarrhö (S. 72).

Die Aphthen sind beim **Rind** besonders in mechanisch beanspruchten Epithelien wie der Maulhöhlenschleimhaut und der Epidermis von Klauen und Zitzen lokalisiert. Eine weitere Komplikation ist das Ausschuhen. Die Erkrankung verläuft in weniger als 5 % der Fälle letal, führt jedoch zu massiven Leistungseinbußen bei betroffenen Tieren. Seltener kann es v. a. bei Kälbern zu bösartigen Verläufen mit hoher Mortalität aufgrund einer nicht eitrigen, streifigen Myokarditis kommen. Man spricht vom Tigerherz.

Ätiologische Differenzialdiagnosen für die MKS beim **Rind** sind:
- Vesikuläre Stomatitis (VS; Anzeigepflicht)
  - breiteres Wirtsspektrum (alle Paarhufer, Pferd, Mensch)
  - hervorgerufen durch das „vesicular stomatitis virus" aus der Familie der *Rhabdoviridae* (nicht näher mit MKS verwandt)
  - Vesikel im Bereich der Maulhöhle, seltener im Bereich des Kronrands
- Bovine Virusdiarrhö (BVD; Anzeigepflicht)
  - erosiv-ulzerative Entzündung
  - keine Vesikelbildung
- Bösartiges Katarrhalfieber (BKF)
  - keine Aphthen, eher erosiv und landkartenähnlich konfluierend ulzerativ
  - erosiv-ulzerative bis fibrinöse Stomatitis und Rhinitis
  - Korneaödem
  - Exantheme der behaarten Haut
- Rinderpest (gilt als getilgt)
  - keine Aphthen
  - erosiv-ulzerative Stomatitis und Enteritis
  - intrazytoplasmatische Einschlusskörper in Synzytialzellen
- für Veränderungen im Bereich des Flotzmauls auch das Bovine Herpesvirus 1 (BHV 1; Anzeigepflicht)
  - fibrinöse Rhinitis
  - keine Veränderungen im Bereich der Maulhöhle
  - keine Aphthen, eher erosiv und landkartenähnlich konfluierend ulzerativ

Beim **Schwein** zeigen sich Aphthen häufiger im Bereich der Klauen als im Bereich der Maulhöhle. Der Rand der Rüsselscheibe und die Zitzen können ebenfalls betroffen sein. Die bösartige Verlaufsform mit einer lymphozytären Myokarditis findet sich ausschließlich bei sehr jungen Saugferkeln.

Beim **Schwein** zeigen die Vesikuläre Stomatitis (VS) und die Vesikuläre Schweinekrankheit („swine vesicular disease", SVD; Anzeigepflicht) als wichtigste Differenzialdiagnosen pathologisch-anatomische Befunde ähnlich der MKS. Die SVD wird wie die MKS durch ein Picornavirus, das „swine vesicular disease virus" (SVDV), hervorgerufen und führt nur beim Schwein zu pathologisch-anatomischen Veränderungen, die einer MKS entsprechen.

Bovine Virusdiarrhö (BVD)/Mucosal Disease (MD)

Die klassische Form der Bovinen Virusdiarrhö (BVD) und die Variante der Mucosal Disease (MD) werden durch das Bovine Virusdiarrhö-Virus (BVDV) hervorgerufen, ein Pestivirusaus der Familie der *Flaviviridae*. Obwohl beide Krankheiten (S. 72) durch dasselbe Virus verursacht werden, zeigen sie fundamentale Unterschiede durch abweichende Infektionswege und immunologische Situationen.

Die **klassische BVD** wird durch eine horizontale Übertragung des BVDV bei älteren Tieren hervorgerufen. Sie ist durch milde Veränderungen im Maul und dem übrigen Gastrointestinaltrakt gekennzeichnet. Neben einem häufig subklinischen Verlauf können sich Abgeschlagenheit, Nasenausfluss, einzelne Erosionen mit und ohne Durchfall einstellen.

Einzelne, wenig verbreitete Virustypen mit hoher Virulenz (zumeist BVDV-Genotyp-2) können nach Infektionen des Knochenmarks zu schweren, tödlichen Verläufen mit Thrombozytopenie und hämorrhagischer Diathese führen (**hämorrhagische Form** der BVD). Diese zeigt sowohl klinisch und pathogenetisch als auch epidemiologisch Ähnlichkeiten zur Schweinepest und anderen hämorrhagischen Fieberkrankheiten. Eine Infektion mit BVDV-Genotyp-2 kann auch mit Fieber, Durchfall und Pneumonie einhergehen.

Im Gegensatz zur BVD ist die **Mucosal Disease (MD)** eine Erkrankung von Jungtieren im Alter von etwa 1–2 Jahren, die sich durch eine intrauterine Infektion vertikal infizierten. Die MD zeichnet sich durch hgr. erosive bis ulzerative Läsionen in der Maulhöhle und anderen Abschnitten des Gastrointestinaltrakts aus. Vorrangig sind die Spitzen der bukkalen Papillen, die Zunge, Gingiva und der harte Gaumen betroffen. Im weiteren Verlauf kann es zu diphtheroid-nekrotischen Belägen auf den Ulzera mit oder ohne sekundäre bakterielle Infektion kommen.

Bösartiges Katarrhalfieber (BKF)

Das Bösartige Katarrhalfieber (S. 33) der Rinder ist überwiegend eine Einzeltiererkrankung, die immer letal verläuft. Es bestehen große Ähnlichkeiten der klinischen Symptome mit der MD, Rinderpest, evtl. einer Salmonellose und teils auch BLAD.

SYNOPSE: BÖSARTIGES KATARRHALFIEBER DES RINDES
Wolfgang Baumgärtner

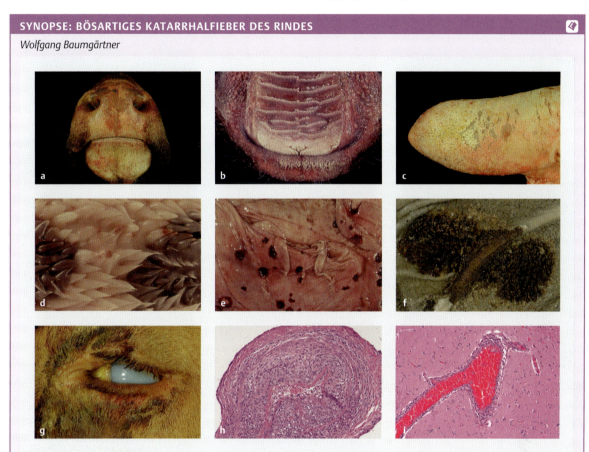

Abb. 2.3 Organübergreifende Darstellung der verschiedenen Manifestationsformen beim Bösartigen Katarrhalfieber (BKF) des Rindes: Makroskopisch stehen bei der Darm- bzw. Kopf-Augen-Form erosive bis ulzerative mukokutane Veränderungen und dermale Läsionen im Vordergrund. Neben einer erosiv-ulzerativen Dermatitis (a), Stomatitis (b) und Glossitis (c) können auch Nekrosen der Schleimhautpapillen in der Mundhöhle (d), eine erosiv-ulzerative Abomasitis (e) und eine nekrotisierende Ruminitis (f) sowie eine Keratokonjunktivitis (g) vorliegen.
Histologisch findet sich eine charakteristische nekrotisierende, lymphohistiozytäre Vaskulitis in verschiedenen Organen und Geweben, insbesondere im perihypophysären Rete mirabile (h) und im Gehirn (i).

Epidemiologie, Ätiologie und Bedeutung

Das Bösartige Katarrhalfieber (BKF) kommt weltweit vor. Hierbei spielt das Ovine Herpesvirus 2 (OHV 2) vorwiegend in Europa, Australien und Amerika als Erreger des Schaf-assoziierten BKF eine wichtige Rolle. Das Alcelaphine Herpesvirus 1 (AHV 1), der Erreger des Gnu-assoziierten BKF, kommt dagegen vorwiegend in Afrika vor, darüber hinaus auch in Zoos. Seltener ist das Caprine Herpesvirus 2 (CpHV 2) der Ziege die Ursache. Die Infektion findet immer vom Reservoir auf das Rind statt. Eine horizontale oder vertikale Infektion zwischen Rindern wird aufgrund der fehlenden Virusausscheidung im Rind als **Fehlwirt** nicht beobachtet. Allerdings können auch Vektoren oder andere Hauptwirte als Übertragungswege oder Reservoir beteiligt sein.

Betroffene Spezies

In Abhängigkeit von der Speziesempfänglichkeit werden Haupt- bzw. Primärwirte, die als Virusreservoir eine Rolle spielen, und Sekundär- oder Fehlwirte unterschieden. Bei Sekundär- oder Fehlwirten kommt es zu einem Ausbruch der Erkrankung. Bei AHV 1 spielen Wildwiederkäuer wie verschiedene Gnu-Arten eine entscheidende Rolle als Hauptwirte. Bei OHV 2 sind es hingegen domestizierte Wiederkäuer wie das Schaf und vermutlich auch die Ziege. Durch engen Kontakt zwischen Haupt- und Fehlwirten kann es zum BKF kommen. Entsprechend werden eine **Gnu-** und eine **Schaf-assoziierte BKF-Form** unterschieden.

BKF kommt bei Rindern aller Rassen und jeden Alters vor. Gelegentlich werden auch Erkrankungen bei anderen Fehlwirten wie Bison, Büffel, auf Farmen gehaltenem Rotwild, Cerviden, Ziege, Giraffe und beim Schwein beobachtet.

Ätiologie

Ätiologisch sind das AHV 1 und das OHV 2 zu berücksichtigen. Beide gehören zum Genus Rhadinovirus, Unterfamilie der Gammaherpesvirinae der Herpesviridae.

Inkubationszeit

Die Zeit zwischen Infektion und Krankheitsausbruch liegt zwischen 2 und 10 Wochen, teils auch bei mehreren Monaten.

Klinik

Unabhängig vom auslösenden Virus stellt sich BKF klinisch bei erkrankten Tieren gleich dar. Es lassen sich erosive bis ulzerative **mukokutane Veränderungen** feststellen, z. B. in Nase, Maulhöhle, Ösophagus, Vormägen und Labmagen (Abb. 2.3, Abb. 2.4). Zudem fallen **dermale Läsionen** auf, wie Exantheme, serokrustöse Auflagerungen, Hornablösung und ein Ausschuhen der Klauen.

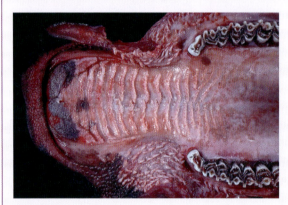

Abb. 2.4 Gaumenschleimhaut eines Rindes bei Bösartigem Katarrhalfieber (BKF) mit hgr., multifokaler bis konfluierender, erosiv-ulzerativer Stomatitis infolge einer Infektion mit dem Ovinen Herpesvirus 2 (OHV 2).

Es werden verschiedene Formen unterschieden:
- perakute Form
- abortive Form
- Darmform
- Kopf-Augen-Form

Bei der **perakuten Form** finden sich entweder gar keine Symptome oder lediglich hohes Fieber, Myokardnekrosen, Enteritis und Lymphknotenschwellungen. Der Tod tritt nach 1–4 Tagen ein.

Die **Darmform** verläuft nach 4–9 Tagen tödlich. Sie ist durch hohes Fieber, Erosionen und Ulzerationen des Flotzmaules und weiterer kutaner Schleimhäute gekennzeichnet. Zudem kommt es zu Lymphknotenschwellung mit Hyperplasie und einer katarrhalischen bis hämorrhagischen Gastroenteritis. Histologisch zeigt sich in der Maulschleimhaut und einer Vielzahl anderer Organe eine vorrangig perivaskuläre Infiltration mit mononukleären Zellen, hauptsächlich mit Lymphozyten. Diese sind häufig mit einer fibrinoiden, nekrotisierenden Vaskulitis bzw. Arteriitis und einer Nekrose und Degeneration des darüberliegenden Epithels assoziiert.

Bei der **Kopf-Augen-Form** handelt es sich um die häufigste Manifestation des BKF. Es kommt zu Fieber, diphtheroid-nekrotisierenden Schleimhautläsionen, Bronchopneumonien, zentralnervösen Störungen, Konjunktivitis, Keratitis mit Korneatrübungen durch Ödeme und Iridozyklitis. Die Mehrzahl der erkrankten Tiere stirbt innerhalb von 10–14 Tagen.

Bei der **abortiven Form** findet sich keine besonders auffällige Klinik. Gelegentlich lassen sich kutane Veränderungen wie Schuppenbildung und Krusten (Exanthem-Form) nachweisen.

BKF kann sich unabhängig von der Form mit zentralnervösen Symptomen präsentieren. Nicht selten finden sich auch vesikuläre und papilläre Exantheme im Bereich der Haut des Kopfes, der Innenschenkel, des Euters, des Skrotums und des Perineums. Es kann auch zum Ausschuhen kommen.

Pathogenese und pathologische Befunde

In den **Hauptwirten** kommt das krankheitsauslösende Agens endemisch vor und verursacht eine latente Infektion, zumeist ohne jegliche klinische Auffälligkeit. Das Virus wird nach Reaktivierung von den Hauptwirten ausgeschieden und kann Fehlwirte infizieren und bei diesen BKF auslösen. Das Auftreten der Erkrankung wird durch eine gemeinsame Haltung von Haupt- und Fehlwirten begünstigt.

Nach der aerogenen Infektion von **Fehlwirten** wie dem Rind entwickelt sich eine lymphozytenassoziierte Virämie. Die sich daran anschließenden Mechanismen sind noch weitgehend ungeklärt. Aufgrund der morphologischen Veränderungen, die von einer lymphohistiozytären, fibrinös-nekrotisierenden Vaskulitis dominiert werden, muss das Vorliegen einer Überempfindlichkeitsreaktion vom Typ III pathogenetisch berücksichtigt werden. Inwieweit die Infektion die Bildung von Superantigenen, eine konsekutive polyklonale T-Lymphozytenproliferation oder andere immunmodulatorische Prozesse bedingt, wird diskutiert. Während die Morbidität von Fehlwirten nach einer Infektion mit dem BKF-Erreger nicht sehr hoch ist, liegt die Letalität bei über 90 %.

Charakteristisch ist die histologisch nachweisbare perivaskuläre und murale lymphohistiozytäre, eitrig-fibrinös-nekrotisierende Vaskulitis in kleinen und mittleren Arterien. Diese ist besonders im perihypophysären Rete mirabile, im Gehirn und in der Niere ausgeprägt.

Differenzialdiagnostik

Die makroskopischen Veränderungen ähneln beim Rind folgenden Erkrankungen:
- Rinderpest
- MD/BVD
- Infektiöse Bovine Rhinotracheitis
- MKS
- andere infektiöse Prozesse
- genetische Defekte (z. B. BLAD)
- chemisch-physikalische Noxen

Diagnostik

BKF stellt eine der wenigen Erkrankungen dar, bei denen die histopathologischen Befunde noch von herausragender diagnostischer Bedeutung sind. Allein klinisch ist die Diagnosesicherung unmöglich. Für die virologische Diagnostik werden molekularbiologische Methoden wie die PCR verwendet.

Rinderpest

Die seit 2011 als weltweit getilgt angesehene Rinderpest wurde durch das Rinderpestvirus (RPV) hervorgerufen, ein Morbillivirus aus der Familie der *Paramyxoviridae*. Besonders empfänglich waren Rinder in Populationen ohne bisherigen Kontakt mit dem Virus. Ziegen, Schafe und Schweine zeigten unabhängig vom Immunstatus variable, schwache bis mäßig stark ausgeprägte Krankheitsverläufe.

Die nasopharyngeale Schleimhaut stellte die Eintrittspforte für das Virus dar. Nach einer virämischen Phase kam es zur Virusreplikation in allen lymphatischen Geweben des Körpers und den Schleimhäuten des Gastrointestinal- und Respirationstrakts.

Makroskopisch fanden sich hauptsächlich eine hgr., nekrotisierende, erosiv-ulzerative Stomatitis, Enteritis und in geringerem Umfang eine Ösophagitis. In der Maulhöhle waren insbesondere die aboralen Schleimhäute mit hohem Gehalt an subepithelialen lymphatischen Einrichtungen betroffen. Histologisch zeigten die Schleimhäute eine Degeneration und Nekrose mit multinukleären Synzytialzellen v. a. in der mehrschichtigen verhornten Maulschleimhaut. Insbesondere diese Synzytialzellen enthielten **intrazytoplasmatische** und **intranukleäre Einschlusskörper**. Die Abschilferung des nekrotischen Epithels führte im weiteren Verlauf zu teils großflächigen **Erosionen** und **Ulzerationen**. Die Veränderungen im Darm korrelierten aufgrund des ausgeprägten Tropismus des Virus für lymphatische Zellen ebenfalls mit der Menge an lymphatischem Gewebe, sodass Ileum und proximales Kolon besonders stark betroffen waren. Auch fanden sich hgr. **Nekrosen** von lymphatischen Zellen in den Peyerschen Platten und Darm-assoziierten Lymphknoten.

Pest der kleinen Wiederkäuer

Die Pest der kleinen Wiederkäuer wird durch ein mit dem Rinderpestvirus (RPV) eng verwandtes Morbillivirus bei kleinen Haus- und Wildwiederkäuern wie auch Kamelen hervorgerufen. Die klinischen Symptome, die Pathogenese und die Läsionen ähneln deshalb auch dem Bild der Rinderpest. Insgesamt verläuft die Krankheit v. a. bei der Ziege jedoch schneller. Weiterhin dominieren bei der Pest der kleinen Wiederkäuer häufig Läsionen im Respirationstrakt.

Makroskopisch finden sich hauptsächlich eine nekrotisierende, erosiv-ulzerative Stomatitis und Cheilitis und Enteritis. Weiterhin findet sich bei fast allen Tieren eitriger Nasenausfluss. Histologisch zeigen die Schleimhäute der Maulschleimhaut und des Darmes eine Degeneration und Nekrose mit multinukleären Synzytialzellen, v. a. in der mehrschichtigen verhornten Maulschleimhaut. Insbesondere diese Synzytialzellen enthalten **intrazytoplasmatische** und **intranukleäre Einschlusskörper**. Die Abschilferung des nekrotischen Epithels führt im weiteren Verlauf der Erkrankung zu teils großflächigen **Erosionen** und **Ulzerationen**. Die Veränderungen im Darm korrelieren wie bei der Rinderpest mit dem Gehalt an lymphatischen Zellen im Gastrointestinaltrakt und zeigen sich somit am häufigsten im Ileum und proximalen Kolon.

Bovine/Canine Leukozyten-Adhäsionsdefizienz

Die **Bovine Leukozyten-Adhäsionsdefizienz (BLAD)** ist eine Erbkrankheit beim Holstein-Rind. Sie wird durch eine kongenital verminderte Expression des β_2-Integrins (CD11a, b, c/CD18) hervorgerufen. Dieses Molekül ist essenziell für die Adhäsion von neutrophilen Granulozyten an das Endothel und ihre Extravasation in Gewebe bei Infektion und Entzündung. Diese funktionelle Immunschwäche bei gleichzeitiger neutrophiler Leukozytose führt zu rekurrierenden, schlecht heilenden bakteriellen Infektionen. Meist versterben die Tiere frühzeitig. Sie zeigen multifokale bakterielle Entzündungen mit hgr. Füllung naheliegender Gefäße mit neutrophilen Granulozyten. Diese wandern jedoch nicht in infizierte Gewebe.

Ein ähnliches Syndrom, die **Canine Leukozyten-Adhäsionsdefizienz (CLAD)**, wurde für Irish Setter beschrieben. Auch bei diesen findet sich eine verminderte oder fehlende Expression des β_2-Integrins (CD11a, b, c/CD18). Dies führt zu rekurrierenden, schweren bakteriellen Infektionen mit Nachweis von zahlreichen intravaskulären, jedoch keinen extravaskulären neutrophilen Granulozyten.

> **KLINISCHER BEZUG** Beim Rind können Mucosal Disease, bösartiges Katarrhalfieber, akute Salmonellose, BLAD sowie Rinderpest (gilt als getilgt) sowohl klinisch als auch pathologisch-anatomisch ähnliche Befunde aufweisen. Manche histologischen Kriterien sind jedoch charakteristisch (Vaskulitis bei BKF, Einschlusskörperchen bei Rinderpest, fehlende Leukozytenextravasation bei BLAD). Beweisend ist der Nachweis des Erregers bzw. des Gendefekts bei BLAD.
>
> Bei den wichtigen Differenzialdiagnosen der Maul- und Klauenseuche sowie der vesikulären Stomatitis treten dagegen Vesikel als Primäreffloreszenzen auf, die jedoch schnell aufreißen, zu Erosionen und Ulzera (Aphthen) führen und daher leicht übersehen werden können.

Blauzungenkrankheit

Die wichtigsten und namensgebenden Veränderungen der anzeigepflichtigen „bluetongue disease" (BTD) oder Blauzungenkrankheit (S. 185) finden sich beim **Schaf** und seltener bei infizierten **Rindern** im Maulbereich. Die Erkrankung wird durch das Bluetongue-Virus (BTV), einem Orbivirus aus der Familie der *Reoviridae*, hervorgerufen.

Die Empfänglichkeit ist beim **Schaf** in geringem Maße rasseabhängig. **Ziege** und **Rind** dienen als Reservoirwirte. Bei ihnen sind nur variable und kurzzeitige ggr. Läsionen nachweisbar.

In der frühen Phase der Erkrankung sind **Hyperämie** und **Ödeme** der Maulschleimhaut die dominierenden Läsionen. Ähnliche Befunde können auch in den Konjunktiven und den Kronsäumen auftreten. Insbesondere die Zunge zeigt sich stark hyperämisch und geschwollen. In Einzelfällen kann sie hgr. zyanotisch (blau-)violett sein. Ursächlich für die Befunde sind die Virus-induzierte **Vaskulitis** und **Thrombose**. Im weiteren Verlauf der Erkrankung kommt es zu lokalen **Hämorrhagien** und **Nekrosen** der oralen Schleimhäute mit darauffolgenden **Erosionen** und

Ulzerationen. Periaortale Blutungen sind charakteristische Befunde, jedoch nicht immer nachweisbar.

Katzenschnupfenkomplex

Infektionen mit dem **Felinen Calicivirus** (FCV) sind die häufigste Ursache für erosiv-ulzerative Stomatitiden bei der Katze und Teil des Katzenschnupfenkomplexes. Eine gleichzeitige Infektion mit Felinem Herpesvirus, Chlamydien, Bordetellen und Mykoplasmen wird oft vermutet, scheint jedoch nur eine untergeordnete Rolle zu spielen. Eine Infektion mit dem Felinen Leukämievirus (FeLV) – Katzenleukämie (S. 150) – oder dem Felinen Immundefizienzvirus (FIV) – Felines Immundefizienzsyndrom – kann disponierend wirken.

Die dominierenden Veränderungen finden sich an den lateralen Rändern oder dorsal auf der Zunge und am harten Gaumen. Initial finden sich kleine **Vesikel**, die jedoch sehr schnell rupturieren. Multifokale, teils scharf begrenzte **Erosionen** und **Ulzerationen** der Maulschleimhaut (**Abb. 2.5**) stellen deshalb die wichtigsten klinischen und postmortal beobachteten Läsionen dar. Erosive Veränderungen finden sich weiterhin an den Nasenlöchern und dem Nasenspiegel.

Neue Untersuchungen lassen darauf schließen, dass persistierende FCV-Infektionen möglicherweise auch für die häufig beobachteten chronischen Stomatitiden bei der Katze verantwortlich sein können.

Infektionen mit dem **Felinen Herpesvirus 1 (FHV 1)** können ebenfalls zu erosiv-ulzerativen Stomatitiden mit ähnlichen pathologisch-anatomischen Befunden wie bei einer Calicivirus-Infektion führen.

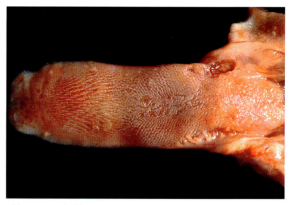

Abb. 2.5 Maulschleimhaut einer Katze mit multifokaler, erosiv-ulzerativer Stomatitis infolge einer Infektion mit Felinem Calicivirus (Katzenschnupfenkomplex).

Urämie

Eine Urämie, z. B. aufgrund eines chronischen Nierenversagens, kann bei Hunden und seltener bei Katzen zu **Erosionen** und **Ulzeration** der Maulschleimhaut führen (**Abb. 2.6**). Die Ränder dieser Ulzera zeigen sich dabei häufig hyperämisch und geschwollen. Die Pathogenese der Ulzerationen ist nicht genau verstanden. Es wird angenommen, dass erhöhte Konzentrationen von **Harnstoff im Speichel** und die Aktivität von **Urease-produzierenden Bakterien** auf der Maulschleimhaut zur Bildung von **epitheltoxischem Ammoniak** führen. Die schlechte Korrelation zwischen der Blutkonzentration von Harnstoff und der Entstehung von Ulzera hat jedoch dazu geführt, dass Urämietoxin-assoziierte Gefäßschäden als alternative Hypothese der Ulkusentstehung postuliert wurden.

Medikamentenapplikation

Die Applikation von **nichtsteroidalen Antiphlogistika** (NSAID) kann bei Pferden zu Ulzerationen der Maulschleimhaut führen. Auch hier wird davon ausgegangen, dass v. a. Phenylbutazon einen direkten toxischen Effekt auf die Endothelzellen der betroffenen Gebiete hat und so zu Ischämie und Nekrose der Schleimhautepithelien führt.

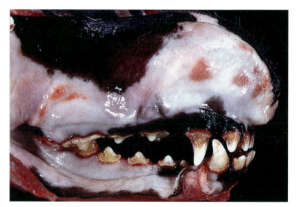

Abb. 2.6 Maulschleimhaut eines Hundes mit mgr. erosiver Stomatitis infolge einer Urämie und mgr. multifokalem Zahnstein.

Eosinophile Granulome („rodent ulcer")

Eosinophile Stomatitiden bzw. orale eosinophile Granulome werden bei Katzen und, weniger häufig, Hunden beobachtet. Sie stellen sich als teils **plattenartige Umfangsvermehrungen** mit **oberflächlicher Ulzeration** („rodent ulcer") der Maulschleimhaut dar. Sie finden sich bei der Katze meist in der Nähe des Philtrums oder auf der Zunge (**Abb. 2.7**). Beim Hund, v. a. beim Sibirischen Husky, sind sie vorrangig auf der lateralen oder ventralen Zungenfläche lokalisiert.

Histologisch findet sich bei beiden Tierarten zum Zeitpunkt der Biopsieentnahme meist eine Dominanz von Makrophagen, Riesenzellen und Lymphozyten. Eosinophile Granulozyten sind zwar konstant vorhanden, können in ihrer Zahl jedoch stark variieren.

Chemische und mechanische Noxen

Die Aufnahme von ätzenden Chemikalien oder scharfkantigen Fremdkörpern kann ebenfalls zur ulzerativen Stomatitis führen.

Das **traumatische Zungenrückengeschwür** des Rindes stellt eine Ulzeration der Maulschleimhaut im Bereich der Zungenrückengrube dar. Es wird durch Einspießen von Pflanzenteilen oder Fremdkörpern hervorgerufen. Nach der primär traumatischen Läsion können **sekundäre bakterielle**

2.2 Maul- und Rachenhöhle

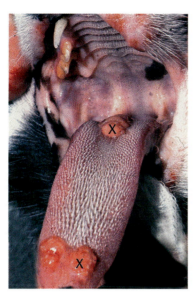

Abb. 2.7 Hgr., multifokale eosinophile Glossitis bei einer Katze. Diese prominenten Veränderungen (x) führen klinisch fälschlicherweise auch häufig zur Verdachtsdiagnose „Plattenepithelzellkarzinom".

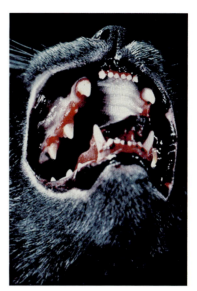

Abb. 2.8 Maulschleimhaut einer Katze mit mgr. multifokaler lymphoplasmazellulärer Stomatitis.

Infektionen, auch mit *Actinobacillus lignieresii*, im weiteren Verlauf zu chronischen granulomatösen bis granulierenden, tiefen Entzündungen in diesem Bereich führen.

Proliferative Stomatitiden

Insbesondere chronische Entzündungen bei nur ggr. zytolytischem Charakter des verursachenden Erregers, aber auch Pockenviren können zu proliferativen Entzündungen führen. Bei diesen Erkrankungen stellt sowohl die Infektion als auch die Entzündung einen Proliferationsreiz für die Epithelzellen dar.

Infektionen mit Parapoxviren

Die **bovine papulöse Stomatitis** wird durch das Parapoxvirus bovis 1 hervorgerufen. Es handelt sich dabei um eine meist milde Infektionskrankheit. Sie führt v. a. bei Kälbern zu **Papeln** und **Krusten** des oberen Gastrointestinaltrakts. Diese sind meist in der Maulhöhle, im Flotzmaul und im Ösophagus lokalisiert. Initial finden sich erythematöse **Maculae** auf den Schleimhäuten, die sich schnell in Papeln mit einem zentralen eingesunkenen Krater aus grauem nekrotischem Material entwickeln und von einem oder mehreren konzentrisch angeordneten hyperämischen und leicht erhabenen Ringen umgeben sind. Histologisch ermöglichen die typischen poxviralen intrazytoplasmatischen eosinophilen **Einschlusskörperchen** eine Abgrenzung von anderen Stomatitiden des Rindes.

Das Parapoxvirus ovis ist eng mit dem Parapoxvirus bovis 1 verwandt. Es ruft bei Schafen und Ziegen den **ansteckenden Lippengrind**, **Ecthyma contagiosum** oder **Orf**, hervor. Diese Zoonose ist durch eine proliferative und schorfige Cheilitis und Stomatitis gekennzeichnet. Insbesondere in den Lippenwinkeln finden sich krustöse Veränderungen mit **Papeln** und **Pusteln**. Histologisch zeigt sich eine hgr. Proliferation und ballonierende Degeneration der kutanen Schleimhaut, wobei intrazytoplasmatische poxvirale Einschlusskörperchen nur selten zu beobachten sind.

Feline ulzerative und lymphoplasmazelluläre Stomatitis

Diese auch als plasmazelluläre Stomatitis/Gingivitis bezeichnete chronische Erkrankung unbekannter Pathogenese tritt bei älteren Katzen auf. Die Tiere zeigen insbesondere an Rändern der Gingiva eine **hyperämische**, teils **hyperplastische Schleimhaut** (Abb. 2.8) und einen **foetiden Atem**. Die Läsionen sind meist schmerzhaft und mit Inappetenz und Speichelfluss verbunden. Eine immunpathologische Pathogenese der Erkrankung wird diskutiert. Möglicherweise könnten auch persistierende Infektionen mit dem Felinen Calicivirus eine Rolle in der Ätiologie spielen.

Nekrotisierende Stomatitiden

Eine nekrotisierende Stomatitis ist häufig die Folge einer Immunsuppression des Tieres. Sie wird durch verschiedene Bakterien und/oder Pilze hervorgerufen.

Orale Nekrobazillose

Die orale Nekrobazillose wird zumeist bei **kleinen Wiederkäuern** durch *Fusobacterium necrophorum* hervorgerufen. Das Bakterium ist ein normaler Bestandteil der Umweltflora und nicht primär pathogen. Die orale Nekrobazillose ist somit meist Folge einer **Verletzung** der Maulschleimhaut und einer generellen **Abwehrschwäche** des Tieres.

Die vielfältigen **Endo- und Exotoxine** von *Fusobacterium necrophorum* bewirken in der einmal besiedelten Wunde eine hgr. **Koagulationsnekrose** aller umliegenden Strukturen. Sie ist gekennzeichnet durch eine scharf begrenzte Ulzeration mit gelb-grauer trockener Nekrose in der Schleimhaut von Maulhöhle, Pharynx und Larynx (**Abb. 2.9**). Eine anschließende **Septikämie** kann zum Tod führen. Eine morphologisch ähnliche, mit hohen Verlusten

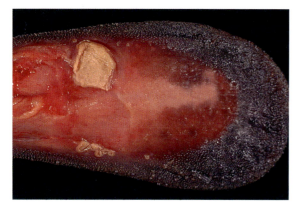

Abb. 2.9 Zungenunterseite einer Antilope mit hgr., ulzerativer und eitrig-nekrotisierender Stomatitis infolge einer Infektion mit *Fusobacterium necrophorum*.

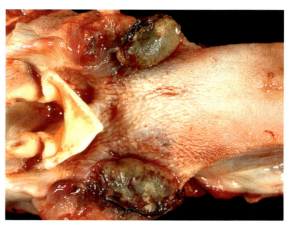

Abb. 2.10 Pharynx eines Hundes mit hgr., bilateraler diphtheroid-nekrotischer Tonsillitis nach bakterieller Infektion.

einhergehende Erkrankung wird bei Wildwiederkäuern wie Antilopen beschrieben.

Noma

Noma ist eine seltene **ulzerativ-nekrotisierende** bis **gangräneszierende Entzündung** der Zunge und der bukkalen Maulschleimhaut, die bei vielen Spezies auftreten kann. Sie stellt eine relativ unspezifische Infektion mit Fusobakterien, Spirochäten, Pseudomonaden und Enterokokken dar. Sie wird als Folge einer primären Immunsuppression angesehen.

Soor

Soor wird durch Hefepilze der Art *Candida albicans* hervorgerufen und tritt bei saugenden **Fohlen, Kälbern, Ferkeln und Hundewelpen** auf. Wie bei Noma ist Soor auch häufig die Folge einer **Immunsuppression**. Die Hefepilze bilden auf der Zunge betroffener Tiere einen grau-gelben pseudomembranösen Belag. Dieser besteht nahezu komplett aus Pilzorganismen und abgeschilferten Epithelzellen. Das darunterliegende Epithel zeigt sich ggr. **hyperplastisch**, oft jedoch ohne entzündliche Veränderungen.

■ Glossitiden

Aktinobazillose

Neben vielen Entzündungsformen der Zunge, bei denen ihre Schleimhaut gemeinsam mit anderen Regionen der Maulhöhle betroffen sein kann, etwa bei Virusinfektionen der Katze oder des Rindes, stellt die Aktinobazillose eine recht spezifische Infektion der Zunge einschließlich ihrer tiefen Anteile dar. Sie kommt bei Rindern, Schafen und Schweinen vor und wird durch *Actinobacillus lignieresii* hervorgerufen. Der Erreger ist Teil der normalen Mundflora und wird erst durch **traumatische Verletzungen** in die subepithelialen Anteile der Zunge eingetragen.

Die Infektion führt zu einer chronischen pyogranulomatösen Glossitis, die mit zunehmender Entzündungsdauer zur fibrotischen Verdichtung und somit zur sog. **Holzzunge** führt. In den meisten Fällen findet eine Verbreitung des Erregers bis in die Lymphknoten statt und führt hier wie auch in den zuführenden Lymphgefäßen zu ähnlichen **pyogranulomatösen Entzündungen**. Infektionen mit *Actinobacillus lignieresii* wurden zudem in der Haut, der Lunge und den Vormägen gefunden.

■ Tonsillitiden

Die Tonsillen stellen für eine Vielzahl von Erregern eine mögliche erste Eintrittspforte und den ersten Ort der Virusreplikation dar. Es werden 2 Formen von Entzündungen unterschieden, die katarrhalische bis eitrige Tonsillitis und die diphtheroid-nekrotische Tonsillitis.

Eine **katarrhalische bis eitrige Tonsillitis** kennzeichnet sich durch:
- Schwellung
- Hyperämie
- Schluckbeschwerden
- eitrig-fibrinöse Beläge in fortgeschrittenen Stadien

Sie ist v. a. beim Pferd in den initialen Phasen der **Druse** (*Streptococcus equi* ssp. *equi*) und beim Hund im Rahmen der Staupe (S. 318), **Hepatitis contagiosa canis** und des **Zwingerhustenkomplexes** zu beobachten.

Eine **diphtheroid-nekrotische Tonsillitis** (Abb. 2.10) kennzeichnet sich durch:
- fibrinöse Beläge
- Nekrose des unterliegenden Epithels

Eine diphtheroid-nekrotische Tonsillitis mit tiefen Ulzerationen findet sich regelmäßig bei der Schweinepest (S. 182) von Haus- und Wildschweinen und beim Rachenmilzbrand des Schweines mit den typischen grau-braunen Borken (**Milzbrandbräune**).

2.2.4 Tumoren und tumorähnliche Veränderungen

Umfangsvermehrungen in der Maulhöhle sind bei Hunden und Katzen sehr häufig, kommen aber auch bei vielen anderen Spezies vor. Ihr jeweiliges klinisches Verhalten variiert über ein weites Spektrum und erfordert jeweils spezifische, unterschiedlich aggressive Therapien. Eine histologische Biopsieuntersuchung vor der chirurgischen Entfernung ist zu empfehlen, eine Diagnosesicherung der vollständig entfernten Umfangsvermehrung unerlässlich.

Hyperplasien und andere tumorähnliche Veränderungen

Gingivale Hyperplasie

Die gingivale Hyperplasie stellt eine diffuse Verdickung des Zahnfleisches dar, die einzelne Zähne nahezu vollständig umschließen kann. Insbesondere brachyzephale Hunderassen, v. a. Boxer, sind oft von einer diffusen gingivalen Hyperplasie betroffen. Histologisch finden sich in den hyperplastischen Arealen sowohl proliferierende Bindegewebsanteile als auch eine Hyperplasie der Maulschleimhaut.

Epuliden

Lokale bis oligofokale Umfangsvermehrungen der Gingiva mit ähnlichem histologischem Bild einer bindegewebigen und epithelialen Hyperplasie werden als Epuliden (Abb. 2.11) bezeichnet oder auch als **peripheres, odontogenes Fibrom**. Je nach Vorliegen von Knochenanteilen oder Riesenzellen werden **fibromatöse, ossifizierende** oder **Riesenzellepuliden** unterschieden. Ihr neoplastischer Charakter wird kontrovers diskutiert. Aufgrund ihrer lokalen Begrenztheit, des langsamen expansiven Wachstums und des Fehlens von Rezidivierung und Metastasierung werden sie zumeist als **Hyperplasien** der bindegewebigen und epithelialen Anteile des Zahnfleisches angesehen. Eine andere Hypothese postuliert Epuliden als von Resten der Zahnanlagen ausgehende, vollständig **gutartige Neoplasien**.

Eine klinisch relevante Ausnahme stellen einzig die früher als **akanthomatöse Epuliden** bezeichneten **akanthomatösen Ameloblastome** dar. Diese weisen im Gegensatz zu den fibromatösen und ossifizierenden Epuliden einen hohen Anteil proliferierender odontogener Epithelzellen auf, die oftmals **aggressiv** und **invasiv** in den benachbarten Knochen einwachsen. Diese Eigenschaft führt dazu, dass eine großflächigere chirurgische Entnahme nötig ist, Rezidivierung ist häufig.

Als „haarige Zunge" wird ein dysplastisches Haarwachstum ausgehend von einem **Hamartom in der Zunge**, das gelegentlich beim Hund beobachtet wird, bezeichnet. Pathogenetisch kann es sich auch um traumatisch verlagerte Haaranlagen handeln.

Primäre Tumoren

Orales Papillom

Zumeist Papillomvirus-induzierte orale **Papillome** können bei Rindern und Hunden, aber auch bei allen anderen Tierarten auftreten. Diese zeigen sich vorrangig bei Jungtieren, da diese noch keine effektive Immunität gegenüber der viralen Infektion ausbilden. Bei intaktem Immunsystem kommt es bei den betroffenen Tieren oft zu Spontanheilungen und lebenslanger Immunität.

Orale Papillome haben das typische zerklüftete, warzen- bis blumenkohlförmige Aussehen von kutanen Papillomen. Histologisch weisen sie im Gegensatz zu den Epuliden eine mehr protrahierte epitheliale Proliferation auf. Teilweise zeigt sich eine ballonierende Degeneration, intranukleäre amphophile virale Einschlusskörperchen sind selten.

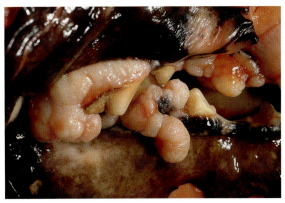

Abb. 2.11 Multifokale fibromatöse Epuliden am Zahnfleisch eines Hundes.

Die **canine orale Papillomatose** stellt einen Extremfall dar, der mit einem massenhaften Auftreten von Papillomen in oder an der Maulhöhle junger Hunde assoziiert ist und auf eine generelle Immunschwäche hinweisen kann.

Plattenepithelkarzinom der Maulschleimhaut

Das Plattenepithelkarzinom ist der häufigste orale maligne Tumor der Katze und der zweithäufigste Tumor der Mundhöhle des Hundes. Bei der Katze finden sich die Tumoren meist an der ventralen Zungenseite in der Nähe des Frenulums. Die Tumoren können dabei als solide Umfangsvermehrungen in Erscheinung treten, häufiger jedoch zeigen sie sich **plattenartig, ulzeriert** und **in die Tiefe wachsend**. Sie sind klinisch nicht immer sicher von einer chronisch ulzerativen Stomatitis abgrenzbar. Sie kennzeichnen sich durch ihre typische invasive Wuchsform in epithelialen **Inseln** und **Zapfen**. Häufig ist eine abrupte **Keratinisierung** der Epithelzellen zu beobachten.

Die **Malignität** der Tumoren ergibt sich zumeist aus ihrem lokal-invasiven Wachstum. Eine **Metastasierung** in die Mandibular- oder Retropharyngeallymphknoten ist möglich, eine Metastasierung darüber hinaus jedoch selten. Die **Überlebensrate** von Katzen mit oralen Plattenepithelkarzinomen liegt nach ausschließlicher chirurgischer Entfernung nur bei circa 20 %.

Plattenepithelkarzinome des **Hundes** können in allen Bereichen der Maulhöhle auftreten (Abb. 2.12). Sie zeigen jedoch eine Zunahme ihrer Häufigkeit und Malignität von den kranialen Anteilen der Maulhöhle hin zu den kaudalen Anteilen. Die häufigsten und aggressivsten oralen Tumoren sind die **tonsillären Plattenepithelkarzinome** (Abb. 2.13). Meist zeigen sich die Tonsillen, im Gegensatz zum bilateralen tonsillären Lymphom, in der frühen Phase der Tumorentwicklung lediglich unilateral vergrößert. Sie sind geschwollen, ähnlich wie bei einer Tonsillitis. Im weiteren Verlauf kommt es jedoch zu einer **Größenzunahme** und einer **Ulzeration**. Im Gegensatz zu Plattenepithelkarzinomen in anderen Anteilen der Maulhöhle metastasieren tonsilläre Plattenepithelkarzinome häufig und relativ früh in die regionären Lymphknoten und oft auch darüber hinaus. Die **Schwellung** des regionären **Ln. mandibularis** stellt aufgrund der frühzeitigen Metastasierung der Tumo-

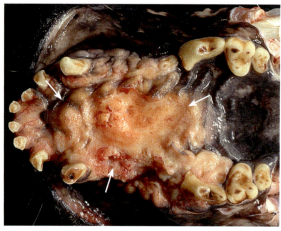

Abb. 2.12 Harter Gaumen eines Hundes mit flachem oralem Plattenepithelkarzinom (→). Es hat zu einem Struktur- und Farbverlust und zur Ulzeration der Gaumenschleimhaut geführt.

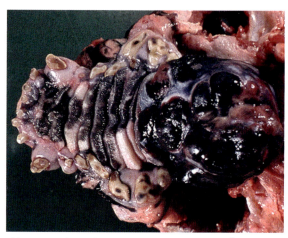

Abb. 2.14 Orales malignes Melanom im Bereich des Übergangs zwischen dem weichen und harten Gaumen eines Hundes.

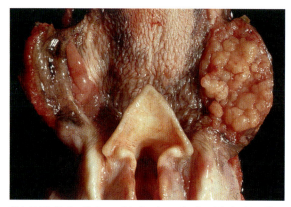

Abb. 2.13 Orales Plattenepithelkarzinom im Bereich der Tonsille (rechts) eines Hundes.

ren auch zumeist den primären klinischen oder pathologischen Befund eines tonsillären Plattenepithelkarzinoms dar. **Fernmetastasen** werden am häufigsten in Lunge und Knochen beobachtet.

Bei jungen Hunden ist eine Sonderform eines papillären Plattenepithelkarzinoms bekannt, welches oft an der Gingiva entsteht. Es ist zwar recht gut papillomartig differenziert, neigt aber zu aggressiven, osteolytischen Invasionen, nicht jedoch zu Metastasen.

Orales Melanom

Das Melanom ist der häufigste orale Tumor des Hundes. Bei Katzen tritt diese Tumorart hingegen nur sehr selten auf. Ungefähr 10 % der melanozytären Tumoren beim Hund sind **gutartige orale Melanozytome**. Sie zeigen meist ein relativ langsames Wachstum und eine gute histologische Differenzierung. Die Prognose ist selbst bei ausschließlicher chirurgischer Behandlung gut.

Der überwiegende Anteil der melanozytären Tumoren sind jedoch **maligne Melanome** mit einer ausgesprochen schlechten Prognose (**Abb. 2.14**). Sie können in allen Anteilen der Maulhöhle vorkommen und zeigen eine stark variierende Pigmentierung. Orale **amelanotische Melanome** sind recht häufig. Anhand der makroskopischen Befunde sind sie nicht sicher von anderen malignen oralen Tumoren abzugrenzen. Ein Zusammenhang zwischen Pigmentierungsgrad und Malignität konnte nicht nachgewiesen werden.

Die Mehrheit der oralen malignen Melanome metastasiert in die regionären Lymphknoten, teils auch in die Lunge und andere Organe. Die mittlere Überlebenszeit der Tiere beträgt deshalb in den meisten Fällen bei ausschließlich chirurgischer Behandlung nur wenige Monate. Die histopathologische Diagnosestellung von Melanomen ist durch die **hochvariable Morphologie** der Tumorzellen mit runder, polygonaler bis spindeliger Form in Einzelfällen selbst für den erfahrenen Pathologen schwierig. Kernpleomorphien und mitotische Aktivität sind Hauptkriterien der Malignitätsbeurteilung.

Orales Fibrosarkom

Das Fibrosarkom ist der dritthäufigste orale maligne Tumor des Hundes. Bei Katzen spielt diese Tumorart, wie auch das Melanom, nur eine untergeordnete Rolle. Canine orale Fibrosarkome treten zumeist im Bereich der **Kieferknochen** und des **harten Gaumens** auf. Die Weichgewebe wie Wangen und Zunge sind hingegen nur selten betroffen. Die Tumoren zeigen ein hgr. **invasives Wachstum** und in ungefähr 20 % der Fälle eine **Metastasierung** in die regionären Lymphknoten und darüber hinaus. Insbesondere das invasive Wachstum erfordert eine chirurgische Entnahme mit großem Abstand zwischen Tumor und Entnahmerand. Dies erweist sich im Maulhöhlenbereich zumeist als schwierig.

Beim Hund wird weiterhin das maxilläre Fibrosarkom beobachtet. Es präsentiert sich histologisch als gut differenzierter Tumor, der jedoch stark infiltratives Wachstum mit schlechter Prognose zeigt.

Weitere primäre Tumoren

Amyloid-produzierende odontogene Tumoren sind seltene, nicht bekapselte gingivale Massen bei Hund und Katze. Sie bestehen aus proliferierendem dentalem Epithel, trabekulärem Osteoid und Dentinoid sowie umfangreichen **Amyloidablagerungen**. Sie wachsen expansiv und rezidivieren nach vollständiger chirurgischer Entfernung nicht.

Bei **oralen extramedullären Plasmozytomen** handelt es sich um lokal oft aggressive Tumoren der Plasmazellen in der Maulschleimhaut. Sie stellen schlecht abgegrenzte Aggregate von mäßig gut differenzierten Plasmazellen dar. Eine komplette lokale chirurgische Entfernung der Tumoren führt in der Mehrzahl der Fälle zur vollständigen Heilung.

Granularzelltumoren treten an der Zungenbasis, der Gingiva, den Lippen und dem harten Gaumen älterer Hunde auf. Die Tumorzellen stammen von neuroektodermalen Vorläuferzellen ab. Die Tumoren sind meist leicht erhaben, bis 2 cm im Durchmesser und langsam wachsend. Histologisch fallen die Zellen durch ihre typische runde epitheloide Form und ihre zahlreichen azidophilen zytoplasmatischen Granula auf. Die Tumoren rezidivieren bei vollständiger chirurgischer Entfernung nicht und metastasieren nur äußerst selten.

Orale Mastzelltumoren kommen bei Hund und Katze vor. Beim Hund sind sie zumeist im Bereich des mukokutanen Übergangs an der Lippe zu finden. Sie werden nach den gleichen Grading-Schemata wie kutane Mastzelltumoren beurteilt und sollten immer als potenziell maligne eingeschätzt werden.

> **DAS MÜSSEN SIE WISSEN** ✖
>
> Die häufigsten Fehlentwicklungen des Gesichtsschädels und der Maulhöhle stellen **Hemmungsmissbildungen** dar, die je nach betroffener Struktur als Oberlippenspalte, Kieferspalte, Gaumenspalte, Lippenkieferspalte oder Lippen-Kiefer-Gaumenspalte bezeichnet werden. Verkürzungen oder Verlängerungen von Unter- und Oberkiefer kommen gleichfalls häufig vor und führen je nach Ausmaß der Veränderungen zu mehr oder weniger schweren Beeinträchtigungen des Saug- oder Kauvorgangs. Von Bedeutung sind weiterhin Schmelz- und Dentinhypoplasien an den Zähnen, wie sie infolge von Stoffwechsel- oder endokrinen Störungen wie auch nach Infektionskrankheiten (Staupegebiss) auftreten können. Missbildungen der Zunge sowie hereditär bedingte Anomalien der Maulschleimhaut treten hingegen seltener auf.
>
> **Farbveränderungen** der Maulschleimhaut können wichtige Hinweise auf eine systemische Erkrankung geben (Anämie, Infektionskrankheiten, Ikterus, Bleivergiftung).
>
> **Entzündungen** der Maulschleimhaut lassen sich je nach vorrangig betroffener Struktur und Entzündungscharakter in verschiedene Formen differenzieren. Die katarrhalische Stomatitis und Pharyngitis stellt v. a. die akute Phase mikrobiell induzierter Entzündungen der Maulschleimhaut dar (z. B. MKS). Die vesikuläre Stomatitis der Huftiere ist durch eine ballonierende Degeneration von mittleren bis tiefen Epithelzellschichten mit Bildung von Vesikeln oder Aphthen gekennzeichnet. Führt die Einwirkung einer Noxe direkt zur Degeneration und Nekrose der Schleimhaut, entsteht eine erosive oder ulzerative Stomatitis. Diese Form steht in Zusammenhang mit einer Vielzahl systemischer Infektionskrankheiten (BVD, BKF, Rinderpest, Pest der kleinen Wiederkäuer, Blauzungenkrankheit, Katzenschnupfen), kann aber auch durch chemische, mechanische Noxen oder Medikamente bedingt sein. Eine Sonderform stellt das eosinophile Granulom der Katze dar. Proliferative Entzündungen treten insbesondere bei chronischen Entzündungen auf, bei denen sowohl die Infektion als auch die Entzündung einen Proliferationsreiz für die Epithelzellen darstellen (Parapox-Viren, feline ulzerative und lymphoplasmazelluläre Stomatitis). Eine nekrotisierende Stomatitis ist häufig die Folge einer Immunsuppression des Tieres. Sie wird durch verschiedene Bakterien (Nekrobazillose, Noma) und/oder Pilze (Soor) hervorgerufen. Beispiel für eine spezifische Infektion der Zunge einschließlich ihrer tiefen Anteile ist die Actinobacillose bei Schweinen, Rindern und Schafen. Während die katarrhalisch-eitrige Tonsillitis insbesondere bei der Druse des Pferdes und verschiedenen Infektionskrankheiten des Hundes (Staupe, Hepatitis contagiosa, Zwingerhusten) zu beobachten ist, tritt die diphtheroid-nekrotische Tonsillitis v. a. beim Schwein (Schweinepest, Milzbrand) auf.
>
> Diffuse gingivale Hyperplasien sind von oligofokalen **Umfangsvermehrungen** der Gingiva (Epuliden) abzugrenzen. Während das Melanom den häufigsten oralen Primärtumor des Hundes darstellt, treten bei Katzen überwiegend Plattenepithelkarzinome auf. Nach Melanom und Plattenepithelkarzinom ist das orale Fibrosarkom der dritthäufigste orale maligne Tumor des Hundes. Mastzelltumoren, Plasmozytnme, Granularzelltumoren und Amyloid-produzierende odontogene Tumoren sind dagegen selten.

2.3 Speicheldrüsen

2.3.1 Zysten

Speicheldrüsenzysten, sog. **Sialozelen** (Tab. 2.2), kommen bei Hunden aller Rassen vor. Es handelt sich um einzelne oder Aggregate mehrerer Zysten im Bindegewebe der Maulhöhle unter der Zunge (**Ranula**) oder des Halses (**Meliceris**). Sie können eine Größe von bis zu 10 cm erreichen, sodass oft eine chirurgische Entfernung nötig ist.

Bei der **Ranula** handelt es sich um Dilatationen der Speicheldrüsenausführungsgänge in der sublingualen Maulhöhlenregion (Tab. 2.2). Mögliche Ursachen sind:
- kongenitale Missbildungen
- Obstruktionen durch orale Massen
- Obstipationen der Ausführungsgänge durch Fremdkörper oder Speichelsteine (**Sialolithen**)
- entzündungsbedingte Strikturen mit sekundärer Stase des Speichelflusses

Meliceris oder Honigzysten (Tab. 2.2) finden sich im Bereich des Kehlgangs und treten als Zubildung in der äußeren Halsregion in Erscheinung. Sie sind mit einer farblosen bis gelb-blutigen, leicht fadenziehenden Flüssigkeit gefüllt (honigähnlich, mel: lateinisch für Honig). Mit oder ohne Entzündungen durch sekundäre bakterielle Infektion kann es zu Schluckbeschwerden kommen.

Tab. 2.2 Zysten der Speicheldrüsen.

Zystenform	Charakteristika
Sialozele	fehlende Epithelauskleidung
	braune schleimige bis zähe Flüssigkeit
Ranula (unter der Zunge)	fluktuierende bläuliche Zyste
	Dilatation der Speicheldrüsenausführungsgänge
	seröse bis muzinöse, meist relativ farblose Flüssigkeit
Meliceris (im Bereich des Kehlgangs)	ähnlich wie Ranula (ebenfalls Dilatation der Speicheldrüsenausführungsgänge – nur an einer anderen Lokalisation)
	farblos bis gelb-blutige, leicht fadenziehende Flüssigkeit

Weiterhin können **branchiogene Zysten** im Bereich des Halses und des Rachens als Folge einer ausbleibenden Rückbildung des Ductus thyreoglossus entstehen. Diese Zysten sind seltene Differenzialdiagnosen zu Ranula und Sialozelen, welche durch ihre fehlende Verbindung zu Speicheldrüsengewebe von diesen abgegrenzt werden können. Bei Katzen werden sie als **laterale Halszysten** bezeichnet; sie treten nach langsamer Größenzunahme über viele Jahre oft erst in zunehmenden Alter in Erscheinung.

2.3.2 Entzündungen

■ Sialoadenitis

Eine **Entzündung der Speicheldrüse** wird eher selten bei Hund, Katze, Pferd und Rind beobachtet. Folgende Entzündungsformen sind meist Teil eines größeren Krankheitskomplexes mehrerer Organe:

- lymphohistiozytäre Sialoadenitis der Speicheldrüsen
  - Tollwut (Hund, Katze, Pferd, Rind)
  - Staupe (Hund)
  - Bösartiges Katarrhalfieber (Rind)
  - Coronavirus-induzierte Sialoacryoadentis (Ratte)
- eitrige Sialoadenitis
  - Druse (Pferd)
- squamöse Metaplasie der Speicheldrüsenausführungsgänge mit sekundärer, eitriger bis granulomatöser Sialoadenitis
  - Vitamin-A-Mangel (Schwein, Kalb)
  - Naphthalenvergiftung (Rind)

■ Nekrotisierende Sialometaplasie

Es handelt sich um eine seltene, hgr. schmerzhafte **ischämisch-nekrotische Erkrankung** der Speicheldrüsen. Sie tritt bei kleinen Hunderassen auf, insbesondere bei Terriern. Eine Trauma-induzierte oder immunpathologische Zerstörung der lokalen Blutgefäße wird als Ursache vermutet. Dabei kommt es zur sekundären Ischämie, Nekrose, Entzündung und squamösen Metaplasie des Gewebes.

2.3.3 Tumoren

Tumoren der Speicheldrüse sind selten, wurden aber bereits für viele Tierarten außer dem Schwein beschrieben. Die **Ohrspeicheldrüse** und die **submandibulären Speicheldrüsen** sind am häufigsten von Tumoren betroffen.

Adenokarzinome treten beim Hund auf und sind sehr variabel in ihrem histologischen Erscheinungsbild, teils auch innerhalb eines Tumors. Sie zeigen ein hgr. infiltratives Wachstum und können in die regionären Lymphknoten und darüber hinaus metastasieren.

Azinuszellkarzinome sind beim Hund seltener als Adenokarzinome und kommen sporadisch auch beim Pferd, der Katze und dem Schaf vor. Sie sind aus relativ guten Drüsenepithelzellen aufgebaut, gut vom umgebenden Gewebe abgegrenzt und zeigen ein ggr. invasives Wachstum. Metastasen in die regionären Lymphknoten sind extrem selten.

Pleomorphe Adenome und **Mischtumoren** wurden bei Hund, Katze, Rind und Pferd beschrieben. Mischtumoren enthalten – ähnlich wie Milchdrüsenmischtumoren – eine gemischte Population aus epithelialen und myoepithelialen Tumorzellen. Diese sind in eine muzinöse fibrovaskuläre Matrix und gut differenzierte Knorpel- und Knochenstrukturen eingebettet.

Auch **mesenchymale Tumoren** wie z. B. Fibrosarkome und Osteosarkome können in den Speicheldrüsen entstehen.

> **DAS MÜSSEN SIE WISSEN**
>
> Speicheldrüsenzysten (Sialozelen) kommen bei Hunden aller Rassen vor und können im Bindegewebe des Halses oder unter der Zunge lokalisiert sein. Entzündungen der Speicheldrüsen (Sialoadenitis) und ischämisch nekrotische Erkrankungen (nekrotisierende Sialometaplasie) treten selten bei Hund, Katze, Rind, Pferd bzw. bei kleinen Hunderassen auf. Von Primärtumoren (Adenome, Adenokarzinome, Azinuszellkarzinome) sind insbesondere die Ohrspeicheldrüsen und die submandibulären Speicheldrüsen betroffen, insgesamt sind Tumoren der Speicheldrüsen jedoch selten.

2.4 Zähne

2.4.1 Missbildungen und Entwicklungsstörungen

Sowohl **Polydontie**, das Vorhandensein überzähliger Zähne, als auch **Oligodontie**, eine reduzierte Anzahl von Zähnen, werden bei allen Tierarten selten beobachtet. Die Ursachen für die Veränderungen sind meist unbekannt, teils auch genetisch bedingt.

Weiterhin können physiologisch strukturierte Zähne **Stellungsanomalien** aufweisen. Die folgenden Anomalien treten am häufigsten auf:

- Rotation (Drehung um die Längsachse)
- Deviation (Drehung um die Querachse)
- Dislokation (Auftreten an einem falschen Ort)

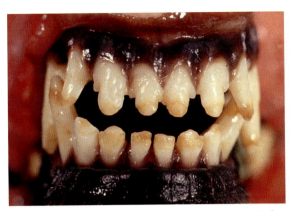

Abb. 2.15 Multifokale Schmelzhypoplasien und bräunliche Verfärbungen der Inzisivi und Canini eines Hundes infolge einer Infektion mit dem Caninen Staupevirus (Staupegebiss).

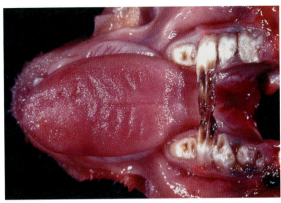

Abb. 2.16 Brückenbildung im Bereich der Molaren eines Meerschweinchens.

Im Rahmen der seltenen **Osteogenesis imperfecta**, einer Erbkrankheit mit fragilen Knochen, kann es ebenfalls zu einer **Dentinogenesis imperfecta** mit extrem dünner Dentinschicht auf den Zähnen kommen. Bei den meisten Tierarten wird von einer Mutation im Gen der Kollagenfasern Typ Iα als Krankheitsursache ausgegangen. Für die Osteogenesis und Dentinogenesis imperfecta beim Dackel konnte eine Mutation des Serinpeptidase-Inhibitors H1 identifiziert werden.

Schmelzhypoplasien sind die Folge einer **Degeneration von Ameloblasten** während des Zahnwachstums. Vielfältige Ursachen können hierbei eine Rolle spielen. Folgende Erkrankungen können zu einer verminderten oder fehlenden Schmelzbildung führen:
- Vitamin-A- oder Vitamin-D-Mangel
- chronische Vergiftungen
- Hyperparathyreoidismus
- BVD
- Staupe (S. 318) mit **Staupegebiss** (Abb. 2.15)

Eine chronische **Fluorvergiftung** führt neben einer Osteomalazie auch zu einer Hypoplasie von Schmelz und Dentin. Das pathogenetische Prinzip bei der Fluorvergiftung liegt in einer Störung der geordneten Mineralisierung des Zahnschmelzes.

2.4.2 Anomalien der Zahnabnutzung

Sowohl eine zu geringe als auch eine zu starke und ungleichmäßige Zahnabnutzung kann besonders bei Pflanzenfressern zu schweren systemischen Erkrankungen bis hin zum Tod führen. Eine ungenügende Abnutzung der Molaren, teils mit Brückenbildung (Abb. 2.16), oder Inzisivi wird häufig bei **Kaninchen** und **Meerschweinchen** infolge einer nicht artgerechten Fütterung beobachtet. Sie kann in Verletzungen der Maulschleimhaut, Inappetenz und Abmagerung resultieren.

Eine unregelmäßige zu starke oder zu schwache Zahnabnutzung kann v. a. beim **Pferd** zu einem Wellengebiss oder Scherengebiss mit fokaler verminderter Abnutzung der einen und erhöhter Abnutzung der korrespondierenden Zahnreihe im gegenüberliegenden Kiefer führen. Auch hier können assoziierte Verletzungen der Maulschleimhaut zu eingeschränktem Allgemeinbefinden, Abmagerung und schließlich zu einer Lebenszeitverkürzung führen.

2.4.3 Plaque, Zahnstein und Karies

Die Oberfläche des Zahnschmelzes ist physiologisch von dem **Pellikel** bedeckt. Dabei handelt es sich um eine dünne Schicht aus Glykoproteinen des Speichels. Bei ungenügender Zahnreinigung können Bakterien mit der Möglichkeit zur Biofilmbildung einen relativ festen bakteriellen, nicht mineralisierten Biofilm auf der Zahnoberfläche bilden. Er lässt sich durch den normalen Speichelfluss und den Kauvorgang nicht mehr lösen. Dieser aus Bakterien, Eiweißen und Kohlenhydraten bestehende Film wird auch als **Zahnbelag** (Plaque) bezeichnet. Die enzymatische Aktivität und die Stoffwechselprodukte der assoziierten *Actinomyces* spp. und *Streptococcus* spp. können den Schmelz angreifen und zu **Karies** führen.

Nimmt der Zahnbelag Mineralstoffe und hier insbesondere Kalziumkarbonat auf, kommt es zur Mineralisierung und der Bildung von Zahnstein. Er bildet sich insbesondere am Übergang von Gingiva und Zahn. Zahnstein disponiert die weitere Anlagerung von Bakterien sowie Kariesbildung, Gingivitis und Parodontitis (Abb. 2.17).

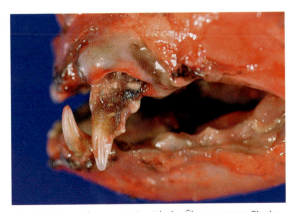

Abb. 2.17 Hgr. Zahnstein im Bereich des Übergangs von Gingiva und Zahn mit daraus resultierender Gingivitis und Parodontitis im Maul einer Katze.

Eine **Entmineralisierung** der anorganischen Zahnsubstanz mit nachfolgendem **enzymatischem Abbau** der organischen Matrix wird als Karies bezeichnet. Die Entmineralisierung erfolgt über einen niedrigen pH-Wert aufgrund der Bildung von Laktat durch bakterielle Fermentierung auf der Dentinoberfläche. Die bakterielle Fermentation wird in den schmelzfaltigen Molaren durch die Ablagerung und Fäulnis von Futterbestandteilen gefördert. Auf den glatten Oberflächen der Zahnseitenflächen und der Schneidezähne wird sie hingegen durch Zahnbelag und Zahnstein gefördert. Ist der Zahnschmelz komplett abgebaut, kommt es zu einer **schwarz-braunen Verfärbung** und **Einschmelzung des Dentins**. Zudem breiten sich die kariösen Veränderungen rasch bis tief in das Dentin aus.

Karies wird am häufigsten bei Pferd und Schaf beobachtet, während Hunde relativ selten betroffen sind. Bei Pferden und Rindern ist dabei die **infundibuläre Nekrose** des ersten maxillären Molaren am häufigsten zu beobachten. Hierbei kommt es zu einer tiefen Nekrose des physiologisch nicht von Schmelz bedeckten Dentins zentral auf der Reibefläche.

2.4.4 Feline und canine odontoklastische resorptive Läsionen

Katzen und seltener Hunde können kariesähnliche feline odontoklastische resorptive Läsionen (FORL) bzw. canine odontoklastische resorptive Läsionen (CORL) entwickeln. Im Gegensatz zum gewöhnlichen Karies wird bei dieser Erkrankung der Zahnschmelz v. a. im Bereich des von der Gingiva verdeckten Zahnhalses von aktivierten Osteoklasten abgebaut. Die Veränderungen können sich im weiteren Verlauf bis zur Zahnkrone ausbreiten. Die Läsionen sind makroskopisch durch einen scharf begrenzten **Verlust von Dentin** gekennzeichnet. Dieser wird häufig durch entzündete Gingiva ausgefüllt und bedeckt.

Histologisch finden sich im Bereich der Resorption:
- Osteoklasten
- sekundäre Entzündungszellinfiltrate
- Granulationsgewebe
- reaktiv entstandenes Zement und Osteoid

Die **Ursache** für die Aktivierung der Osteoklasten ist bisher unbekannt. Insbesondere Kalziummangel, aber auch virale Infektion und mechanischer Stress wurden als mögliche auslösende Faktoren beschrieben. Auffällig ist die augenscheinlich hohe Schmerzhaftigkeit der Läsionen, die zu Inappetenz, vermehrtem Speichelfluss bis hin zu Wesensveränderungen führen kann.

2.4.5 Tumorähnliche Veränderungen und Tumoren

Bei der **Hyperzementose** handelt es sich um eine abnormale Verdickung des Zements bei einem Zahn oder allen Zähnen. Führt sie zu einer Verbesserung der Zahnfunktion, so wird sie als Zementumhyperplasie bezeichnet. Eine hgr. Zementose kann zu einer chronischen Zahnwurzelentzündung führen.

Ameloblastome sind die häufigsten der insgesamt selten auftretenden Zahntumoren und entstehen durch die Entartung von Ameloblasten. Sie können in jedem Alter auftreten. Sie wachsen invasiv und können den umgebenden Knochen zerstören, metastasieren aber nicht. Früher bezeichnete man sie als akanthomatöse Epuliden (S. 39).

Ameloblastische Fibrome verhalten sich klinisch ähnlich und sind beim Rind die häufigsten odontogenen Tumoren. Im Gegensatz zu den Ameloblastomen dominieren in den ameloblastischen Fibromen die **Spindelzellen** das histologische Bild.

Ameloblastische Odontome ähneln histomorphologisch den ameloblastischen Fibromen, enthalten aber auch **Dentin** und **Enamel**.

Komplexe und zusammengesetzte Ondontome weisen alle Zahnanteile auf. Enthalten sie weiterhin Anteile ameloblastischen Epithels, so wird die Bezeichnung **Odontoameloblastom** genutzt.

Zementome sind eher selten bei Hunden, Katzen und Pflanzenfressern auftretende Tumoren und verhalten sich meist gutartig. Sie komprimieren angrenzende Alveolarstrukturen durch vermehrte zementähnliche Matrix. Möglicherweise handelt es sich um reaktive, nicht neoplastische Veränderungen, da sie vermehrt nach Entzündungen und Traumata beobachtet werden.

> **DAS MÜSSEN SIE WISSEN**
>
> Die tierartlich erheblich variierenden anatomischen Strukturen, Funktionsweisen und Abnutzungsverhalten der Zähne sind oft mit unterschiedlichen Neigungen zu spezifischen Krankheiten verbunden.
>
> Von den **Missbildungen** und Entwicklungsstörungen der Zähne sind insbesondere Schmelzhypoplasien und Stellungsanomalien von großer Bedeutung. Angeborene Änderungen der Anzahl von Zähnen und eine Dentinogenesis imperfecta gehören dagegen zu den seltenen Ereignissen.
>
> Sowohl eine zu geringe als auch eine zu starke und ungleichmäßige **Zahnabnutzung** kann besonders bei Pflanzenfressern (Meerschweinchen, Kaninchen, Pferd) zu schweren systemischen Erkrankungen bis hin zum Tod führen.
>
> **Zahnstein** disponiert die weitere Anlagerung von Bakterien sowie Kariesbildung, Gingivitis und Parodontitis. Als **Karies** wird die Entmineralisierung der anorganischen Zahnsubstanz mit nachfolgendem enzymatischem Abbau der organischen Matrix bezeichnet. Im Gegensatz dazu handelt es sich bei den kariesähnlichen **felinen odontoklastischen resorptiven Läsionen** um eine Erkrankung, bei der der Zahnschmelz v. a. im Bereich des von der Gingiva verdeckten Zahnhalses von aktivierten Osteoklasten abgebaut wird.
>
> **Ameloblastome** sind die häufigsten der insgesamt selten auftretenden **Zahntumoren** und entstehen durch die Entartung von Ameloblasten. In den beim Rind am häufigsten ameloblastischen Fibromen dominieren dagegen die Spindelzellen. Odontome setzen sich aus unterschiedlichen Zahnanteilen zusammen. Zementome müssen von der Hyperzementose abgegrenzt werden.

2.5 Ösophagus

2.5.1 Form- und Lageveränderungen

■ Ösophagusstenosen und Perforationen

Eine häufige Ursache für Ösophagusstenosen sind primäre Obturationen. Eine Ösophagusobturation bezeichnet die **Verlegung des Lumens** durch Fremdkörper oder Tumoren. In der Tiermedizin sind dies meist unzureichend zerkaute und eingespeichelte Futterbestandteile oder ein medizinisch verabreichter Bolus. Raumfordernde Prozesse wie Abszesse, Granulome und Tumoren in der Ösophagusumgebung stellen eine weitere mögliche Ursache für Ösophagusstenosen durch Kompression von außen dar.

Typische **Beispiele** primärer Obturationen sind Wirbelkörper oder große Knochenstücke beim Hund (Abb. 2.18), Rübenschnitzel oder ganze Kartoffeln beim Rind. Bei Pferden und Hunden besitzt der Ösophagus im Bereich des Larynx, des Thoraxeingangs, der Herzbasis und des Mageneingangs jeweils ein leicht verengtes Lumen. Diese Bereiche sind disponiert für eine **Schlundverstopfung**.

Komplikationen einer Obstruktion sind:
- lokale Drucknekrosen und Ulzerationen der Schleimhaut
- Perforationen der Ösophagusschleimhaut
- transmurale Entzündungen

Die **Perforationen** können im weiteren Verlauf zur Entzündung der jeweiligen umliegenden Organe oder zur jauchigen Pleuritis führen. Nach Abheilung können die narbigen Veränderungen zu einer Narbenstriktur mit persistierender Ösophagusstenose führen. Perforierende Ösophagusverletzungen besitzen deshalb generell eine vorsichtige klinische Prognose.

■ Hypertrophie der Ösophagusmuskulatur

Eine **idiopathische Hypertrophie** der glatten Muskulatur der Ösophaguswand kann im distalen Ösophagus bei Pferden auftreten (Abb. 2.19). Die auslösende Ursache ist unbekannt, es wird über Fehlfunktionen der Schrittmacherzellen der ösophagealen Peristaltik in der glatten Muskulatur spekuliert.

Eine **reaktive Hypertrophie** der Ösophagusmuskulatur kann infolge von Stenosen mit chronischem und inkomplettem Verschluss des Ösophaguslumens hervorgerufen werden. Der erhöhte Widerstand führt hierbei zu einer verstärkten Peristaltik in diesem Bereich. Diese kann zu einer reaktiven muskulären Hypertrophie kranial der Engstelle führen.

■ Dilatationen des Ösophagus

Megaösophagus

Eine kongenitale oder erworbene Atonie der Ösophagusmuskulatur mit Erweiterung und Ausweitung wird als Megaösophagus im engeren Sinne bezeichnet. Prinzipiell können sich megaösophagusähnliche Veränderungen auch oral von Ösophagusstenosen mit Dilatation des Lumens durch akkumulierten Inhalt entwickeln.

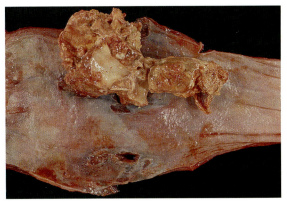

Abb. 2.18 Ösophagusobturation mit Schleimhautulzera beim Hund infolge der Aufnahme von Knochenfragmenten.

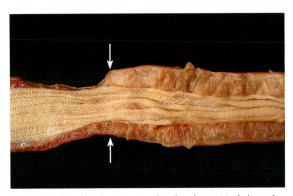

Abb. 2.19 Idiopathische Hypertrophie der glatten Muskulatur des distalen Ösophagusabschnitts (rechts der Pfeile) eines Pferdes.

Der **kongenitale idiopathische Megaösophagus** bzw. die **Chalasie** tritt relativ häufig bei Deutschen Doggen, Deutschen Schäferhunden und Irish Settern meist im juvenilen Lebensabschnitt auf. Ähnliche Krankheitsbilder wurden auch bei Katzen und Fohlen beschrieben. Die Dilatation des Ösophagus zeigt sich diffus vom Pharynx bis zum Mageneingang. Erste Untersuchungen ergaben, dass bei betroffenen Hunderassen ein Defekt der Dehnungsrezeptoren autosomal-dominant oder -rezessiv vererbt wird. Dieser führt zu einer Beeinträchtigung des autonomen Reflexbogens und der Koordination der Ösophagusfunktion. Als **Achalasie** wird eine spastische Verengung des aboralen Teiles des Ösophagus bezeichnet.

Ein **indirekt kongenitaler Megaösophagus** wird durch einen persistierenden Rechtsaortenbogen mit Kompression des Ösophagus verursacht. Kommt es in den ersten Lebensmonaten zu einer Atrophie und narbigen Retraktion des Ductus arteriosus Botalli zum Ligamentum arteriosum, führt dies zu einer Abschnürung des Ösophagus und konsekutivem Megaösophagus. Dieser fällt klinisch durch Schluckbeschwerden mit Regurgitation auf. Hierbei zeigt sich der Megaösophagus jedoch nur proximal der Stenose, also kranial des Herzens dilatiert.

Ein **erworbener Megaösophagus** kann sich infolge verschiedener systemischer Grunderkrankungen entwickeln. Beispiele sind:
- Myasthenia gravis
- Cholinesteraseinhibitor-Vergiftung
- Hypoadrenokortizismus
- Bleivergiftung
- Staupe
- Chagas-Krankheit (Hund)
- Thalliumvergiftung
- Aujeszky-Krankheit (Hund)

Der Megaösophagus entsteht über verschiedene Pathomechanismen. Bei der **Chagas-Krankheit** des Hundes ist er Folge einer Schädigung von intramuralen Ganglien. Die Erkrankung wird durch den Protozoen *Trypanosoma cruzi* hervorgerufen. Der **Myasthenia gravis** liegt hingegen eine Autoimmunität gegen Acetylcholinrezeptoren der motorischen Endplatte oder ein genetisch bedingter Mangel an Acetylcholinrezeptoren zugrunde.

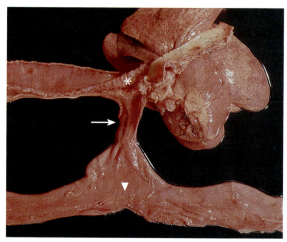

Abb. 2.20 Traktionsdivertikel des Ösophagus (▶) aufgrund einer narbigen Verwachsung (→) mit dem peritrachealen Bindegewebe (*) durch eine alte, vernarbte Entzündung bei einem Hund.

Ösophagusdivertikel

Hierbei handelt es sich um fokale sackartige Ausstülpungen der Ösophaguswand. Sie entstehen als **Pulsionsdivertikel** aufgrund eines fokalen Defekts der Ösophagusmuskulatur. Dieser führt bei erhöhtem luminalem Druck während des Schluckvorgangs zur Auswölbung. Der Wand der Ösophagusmuskulatur fehlt dementsprechend eine Muskelschicht. Im Gegensatz dazu sind **Traktionsdivertikel** durch eine Zugwirkung aus der Ösophagusumgebung bedingt. Diese entsteht infolge einer narbigen Verwachsung mit Retraktion der Ösophaguswand (**Abb. 2.20**).

Unabhängig von ihrer Pathogenese kann in den Divertikeln zurückgehaltenes Futter eine Ursache für **nekrotische** bis **gangränöse Veränderungen** der Ösophagusschleimhaut bis hin zur **Perforation** darstellen.

2.5.2 Entzündungen

■ Ösophagitis

Ösophagitiden treten typischerweise als Folge von Traumata durch Fremdkörper, obstipiertes Futter oder zurückfließende Magenflüssigkeit auf. Letztere führt zur **Refluxösophagitis** des distalen Ösophagusteils. Magensäure und Pepsin lösen häufig eine lineare Nekrose der Schleimhaut aus.

Die meisten Ösophagitiden treten im Rahmen einer systemischen Magen-Darm-Trakt-Infektion (z. B. MKS, BVD, BKF) auf und ähneln in ihren morphologischen Charakteristika den Stomatiden. So können katarrhalische, fibrinöse bis diphtheroide, erosiv-ulzerierende und proliferative Ösophagitiden (**Abb. 2.21**) unterschieden werden.

Spirocerca lupi, ein Nematode, führt bei **Hunden** in subtropischen Ländern zu einer chronisch granulomatösen bis eitrig-nekrotisierenden Ösophagitis und seltener Gastritis. Die chronische Reizung durch die Entzündung kann zur Entstehung von Fibrosarkomen und Osteosarkomen im Bereich der Infektion führen.

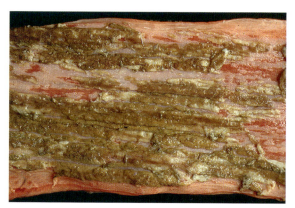

Abb. 2.21 Erosiv-ulzerative bis diphtheroid-nekrotisierende lineare Refluxösophagitis bei einem Pferd mit Auflagerung von Fibrin und grünlichen Ingestapartikeln.

Beim **Schaf** bildet das Protozoon *Sarcocystis gigantea* und beim **Pferd** *Sarcocystis bertrami* makroskopisch nachweisbare weiße ovoide Zystozoiten in der Ösophagusmuskulatur. Diese rufen zumeist keine Entzündungsreaktion hervor.

2.5.3 Tumoren

Leiomyome stellen die häufigsten der seltenen Tumoren des Ösophagus dar. Es handelt sich oft um Zufallsbefunde. Leiomyome sind meist kleine, die Schleimhaut hervorwölbende Umfangsvermehrungen der glatten Muskulatur ohne Ulzerationen der darüberliegenden Schleimhaut. **Plattenepithelkarzinome** und **Papillome** des Ösophagus werden nur ausgesprochen selten beobachtet.

> **DAS MÜSSEN SIE WISSEN**
>
> **Ösophagusstenosen** sind zumeist durch eine Verlegung des Lumens durch Fremdkörper oder Tumoren bedingt (primäre Obturationen). Mögliche Komplikationen sind lokale Drucknekrosen und Ulzerationen der Schleimhaut mit konsekutiven Perforationen.
>
> Ösophagusstenosen können oral zu einer Dilatation des Lumens durch akkumulierten Inhalt führen. Verschieden systemische Grunderkrankungen haben gleichfalls einen erworbenen **Megaösophagus** zur Folge. Kongenital bedingte Formen von Megaösophagus können auf einem Defekt der Dehnungsrezeptoren oder durch einen persistierenden Rechtsaortenbogen mit Abschnürung des Ösophagus beruhen. Als Reaktion auf Stenosen mit (in-)komplettem Verschluss des Lumens kann es zu einer **Hypertrophie der Ösophagusmuskulatur** (reaktive Hypertrophie) kommen, zudem gibt es idiopathische Formen. **Pulsionsdivertikel** des Ösophagus werden dagegen durch fokale Defekte der Muskulatur, **Traktionsdivertikel** durch eine lokale Zugwirkung aus der Umgebung des Ösophagus verursacht.
>
> Isolierte **Ösophagitiden** sind typischerweise Folge von Traumata durch Fremdkörper, obstipiertes Futter oder zurückfließende Magenflüssigkeit (Refluxösophagitis), weitaus häufiger treten sie jedoch im Rahmen systemischer Magen-Darm-Trakt-Infektionen auf.
>
> **Tumoren** des Ösophagus sind selten und stellen zumeist Leiomyome dar.

2.6 Vormägen der Wiederkäuer

2.6.1 Stoffwechselstörungen

■ Intravitale Tympanie

Die **Dilatation** des Pansens oder anderer Vormägen durch **Gärungsgase** wird als Tympanie bezeichnet. Es werden 2 Formen der Tympanie unterschieden:

- Bei der **primären Pansentympanie** führt besonders gärfreudiges Futter zu einer erhöhten Gärgasbildung, die auch durch funktionierenden Ruktus nicht ausgeglichen werden kann. Schnell kann es bei der primären Tympanie aber auch zu einer Verlegung der Kardia, ausbleibendem Ruktus und einem protrahierten Krankheitsverlauf kommen.
- Im Gegensatz dazu wird die **sekundäre Pansentympanie** durch eine Verlegung der Kardia oder des Ösophagus hervorgerufen. So können Stenosen des Ösophagus jedweder Genese bzw. Verletzungen des N. vagus mit Atonie des Magens zu einer Akkumulation von Gärgasen führen.

Beide Tympanieformen führen zu einer starken **Pansenvergrößerung**, die zum einen über die Beeinträchtigung der Atmung zum Erstickungstod und zum anderen als raumfordernder Prozess über eine Kompression zur Ischämie verschiedener Organe und über die Obstruktion der V. cava caudalis zum kardiogenen Schock führen kann.

Die **Unterscheidung** der intravitalen von der postmortalen Tympanie ist v. a. durch die sog. **Tympanielinie** („bloat line") möglich, die jedoch nicht in allen Fällen intravitaler Tympanien auftritt. Es handelt sich dabei um eine relativ scharfe Grenze zwischen dem druckischämischen distalen und dem hyperämischen bis zyanotischen proximalen Ösophagusanteil.

■ Pansenazidose

Eine Pansenazidose tritt vorrangig infolge einer übermäßigen Aufnahme leicht verdaulicher, kohlenhydratreicher Zusatzfuttermittel auf, wodurch der pH-Wert des Panseninhalts auf unter 5,5 sinkt. Weiterhin kann eine **Dysfunktion des Schlundrinnenreflexes** bei Kälbern (Pansentrinker-Syndrom) aufgrund von Stress und Pansentrinken aufgrund von angeborener oder erworbener Trinkschwäche zur Pansenazidose führen. **Hyper- und Parakeratose** sowie Entzündungen des Pansenzottenepithels sind die Folgen einer Pansenazidose.

2.6.2 Fremdkörper-assoziierte Erkrankungen

Rinder sind relativ wenig selektiv bei der Aufnahme von Futterbestandteilen. Dies führt dazu, dass eine relativ große Zahl von Fremdkörpern unterschiedlicher Beschaffenheit in den Vormägen des Rindes gefunden werden kann.

■ Scharfe Fremdkörper

Werden z. B. Nägel oder Drähte mit aufgenommen, können diese in der Folge die Wand der Vormägen perforieren. Am häufigsten treten diese Perforationen im Retikulum auf. Rumen und Psalter sind hingegen nur selten betroffen. Entzündungen der Magenwände und benachbarter Organe resultieren. Häufig entsteht eine **traumatische Retikuloperitonitis** und **Perikarditis**. Die Peritonitis führt zu Verklebungen zwischen dem Vormagenkonvolut und den umgebenden Organen. Im chronischen Fall entstehen feste, nicht lösbare fibröse Verwachsungen, evtl. Abszesse. Im Extremfall kann der perforierende Fremdkörper das Zwerchfell und das Perikard perforieren, wodurch eine eitrig-fibrinöse bis gangränöse **Fremdkörperperikarditis** entstehen kann. Nicht in allen Fällen ist bei der Sektion der auslösende Fremdkörper nachweisbar, da er in andere Abschnitte der Bauchhöhle wandern kann oder in das Vormagenlumen zurückfällt.

■ Bezoare

Bezoare entstehen, wenn abgeschluckte Haare (**Trichobezoare**) oder Pflanzenbestandteile (**Phytobezoare**) durch die rollende Pansenbewegung zusammengeballt werden und über längere Zeit als Fremdkörper in den Vormägen verbleiben. Trichobezoare finden sich zumeist bei jungen Kälbern. Sie können Ausdruck eines Mangels an faserigem Futter oder eines ungestillten Saugreflexes bei Eimertränke sein. Bezoare führen nur in sehr seltenen Fällen zu Obstipationen von Magen oder Darmabschnitten. Es handelt sich meist nur um Nebenbefunde.

2.6.3 Entzündung der Vormägen

Eine **ulzerative Ruminitis** kann die Folge verschiedener **viraler Infektionen** sein, z. B. des bovinen Virusdiarrhö-Virus (BVDV) oder des Maul- und Klauenseuche-Virus (MKSV). Die Ruminitis steht jedoch bei allen diesen Erkrankungen eher im Hintergrund. Es dominieren oftmals starke Veränderungen der Maulhöhle, des restlichen Gastrointestinaltrakts oder der Epidermis.

Wie bereits erwähnt kann eine **akute Pansenazidose** zu einer Hyperämie und einer erosiv-ulzerativen Ruminitis führen. **Chronische Pansenazidosen** bewirken hingegen eine reaktive Hyper- und Parakeratose des Pansenepithels. Die primäre Schädigung der Pansenschleimhaut durch Azidose oder Traumata führt zu einer Durchlässigkeit der Epithelbarriere für Bakterien und zu lokalen Entzündungen. Die Bakterien gelangen im Folgenden über die Portalvene auch in die Leber und können zu abszedierenden Leberentzündungen führen, z. B. Ruminitis-Hepatitis-Komplex, *Fusobacterium necrophorum*, Nekrobazillose (S. 107).

Eine **mykotische Ruminitis** ist ebenfalls die Folge von disponierenden Epithelschäden. Sie ist häufig mit einer gestörten Pansenflora assoziiert, z. B. durch Antibiotikagabe. Typische Befunde sind die multifokalen, grau-blassen, scharf begrenzten Veränderungen mit hyperämischem Randsaum (**Abb. 2.22**). Sie sind Folge des Pilzwachstums zu den sauerstoffreichen Gefäßen, mit folgender Vaskulitis, Thrombose und ischämischen Infarkten. *Absidia corymbifera*, *Aspergillus* spp., *Mucor* spp. und *Rhizopus* spp. sind die am häufigsten beobachteten Spezies in solchen Läsionen. Gleichartige Veränderungen können auch in Psalter und Netzmagen auftreten.

Der Pansenegel, *Paramphistomum* **spp.**, parasitiert im Pansen oder Psalter von Rindern. Selbst ein starker Befall mit den Trematoden führt zu keinen oder nur minimalen entzündlichen Reaktionen in der Schleimhaut der Vormägen.

> **DAS MÜSSEN SIE WISSEN**
>
> Stoffwechselstörungen der Vormägen betreffen überwiegend den Pansen und äußern sich zumeist in Form von Pansentympanie und Pansenazidose.
>
> Während die primäre **Pansentympanie** durch gärfreudiges Futter verursacht wird, ist die sekundäre Tympanie funktionell bedingt (Schädigung des N. vagus durch Ösophagusstenosen oder Labmagenverlagerungen).
>
> Die **Pansenazidose** des Kalbes beruht auf einer Dysfunktion des Schlundrinnenreflexes infolge angeborener oder erworbener Trinkschwäche, wohingegen die gleichnamige Erkrankung von Jung- und adulten Rindern durch die übermäßige Aufnahme leichtverdaulicher Kohlenhydrate verursacht wird.
>
> Pansenazidosen haben zunächst eine erosiv-ulzerative **Ruminitis** zur Folge, bei längerfristigem Bestehen bewirken sie hingegen eine reaktive Hyper- und Parakeratose des Pansenepithels. Ulzerative Ruminitiden können weiterhin durch verschiedene Virusinfektionen bedingt sein (BVD), wohingegen die mykotische Ruminitis Folge von disponierenden Epithelschäden und einer gestörten Pansenflora ist.
>
> Während Bezoare im Pansen meist Zufallsbefunde darstellen und ohne nosologische Bedeutung bleiben, können scharfe **Fremdkörper** infolge der Vormagenmotorik zu Wandperforationen v. a. im Retikulum und weniger häufig in Rumen und Psalter mit konsekutiver Peritonitis und ggf. eitrig-fibrinöser bis gangränöser Fremdkörperperikarditis führen.
>
> Die primäre **Schädigung der Pansenschleimhaut** durch Azidose oder Traumata hat eine erhöhte Durchlässigkeit der Epithelbarriere für Bakterien und lokale Entzündungen zur Folge. Die Bakterien gelangen über die Portalvene auch in die Leber und können abszedierende Leberentzündungen verursachen (Ruminitis-Hepatitis-Komplex, Nekrobazillose).

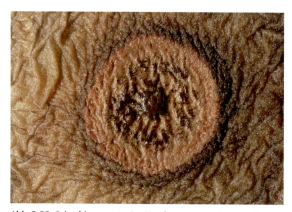

Abb. 2.22 Scharf begrenzte, im Durchmesser ca. 4 cm große Nekrosen des Pansenepithels mit hämorrhagischem Randsaum infolge einer Infektion mit *Aspergillus* spp. bei einem Rind.

2.7 Magen und Labmagen

2.7.1 Form- und Lageveränderungen

■ Magendrehung

Die Magendrehung des **Hundes** wird auch als **Magendilatations-Magentorsions-Komplex** bezeichnet. Sie ist eine akute und lebensbedrohliche Erkrankung des Hundes, von der v. a. großwüchsige Hunde mit tiefem Brustkorb betroffen sind. Eine Reihe weiterer disponierender Faktoren wird diskutiert, z. B. Luftschlucken, körperliche Bewegung nach Aufnahme großer Futtermengen und blähende Futtermittel.

Große Hunderassen mit tiefem Brustkorb sind besonders häufig betroffen, wie etwa Deutscher Schäferhund, Deutsche Dogge, Collies, Weimaraner, Irish und Gordon Setter, Bernhardiner, Doberman und Retriever. Manche schlanke Hunde scheinen ebenfalls disponiert zu sein. Weiterhin sind männliche Hunde und solche mit chronisch entzündlichen Darmerkrankungen und aggressivem Temperament besonders häufig betroffen.

Offenbar führt eine primäre Magendilatation erst sekundär zur Drehung des Magens. Möglicherweise führen auch wiederholte Dilatationen zu einer Überdehnung des Magenleberbands und disponieren für eine Magentorsion.

Die Magendrehung des Hundes erfolgt von kaudal gesehen in der Regel nach rechts und 270–360° um die Längsachse des Ösophagus. Dies führt zu einer Verlegung des Ösophagus, was wiederum die Aufgasung des Magens fördert. Die Drehung des Magens verursacht oft eine V-förmige Abknickung der Milz, da diese über das zentral an der Milz ansetzende gastrolienale Band mit dem Magen mitgezogen wird. Es kommt zunächst zu einer Kompression der dünnwandigen venösen Gefäße, bevor die arteriellen Gefäße verschlossen werden. Dies führt zu einer **hämorrhagischen Infarzierung** mit dunkelroter bis schwarzer Färbung der ödematisierten Magenwand.

Mehrere Faktoren führen dazu, dass die **Magendilatation/-torsion des Hundes** eine **lebensbedrohliche Erkrankung darstellt.** Die Dilatation des Magens hat eine Kompression der V. cava zur Folge. Daraus resultiert ein verminderter Rückfluss des venösen Blutes aus dem Abdomen zum Herzen und somit evtl. ein kardiogener Schock. Weiterhin wird über den Druck auf das Diaphragma die Atemtätigkeit eingeschränkt. Hämatologisch zeigen betroffene Hunde Anomalien im Säure-Basen-Haushalt sowie Elektrolytanomalien und eine Erhöhung des „myocardial depressant factor", eines wichtigen Schockmediators, der im ischämischen Pankreas gebildet wird. Diese Veränderungen führen in ihrer Gesamtheit zu Herzarrhythmien. Sepsis und Endotoxinschock sind weitere mögliche Komplikationen.

■ Labmagenverlagerung

Die auslösenden Faktoren der beim **Rind** häufigen **Labmagenverlagerung** sind ebenfalls nicht vollständig geklärt. Neben einer genetischen Disposition scheint auch eine Verbindung zur Hochleistung mit übermäßiger Bildung von freien Fettsäuren durch strukturfaserarmes Futter eine wichtige Rolle zu spielen. Diese können zu einer Abnahme der Labmagenmotilität und einer erhöhten Gasbildung führen. Somit sind auch bei der Labmagenverlagerung **Aufgasung** und **Dilatation** als initiale Veränderungen anzusehen.

Insbesondere Kühe mit hoher Milchleistung zeigen postpartal eine **linksseitige Verlagerung** des Labmagens. Der aufgegaste Labmagen verlagert sich dabei zwischen Pansen und linker Bauchwand nach dorsal. Sekundäre Torsionen können ebenfalls auftreten und das Krankheitsbild erschweren. **Rechtsseitige Labmagenverlagerungen** treten seltener auf. Sie sind von ihrer Prognose als kritischer einzustufen, da sie häufig mit einer Torsion und hämorrhagischen Infarzierung assoziiert sind. Die dabei entstehenden Gewebsschäden an der Labmagenwand sind häufig nicht mehr mit dem Leben vereinbar.

Unabhängig von der Art der Verlagerung führt die Unterbindung des Weiterflusses von chloridhaltigem Labmagensaft in das Duodenum zu einer **metabolischen Alkalose**. Die Schäden an der infarzierten Labmagenwand bewirken weiterhin eine **Schleimhautperforation** und eine **Translokation** von Bakterien und Endotoxinen in den Blutkreislauf.

■ Magenruptur

Bei einer **Magenperforation** kommt es zu einem Durchbruch durch die gesamte Magenwand in die Bauchhöhle, oft im Bereich der großen Kurvatur. Die Zerreißung erfolgt entsprechend der Dehnbarkeit der Gewebe in der Reihenfolge Serosa, Muskulatur und Schleimhaut. Dies führt z. T. zu einer treppenartigen, blutig infiltrierten Risskante. **Intravitale** Magenrupturen lassen sich von postmortalen Magenrupturen abgrenzen durch:

- Hämorrhagie am Rupturrand
- treppenartiger Aufbau der Rupturränder
- fibrinöse Verklebung der Futterbestandteile mit dem Peritoneum

Magenperforationen können verschiedene Ursachen haben:

- chronisch-ulzerierende Gastritis
- Aufnahme von spitzen Fremdkörpern
- Magenüberladung
- Aufgasung
- Tumoren
- iatrogen durch perforierende Nasen-Schlund-Sonden

Pferde sind am häufigsten betroffen. Es handelt sich meist um eine Dehnungsruptur. Sie entsteht als **primäre Überladung** infolge der Aufnahme großer Futtermengen oder als **sekundäre Überladung** infolge einer Atonie des Darmes mit Anschoppung von Ingesta und Flüssigkeit.

2.7.2 Entzündung

Es lassen sich verschiedene Entzündungen unterscheiden, einschließlich:

- katarrhalische Gastritis
- hämorrhagisch-nekrotisierende Gastritis
- ulzerative Gastritis
- hyperplastische Gastritis
- eosinophile Gastritis

■ Akute katarrhalische Gastritis

Ein **Magenschleimhautkatarrh** geht mit vermehrter Rötung und Sekretion der Schleimhaut einher, was in der Obduktion nicht immer sicher von intravital aktiver oder agonal passiver Hyperämie abzugrenzen (**Abb. 2.23**) ist. Die intravitale Entzündung zeigt jedoch zusätzlich zur **Hyperämie** eine **ödematöse Schwellung** der Magenwand. Histologisch finden sich oft neutrophile Granulozyten in der Schleimhaut. Es kommen zahlreiche chemische, thermische, mechanische und infektiöse Ursachen sowie Stress in Betracht, wobei nicht in jedem Fall eine Ursache festgestellt werden kann.

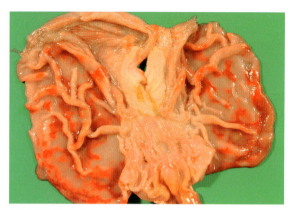

Abb. 2.23 Akute katarrhalische Gastritis.

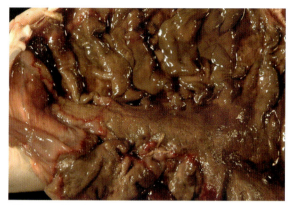

Abb. 2.24 Diffuse hämorrhagisch-nekrotisierende Abomasitis infolge einer Infektion mit *Clostridium perfringens* bei einem Schaf. Es finden sich Ulzera mit deutlichen Einblutungen und hämorrhagischem Randsaum.

WISSENSWERTES

Helicobacter-**Infektionen**

Spiralförmige Bakterien der Gattung *Helicobacter* besiedeln bei vielen Haus- und Wildtierarten sowie beim Menschen die Magenschleimhaut mit erstaunlicher Anpassung an das saure Milieu. Im Gegensatz zum Menschen gelten sie jedoch bei den meisten Tieren als primär apathogen, was auf erhebliche evolutionsbedingte Unterschiede hinweist. Bisher wurden über 20 verschiedene *Helicobacter*-Arten identifiziert, die in unterschiedlichen Wirtsspezies vorkommen:

– *Helicobacter pylori:* Mensch, verschiedene Affenarten und (sehr selten) Katze
– *Helicobacter heilmannii*-Gruppe: Hund, Katze, Mensch, Schwein und Affenarten
– *Helicobacter felis:* Hund und Katze
– *Helicobacter mustelae:* Frettchen, Nerz und andere Musteliden
– *Helicobacter suis:* Schwein

Beim Menschen ist eine Infektion mit *Helicobacter pylori* mit einem erhöhten Risiko von Gastritiden, Mangenulzera, Duodenalulzera und Magentumoren verbunden. Bei den meisten Tierarten sind die Kausalzusammenhänge zwischen Magenerkrankungen und *Helicobacter*-Infektionen hingegen weniger bedeutsam, z. T. auch nicht ausreichend erforscht. Insbesondere bei Hund und Katze finden sich sehr häufig Besiedelungen ohne erkennbare klinische Relevanz. Als Opportunisten können sie sich jedoch nach Vorschädigungen durch andere Ursachen, z. B. eine urämische Gastritis, vermehren und dann eine zusätzlich schädigende Wirkung entfalten. Erst dann wird eine medikamentöse Eradikation empfohlen. *Helicobacter*-ähnliche Organismen wurden dagegen bei manchen Raubkatzen und Frettchen auch ohne andere erkennbare Primärerkrankungen zusammen mit schweren Gastritiden gefunden. Beim Frettchen scheint auch ein Zusammenhang mit der Entstehung von Tumoren zu bestehen. Im Magen von Pferden dagegen gibt es offenbar keine *Helicobacter*-Bakterien. Die Situation ist bei Rind und Schwein noch nicht abschließend erforscht.

Bei manchen Tierarten können auch andere Organe mit hoch spezialisierten *Helicobacter*-Arten befallen sein, z. B. der Dickdarm bei der Maus mit *Helicobacter hepaticus*, wobei es zu ulzerativen Colitiden mit Keimstreuung in die Leber kommen kann.

■ Hämorrhagisch-nekrotisierende Gastritis

Die hämorrhagisch-nekrotisierende Gastritis ist durch **Nekrosen** und **Hämorrhagien** der Magenwand und des Magenlumens gekennzeichnet.

Diese Form der Gastritis ist eine häufige Form der Abomasitis bei **Schafen** und **anderen Wiederkäuern**. Der sog. **Bradsot** der Schafe wird durch *Clostridium perfringens* und *C. septicum* hervorgerufen. Ihre Toxine führen zur bräunlich verfärbten Epithelschädigung der Labmagenschleimhaut und zu Gefäßnekrosen mit Hämorrhagien (**Abb. 2.24**). Die Erkrankung kann auch perakut verlaufen, und dann führen die bakteriellen Toxine zu einem tödlichen Schock. Hierbei können nur wenige makroskopische oder histologische Befunde im Labmagen vorliegen.

■ Ulzerative Gastritis

Magenulzera bzw. eine ulzerative Gastritis (S. 51) werden bei praktisch allen Tierarten mit unterschiedlichen Ursachen, Formen, Häufigkeiten und Verläufen beobachtet.

2.7 Magen und Labmagen

SYNOPSE: MAGENULKUS
Wolfgang Baumgärtner

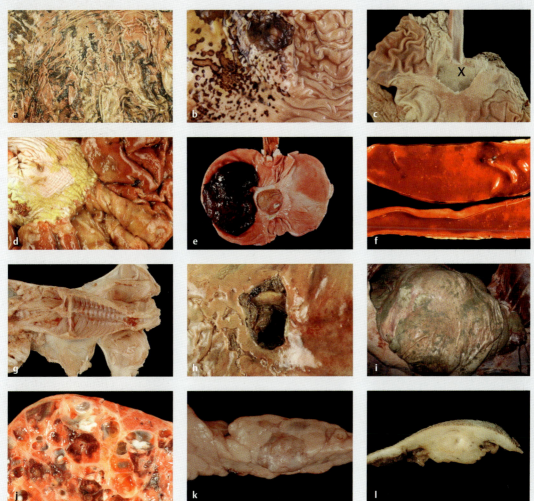

Abb. 2.25 Organ- und speziesübergreifende Darstellung der Ursachen, Manifestationsformen und Folgen von Magenulzera: Magenulzera zeichnen sich bei den einzelnen Tierarten durch ein Magenregion-spezifisches Verteilungsmuster aus. Während sie bei Kalb, Rind und Hund vorwiegend in der Pylorusregion (a = Hund, b = Wiederkäuer) auftreten, sined sie beim Schwein in der Pars proventricularis (x, c) und beim Pferd in der Pars proventricularis in Nachbarschaft zum oder im Margo plicatus (d) lokalisiert. Mögliche Komplikationen sind tödlich verlaufende Massenblutungen in das Lumen (e) wie sie beim Schwein vorkommen, frische Blutungen in den magennahen Darmabschnitten (f), Meläna und Anämie (g), Perforation der Magenwand in die Bauchhöhle (h) mit Peritonitis (i) oder eine systemische sekundäre Mykose (j, Lunge). Zu den zahlreichen Ursachen gehören u. a. das Zollinger-Ellison-Syndrom, das durch einen Gastrin-produzierenden Pankreastumor gekennzeichnet ist (k), wie auch der Mastzelltumor (l = kutaner Mastzelltumor), bei dem es über eine verstärkte Histaminausschüttung zu Magenulzera kommt. [Quelle Abb c: Dr. Michael Brügman, Niedersächsisches Landesamt für Verbraucherschutz und Lebensmittelsicherheit, Oldenburg]

Bedeutung und Ätiologie

Zahlreiche Ursachen einschließlich Stress, chronischer Entzündung, Ischämie, vieler Infektionskrankheiten, Futter-bedingter Läsionen (z. B. Raufutter), niedrigem Magen-pH-Wert beim Schwein, Trauma, größerer Operationen, Befall mit vielen Parasiten und Medikamente können zu Magengeschwüren führen. Weitere Faktoren variieren tierartspezifisch:

- Beim **Hund** verursachen typischerweise chronische Niereninsuffizienzen mit Urämie, Magenwandtumoren (Adenokarzinome, Leiomyome) sowie vereinzelt ein Zollinger-Ellison-Syndrom (Gastrin-produzierender Pankreastumor) oder ein Mastzelltumor der Haut oder Darmschleimhaut (orthotoper paraneoplastischer Effekt) Magenulzera.
- Bei der **Katze** liegen oft ähnliche Ursachen wie beim Hund vor, zusätzlich jedoch die nicht seltene **feline eosinophile gastrointestinale sklerosierende Fibroplasie**, eine idiopathische, ursächlich ungeklärte Entzündung in tieferen Magenwandschichten.
- Beim **Schwein** wird zumeist vermehrter Stress als ulzerogener Faktor angenommen. Dieser kann insbesondere durch Haltungsprobleme, Umweltfaktoren oder Überbelegung mit Sozialstress entstehen. Hyperazidität kann hier auch durch fütterungsbedingte pH-Wert-Verände-

rungen verursacht sein. Vernarbte Ulzera können zu stenotischen Strikturen führen.
- Beim **Rind** können viele Virusinfektionen zu Vor- und Labmagenulzera führen (MD, BKF, Rinderpest) wie auch eine Salmonellose. Besonders im Blättermagen werden auch mykotische Ulzera beobachtet (z. B. *Absidia corymbifera*).
- Bei **Fohlen** werden überwiegend nichtsteroidale Antiphlogistika („nonsteroidal anti-inflammatory drugs", NSAID) verantwortlich gemacht. NSAID wirken dabei über eine Hemmung der Prostaglandinsynthese. Beim **adulten Pferd** verursachen häufig Larven von verschiedenen Gasterophilusarten Magengeschwüre.
- Beim **Menschen** wird, im Gegensatz zu den meisten Haustieren, der Infektion mit *Helicobacter pylori* eine wichtige ätiologische Bedeutung zugeschrieben.

Betroffene Spezies

Es können alle Haustierarten einschließlich der Zoo- und Wildtiere wie auch der Mensch betroffen sein.

Klinik

Häufig verlaufen Magenulzera beim Tier im Gegensatz zum Menschen klinisch lange Zeit unauffällig oder sind durch eine unklare Symptomatik gekennzeichnet. Beim **Hund** finden sich mangelnder Appetit, Erbrechen, abdominaler Schmerz, Meläna und Anämie. Beim **Kalb** können sie Tympanien und Labmagenverlagerungen auslösen. Weitere Symptome hängen davon ab, welche Komplikationen vorliegen. Bei akuten Blutungen in den Magen kommt es besonders beim **Schwein** zum tödlichen hypovolämischen Schock (**Abb. 2.25**). Dagegen finden sich bei Schweinen mit chronisch blutenden Magenulzera oft schwere Anämien und Meläna. Weiterhin kann es zur Peritonitis oder, besonders bei Wiederkäuern, bei einer sekundären Mykose z. B. zu einer embolisch-metastatischen mykotischen Pneumonie mit entsprechender Symptomatik kommen.

Formen

Es werden akute und chronische Geschwüre unterschieden. Das **akute Geschwür** ist durch einen ausgestanzten (glatten) Rand um einen zentralen Krater mit Blutungen oder oberflächlichen Fibrinablagerungen gekennzeichnet. Das Hämoglobin des austretenden Blutes färbt sich bei Kontakt mit der Salzsäure des Magens braun-schwarz. Diese Färbung bleibt beim Weitertransport des Mageninhalts bis zum Rektum bestehen und kann zu Meläna oder Teerstuhl führen. Das akute Ulkus kann nach Entfernung der auslösenden Ursache meist recht schnell durch submukosales Granulationsgewebe und Schleimhauthyperplasie und Reepithelialisierung abheilen.

Bei länger anhaltender Einwirkung der Noxe kann es jedoch zu **chronischen Ulzera** mit einem durch Granulationsgewebe aufgeworfenen Rand kommen (**Abb. 2.25c**). Im Zentrum des chronischen Ulkus kommt es zu einer Granulationsgewebeproliferation, deren Umfang erheblich variieren kann. Der chronische Ulkusrand entwickelt über viele Wochen oder Monate eine wall- oder treppenartige Schleimhautproliferation mit Lymphfollikeln. Die Ulkusgröße reicht von wenigen Millimetern bis zu mehreren Zentimetern, beim Schwein kann es sogar bis zu einem vollständigen Verlust der kutanen Schleimhaut kommen.

Dabei finden sich teils erhebliche tierartlich-spezifische Unterschiede in der Verteilung von Magengeschwüren. Bei **Hund** und **Katze** finden sich Magenulzera oft multifokal und zufällig über der Magenschleimhaut verteilt, teils betont in Pylorusnähe. Während beim **Schwein** vorwiegend die Pars proventricularis betroffen ist, liegen beim **Pferd** die Veränderungen in der kutanen Schleimhaut in der Nähe oder im Margo plicatus. Bei **Kalb** und **Rind** finden sich die Veränderungen häufig in der Pylorusregion.

Pathogenese und pathologische Befunde

Die Magenschleimhaut hat u. a. die Aufgabe, die Säurerückdiffusion und Autodigestion zu verhindern. Dies wird durch die Ausbildung von „tight junctions", Sekretion von Mukus (schützt vor Pepsinverdauung) und Bikarbonaten (Abpufferung bei „Säureangriff") sowie die Ausbildung einer sich apikal ablagernden hydrophoben Phospholipid-Schutzschicht gewährleistet. Bikarbonat- und Mukussekretion werden durch Prostaglandin E2 (PG E) stimuliert. PG E hemmt auch die Histamin-vermittelte Säurebildung durch die Hauptzellen. Die ausgeprägte metabolische Aktivität der Magenschleimhaut erfordert eine hohe und kontinuierliche Sauerstoffversorgung und somit eine intakte Gefäßversorgung. Dies wird größtenteils durch PG E gewährleistet. Daher wirken viele ischämische Prozesse unterschiedlichster Genese ulzerogen. Insgesamt fördern überschießende Aktivitäten von Schleimhaut-aggressiven Faktoren wie Salzsäure und Pepsin die Entwicklung von Magengeschwüren, während Bikarbonate, Schleim und PG E Schleimhaut-protektiv wirken. Entsprechend entwickelt sich bei einer verminderten Bildung oder Wirksamkeit dieser Substanzen oder bei einer Überproduktion von aggressiven Faktoren ein Ulkus. Eine vermehrte Säurebildung kann bei einer Proliferation der Hauptzellen, einer verstärkten Gastrin-vermittelten Sekretion dieser Zellen (z. B. beim Zollinger-Ellison-Syndrom) oder bei einer Mastzelltumor-induzierten Histaminausschüttung auftreten. Eine Verminderung der Schleimhaut-protektiven Faktoren wird häufig im Zusammenhang mit NSAID beobachtet.

Durch Progression der geschwürigen Veränderungen können sich **Komplikationen** wie metabolische Azidose, Perforation der Magenwand mit Peritonitis sowie Blutverluste durch schwere Gefäßarrosionen entwickeln. Letztere können akut zum Tod im hypovolämischen Schock oder im chronischen Verlauf zu einer Eisenmangelanämie führen. Seltener werden sekundäre systemische Pilzinfektionen beobachtet. Hieraus kann sich ein mykotisches embolisch-metastatisches Geschehen mit Beteiligung anderer Organe wie der Lunge entwickeln. Nach Abheilung des Ulkus kann es zur narbigen Striktur mit Stenose der Magenpassage, typischerweise im Pylorusbereich oder beim Schwein oft in der Kardiaregion, und zur kompensatorischen Hypertrophie der Ösophagusmuskulatur kommen.

Diagnostik

Blutende Ulzera von erheblichem Ausmaß können sowohl im akuten als auch im chronischen Stadium durch vermehrten Eisennachweis im Stuhl erkannt werden (sog. Hämokkult-Test). Im Gegensatz zu Blutungen aus dem Dick- und Enddarmbereich mit frischroten Blutbeimengungen im Kot

(Hämatochezie) sind Blutbestandteile aus Magen und Duodenum im Enddarminhalt bereits verdaut und als oft unregelmäßig auftretende dunkle Kotverfärbung (Meläna, Teerstuhl) zu erkennen. Die Magenendoskopie in Kombination mit einer Biopsieentnahme für die histologische Untersuchung stellt jedoch die wichtigste diagnostische Methode dar. Hierbei sollte darauf geachtet werden, dass Gewebeproben auch aus tieferen Schichten entnommen werden, um ggf. Tumorwachstum in der Tiefe als Primärursache erkennen zu können.

■ Hypertrophe Gastritis

Eine **Hypertrophie der Magenschleimhaut** bzw. hypertrophe/hyperplastische Gastritis wird gelegentlich beim Hund beobachtet. Sie kann fokal die Pylorusregion oder diffus die gesamte Magenschleimhaut betreffen. Die fokale Hyperplasie stellt sich histologisch als papilläre Proliferation von vorrangig schleimproduzierenden Becherzellen dar und führt klinisch zu einer Pylorusobstruktion. Die Schleimhaut ist mit einer erhöhten Zahl von Plasmazellen und eosinophilen Granulozyten infiltriert.

Die **diffuse Hypertrophie** der Magenschleimhaut bzw. **chronische hypertrophe Gastritis** des Hundes ähnelt in vielen Aspekten der Ménétrier-Krankheit des Menschen. Sie kommt beim Basenji vor und ist klinisch durch chronisches Erbrechen, Diarrhö und Gewichtsverlust gekennzeichnet. Makroskopisch zeigt sich eine diffuse Verdickung der Magenschleimhaut unter Verstreichen der typischen Schleimhautfaltung. Histologisch finden sich ein hgr. verdicktes Magenepithel mit zystischer Dilatation von Magendrüsen und eine Hypertrophie der Magenmuskulatur. Trotz der Bezeichnung als Gastritis finden sich nur geringe bzw. keine entzündlichen Infiltrate in der Submukosa betroffener Schleimhautabschnitte. Eine immunpathologische Pathogenese der Erkrankung wird diskutiert.

■ Urämische Gastritis

Die urämische Gastritis findet sich bei Hunden mit chronischem Nierenversagen oft in Verbindung mit urämischer Stomatitis. Makroskopisch zeigt sich die Magenschleimhaut betroffener Hunde hyperämisch, ödematisiert mit multifokalen Hämorrhagien. Histologisch dominieren Gefäßwandnekrosen, Epithelnekrosen und dystrophische, evtl. auch metastatische Verkalkungen von Mukosa und Submukosa.

Das genaue pathogenetische Prinzip dieser Veränderungen ist noch nicht vollständig geklärt. Es wird davon ausgegangen, dass Harnstoff durch bakterielle Ureasen in **Ammoniak** umgewandelt wird. Dieser führt zu dem typischen stechenden Geruch, der nicht nach Urin riecht. Seine direkt reizende Wirkung verursacht Nekrosen der Magenschleimhaut. Weiterhin wird ein bisher nur ungenau beschriebenes **toxisches, urämisches Peptid** für die Gefäßschäden und die Schleimhautnekrosen verantwortlich gemacht. Die allgemeine **Kalziumstoffwechselstörung** im Rahmen eines chronischen Nierenversagens verstärkt die Verkalkung der dystrophischen Gewebeanteile der Magenschleimhaut.

■ Eosinophile Gastritis

Besonders bei Hund und Katze werden Überempfindlichkeitsreaktionen der Magenschleimhaut beobachtet, die auf Futtermittelallergien oder Reaktionen auf andere, vereinzelt nicht feststellbare Auslöser zurückgeführt werden. Zumeist sind auch Duodenum und weitere Darmsegmente betroffen. Klinisch stehen Vomitus und Diarrhö oder beides im Vordergrund. Histologisch dominiert eine lymphozytäre und eosinophile Gastritis, die im chronischen Stadium zu Drüsenatrophien und Fibrosen führen kann. Eosinophile Granulozyten werden jedoch auch bei manchen idiopathischen chronisch-entzündlichen Darmerkrankungen (CED/IBD) sowie bei Parasitosen beobachtet.

■ Parasitär bedingte Gastritis

Strongyliden/Magendasseln

Wichtige Parasiten des Magens des **Pferdes** sind Strongyliden und Arthropoden. Die wichtigsten Vertreter sind *Habronematidae* (*Draschia* spp., *Habronema* spp.) und Magendasseln (*Gasterophilus* spp.). Magendasseln finden sich mehr oder weniger festsitzend in der Pars proventricularis am Margo plicatus des Pferdemagens (**Abb. 2.26**). An der Anheftungsstelle führt die Gasterophilus-Larve zu Ulzera. Diese sind aber selbst bei Massenbefall meist klinisch irrelevant. Die Nematoden *Draschia* und *Habronema* spp. sind hingegen in relativ großen subepithelialen Brutknoten lokalisiert. Sie können granulomatöse Entzündungen hervorrufen.

Trichostrongyliden

Trichostrongyliden sind die wichtigsten Labmagenparasiten bei **Wiederkäuern**. Der ca. 2 cm lange Nematode *Haemonchus placei* ist ein Blutsauger, der bei hgr. Befall zur **Hämonchose** des **Rindes** führen kann. Der Parasit nimmt dabei ca. 50 µl Blut pro Tag auf, was sich bei hgr. Befall zu mehreren Millilitern aufsummieren und recht schnell zur letalen Anämie und Hypoproteinämie führen kann. Anämie, Kachexie und hypoonkotische Ödeme sind somit auch die Hauptbefunde bei betroffenen Tieren.

Der blutsaugende gedrehte Magenwurm *Haemonchus contortus* führt bei starkem Befall von **Schafen** zur Hämon-

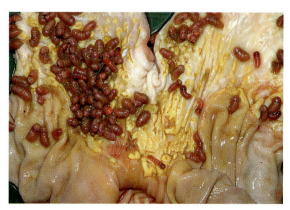

Abb. 2.26 Hgr. Befall mit Gasterophilus-Larven und multifokale Ulzera und Erosionen vorwiegend in der Pars proventricularis im Magen eines Pferdes.

chose. Sie ist von noch größerer Bedeutung als beim Rind und kennzeichnet sich durch Kachexie, Hypoproteinämie mit onkotischen Ödemen, Anämie und evtl. Tod des Tieres. Bei einem Massenbefall wird die Resorption von Nahrungsbestandteilen und Eisen behindert und die Regenerationsfähigkeit des Knochenmarks überfordert. **Ziegen** sind nur selten betroffen.

Ostertagiose

Die Trichostrongyliden *Ostertagia ostertagia, O. circumcincta* bzw. *Trichostrongylus axei* rufen die **Ostertagiose** bzw. **abomasale Trichostrongylose** des Rindes hervor. Die Erreger entwickeln sich in der Schleimhaut des Labmagens und führen dort zu chronischen Entzündungen sowie zu Schleimhautmetaplasie und -hyperplasie mit Verlust von Salzsäure-sezernierenden Zellen. Makroskopisch führen diese Veränderungen zu einer Verdickung der Schleimhaut mit multifokalen erhabenen Knötchen mit zentralen Einziehungen. Dieses Erscheinungsbild hat zu der Bezeichnung **marokkolederartige Magenschleimhautoberfläche** bei der Ostertagiose geführt. Klinisch führt eine hgr. Infektion mit *O. ostertagia* zu einer Kachexie und Inappetenz und unphysiologisch hohem pH-Wert des Labmageninhalts.

Die Trichostrongyliden *O. circumcincta* und *Trichostrongylus axei* rufen auch bei Schaf und Ziege die **Ostertagiose** bzw. **abomasale Trichostrongylose** hervor. Ihre Pathogenese und die relevanten Läsionen sind mit denen des Rindes (S. 53) identisch.

Ebenso sind zwar unterschiedliche *Trichostrongylidae* wie *Trichostrongylus* spp., *Nematodirus* spp. und *Cooperia* spp. bei Schaf und Ziege für die intestinale Trichostrongylose verantwortlich, Pathogenese und Läsionen ähneln jedoch denen des Rindes.

Roter Magenwurm

Beim Schwein kann der rote Magenwurm, *Hyostrongylus rubidus*, auftreten. Seine Larven entwickeln sich in den Fundusdrüsen. Makroskopisch finden sich bis zu 1 cm große Wurmknötchen und bei stärkerem Befall auch eine erosivulzeröse Gastritis. Klinisch können Abmagerung, chronische Blutungsanämie und anhaltender Durchfall auftreten.

Ollulanus tricuspis

Bei der Katze kann der Nematode *Ollulanus tricuspis* zu einer chronischen ulzerativen und granulomatösen Gastritis führen.

2.7.3 Tumorähnliche Veränderungen und Tumoren

Papillome des Pansens finden sich relativ regelmäßig im Pansen von jungen **Rindern** und werden durch das bovine Papillomavirus hervorgerufen, oft ohne klinische Bedeutung.

Gestielte **adenomatöse Polypen** der Magenschleimhaut sind zumeist ein Zufallsbefund der Sektion bei **Hunden** und **Pferden**. Es handelt sich dabei um gutartige, langsam wachsende Proliferationen aus Magenschleimhaut und Bindegewebe. In Ausnahmefällen können sie jedoch zur

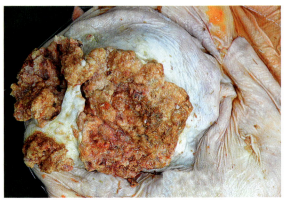

Abb. 2.27 Plattenepithelkarzinom der Pars proventricularis des Magens eines Pferdes.

Verschließung des Mageneingangs oder -ausgangs führen und so klinisch relevant werden.

Leiomyome der Tunica muscularis stellen ebenfalls meist Zufallsbefunde im Magen von **Hunden** dar. Sie zeigen sich überwiegend als kleine, die Schleimhaut hervorwölbende Umfangsvermehrungen ohne Ulzerationen der darüberliegenden Schleimhaut.

Adenokarzinome der Magenschleimhaut werden am häufigsten beim **Hund** beobachtet und stellen oftmals plattenartige, meist skirrhöse Proliferationen mit ulzerierter oberflächlicher Schleimhaut dar. Adenokarzinome wachsen hgr. invasiv in die umgebenden Gewebsstrukturen. Sie sind prognostisch ungünstig und metastasieren in die regionalen Lymphknoten und darüber hinaus in entfernte Organe. Auf der serosalen Seite des Magens findet sich häufig eine Lymphangiosis carcinomatosa. Die Mehrheit der betroffenen Tiere verstirbt selbst nach Tumoroperation innerhalb von 6 Monaten nach Diagnosestellung aufgrund von Rezidivierung oder Metastasierung.

Plattenepithelkarzinome des Magens werden am häufigsten beim **Pferd** beobachtet, bei dem sie von der verhornten Pars proventricularis ausgehen (Abb. 2.27). Sie sind mit Anorexie und Abmagerung der Tiere assoziiert und haben eine meist infauste Prognose. Makroskopisch stellen sich die Tumoren mit einer unregelmäßigen blumenkohlartigen Oberfläche mit multifokalen Hämorrhagien dar. Die Tumoren zeigen ein hgr. infiltratives Wachstum mit Durchbrüchen und Abklatschmetastasen in der Bauchhöhle. Es kommt zu einer lymphogenen sowie hämatogenen Metastasierung in entfernte Organe.

Maltome, also „mucosa-associated lymphatic tumors", sind eine Sonderform von Lymphomen in Schleimhäuten und sind bei Haustieren im Gegensatz zum Menschen im Magen kaum bekannt. Allerdings können BLV- oder FeLV-assoziierte Leukosen bei Rind bzw. Katze zu Lymphomen in der Magenwand führen, oft mit Lymphomen in anderen Organen.

> **KLINISCHER BEZUG** Chronische Gastritiden mit oder ohne Ulzera disponieren ähnlich wie beim Menschen zur Entstehung von oft tödlich verlaufenden Magenschleimhauttumoren.

> **DAS MÜSSEN SIE WISSEN**
>
> Die **Magendrehung** des Hundes (Magendilatations-Magentorsions-Komplex) ist eine akute und lebensbedrohliche Erkrankung, die durch Kompression der V. cava zur kardiogenem Schock und durch Druck auf das Diaphragma zu Einschränkungen der Atemtätigkeit führen kann. Weitere lebensgefährliche Komplikationen bestehen in Herzarrhythmien (Störungen des Säure-Basenhaushalts, Elektrolytimbalancen), Sepsis und Endotoxinschock.
>
> Bei Rindern sind insbesondere rechtsseitige **Labmagenverlagerungen** von ihrer Prognose als kritisch einzustufen, da sie mit einer Torsion und hämorrhagischen Infarzierung des Organs assoziiert sind. Bei der v. a. postpartal auftretenden linksseitigen Verlagerung steigt der Labmagen dagegen ohne Drehung zwischen Pansen und linker Bauchwand nach dorsal. Als Ursache von Labmagenverlagerungen werden eine Abnahme der Labmagenmotilität und eine erhöhte Gasbildung (Aufgasung und Dilatation) angenommen.
>
> Von **Magenperforationen** sind Pferde am häufigsten betroffen; sie entstehen als Dehnungsruptur infolge primärer (Futtermenge) oder sekundärer (Atonie des Darmes mit Anschoppung) Überladung.
>
> **Entzündungen der Magenschleimhaut** können katarrhalischer (akute Reaktion auf jedwede Ursache), hämorrhagisch-nekrotisierender (v. a. Infektionen mit *Clostridium perfringens* bei Wiederkäuern, Bradsot), ulzerativer (Magenulkus), hyperplastischer (immunpathologisch Reaktionen) oder eosinophiler (Überempfindlichkeitsreaktionen) Natur sein. Die urämische Gastritis findet sich bei Hunden mit chronischem Nierenversagen oft in Verbindung mit urämischer Stomatitis, parasitär bedingte Gastritiden treten dagegen v. a. bei Pferden (Strongyliden, Habronema, Magendasseln) und Wiederkäuern (Hämonchose, Ostertagiose) und nur selten bei Schweinen (roter Magenwurm) oder Katzen (*Ollulanus triscuspis*) auf.
>
> Papillome des Pansens (Jungrind), Polypen der Magenschleimhaut (Hund, Pferd) und Leiomyome (Hund) stellen meist klinisch unbedeutende Zufallsbefunde dar. Dagegen sind Adenokarzinome (v. a. bei Hunden) und Plattenepithelkarzinome (v. a. bei Pferden) zumeist mit einer infausten Prognose verbunden.

2.8 Darm

2.8.1 Missbildungen

■ Atresia intestinalis

Die Atresia intestinalis stellt einen angeborenen oder erworbenen Verschluss des Lumens eines Hohlorgans dar:
- membranöse Atresie: Verschluss des Lumens durch eine Membran
- strangförmie Atresie: komplettes Fehlen eines Darmstücks, durch Bindegewebsstrang ersetzt
- blind endende Atresie: 2 blind endende Darmstücke ohne Verbindung, auch als segmentale Aplasie bezeichnet

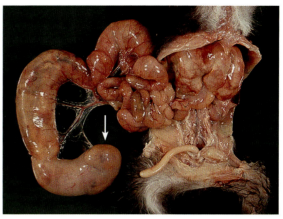

Abb. 2.28 Atresia coli eines neugeborenen Katzenwelpen mit hgr. Anschoppung des Mekoniums im proximalen Kolonanteil (→).

■ Atresia coli/Atresia ani

Die häufigste Form der Atresie bei Haustieren ist die Atresia coli. Sie findet sich zumeist als fokaler kompletter Schluss des Kolonlumens oder als segmentale Aplasie des Kolons (Abb. 2.28). Eine **Atresia ani**, ein nicht perforierter Anus, ist die zweithäufigste Atresie. Sie findet sich v. a. bei Ferkeln und Kälbern. Eine Kombination beider Formen als Atresia ani et coli ist häufig. Alle Atresien führen zu einer Anschoppung von Mekonium in den oralen Darmabschnitten mit teilweise – bereits bei ungeöffnetem Tierkörper zu beobachtender – Dilatation der Bauchhöhle.

■ Megakolon

Bei Hund, Katze, Pferd und Schwein ist ein **kongenitales Megakolon** (Hirschsprungsche Krankheit) beschrieben. Die größte Bedeutung hat dabei die **kongenitale Aganglionose des Kolons** bei weißen Fohlen mit Overozeichnung. Sie wird durch eine Mutation des Endothelin-Rezeptor-B-Gens hervorgerufen. Die fehlende Anlage der intramuralen Ganglien führt zu einer schlaffen Paralyse und Stenose und letztlich zum Megakolon. Die Fohlen versterben bereits wenige Tage nach der Geburt. Sie zeigen meist auch eine Pigmentierungsstörung der Haut mit nur vereinzelten Melanozyten. Diese wird ebenfalls durch die ausbleibende Migration von neuroektodermalen Stammzellen hervorgerufen.

■ Divertikel

Das Meckelsche Divertikel ist ein Überrest des Ductus omphaloentericus, der sich normalerweise in der Fetalentwicklung zurückbildet. Es kann im Bereich des Ileums bei Schwein und Pferd auftreten und zu Obstipation oder Invaginationen des Darms führen. Weiterhin findet sich in diesem Bereich eine erhöhte Inzidenz von Tumoren.

2.8.2 Lageveränderungen

Die wichtigsten Lageveränderungen des Darmes stellen **Eventrationen**, **Hernien**, **Torsionen**, **Volvulus** und **Invaginationen**, Abknickungen und Verlagerungen dar. Die klinische Relevanz von Lageveränderungen der Darmabschnitte ergibt sich immer aus der Verlegung der Darmpassage und der Behinderung der lokalen Durchblutung. Die Kreislaufstörungen im Rahmen von Darmverlagerungen stellen zumeist **hämorrhagische Infarzierungen** dar. Diese sind der Ausdruck einer initialen Kompression der venösen Gefäße mit Blutstau in den betroffenen Abschnitten. Die hämorrhagisch infarzierten Darmabschnitte zeigen sich dann dunkelrot und mit geschwollener, brüchiger Darmwand. Im Weiteren kann es zu einer zusätzlichen Kompression der arteriellen Gefäße kommen.

Die Stase der Blutzirkulation führt zu einer **Ischämie der Darmwand**. Diese zeigt im Dünndarm bereits nach wenigen Minuten und im Dickdarm nach 1 Stunde erste Hinweise auf degenerative Veränderungen. Verlagerungen des Dünndarms haben aus diesem Grund zumeist auch schnelle und massivere Folgen für den Gesamtorganismus. Nach wenigen Stunden findet sich in betroffenen Darmabschnitten eine **irreversible transmurale Nekrose**, die eine chirurgische Resektion des Darmabschnitts erfordert. Veränderungen dieser Art haben bereits nach kurzer Zeit **lebensbedrohende Folgen** für den Gesamtorganismus. Zum einen findet in diesem Bereich ein Verlust von Flüssigkeit und Elektrolyten statt. Zum anderen kommt es in den betroffenen Abschnitten zum Wachstum von anaeroben Bakterien, z. B. Clostridien. Die Toxine diffundieren über die zerfallende Darmbarriere, gelangen in den Körperkreislauf und können zum **septischen Schock** führen.

Reperfusionsschäden können paradoxerweise die Folgen der Ischämie auch bei relativ früher Reponierung des Darmabschnitts verstärken, ohne dass eine fortgeschrittene Nekrose eingetreten ist. Im Rahmen der Reperfusion kommt es in dem betroffenen Abschnitt zu einer durch Sauerstoff und freie Radikale ausgelösten Schädigung der Gefäße und der Epithelien. Hierbei spielen die Xanthinoxidase der Epithelzellen und die akute Entzündungsreaktion mit massivem „respiratory burst" von neutrophilen Granulozyten eine wichtige Rolle. Mikrothromben und die übermäßige Produktion von Entzündungsmediatoren tragen ebenfalls zur weiteren Schädigung bisher intakter Gewebe nach Reperfusion bei.

■ Hernien
Äußere Hernie oder Brüche

Eine Verlagerung bzw. ein Austritt von Abdominalorganen aus der Bauchhöhle werden als Eventrationen bezeichnet. Bei der **Eventration simplex** sind die austretenden Organe nicht von Peritoneum bedeckt. Bei der **Eventratio hernialis** (äußere Hernie), der eigentlichen **Hernie**, fällt das Peritoneum hingegen mit vor. Die Eventratio hernialis kann durch die Haut, in den Thorax und in verschiedene andere normal-anatomische oder pathologische Öffnungen der Bauchhöhle vorfallen. Das Bauchfell stellt den **Bruchsack**, die Körperöffnung die **Bruchpforte** und der Darm den **Bruchinhalt** dar. Die Nomenklatur der Hernien erfolgt entsprechend der Bruchpforte (Tab. 2.3). Je nachdem, wie viel Abdominalinhalt vorfällt und wie eng die Bruchpforte ist, kommt es zur Einklemmung (**Inkarzeration**) des Bruchinhalts mit hämorrhagischer Infarzierung. Evtl. kommt es infolge einer Serositis und Fibrose zu chronischen Verwachsungen oder auch zu klinisch irrelevantem, frei beweglichem Bruchinhalt.

Innere Hernie

Im Gegensatz zu den Eventrationen stellen die **inneren Hernien** oder **Brüche** eine Verlagerung von Darmabschnitten innerhalb des Bauchraums dar. Diese kann durch normal-anatomische oder erworbene Lücken im Mesenterium oder zwischen Bändern erfolgen (Tab. 2.3).

Tab. 2.3 Innere und äußere Hernien.

Hernienform	Bruchpforte
äußere Hernien	
Bauchhernie (Hernia abdominalis)	meist traumatische Überdehnung und Riss der Bauchmuskulatur
Nabelhernie (Hernia umbilicalis)	z. T. erblich bedingter unvollständiger Verschluss der Nabelöffnung
Leisten- und Hodensackhernie (Hernia inguinalis, scrotalis)	lebenslang geöffneter Leistenkanal bei männlichen Tieren, seltener bei Hündinnen
Schenkelhernie (Hernia femoralis)	Schenkelkanal, meist Fascia transversa am Bruchbeutel beteiligt
Dammhernie (Hernia perinealis)	Ruptur des M. coccygeus medialis, häufig bei alten männlichen Hunden
Zwerchfellhernie (Hernia diaphragmatica)	Riss aller Anteile des Diaphragmas möglich, bei Öffnung des Hiatus oesophagus Vorfall ins Mediastinum
Hernia pericardioperitonealis diaphragmatica	Störung des Septum transversum, Vorfall von Darm bis in den Herzbeutel, v. a. Perserkatzen
innere Hernien	
Netzbeutelhernie (Hernia foraminis epiploici)	Vorfall durch das Foramen epiploicum, Netzbeutel als Bruchsack, meist Pferde
Netzhernie (Hernia omentalis)	Risse des großen Netzes
Mesenterialhernie (Hernia mesenterialis)	Risse im kranialen Gekröse
Milznierenraumbruch (Hernia spatii renolienalis)	Spalt zwischen Milz-Nieren-Band, Milz, linker Niere und Bauchwand
Hernia pseudoligamentosa	Verlagerung hinter Verwachsungen der Bauchorgane

Torsion und Volvulus

Torsion

Eine **Rotation des Darmes** um seine **Längsachse** wird als Torsion bezeichnet. Sie tritt häufig an der linken Lage des großen Kolons beim Pferd auf. Andere Darmabschnitte sind aufgrund der festen Fixierung durch das Gekröse nur selten betroffen. Die linken Kolonlagen des **Pferdes** sind hingegen frei beweglich. Bei ihrer Torsion dreht sich meist die obere Lage um die untere Lage. Strangulationserscheinungen und somit klinische Symptome treten ab einer Drehung um mehr als 90° auf. Rechtsläufige Drehungen um etwa 360° sind am häufigsten zu beobachten. Die Einschnürungsstelle ist im Gegensatz zu den restlichen verlagerten Kolonabschnitten spiralig verdreht, blass ischämisch und nicht hämorrhagisch infarziert. Sie findet sich meist am Übergang zu den Querlagen des Kolons. Das Zäkum kann einbezogen sein, ist aber meist nicht von der Torsion betroffen.

Ursachen für die Längsrotation des Kolons sind:
- krampfartige Peristaltik des Darmes infolge reizender, entzündlicher Veränderungen der Darmschleimhaut
- Wälzen des Tieres
- überstarke Füllung des Kolons bei Leere des Querkolons

Volvolus

Beim Volvolus handelt es sich um eine **Drehung des Darmes** um seine **mesenteriale Achse** (Abb. 2.29). Insbesondere Dünndarmabschnitte können betroffen sein, da sie, im Gegensatz zum Kolon, ein recht langes und bewegliches Gekröse besitzen. Es wird davon ausgegangen, dass eine besonders starke Füllung eines Darmabschnitts zur Straffung des Gekröses in diesem Bereich führt und dieses so zur Torsionsachse macht. Die Energie für die Drehung wird durch die Bewegung benachbarter Darmabschnitte erzeugt. Diese schieben sich durch ihre Peristaltik am betroffenen Abschnitt vorbei und ziehen den stark gefüllten Abschnitt mit. Es kommt zur Abknickung der Enden des betroffenen Darmabschnitts und schließlich zur Aufgasung. Mit fortschreitender Drehung werden immer längere Darmabschnitte in den Volvolus einbezogen, sodass beim Pferd teils viele Meter betroffen sein können.

Eine Sonderform stellt der **Volvolus nodosus** dar, bei dem die beschriebenen Vorgänge zu einer knotenartigen Verschlingung und Obstruktion des Darmes führen.

Invagination

Eine Invagination (**Intussuszeption**) entsteht durch die teleskopartige Einstülpung eines Darmabschnitts in einen anderen. Sie kann in allen Anteilen des Darmes mit ausreichender mesenterialer Beweglichkeit beobachtet werden. Die Länge des eingetretenen Darmes (**Invaginat**) variiert. Sie kann zwischen wenigen Zentimetern bei kleinen Haustieren und mehreren Metern bei Großtieren liegen (**Abb. 2.30**). Gehäuft tritt eine Invagination des Ileums in das Kolon beim jungen **Deutschen Schäferhund** und eine Einstülpung der Zäkumspitze in das Zäkum beim **Pferd** auf. Genetische Ursachen könnten eine Rolle spielen.

Die **Ursache** ist nicht immer klar zu definieren. Häufig werden sie jedoch im Rahmen einer akuten Enteritis mit Hypermotilität und segmentalen Darmspasmen, Darmatonie, Darmaufgasung und nach Aufnahme fadenförmiger Fremdkörper beobachtet.

Die Einstülpung des meist spastischen Darmabschnitts in den meist schlaffen, aufgeblähten distalen Darmabschnitt (**Invaginans**) führt zu einem 3-schichtigen Wandaufbau der Invagination. Als **innerstes Blatt** findet sich der eintretende Darm mit einer zum Lumen hin orientierten Schleimhaut. Der umgeschlagene, zurückkehrende, eingeschobene Darm mit einer nach außen orientierten Schleimhaut stellt das **mittlere Blatt** dar. Der empfangende Darm stellt das **äußere Blatt** dar. Zumindest die inneren beiden Schichten zeigen oft eine hämorrhagische Infarzierung. Der empfangende Darm zeigt oft keine Anzeichen einer Infarzierung, was die Diagnose einer Invagination erschwert. Die Hyperämie und Ödematisierung des eingeschobenen Darmes verstärkt den Druck auf die eingeschobenen Darmteile, unterbindet weiter die Zirkulation und fixiert die Einschiebung im empfangenden Darm. Austretendes Fibrin in den Spalt zwischen den serösen Häuten von innerer und mittlerer Darmschicht fixiert weiterhin die Invagination. Dies erschwert bereits in frühen Stadien eine chirurgische Reposition.

Abknickung

Eine Abknickung (Flexio, Retroflexio) des Zäkums oder der Kolonquerlagen kommt nicht selten beim Pferd vor. Dabei wird der Zäkumkörper über lateral nach kaudal verlagert. Die Abknickung des Kolons und hier insbesondere der Beckenflexur kann in alle Dimensionen erfolgen. Allgemein

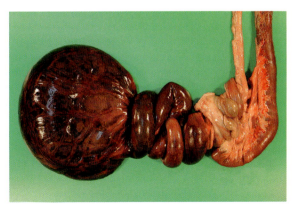

Abb. 2.29 Volvolus jejuni mit hämorrhagischer Infarzierung der verlagerten Darmsegmente beim Hund.

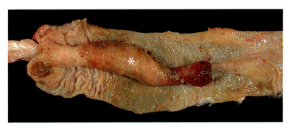

Abb. 2.30 Invagination des Dünndarms eines Hundes mit nekrotischer Spitze des Invaginats (*) im Invaginans.

führt die Abknickung zu einer Darmstase und zur Anschoppung von Darminhalt in den proximalen Darmabschnitten. Insbesondere im Bereich der Abknickungsstelle kann es zu einer hämorrhagischen Infarzierung kommen.

Weiterhin kann eine Tympanie der linken Kolonlagen zu einer **rechten dorsalen Verlagerung** des Kolons führen. Hierbei dreht sich das Kolon von oben gesehen im Uhrzeigersinn um das Zäkum. Die Beckenflexur findet sich dann am Sternum und die linke Kolonlage an der rechten Bauchwand. Insgesamt werden bei dieser Verlagerung der Anfang und das Ende des großen Kolons im Bereich des Zäkumkopfs geknickt und es kommt zur Darmstase proximal des Kolons, zu Darmwandnekrosen im Bereich der Abknickungsstellen und zur Aufgasung des Kolons.

■ Prolaps

Ein Rektumprolaps kann Folge einer erhöhten Bauchpresse mit oder ohne Enteritis sein. Auch kann eine Erschlaffung des perianalen Bindegewebes bei Hyperöstrogenismus dazu disponieren. Bei **Schweinen** treten gehäuft Fälle von Rektumprolaps auf, wenn die Futtermittel Zearalenone oder Mykotoxine mit Östrogenwirkung enthalten. Bei **Schafen** finden sich ähnliche Befunde bei Aufnahme von phytoöstrogenhaltigen Pflanzen. Der vorgefallene Darm zeigt sich meist hyperämisch und ödematisiert, was eine Reponierung erschweren kann. Weiterhin ist die frei gelegene Schleimhaut empfänglich für Infektionen und sekundäre Traumata.

2.8.3 Obturation und Obstruktion
■ Mechanische Obturationen

Mechanische Obturationen, Verlegungen des Darmlumens, können folgende Ursachen haben:
- Lageveränderungen (S. 55)/Verlagerungen
- eingetrocknete Futtermassen
- Knochenkot (Hund)
- Fremdkörper
  - sphärische Fremdkörper (Pfirsichkerne, Steine und Knochen)
  - spitze Fremdkörper (Nadeln)
  - fadenartige Fremdkörper (Nähgarn)
- Parasiten
- Bezoare
- Abszesse und Tumoren der Darmwand

Fremdkörper

Fremdkörper werden grundsätzlich bei allen Tierarten beobachtet. Konkremete kommen v. a. beim **Pferd**, Bezoare v. a. bei **Kälbern** und **Katzen** vor. Obstipationen können dadurch bei allen Tierarten auftreten, sind jedoch beim Pferd am häufigsten.

Während sphärische Fremdkörper eher Obturationen verursachen, können spitze Fremdkörper auch direkt zu Magen- und Darmperforationen und Peritonitis führen. Fadenartige Fremdkörper, etwa Woll- oder Nähgarnfäden bei der **Katze**, führen hingegen zu einer girlandenartigen Aufreihung der Darmschlingen und unter Zug zu schnittartigen Schleimhautverletzungen oder Invaginationen.

Konkremente

Insbesondere beim Pferd kommen Darmkonkremente in der magenähnlichen Erweiterung des Kolons vor, bei anderen Tieren treten Konkremente nur selten auf. Zumeist handelt es sich um mineralisierte Darmsteine (**Enterolithen** oder **Koprolithen**) aus Ammoniummagnesiumphosphat, die jedoch zu keinen klinischen Symptomen oder Obstipationen führen.

Bezoare

Phytobezoare, insbesondere aus Hafergrannen, können ebenfalls im Pferdedarm vorkommen und teils mineralisieren. Im Pansen von **Kälbern** und im Magen von **Katzen** und **Kaninchen** führen Trichobezoare (**Haarbälle**) ebenfalls nur selten zu klinischen Symptomen.

Anschoppung trockener Ingesta

Dies kann beim Pferd zu einer **Kolon-** bzw. **Zäkumobstipation** („impaction") führen. Sie wird durch einen Wassermangel und Futterumstellungen von weichem auf faseriges Futter begünstigt. Eine unzureichende Zerkleinerung des Futters beim Kauvorgang kann ebenfalls verantwortlich sein. Möglicherweise spielt auch eine abnormal verminderte Motilität des Darmes eine Rolle bei der Erkrankung. Diese entsteht aufgrund einer veränderten Funktion der neuronalen Schrittmacherzellen in Kolon und Zäkum. Weiterhin wurde eine unkoordiniert erhöhte Motilität im Bereich des Zäkumkopfs mit assoziierter Hypertrophie der ringförmigen Muskulatur der Zäkumwand als Ursache nachgewiesen. **Zäkumrupturen** sind eine mögliche Folge der Obstipation. Schleimhautulzera nach Phenylbutazon-Gabe können zusätzlich disponierend wirken.

Zäkumüberladung

Eine Vollnarkose-assoziierte Motilitätsstörung des Zäkums kann zu einer Zäkumüberladung führen. Im Gegensatz zur Caecum „impaction" ist der Zäkuminhalt in diesen Fällen jedoch weich und wässrig. Die Aufnahme von Sand kann bei **Pferden** zur Sandkolik mit chronischer Kolitis, Obstipation und Verlagerungen des Kolons führen.

■ Funktionelle Obturationen

Funktionelle Obturationen werden durch eine Atonie des Darmabschnitts hervorgerufen. Ursachen für die Atonie sind:
- Degeneration von Mesenterialganglienzellen infolge der equinen Graskrankheit
- Dysfunktion des vegetativen Nervensystems, z. B. bei feliner Dysautonomie
- Traumatisierungen des Darmes während Bauchhöhlenoperationen
- reflexartige neurologische Ausfälle bei Peritonitis

Graskrankheit

Bei der Graskrankheit („grass sickness") des Pferdes (equine Dysautonomie) kommt es zu einer Degeneration der parasympathischen Ganglien, wie z. B. des Ganglion mesenterium craniale, durch eine bisher unbekannte Noxe. Clostridientoxine, v. a. Botulinumtoxin, werden als Ursache vermutet, wobei der pathogenetische Zusammenhang bisher nicht gesichert ist.

Bei der Sektion findet sich bei der Graskrankheit eine segmental starke Füllung von Darmabschnitten oder des Magens mit sehr viel missfarbenem Inhalt. Die Ganglienzellen des Ganglion mesenterium craniale zeigen histologisch Anzeichen der Degeneration in Form von Chromatolyse. Die Erkrankung verläuft nahezu immer innerhalb von Stunden bis wenigen Tagen letal. Weiterhin wurden eine zentrale Neuropathie und eine Verminderung der Zahl interstitieller Cajal-Zellen in der Darmwand bei Pferden mit chronischer Graskrankheit beobachtet.

Feline Dysautonomie

Diese auch als Key-Gaskell-Syndrom bezeichnete Erkrankung ist eine Dysfunktion des vegetativen Nervensystems. **Katzen** jeglichen Alters und jeglicher Rasse können betroffen sein.

Die klinischen gastrointestinalen Symptome beruhen vorrangig auf einer gestörten Motilität des gesamten Magen-Darm-Trakts. Regurgitation, Inanition, Aspirationspneumonien und Diarrhö werden durch ungeordneten Transport des Nahrungsbreis verursacht. Histologisch ist eine Chromatolyse von Ganglienzellen des 3., 5., 7. und 12. Hirnnervs, der Neuronen des Ventralhorns des Rückenmarks und der Spinalganglien hinweisend. Aufgrund des gehäuften epidemieähnlichen Auftretens von Fällen wird von einer bisher unbekannten infektiösen oder toxischen Ätiologie ausgegangen.

■ Mechanische Obstruktionen

Im Gegensatz zu den Obturationen werden Obstruktionen durch **Kompression** und **Strangulation** von außen bzw. narbige Strikturen in der Darmwand hervorgerufen.

Das **Lipoma pendulans** stellt oft beim **Pferd** eine gestielte, aus gut differenziertem Fettgewebe aufgebaute Umfangsvermehrung ausgehend vom Mesenterium und dem großen Netz dar, die sich in Einzelfällen um den Darm legen kann und so zu einer Strangulation führt.

Rektumstrikturen werden beim **Schwein** nach Rektumprolaps oder Salmonelleninfektionen beobachtet. Diese führten zu einer starken Einengung des Rektumlumens und einer Anschoppung von Darminhalt proximal der Einengungsstelle.

Eine **idiopathische Hypertrophie der Ileummuskulatur** findet sich weiterhin beim **Pferd**. Möglicherweise spielen rezidivierende Spasmen oder Blinddarmtympanien eine Rolle bei der Entstehung dieser meist klinisch irrelevanten Veränderung. Ähnliche Veränderungen finden sich auch beim **Schwein** im terminalen Ileum, meist ohne assoziierte klinische Veränderungen.

2.8.4 Kreislaufstörungen

■ Hyperämie/Hämorrhagie

Abzugrenzen von der bereits beschriebenen hämorrhagischen Infarzierung sind die ebenfalls hell bis dunkelrote Hyperämie und Hämorrhagie. Die Hyperämie kann zum einen im Rahmen einer Entzündungsreaktion auftreten. Im Gegensatz dazu kommt es bei einer Hämorrhagie zum Austritt von Erythrozyten aus den Gefäßen. Sie tritt infolge einer lokalen bis multifokalen traumatischen Gefäßschädigung oder einer multifokalen bis diffusen Schädigung der Endothelzellen auf (hämorrhagische Diathese). Diese kann durch Bakterien, Bakterientoxine, Viren oder Parasiten ausgelöst werden (Tab. 2.4).

■ Infarkte

Am häufigsten werden Infarkte arterieller Gefäße des Gastrointestinaltrakts des Pferdes beobachtet. Sie entstehen durch lokale Thrombenbildung oder Thrombembolie. Migrierende Larven von *Strongylus vulgaris* können beim Pferd zu einer Schädigung der Gefäßendothelien im Bereich arterieller Gefäße der kranialen Gekrösewurzel führen. Infolgedessen kann es bei massivem Befall zu einem thrombembolischen Schauer kommen. Dieser führt zu einer Verlegung arterieller Gefäße mit sekundären Infarkten, vorrangig im Dickdarmbereich. Die betroffenen Abschnitte der Darmwand zeigen ulzerative bis diphtheroid-nekrotische Veränderungen. Die Wanderung der Strongylus-Larven in der Darmwand führt zum Nebenbefund des **Haemomelasma ilei**, einer oft multifokalen, akuten bis chronischen Blutung in der Darmwand.

Tab. 2.4 Ätiologie von Gefäßschädigungen der Darmwand.

Ätiologie	Erreger
Bakterien	enterohämorrhagische *E. coli* (EHEC) bei verschiedenen Tierarten
	Brachyspira hyodysenteriae beim Schwein
	Clostridium piliforme beim Pferd
	Salmonella spp. beim Rind
Bakterientoxine	Lipopolysaccharide
	Toxine von *Clostridium perfringens*
Viren	Felines und Canines Parvovirus
	Coronavirus bei Rind und Katze
	Bovines Virusdiarrhö-Virus (BVDV) beim Rind
Parasiten	*Trichuris vulpis* beim Hund
	Trichuris suis beim Schwein
	Kokzidien bei Rind und Schwein
Toxine	Kumarinderivate

■ Schockdarm

Im Finalstadium eines Schockgeschehens tritt besonders beim Hund der Schockdarm auf, bei anderen Tierarten auch segmentaler. Er ist durch eine hgr. diffuse Hyperämie der Darmschleimhaut gekennzeichnet. Ein terminales Versacken des Blutes in die weitgestellten Darmgefäße und die folgende Endothelschädigung durch Hypoxie und Mikrothrombenbildung führen zu den Veränderungen.

■ Medikamente

Die Applikation **nichtsteroidaler Antiphlogistika** (NSAID) kann v. a. im rechten dorsalen Kolon des Pferdes zu Ulzerationen führen. Wie bei der Pathogenese von Magenulzera scheinen eine Gefäßkonstriktion durch die NSAID-assoziierte Cyclooxygenase-Hemmung, aber auch Stress und Dehydratation eine Rolle zu spielen.

2.8.5 Stoffwechselstörungen

■ Enterales Proteinverlust-Syndrom

Diese auch als „protein-losing enteropathy" (PLE) bezeichnete Erkrankung ist eine Stoffwechselstörung des Darmes bei Hund und Pferd. Vorrangig betroffen sind der Yorkshire Terrier und der Norwegische Lundehund. Die Erkrankung kennzeichnet sich durch:
- chronischen Durchfall
- Abmagerung
- hgr. Hypoproteinämie mit Aszites und Ödemen
- Hypokalzämie
- Hypocholesterinämie
- Lymphopenie
- dilatierte Lymphgefäße und multifokale weiße Granulome sowie vergrößerte weißliche Dünndarmzotten, v. a. im Jejunum

Histologisch zeigen sich eine hgr. Dilatation der intestinalen Lymphgefäße (intestinale Lymphangiektasie, Abb. 2.31) sowie eine Akkumulation von Lipidmakrophagen in granulomatösen Entzündungen in den Lymphgefäßwänden. Ähnliche Veränderungen können sich auch in den regionären Lymphknoten finden. Eine sekundäre PLE tritt häufig nach anderen chronisch-entzündlichen Darmkrankheiten auf.

■ Intestinale Lipofuszinose („brown gut disease")

Diese beim Hund auftretende Veränderung ist durch eine diffuse braune Färbung der Darmwand charakterisiert. Die Harnblase und die mesenterialen Lymphknoten können ebenfalls betroffen sein. Sie ist gewöhnlich mit einer chronischen Enteritis und/oder einer Pankreasinsuffizienz assoziiert. Weiterhin findet sich die intestinale Lipofuszinose auch bei Hunden, die eine an ungesättigten Fettsäuren reiche Nahrung aufnehmen und einen Vitamin-E-Mangel haben. Histologisch zeigen sich perinukleäre Lipofuszinablagerungen in der Darmwand.

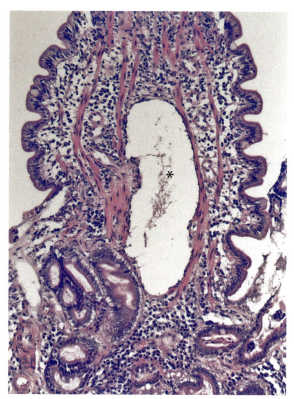

Abb. 2.31 Histologisches Präparat einer Dünndarmzotte eines Hundes mit enteralem Proteinverlust-Syndrom (PLE). Typisches Merkmal ist eine hgr. Lymphangiektasie (*) der Lymphgefäße der Darmzotten.

■ Intestinales Emphysem

Ein intestinales Emphysem kann sporadisch bei abgesetzten Schweinen am Schlachthof als wahrscheinlich unbedeutender Nebenbefund angetroffen werden. Gasgefüllte Blasen von bis zu wenigen Zentimeter Größe scheinen hier in dilatierten Lymphgefäßen in allen Darmwandschichten, teils auch im Mesenterium und in lokalen Lymphknoten vorzuliegen. Ein Zusammenhang mit bakterieller Gasproduktion wird spekuliert, wobei Immunzellinfiltrate auf einen intravitalen Vorgang im Gegensatz zu postmortalem Artefakt deuten.

2.8.6 Entzündungen

■ Enteritiden beim Hund

Katarrhalische Enteritis

Parvovirose

Da bei einer Infektion mit dem Caninen Parvovirus 2 (CPV 2) neben dem Darm auch andere Organe verändert sein können, ist die Erkrankung umfassend in der Synopse Parvovirose (S. 62) dargestellt.

Weitere Erreger

Beim Hund wurde aktuell ein neues **Bocavirus** nachgewiesen, das parvoviroseähnliche Enteritiden sowie Pneumonien hervorrufen kann. **Canine Rota- und Coronaviren** und **enteropathogene *E. coli*** führen in seltenen Fällen bei jungen Hunden, wie auch bei nahezu allen anderen Jungtierarten, zu milden katarrhalischen Enteritiden.

Des Weiteren kann im Rahmen einer systemischen Staupevirus-Infektion (S. 318) eine katarrhalische Enteritis auftreten. Letztendlich können jedoch alle im Weiteren beschriebenen Enteritiden im Anfangsstadium, aber auch im weiteren Verlauf der Erkrankung eine katarrhalische Komponente aufweisen.

Die Mehrheit der humanen Infektionen mit ***Campylobacter jejuni*** und ***C. coli*** wird durch kontaminierte Fleischprodukte vom Schwein und Huhn hervorgerufen. Bei Tieren führt der Erreger eher selten und nur beim Hund zu milder katarrhalischer Enteritis und Kolitis. Das Bakterium ist auch bei asymptomatischen Tieren nachweisbar.

Hämorrhagische Enteritis

Neben der Infektion mit dem CPV 2 (S. 62) kann v. a. bei jüngeren Hunden auch eine perakute hämorrhagische Enteritis meist unbekannter Pathogenese auftreten. Es wird jedoch vermutet, dass eine Infektion mit ***Clostridium perfringens*** **Typ A** diese Läsionen hervorruft. Die Tiere zeigen akut einsetzende hämorrhagische Enteritiden mit schweren Einschränkungen des Allgemeinbefindens. Im Gegensatz zu den Befunden bei CPV-2-infizierten Tieren finden sich bei Hunden mit perakuter hämorrhagischer Enteritis v. a. Gefäßschädigungen und Nekrosen der Dickdarmschleimhaut und, weniger stark ausgeprägt, der Zottenspitzen des Dünndarms. Kryptepithelnekrosen finden sich hingegen nicht.

Kürzlich wurde ein **Canines Circovirus** bei Hunden mit hämorrhagischer Gastroenteritis, Vaskulitis und granulomatöser Lymphadenitis nachgewiesen.

Die Grünalge ***Prototheca zopfii*** und die Pilze ***Aspergillus*** **spp.** und **Zygomyceten** können als Komplikationen einer anderen primären Enteritis hinzutreten. Sie führen zu nekrotisierend-hämorrhagischen und teils granulomatösen Enteritiden beim **Hund**, aber auch bei anderen Tierarten.

Histiozytäre, ulzerative Kolitis

Die sog. **Boxerkolitis** tritt bei Boxern und der Französischen Bulldogge auf. Sie betrifft v. a. junge Hunde. Betroffene Hunde zeigen folgende Symptome:
- ggr. intermittierende Diarrhö
- Abmagerung
- teils blutiger Stuhl

Hauptbefund sind multifokale, teils konfluierende, leicht erhabene, dunkelrote **Schleimhautulzera des Kolons**. Histologisch findet sich um die Ulzera eine hgr. Infiltration mit Makrophagen mit Polysaccharid-positiven Granula im Zytoplasma. Elektronenmikroskopisch finden sich in den Phagolysosomen der Makrophagen v. a. Zelldetritus und Bestandteile von *E. coli*-Organismen.

Parasitär bedingte Enteritis

Nematoden

Ein hgr. Befall mit *Toxocara canis* kann zu Abmagerung und chronischer Diarrhö führen. Histologisch kann dabei eine eosinophile Gastroenteritis beobachtet werden, in den meisten Fällen zeigen sich jedoch kaum entzündliche Reaktionen. Lediglich bei Migration der Toxocara-Larven aus dem Darm in die Bauchhöhle und Bauchhöhlenorgane kann es zu eosinophilen bis granulomatösen Entzündungen kommen. Weiterhin wird in seltenen, besonders hgr. Befällen von einer Obstipation des Darmlumens aufgrund von Wurmknäueln berichtet.

Die Hakenwürmer *Trichuris vulpis* können beim Hund zu einer katarrhalischen bis hämorrhagischen Kolitis führen. Die Mukosa des Kolons zeigt sich dabei ödematös, hyperämisch und bedeckt mit zahlreichen Parasiten und flüssigem rot-braunem Inhalt. Betroffene Tiere zeigen chronische Diarrhö und Gewichtsverlust.

Bandwürmer

Zestoden der Gattung *Diphyllobotrium* spp., *Dipyllidium* spp. und *Echinococcus* spp. kommen im Darm von Hunden vor, sind jedoch gut an ihren Wirt angepasst, sodass sie klinisch keine Rolle spielen. Einzelne Fallberichte deuten jedoch darauf hin, dass eine alveoläre Echinokokkose in der Leber auch beim Hund, dem eigentlichen Endwirt, auftreten und je nach Lokalisation zu entsprechenden Krankheitsbildern führen kann.

Protozoen

Cryptosporidium spp., *Cytospora* spp. und *Giardia duodenalis* wurden im Darm von Hunden nachgewiesen. Ihre klinische Relevanz wird kontrovers diskutiert.

Kokzidien der Spezies *Cystoisospora canis*, *Cystoisospora ohioensis* und *Cystoisospora burrowsi* werden vereinzelt bei Hunden in unhygienischer Umgebung und mit zahlreichen Kontakten zu anderen Hunden nachgewiesen. Eine klinisch manifeste Kokzidiose entwickelt sich jedoch zumeist nur bei Welpen bis zu einem Alter von 6 Monaten und ist mit mäßig starken, selbst-limitierenden, katarrhalischen Durchfällen assoziiert.

SYNOPSE: PARVOVIROSE BEI HUND UND KATZE

Wolfgang Baumgärtner

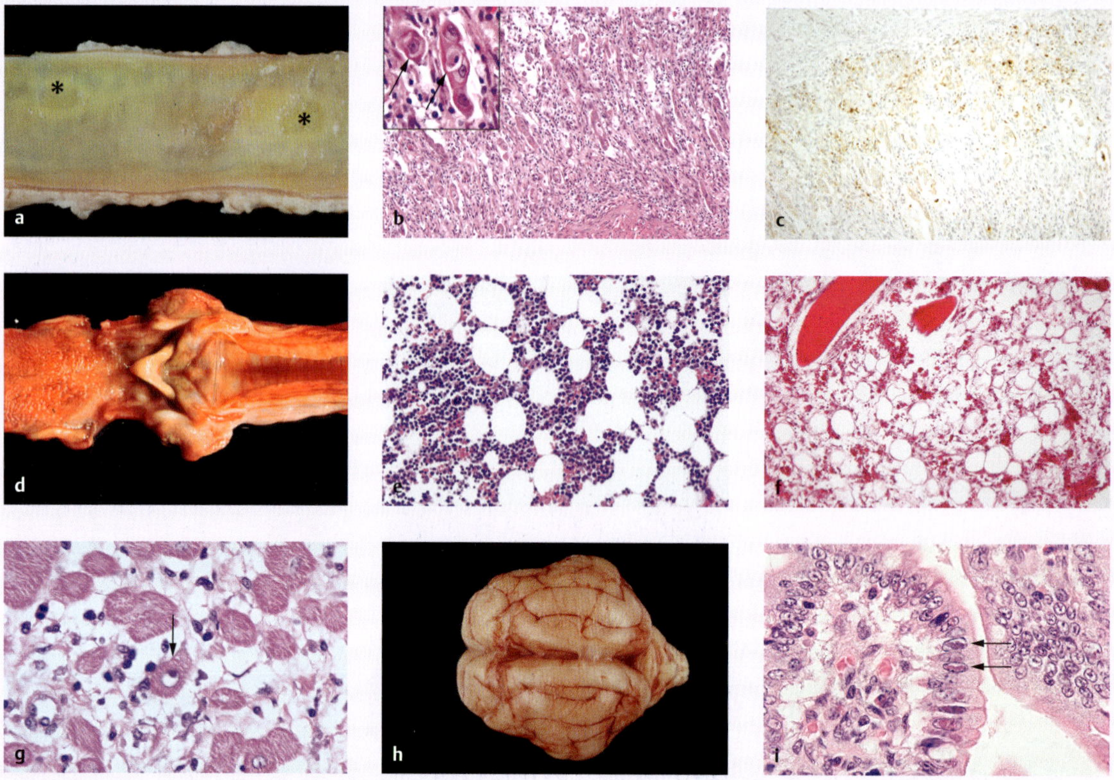

Abb. 2.32 Organ- und speziesübergreifende Darstellung der verschiedenen Manifestationsformen bei der Infektion mit dem Caninen und Felinen Parvovirus: Bei der Infektion mit dem Felinen und Caninen Parvovirus 2 (FPV, CPV 2) findet sich eine **katarrhalische bis hämorrhagische Enteritis** mit eingesunkenen Peyerschen Platten (*, a) und charakteristischer Zottenatrophie, Kryptepithelzellverlust und Reepithelisierung (→, b, HE-Färbung). Virusantigen kann dabei immunhistochemisch in den Enterozyten nachgewiesen werden (c).
Weiterhin kann bei der Katze als sekundäre Veränderung eine nekrotisierende Laryngitis auftreten (d).
Im Rahmen der Virämie kommt es frühzeitig auch zu einer Infektion der lymphatischen Organe und des Knochenmarks. Das Femurknochenmark ist bei jungen Hunden und Katzen sehr zellreich mit erythroischen und myeloischen Zellen wie auch Megakaryozyten (e). Dagegen finden sich bei der Parvovirose ein hgr. Schwund aller hämatopoetischen Zellen (Panmyelophthise) und eine Sinushyperämie (f).
Eine CPV-2-Infektion zwischen der 4. und 8. Lebenswoche kann zu einer lymphozytären Myokarditis mit intranukleären Einschlusskörperchen (→, g) führen, die bei der enteralen Form fast nie nachweisbar sind.
Eine Infektion im Spätstadium der Gravidität führt bei der Katze zu einer Kleinhirnhypoplasie (h). Bei der CPV-1-Infektion, die im Gegensatz zu CPV 2 nicht mit einem klar umschriebenen Krankheitsbild einhergeht, lassen sich häufig bei Neonaten intranukleäre Einschlusskörperchen in den Enterozyten nachweisen (→, i).

Epidemiologie und Bedeutung

Das Feline Panleukopenievirus (Parvovirus, FPV) und das Canine Parvovirus 2 (CPV 2) kommen weltweit vor. Die ursprüngliche CPV-2-Variante wurde in den letzten Jahren durch andere Subtypen (CPV 2a, 2b und 2c) ersetzt, die auch in der Lage sind, Katzen zu infizieren. Trotz umfangreicher Impfungen, die zu einer deutlichen Abnahme der Erkrankungsfälle geführt haben, stellt die Parvovirus-Enteritis immer noch eine der häufigsten Jungtiererkrankungen bei Hund und Katze dar. Besonders empfänglich sind Jungtiere während des immunologisch kritischen Zeitfensters zwischen der 6. und 12. Lebenswoche. In dieser Zeit beginnen die Abnahme der maternalen und der Aufbau der eigenen protektiven Immunantwort. Bedingt durch die hohe physikalische Stabilität können Parvoviren monate- bis jahrelang in der Außenwelt infektiös bleiben.

Betroffene Spezies

Das FPV infiziert Katzen, alle Spezies der Katzenartigen, *Mustelidae* und *Procyonidae*. CPV 2a, 2b und 2c befallen domestizierte und wilde Caniden, die neueren Stämme können darüber hinaus auch bei Katzen klinische Erkrankungen verursachen.

Ätiologie

Zum Genus Parvovirus, Familie *Parvoviridae*, gehört die Spezies Felines Panleukopenievirus mit den Subspezies FPV, CPV 2 und Nerzenteritisvirus. Das FPV ist identisch mit dem Nerzenteritisvirus und dem Waschbär-Parvovirus.
 Das CPV 2 muss von dem CPV 1, das auch als Canines Minute-Virus bezeichnet wird und zum Genus Bocavirus gehört, abgegrenzt werden.

Inkubationszeit

Die Zeit zwischen Infektion und nachweisbarer Klinik liegt bei 4–14 Tagen.

Klinik

Neben inapparenten Infektionen können verschiedene klinische Manifestationen unterschieden werden. Eine **katarrhalische** bis **hämorrhagische Enteritis** (Abb. 2.32) mit assoziierter Lymphopenie stellt die häufigste Manifestationsform bei Hund und Katze dar. Sie tritt insbesondere bei 2–6 Monate alten Welpen auf. Diese Manifestationsform kann mit einer diphtheroid-nekrotisierenden Laryngitis bei der Katze infolge einer sekundären bakteriellen Infektion einhergehen (sog. infektiöse Laryngoenteritis).

Beim Hund kann sich in der 4.–8. Lebenswoche auch eine **Myokarditis** oder eine **enterokardiale Mischform** entwickeln. Diese kann mit einem plötzlichen Tod durch Herzversagen bei Hundewelpen einhergehen.

Bei Hunden und Katzen kann perinatal eine **generalisierte Infektion** auftreten. In Abhängigkeit vom Alter zum Infektionszeitpunkt werden bei intrauterin infizierten Katzenwelpen Fruchttod oder Kleinhirnhypoplasie beobachtet. Klinisch zeigen die Tiere postnatal eine Ataxie. Inwieweit das Canine CPV 2 auch eine Rolle bei bestimmten postnatalen Leukoenzephalopathien des Hundes spielt, wird kontrovers diskutiert.

Das CPV 1 kann experimentell milde Diarrhö, Pneumonie sowie Reproduktionsstörungen hervorrufen. Vereinzelte Fallberichte gibt es über einen fatalen Verlauf.

Pathogenese und pathologische Befunde

Die Übertragung von CPV 2 erfolgt in der Regel durch Schmutz- und Schmierinfektionen oder indirekt über kontaminierte Gegenstände oder durch Personen. Empfänglich sind Tiere aller Altersklassen, wenngleich der Krankheitsverlauf bei jüngeren Tieren schwerer ist. Die Mortalität kann bis zu 100 % betragen. Mitotisch aktive Zellen mit einem Transferrin-Rezeptor stellen die essenzielle Zielzellpopulation dar (Lymphoblasten, Kryptepithelzellen des Dünndarms und Knochenmarkstammzellen). Darüber hinaus wurde der Transferrinrezeptor auch an bestimmten Neuronen nachgewiesen. Die Infektion findet oronasal statt. Nach einer Replikationsphase im lymphatischen Gewebe des Rachenraums kommt es zu einer Virämie mit Infektion zahlreicher Organe. Das zytolytische Virus vermehrt sich in Lymphozyten und anderen mitotisch aktiven Zellen, z. B. im Knochenmark und sekundär im Darm. Das Auftreten einer **Myokarditis** mit lymphozytärer Entzündung bei Welpen hängt damit zusammen, dass Herzmuskelzellen postnatal noch für wenige Wochen teilungsaktiv sind, den Transferrinrezeptor ausbilden und somit eine Zielzelle für das Parvovirus darstellen. Das FPV ist auch in der Lage, die Plazentaschranke zu überwinden. In Abhängigkeit vom Trächtigkeitsstadium kommt es zum Fruchttod. Im Spätstadium der Gravidität kann es infolge der Infektion und Zerstörung von neuronalen Vorläuferzellen der äußeren Körnerzellschicht zur **zerebellären Hypoplasie** kommen. Da die äußere wie auch innere Körnerzellschicht im Kleinhirn bis 10 Wochen post partum teilungsaktiv ist, stellt sie eine ideales Ziel für das FPV dar.

Charakteristische **Veränderungen** einer Parvovirus-Enteritis sind:
- Kryptepithelzellverlust
- Zottenatrophie
- Zytolyse in den lymphatischen Einrichtungen
- Panmyelophthise im Knochenmark

Differenzialdiagnostik

Differenzialdiagnostisch sind Quecksilbervergiftungen, Strahlenkrankheit sowie bei der Katze eine FeLV-assoziierte Enteritis zu berücksichtigen. Bei der Parvovirus-Enteritis sind intranukleäre Einschlusskörperchen in Enterozyten oder Zungenepithelien nur in Einzelfällen nachweisbar. Allerdings finden sich bei der generalisierten Form der Neonaten und in den Herzmuskelzellen bei der caninen Myokarditisform häufig Einschlusskörperchen in zahlreichen Organen.

Eine CPV-1-Infektion kann bei neonatalen Welpen mit intranukleären Einschlusskörperchen in Alveolarmakrophagen und Enterozyten einhergehen.

Diagnostik

Eine Virus-Antigen- bzw. DNS-Detektion erfolgt mittels Zellkultur, Elektronenmikroskopie, ELISA oder Immunhistologie bzw. In-situ-Hybridisierung oder PCR insbesonders in Fäzes, Enterozyten oder Lymphozyten.

■ Enteritiden bei der Katze

Katarrhalische bis fibrinöse Enteritis

Parvovirose

Die feline Parvovirose (syn. Panleukopenie) wird durch das Feline Panleukopenievirus hervorgerufen, das auch für Nerze und Waschbären infektiös ist. Für die detaillierte Darstellung siehe Synopse Parvovirose (S. 62).

Weitere Erreger

Salmonella spp. können im Kot von Katzen und Hunden regelmäßig isoliert werden, führen aber zumeist nicht zu gastrointestinalen Erkrankungen.

Differenzialdiagnostisch schwierig abgrenzbar von der Parvovirus-Enteritis ist die **Feline-Leukämievirus(FeLV)-assoziierte Enteritis**. Diese zeigt ähnliche Läsionen im Darm, ist jedoch mit einem aktiven hämatopoetischen Knochenmark assoziiert, während die Parvovirose zu einer Panmyelophthise mit Sinushyperämie führt.

Bisher nicht weiter spezifizierte **Rotaviren** wurden sowohl bei Katzenwelpen mit als auch ohne Diarrhö nachgewiesen, weshalb ihre klinische Relevanz bisher unklar ist.

Eosinophile Enteritis

Die eosinophile Enteritis der Katze ist eine seltene Erkrankung des Darmes. Es existieren verschiedene Formen, die nur z. T. mit Überempfindlichkeitsreaktionen wie Futtermittelallergien assoziiert sind.

Hypereosinophilie-Syndrom

Als Manifestationsort eines Hypereosinophilie-Syndroms ist diese Enteritis mit blutigen Durchfällen und Vomitus assoziiert. Die Ätiologie ist unklar. Eine Anlockung der eosinophilen Granulozyten durch Interleukin-5-sezernierende neoplastische Lymphozyten wird diskutiert, ähnlich wie beim Pferd.

Typische Veränderungen sind:
- diffuse Verdickung der Dünndarmwand durch hgr. Infiltration mit eosinophilen Granulozyten
- Hypertrophie der Dünndarmmuskulatur
- Splenomegalie
- Hepatomegalie
- Lymphknotenschwellung durch eine Infiltration mit eosinophilen Granulozyten

Feline gastrointestinale eosinophile sklerosierende Fibroplasie

Dies ist eine seltene, ursächlich ungeklärte proliferative Entzündung vorwiegend im Pylorus- oder Dünndarmbereich. Sie zeigt sich als eine progressive Umfangsvermehrung in allen Schichten.

Makroskopisch bzw. histologisch finden sich folgende Veränderungen:
- Ulzeration der Schleimhaut
- dichtes Kollagenfasernetz mit großen spindelförmigen Zellen
- Infiltration mit eosinophilen Granulozyten, Mastzellen und wenigen neutrophilen Granulozyten und Lymphozyten
- Mikroabszesse und wenige Bakterien in den meisten Umfangsvermehrungen

Parasitär bedingte Enteritis

Nematoden

Ein hgr. Befall von Katzenwelpen mit *Toxocara cati* kann, wie beim Hund, zu Abmagerung, chronischer Diarrhö und Unterentwicklung führen. Histologisch kann ebenfalls eine ggr. eosinophile Gastroenteritis beobachtet werden, in den meisten Fällen zeigen sich jedoch kaum entzündliche Reaktionen. Migrierende Toxocara-Larven können in der Darmwand und den Bauchhöhlenorganen zu eosinophilen bis granulomatösen Entzündungen führen.

Bandwürmer

Die Zestoden *Diphyllobotrium latum*, *Dipyllidium caninum*, *Taenia taeniaeformis* und *Echinococcus* spp. kommen im Darm von Katzen vor, spielen jedoch klinisch in der Regel keine Rolle.

Protozoen

Eine Infektion mit *Giardia duodenalis* kommt sehr selten bei Katzenwelpen vor und kann zu ggr. katarrhalischer Enteritis führen.

Die Kokzidien *Cystoisospora felis* und *Cystoisospora rivolta* werden vereinzelt bei Katzen in unhygienischer Umgebung und mit zahlreichen Kontakten zu anderen Katzen nachgewiesen. Wie bei Hundewelpen tritt eine klinisch manifeste Kokzidiose nur bei Katzenwelpen von bis zu 6 Monaten auf und ist mit mäßig starken, oft selbstlimitierenden, katarrhalischen Durchfällen assoziiert.

■ Enteritiden beim Pferd

Katarrhalische Enteritis

Sowohl **Corona-** als auch **Rotavirus-Infektionen** können bei jungen Fohlen bis zu einem Alter von 4–5 Monaten zu katarrhalischen Enteritiden des Dünndarms führen. Histopathologisch finden sich die typischen **Zottenatrophien und -fusionen** mit Nekrose und Abflachung der verbleibenden Enterozyten. Wie auch bei anderen Tierarten wird vermutet, dass in Einzelfällen Rota- und Coronavirus-Infektionen durch sekundäre bakterielle Infektionen kompliziert werden können. Insbesondere die Beteiligung von enterotoxischen *E. coli* (ETEC) wird diskutiert, wobei die Pathogenität dieser Stämme im Fohlen noch nicht bestätigt ist.

Fibrinöse bis diphtheroid-nekrotisierende Enteritis

Salmonella (S.) typhimurium und seltener andere *Salmonella* spp. sind wichtige Verursacher der Enteritis beim Pferd. Interessanterweise sind *Salmonella* spp. auch im Kot gesunder Tiere nachzuweisen. Sie scheinen somit nur fakultativ pathogen zu sein und im Rahmen einer **Faktorenkrankheit** zur Diarrhö zu führen. So erhöhen Stress, aber v. a. auch orale Antibiotikagaben das Risiko der Entwicklung einer **equinen Salmonellose**. Viele *Salmonella*-Stämme weisen Antibiotikaresistenzen auf und besitzen unter Antibiotikatherapie somit einen Selektionsvorteil gegenüber der physiologischen Darmflora.

Die **akuten und chronischen Formen** der Salmonellose stellen die eigentlich enteralen Verlaufsformen dar. Die Tiere zeigen über mehrere Tage bis wenige Wochen Durchfälle mit Inappetenz, Dehydratation und Abmagerung. In der Sektion findet sich in diesen Fällen eine fibrinöse und selten fibrinohämorrhagische Enteritis von Dickdarm und Zäkum, teils mit pseudomembranöser Fibrinbedeckung der oberflächlichen Epithelnekrosen (**Abb. 2.33**). Bei der **chronischen Salmonellose** sind die Läsionen eher geringer ausgeprägt als in akuten Fällen und durch multifokale Fibrinbeläge, teils durch multifokale, scharf begrenzte und leicht erhabene chronische Ulzera in Kolon und Zäkum gekennzeichnet.

Die **septische Form** tritt bei Fohlen bis zu einem Alter von 6 Monaten auf. Sie ist mit hohem Fieber und meist hgr.

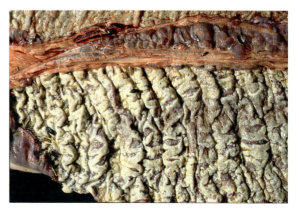

Abb. 2.33 Diffuse diphtheroid-nekrotisierende Kolitis eines Pferdes mit Salmonellose.

katarrhalischer Enteritis assoziiert. Die Erkrankung verläuft meist innerhalb weniger Tage tödlich. In der Sektion zeigen die Tiere die typischen Anzeichen eines septischen Schocks mit petechialen Blutungen, katarrhalischer Dünndarmenteritis und ödematisierten bis blutigen Lymphknoten. Histopathologisch können sich Mikrothromben in den Gefäßen des Dünndarms, aber auch anderer Organe nachweisen lassen.

Hämorrhagisch-nekrotisierende Enteritis

Bei **Fohlen** können *Clostridium (C.) perfringens* Typ A, Typ C und *C. difficile* zu hämorrhagisch-nekrotisierenden Enteritiden des Dünndarms führen. Betroffene Tiere zeigen eine dunkelrote bis violette Dünndarmschleimhaut, teils mit Blutungen in die Darmwand und das Darmlumen. Histologisch findet sich eine Nekrose der Schleimhaut und in geringerem Ausmaß der Lamina propria mit ihren Gefäßen.

C. perfringens und *C. difficile* stehen jedoch auch im Verdacht, bei **adulten Pferden** als fakultativ pathogene Erreger eine perakute bis akute, katarrhalische bis nekrotisierende Kolitis hervorzurufen. Diese früher als **Kolitis X** bezeichnete Enteritis wird möglicherweise durch das β_2-Toxin der beteiligten Clostridien hervorgerufen. Erst durch Stress oder orale Antibiotikatherapie und Überwachsen der physiologischen Bakterienflora kann es zu lebensbedrohlichen Enteritiden kommen.

Die **Tyzzer-Krankheit** wird durch das obligat intrazelluläre *Clostridium piliforme* zumeist beim Fohlen hervorgerufen. Die Läsionen beschränken sich bei betroffenen Tieren nicht nur auf den Gastrointestinaltrakt. Sie können auch zu Leber- und Myokardnekrosen führen, wobei der Gastrointestinaltrakt die Eintrittspforte darstellt. Betroffen sind v. a. Ileum, Zäkum und Kolon mit milder katarrhalischer bis hgr. fibrinös-hämorrhagischer und ulzerativer Enteritis.

Proliferative Enteritis

Beim Pferd kann *Lawsonia intracellularis* zu einer proliferativen Enteritis von Ileum, Zäkum und Kolon führen. Der obligat intrazelluläre Erreger bewirkt eine Proliferation der Mukosa mit assoziiertem Verlust der funktionellen Darmoberfläche. Die Pathogenese ähnelt der der porzinen proliferativen Enteropathie des Schweins. Betroffen sind v. a. **Fohlen**, die klinisch ggr. Diarrhö, Hypoproteinämie und Abmagerung zeigen. Histologisch findet sich eine hgr. Proliferation des Epithels mit mehrschichtigen Epithelien und relativer Zottenverkürzung.

Eosinophile Enteritis

Eine chronische eosinophile Enteritis wurde im Rahmen des **systemischen epitheliotropen Syndroms** beschrieben. Neben den gastrointestinalen Symptomen kommt es bei diesem Syndrom zu einer **eosinophilen granulomatösen Pankreatitis** und **eosinophilen Dermatitis**. Betroffene Tiere zeigen Gewichtsverlust und ungeformten Kot oder Diarrhö. Makroskopisch können alle Darmabschnitte eine mukosale bis transmurale Verdickung der Darmwand zeigen. Multifokal finden sich weiterhin einzelne Ulzerationen, teils mit tief gehenden verkäsenden Nekrosen. Histologisch zeigt sich eine hgr. Infiltration der Lamina propria und Submukosa mit eosinophilen Granulozyten, aber auch Mastzellen, Makrophagen, Lymphozyten und Plasmazellen. Weiterhin können die entzündlichen Veränderungen zu einer **Hypertrophie** der Lamina muscularis mucosae und einer **Zottenatrophie** führen. Eine Überempfindlichkeit gegenüber migrierenden Parasiten oder Interleukin-5-produzierende Lymphome werden als mögliche Ursachen des Syndroms diskutiert.

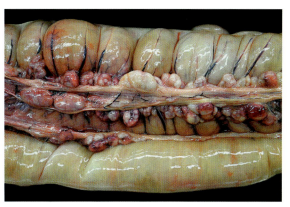

Abb. 2.34 Multifokale pyogranulomatöse Lymphadenitis im Bereich des Dickdarmgekröses eines Fohlens mit Rhodokokkose.

Pyogranulomatöse und granulomatöse Enteritis

Rhodococcus equi ist ein obligat intrazelluläres Bakterium. Es tritt endemisch in Beständen auf. Insbesondere die **intestinale Form der Rhodokokkose** ist stark abhängig von der wiederholten Aufnahme großer Mengen an Erregern. Für Näheres zur respiratorischen Form siehe Kapitel Atmungsorgane (S. 214). Makroskopisch zeigen die Tiere multifokale **Ulzerationen** in Dünn- und Dickdarm. Diese wirken aufgrund einer eitrigen und granulomatösen (pyogranulomatösen) Entzündung der darunterliegenden Darmwand leicht erhaben. Pyogranulomatöse bis verkäsende Veränderungen finden sich ebenfalls in den assoziierten Mesenteriallymphknoten. Diese sind teils perlschnurartig entlang des Gekröseansatzes am Darm angeordnet (**Abb. 2.34**). Histologisch finden sich viele variable Ziehl-Neelsen-positive Erreger in infiltrierenden Makrophagen.

Die **idiopathische granulomatöse Enteritis** ist beim Pferd durch multifokale, bis mehrere Zentimeter große Granulome in der Serosa des Dünndarms teils mit Verwachsungen mit dem Netz gekennzeichnet. Die Dünndarmschleimhaut weist ebenfalls teils eingesunkene, teils noduläre, meist granulomatöse Entzündungsherde mit Makrophagen, Epitheloidzellen, Lymphozyten und wenigen mehrkernigen Riesenzellen auf. Differenzialdiagnostisch sind die beim Pferd ausgesprochen seltene Tuberkulose sowie bestimmte Formen der Darmleukose zu nennen.

Parasitär bedingte Enteritis

Nematoden

Neben ihren speziesspezifisch induzierten Läsionen im Gastrointestinaltrakt können alle Nematoden beim Pferd, insbesondere bei Massenbefall, zu Obstipationen, Ileus und Koliken führen.

Die wichtigsten Nematoden stellen die „großen Strongyliden" (*Strongylus vulgaris*, *S. edentatus* und *S. equinus*) und die „kleinen Strongyliden" (aus der Unterfamilie *Cyathostominae*) dar. Die Migration von Strongylus-Larven jeder Art kann mit multifokalen, dunkelroten bis schwarzen Einblutungen in die Darmwand assoziiert sein. Diese als **Haemomelasma ilei** bezeichneten Veränderungen sind meist wenige Zentimeter groß und finden sich v. a. antimesenterial in der Wand des Ileums.

Strongylus vulgaris ist einer der wichtigsten intestinalen Parasiten des Pferdes, obwohl die regelmäßige Anwendung von Anthelminthika zu einer starken Reduktion des Infektionsgrads der Pferdepopulation geführt hat. Die **Endarteriitis der Mesenterialgefäße** ist maßgeblich für die klinischen Veränderungen. Sie wird hervorgerufen durch die Larven, die sich in der Darmwand entwickeln und im Rahmen ihrer Reifung entlang der Media kleinerer Darmarteriolen bis zu den proximalen Anteilen der Mesenterialarterie migrieren. Hier dringen sie in das Gefäßlumen ein und werden nach mehreren Bescheidungen mit dem Blutstrom zurück zum Zäkum oder Kolon transportiert. Die Verletzung des Endothels der Mesenterialarterie führt zur Thrombusbildung. Im Weiteren führen die zum Darm zurücktransportierten Larven, aber auch abgeschwemmte Thrombusanteile zu multifokalen ischämischen Infarkten der Darmwand oder auch zu Zäkumspitzennekrosen. In diesen Bereichen kann es zu Nekrosen, Infiltration mit eosinophilen Granulozyten und in Einzelfällen zu konsekutiven Koliken kommen (zumeist bei Jungtieren). Weitere Symptome können durch fehlerhafte Migration von Larven (Larva migrans) über die Mesenterialarterie hinaus in das Nervensystem oder die Aorta auftreten.

Strongylus edentatus hat einen ähnlichen Lebenszyklus wie *Strongylus vulgaris*. Die Reifung und Migration seiner Larven nutzt jedoch nicht die Mesenterialarterie, sondern findet in der Darmwand und Leber statt. Migrierende Larven von *Strongylus edentatus* führen zu multifokalen Lebernekrosen mit vereinzelten Granulomen und Infiltration mit eosinophilen Granulozyten. Typischer Befund in der Sektion ist eine fibroblastische bis fibröse **Perihepatitis filamentosa** mit multifokalen fibrösen, fest anhaftenden, fadenartigen Auflagerungen auf der Leberkapsel.

Die Larven von *Strongylus equinus* bohren sich v. a. in die Wand des Zäkumkopfs und bilden dort bis 0,5 cm große Wurmknötchen. Teile der Larven wandern relativ ungerichtet in der Zäkumwand und können dadurch zu Koliken führen. Der größte Teil der Larven wandert jedoch in den Bauchraum, wo sie absterben oder sich in Leber und Pankreas weiterentwickeln. Von dort wandern sie wieder in die Darmwand von Blind- und Dickdarm und bilden zystenartige Wurmknötchen. Die häufig bei Pferden zu beobachtende **filamentöse Peritonitis** und **Perihepatitis** kann somit auch durch wandernde *Strongylus-equinus*-Larven hervorgerufen werden.

Kleine Strongyliden des Genus Cyathostoma führen in den meisten Fällen selbst bei hgr. Befall nicht zu klinischen Symptomen. Sie führen einen Lebenszyklus zwischen Darmlumen und Darmwand und können in der Darmwand für längere Zeit hypobiotisch bzw. inaktiv ruhen (Herbst/Winter). In diesen Phasen ist ein parasitologischer Nachweis im Kot nicht möglich, sondern kann nur durch his-

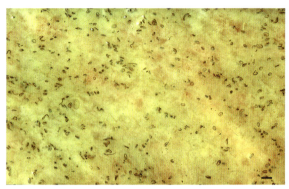

Abb. 2.35 Kolonschleimhaut eines Pferdes mit zahlreichen Granulomen durch einen Befall mit kleinen Strongyliden. Balken = 1 cm.

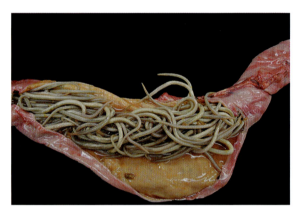

Abb. 2.36 Massenbefall des Dünndarms mit dem Nematoden *Parascaris equorum* beim jungen Pferd.

tologische Untersuchungen von Schleimhautbiopsien erfolgen. Zur Schädigung der Schleimhaut kommt es nur im Rahmen einer **larvalen Cyathostominose** (Abb. 2.35). Hierbei ist bei einer gleichzeitigen Aktivierung der hypobiotischen Larven ein massiver Austritt von Larven in das Darmlumen in den späten Wintermonaten bis frühen Sommermonaten zu beobachten. Betroffene Tiere zeigen Diarrhö, Hypoalbuminämie und Abmagerung. Makroskopisch und histologisch finden sich in diesen Fällen in der ödematisierten Dickdarm- und Zäkumschleimhaut zahlreiche knötchenartige *Cyathostoma*-Larven mit Fremdkörper-typischer Granulombildung.

Parascaris equorum ist ein häufiger Nematode des jungen Pferdes (Abb. 2.36). Er kann bei Massenbefall zu Obstipationen und zu Gewichtsverlust führen. Weiterhin rufen migrierende Larven granulomatöse und eosinophile Entzündungen in Leber und Lunge hervor.

Bandwürmer

Anoplocephala perfoliata ist die einzige relevante Zestode beim Pferd. Die relativ kurzen (< 5 cm) Würmer finden sich v. a. im Zäkum und können spastische Koliken hervorrufen. Die Anheftung von *Anoplocephala perfoliata* erfolgt vorrangig im und um das Ostium ileocaecale. Dies führt zu Erosionen und Ulzeration der Darmschleimhaut, die im Folgenden durch Fibrinbeläge bedeckt sind. Ein massiver Befall kann zu **Obstruktionen des Ostium ileocaecale** und zu muskulärer Hypertrophie der Ileumwand und somit zu **Stenosen** – auch ohne das Vorhandensein von Zestoden – führen.

Protozoen

Eimeria Leuckartii ist im Darm nahezu aller Pferde nachweisbar. Die Virulenz der Erreger ist jedoch unklar. Es wird vermutet, dass sie bei immunkompetenten Tieren keine enteralen Probleme hervorrufen.

Kryptosporidien können bei immunsupprimierten Fohlen zu Enteritiden führen. Insbesondere *Cryptosporidium parvum*, primär ein Enteritiserreger beim Kalb, wurde im Zusammenhang mit katarrhalischer Enteritis beim Pferd beschrieben, scheint jedoch hier nicht primär pathogen zu sein.

■ Enteritiden beim Schwein

Katarrhalische Enteritis

Coronaviren

Coronaviren sind, wie bei den meisten anderen Tierarten, eine wichtige Ursache katarrhalischer Enteritiden bei Jungtieren. Beim Schwein ist die Relevanz der coronaviralen Enteritis allerdings besonders hoch. Coronaviren haben zumeist eine hohe Wirtsspezifität, wobei experimentelle speziesübergreifende Infektionen möglich sind.

Bei allen Coronaviren sind die virale Replikation und der Tropismus im Darmepithel gleich. So infizieren Coronaviren vorrangig reife Enterozyten an der Spitze und Seite der Dünndarmzotten. Die Virusfreisetzung aus dem infizierten Enterozyten führt bereits nach 24 Stunden zu einer teils massiven Zelllyse mit Enterozytenverlusten im Bereich der Zottenspitze. Diese Verluste führen letztendlich zu histopathologisch nachweisbarer **Zottenatrophie und Zottenfusion**. Eine Regeneration der Zotten erfolgt bei Jungtieren innerhalb von 4–8 Tagen. Bei adulten Tieren ist die Regenerationszeit mit 3–4 Tagen deutlich kürzer. Es wird davon ausgegangen, dass die erhöhte Morbidität bei Jungtieren u. a. auf diese langsamere Regenerationsgeschwindigkeit zurückzuführen ist.

Die **transmissible Gastroenteritis** (TGE) wird durch das TGE-Virus (TGEV) aus der Gruppe Genus Coronavirus bei Schweinen aller Altersgruppen hervorgerufen. Zumeist sind Enteritiden und eine hohe Mortalität nur bei sehr jungen Saugferkeln zu beobachten. So führt das Virus bei naiven Populationen zu milder Diarrhö und Inappetenz bei adulten Tieren, zeigt aber eine Mortalität von bis zu 100 % bei unter 2 Wochen alten Ferkeln. Todesursache ist dabei die hgr. Dehydratation und Hypoglykämie.

Makroskopisch zeigen die Tiere eine **hgr. katarrhalische Enteritis** mit teils durchsichtigen Darmwänden und einer hgr. Füllung mit einem teils wasserartigen transparenten Darminhalt (Abb. 2.37). Histologisch, aber z. T. bereits makroskopisch nachweisbar, findet sich eine hgr. Zottenatrophie im mittleren und kaudalen Jejunum, während das Duodenum meist nicht betroffen ist.

Eng verwandt mit dem TGEV ist das Porzine Respiratorische Coronavirus (PRCV). Es führt zu milden interstitiellen Pneumonien **ohne enterale Komponente**. Eine Immunität gegen eines der beiden Viren führt zu einer Kreuzimmunität gegen das andere.

Weiterhin führt das **Porzine Epidemische Diarrhövirus (PEDV)** als antigenetisch vom TGEV abgrenzbares Coronavirus zu TGE-ähnlichen Läsionen, jedoch in milderer Form.

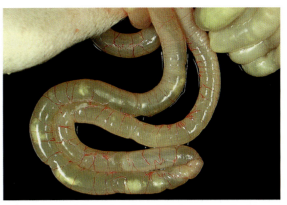

Abb. 2.37 Hgr., diffuse, akute katarrhalische Enteritis des Dünndarms eines Saugferkels infolge einer Infektion mit dem Coronavirus der transmissiblen Gastroenteritis. [Quelle: Dr. Kerstin Saenger, „Untersuchungen zur Pathogenität, Replikationsfähigkeit und Fremdgenexpression rekombinanter porziner Coronaviren (r-TGEV)", WB Laufersweiler Verlag, 2006]

Bei Saugferkeln führt das **hämagglutinierende Enzephalomyelitisvirus**, ebenfalls ein Coronavirus, zu zentralnervösen Symptomen mit Erbrechen und Gewichtsverlust.

Rotaviren

Im Gegensatz zu den meisten anderen Tierarten infizieren porzine Rotaviren nicht nur die apikalen Enterozyten der Darmzotte, sondern das Epithel auf der gesamten Darmzotte. Die Rotavirus-assoziierte Diarrhö basiert auf 3 Ursachen:
1. virusinduzierte Zottenatrophie → Malabsorption, wie bei Coronaviren
2. Freisetzung von vasoaktiven Mediatoren → Vasokonstriktion und Ischämie der Dünndarmzotte
3. Rotavirusreplikation → Produktion des „non-structural protein" 4 (NSP4)

NSP4 stellt das erste nachgewiesene virale Enterotoxin dar, das die Wassersekretion in den Darm aktiviert. Makroskopisch und histologisch ähneln die Veränderungen denen einer Coronavirus-Infektion. Die katarrhalische Diarrhö und die Mortalität sind jedoch meist viel milder. **Ko-Infektionen** mit E. coli, Kokzidien und Adenoviren können das Krankheitsbild jedoch verschlimmern.

E. coli

Mit spezifischen Pathogenitätsmechanismen ausgestattete *E. coli* sind weitere wichtige Erreger von Enteritiden beim Schwein und anderen Tierarten. Abhängig vom Bakterientyp treten katarrhalische, hämorrhagische oder nekrotisierende Entzündungen auf. Die Vielzahl der *E.-coli*-Spezies wird je nach produziertem Toxin oder Pathomechanismus der Enterozytenschädigung in weitere Untergruppen eingeteilt:

Das Enterotoxin der **enterotoxischen *E. coli*** (**ETEC**) führt zu sekretorischer Diarrhö im Dünndarm und ist eine der wichtigsten Ursachen für schwere Diarrhöen bei neonatalen Ferkeln und Absatzferkeln („post weaning diarrhea"). Die Pathogenese der durch ETEC hervorgerufenen Krankheitsbilder basiert auf der Bakterienadhäsion an die Enterozyten der Dünndarmzotten und der Produktion von hitzelabilem (LT) und hitzestabilem Toxin (ST), die lokal das Darmepithel schädigen.

LT wird in die Enterozyten internalisiert und beeinflusst den cAMP-Stoffwechsel in der Weise, dass Chloridionen und Wasser in das Darmlumen gepumpt werden. ST beeinflusst cGMP und führt dabei ebenfalls zur Chloridionen- und Wassersekretion und verhindert andererseits die Aufnahme von Natrium und Chlorid und somit von Wasser. Makroskopisch ist die ETEC-assoziierte Diarrhö nicht von Rota- oder Coronavirus-assoziierter Diarrhö zu unterscheiden. Histologisch findet sich jedoch bei der ETEC-assoziierten Diarrhö nahezu keine Zottenatrophie und nur eine minimale bis keine Entzündungsreaktion.

Ein weiterer wichtiger Virulenzfaktor von ETEC ist die unterschiedliche Ausstattung mit Fimbrien, die es den Erregern ermöglichen, an den Enterozyten zu binden. Fimbrien sind polymere Pilinproteine, die zur Virulenz der ETEC bei den verschiedenen Tierarten beitragen:
- Schwein: F4(K88), F5(K99), F6(987P), F17, F18, F41, F42, F165
- Kälber: F5 (K99), F17, F18, F41, F42, F165
- Lämmer: F5(K99), F41

Enteropathogene E. coli (EPEC) produzieren meist keine Toxine, sondern schädigen die Epithelien über die Kolonisation, Adhäsion und direkte Enterozytenschädigung. EPEC kann bei jungen Ferkeln zu katarrhalischer Diarrhö führen, ist jedoch eher selten als Krankheitsursache zu beobachten.

Shiga-like-Toxin-produzierende E. coli (STEC) bzw. die STEC-Untergruppe der **enterohämorrhagischen E. coli (EHEC)** schädigen Enterozyten und viele andere Zellarten mit ihrem Toxin. STEC rufen bei enteraler Kolonialisierung die Ödemkrankheit des Schweines hervor. Die Erkrankung tritt am häufigsten bei Absatzferkeln auf und kann zu einer Mortalität von bis zu 100 % im Bestand führen. Die Tiere zeigen meist folgende Symptome:
- zentralnervöse Ausfallserscheinungen
- milde katarrhalische Enteritis (selten)
- subkutane Ödeme im Bereich der Augenlider und des ventralen Rumpfes (namensgebend, jedoch nicht immer vorhanden)
- Magenwand- und Darmödeme sowie Gallenblasenbettödeme

Histologisch finden sich in den betroffenen Arealen Ödeme und selten Gefäßschäden sowie in fortgeschrittenen Fällen Ischämie- und Ödem-assoziierte Enzephalomalazien. Hervorgerufen werden alle beschriebenen Symptome und Läsionen durch die endotheltoxische Wirkung des bakteriellen Shiga-like-Toxins 2e (SLT 2e). Es führt zu Nekrosen der Endothelzellen und fibrinoider Degeneration der Gefäßwand.

E. coli können bei Ferkeln und Läufern zur Coli-Sepsis mit fibrinös bis eitriger Polyarthritis, Meningitis und Entzündungen in einer Vielzahl anderer Organe führen.

> **KLINISCHER BEZUG** Die Bakterienspezies *E. coli* ist ein physiologischer Darmbewohner vieler Spezies. Erst zusätzliche Pathogenitätsfaktoren wie Toxine oder Adhäsionsfaktoren machen sie zu Krankheitsauslösern, besonders beim Schwein. Dabei zeigen verschiedene Serotypen wichtige Unterschiede. Die Systematik und Nomenklatur der Pathogenitätsfaktoren und Serotypen sind für *E.-coli*-Infektionen von besonderer Bedeutung.

> **WISSENSWERTES**
> **Enterohämorrhagische *E. coli* (EHEC)**
> Die verursachenden EHEC vom Serotyp O157:H7 sind fähig, die Shiga-like-Toxine 1 und 2 zu produzieren. Diese können beim Menschen zu hämorrhagischer Kolitis führen. Des Weiteren führen die Toxine in besonders sensiblen Organen wie Niere und Gehirn auch zu Nekrosen. In Einzelfällen entsteht das letal verlaufende hämolytische urämische Syndrom (HUS). Jedoch sind nicht alle Virulenzfaktoren des EHEC O157:H7 identifiziert. Die Virulenz der isolierten Stämme kann für den Menschen stark variieren.
>
> Rinder und möglicherweise auch kleine Wiederkäuer stellen das natürliche EHEC-Reservoir dar, obwohl die meisten der im Kot dieser Tiere isolierten Stämme nicht virulent für den Menschen sind. Die Prävalenz im Darm von Rindern variiert jahreszeitlich und erreicht im Frühjahr und Sommer einen Höhepunkt. Es ist bisher unklar, warum Wiederkäuer als Reservoir für die Erreger dienen, da sie interessanterweise nicht generell unempfindlich gegenüber *Shiga-like*-Toxinen sind. Mögliche Erklärungen dieses Phänomens sind eine vielleicht evolutionär vorteilhafte Modulation der intestinalen Immunantwort oder eine antivirale Aktivität der EHEC.
>
> Die Infektion von Menschen erfolgt zumeist über Fäkalkontamination während der Fleisch- oder Milchgewinnung oder von Obst. Die letzte EHEC-Epidemie in Deutschland wurde jedoch nicht durch Rind- oder Kalbfleisch hervorgerufen, sondern durch kontaminierte Samen des Bockshornklees, wahrscheinlich als Hygieneproblem.

Brachyspira pilosicoli

Die **porzine intestinale Spirochätose** wird durch *Brachyspira pilosicoli* hervorgerufen. Dieser verursacht Enterozytennekrosen durch direkte Anhaftung an die apikale Membran der Enterozyten im Kolon. Die resultierende, meist ggr. bis mgr. katarrhalische Kolitis führt zur Malabsorption von Wasser, wässrigen Durchfällen und reduzierter Mastleistung, aber zumeist nicht zum Tod.

Fibrinöse bis diphtheroid-nekrotisierende und hämorrhagische Enteritis

Salmonellose

Verschiedene Salmonellenarten können beim Schwein vorkommen und zu Erkrankungen führen:
- *Salmonella choleraesuis* führt zu septikämischen Krankheitsverläufen mit geringer Beteiligung des Gastrointestinaltrakts.
- *Salmonella typhimurium* führt zu akuter oder chronischer fibrinöser Enteritis.
- Infektionen mit *Salmonella typhisuis* sind selten und führen zu ulzerativer Enterokolitis mit Tonsillitis und Lymphadenitis.

Die **septikämische Salmonellose** durch *Salmonella choleraesuis* ist eine wichtige Differenzialdiagnose für die anzeigepflichtige Klassische und Afrikanische Schweinepest. Sie führt bei betroffenen Tieren zu unterschiedlichen Verläufen:
- perakute Form
  - multifokale petechiale Blutungen
  - Zyanose
  - Hautnekrosen an Kopf und Ohren
  - hyperämische bis blutige Lymphknoten
  - verläuft schnell tödlich

- akute Form
  - multifokale petechiale Blutungen
  - Zyanose
  - Hautnekrosen an Kopf und Ohren
  - hyperämische bis blutige Lymphknoten
  - im weiteren Verlauf: interstitielle bis fibrinöse Pneumonie
  - histologische Befunde: Endothelnekrose aufgrund eines Salmonellenendotoxins, Mikrothromben und ggr. Hämorrhagien
- chronische Form
  - Enteritis und ulzerative Kolitis

Infektionen mit *Salmonella typhimurium* treten am häufigsten bei Masttieren auf und sind durch chronische intermittierende Diarrhö gekennzeichnet. Makroskopisch findet sich eine fibrinöse bis pseudomembranöse Kolitis, assoziiert mit wässrigem und ggr. blutigem Darminhalt. Eine assoziierte Thrombophlebitis und Thrombose von Ästen der A. haemorrhoidalis cranialis kann eine ischämische Proktitis mit narbiger **Rektumstriktur** hervorrufen.

Yersiniose

Yersina enterocolitica und *Yersinia pseudotuberculosis* rufen als Zoonoseerreger im Rahmen der Yersiniose beim Schwein eine **katarrhalische** bis **nekrotisierend-fibrinöse Enteritis** des Dünn- und Dickdarms hervor. Die Yersiniose tritt ebenfalls bei Schaf und Rind (S. 138) auf.

Makroskopisch zeigen sich eine diffuse Ödematisierung und Hyperämie betroffener Darmabschnitte sowie multifokale Ulzerationen und teils Mikroabszesse in der Darmschleimhaut. Bei fulminanten Infektionen führen beide Erreger zur Septikämie mit multifokalen Nekrosen und **abszedierenden Entzündungen** in Lunge, Leber und anderen parenchymatösen Organen. Ein weiterer typischer makroskopischer Befund der Yersiniose ist eine verkäsende, pyogranulomatöse Lymphadenitis der Mesenteriallymphknoten.

Histologisch finden sich in den **nekrotisierenden** und **eitrigen Entzündungsherden** des Darmes lichtmikroskopisch gut sichtbare Kolonien von gramnegativen Bakterien.

Klassische Schweinepest

Ähnliche Darmbefunde wie bei der Salmonellose und der Yersiniose finden sich bei der anzeigepflichtigen Klassischen Schweinepest (KSP, oder auch Europäische Schweinepest, ESP). Sie wird durch das Schweinepest-Virus (KSPV, oder ESPV) aus der Familie der *Flaviviridae* hervorgerufen (S. 182).

Sowohl bei der **akuten** als auch bei der **chronischen Form** kann es zunächst zu katarrhalischen Enteritiden mit Lymphknotenschwellung und daran anschließend zu diphtheroid-nekrotisierenden Entzündungen der Tonsillen und des Zäkums, aber v. a. des Kolons kommen. Die Läsionen finden sich zumeist multifokal über den Schleimhaut-assoziierten lymphatischen Geweben. Sie werden aufgrund ihres knopfartigen Aussehens als **Boutons** oder „**button ulcer**" bezeichnet (Abb. 2.38).

Bei **chronischem Verlauf** der Schweinepest kann es zu hgr. diphtheroid-nekrotisierender Kolitis mit massiven fibrinösen Belägen kommen. Insgesamt stellen die Darmveränderungen

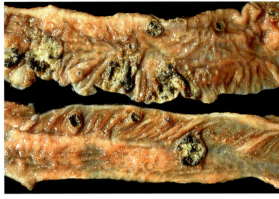

Abb. 2.38 Multifokale, herdförmige, diphtheroid-nekrotisierende Kolitis unter Ausbildung sog. „button ulcers" im Kolon eines Schweines infolge einer Infektion mit dem Virus der Klassischen Schweinepest.

zwar einen diagnostisch wertvollen Aspekt dar, sind aber nur sekundäre Effekte. Zentraler pathogenetischer Mechanismus ist eine Infektion von Lymphozyten und Monozyten sowie des Endothels. Die Endothelschädigung und möglicherweise die direkte Infektion von Megakaryozyten im Knochenmark führen letztlich zu einer Thrombozytopenie, Verbrauchskoagulopathie und zu hämorrhagischer Diathese.

Makroskopisch sichtbares Korrelat sind disseminierte petechiale Blutungen, Lymphknotenhämorrhagien und dunkelrote erhabene Milzrandinfarkte. Die Blutungen sind v. a. auf den Nieren und der Epiglottis lokalisiert. Histologisch finden sich eine generalisierte Vaskulitis mit fibrinoider Nekrose und monozytäre, teils lymphatische Infiltrationen und epitheliale Nekrosen.

Afrikanische Schweinepest

Eine sichere Abgrenzung zur klassischen Schweinepest ist weder klinisch noch pathomorphologisch möglich. Die Afrikanische Schweinepest wird durch das „african swine fever virus" (ASFV) aus der Familie *Asfarviridae* hervorgerufen. Es führt zu ähnlichen Veränderungen wie das SPV der Klassischen Schweinepest mit nur geringen inkonstanten Abweichungen, mit generell einem etwas fulminanteren und schneller letal endenden Verlauf. Dies führt zu einer Dominanz der akuten Anzeichen eines hämorrhagischen Fiebers. Die Veränderungen im Gastrointestinaltrakt sind im Allgemeinen etwas ggr. ausgeprägt als bei der Klassischen Schweinepest. „Button ulcer" finden sich nicht, da die Tiere meist schon verenden, bevor sie multifokale Veränderungen entwickeln können. Subakute bis chronische Formen sind selten.

Histologisch ist die Afrikanische Schweinepest, wie auch die Klassische Schweinepest, vorrangig durch eine Vaskulitis mit fibrinoider Degeneration und Endothelnekrose gekennzeichnet. Das ASFV infiziert jedoch keine Epithelzellen, sodass keine primären epithelialen Nekrosen wie bei der Klassischen Schweinepest auftreten.

Porzine-Circovirus-2(PCV-2)-Enteritis

Es handelt sich hierbei um eine Darmerkrankung, die makroskopisch der durch *Lawsonia intracelluluris* induzierten porzinen proliferativen Enteropathie (S. 70) gleicht.

Dysenterie

Die Dysenterie wird v. a. bei Absetzern durch *Brachyspira hyodysenteriae* hervorgerufen. Die Pathogenese der Erkrankung beinhaltet ein bakterielles Hämolysin, eine Interaktion mit anderen anaeroben Bakterien, die direkte Invasion der Enterozyten und möglicherweise eine immunvermittelte Komponente. Alle diese Mechanismen führen primär zu einem Untergang von Enterozyten des Dickdarms. Sekundär finden sich Kryptepithel- und Becherzellhyperplasien und gemischtzellige Entzündungsinfiltrate.

Funktionell führen diese Veränderungen zu einer Malabsorption von Wasser im Kolon. Diese führt im Frühstadium der Erkrankung zu den typischen Befunden einer katarrhalischen Enteritis, die im weiteren und schweren Verlauf dominant erosiv-ulzerative, fibrinöse und teils hämorrhagische Komponenten aufweist.

Clostridium perfringens

Clostridium perfringens Typ C kann die **nekrotisierend-hämorrhagische Enteritis der Saugferkel** hervorrufen. Häufig verenden betroffene Tiere jedoch auch perakut, bevor sich makroskopisch oder histologisch Veränderungen im Darm nachweisen lassen. In akuten Fällen finden sich eine Hyperämie der histologisch hgr. nekrotischen Mukosa des Dünndarms und blutgefärbter Darminhalt. Der Dickdarm ist unverändert. Die Mesenteriallymphknoten sind hyperämisch und geschwollen. Teilweise findet sich zusätzlich eine fibrinöse Peritonitis mit sanguinösem Transsudat.

Listeria monocytogenes

Listeria monocytogenes kann eine **fibrinös-nekrotisierende Typhlokolitis beim Schwein** nach Verfütterung von kontaminierter Silage verursachen. Klinisch findet sich eine Anorexie, blutiger Durchfall und Fieber.

Proliferative Enteritis

Lawsonia intracellularis infiziert verschiedene Spezies, einschließlich Schwein, Pferd, Hamster, Maus, Hund und Frettchen. Dabei haben sie beim Schwein die größte Bedeutung und verursachen 3 Erkrankungskomplexe:
- porzine proliferative Enteropathie (PPE, syn. porzine intestinale Adenomatose)
- proliferative hämorrhagische Enteropathie
- nekrotisierende Enteritis bzw. regionale Ileitis

Die Erkrankung betrifft v. a. jungadulte Schweine ab der 3. Lebenswoche. Betroffene Tiere zeigen milde Diarrhö, Abmagerung und Wachstumsrückstände. Eine Darmperforation durch chronische Ulzerationen infolge einer *Lawsonia-intracellularis*-Infektion kann vereinzelt auch zu Todesfällen führen.

Die Pathogenese umfasst offenbar eine Interaktion von *Lawsonia intracellularis* mit anderen Darmbakterien. So entwickeln gnotobiotische Schweine keine PPE nach *Lawsonia-intracellularis*-Inokulation, wobei die genauen Mechanismen der interbakteriellen Beeinflussung noch unbekannt sind.

Lawsonia intracellularis ist obligat intrazellulär. Seine Replikation im Enterozyt führt zur Hyperplasie der Enterozyten und der Bildung einer mehrschichtigen Schleimhaut ohne Becherzellen im distalen Ileum. Andere Darmabschnitte sind selten oder nicht betroffen. Die verdickte Schleimhaut entwickelt dabei makroskopisch, aber insbesondere histologisch nachweisbare Strukturen, die einer gutartigen neoplastischen Proliferation ähneln und deshalb als **intestinale Adenomatose** bezeichnet werden. Die PPE kann jedoch auch mit einer hämorrhagischen Enteritis einhergehen und wird dann als **proliferative enterohämorrhagische Enteropathie** bezeichnet.

Die adenomatös proliferativen Schleimhautabschnitte zeigen mit zunehmender Erkrankungsdauer vermehrt Nekrosen (**nekrotisierende Enteritis**). Wenn vorrangig das Ileum betroffen ist, werden sie hingegen als **regionale Ileitis** bezeichnet. Multifokal zeigen sich in der hyperplastischen Mukosa Ulzerationen, die mit teils pseudomembranösen Fibrinauflagerungen bedeckt sind. Ein besonderes Merkmal der regionalen Ileitis ist eine progressive Striktur des Ileums aufgrund der rekurrierenden nekrotischen, proliferativen und granulationsgeweblichen Umbauprozesse. Als Ursache für den Wechsel von einer proliferativen zu einer nekrotisierenden Enteritis/regionalen Ileitis wird ein Überwachsen mit Anaerobiern angenommen.

Parasitär bedingte Enteritis

Kokzidiose

Die Kokzidiose wird meist durch *Isospora suis* hervorgerufen und führt zu einer **fibrinösen Enteritis** des distalen Dünndarms. Die Erkrankung zeigt eine hohe Morbidität und geringe Mortalität. Sie betrifft v. a. Saugferkel bis zu einem Alter von 3 Wochen. Ältere Schweine zeigen häufig eine Infestation mit *Eimeria* spp., ohne jedoch klinische Symptome zu entwickeln. Die Infektion und Replikation der protozoären Erreger in den Enterozyten der Villusspitze führen zu einem Epithelverlust und dem Austritt von Fibrin. Die folgende fibrinöse Enteritis kann in schweren Fällen eine **pseudomembranöse Ausprägung** haben.

Balantidium coli

Das Wimperntierchen *Balantidium coli* kommt im Dickdarm von Schwein, Mensch und nicht humanen Primaten vor. Der Kommensale kann erst nach Vorschädigung der Kolonschleimhaut durch andere Erkrankungen wie z. B. die porzine proliferative Enteropathie in die Submukosa eindringen.

Nematoden

Adulte Rundwürmer der Art **Ascaris suum** finden sich häufig in der proximalen Hälfte des Dünndarms. Sie führen meist zu keinen klinischen Veränderungen, obwohl bei massivem Befall Obstruktionen möglich sind.

Weitaus bedeutender sind die *Ascaris-suum*-assoziierten Veränderungen in Lunge und Leber. *Ascaris suum* besitzt einen direkten Lebenszyklus, der eine Migration der geschlüpften Larven aus dem Darm mit dem Portalkreislauf in die Leber beinhaltet. Anschließend werden sie mit dem Blutfluss in die Lunge transportiert. Sie migrieren in das Lungenparenchym, werden in den Rachenraum hochgehustet, wieder abgeschluckt und reifen im Darm zu adulten Nematoden heran. Bei ihrer Migration durch die Leber hinterlassen die Larven Bohrgänge und eine charakteristische Entzündungsreaktion, die sich histologisch als eosinophile und granulomatöse Hepatitis darstellt. Diese

Veränderungen werden durch Bindegewebe ersetzt. Sie führen zu multifokalen Fibrosen, sog. **„milk spots"**.

Die akuten Veränderungen in der **Lunge** zeigen sich makroskopisch als multifokale Hämorrhagien. Histologisch zeigt sich weiterhin eine eosinophile, teils granulomatöse Bronchiolitis mit Larvenfragmenten und nekrotischem Debris.

Trichuris suis kann bei hgr. Befall zu nekrotisierend-hämorrhagischer Typhlokolitis führen. In diesen Fällen findet sich eine verdickte Dickdarmwand mit Erosionen und flüssigem Zäkuminhalt. Im Kolon zeigt sich hingegen eine Hypersekretion von Schleim mit gelegentlich ggr. multifokalen Hämorrhagien in der Schleimhaut und flüssigem missfarbenen Koloninhalt. Die Erkrankung ähnelt somit den Veränderungen bei der Schweinedysenterie. Bei genauerer Adspektion sind jedoch die assoziierten Nematoden zahlreich auf der Schleimhautoberfläche darstellbar.

> **KLINISCHER BEZUG** Besonders beim Schwein, aber auch bei vielen anderen Spezies gilt, dass verschiedene Enteritiserreger ähnliche bis überlappende klinische und pathologisch-anatomische Befunde verursachen können, wobei auch nicht selten Mischinfektionen vorliegen. Die Histologie, ggf. mit Spezialfärbungen, kann oft über den Nachweis charakteristischer oder gar beweisender Muster bei der Ursachenfindung helfen, im Einzelfall sogar den Erreger selbst darstellen. Ein zusätzlicher, spezifischer Erregernachweis ist dennoch in der Regel unverzichtbar, wobei prädisponierende Faktoren sowie zeitgleiche und sequenzielle Mischinfektionen auch hierbei in die Irre führen können. Die Kombination aus Histologie von möglichst frischen Organen (Autolyse und Fäulnis!) mit Erregernachweisen ist daher stets zu empfehlen.

■ Enteritiden beim Rind

Katarrhalische Enteritis

Coronaviren

Das bovine Coronavirus ist eine häufige Ursache für die katarrhalische Enteritis bei Kälbern. In den meisten Fällen finden sich jedoch **Mischinfektionen** mit bovinen Rotaviren, *E. coli* oder *Cryptosporidium parvum*. Wie auch bei anderen Tierarten hat das bovine Coronavirus einen Tropismus für das resorptive Epithel der Dünndarmzottenspitzen und -seiten. Auch können Zäkum und Dickdarm infiziert sein. Die Tiere entwickeln milde bis hgr. katarrhalische Enteritiden und können innerhalb von 5–6 Tagen an Dehydrierung, Hyperkaliämie und Azidose versterben.

Makroskopisch zeigen betroffene Tiere unspezifische Zeichen einer katarrhalischen Enteritis mit hyperämischer Darmwand, dünnflüssigem Darminhalt, Schwellungen der Mesenteriallymphknoten und kotverschmierter Perianalgegend.

Histologisch findet sich eine katarrhalische Enteritis mit Zottenatrophie, die jedoch nicht so stark ausgeprägt ist wie bei der coronaviralen transmissiblen Gastroenteritis des Schweines. Die Zahl der infiltrierenden Entzündungszellen ist meist gering. Relativ typisch für die bovine Coronavirus-Infektion beim Kalb ist die gleichzeitig zu beobachtende katarrhalische bis erosive Kolitis mit Infiltration der Lamina propria mit mäßig vielen neutrophilen Granulozyten.

Bei Kälbern unter 5 Tagen stellen *E. coli*-Infektionen die wichtigste Differenzialdiagnose dar, während bei 5–14 Tage alten Kälbern Infektionen mit Kryptosporidien oder Rotaviren einzeln oder als Mischinfektionen eine wichtige Ursache sind.

Bei adulten Tieren führt das bovine Coronavirus zu katarrhalischer bis hämorrhagischer Kolitis. Die Tiere zeigen dabei ringförmige Hyperämie im Bereich des Kolons mit ggr. bis hgr. Enterozytennekrosen.

Rotaviren

Bovine Rotaviren führen bei bis zu 3 Wochen alten Kälbern meist als **Mischinfektion** mit bovinem Coronavirus und *E. coli* zur katarrhalischen Enteritis. Zumeist sind Kälber in den ersten Lebenstagen betroffen, wobei sich die makroskopischen und histologischen Veränderungen des Dünndarms nicht von denen einer bovinen Coronavirus-Infektion unterscheiden. Im Gegensatz dazu führen Rotavirus-Infektionen jedoch nicht zu Veränderungen im Kolon.

E. coli

Ebenso wie beim Schwein können verschiedene Pathotypen von *E. coli* katarrhalische oder, abhängig vom Bakterientyp, hämorrhagisch-nekrotisierende Enteritiden beim Rind hervorrufen.

Enterotoxische *E. coli* (ETEC) sind ein häufig zu beobachtender Erreger von unspezifischen Enteritiden bei 2–3 Tage alten **Kälbern**. Sie treten oftmals zusammen oder als Folge von primären Corona- oder Rotavirus-Infektionen auf und führen zu hgr. katarrhalischen Enteritiden. Im Gegensatz zu den genannten viralen Erregern findet sich histologisch jedoch bei einer **ETEC-induzierten Enteritis** keine Zottenatrophie.

Eine Besonderheit des **Rindes** sind die *Shiga-like*-Toxin-produzierenden *E. coli* (STEC), die synonym beim Rind auch als **enterohämorrhagische *E. coli*** (EHEC) bezeichnet werden. Sie schädigen die Enterozyten durch die Produktion des Shiga-like-Toxins, das sich von dem *Shiga-like*-Toxin-2e unterscheidet, das beim Schwein die Ödemkrankheit verusacht. Es kann beim Eintritt in den Blutkreislauf jedoch auch schwere systemische Symptome hervorrufen. Diese treten jedoch vorrangig beim Menschen auf. Aufgrund des zoonotischen Potenzials und der Relevanz für die Lebensmittelhygiene stellen sie dennoch eine wichtige Erregergruppe beim Rind dar. Beim Rind führen EHEC jedoch nur selten zu Erkrankungen. Lediglich bei **Kälbern** bis zu 4 Wochen können sie zu **hämorrhagisch-nekrotisierender Typhlokolitis** mit ausgeprägten Epithelerosionen und vereinzelten Fibrinauflagerungen führen. Histologisch finden sich weiterhin milde Zottenatrophien im Dünndarm.

E. coli können generell bei **Kälbern** wie bei **Ferkeln** und **Läufern** zur **Coli-Sepsis** mit fibrinös bis eitriger Polyarthritis, Meningitis und Entzündungen in einer Vielzahl anderer Organe führen.

Fibrinöse bis diphtheroid-nekrotisierende Enteritis

Bovine Virusdiarrhö

Die Bovine Virusdiarrhö, BVD (S. 72), ist eine häufige und anzeigepflichtige Erkrankung.

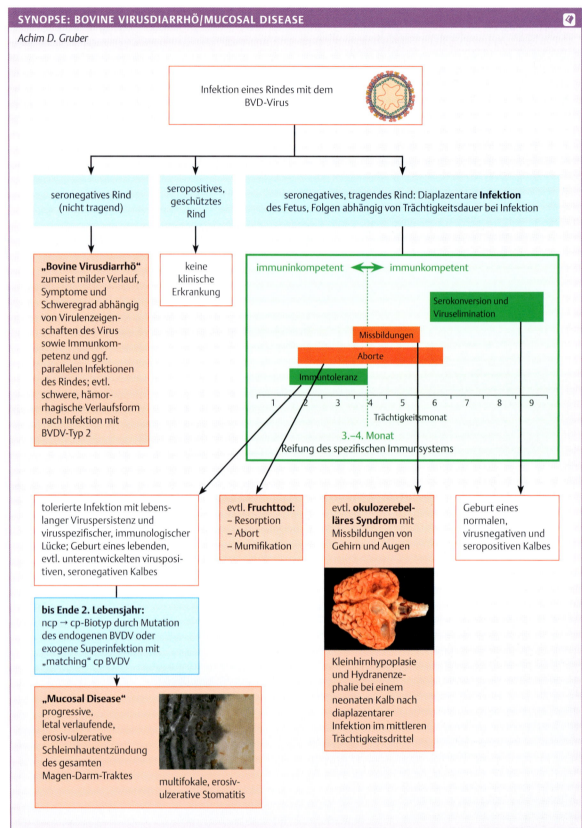

Abb. 2.39 **Organübergreifende Darstellung der verschiedenen Manifestationsformen der Bovinen Virusdiarrhö/Mucosal Disease des Rindes:**
Rot: klinische Syndrome; Blau: Einflussfaktoren; Grün: Trächtigkeit
Abkürzungen: cp = zytopathogen; ncp: nicht-zytopathogen

Epidemiologie und Bedeutung

Beide Krankheiten werden durch dasselbe Virus induziert. Sie unterscheiden sich jedoch erheblich in klinischem Verlauf, Pathogenese, betroffenen Organsystemen und Pathologie sowie epidemiologischer Relevanz (**Abb. 2.39**). Entscheidend sind der **Zeitpunkt der Erstinfektion** sowie der **immunologische Status** des infizierten Tieres bzw. des Muttertieres bei der intrauterinen Infektion. Die klassischen Kochschen Postulate können ohne Berücksichtigung der komplexen Zusammenhänge für die Missbildungen sowie die Mucosal Disease nicht erfüllt werden.

Bovine Virusdiarrhö und Mucosal Disease sind weltweit verbreitete Erkrankungen der Rinder (anzeigepflichtig). Aufgrund der unerkannten Ausbreitung durch persistent virämische Rinder, variable Krankheitsbilder und oft verzögerte klinische Symptome sind Erkennung und Bekämpfung nicht trivial.

Betroffene Spezies

Nur Rinder erkranken an den typischen Formen. Andere Wiederkäuer und Schweine können jedoch infiziert werden und serokonvertieren (evtl. serologische Kreuzreaktion mit dem Virus der Klassischen Schweinepest, KSP, auch Europäische Schweinepest, ESP).

Ätiologie

Beide Formen werden durch das Bovine Virusdiarrhö-Virus (BVDV) verursacht. Es zählt zur Gattung Pestivirus der Familie *Flaviviridae* und ist mit dem KSPV und dem Virus der „border disease" der Schafe (BDV) eng verwandt. Die 2 Genotypen (BVDV 1 und BVDV 2) werden heute auch als eigene Spezies betrachtet. Beide zweigen sich weiter in unterschiedlich stark virulente Virusstämme auf. Zusätzlich kommen bei allen Stämmen 2 Biotypen vor, die nach ihrer Eigenschaft bezeichnet werden, infizierte Kulturzellen abzutöten: der **zytopathogene** (cp) und der **nicht zytopathogene** (ncp) **Biotyp**. Die beiden Biotypen unterscheiden sich lediglich in einer Mutation, die das Virus mit einem zusätzlichen Pathogenitätsfaktor ausstattet und für die Pathogenese essenziell ist. Typischerweise entsteht der cp- aus dem ncp-Biotyp durch Mutation im persistent infizierten Rind.

Inkubationszeit

Die Inkubationszeit beträgt für die BVD-Form 2–14 Tage und für die MD-Form etwa 6 Monate bis 2 Jahre.

Klinik

Bei BVD (horizontale Infektion) werden variabel ausgeprägte, zumeist leichte grippeähnliche Symptome, Durchfälle, Anorexie, Speicheln, Fieberphasen und Pneumoniesymptome über wenige Tage beobachtet. Die Symptome können durch opportunistische Infektionen infolge geschwächter Abwehr verstärkt werden. Erosionen der Maulschleimhaut und im Zwischenklauenspalt treten nur bei wenigen Tieren auf. Schwere Verlaufsformen teils mit schwerer hämorrhagischer Diathese werden sporadisch für einen Typ 2 des BVDV beobachtet.

Kälber mit dem kongenitalen okulozerebellären Syndrom können nach Art und Ausprägung ein weites Spektrum zentralnervöser Ausfälle zeigen. Dieses ist von der zugrunde liegenden Missbildung abhängig. Ataxien, Astasien, Opisthotonus, zentrale Blindheit oder völlige Apathie zählen zu den häufigsten Befunden.

Persistierende Virämiker (ncp-Biotyp) sind bis zum Ausbruch der MD zumeist symptomlos. Etwa 1–2 Wochen nach dem Auftreten des cp-Biotyps treten profuser Durchfall und erosiv-ulzerative Maulschleimhautläsionen mit Speicheln und Anorexie auf, inkonstant begleitet durch Erosionen der Haut im Zwischenklauenspalt. Eine über viele Tage bis wenige Wochen progressive Verschlimmerung führt nach fibrinös-hämorrhagischem und diphtheroidem Enteritisverlauf unweigerlich zum Tod. Bei atypischen Verläufen und chronischen Formen können die Tiere über viele Monate dahinsiechen.

Pathogenese und pathologische Befunde

Bovine Virusdiarrhö (BVD) Erfolgt die horizontale Erstinfektion (Tröpfcheninfektion, ncp oder cp) postnatal in einem seronegativen Rind, kommt es zur kurzzeitigen Monozyten-assoziierten Virämie mit Serokonversion und kompletter Viruselimination. Abhängig von Immunstatus und Konstitution des Rindes kann eine vorübergehende milde Enteritis und/oder eine interstitielle Pneumonie auftreten. Einzelne, wenig verbreitete Virustypen mit hoher Virulenz (zumeist BVDV-Genotyp 2) können nach Infektionen des Knochenmarks zu schweren, tödlichen Verläufen mit Thrombozytopenie und hämorrhagischer Diathese führen (**hämorrhagische Form** der BVD). Diese zeigt sowohl klinisch und pathogenetisch als auch epidemiologisch Ähnlichkeiten zur Schweinepest und anderen hämorrhagischen Fieberkrankheiten.

Folgen einer vertikalen **intrauterinen Infektion des Fetus:** Nur bei Erstinfektion eines seronegativen tragenden Tieres – nicht jedoch bei bereits serokonvertiertem trächtigem Tier – kommt es zur Infektion des Fetus über die Plazenta. Nach diaplazentarer Infektion mit dem ncp-Biotyp vor der Ausreifung des eigenen spezifischen Immunsystems – gegen Ende des 4. Trächtigkeitsmonats – kommt es zur lebenslang persistierenden Infektion bei gleichzeitiger virusspezifischer immunologischer Lücke. Dabei kann gegen das Virus aufgrund einer vermeintlichen Eigenantigenerkennung (stammspezifisch, jedoch nicht biotypspezifisch) zeitlebens weder eine zelluläre noch humorale Immunität aufgebaut werden. Eine Infektion während der ersten 2 Monate führt oft zum Abort oder zur Mumifikation der Frucht. Eine transplazentare Infektion mit dem cp-Biotyp soll selten vorkommen und immer zum Fruchttod führen.

Nach Infektionen im 3. oder frühen 4. Trächtigkeitsmonat mit dem viel häufiger in den Beständen vorkommenden ncp-Biotyp kommen äußerlich häufig normal erscheinende Kälber zur Welt. Die Kälber vermehren jedoch in vielen Organen – besonders in Knochenmark, Leukozyten, Nervenzellen, Haut und Schleimhäuten – lebenslang das ncp-Virus und scheiden es aus. Nur in wenigen Fällen bleiben diese Tiere im Wachstum zurück und weisen Veränderungen des Haarkleids auf. Bringen persistierend virämische Rinder Kälber zur Welt, sind auch diese lebenslang infiziert.

Zu verschiedenen Missbildungen des Gehirns und der Augen (**okulozerebelläres Syndrom**) führt eine diaplazentare Erstinfektion während der Ausreifungsphase des spezifischen Immunsystems **etwa im 4. Trächtigkeitsmonat**. Dafür werden immunpathologische Zerstörungen virusinfizierter, sich entwickelnder Körperzellen verantwortlich gemacht. Betroffene Kälber können ein weites Spektrum an Missbildungen aufweisen. Dazu zählen Kleinhirnhypoplasie, Hydrocephalus internus, Hydranenzephalie, Porenzephalie, Kombinationen verschiedener Hirnmissbildungen und Fehlentwicklungen des Auges, z. B. Heterochromia iridis.

Eine Erstinfektion **nach dem 4. Trächtigkeitsmonat** trifft auf ein voll entwickeltes Immunsystem und resultiert in einer kompletten Viruselimination und Serokonversion: Die Kälber werden normal entwickelt geboren, sind virusnegativ, seropositiv und vor zukünftigen BVDV-Infektionen geschützt.

Mucosal Disease (MD) Die Mucosal Disease tritt nur bei intrauterin vertikal und damit lebenslang persistierend infizierten virämischen Rindern zumeist im Alter von ½–2 Jahren auf. Der cp-Biotyp zerstört in erster Linie Schleimhautepithelzellen. Dies findet entweder nach einer **Mutation** des endogenen ncp-Biotyp zum cp-Biotyp oder nach **exogener Superinfektion** durch einen antigenetisch passenden cp-Biotyp („matching pair", Kontakt zu Ausscheidertier) statt. Der Organismus ist dem Virus aufgrund der spezifischen immunologischen Lücke schutzlos ausgeliefert. Es kommt zu einer schweren und über wenige Wochen progressiv verlaufenden erosiv-ulzerativen Stomatitis, Gingivitis, Ösophagitis und systemischen Gastroenteritis. Diese Tiere scheiden nun den cp-Biotyp in hohem Maße aus. Der Tod erfolgt meist durch Dehydrierung. Blutverlust und opportunistische, zumeist bakterielle Infektionen sind unausweichlich. Eine exogene Superinfektion durch einen nur partiell antigenetisch verwandten cp-Biotyp führt zur **„late-onset"** bzw. **chronischen Mucosal Disease** mit einem schließlich ebenso unweigerlich tödlichen Krankheitsverlauf über viele Monate.

Differenzialdiagnostik

Mögliche Differenzialdiagnosen zu beiden Erkrankungen werden in **Tab. 2.5** genannt.

Tab. 2.5 Mögliche Differenzialdiagnosen bei BVD und MD.

Form	Erkrankung
BVD-Form	Salmonellose
	Infektiöse Bovine Rhinotracheitis (IBR)
	respiratorische Synzytialvirus-Infektionen
	Parainfluenza
Missbildungen	spontane Missbildungen
	Blauzungenkrankheit-assoziierte Missbildungen
	Schmallenberg-Virus- und Akabanevirus-Infektionen
	Missbildungen durch bestimmte Pflanzentoxine
MD-Form	Bösartiges Katarrhalfieber (BKF)
	Salmonellose
	Rinderpest (gilt als getilgt)
	bovine leukozytäre Adhäsionsdefizienz (BLAD)

Diagnostik

Klinische und pathologisch-anatomische sowie histologische Befunde (keine Viruseinschlusskörperchen) sind zwar hinweisend, jedoch nicht pathognomonisch. Je nach Form eignen sich ein kultureller oder molekularbiologischer Virusnachweis aus dem Blut oder Gewebe (Hautstanzen nach Ohrmarkeneinzug), ein immunhistologischer Virusantigennachweis im Gewebe oder eine serologische Untersuchung zur Bestimmung des Infektions- und Immunstatus.

Salmonellose

Salmonella typhimurium führt bei Rindern zu sporadischen Ausbrüchen der anzeigepflichtigen Salmonellose (Zoonose), während *Salmonella dublin* meist ein enzootisches Problem in Rinderpopulationen darstellt.

Die Salmonellose tritt bei wenige Tage alten Kälbern nicht auf und stellt in dieser Altersgruppe eine unwahrscheinliche Differenzialdiagnose für Rota-, Coronavirus- und Kryptosporidien-Infektionen dar. Bei Kälbern älter als eine Woche ist der Schweregrad der Salmonellose direkt proportional zur Menge der inokulierten *Salmonella* spp.-Organismen und indirekt proportional zum Alter der Tiere.

Bei der Sektion zeigen die Kälber häufig petechiale Blutungen auf den serösen Häuten sowie geschwollene und teils hämorrhagische Mesenteriallymphknoten. Die intestinalen Läsionen sind meist im Ileum am stärksten ausgeprägt. Dort entwickelt sich eine zunächst **katarrhalische** und später **fibrinöse** bis **ggr. hämorrhagische Enteritis**. Bei fortschreitender Erkrankung breiten sich die Veränderungen ins Jejunum und in das Kolon aus.

Histologisch findet sich im Darm eine fibrinöse Enteritis mit Enterozytennekrosen und Depletion der sowie Ulzerationen über den Peyerschen Platten. Der stark invasive Charakter von *Salmonella* spp. zeigt sich anhand der häufig beobachteten Verbreitung der Erreger in Leber und Milz. Hier bilden sich sog. Paratyphoidknötchen. Diese sind histologisch als multifokale Hepatozytennekrosen mit assoziierter Infiltration mit Makrophagen, Lymphozyten und neutrophilen Granulozyten gekennzeichnet. Eine Salmonellensepsis mit den typischen klinischen Befunden einer Septikämie und eine eitrige Meningoenzephalitis sind v. a. bei Kälbern Folgen von enteralen Salmonelleninfektionen.

Hämorrhagische Enteritis

Clostridien

Clostridium perfringens **Typ A** wird als möglicher Erreger des **„hemorrhagic bowel syndrome"** beim Rind angesehen. Die Erkrankung zeigt eine hohe Mortalität und ist mit einer hgr. nekrotisierend-hämorrhagischen Enteritis assoziiert. Im Darmlumen finden sich teils große Mengen an geronnenem und ungeronnenem Blut. Die Krankheit verläuft nahezu immer letal.

Clostridium perfringens **Typ B** kann bei Kälbern bis zum 10. Lebenstag schwere hämorrhagische Enteritiden, teils mit fibrinösen Veränderungen im Ileum hervorrufen. Die Veränderungen ähneln dabei der Dysenterie der Lämmer, wobei die Mortalität bei Kälbern jedoch geringer ist. Ähnliche Veränderungen finden sich auch bei Infektionen mit *Clostridium perfringens* Typ C. Wie auch bei Schafen, Schweinen und Pferden sind v. a. Jungtiere betroffen. Der perakute Verlauf ist durch perakuten Tod nach Enterotoxämie und septischem Schock oft ohne nachweisbare morphologische Veränderungen gekennzeichnet. Im Rahmen der akuten Verlaufsform kommt es zu Nekrosen der Schleimhaut von Jejunum und Ileum und assoziierten Gefäßen, was zu einer hgr. hämorrhagischen Enteritis mit Nachweis von viel freiem Blut im Darm führt.

Clostridium perfringens **Typ C** führt nur selten zu intestinalen Veränderungen beim Kalb. Hier stehen meist systemische Veränderungen aufgrund einer Enterotoxämie mit Petechien, fortgeschrittener Autolyse der Niere, Milzhyperämie und Lungenödem im Vordergrund.

Kokzidiose

Eine Vielzahl von **Eimerienarten** können beim Rind eine Kokzidiose hervorrufen. Meist handelt es sich dabei um Mischinfektionen aus mehreren Stämmen, wobei *Eimeria zuernii* und *Eimeria bovis* die Erreger mit der höchsten Pathogenität sind. Rinder aller Altersstufen können mit Eimerien infiziert sein. Klinische Symptome treten jedoch meist nur im 1. Lebensjahr auf. Die Mortalität der Erkrankung ist gering, sie kann jedoch mit starker Diarrhö bis hin zur Dysenterie assoziiert sein. Infiziert sind je nach Entwicklungsstadium der Eimerien v. a. distales Jejunum, Ileum, Zäkum und Kolon. Klinische Symptome und Diarrhö finden sich erst, wenn die Entwicklung der 1. Generation von Schizonten im distalen Dünndarm abgeschlossen ist und die Entwicklung der Schizonten und Gametozyten der 2. Generation im Zäkum und Kolon stattfindet.

Tiere mit Kokzidiose zeigen zumeist eine **fibrinös-hämorrhagische Typhlokolitis**. Kolon und Zäkum sind bei diesen Tieren mit flüssigem braun-schwarzem bis blutrotem Inhalt gefüllt (**rote Kälberruhr** bei *E. bovis*). Die Darmwand ist ödematisiert und die Schleimhaut mit diphtheroiden Belägen bedeckt. In dieser Hochphase der Infektion findet sich histologisch eine hgr. Infektion des Kolon- und Zäkumepithels mit Schizonten, Gametozyten und Oozysten.

In seltenen Fällen zeigen Rinder mit Kokzidiose **zentralnervöse Symptome**, die jedoch nicht mit morphologischen Veränderungen im Darm assoziiert sind und auf ein Neurotoxin unbekannter Art zurückgeführt werden.

Granulomatöse Enteritis

Paratuberkulose

Das *Mycobacterium avium* ssp. *paratuberculosis* (MAP) ist der Erreger der Paratuberkulose (Johnsche Krankheit). Er ruft bei adulten Rindern intermittierende Diarrhö mit profusen Durchfällen und Kachexie bei zumeist normaler Nahrungsaufnahme hervor. Die Paratuberkulose kann jedoch auch bei kleinen Wiederkäuern und einer Vielzahl anderer Tierarten auftreten. Eine Assoziation von MAP mit dem Morbus Crohn des Menschen wird diskutiert.

Die Pathogenese der Paratuberkulose beim Rind ist hingegen in vielen Aspekten geklärt. Eine Infektion findet wahrscheinlich bereits im 1. Lebensmonat mit der Muttermilch statt. Die klinische Erkrankung ist jedoch nicht vor dem 2.–5. Lebensjahr zu beobachten. Nach oraler Aufnahme werden die Erreger über die **M-Zellen**, v. a. der Darmschleimhaut des Ileums, aufgenommen und an die Makrophagen der Peyerschen Platten übergeben (Abb. 2.40). In diesen kommt der wichtigste Virulenzfaktor des Erregers zu tragen. So zeigt sich MAP resistent gegenüber den bakteriziden Mechanismen der Makrophagenlysosomen. Anschließend vermehrt sich der Erreger in den Makrophagen und wird nach Lyse des Makrophagen von weiteren infiltrierenden Makrophagen aufgenommen. Dies führt zu einer hgr., diffusen Infiltration und Verbreiterung der Lamina propria und Tela submucosa des Ileums mit unzähligen Makrophagen und wenigen Lymphozyten und Plasmazellen.

Im Unterschied zur porzinen proliferativen Enteropathie, hervorgerufen durch *Lawsonia intracellularis*, kommt es bei der Paratuberkulose jedoch nicht zu einer nennenswerten Proliferation von Epithelzellen. Historisch wird das resultierende Entzündungsbild als **granulomatöse Ileitis** bezeichnet. Die Ausbildung typisch kugelig-geschichteter (tuberkuloider) Granulome kann jedoch nicht bei allen Tieren beobachtet werden. Vielmehr handelt es sich dann um eine **diffuse granulomatöse (lepromatöse) Enteritis**. Ähnliche Infiltrate finden sich bei fortgeschrittenem Erkrankungsverlauf ebenfalls in den regionären Lymphknoten, seltener in Zäkum und Kolon.

Abhängig vom Immunstatus kann sich die **lepromatöse multi-/pluribazilläre Form** der Paratuberkulose mit zahlreichen intrahistiozytären Bakterien oder die **tuberkuloide paucibazilläre Form** mit wenigen intrahistiozytären Bakterien entwickeln.

Bei der Sektion zeigen die erkrankten Tiere das typische Bild einer hirnwindungsartigen Oberfläche aufgrund der verdickten Schleimhautfalten im Bereich des Ileums (Abb. 2.41). Die drainierenden Lymphgefäße und die assoziierten Lymphknoten in diesem Bereich sind infolge einer granulomatösen Lymphadenitis verdickt. Häufig finden sich bei Rindern mit Paratuberkulose auch multifokale Mineralisierungen der Aorta. Hier wird vermutet, dass von den zahlreichen aktivierten Makrophagen im Gastrointestinaltrakt Vitamin-D-Metaboliten synthetisiert werden und zu einer Hyperkalzämie führen.

Differenzialdiagnostisch zur Paratuberkulose ist die **Tuberkulose** des Rindes zu nennen. Auch diese führt zu einer granulomatösen Enteritis, wobei der Darmtrakt meist primärer Eintrittsort der Mykobakterien in den Organismus ist. Bei der Tuberkulose kommt es jedoch regelmäßig zu einer **verkäsenden Lymphadenitis**. Während diese bei der Darmtuberkulose chronisch und konstant nachweisbar ist, heilen die Veränderungen der Darmschleimhaut selbst zumeist schnell aus und sind somit überwiegend nicht mehr nachweisbar.

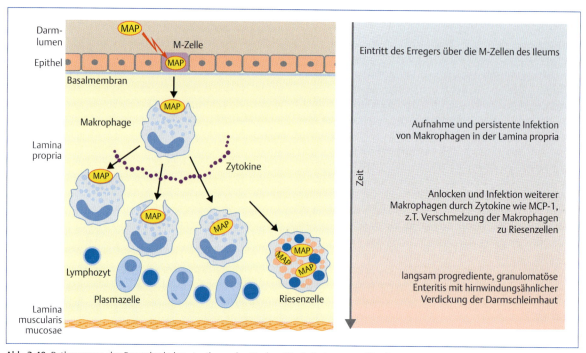

Abb. 2.40 Pathogenese der Paratuberkulose im Ileum des Rindes. Die Aufnahme von *Mycobacterium avium* ssp. *paratuberculosis* (MAP) findet vorrangig über die M-Zellen des Ileums beim neugeborenen Kalb statt. Im weiteren Verlauf der Infektion kommt es zur Infektion und Persistenz von MAP in Makrophagen der Lamina propria der Darmschleimhaut.
Persistierend infizierte Makrophagen locken über die Ausschüttung chemotaktischer Chemokine wie dem „monocyte chemotactic protein 1" (MCP 1) weitere Makrophagen und Lymphozyten an. Eine diffus granulomatöse Enteritis mit hgr. Verbreiterung der Lamina propria und Tela submucosa entsteht.

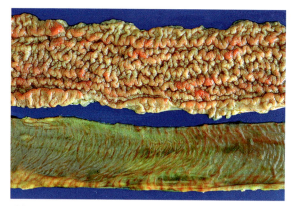

Abb. 2.41 Hgr. diffuse granulomatöse Ileitis beim Rind infolge einer Infektion mit *Mycobacterium avium* ssp. *paratuberculosis* (MAP) unter Ausbildung pathognomonischer „hirnwindungsartiger" Verdickung der Oberfläche der Ileumschleimhaut (oberer Darmabschnitt). Der untere Darmabschnitt stellt vergleichend das unveränderte Ileum eines Rindes gleichen Alters dar (Grünfärbung hier durch Fäulnis/postmortale Sulfmethämoglobinbildung).

Parasitär bedingte Enteritis

Cryptosporidium parvum

Cryptosporidium parvum führt v. a. bei **Kälbern** bis zur 2. Lebenswoche zu katarrhalischer Enteritis. Häufig tritt die Infektion in Assoziation mit Rota- und Coronavirus-Infektionen auf. Kryptosporidien können auch bei älteren Tieren über dem 3. Lebensmonat nachgewiesen werden, bleiben hier aber asymptomatisch. Makroskopisch sind Kryptosporidien-Enteritiden durch eine meist **katarrhalische Diarrhö** mit übel riechendem, flüssigem Darminhalt und geschwollenen Mesenteriallymphknoten gekennzeichnet. Sie unterscheiden sich somit nicht von Rota- oder Coronavirus-induzierten Enteritiden. Bei klinisch apparenten Verlaufsformen finden sich zahlreiche Entwicklungsstadien der Erreger im Zytoplasma der Enterozyten des Dünndarms. Eine sichere Diagnose ist daher nur histologisch und bei frisch entnommenen Proben möglich. Der Untergang der Enterozyten, die assoziierte Zottenatrophie und die Prostaglandinfreisetzung im Rahmen der entzündlichen Reaktion scheinen die wichtigste Rolle bei der Entstehung der Diarrhö zu spielen.

Nematoden

Die **intestinale Trichostrongylose** des Rindes wird durch verschiedene *Trichostrongylidae* wie *Trichostrongylus* spp., *Nematodirus* spp. und *Cooperia* spp. hervorgerufen. Sie kommen im kranialen Dünndarm von Rindern vor und führen dort zu Zottenatrophie und Krypthyperplasie. Zumeist führen sie nicht zu klinischen Erkrankungen. Im Rahmen von enzootischen Faktorenkrankheiten können sie jedoch zu Kachexie und Durchfällen beitragen.

Oesophagostomum radiatum und *venulosum* induzieren eine chronische Kolitis mit Erosionen, Hämorrhagien und daraus folgender Anämie, Kachexie und Diarrhö. Bei Kälbern kann diese **Ösophagostomose** letal verlaufen. Betroffene Tiere zeigen eine verdickte ödematöse Dickdarmschleimhaut und vergrößerte regionäre Mesenteriallymphknoten.

Monezia expansa ist der wichtigste adulte Zestode beim Rind. Nur bei hgr. Befall kann **Moneziose** in Kälbern zu Diarrhö und Entwicklungsstörungen führen. *Cysticercus tenuicollis*-Zysten können sich im Abdomen von Rindern finden.

■ Enteritiden bei kleinen Wiederkäuern

Katarrhalische Enteritis

Rotaviren können bei neugeborenen Schaf- und Ziegenlämmern wie auch bei anderen Tierarten zu teils schweren katarrhalischen Enteritiden führen. Sie werden sowohl als Einzelinfektion als auch als Mischinfektion mit *E. coli* und *Cryptosporidium* spp. bei Schaflämmern beobachtet. Auch bei kleinen Wiederkäuern zeigt sich der typische Tropismus der Rotaviren für die Enterozyten der proximalen Zottenspitzen mit Zottenatrophie. Die teilweise beobachtete Infektion des Dickdarmepithels stellt eine Besonderheit der Rotavirus-Infektion beim Schaflamm dar.

Häufig zeigen Schaflämmer mit Rotavirus-Infektion auch ein massives Überwachsen des Darminhalts mit enterotoxischen *E. coli* (ETEC). Die **enterotoxische Colibazillose** mit typischen katarrhalischen Enteritiden findet sich jedoch auch mit ausschließlicher ETEC-Infektion und zeigt in Bezug auf die Pathogenese und die beteiligten Serotypen Ähnlichkeit mit der bei Kälbern.

Fibrinöse bis diphtheroid-nekrotisierende Enteritis

Ein eher seltener Befund beim **Schaf** ist die **Salmonellose**. In Ausnahmefällen können jedoch *Salmonella typhimurium*, *S. arizonae* und *S. enteritidis* zu massiven Verlusten in Schafbeständen führen. Die Salmonellose des Schafes scheint dabei auch eine Faktorenkrankheit zu sein und viele *Salmonella* spp. können auch in klinisch gesunden Tieren nachgewiesen werden.

Ähnlich wie beim Rind finden sich akute septikämische Verläufe mit typischen Anzeichen eines finalen septischen Schocks und intestinale Verlaufsformen mit fibrinohämorrhagischer Enteritis oder Mischformen.

Hämorrhagisch-nekrotisierende Enteritis

Immer noch ein wichtiges Problem für kleine Wiederkäuer und v. a. für Schafe sind **Clostridiosen**. Verschiedene *Clostridium* spp. können meist aufgrund ihrer Toxine zu oft letalen Erkrankungen führen. *Clostridium perfringens* der verschiedenen Toxinuntertypen sind jedoch von größter Relevanz und führen zu **Enterotoxämien** bei Schafen aller Altersgruppen.

Clostridium perfringens Typ B

Der Erreger führt bei jungen **Schaflämmern** zur sog. Lämmerdysenterie. Die Infektion hat oft den perakuten Tod zur Folge ohne makroskopisch oder histologisch nachweisbare morphologische Veränderungen. Häufiger sind jedoch die intestinalen Verlaufsformen mit Absatz von blutigem Stuhl und Störungen des Allgemeinbefindens. Makroskopisch findet sich eine hgr. diffuse hämorrhagisch-nekrotisierende Enteritis mit multifokalen, teils scharf begrenzten Ulzerationen mit peripherem hyperämischem Randsaum. Die Hämorrhagien können dabei so stark ausgeprägt sein, dass das Darmlumen nahezu komplett von purem Blut gefüllt ist. Betroffene Darmschlingen wirken wie nach intestinaler Torsion hämorrhagisch infarziert. Histologisch zeigt sich in diesen Abschnitten eine nahezu transmurale Nekrose aller Gewebestrukturen der Darmwand. Die übrigen Organe zeigen die typischen Anzeichen einer Enterotoxämie bzw. eines septikämischen Schocks mit petechialen Blutungen, Hyperämie, Ödemen und vereinzelten Gefäß- oder Parenchymnekrosen.

Clostridium perfringens Typ C

Der Erreger verursacht bei **adulten Schafen** und **Lämmern** den sog. Struck. Hierbei handelt es sich ebenfalls um eine clostridiale Enterotoxämie. Die Mortalität beträgt bis zu 15 % in betroffenen Beständen. Makroskopisch findet sich bei diesen Tieren ein teils klares gelbes Exsudat mit teils fibrinösen Beimengungen im Darmlumen und im Abdomen. Ähnliche Befunde zeigen sich teilweise auch im Perikard. Der Darm ist hyperämisch und ödematisiert, die Schleimhaut oberflächlich nekrotisch und ulzeriert. Die hämorrhagische Komponente der nekrotisierenden Enteritis ist variabel, aber meist nicht so stark ausgeprägt wie bei der Lämmerdysenterie.

Clostridium perfringens Typ D

Der Erreger führt zur Breinierenkrankheit bei **Schafen** und **Ziegen**. Die Enterotoxämie wird auch als „overeating disease" bezeichnet, da sie häufig bei Lämmern mit Getreideüberfütterung beobachtet wird. So scheint Stärke im Dünndarm ein kritischer Faktor für das Bakterienwachstum zu sein. Dies findet jedoch nur bei abrupten Futterumstellungen und einer Überforderung der Pansenflora durch leicht verdauliche Kohlenhydrate statt. Andererseits finden sich häufig perakute letale Verläufe einer *Clostridium-perfringens*-Typ-D-Enterotoxämie ohne morphologisches Korrelat. Typisch sind bei der Sektion ein fibrinöses Exsudat im Perikard, Lungenödem und petechiale Blutungen. Im Dünndarm findet sich eine oberflächliche Epithelnekrose mit variablem, meist geringem Anteil an Blutbestandteilen im Lumen.

Ein weiterer Befund ist eine bilaterale fokale Enzephalomalazie im Mittel- und Stammhirn. Diese durch das Clostridientoxin ε hervorgerufenen Malazien erklären auch größtenteils die häufig zu beobachtenden neurologischen Symptome betroffener Schafe.

Clostridientoxin ε ist überdies verantwortlich für die Veränderungen an der Niere. Frisch sezierte Tiere zeigen meist nur leichte Hyperämie und vereinzelte Tubulusepithelnekrosen aufgrund der Bindung von Clostridientoxin ε an die Tubulusepithelien. Das Toxin und möglicherweise Clostridien im Nierenparenchym führen jedoch unverhältnismäßig rasch nach dem Tod zu einer fortgeschrittenen Autolyse der Nieren (Breinieren). Diese Veränderungen können hilfreich bei der rein morphologischen Diagnose der *Clostridium-perfringens*-Typ-D-Enterotoxämie sein.

Granulomatöse Enteritis

Die durch *Mycobacterium avium* ssp. *paratuberculosis* (MAP) hervorgerufene **Paratuberkulose** ähnelt in ihrer generellen Pathogenese und Klinik der des Rindes. Beim kleinen Wiederkäuer verläuft sie jedoch etwas milder, meist als katarrhalische Enteritis ohne hirnwindungsähnliche Schleimhautproliferation. Je nach Immunstatus werden pluribazilläre lepromatöse und eine paucibazilläre tuberkuloide, granulomatöse Ileitis unterschieden.

Bei nahezu allen Ziegen und Schafen mit Paratuberkulose findet sich jedoch im Gegensatz zum Rind eine histiozytäre bis nekrotisierend-verkäsende granulomatöse Lymphadenitis. Eine Abgrenzung der Paratuberkulose von der Tuberkulose anhand des Nachweises von verkäsenden Veränderungen in den Mesenteriallymphknoten ist somit oft nicht möglich. Granulomatöse Veränderungen finden sich im Gegensatz zum Rind oft auch in anderen Organen, dort aber zumeist in geringerem Ausmaß als im Darm.

Parasitär bedingte Enteritis
Nematoden

Oesophagostomum columbianum und *venulosum* induzieren eine **Ösophagostomose** beim Schaf. Sie ist durch eine chronische Kolitis mit Becherzellhyperplasie und dem Nachweis von zahlreichen Würmern im sehr schleimigen Koloninhalt assoziiert. Histologisch finden sich multifokale eosinophile Granulome mit zentralem, teils verkalkendem zellulärem Debris und Wurmbestandteilen.

Bandwürmer

Monezia expansa ist der wichtigste adulte Zestode beim Schaf und kann bei hgr. Befall von Lämmern zu **Moneziose**, Diarrhö und Entwicklungsstörungen führen.

Protozoen

Verschiedene Kokzidien wie *Eimeria ovinoidalis* bei Schafen und *Eimeria ninakohlyakimovae* bei Ziegen können zu katarrhalischer Ileitis mit Dehydratation und Hypoproteinämie führen. Makroskopisch finden sich bei starkem Befall noduläre Plaques in der Darmschleimhaut.

■ Idiopathische, chronisch-entzündliche Darmerkrankungen
„Inflammatory bowel disease"

Besonders **Hunde**, aber auch **Katzen** und (eher selten) **Pferde** zeigen gelegentlich Anzeichen einer **chronischen Malabsorption** mit Abmagerung und Anzeichen eines Proteinverlustsyndroms in den Darm. Diese konsistenten klinischen Veränderungen stellen sich jedoch morphologisch recht unterschiedlich dar. Sie werden unter dem Begriff „inflammatory bowel disease" (IBD; syn. chronisch-entzündliche Darmerkrankung, CED) zusammengefasst. Gemeinsam ist ihnen:
- eine chronische (Gastro-)Enteritis mit diffuser Infiltration der Lamina propria und Tunica submucosa mit variablen Anteilen an Lymphozyten, Makrophagen, Plasmazellen und teilweise neutrophilen und eosinophilen Granulozyten
- eine variable Zottenatrophie
- seltener eine Fibrose der Darmwand

Definitionsgemäß ist somit die Ursache der IBD unbekannt. Sie ist daher oft eine Ausschlussdiagnose, wenn alle bekannten und denkbaren Ursachen für die chronisch entzündlichen Veränderungen ausgeschlossen sind.

Falls der Dünndarm betroffen ist, z. B. häufig beim **Malabsorptionssyndrom**, das sich ebenfalls als IBD-ähnliche Erkrankung darstellt, so findet sich meist ein ödematisierter, dickwandiger Dünndarm. Dieser zeigt histologisch Anzeichen einer Zottenatrophie. Es kommt durch eine Infiltration, v. a. mit Lymphozyten und Plasmazellen, zu einer meist hgr. Verbreiterung der Lamina propria. Fälle mit einer Dominanz von infiltrierenden eosinophilen Granulozyten oder teils mehrkernigen Riesenzellen wurden ebenfalls beschrieben. Häufig findet sich bei der IBD auch eine chronische Kolitis. Sie zeigt eine ebenso starke Infiltration der Lamina propria mit variablen Anteilen an Entzündungszellen, wobei Lymphozyten und Plasmazellen ebenfalls dominieren. Hinzu kommen speziell im Kolon häufig eine Becherzellhyperplasie und Erosionen und Ulzeration der Schleimhaut.

Eine **chronische lymphozytäre Gastritis** wird zumeist bei **Katze** und **Hund** als recht typisches Begleitphänomen bei IBD beschrieben.

> **WISSENSWERTES**
> **Inflammatory bowel disease (IBD)**
> Die genaue Ursache der „inflammatory bowel disease" (IBD) bei Hund, Katze und Pferd ist bisher nicht geklärt. Aktuelle Hypothesen gehen sehr allgemein von einer Dysfunktion des Immunsystems mit komplexer Interaktion von Umweltfaktoren, intestinalen mikrobiellen Imbalancen und Nahrungsbestandteilen aus. Es wird angenommen, dass angeborene Defekte der „toll-like"-Rezeptoren beim Hund zu einer Unfähigkeit zur Unterscheidung von Pathogenen und Nicht-Pathogenen führen. Demnach löst bereits der Kontakt mit einer gewöhnlichen Mikroflora eine überschießende (immunpathologische) Entzündungsreaktion aus.
>
> Endoskopisch entnommene Biopsien werden häufig als unterstützender diagnostischer Parameter histopathologisch untersucht. Hierbei finden sich bei betroffenen Tieren eine gemischtzellige Infiltration der Lamina propria und Tunica submucosa und teils Zottenatrophien. Die Läsionen sind nicht generell diffus im Gastrointestinaltrakt verteilt. Daher erfordert eine sensitive Diagnostik, besonders bei ggr. und mgr. Fällen, eine Untersuchung mehrerer Biopsien. Da das Ileum am häufigsten betroffen ist, empfiehlt es sich, Biopsien mindestens aus diesem Bereich zu entnehmen.

2.8.7 Tumorähnliche Veränderungen und Tumoren

■ Tumorähnliche Veränderungen des Darmes

Adenomatöse Polypen kommen meist innerhalb der aboralen 10 cm des Rektums mittelalter bis alter **Hunde** vor. Bei vollständiger Entfernung ist die Prognose günstig. Die Einordnung der kolorektalen Polypen als tumoröse oder präneoplastische Läsionen ist bisher nicht abschließend geklärt. Einzelne Studien gehen jedoch davon aus, dass sich präneoplastische Polypen im Rahmen einer malignen Transformation in kolorektale Karzinome weiterentwickeln können.

Epitheliale Tumoren des Darmes

Während beim **Hund** eher skirrhöse Adenokarzinome des Magens auftreten, zeigen **Katzen** und **Schafe** eher Adenokarzinome des Darmes. Diese weisen ein variables histologisches Erscheinungsbild mit papillären bis tubulären Wuchsformen auf. Ein gemeinsames und konstituierendes Merkmal ist jedoch das invasive Wachstum in die Lamina propria und tiefer. Diese Eigenschaft ermöglicht die Abgrenzung von benignen rektalen adenomatösen Polypen, wie sie beim **Hund** vorkommen. Eine sichere Einschätzung kann jedoch nur bei sehr tiefen Biopsien erfolgen. Adenokarzinome des Darmes zeigen meist eine frühe Metastasierung in die regionären Lymphknoten und darüber hinaus. Die Prognose ist zumeist sehr vorsichtig zu stellen.

Karzinoide

Karzinoide bzw. **gastrointestinale neuroendokrine Karzinome** entstehen durch die maligne Entartung neuroendokriner Zellen des Darmes. Sie sind bei allen Haustierarten selten und wurden v. a. im Darm älterer Hunde, Katzen, Rinder und Pferde beschrieben.

Sie können zur Obstipation des Darmes führen. Möglicherweise entsteht eine Diarrhö aufgrund einer Hypersekretion funktioneller Peptide wie Serotonin. Makroskopisch zeigen sie sich als lobulierte, feste, meist dunkelrote submukosale Massen. Histologisch sind sie durch eine typische neuroendokrine nestförmige Anordnung der mäßig pleomorphen Tumorzellen gekennzeichnet. Aufgrund ihres invasiven Wachstums werden die Tumoren als maligne eingestuft. Teils konnte eine Metastasierung in die Leber beobachtet werden.

Mesenchymale Tumoren des Darmes

Leiomyome, Leiomyosarkome und gastrointestinale stromale Tumoren (GIST) sind die häufigsten gastrointestinalen stromalen Tumoren bei Haustieren und werden am häufigsten beim Hund beobachtet. Sie zeigen sich makroskopisch und histologisch recht ähnlich und sind teilweise nur durch weiterführende immunhistologische Untersuchungen voneinander abzugrenzen.

Leiomyome und Leiomyosarkome stellen neoplastische Entartungen von glatten Muskelzellen der Darmwand dar. Für die GIST wird hingegen eine neoplastische Entartung von Cajal-Zellen, den Schrittmachern der glattmuskulären Kontraktion des Darmes, als Ursache angesehen. Die Tumoren lassen sich wie folgt charakterisieren:

- Leiomyome sind scharf begrenzte gutartige Tumoren, für die bei vollständiger Entnahme in der Regel eine günstige Prognose gestellt werden kann.
- Leiomyosarkome sind hingegen maligne infiltrative Tumoren, die jedoch ausgesprochen selten metastasieren. Somit erscheint bei vollständiger chirurgischer Entnahme eine günstige klinische Prognose möglich.
- GIST wachsen invasiv und scheinen ein höheres metastatisches Potenzial als Leiomyosarkome zu besitzen. Sie lassen sich durch immunologischen Nachweis des Stammzellfaktorrezeptors KIT von anderen stromalen Tumoren abgrenzen. Nach vollständiger Entnahme kann eine günstige Prognose gestellt werden.

Lymphome

Gastrointestinale Lymphome sind für alle Tierarten beschrieben, kommen aber am häufigsten als **intestinales Lymphom** bei der **Katze** vor. Sie können Teil eines multizentrischen Lymphoms sein. In ihrer eigentlichen Definition stellen sie jedoch originär und zunächst allein im Gastrointestinaltrakt vorkommende neoplastische Entartungen von Lymphozyten dar. Im Gegensatz zum multizentrischen Lymphom der Katze liegt bei der „Darmleukose" zumeist keine Infektion mit dem Felinen Leukämievirus (FeLV) vor.

Makroskopisch können sie sich als diffuse Verdickungen der Darmwand oder kompakte Umfangsvermehrung darstellen. Ihre Schnittfläche ist typischerweise weiß und speckig. Insbesondere die noduläre Form kann zu Obstruktionen des Darmlumens und Ulzeration der Darmschleimhaut führen. Sie können sich langsam auf die regionären Lymphknoten und danach systemisch ausbreiten.

Bei **Hunden** handelt es sich zumeist um epitheliotrope T-Zell-Lymphome, während es sich bei der **Katze** zu 75 % um B-Zell-Lymphome handelt. Gastrointestinale B-Zell-Lymphome sind bei **Pferden** ebenfalls häufig.

Mastzelltumoren

Gastrointestinale Mastzelltumoren sind seltene Tumoren des **Hundes** und der **Katze**. Sie entstehen nach neoplastischer Entartung von mukosalen Mastzellen. Diese enthalten weniger zytoplasmatische Granula als kutane Mastzellen. Lichtmikroskopisch können sie daher schwieriger zu identifizieren sein.

Die Tumoren treten am häufigsten im Magen und am seltensten im Kolon auf. Sie zeigen sich makroskopisch als ulzerierte, meist plattenartige Verdickungen der Magen- und Darmwand. Histologisch finden sich Tumorformen mit gut differenzierten Tumorzellen und Tumoren mit anaplastischen, teils mehrkernigen Tumorzellen. Eosinophile Granulozyten finden sich in variabler Zahl in den meisten Tumoren. Gastrointestinale Mastzelltumoren zeigen ein infiltratives Wachstum und eine Metastasierung in die regionären Lymphknoten, die Leber, die Milz und selten in die Lunge. Magenulzera sind im Gegensatz zur Situation bei kutanen Mastzelltumoren keine typische Folge gastrointestinaler Mastzelltumoren.

Sekundäre Tumoren im Darm

Tumormetastasen im Darm als Folge einer Streuung eines bösartigen Tumors aus einem anderen Organ sind sehr selten. Sie werden zumeist erst im Endstadium beobachtet, wenn bereits zahlreiche andere Organe befallen sind, z. B. bei Adenokarzinomen des Pankreas oder der Gallenwege.

DAS MÜSSEN SIE WISSEN

Missbildungen des Darmes treten bei Haustieren zumeist in Form einer Atresia coli or ani auf. Kombinationen beider Formen sind häufig. Ferkel und Kälber sind besonders häufig betroffen. Das v. a. bei Pferden mit Overozeichnung beschriebene Megakolon beruht auf einer kongenitalen Aganglionose des Kolons mit konsekutiver schlaffer Paralyse und Stenose. Ein Überrest des Ductus omphaloentericus (Meckelsches Divertikel) kann bei Schwein und Pferd zu Obstipationen oder Invaginationen führen.

Die wichtigsten **Lageveränderungen** des Darmes stellen Eventrationen, Hernien, Torsionen, Volvulus und Invaginationen, Abknickungen und Verlagerungen dar. Die klinische Relevanz von Lageveränderungen der Darmabschnitte ergibt sich immer aus der Verlegung der Darmpassage und der Behinderung der lokalen Durchblutung. Nach wenigen Stunden findet sich in betroffenen Darmabschnitten eine irreversible transmurale Nekrose, die eine chirurgische Resektion des Darmabschnitts erfordert. Veränderungen dieser Art haben bereits nach kurzer Zeit lebensbedrohliche Folgen für den Gesamtorganismus (Störungen im Wasser- und Elektrolyt-Haushalt, Dysbakterie, septischer Schock). Reperfusionsschäden können die Folgen der Ischämie auch bei relativ früher Reponierung des Darmabschnitts verstärken, ohne dass eine fortgeschrittene Nekrose eingetreten ist. Dies beruht auf einer durch Sauerstoff und freie Radikale ausgelösten Schädigung der Gefäße und der Epithelien.

Verlegungen des Darmlumens (Obturationen) können mechanisch (Fremdkörper, Konkremente, Bezoare, Anschoppung, Überladung) oder funktionell (Graskrankheit, feline Dysautonomie) bedingt sein. Im Gegensatz zu den Obturationen werden Obstruktionen durch Kompression und Strangulation von außen bzw. narbige Strikturen in der Darmwand hervorgerufen.

Kreislaufstörungen wie Hyperämie (reaktive Veränderung bei Entzündungen) oder Hämorrhagie (Gefäßtraumata, hämorrhagische Diathese) sind von der hämorrhagischen Infarzierung abzugrenzen. Infarkte werden am häufigsten in arteriellen Gefäßen des Gastrointestinaltrakts bei Pferden beobachtet. Sie entstehen zumeist aufgrund thrombembolischer Verschlüsse, verursacht durch migrierende Larven von Strongylus vulgaris. Bei Pferden können NSAID zu Ulzerationen im rechten dorsalen Kolon führen.

Von den **Stoffwechselstörungen** des Darmes ist insbesondere das enterale Proteinverlust-Syndrom bei Hund und Pferd von Bedeutung. Das durch chronischen Durchfall, Abmagerung und Hypoproteinämie mit Aszites und Ödemen gekennzeichnete Krankheitsbild kann hereditär bedingt sein oder sekundär zu chronisch-entzündlichen Darmkrankheiten auftreten. Die diätetisch verursachte intestinale Lipofuszinose des Hundes geht gleichfalls mit chronischem Durchfall einher und ist oftmals mit einer Pankreasinsuffizienz assoziiert.

Enteritiden des Darmes können katarrhalischen, fibrinösen, hämorrhagisch-nekrotisierenden, vesikulären, erosiv-ulzerativen, granulomatösen oder proliferativen Charakter haben. Je nach Tierart, Ernährungsweise und Ausgestaltung des Darmtrakts kommen unterschiedlicher Erreger als Auslöser in Betracht. Idiopathische, chronisch-entzündliche Darmerkrankungen („inflammatory bowel disease") sind für Hunde, Katzen und Pferde beschrieben und stellen eine Ausschlussdiagnose dar, wenn alle bekannten und denkbaren Ursachen für die chronisch entzündlichen Veränderungen ausgeschlossen sind. Gemeinsames Charakteristikum ist eine chronischen Malabsorption mit Abmagerung und Anzeichen eines Proteinverlustsyndroms in den Darm.

Mesenchymale **Tumoren** wie Leiomyome, Leiomyosarkome und gastrointestinale stromale Tumoren sind die häufigsten gastrointestinalen stromalen Tumoren bei Haustieren (v. a. Hund) und haben eine überwiegend günstige Prognose. Gastrointestinale Lymphome sind für alle Tierarten beschrieben, kommen aber am häufigsten als intestinales Lymphom bei der Katze vor. Insbesondere die noduläre Form kann zu Obstruktionen des Darmlumens und Ulzeration der Darmschleimhaut führen. Sie können sich langsam auf die regionären Lymphknoten und danach systemisch ausbreiten. Adenokarzinome bei Hund, Katze und Schaf haben aufgrund früher Metastasierung in die regionären Lymphknoten eine vorsichtige Prognose. Gastrointestinale Mastzelltumoren und gastrointestinale neuroendokrine Karzinome wie auch Tumormetastasen sind bei allen Haustierarten selten anzutreffen.

3 Leber, Gallesystem und exokrines Pankreas

Lars Mundhenk, Peter Wohlsein

3.1 Leber und galleabführende Wege

3.1.1 Postmortale Veränderungen

Der hohe Enzym- und Nährstoffgehalt der Leber führt postmortal rasch zu **Auto-** (Selbstverdauung) und **Heterolyse** (Fäulnis). Letztere wird durch agonal und postmortal aus dem Darm eingewanderte Bakterien verursacht, die sich besonders bei Pflanzenfressern, adipösen oder langhaarigen Tieren sowie warmem Wetter rasch vermehren und reaktionslos im Lebergewebe nachweisbar sind. Die Leber ist weich bis breiig und disseminiert können hellbraune Herdveränderungen („patchy autolysis", lytische Hepatozyten) vorkommen. Die bakteriell bedingte postmortale Gasbildung führt zur **Schaumleber**. Infolge Sulfmethämoglobin- und Eisensulfidbildung kann das Parenchym eine schwarzgrüne Farbe (**Pseudomelanose**) aufweisen. Das Leberparenchym ist im Bereich der Gallenblase oft durch Diffusion von Gallenfarbstoffen gelb-grün gefärbt (**gallige Imbibition**).

3.1.2 Missbildungen

Sporadisch können abnorme, überzählige oder reduzierte **Leberlappungen** sowie **Nebenlebern** bei allen Tierarten auftreten. Sie haben als Nebenbefund keine nosologische Bedeutung.

Eine angeborene **Melanose** (Melanosis maculosa) bei Kälbern, Lämmern und Schweinen stellt sich als multifokale schwarze Pigmentablagerung u. a. in der Leber, oft auch Serosa-assoziiert, dar. Sie geht zumeist mit Pigmentierungen anderer Gewebe einher (Leptomeninx, Aortenendothel) und ist funktionell irrelevant.

Gelegentlich werden bei **Kälbern**, **Lämmern** und **Fohlen** flüssigkeitsgefüllte Blasen auf der Zwerchfellseite der Leber gefunden (**serosale Zysten**). Die Zysten scheinen einer postnatalen Involution zu unterliegen, da sie bei älteren Tieren mit einer geringeren Inzidenz auftreten.

> **KLINISCHER BEZUG** Serosale Zysten sind differenzialdiagnostisch von serosophilen Bandwurmfinnen abzugrenzen.

Eine weitere Missbildung sind einzelne **angeborene Zysten der intrahepatischen Gallenwege**. Sie sind mit Gallengangsepithelzellen ausgekleidet (Abb. 3.1). Weiterhin sind beim Schwein **peribiliäre Zysten** beschrieben, die wahrscheinlich aus peribiliären Drüsen hervorgehen. Differenzialdiagnostisch müssen parasitäre Zysten sowie Gallengangszystadenome berücksichtigt werden.

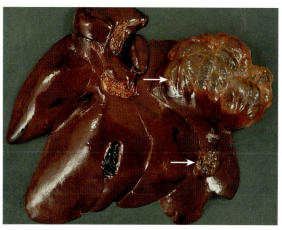

Abb. 3.1 Leber mit multifokalen, nesterartig angeordneten Gallengangszysten (→) bei einer Katze.

Von-Meyenburg-Komplexe bestehen aus größeren Regionen der Leber, meist lappenbegrenzt, mit ektatischen Gallengängen und Fibrosen. Sie stellen klinisch irrelevante **Hamartome** dar und entstehen aus persistierenden Resten der embryonalen Duktalplatte. Makroskopisch handelt es sich meist um subkapsuläre graue Knötchen oder auch flächigere Veränderungen.

Von klinischer Bedeutung sind die erblich bedingten Gallengangszysten, die nahezu das gesamte Leberparenchym betreffen können (**Zystenleber**) und ebenfalls auf Fehlbildungen der Duktalplatte beruhen. Teilweise gehen sie mit zystischen Veränderungen in **Niere** (hepatorenale fibrozystische Erkrankung) und **Pankreas** einher. Die Zysten treten multipel in der stark vergrößerten Leber auf und können große Teile des Leberparenchyms verdrängen. Sie können weiterhin mit Leberfibrosen und Gallengangshyperplasien vergesellschaftet sein. Tiere, die an erblich bedingten massiven Leberzysten leiden, können auch an den Folgen einer dadurch reduzierten Leberleistung versterben.

> **KLINISCHER BEZUG** Eine Zystenleber kann bei folgenden Tieren auftreten:
> - bei Perserkatzen, West Highland White und Cairn Terrier im Rahmen der genetisch bedingten polyzystischen Nierenerkrankung (PKD, „polycystic kidney disease")
> - bei Schweinen und Ziegen nur sporadisch ohne bekannte Ursache
> - bei wenige Monate alten Freiberger-Fohlen treten autosomal-rezessiv vererbte intrahepatische Gallengangszysten und brückenbildende Leberfibrosen auf, jedoch ohne Nierenveränderungen, ähnlich der humanen Caroli-Erkrankung

Ein **Fehlen** oder eine **Atresie der Gallengänge** tritt selten und zumeist ohne erkennbare Ursache auf. Die Veränderungen können beim **Fleischfresser** zum Ikterus und zur Rachitis führen, da die Absorption von fettlöslichen Substanzen, z. B. Vitamin D, durch das Fehlen der Gallensäure im Darm eingeschränkt ist.

Zweigeteilte Gallenblasen (**Vesica fellea duplex**, Abb. 3.2), **Zysten** des Hauptgallengangs oder fehlende Gallenblasen (**Aplasie**) werden selten als angeborene Veränderungen gefunden.

Zu den angeborenen Kreislaufveränderungen der Leber zählen der Portosystemische Shunt (S. 85) und arteriovenöse Fehlbildungen, die früher als mikrovaskuläre Dysplasie (S. 86) bezeichnet wurden.

> **DAS MÜSSEN SIE WISSEN**
>
> Zu den funktionell irrelevanten angeborenen Missbildungen der Leber und Gallengänge zählen eine reduzierte Leberlappung, das sporadische Auftreten von Nebenlebern, die Melanosis maculosa (schwarze Pigmenteinlagerung) bei Kälbern, Lämmern und Schweinen sowie das Vorkommen unorganisierter Leberzell- und/oder Gallengangsstrukturen (Hamartome, in der Leber als Von-Meyenburg-Komplexe bezeichnet).
>
> Vereinzelte Zysten intrahepatischer Gallenwege oder peribiliärer Drüsen können gleichfalls ohne Auswirkungen bleiben, führen bei massivem Auftreten jedoch zum Bild der Zystenleber und zu funktionellen Einbußen.
>
> Angeborene Veränderungen der Gallenblase (Fehlen/Atresie der Gallengänge, Vesica duplex oder Aplasie der Gallenblase) sind selten.

3.1.3 Form- und Lageveränderungen sowie Zusammenhangstrennungen

■ Lageveränderung der Leber

Eine Leberlappentorsion tritt sporadisch bei **Hunden**, **Katzen** und besonders bei **Schweinen** und **Kaninchen** auf (Abb. 3.3). Aufgrund seiner Beweglichkeit ist der linke Leberlappen am häufigsten betroffen. ==Als Folge kann eine hämorrhagische Infarzierung auftreten, die zu Ruptur und tödlichen Blutungen führen kann.== In anderen Fällen können auch chronische Ischämien mit Verfettungen oder Atrophien und Fibrosen beobachtet werden.

Weiterhin können einzelne Leberlappen infolge eines Traumas oder angeborenen Zwerchfelldefekts zusammen mit anderen Bauchhöhlenorganen in den Thorax verlagert werden (**Eventratio diaphragmatica**). In seltenen Fällen ist die ganze Leber verlagert. In den betroffenen Leberteilen kann es zu einer chronischen Stauungshyperämie und selten zur Ruptur kommen, aber auch ischämische Verfettungen, Atrophien und Fibrosen sind möglich, je nach Grad und Dauer der lokalen Zirkulationsstörung.

■ Obstruktionen der Gallenwege

Totale oder partielle Obstruktionen der Gallenwege führen typischerweise zum posthepatischen Ikterus, evtl. auch zu Zirrhose, erweiterten Gallengängen sowie Cholangitis. Sie können folgende Ursachen haben:

- Entzündungen mit stark fibrinöser Exsudation oder zellreicher Infiltration, auch vom Darm oder Pankreas ausgehend
- Parasiten in den Gallengängen
- Konkremente
- abnorme mukoide Sekretion
- Fremdkörper
- Tumoren

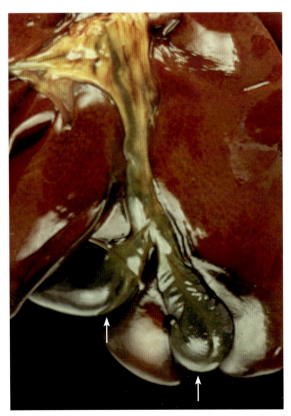

Abb. 3.2 Leber mit angeborener Verdoppelung der Gallenblase (→) bei einer Katze.

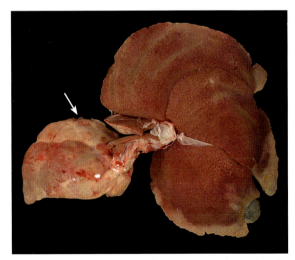

Abb. 3.3 Leberlappentorsion (→) bei einem Kaninchen. Subtotale, länger bestehende Torsionen können zu einer Verfettung des betroffenen Leberlappens führen.

Konkremente

Die bei Haustieren im Gegensatz zum Menschen seltenen **Gallensteine** (Cholelithen) sind aus Gallepigment, Cholesterin, Gallensäure- und Kalziumsalzen sowie Proteinen zusammengesetzt. Es werden unterschiedliche Konkremente unterschieden:

- Cholesterinsteine, in reiner Form selten beim Hund beschrieben
- gemischte Steine aus Cholesterin und Pigment
- Pigmentsteine aus Kalzium, Bilirubin und sehr wenig Cholesterin

Pathogenetisch kann die **primäre Konkrementbildung** auf eine Übersättigung der in der Galleflüssigkeit gelösten Komponenten oder eine Abflussbehinderung der Galle zurückzuführen sein. Häufig besteht eine **sekundäre Konkrementbildung** im Rahmen einer exsudativen Entzündung der Gallenblase oder -wege.

Größere Steine (**Abb. 3.4**), die meist facettiert sind, können Drucknekrosen des Epithels und Ulzerationen verursachen. Sofern keine Obstruktion extrahepatischer galleabführender Wege erfolgt (posthepatischer Ikterus), sind Cholelithen meist klinisch irrelevante Zufallsbefunde:

- **Hund**: Meist liegen feinkörnige schwarzgrüne, weiche Pigmentkonkremente (Gallenblasengries) vor.
- **Rind**: Kalzifizierte Pigmentkonkremente treten meist beim Leberegelbefall auf.
- **Schwein**: Es können Eindickungskonkremente (Inspissationskonkremente) vorkommen. Diese können als weiches, dunkelbraunes bis rotbraunes Material die Gallenblase vollständig ausfüllen.

Gallengangskompression

Durch raumfordernde entzündliche oder neoplastische Prozesse, insbesondere von Pankreas oder Duodenum, kann das Lumen der Gallenwege verengt werden. Ein längerer Gallestau kann ebenso wie die Obstruktion zu posthepatischem Ikterus, Zirrhose, erweiterten Gallengängen sowie Cholangitis führen. Die Entzündung der Gallenwege entsteht infolge einer Irritation durch Gallensäuren und retrograde bakterielle Infektionen.

■ Gallengangsdilatation

Lumenerweiterungen der Gallengänge können als diffuse (**Cholangiektasien**, Abb. 3.5) oder fokale Erweiterung (**Divertikel**) auftreten. Ursächlich liegen oft – vergleichbar den Erweiterungen der Gallenblase (Ectasia vesicae felleae) – Störungen des Galleabflusses zugrunde. Nur selten besteht eine funktionelle Beeinträchtigung.

Mögliche Ursachen sind:
- Parasiten (Askariden, Leberegel)
- Konkremente
- Entzündungen (Abb. 3.5)
- Tumoren
- Erkrankungen des Duodenums

■ Zusammenhangstrennungen

Traumatisch bedingte **Leberrupturen** treten v. a. bei Fohlen während des Geburtsvorgangs und bei Hunden und Katzen nach schweren äußeren Traumata, z. B. Kollisionen mit Kraftfahrzeugen, auf. Sie können auch durch perforierende Fremdkörper oder wandernde Parasiten verursacht werden. Außerdem disponieren diffuse Parenchymveränderungen, z. B. hgr. Lipidosen oder Amyloidosen, für Rupturen. Abhängig vom Grad des Blutverlusts können Leberrupturen ausheilen oder zum hypovolämischen Schock mit Todesfolge führen.

Eine **Ruptur der Gallengänge** oder der Gallenblase ist meist traumatisch bedingt. Sie führt infolge des Austritts von Galle in die Bauchhöhle (Cholaskos) zu einer akuten, meist durch bakterielle Beteiligung tödlichen oder sterilen, chronischen **Galleperitonitis** (chemische Peritonitis).

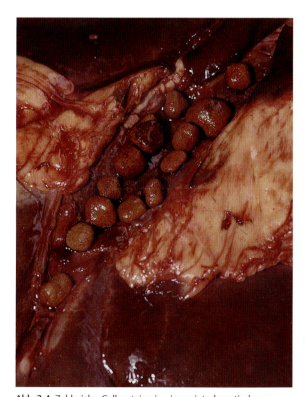

Abb. 3.4 Zahlreiche Gallensteine in einem intrahepatischen Gallengang bei einem Rind.

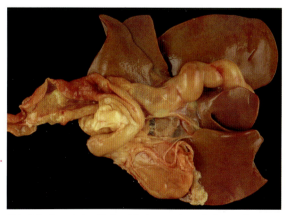

Abb. 3.5 Chronische Cholangitis des extrahepatischen Gallengangs mit hgr. Dilatation (Cholangiektasie) bei einer Katze.

> **DAS MÜSSEN SIE WISSEN**
>
> **Leberlappentorsionen** (v. a. linker Leberlappen bei Schweinen und Kaninchen) wie auch eine Verlagerung von Leberanteilen durch Zwerchfelldefekte in die Brusthöhle (Eventratio diaphragmatica) führen zu einer hämorrhagischen Infarzierung betroffener Strukturen. Die Folgen sind abhängig vom Grad der ischämischen Schädigung (Ruptur mit Blutungen, Atrophie und Fibrose, Verfettung).
>
> Eine **Verlegung der Gallenwege** kann vom Lumen ausgehen (Obturation durch Entzündungsprodukte, Konkremente, Parasiten, Fremdkörper, Tumoren) oder extraluminal bedingt sein (Kompressionsstenose durch raumfordernde Prozesse in der Umgebung, v. a. von Pankreas und Duodenum). Zu den möglichen Folgen von Galleabflussstörungen gehören Gallengangsdilatationen (prästenotische Erweiterung), die sich in Abhängigkeit von der Ursache diffus (Cholangiektasie) oder fokal (Divertikel) im Leberparenchym zeigen. Eine Erweiterung der Gallenwege durch funktionelle Beeinträchtigungen ist selten.
>
> **Leberrupturen** (Traumata, Fremdkörper, Parasiten) können je nach Ausmaß der Schädigung ausheilen oder zu tödlichen Blutungen führen. Die **Ruptur von Gallengängen** hat dagegen zumeist eine tödliche Galleperitonitis zur Folge.

3.1.4 Kreislaufstörungen der Leber

■ Passive Stauungshyperämie

Die Ränder der **akut passiv gestauten Leber** sind stumpf und abgerundet. Von der Schnittfläche fließt reichlich Blut ab. Zusätzlich können oberflächliche Fibrinextravasate, Aszites und Lymphgefäßdilatationen auftreten. In den Sinusoiden ist histologisch insbesondere zentrolobulär eine Lichtungserweiterung mit hgr. Ansammlung von Erythrozyten vorhanden. Hypoxisch bedingte, zentrolobuläre Leberzellverfettungen und -untergänge können die Folge sein.

Die **chronische passive Stauungsleber** ist verfestigt und weist oft wegen einer zunehmenden Fibrosierung der Kapsel sowie intralobulären Bindegewebszubildungen (**Gerüstsklerose**) oberflächliche Einziehungen auf. Die Schnittfläche ähnelt aufgrund einer zentralen Blutfülle und peripheren Leberzellverfettung der dunkel- und hellbraunen retikulären Textur einer Muskatnuss (**Muskatnussleber**, Abb. 3.6). Die zunehmende Leberzellbalkenatrophie führt zur Ausbildung von Stauungsstraßen, die Zentralvenen benachbarter Leberläppchen untereinander verbinden. Die Gitterfasern werden entlang der Stauungsstraßen umgeordnet und in Kollagenfasern umgewandelt. Durch Ausbildung einer kontinuierlichen Basalmembran erfolgt eine Kapillarisierung der Sinusoide, die mit einer erheblichen Funktionsbeeinträchtigung der Leber einhergeht. Außerdem treten gelegentlich sekundäre portovenöse oder -systemische Shunts auf. Im Endstadium sind die Portalfelder umgeben von Parenchymresten und stark fibrosierten Zentralvenenbereichen (sog. Läppchenumkehr). Der portale Hochdruck führt zum Aszites.

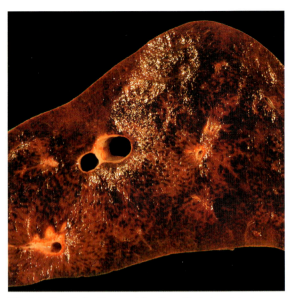

Abb. 3.6 Chronische Stauungsleber (sog. Muskatnussleber) bei einem Pferd mit chronischer Herzinsuffizienz infolge eines Ventrikelseptumdefekts.

KLINISCHER BEZUG Folgende Ursachen einer Stauungshyperämie der Leber sind bekannt:
- akute passive Stauungshyperämie
  - akute Rechtsherzinsuffizienz
  - Schock, auch induziert durch Tötungsmittel
  - längere Agonie mit Blutstase
- chronische passive Stauungshyperämie
  - chronische Rechtsherzinsuffizienz, z. B. durch angeborene Herzmissbildungen, Endokarditis bei Rind und Schwein oder infolge einer Endokardiose beim Hund
  - Verlegungen großer Venen durch Thromben, z. B. Thrombose der kaudalen Hohlvene durch einbrechende Leberabszesse beim Rind (Budd-Chiari-Syndrom)
  - Parasiten (Dirofilariose)
  - Tumoren

■ Infarkte

Sie stellen sich meist als hämorrhagische Infarkte dar. Ursächlich liegen in den meisten Fällen Verschlüsse der A. hepatica zugrunde, z. B. bei der Strongylose des **Pferdes** oder bei Kardiomyopathien der **Katze**. Aufgrund der dualen (portogenen und arteriellen) Blutversorgung und zahlreicher Kollateralgefäße sind ischämische Infarkte selten. Partielle und protrahierte Verschlüsse von Ästen der V. portae mit mangelnder Zufuhr hepatotropher Stoffe können zu Leberatrophie und Fibrosen mit portalem Hochdruck führen.

Peliosis hepatis/Teleangiektasien

Peliosis hepatis bezeichnet eine Gefäßveränderung in der Leber, die durch blutgefüllte, zystische Hohlräume gekennzeichnet ist. Die früher übliche Abgrenzung zu Teleangiektasien erfolgt heutzutage nicht mehr. Sie tritt bei **Rindern**, **Hunden**, **Katzen** (Abb. 3.7) und Menschen auf.

Man unterscheidet 2 Formen:
- phlebektatische Form: sinusoidale Dilatation durch lokale Schwäche des Retikulingerüsts
- parenchymatöse Form: Untergang von Leberzellen mit sinusoidaler Erweiterung

Histologisch findet man endothelausgekleidete Hohlräume mit gelegentlicher fibromyxoider Begrenzung. Ihre Entstehung ist weitgehend unklar. Beim Menschen sind nicht infektiöse und infektiöse Ursachen, z. B. Infektion mit *Bartonella henselae*, bekannt. Auch beim **Hund** wird eine Bartonelleninfektion angenommen. Bei der **Katze**, dem natürlichem Reservoir von *Bartonella henselae*, besteht kein Hinweis auf einen kausalen Zusammenhang mit der Peliosis hepatis. Bei **Rindern** sind Intoxikationen bei der St.-Georges-Disease mit *Pimelea*-Pflanzen als Ursache der Peliosis hepatis bekannt. Die Peliosis hepatis ist makroskopisch leicht mit vaskulären Tumoren und Melanommetastasen zu verwechseln.

Portosystemische Shunts

Angeborene oder erworbene portosystemische Shunts stellen Gefäßanomalien zwischen dem Portalvenensystem und dem intrahepatischen Venensystem dar. Das Portalvenenblut umgeht dabei je nach Lokalisation des Shunts mehr oder weniger die Leber.

Angeborene portosystemische Shunts

Sie treten besonders bei **Hund** und **Katze** auf, seltener hingegen bei Schwein, Pferd und Rind. Es wird ein intra- und ein extrahepatischer Shunt unterschieden. Ein **intrahepatischer Shunt** wird besonders bei großen Hunderassen beobachtet. Er entspricht anatomisch dem persistierenden fetalen Ductus venosus Arantii. Ein **extrahepatischer Shunt** tritt meist bei kleineren Hunderassen und Katzen zwischen der Portalvene und der kaudalen Hohlvene (Abb. 3.8) oder der V. azygos auf.

Die Leber ist dadurch hypoplastisch, da sie nicht mit hepatotrophen Stoffen aus dem Darm und dem Pankreas versorgt wird. Histologisch finden sich oft portale Lymphangiektasien und zahlreiche portale Arteriolen (sog. Arteriolisierung). Portalvenen liegen hingegen nicht vor oder sind klein und kollabiert. Die Leberzellen sind zumeist auffal-

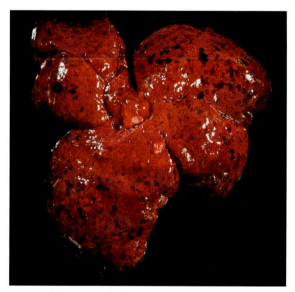

Abb. 3.7 Peliosis hepatis mit multifokalen blutgefüllten zystischen Strukturen in der Leber einer Katze. Rein makroskopisch besteht leicht Verwechslungsgefahr mit Tumorwachstum.

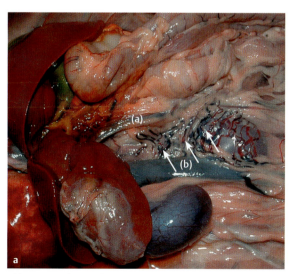
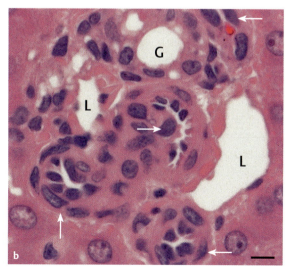

Abb. 3.8 Extrahepatischer portosystemischer Shunt bei einem Hund.
a Zahlreiche Gefäßverbindungen (→) zwischen Portalvene (a) und der kaudalen Hohlvene (b) wurden hier durch Injektion eines blauen Farbstoffs sichtbar gemacht.
b Histologisches Bild eines Portalfelds mit Vermehrung von Arteriolen (→, sog. Arteriolisierung), Gallengang (G) und Lymphangiektasien (L), jedoch ohne Vene; HE-Färbung, Balken = 10 µm.

lend klein (hepatozelluläre Hypoplasie infolge eines Mangels enterogener hepatotropher Substanzen).

Klinisch dominiert oft eine hepatogene Enzephalopathie infolge einer Hyperammonämie. Einige Hunde entwickeln zudem grüne Ammoniumbiuratharnsteine aufgrund der erhöhten Ammoniakwerte im Blutplasma. Da die Druckverhältnisse in der Portalvene unverändert sind, findet sich beim angeborenen Shunt oft kein Aszites. Dieser wird aber beim erworbenen portosystemischen Shunt regelmäßig beobachtet.

Angeborene primäre Portalvenenhypoplasien

Sie treten beim Hund, insbesondere Cairn und Yorkshire Terrier, sowie selten bei Katzen auf und haben einen portalen Bluthochdruck zur Folge. Gefäßverbindungen bilden sich in der Regel zwischen den Mesenterialvenen und der kaudalen Hohlvene aus.

Erworbener portosystemischer Shunt

Pathogenetisch liegt hier ein portaler Bluthochdruck vor, der z. B. durch eine Thrombose oder Tumorembolie der Portalvene oder einzelner Aufzweigungen verursacht werden kann. Weiterhin kann der Shunt Folge einer chronischen fibrosierenden oder anderweitig obstruktiven Lebererkrankung sein. Folgen sind zumeist sekundäre, auch nur regionale hepatozelluläre Atrophien und ein Aszites, die jeweils von Grad und Verteilung der Gefäßverlegungen abhängen.

■ Aneurysmen der Portalvene

Diese Gefäßanomalie, die entweder angeboren oder infolge von Lebererkrankungen auftritt, ist bei Hunden beschrieben, meist asymptomatisch und kann zu Thrombosen führen.

■ Arteriovenöse Fehlbildungen

Diese angeborene oder auch nach Traumatisierung erworbene Anastomose insbesondere zwischen Zweigen der Leberarterie und der Portalvene tritt bei Hunden und Katzen auf. Die betroffenen Gefäßstrukturen sind verdickt und das angrenzende Leberparenchym erscheint atrophisch. Früher wurde ein Teil dieser Veränderungen als mikrovaskuläre Dysplasie bezeichnet.

■ Venookklusive Erkrankungen

Zentralvenenverschlüsse stellen den charakteristischen Befund venookklusiver Erkrankungen dar. Sie treten z. B. nach Pyrrolizidinvergiftungen und Aflatoxikosen sowie nach Radio- oder Chemotherapien auf. Außerdem kommen sie bei **Großkatzen** vor, die in menschlicher Obhut zu viel Vitamin A erhalten.

> **DAS MÜSSEN SIE WISSEN**
>
> Während sich die akut passiv **gestaute Leber** (akute Rechtsherzinsuffizienz, Schock, Agonie) als reichlich blutgefülltes Organ mit stumpfen, abgerundeten Rändern zeigt, ist die chronische passive Stauungsleber (chron. Herzinsuffizienz, Thromben, Parasiten, Tumoren) infolge der Gerüstsklerose verfestigt mit oberflächlichen Einziehungen. Die Textur der Schnittfläche prägte den Begriff der Muskatnussleber. Hämorrhagische Infarkte sind zumeist durch Verschlüsse der A. hepatica bedingt.
>
> Ätiologisch ungeklärt ist die Entstehung von **Gefäßveränderungen** in der Leber, die durch blutgefüllte, zystische Hohlräume gekennzeichnet sind (Peliosis hepatis). Sie kommen bei Rindern, Hunden, Katzen und beim Menschen vor. Eine Beteiligung von Bartonellen wird diskutiert.
>
> Portosystemische **Shunts** können angeboren oder erworben sein. Das Portalvenenblut umgeht dabei je nach Lokalisation des Shunts mehr oder weniger die Leber. Die Leber ist dadurch hypoplastisch, da sie nicht mit hepatotrophen Stoffen aus Darm und Pankreas versorgt wird. Während bei angeborenen Shunts zumeist große Bereiche der Leber betroffen sind (Folge: hepatogene Enzephalopathie) können bei erworbenen Shunts auch nur regionale hepatozelluläre Atrophien und Aszites auftreten.
>
> Weitere, eher selten beobachtete Kreislaufstörungen sind Aneurysmen der Portalvene, arteriovenöse Anastomosen und Zentralvenenverschlüsse. Während Erstere angeboren oder erworben sein können, stellen Zentralvenenverschlüsse immer das Resultat venookklusiver Erkrankungen dar.

3.1.5 Kreislaufstörungen der Gallenwege

Eine bedeutsame Kreislaufstörung der Gallenblase stellt das **Gallenblasenbettödem** dar, das oftmals bei der Hepatitis contagiosa canis (HCC) und der Ödemkrankheit des Schweines auftritt. Hier spielt es auch eine große Rolle als makroskopisches Diagnostikum.

Infarkte der Gallenblasenwand gehen mit transmuralen Koagulationsnekrosen einher. Sie kommen vereinzelt bei Hunden vor und können zu einer Gallenblasenruptur führen.

3.1.6 Hepatosen: Stoffwechselstörungen der Leber und reaktive Veränderungen

■ Allgemeine Reaktionsmechanismen auf Schädigungen

Eine Vielzahl akut einwirkender Noxen, z. B. Intoxikationen, Energiemangel oder Hypoxie, können zu einem einheitlichen, recht unspezifischen Reaktionsmuster der Leberzellen führen. Dieses wird auf eine reduzierte Aktivität von Ionenpumpen zurückgeführt, die den Wasserhaushalt der Zelle regulieren (**Störung des Wasserhaushalts**). Eine Schwellung der hepatozellulären Mitochondrien durch Einstrom von Wasser führt zunächst zu einem feinkörnigen Zytoplasma der vergrößerten Leberzellen (**trübe Schwellung**, **parenchymatöse Degeneration**). Bei schwereren Störungen werden auch Schwellungen anderer Organellen (endoplasmatisches

Retikulum, Golgiapparat u. a.) beobachtet, die dann zur histologisch deutlich stärker sichtbaren Vakuolisierung führen (**hydropische** oder **vakuoläre Leberzelldegeneration**). Sie ist durch optisch leere, runde zytoplasmatische Vakuolen charakterisiert. Diese ist prinzipiell reversibel, kann jedoch abhängig von Grad und Dauer der Schädigung auch in einem Leberzelluntergang münden.

Längerfristige Funktionseinschränkungen der Leber über mehrere Tage können dagegen insbesondere zu einem reduzierten hepatozellulären Stoffwechsel, mangelnder Apolipoproteinsynthese oder Lipoproteinfreisetzung mit intrazellulärer Lipidspeicherung führen. Typische Ursachen sind chronische Hypoxie sowie zahlreiche Toxine. Andere Stressoren können zu wiederum anderen Reaktionsmustern auf Organellenebene führen. So kann vermehrter oxidativer Stress eine Vergrößerung und Vermehrung von Peroxisomen nach sich ziehen, die dann lichtmikroskopisch als körnige Zytoplasmastrukturen auffallen. Derartige Veränderungen können in der toxikopathologischen Untersuchung als sensitive Anzeichen einer Leberzellschädigung hilfreich sein, sind jedoch zumeist nicht beweisend für eine spezifische Ursache oder veränderte Stoffwechselwege.

Leberzellen der Zone 3 (zentrolobuläre Hepatozyten) (S.88) sind aufgrund ihrer Enzymausstattung der wichtigste Ort der Biotransformation von endogenen und exogenen Substanzen mit möglicher Bildung von toxischen Endprodukten. Sie sind daher sehr anfällig gegenüber **Intoxikationen**. Zahlreiche Metalle, synthetische Substanzen sowie Stoffe, die von Pflanzen, Pilzen oder Bakterien gebildet werden, können Hepatotoxikosen verursachen. Hepatotoxikosen zeichnen sich morphologisch in Abhängigkeit von der Art des Toxins, der Dosis und Einwirkungsdauer durch unterschiedliche degenerative oder nekrotische, hepatozelluläre oder biliäre Veränderungen aus, die auch mit entzündlichen Prozessen einhergehen können.

Hepatotoxische Substanzen können akute und chronische Leberschädigungen hervorrufen. Das allgemeine morphologische Bild einer **akuten Leberintoxikation** wird durch die zytotoxische Aktivität des Toxins bestimmt. Es zeichnet sich durch hydropische Degeneration, Verfettung, Nekrose oder Apoptose aus. Neben dieser zytotoxischen Schädigung kann auch eine Galleabflussstörung (Cholestase) auftreten. Bei der **chronischen Intoxikation** kann eine chronische Hepatitis, Cholangitis, Verfettung, Zirrhose oder Tumorbildung vorkommen.

Man unterscheidet direkte von indirekten sowie intrinsische von idiosynkratischen Toxinen.

Direkt wirkende Toxine sind Substanzen (z. B. Metalle), die nach oraler Aufnahme oder systemischer Applikation über das Portalvenen- bzw. arterielle Blutsystem in die Leber gelangen. Sie schädigen zuerst die peripheren Leberzellen der Zone 1 (S.88).

Indirekt wirkende Toxine (z. B. Metabolite des Aflatoxins) werden aus resorbierten Stoffen durch Biotransformationsenzyme, insbesondere durch das Cytochrom-P450-System, erst in der Leber gebildet. Diese Enzymsysteme sind hauptsächlich in den zentrolobulären Leberzellen der Zone 3 (S.88) lokalisiert. Daher werden diese Zellen von indirekt wirkenden Toxinen geschädigt.

Intrinsische Toxine wirken dosisabhängig, reproduzierbar und vorhersehbar. Die Wirkmechanismen der intrinsischen Toxine sind meist bekannt.

Idiosynkratische Toxine zeigen keine vorhersehbare dosisabhängige Wirkung. Sie führen nur bei einzelnen der exponierten Tiere zu einer Erkrankung. Die Wirkmechanismen sind oft unklar und offenbar von interindividuell variierenden genetischen Faktoren abhängig. Es werden hypersensitivitätsähnliche und toxische metabolitenabhängige Idiosynkrasien unterschieden. Erstere beruhen auf einer individuellen immunvermittelten Hypersensitivität, Letztere auf interindividuellen qualitativen oder quantitativen Unterschieden in der Toxinmetabolisierung.

■ Hepatozelluläre Hyperplasie und Hypertrophie

Hyperplasie

Die Leber reagiert auf Parenchymverluste mit einer regenerativen Hyperplasie (siehe hierzu Strafe Prometheus in der griechischen Mythologie). Die Hepatozyten als reversibel postmitotische Zellen sind besonders gut in der Lage, aus ihrer Ruhephase nach bestimmten Stimuli wieder in den Zellzyklus einzutreten. Bei fokalen Nekrosen proliferieren angrenzende Hepatozyten, um den Defekt zu schließen. Auch nach massiven Nekrosen kann die Leber komplett ausheilen, allerdings nur, sofern das Retikulingerüst erhalten bleibt. Portale und periportale Stammzellen, die aufgrund ihrer Morphologie Ovalzellen genannt werden und bipotenziale Vorläuferzellen sind, können sich in Hepatozyten und Gallengangsepithelzellen differenzieren. Sie sind bei großflächigen Nekrosen sowie bei bestimmten Intoxikationen, die die Teilungsfähigkeit der Leberzellen betreffen, für die Regeneration verantwortlich. Der Hyperplasie sind jedoch Grenzen gesetzt, besonders bei größerflächigen strukturellen Defekten (S.92), die oft einen koordinierten Anschluss an das galleabführende System nicht mehr erlauben.

> **WISSENSWERTES** Chirurgisch können bis zu 70 % einer normalen Leber entfernt werden, ohne dass eine klinische Insuffizienz auftritt. Im Verlauf einiger Wochen besitzt die Leber wieder ihre ursprüngliche Masse.

Hypertrophie

Eine Leberzellvergrößerung tritt bei hoher funktioneller Beanspruchung und nach bestimmten Medikamentengaben, z. B. Phenobarbital, auf. Bestimmte Toxine hemmen die Zellteilung bei bestehender DNS-Synthese, z. B. pflanzliche Pyrrolizidinalkaloide (Schweinsberger Krankheit beim Pferd) sowie das Mykotoxin Aflatoxin. Es resultiert eine deutliche Vergrößerung der Leberzelle (Megalozytose), oft auch des Zellkerns (Karyomegalie).

■ Hepatozelluläre Atrophie und Zelltod

Hepatozelluläre Atrophie

Eine Leberzellatrophie kann als **Inanitionsatrophie** nach längeren Hunger- oder Krankheitsphasen entstehen. Eine weitere Ursache ist eine fehlende portale Blutversorgung,

z. B. infolge eines erworbenen portosystemischen Shunts. Die mangelnde Nährstoffzufuhr resultiert in einer Verkleinerung der Hepatozyten und insgesamt in einem reduzierten Lebergewicht.

Lokale Druckatrophien entstehen durch raumfordernde Prozesse in der Umgebung der Leber, die meist durch eine Hypertrophie/Hyperplasie benachbarter Leberteile kompensiert werden.

Toxisch bedingte Untergänge von Leberzellen oder Apoptosen von erheblichem Ausmaß resultieren typischerweise in einer **numerischen Atrophie** der Leber mit Reduktion der Zellzahl, nicht jedoch der Zellgröße.

Leberzelltod

Viele unbelebte (z. B. Sauerstoffmangel, Toxine) und belebte Noxen (z. B. Viren, Bakterien) können zum hepatozellulären Zelltod in Form einer Apoptose oder Nekrose führen.

Beim programmierten Zelltod (**Apoptose**) schrumpfen die Leberzellen. Der Kern wird pyknotisch und apoptotische Körperchen werden von benachbarten Leberzellen und Kupffer-Zellen phagozytiert. Runde eosinophile kernlose Leberzellreste werden als Councilman-Körperchen bezeichnet.

Die **Leberzellnekrose** kommt zum einen als Koagulationsnekrose vor. Nach vorausgegangener Zellschwellung treten untergegangene, aber noch erkennbare Leberzellen mit hypereosinophilem Zytoplasma und Kernschatten auf. Zum anderen tritt sie als lytische Nekrose (Kolliquationsnekrose) ohne Erhalt der Leberzellstruktur in Erscheinung. Nekrosen gehen meist mit einer entzündlichen Reaktion einher.

Ausgedehnte, durch hepatotrope Toxine hervorgerufene Leberzellnekrosen werden historisch auch Leberdystrophie genannt. In der akuten Form (gelbe Leberdystrophie) finden sich zusätzlich ausgeprägte Leberzellverfettungen. Bei der subakuten Form dominieren anstelle der abgeräumten Nekrosen blutgefüllte Sinusoide (rote Leberdystrophie).

Nekrosen und Degenerationen von Leberzellen, aber auch Fibrosen lassen häufig einen Bezug zur Läppchenarchitektur erkennen. Dieser ist für das pathogenetische Verständnis und die Diagnostik sehr wertvoll. Klassischerweise wird das Leberparenchym in **hexagonale Leberläppchen mit zentraler Vene** (Zentralvenenläppchen) eingeteilt.

Ausgehend von der Zentralvene werden **zentrolobuläre**, **intermediäre** und **periphere Bereiche** unterschieden (**Abb. 3.9**). Demgegenüber basiert die Funktionseinheit des Leberazinus nach Rappaport auf einer zentralen Gefäßachse ausgehend von einem Portalfeld. Aufgrund der Blutversorgung erstreckt sich der Leberazinus immer auf mindestens 2 benachbarte Leberläppchen, die abhängig von der Blutversorgung in **3 Zonen** eingeteilt werden:
- Zone 1: Hepatozyten, die zuerst relativ rasch mit sauerstoffreichem arteriellem und portogenem Mischblut versorgt werden
- Zone 2: Hepatozyten, die zwischen Zone 1 und Zone 3 liegen
- Zone 3: Hepatozyten, die um die Zentralvene lokalisiert sind (periazinär) und von relativ langsam strömendem sauerstoffarmen Blut versorgt werden

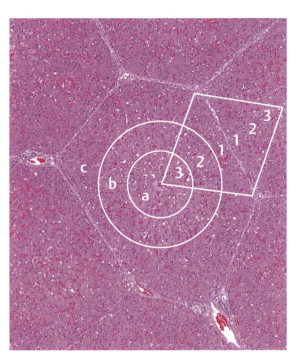

Abb. 3.9 Topografische Einteilung eines Leberläppchens mit zentrolobulären (a), intermediären (b) und peripheren (c) Läppchenanteilen (a–c = panlobulär) sowie den Zonen 1–3 im Leberazinus nach Rappaport.

Innerhalb eines Leberazinus sind demnach die Hepatozyten der Zone 3 besonders vulnerabel gegenüber Hypoxie.

Es werden folgende Formen der Nekrose unterschieden:
- **Massennekrose**: Es handelt sich um die vollständige Nekrose **ganzer Leberläppchen** einschließlich der Lamina limitans. Meist resultiert daraus eine postnekrotische Narbenleber. Derartige Nekrosen treten z. B. bei der Hepatosis diaetetica auf.
- **Mottenfraßnekrose**: Dieser auch als „piecemeal necrosis" bezeichnete Zelluntergang betrifft **periphere Leberzellen**. Er tritt in Verbindung mit einer portalen und bis in die Läppchenperipherie reichenden chronischen Entzündungszellinfiltration auf und wird auch als periphere Interface-Hepatitis bezeichnet. Pathogenetisch liegen meist immunvermittelte Mechanismen zugrunde.
- **Parazentrale (periazinäre) Degeneration und Nekrose**: Es handelt sich um eine keilförmige Nekrose der Zone 3 eines **einzelnen Azinus**. Sie tritt beispielsweise im Rahmen der Frühphase einer Hypoxie in der Leber infolge einer Rechtsherzinsuffizienz oder bei direkt wirkenden toxischen Substanzen auf. Lebernekrosen einiger Virusinfektionen, z. B. des Caninen Adenovirus 1 oder des Rift-Valley-Fever-Virus, zeigen ein auffälliges **periazinäres Verteilungsmuster**. Die Ursachen dafür sind bisher unbekannt.
- **Zentrolobuläre Degeneration und Nekrose**: Sind Hepatozyten um die Zentralvene gleichermaßen betroffen, spricht man von einer zentrolobulären Nekrose. Sie wird bei Hypoxien, bestimmten Infektionskrankheiten, z. B. HCC, oder Intoxikationen beobachtet.
- **Intermediäre Degeneration und Nekrose**: Nur wenige Intoxikationen führen zu einer selektiven Schädigung der Hepatozyten in der Intermediärzone der Leberläpp-

chen. Zu ihnen zählen z. B. akute Aflatoxikosen bei **Schwein** und **Pferd** sowie die Hexachlorophenvergiftung bei der **Katze**.
- **Periphere Degeneration und Nekrose**: Bei direkt wirkenden Toxinen, die nicht erst durch Metabolisierung bioaktiviert werden müssen, treten die Schädigungen der Hepatozyten aufgrund des Blutflusses in der Läppchenperipherie auf. Auch die „rabbit haemorrhagic disease"-Virusinfektion beim **Kaninchen** führt initial zu peripheren Leberzellnekrosen.
- **Nekrosen ohne Bezug zur Läppchenarchitektur**: Nekroseherde sind oftmals zufällig verteilt. Diese Läsionen treten nach vielen viralen Infektionen, bakteriellen Septikämien, Parasitenwanderungen und infolge von Gallengangsobstruktionen auf.
- **Nekrosen von Gallengangepithelzellen**: Diese können selektiv bei Intoxikationen mit Sporidesmin (Mykotoxin), Trimethoprim/Sulfamethoxazol (Antibiotikum) oder Paraquat (Herbizid) beobachtet werden, aber auch als idiosynkratische Reaktion.

■ Reaktive Veränderungen anderer Zelltypen in der Leber

Kupffer-Zellen, die stationären Zellen des MPS entlang der Lebersinusoide, reagieren auf phagozytierte Mikroorganismen, exogen aufgenommene Partikel sowie Reste abgestorbener Zellen meist mit einer Hypertrophie. Es können auch multifokale Hyperplasien der Kupffer-Zellen vorkommen, beispielsweise mit Akkumulation von Hämosiderin bei verstärktem Blutabbau. Verschiedene Toxine können zu Zellnekrosen der Kupffer-Zellen führen.

Gallengangshyperplasien treten als Reaktion auf verschiedene chronische, zumeist degenerative Krankheitsprozesse auf. Dazu zählen z. B. Intoxikationen, Gallengangsobstruktionen oder auch chronische Gallengangsentzündungen. Häufig finden sie sich zusammen mit portalen Fibrosen.

Eine Schädigung der **sinusoidalen Endothelzellen** hat Blutungen im Leberparenchym zur Folge und geht meist mit Leberzellnekrosen einher. Mögliche Ursachen sind eine akute Paracetamolintoxikation, Vergiftungen durch arsenhaltige Stoffe oder Blaualgentoxine.

■ Störungen des Fettstoffwechsels

> **KLINISCHER BEZUG** Leberverfettungen können physiologisch auftreten oder durch pathologische Prozesse bedingt sein:
> – **Einfache (physiologische) Leberzellverfettung**: Die Fetteinlagerungen sind reversibel und beeinträchtigen die Zellfunktion nicht. Sie werden als physiologische Verfettung der Leber (Fettphanerose) bei Adipositas, während der späten Trächtigkeit oder in Phasen der Hochlaktation beobachtet. Sie treten besonders bei Wiederkäuern und Neonaten auf, die fettreiche Milch aufnehmen.
> – **Degenerative Leberzellverfettung**: Sie ist durch eine exzessive Lipideinlagerung in die Leberzellen (Steatose, Leberlipidose) gekennzeichnet und geht mit degenerativen Zellveränderungen und sogar Zellnekrosen einher, nicht selten mit Todesfolge.

Des Weiteren werden diffuse und fokale Verfettungen der Leber unterschieden. **Diffuse Leberverfettungen** betreffen das gesamte Organ mehr oder weniger gleichmäßig. Makroskopisch ist die vergrößerte Leber durch eine gelbe Färbung des Parenchyms gekennzeichnet. Die Organkonsistenz ist bei ausgeprägten Lipidosen weich und brüchig. Bei gleichzeitigem Leberikterus spricht man auch von einer **Safranleber**.

Da das Fett während der histotechnologischen Standardprozessierung herausgelöst wird, sind die Akkumulationen der Fette in histologischen Präparaten durch optisch leere Vakuolen gekennzeichnet. Nach Größe der zellulären Fettvakuolen werden klein- oder großtropfige Verfettungen unterschieden. Wird der Zellkern der Leberzellen durch eine große zytoplasmatische Vakuole an die Zellmembran gedrängt, so spricht man von einer Siegelringzelle.

In Abhängigkeit von der Ursache und Krankheitsdauer können histologisch unterschiedliche topografische Verteilungsmuster innerhalb des Leberläppchens auftreten:
- panlobulär
- peripher
- intermediär
- zentrolobulär

==Die im Folgenden beschriebenen Ursachen führen zu **diffusen Leberverfettungen**, die im Bezug zur histologischen Topografie abhängig von der Ursache auch ein zonales Muster aufweisen können:==
- alimentär:
  - Besonders bei **Monogastriern** wird eine nutritive Leberverfettung durch erhöhte Fettaufnahme verursacht (Mastleber).
  - **Schafe** entwickeln eine Substratmangelverfettung infolge eines Vitamin-E-Mangels, bei Cholin-Defizienzen sowie bei Kobalt- und Vitamin-B_{12}-Mangel („ovine white liver disease").
- metabolisch:
  - **Rinder** entwickeln v. a. während der frühen Laktationsphase aufgrund des hohen Energiebedarfs und der limitierten Kapazität zur Glukoneogenese eine Ketose infolge einer Lipomobilisation aus den Körperfettdepots. Die freigesetzten Fettsäuren akkumulieren in der Leberzelle mit panlobulärer Leberverfettung.
  - Eine **hepatische Lipodystrophie** ist bei Galloway Kälbern beschrieben, bei der eine metabolische Ursache vermutet wird.
  - **Schafe**, seltener **Ziegen** (Abb. 3.10), sind in der Trächtigkeit, insbesondere bei Zwillingsträchtigkeiten, vom gleichen Krankheitsbild betroffen (Trächtigkeitstoxikose) wie Rinder in der Hochlaktation.
  - **Kaninchen** und **Meerschweinchen** zeigen eine den Wiederkäuern ähnliche Trächtigkeitstoxikose mit degenerativ-toxischer Lipidose.
  - **Ponys** (aber auch Esel, amerikanische Miniaturpferde), besonders adipöse, tragende oder laktierende Stuten, können bei negativer Energiebilanz meist infolge einer reduzierten Nahrungsaufnahme oder anderer Faktoren eine Lipomobilisation entwickeln (equines Hyperlipidämie-Syndrom).

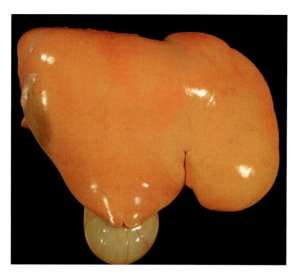

Abb. 3.10 Hgr. diffuse Leberverfettung bei einer Ziege.

– **Katzen**, häufig adipöse Tiere, können ein Lipomobilisationssyndrom bei reduzierter Nahrungsaufnahme infolge diätetischer Gründe, schmerzhafter Prozesse, allgemeiner krankheitsbedingter Schwäche oder Fehlanpassung an neue Umgebung (urlaubsbedingter Aufenthalt in anderer Umgebung) zeigen (idiopathisches felines Fettlebersyndrom), das in Einzelfällen auch tödlich verlaufen kann. Eine familiäre Hyperlipoproteinämie tritt bei Katzen mit einem angeborenen Mangel an Lipoproteinlipasen auf.
– **Einige Zwerghunderassen** können ein Hypoglykämie-Fettlebersyndrom infolge einer Lipomobilisation aufweisen. Eine primäre idiopathische Hyperlipidämie ist beim Miniatur-Schnauzer und Beagle beschrieben.
– **Fleischfresser** können eine Fettleber infolge eines Diabetes mellitus entwickeln.
▪ hypoxisch:
– Tiere mit Anämien, z. B. nach ausgeprägtem Blutverlust oder einer Störung der Erythropoese (u. a. bei unterbliebener Eiseninjektion bei Ferkeln!), sowie passiven venösen Stauungen zeigen hypoxisch-bedingte Leberverfettungen, die typischerweise zentrolobulär lokalisiert sind. Innerhalb eines Leberläppchens sind die zentrolobulären Hepatozyten besonders vulnerabel gegenüber Hypoxie.
▪ toxisch:
– Tiere mit verschiedenen Vergiftungen können infolge einer Störung der mitochondrialen Fettsäureoxidation oder Störung der Apolipoproteinsynthese mit reduzierter Lipidausschleusung eine Leberzellverfettung entwickeln. Bekanntestes Beispiel ist die früher bei Schafen eingesetzte Tetrachlorkohlenstoff-Behandlung gegen Leberegel.

Es können aber auch **fokal begrenzte Verfettungen** der Leber vorkommen. Besonders bei **Rind** und **Pferd** finden sich subkapsuläre, scharf begrenzte und umschriebene gelbbraune Färbungen im Bereich des ligamentären Aufhängeapparats der Leber (periligamentäre Verfettung, „tension lipidosis"). Sie entstehen durch zugbedingte lokale, ischämisch bedingte Störungen im Lipidstoffwechsel. Vergleichbare Veränderungen können auch im Bereich peritonitischer Verwachsungen vorkommen.

In Gruppen von hgr. verfetteten Hepatozyten können durch Ruptur und Fusion **Fettzysten** („fatty cysts") entstehen, die sich oft in der Leber von Hunden finden. Zusätzliche Infiltrationen von Makrophagen führen zu **Lipogranulomen**, die jedoch ohne klinische Bedeutung sind. Anschließende Peroxidation weniger gesättigter Fettsäuren und kovalente Polymerisation oxidierter Fette bilden einen Komplex lysosomaler Restkörperchen, der auch als **Ceroid** bezeichnet wird. Nach zusätzlicher Eisenablagerung spricht man auch von **Pigmentgranulomen**.

■ Störungen des Proteinstoffwechsels

Amyloidosen treten in der Leber meist als reaktive systemische AA-Amyloidose bei chronischen Entzündungsreaktionen auf. Die Leber ist hellbraun, vergrößert und besonders beim **Pferd** sehr brüchig.

Histologisch findet sich die Amyloidablagerung bevorzugt im Disse-Raum, aber auch in Gefäßwänden und in den Portalfeldern. Amyloid lässt sich mit Kongorot anfärben und zeigt polarisationsoptisch eine Anisotropie (Doppelbrechung) mit Dichroismus (Farbumschlag von rot nach gelb-grün). Angrenzende Leberzellbalken können druckatrophisch werden.

Familiäre Amyloidosen bei **Shar-Pei-Hunden**, **Abessinier-** und **Siamkatzen** betreffen oft die Leber und Nieren sowie andere Organe.

Als **Mallory-Denk-Körperchen** bezeichnet man hyaline eosinophile zytoplasmatische Keratinfilamentaggregate, die infolge einer Leberzellschädigung auftreten. Sie werden auch als Mallory-Körperchen bzw. alkoholisches Hyalin beim Menschen bezeichnet. Bei Tieren treten sie im Rahmen verschiedener Lebererkrankungen auf, z. B. bei der Klassischen Schweinepest (S. 182).

Proteinansammlungen im bindegewebigen Lebergerüst oder der Leberkapsel kommen oft sekundär bei Bindegewebszubildungen im Rahmen von Zirrhosen oder Kapselfibrosen vor. Man spricht von **Hyalinosen**, die in ausgeprägter Form auch als **Zuckergussleber** bezeichnet werden.

■ Störungen des Glykogenstoffwechsels

Glykogenansammlungen in der Leber können physiologisch oder pathologisch auftreten:
▪ physiologisch
  – bei Neonaten (Energiereserve)
  – nach der Nahrungsaufnahme
▪ pathologisch
  – bei Stoffwechselentgleisungen, z. B. Diabetes mellitus
  – Glykogenspeicherkrankheiten infolge angeborener Enzymdefekte
  – Hyperadrenokortizismus, einschließlich iatrogener Applikation von Glukokortikoiden

Im Zytoplasma sind Vakuolen mit histologisch milchglasähnlicher Transparenz nachweisbar, die nicht ganz so optisch leer erscheinen wie Fettvakuolen (**Abb. 3.11**). Mittels einer Spezialfärbung (PAS-Reaktion mit enzymatischem Diastaseverdau) kann das Glykogen dargestellt werden.

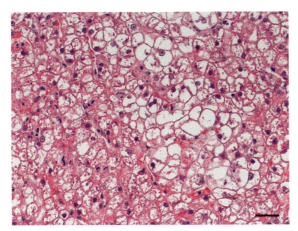

Abb. 3.11 Glukokortikoid-induzierte Hepatose mit vakuolisierten Hepatozyten bei einem Hund, HE-Färbung, Balken = 50 µm.

Eine diffuse Glykogenspeicherung in der Leber tritt bei **systemischen hereditären lysosomalen Speicherkrankheiten** auf. Die geschwollene Leber ist graurot und brüchig. Makromoleküle akkumulieren in Leberzellen, Kupffer-Zellen und Gallengangsepithelien, die meist nicht mit einer Störung der Leberfunktion einhergehen. Histologisch findet sich eine zytoplasmatische Vakuolisierung. Bei der Beurteilung von Leberbiopsien sollte berücksichtigt werden, dass die diffuse Glykogenspeicherung mit einer hydropischen Leberzelldegeneration oder Leberzellverfettung verwechselt werden kann.

Beim Hund wird nicht selten eine **Glukokortikoid-induzierte Hepatose** beobachtet. Diese kann durch eine endogene Erhöhung der Glukokortikoidspiegel aufgrund einer Nebennierenhyperplasie oder -neoplasie (Cushing-Syndrom) oder Hypophysenvorderlappenneoplasie (Morbus Cushing) auftreten, aber auch iatrogen durch Glukokortikoidgabe.

Glykogenspeicherungen werden auch in nodulären Hyperplasien bei **älteren Hunden** in Form multifokaler herdförmiger hellbrauner Areale im Leberparenchym beobachtet.

■ Pigmenteinlagerungen

Melanin (Melanose)

Melanin- und lipofuszinähnliche Ansammlungen in der Leber beruhen bei **Corriedale-Mutant-Schafen** auf einem erblichen Defekt der biliären Exkretion. Bei Rindern und Schafen (Australien, Falklandinseln) sind erworbene Melanosen beschrieben, die wahrscheinlich auf einer Verstoffwechselung von Pflanzenstoffen beruhen. Man findet ein schwarzes Pigment, aber im Gegensatz zur angeborenen Melanose handelt es sich nicht um Melanin.

Gallepigment

Obstruktive Gallengangserkrankungen verursachen einen posthepatischen Ikterus (zur Pathogenese des prä- und hepatischen Ikterus [1]) und können zu einer deutlichen Grünfärbung der Leber durch Gallepigment führen. Es stellt sich histologisch als inter- und intrahepatozelluläres grün-gelbes Pigment dar.

Eisen

Mutationen von Genen, die eine Rolle im Eisenstoffwechsel spielen, führen beim Menschen zur **Hämochromatose**. Diese geht mit einer Leberschädigung einher. Ein ähnlicher, aber nicht belegter Pathomechanismus hat sich offenbar evolutionsbedingt bei manchen **Vögeln** (z. B. Beos) und **Säugetieren** (z. B. Spitzmaul-, jedoch nicht Breitmaulnashörnern) infolge hoch spezialisierter Ernährung entwickelt und tritt nur in Erscheinung, wenn die Tiere unpassend ernährt werden. Bei anderen Tieren sind sie auch als sporadische genetische Defekte beschrieben (Salers Rinder, Hirsche).

Ein Leberegelbefall kann zur Ablagerung von **Eisen-Porphyrinpigment** in der Leber führen. Bei Kälbern der Rasse Limousin und Blonde d'Aquitaine kommt es bei der erblichen **erythropoetischen Protoporphyrie**, einer Enzymopathie, zur Ansammlung des braunen Protoporphyrinpigments in der Leber. Eine idiopathische, erworbene Protoporphyrie mit Leberschädigung ist beim Schäferhund beschrieben.

Eine **Hämosiderin**ablagerung wird meist nur histologisch als goldbraunes Pigment nachgewiesen. Eine diffuse Akkumulation v. a. in Kupffer-Zellen, aber auch in Hepatozyten ist in der Regel Folge einer systemischen Hämolyse, z. B. bei Parasitenbefall von Erythrozyten oder Equiner Infektiöser Anämie. Lokal begrenzte Blutungen in der Leber führen zu **lokalisierten** Hämosiderosen. **Zentrolobuläre** Hämosiderosen können bei chronischen passiven Stauungen auftreten.

Lipofuszin und Ceroid

Beide Pigmente entstehen infolge einer Peroxidation von Makrobiomolekülen. Lipofuszin als typisches Alterspigment kann besonders bei alten Katzen histologisch als gelb-braunes Pigment in Hepatozyten gefunden werden. Es ist aus peroxidierten Proteinen und Lipiden zusammengesetzt.

Das mehr hellbraune Ceroid dagegen kann zumeist infolge rascher lokaler Nekrosen nach Peroxidationen von Fettsäuren, meist aus Membranen untergegangener Zellen, auftreten und dann in Kupffer-Zellen und anderen Makrophagen, aber auch in Leberzellen vorliegen.

■ Hepatosis diaetetica

Läuferschweine mit einem Mangel an Vitamin-E, Selen und schwefelhaltigen Aminosäuren bei gleichzeitiger oxidativer Belastung (z. B. peroxidierte Futtermittel wie ranziges Fett) können eine schwere, akute, zentrolobuläre Nekrose oder eine Massennekrose mit Blutungen entwickeln. Diese wird als Hepatosis diaetetica oder **toxische Leberdystrophie** bezeichnet. Sie ist durch eine bunte Marmorierung des gesamten Leberparenchyms mit gelb-roten Lobuli gekennzeichnet. Pathogenetisch liegt wahrscheinlich eine oxidative Schädigung der Leberzellen zugrunde.

■ Leberfibrosen

Perisinusoidale Ito-Zellen („stellate cells") sind v. a. für die Kollagensynthese bei Leberfibrosen und -zirrhosen verantwortlich. Es handelt sich um eine reparative und z. T. reaktive Reaktion der Leber auf unterschiedliche Noxen. Die Lokalisation der Fibrose gibt wichtige Hinweise auf die ursprüngliche schädigende Noxe und wirkt sich unter-

schiedlich auf die Leberfunktion aus. Es werden folgende morphologische Verteilungsmuster unterschieden:
- **portale Fibrosen**: z. B. bei chronischer Cholangitis
- **zentrolobuläre (periazinäre) Fibrosen**: meist infolge von zonalen Leberzellschädigungen (z. B. durch Toxine, chronische Hypertonie oder Hypoxien)
- **diffuse Fibrosen**: z. B. nach chronischen Parenchymschädigungen; sie haben den größten Einfluss auf die Leberfunktion. Durch die Kollagenfasereinlagerung in den Disse-Raum und eine kontinuierliche Basalmembran (Kapillarisierung der Sinusoide) verlieren die Hepatozyten den Kontakt zum Blut.
- **brückenbildende Fibrosen** („bridging fibrosis"): zwischen den Portalfeldern oder zwischen Portalfeld und Zentralvene
- **Narbenbildung („postnecrotic scarring")**: breites, ungeordnetes Narbengewebe infolge Massennekrosen

Bei jungen **Hunden** unter 2 Jahren werden nicht entzündliche idiopathische Leberfibrosen beobachtet. Sie führen zu portaler Hypertension und Leberinsuffizienz. Angeborene Leberfibrosen sind auch bei abortierten und totgeborenen **Kälbern** (z. B. nach einer Schmallenbergvirus-Infektion) beschrieben. Fibrosen bestimmen auch das Bild der lobulär-dissezierenden Hepatitis von Hunden („lobular dissecting hepatitis").

■ Leberzirrhose

Die Leberzirrhose (S. 92), auch „end-stage liver", ist durch das simultane Vorliegen von 3 Arten von strukturellen Leberveränderungen definiert:
- hepatozelluläre Degeneration mit Leberzelluntergängen
- Regeneration, meist in Form von nodulärer Parenchymhyperplasie
- Reparation (Fibrose)

KLINISCHER BEZUG Zirrhose tritt als chronische, folgenschwere und irreversible Komplikation bei einer Vielzahl von Erkrankungen auf und sollte nicht als eigene Krankheit betrachtet werden.

SYNOPSE: LEBERZIRRHOSE

Wolfgang Baumgärtner

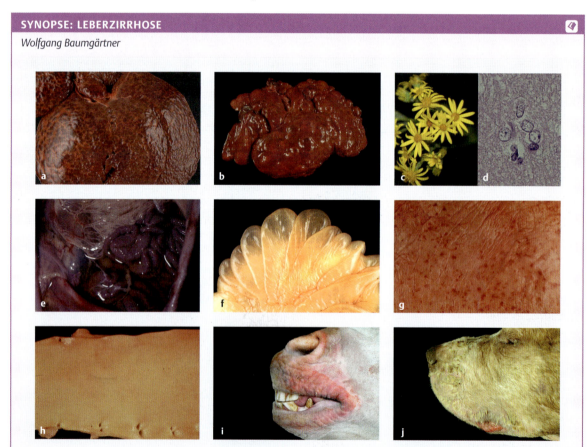

Abb. 3.12 Organ- und speziesübergreifende Darstellung der Ursachen, Manifestationsformen und Folgen einer Leberzirrhose: Die Leberzirrhose kann makroskopisch als mikronoduläre (a, Schwein) oder makronoduläre (b, Hund) Veränderung erscheinen. Es sind viele Ursachen bekannt, z. B. eine Intoxikation mit den Pyrrolizidin-Alkaloiden von Senecio-Arten (Jakobskreuzkraut, c) beim Pferd (Schweinsberger Krankheit). Als Komplikation oder Folge einer Leberinsuffizienz können sich das hepatoenzephale Syndrom mit perineuronaler Akkumulation von Alzheimer-Typ-2-Astrozyten (d, Gehirn, HE-Färbung), Aszites (e), Magenwandödem (f), hämorrhagische Diathese (g, Lunge mit Petechien), Ikterus (h, Gelbfärbung der Aorteninnenseite), Dermatitis infolge einer hepatogenen Fotosensibilität (i, Maulbereich eines Pferdes) und das hepatokutane Syndrom (j) entwickeln.

Bedeutung und Ätiologie

Der Begriff Leberzirrhose bezeichnet das irreversible Endstadium einer Lebererkrankung mit ungünstiger Prognose. Ursächlich sind vorwiegend toxische und degenerative Prozesse zu berücksichtigen, die meist primär eine Hepatose oder Nekrose verursachen. Hierzu gehören:
- chronische Intoxikationen (z. B. Aflatoxikose oder Giftpflanzen, z. B. Pyrrolizidin-Alkaloide von Senecio-Arten)
- chronische Gallengangs- oder Leberentzündungen
- chronische Gallengangsobstruktionen
- chronische Stauungshyperämien
- angeborene Störungen des Kupfer- oder Eisenstoffwechsels
- chronische Kupfervergiftung beim Schaf
- hereditäre Kupferspeicherkrankheit beim Bedlington Terrier
- Virusinfektionen (Mensch, evtl. beim Hund in Einzelfällen)
- Autoimmunkrankheiten (Mensch und Hund)
- idiopathische Genese

Betroffene Spezies

Grundsätzlich können alle Tiere eine Leberzirrhose entwickeln.

Klinik

Häufig finden sich bei der Leberzirrhose **Funktionsstörungen** in Form von mangelhafter Protein- (z. B. **Hypalbuminämie**) und Gerinnungsfaktorsynthese (**hämorrhagische Diathese** mit Petechien und Ekchymosen in verschiedenen Geweben), portaler Hypertension infolge von Perfusionsstörungen mit konsekutivem **Aszites**, Darmwandödem-bedingtem **Durchfall** und **Ikterus** durch eine gestörte Bilirubin-Elimination. Weiterhin kann es zu nervösen Störungen im Rahmen des **hepatoenzephalen Syndroms** kommen. Die neurologischen Ausfälle sind vielfältig und nicht spezifisch. Sie variieren von ziellosem Umherwandern, Teilnahmslosigkeit, zentraler Blindheit bis hin zu Krampfanfällen. Auch Hautveränderungen infolge der Leberstoffwechselstörungen sind bekannt, besonders beim Hund (**hepatokutanes Syndrom**).

Beim Rind, Pferd und anderen Herbivoren kann eine Dermatitis infolge einer hepatogenen **Fotosensibilität** der nicht pigmentierten Haut nach Einlagerung von Phylloerythrin und UV-Bestrahlung beobachtet werden (Abb. 3.12).

Formen

Formal kann die Zirrhose in eine atrophische und hypertrophische Form eingeteilt werden. Die **atrophische Leberzirrhose** tritt meist bei **Schwein** und **Fleischfresser** auf. Das Organ ist feinhöckrig geschrumpft mit einer diffusen, gleichmäßigen Bindegewebszubildung. Infolge einer massiven Ausbildung von makronodulären Regeneratknoten kann eine Hypertrophie vorgetäuscht werden, die als pseudohypertrophische Leberzirrhose (v. a. beim Hund, Schuhzweckenleber) bezeichnet wird (Abb. 3.13).

Die **hypertrophische Leberzirrhose** tritt meist beim **Pferd** auf. Das Organ ist aufgrund vorherrschender Reparationsprozesse stark verhärtet. Bei der **hypertrophischen Leberzirrhose** der **Kälber** kommt es in der Regel innerhalb weniger Tage bis Wochen zum Tod der Tiere. Die graubraune Leber ist ggr. vergrößert und fest. Sie zeigt aber eine glatte

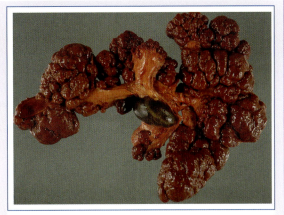

Abb. 3.13 Pseudohypertrophische, makronoduläre Leberzirrhose mit Atrophie des Parenchyms bei einem Hund.

Oberfläche. Diffuse Leberfibrosen bestimmen neben Gallengangshyperplasien und mononukleären Zellinfiltraten das histologische Bild. Die Ursache der Erkrankung ist unklar. Bei Kälbern tritt gelegentlich eine kongenitale kleinknotige Leberzirrhose („mottled liver") unklarer Ursache auf. Beim Rind kann eine Mischform beobachtet werden. Dabei kommt es oft zu einer atrophischen Veränderung der linken und einer Hypertrophie der rechten Lappen.

In Abhängigkeit vom morphologischen Erscheinungsbild werden eine **mikronoduläre und makronoduläre** Zirrhose unterschieden. Weitere Zirrhoseformen sind die **biliäre Zirrhose**, deren Primärursache meist Erkrankungen der Gallenwege sind, die Pigmentzirrhose, bei der eine Speicherung von Hämosiderin vorliegt, die Zirrhose mit Parenchymverfettung und die **xanthomatöse Zirrhose** (Cholesterinspeicherung).

Der Begriff Leberzirrhose wird häufig auch für weniger klar definierte Veränderungen verwendet, z. B. chronisch-aktive Hepatitis. Daher finden sich in verschiedenen Lehrbüchern und Übersichtsarbeiten unterschiedlich gewichtete Kapitel über die Leberzirrhose. In den letzten Jahren lässt sich ein Trend hin zu morphologischen deskriptiven Diagnosen bei Lebererkrankungen feststellen. Dabei wird der Begriff Zirrhose zunehmend vermieden.

Pathogenese und pathologische Befunde

Die Leberzirrhose stellt das Endstadium einer diffusen progressiven Lebererkrankung unterschiedlichster Ursachen dar. Sie ist durch das **gleichzeitige Auftreten** von Regeneration, Reparation und Degeneration gekennzeichnet. Allerdings sind die einzelnen Komponenten in unterschiedlicher Ausprägung am Krankheitsgeschehen beteiligt. Sie ist vermutlich auf unterschiedliche Ursachen oder pathogenetische Prozesse zurückzuführen.

Der Begriff **Regeneration** bezieht sich auf hepatozelluläre Regeneratknoten oder die Hyperplasie des Gallengangsepithels. Regeneratknoten variieren von weniger als 3 mm (mikronodulär) bis zu mehreren Zentimetern im Durchmesser (makronodulär). Die nodulären Leberzellregenerate (Pseudolobuli) sind jedoch funktionell insuffizient. Obwohl die hyperplastischen Leberzellen auf Einzelzellebene offenbar volle Stoffwechselleistungen entfalten, führt die unzureichende Vernetzung der verschiedenen Strukturanteile der

Leber zu Funktionseinschränkungen, besonders durch einen fehlenden Anschluss an das galleabführende System. So liegt keine typische radiäre Ausrichtung der Leberzellverbände vor. Die Zentralvene liegt exzentrisch oder fehlt vollständig.

Die inter- und intralobuläre Fibrose, insbesondere die bindegewebigen Verbindungen zwischen Zentralvene und Periportalfeld („bridging fibrous septa"), ist das morphologische Korrelat der **Reparation**. Durch die Fibrose kommt es zu einem erhöhten Blutdurchflusswiderstand, es entsteht der portale Hochdruck. Apoptose und Nekrose sprechen für das Vorliegen von **degenerativen Veränderungen**. Darüber hinaus sind verschiedene Formen der Leberzirrhose mit einem unterschiedlichen Grad an Entzündungszellinfiltraten assoziiert. Von einer aktiven Zirrhose wird bei einer Dominanz von entzündlichen und von inaktiver Variante bei vorherrschenden reparativen Prozessen gesprochen.

Mögliche **Komplikationen** sind kreislaufbedingte Störungen mit Ausbildung von intra- und extrahepatischen (portosystemischen) Shunts (portaler Hochdruck), Aszites und Darmwandödeme, die zu Durchfällen führen. Durch die massiven Umbauvorgänge, insbesondere durch die Zunahme der extrazellulären Matrix zwischen Hepatozyten und Sinusoiden, entsteht eine Beeinträchtigung des Stoffwechsels. Entsprechend kommt es zu einer verminderten Albuminsynthese (Hypalbuminämie) mit Aszites und Ödemen in anderen Organen (verminderter onkotischer Druck) sowie zu einer reduzierten Synthese von Prothrombin und anderen Gerinnungsfaktoren. Dadurch kann sich eine hämorrhagische Diathese entwickeln.

Die eingeschränkte Elimination von Ammonium führt zu einer Hyperammonämie und zum hepatoenzephalen Syndrom. Dies ist durch die Akkumulation von Alzheimer-Typ-2-Astrozyten im ZNS gekennzeichnet. Astrozyten entgiften Ammonium im ZNS durch die Bildung von Glutamat und Glutamin. Glutamat führt bei verstärkter zytoplasmatischer Anhäufung über osmotischen Stress zur Astrozytenschwellung und -fehlfunktion. Zudem treten Veränderungen im Neurotransmittersystem und ein Hirnödem hinzu. Darüber hinaus wirkt Ammonium direkt neurotoxisch. Weiterhin kommt es infolge einer hepatogenen Fotosensibilität, z. B. beim Rind durch Einlagerung von Phylloerythrin, zu einer Dermatitis. Die Pathogenese des hepatokutanen Syndroms, das gelegentlich beim Hund auftritt, ist noch weitgehend ungeklärt.

Differenzialdiagnosen

Makroskopisch gleichartige Veränderungen können bei chronischen entzündlichen Prozessen, insbesondere bei granulomatösen Hepatitiden, beobachtet werden. Weiterhin können Neoplasien, insbesondere infiltrative Gallengangskarzinome sowie multiple Metastasen, zu ähnlichen multinodulären Veränderungen führen.

Diagnostik

Da die Zirrhose durch die morphologischen Veränderungen definiert ist, kann eine Diagnose nur durch Histologie (Biopsie, Autopsie) erfolgen. Zur klinischen Beurteilung des Schweregrads der funktionellen Folgen können u. a. eine Vielzahl von biochemischen Parametern im Serum erhoben werden.

■ Spezifische Vergiftungen der Leber

Pyrrolizidin-Alkaloide

Die chronische Aufnahme vieler Pflanzeninhaltsstoffe kann zu schweren Leberschädigungen führen, von denen besonders die Gruppe der **Pyrrolizidinalkaloide** bedeutsam ist. Diese führen typischerweise zu einer **Leberatrophie mit nodulären Regeneraten**. Neben der toxischen Leberwirkung können, abhängig von der Art des Alkaloids, auch schwere Lungen- und Nierenschädigungen vorkommen.

Histologisch werden in der Leber Gallengangsproliferationen, Fibrosen und charakteristische Megalozytosen gefunden. Seltener treten akute periazinäre Lebernekrosen nach einmaliger Aufnahme großer Toxinmengen auf.

Pyrrolizidinalkaloide sind Phytotoxine in den Pflanzenfamilien der Korbblütler, Leguminosen und Raublattgewächse und deren Gattungen wie Senecio mit den Arten Jakobskreuzkraut, Gemeines Kreuzkraut und Alpen-Kreuzkraut sowie Crotalaria, Heliotropium, Echium, Cynoglossum und Amsinckia.

Schweine sind besonders empfänglich; Pferde und Wiederkäuer, besonders aber Schafe und Ziegen, sind hingegen resistenter. Eine chronische Vergiftung durch Kreuzkraut (Seneciose) mit daraus resultierender Leberzirrhose und zentralnervösen Störungen wird beim **Pferd** auch als **Schweinsberger Krankheit** bezeichnet (Abb. 3.14). Die Alkaloide werden durch das Cytochrom-P450-System der Leber in hochreaktive, hepatotoxische Dehydropyrrolidinderivate umgewandelt. Diese Moleküle weisen eine hohe DNS- und Proteinbindungsaktivität auf. Typischerweise treten bei der mikronodulären Zirrhose histologisch Megalozytosen der Leberzellen auf, da die Zellteilung, nicht aber die Proteinsynthese gehemmt wird.

Leberstoffwechsel-belastende Medikamente

Leberschäden zählen zu den häufigsten Nebenwirkungen von Medikamenten (Tab. 3.1), insbesondere wenn diese in der Leber verstoffwechselt werden.

Mykotoxine

Aflatoxin

Die morphologischen Veränderungen variieren in Abhängigkeit von der Erkrankungsphase. **Akute Aflatoxikosen** entstehen durch Aufnahme hoher Toxindosen. Sie sind gekennzeichnet durch periazinäre Leberzellnekrosen, Cholestase, Blutungen und Ikterus. Eine **chronische Intoxikation** tritt bei geringerer Toxinbelastung über einen längeren Zeitraum auf. Die Leber ist klein, derb und weist eine feingranuläre Oberfläche auf (Zirrhose). Als morphologische Veränderungen werden eine Megalozytose der Leberzellen, Leberzelluntergänge und Verfettungen, Gallengangsproliferationen und Fibrosen gefunden.

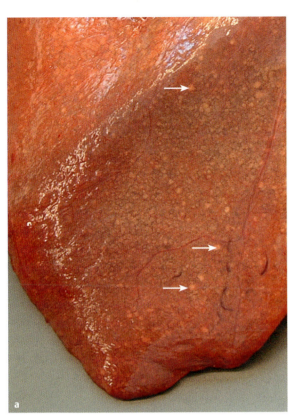
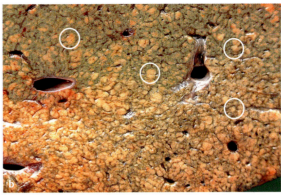
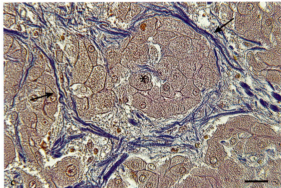

Abb. 3.14 Mikronoduläre Leberzirrhose bei einem 15-jährigen Pferd.
a Aufsicht mit kleinknotigen gelblichen Herden (→). [Quelle: Dr. Michael Brügman, Niedersächsisches Landesamt für Verbraucherschutz und Lebensmittelsicherheit, Oldenburg]
b Schnittfläche mit kleinknotigen gelblichen Herden (○). [Quelle: Dr. Michael Brügman, Niedersächsisches Landesamt für Verbraucherschutz und Lebensmittelsicherheit, Oldenburg]
c Bindegewebig demarkierter (→) Pseudolobulus (*), blau = Fibrose, Azan-Färbung, Balken = 80 µm. [Quelle: Dr. Michael Brügman, Niedersächsisches Landesamt für Verbraucherschutz und Lebensmittelsicherheit, Oldenburg]

Tab. 3.1 Hepatotoxische Wirkung ausgewählter Wirkstoffe von Arzneimitteln bei Hund und Katze.

Wirkstoff	Spezies	Leberpathologie
Acetaminophen	Katze (Hund)	Leberdegeneration/-nekrose
Trimethoprim-Sulfonamid	Hund	massive Lebernekrosen, Hepatitis mit Cholestase
Diazepam	Katze	lobuläre bis massive Lebernekrosen
Mebendazol	Hund	periazinäre Lebernekrosen
Carprofen	Hund	hepatozelluläre vakuoläre Degeneration, Nekrose, Apoptose, Cholestase
Stanozolol	Katze	Leberzellverfettung, Cholestase
Primidon, Phenytoin, Phenobarbital	Hund	chronische Hepatitis, Zirrhose

Schimmelpilze, z. B. *Aspergillus flavus*, bilden mindestens 20 verschiedene Aflatoxine. Aflatoxin B1 ist das häufigste Toxin. Die Aufnahme der Toxine erfolgt durch:
- mit Schimmelpilzen kontaminiertes Futter
- verdorbene Futtermittel, insbesondere feuchtes Getreide
- Mykotoxinablagerungen („carry over") in tierischen Produkten nach Aufnahme von verschimmelten Futtermitteln

Durch das Cytochrom-P450-System der Leber werden toxische Metaboliten, z. B. Aflatoxin B1–8,9-Epoxid, gebildet. Dieses Molekül bindet an die DNS-Base Adenin. Die Eigenschaft mit Biomolekülen zu interagieren, erklärt die toxische, kanzerogene und teratogene Wirkung. In besonders hohen Dosen kann es zu einer akuten Aflatoxikose kommen. Häufiger treten hingegen chronische Intoxikationen auf.

Hunde, **Enten**, **Schweine**, **Kälber** und **Kaninchen** sind sehr anfällig, während Schafe und adulte Rinder relativ resistent sind.

Sporidesmin

Das nicht spezifisch hepatotoxische Mykotoxin wird von dem Pilz *Pithomyces chartarum* gebildet. Der Pilz kommt besonders auf totem Deutschen Weidelgras (*Lolium perenne*) vor. Intoxikationen sind bei **Schafen**, seltener bei **Rindern** beschrieben.

Sporidesmin wird unkonjugiert in hohen Konzentrationen in die Galle ausgeschieden, sodass initial Nekrosen des Gallengangsepithels resultieren. Bei sehr hohen Dosen entstehen sogar Nekrosen der portalen Blutgefäße. Die Leber ist durch einen Gallestau grün gefärbt. Sekundär tritt oft eine hepatogene Fotosensibilisierung auf („facial eczema").

In chronischen Fällen kommt es zu einer Leberatrophie mit chronischer Cholangitis und Fibrosierung.

Phomopsin

Dieses antimitotische Stoffwechselprodukt des Pilzes *Phomopsis leptostromiformis* führt in Australien bei **Rindern**, **Schafen** und seltener bei **Pferden** zu subakuten bis chronischen Mykotoxikosen. Lupinen und kontaminierte feuchte Stoppelfelder sind wichtige Toxinquellen. Beim Schaf tritt oft eine hepatogene Fotosensibilisierung auf.

Die pathomorphologischen Befunde bestehen in derbem atrophischen Lebergewebe, hepatozellulären Degenerationen, beispielsweise Verfettungen, Nekrosen, Gallengangsproliferationen, Fibrosen sowie zahlreichen abnormalen Mitosefiguren.

Die zahlreichen abnormalen Mitosefiguren sind charakteristisch, da die Zellteilung aufgrund defekter Mikrotubuli in der späten Metaphase nicht beendet werden kann.

Fumonisin B1

Dieses Toxin wird von dem Pilz *Fusarium moniliforme* produziert. Es verursacht in der Leber von **Schweinen** Nekrosen und Megalozytosen. Dosisabhängig treten auch ein Lungenödem und ein Hydrothorax auf. Der vermutete Pathomechanismus beruht auf einer Hemmung der Sphingolipidbiosynthese.

Akute Lebererkrankung der Rinder („Acute bovine liver disease")

Bei dieser in Südaustralien bei Rindern jeden Alters vorkommenden Erkrankung werden periportale Leberzellnekrosen mit Gallengangsproliferationen gefunden. Eine Vergiftung mit Mykotoxinen des Pilzes *Dreschlera biseptata*, der auf Kammgräsern gefunden wird, scheint ursächlich beteiligt zu sein.

Cyanobakterien

Cyanobakterien (Blaualgen) kommen in Gewässern vor. Sie sind in der Lage, zahlreiche Hepato- und Neurotoxine zu synthetisieren. Intoxikationen treten insbesondere im Spätsommer und Frühherbst auf, wenn es aufgrund der warmen Temperaturen zu einer Algenblüte kommt.

Das am besten untersuchte Toxin ist das **zyklische Heptapeptid Microcystin-LR** (L = L-Leucin, R = L-Arginin). Es hemmt die zytoplasmatischen Phosphatasen 1 und 2A und führt so zu Leberzell- und Endothelnekrosen:

- perakuter Verlauf: Todesfälle, die keine spezifische Pathologie zeigen und auf das Neurotoxin Anatoxin-A („fast death factor") zurückzuführen sind
- akuter Verlauf: periazinäre bis massive Lebernekrosen mit Blutungen
- subakuter Verlauf: Leberzellverfettung mit Einzelzell- bis Gruppennekrosen

Kupfervergiftungen und andere Störungen im Kupferstoffwechsel

Angeborene Kupferspeicherkrankheit

Diese Erkrankung tritt beim **Bedlington Terrier** auf, ohne dass vermehrt Kupfer aufgenommen wird. Die Kupferausscheidung ist jedoch aufgrund eines autosomal-rezessiv vererbten genetischen Defekts im „copper-metabolism-domain-containing"-1-Gen (commd1-Gen) gestört. Der Defekt führt zu einer progressiven, von zentrolobulär nach peripher fortschreitenden hepatozellulären Kupferakkumulation. Mit steigenden Kupferwerten wird die lysosomale Speicherkapazität der Leberzellen erschöpft und Kupfer freigesetzt. Den initialen zentrolobulären Leberzellnekrosen folgt eine chronische Hepatitis, aus der sogar eine Leberzirrhose resultieren kann. Bei der akuten Form kann das freigesetzte Kupfer aus den nekrotischen Leberzellen zu einer hämolytischen Krise mit Anämie und Ikterus führen. Bei **West Highland White** und **Skye Terriern** kommen vergleichbare Leberveränderungen vor, bei denen ebenfalls eine Genmutation vermutet wird. Eine ähnliche Erkrankung bei Labrador Retriever und Dobermann beruht auf Mutationen im ATP7B-Gen, welches für eine Kupfer-transportierende ATPase kodiert. Bei anderen, chronisch-aktiven Leberentzündungen unklarer Ursache sowie bei Leberzirrhosen kommt es oft sekundär zu einer hepatozellulären Eisen-und Kupferakkumulation. Mithilfe von Spezialfärbungen (z. B. Rhodanin) kann Kupfer betont zentrolobulär in den Lysosomen der Leberzellen nachgewiesen werden.

Erworbene Kupferintoxikationen

Diese treten besonders bei den hierfür hochempfindlichen **Schafen** auf, aber auch gelegentlich bei **Rindern** und **Schweinen**.

Akute Vergiftungen werden meist nach unbeabsichtigter oraler oder parenteraler Applikation hoher Einzeldosen von Kupfer bei Wiederkäuern beobachtet. In der Leber finden sich zentrolobuläre Nekrosen. Bei ausreichender Dosis tritt eine intravasale Hämolyse und nach oraler Gabe eine akute Gastroenteritis auf.

Die **chronische Kupfervergiftung**, die v. a. bei Schafen vorkommt, wird durch zu stark kupferhaltiges Futter oder Wasser oder falsche Futtermittelergänzungen verursacht. Selbst bei normalen diätetischen Kupferwerten führen z. B. extrem niedrige Molybdänwerte im Futter zu einer primären chronischen Kupferspeicherung in der Leber. Die Ursache ist eine unzureichende Komplexwirkung des Molybdäns mit dem Schwermetall, sodass vermehrt Kupfer für eine enterale Aufnahme zur Verfügung steht.

Das Spurenelement wird aufgrund seiner Fähigkeit, toxische freie Radikale zu produzieren, in hepatozellulären Lysosomen sequestriert. Bei Kupferwerten von über 300 ppm Trockenmasse gehen Leberzellen zugrunde, jedoch wird dies durch eine erhöhte Regeneration anderer Leberzellen, die freiwerdendes Kupfer aufnehmen, wieder ausgeglichen. Diese Akkumulationsphase kann über lange Zeit, evtl. Jahre, andauern. Aus Leberzellen, die entweder durch massive Kupferansammlung oder zusätzliche Toxine, z. B. Pyrrolizidinalkaloide, geschädigt werden, wird Kupfer dann zumeist plötzlich freigesetzt. Bei einer Kupferkonzentration ab 900 ppm Trockenmasse wird danach, meist unter Stress, aus den untergehenden Leberzellen Kupfer in das Blut abgegeben, das zu einer intravasalen Hämolyse und Methämoglobinbildung (Kupferkrise) führt. Diese hämolytische Krise induziert durch die Hypoxie zusätzlichen Leberzelluntergang, besonders im zentrolobulären Bereich, mit weiterer Freisetzung von Kupfer (Teufelskreis). Tiere, die binnen weniger Stunden versterben, zeigen einen Ikterus und eine hgr. chromoproteinämische Nephrose.

> **KLINISCHER BEZUG** Generell kann bei jeder chronischen Lebererkrankung eine sekundäre Kupferspeicherung beobachtet werden. Dies kann im Einzelfall eine Abklärung, inwieweit die erhöhten Leberkupferwerte die Ursache oder nur die Folge der Leberschädigung sind, sehr erschweren.

Weitere ausgewählte Hepatotoxine

Eisen

Die Aufnahme von elementarem Eisen in hoher Dosis kann zu peripheren bis panlobulären Lebernekrosen führen. **Ferkel** mit einem Vitamin-E-/Selenmangel können nach systemischer Eisen-Dextran-Gabe Massennekrosen entwickeln. Zentrolobuläre Lebernekrosen können bei **Fohlen** auftreten, die Eisenfumarat als Futterzusatzstoff erhalten. Gelegentlich sind auch **junge Rinder** und **ältere Pferde** betroffen.

Blei

Im Rahmen von Bleivergiftungen können in Hepatozyten säurefeste, Ziehl-Neelsen-positive, eosinophile intranukleäre Einschlüsse (Blei-Protein-Komplexe) gefunden werden. Differenzialdiagnostisch müssen neben viralen intranukleären Einschlusskörperchen sog. „brick inclusions" berücksichtigt werden. Diese backsteinartigen kristallinen eosinophilen Proteineinschlüsse treten besonders bei älteren Hunden auf. Sie sind in Leber- und Tubulusepithelzellen der Niere lokalisiert, unbekannter Genese und ohne nosologische Signifikanz.

Weißer Phosphor

Diese sehr reaktive Substanz wurde früher als Rattengift und in pyrotechnischen Gegenständen verwendet. Er führt nach oraler Aufnahme zu typischen peripheren Leberzellverfettungen und -nekrosen. Der genaue Pathomechanismus ist unklar, aber aufgrund des peripheren Verteilungsmusters der Läsionen scheint eine direkte Wirkung ohne Biotransformation wahrscheinlich.

Xylitol

Dieser Zuckeraustauschstoff, der z. B. in Kaugummis oder Bonbons verwendet wird, kann bei Hunden zu zentrolobulären bis massiven Lebernekrosen und systemischen Blutungen führen. Pathogenetisch werden die Proteinsynthese und Membranstabilität der Hepatozyten geschädigt, weil einerseits durch phosphorylierte Zwischenprodukte die Energiereserven der Zelle erschöpft werden, andererseits hohe Nicotinamid-Adenin-Dinukleotid-Konzentrationen, die beim Xylitol-Abbau entstehen, zur Bildung reaktiver Sauerstoffverbindungen führen.

Dimethylnitrosamin

Es entsteht aus der Reaktion von Aminen mit Nitriten. Intoxikationen mit Dimethylnitrosamin können in der Leber in akuten Fällen zu einer Hepatomegalie mit periazinärer hämorrhagischer Nekrose führen. Weiterhin können Anasarka und systemische Blutungen auftreten. In chronischen Fällen dominieren in den kleinen, festen Lebern periazinäre Fibrosen mit Obliterationen der Zentral- und sublobulären Venen. Die zu reaktiven Alkylgruppen metabolisierten Nitrosamine binden kovalent an unterschiedliche Makromoleküle und wirken auch kanzerogen.

Halogenkohlenwasserstoffe

Hierzu zählen z. B. Chloroform, Hexachlorethan, Tetrachlorethylen und Tetrachlorkohlenstoff. Letzteres wurde früher zur Leberegelbehandlung beim Schaf eingesetzt und zählt zu den bestuntersuchten Toxinen. Die Bedeutung dieser Stoffgruppe ist jedoch aufgrund der stark eingeschränkten Nutzung zurückgegangen.

Die Stoffe werden über das Cytochrom-P450-System in reaktive Radikale umgewandelt. Diese Moleküle führen durch Membranperoxidation über längeren Verlauf zu zentrolobulären Leberverfettungen oder, bei akuter starker Intoxikation, zu Lebernekrosen mit intermediären hydropischen Degenerationen. Ähnliche Veränderungen treten auch bei Phenolvergiftungen, z. B. durch Kresol, auf.

Das Vorkommen, der Mechanismus und die morphologischen Leberveränderungen weiterer hepatotoxischer Substanzen bei Tieren sind in **Tab. 3.2** zusammengefasst.

Tab. 3.2 Auswahl weiterer Hepatotoxikosen bei Tieren durch Toxine von Pflanzen, Insekten und Pilzen.

Toxinursprung	Vorkommen	Toxin	hepatotoxischer Mechanismus	Leberpathologie	betroffene Spezies
Pflanzen					
Cycadales (Palmfarne)	Tropen	Methylazoxymethanol	Metabolisierung in Lebermikrosomen zu potenten alkylierenden Substanzen	akut: periazinäre Nekrosen; chronisch: Megalozytose, Cholestase, Verfettung, Fibrose	Schaf (akute Form), Rind (chronische Form, auch Neurotoxizität)
Cestrum parqui, C. laevigatum, C. aurantiacum (Hammersträucher)	Südamerika, Süd- und Zentralafrika, Australien	Atractylosid	Hemmung von ADP/ATP-Carriern → Hemmung des ATP/ADP-Austauschs zwischen Mitochondrien und Zytosol	periazinäre und intermediäre Koagulationsnekrose	Wiederkäuer, Geflügel
Colchicum autumnale (Herbstzeitlose)	Mitteleuropa	Colchicin	Mitosehemmung in der Metaphase	Nekrose von Kupfferzellen, Anisokaryose; zahlreiche Mitosefiguren in diversen epithelialen Geweben, auch hämorrhagische Gastroenteritis, Knochenmarksdepression	alle Tierarten, Mensch
Xanthium pungens, X. cavanillesii (Spitzkletten)	Australien, Brasilien, USA, Südafrika	Caryboxyatractylosid	Hemmung des ADP/ATP-Carriers (AAC)	zentrolobuläre bis panlobuläre Nekrose, intermediäre Vakuolisierung	Rind, Schwein, Schaf
Lantana camara (Wandelröschen)	Tropen und Subtropen	Lantaden A, B, C (pentazyklische Triterpene)	vermutete Störung der mitochondrialen oxidativen Phosphorylierung	Cholestase, hepatozelluläre Hypertrophie mit zytoplasmatischer Vakuolisierung; akut: zentrolobuläre Nekrose; chronisch: Cholestase; besonders periportale hepatozelluläre Hypertrophie mit zytoplasmatischer Vakuolisierung (Megalozytose); Gallengangsproliferationen;	Wiederkäuer
Tribulus terrestris (Erdsternchen)	Tropen und Subtropen, (Südostasien, Australien)	Saponine	Metabolisierung zu Episapogeninglukuroniden in Pansen und Leber → Ausfällung mit Kalzium	Cholangit's mit kristallartigem Material („crystal-associated cholangio-hepatopathy")	Schaf (Name der Toxikose: Geeldikkop)
Indigofera spp.	Tropen und Subtropen	Indospicin	Strukturanalog zu Aminosäure Arginin → Störung der Proteinsynthese; idiosynkratische Effekte	progressive Leberschädigung bis zur Fibrose und Cholestase	Pferd, Hund (kontaminiertes Futter), weitere Spezies
Trifolium hybridum (Schwedenklee)	Eurasien, Nordamerika	unbekannt	unbekannt	diffuse, subakute bis chronische Cholangiohepatitis	Pferd („alsike clover disease")
Insekten					
Pflanzenwespen-Larven von Lophyrotoma interruptus, L. zonalis, Arge pullata, Perreyia flavipes	je nach Larvenart: Australien, Florida, Dänemark, Uruguay	Lophyrotomin (Oktapeptid) und Perigin	unbekannt	periportale Nekrosen und Blutungen, zentrolobuläre Koagulationsnekrosen	Rind, Schaf
Pilze					
Amanita spp. (Wulstling, u. a. Knollenblätterpilz), Galerina spp. (Gifthäubling), Lepiota spp. (Schirmling)	weltweit	Amatoxin (Oktapeptid)	Hemmung der RNS-Polymerase II und damit der Transkription	massive hepatozelluläre Nekrose mit fokalen Blutungen	Hund und andere Spezies

WISSENSWERTES

Folgen der Leberinsuffizienz

Wegen der **hohen Regenerationsfähigkeit** führen die meisten Leberläsionen zunächst nicht zu Funktionsstörungen. Erst bei einem Funktionsverlust von 80–90 %, siehe Synopse Leberzirrhose (S. 92), treten Störungen diverser hepatischer Stoffwechselvorgänge auf (**Abb. 3.15**). Sie erscheinen z. B. infolge von chronisch-progressiven Leberschäden oder nach plötzlichen großflächigen Parenchymzerstörungen. Da nicht alle Leberfunktionen zeitgleich ausfallen, müssen die nachfolgend beschriebenen morphologischen Veränderungen oder Fehlfunktionen nicht zwingend bei jedem einzelnen Patienten vorhanden sein.

Eine Störung der hepatozellulären Bilirubinaufnahme, Konjugation und Abgabe in die Gallekanälchen führt zu einem **intrahepatischen Ikterus**.

Die Hyperbilirubinämie wird ab einer Konzentration von > 2 mg/dl als Gelbfärbung folgender Strukturen manifest:
- Gewebe, z. B. Schleimhäute, Skleren, Intima größerer Gefäße, Gelenkflächen
- Organe, z. B. Leber
- Körperflüssigkeiten, z. B. Blutplasma

Differenzialdiagnostisch müssen ein prä- oder posthepatischer Ikterus sowie pflanzliche Pigmente („Futtergelb", Flavonoide etc.) berücksichtigt werden.

Nahezu alle plasmatischen Gerinnungsfaktoren werden in der Leber synthetisiert. Bei einer Insuffizienz kann daher eine **Hypokoagulabilität** mit einer hämorrhagischen Diathese auftreten. Bei akuten Leberschädigungen führt insbesondere der Mangel an Gerinnungsfaktoren mit einer kurzen Halbwertszeit (Faktor V, VII, IX und X) zu einer systemischen Blutungsneigung. Eine Leberschädigung führt auch zu einer Funktionsstörung von Thrombozyten sowie zur abnormalen Synthese von Fibrinogen (Dysfibrinogenämie), die zur Blutungsneigung beitragen. Bei akuten Leberschädigungen mit Endothelnekrosen kommt es über eine Verbrauchskoagulopathie zur hämorrhagischen Diathese.

Eine Leberinsuffizienz bei Wiederkäuern kann zur hepatogenen Form der Fotosensibilisierung führen. Die fotoaktive Substanz Phylloerythrin entsteht als bakterielles Stoffwechselprodukt aus Pflanzenporphyrinen (Chlorophyll) im Verdauungstrakt von Pflanzenfressern. Sie gelangt portogen in die Leber und wird bei einer Schädigung derselben nicht mehr ausreichend über die Galle ausgeschieden. Phylloerythrin gelangt dann hämatogen in die Haut. Es reichert sich dort an und induziert eine fotosensitive Dermatitis an unpigmentierten und wenig behaarten Hautstellen.

Ammoniak aus dem Magen-Darm-Trakt sowie aus der hepatozellulären Desaminierung von Aminosäuren wird physiologischerweise in der Leber im Harnstoffzyklus detoxifiziert. Bei einer Leberinsuffizienz gelangt Ammoniak unverstoffwechselt über den Körperkreislauf in das Gehirn, sodass eine **hepatogene Enzephalopathie** mit Mattigkeit, Teilnahmslosigkeit oder sogar Krämpfen entsteht. Der genaue neurotoxische Wirkmechanismus ist noch unklar, jedoch weisen Astrozyten aufgrund der Metabolisierung von Ammoniak erhöhte intrazelluläre Glutamatwerte auf, die osmotisch zur Zellschwellung und -schädigung führen können. Weiterhin kann Ammoniak Neurotransmitterfunktionen beeinflussen. Neben Ammoniak scheinen auch weitere **toxische Amine**, **Thiole** und **kurzkettige Fettsäuren** eine pathophysiologische Rolle zu spielen. Eine hepatogene Enzephalopathie wird beim **Pferd** durch eine Zirrhose infolge einer Pyrrolizidinalkaloid-Intoxikation verursacht. Diese auch als Schweinsberger Krankheit bezeichnete Hirnschädigung ist durch große Astrozyten mit geschwollenem Zellkern, randständigem Chromatin und deutlichen Kernkörperchen (Alzheimer-Typ-II-Astrozyten) sowie eine Spongiose gekennzeichnet.

Hepatorenale Syndrome werden besonders beim Menschen mit Leberzirrhosen beobachtet. Eine Vasokonstriktion renaler Gefäße mit nachfolgender Ischämie führt wahrscheinlich zur Nephropathie, deren genaue Pathogenese aber noch unklar ist.

Die Leber ist der Bildungsort des kolloidosmotisch wirkenden **Albumins**. Bei Leberinsuffizienzen kommt es zu einer Hypalbuminämie mit generalisierten onkotischen Ödemen. Diese treten speziell bei chronischen und seltener bei akuten Lebererkrankungen auf, da Albumin mit 8 (Hund) bis 21 (Rind) Tagen eine lange Halbwertszeit hat.

Durch die **Fibrosierung** des zirrhotischen Leberparenchyms kommt es zusätzlich zu einer venösen Abflussbehinderung mit Erhöhung des portalen hydrostatischen Druckes und konsekutivem portal-hypertensivem Aszites. Auch eine Dysregulation hämodynamischer Faktoren spielt in der Pathogenese des Aszites eine Rolle.

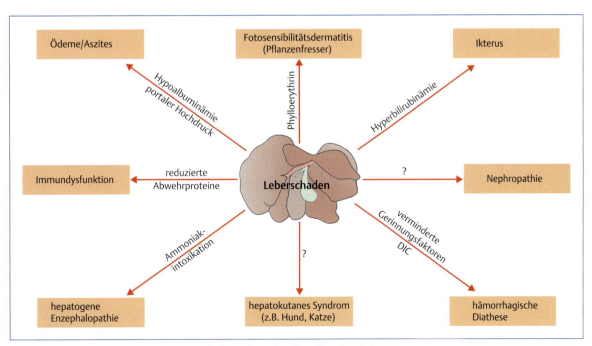

Abb. 3.15 Leberinsuffizienz kann verschiedene funktionelle und strukturelle Folgen haben.

Bei **Hunden** und **Katzen** kann im Rahmen einer chronischen Lebererkrankung eine oberflächliche **nekrolytische Dermatitis** auftreten (**hepatokutanes Syndrom**). Die Veränderungen finden sich besonders an Pfoten, mukokutanen Übergängen und mechanisch exponierten Hautstellen. Die Ätiologie und genaue Pathogenese ist unklar, jedoch sind metabolisch-toxische Ursachen anzunehmen.

Die Leber synthetisiert Plasmabestandteile des angeborenen Immunsystems, z. B. Komplementproteine, Akute-Phase-Proteine und antimikrobielle Lektine. Weiterhin sind v. a. die Kupffer-Zellen wichtige Phagozyten des Abwehrsystems. Durch eine Beeinträchtigung dieser Komponenten haben Tiere, die an chronischen Lebererkrankungen leiden, oft auch ein erhöhtes Infektionsrisiko für ausgewählte Erreger (Immundysfunktion).

> **DAS MÜSSEN SIE WISSEN**
>
> Die Leber als zentraler Ort der Biotransformation von endogenen und exogenen Substanzen ist gegenüber **Toxinen** sehr anfällig. Dabei unterscheidet man zwischen direkt und indirekt (erst nach Metabolisierung in der Leber) wirkenden Toxinen. Je nachdem, ob die Wirkung eines Giftstoffs dosisabhängig und vorhersehbar ist oder nicht, differenziert man zudem zwischen intrinsischen und idiosynkratischen Toxinen. Zu den spezifisch hepatotoxischen Substanzen zählen verschiedene Toxine von Pflanzen, Insekten, Pilzen und Cyanobakterien wie auch bestimmte Mineralien (Kupfer, Eisen, Phosphor), Medikamente, Schwermetalle (Blei) u. a. chemische Verbindungen (Xylitol, Dimethylnitrosamin, Halogenkohlenwasserstoffe).
>
> Das **Reaktionsmuster von Leberzellen** auf akute Schädigungen ist einheitlich und lässt keinen Rückschluss auf die einwirkende Noxen zu: Aufgrund einer Störung des Wasserhaushalts kommt es zunächst zu einer Schwellung der Mitochondrien (trübe Schwellung, parenchymatöse Degeneration), im weiteren Verlauf dann auch anderer Zellorganellen (hydropische/vakuoläre Degeneration). Die Folgen sind abhängig von Grad und Dauer der Schädigung und reichen von Restitution bis hin zum Zelluntergang.
>
> Hepatozyten sind reversibel postmitotische Zellen, daher kann sich die Leber in gewissen Grenzen selbst **erneuern** (regenerative Hyperplasie). Eine reine Leberzellvergrößerung (Hypertrophie) ist dagegen bei hoher funktioneller Beanspruchung zu beobachten.
>
> Der **Untergang von Leberzellen** führt zu einer Verkleinerung der Leber durch Reduktion der Zellzahl (numerische Atrophie). Atrophien des Lebergewebes können generalisiert (Inanitionsatrophie, fehlende portale Blutversorgung) oder lokal durch raumfordernde Prozesse in der Umgebung (Druckatrophie) auftreten. Beim Untergang von Leberzellen ist zwischen dem programmierten Zelltod (Apoptose) und der Leberzellnekrose durch Schädigung von Leberzellen zu unterscheiden. Letztere kann mit oder ohne Erhalt der Zellstruktur in Erscheinung treten (Koagulations- bzw. Kolliquationsnekrose). Nekrosen und Degenerationen von Leberzellen, aber auch Fibrosen lassen häufig einen Bezug zur Läppchenarchitektur erkennen. Je nach zugrunde gelegter Funktionseinheit (Zentralvenenläppchen, Leberazinus nach Rappaport) und darin vorrangig betroffenen Hepatozyten lassen sich weitere Nekroseformen differenzieren. Ab einem gewissen Ausmaß (> 70 % der Lebermasse) oder großflächigen strukturellen Defekten kann die Leber Zellschädigung und -untergang nicht mehr durch kompensatorische Hypertrophie nicht geschädigter Zellen und regenerative Hyperplasie ausgleichen. Es kommt zu Funktionseinbußen.
>
> **Verfettungen der Leberzellen** kommen ursächlich durch verschiedene und tierartlich unterschiedlich relevante alimentäre, metabolische, hypoxische oder toxische Noxen zustande, die jedoch immer das gesamte Lebergewebe betreffen und zum Bild der diffusen Leberverfettung führen. Fokal begrenzte Verfettungen treten dagegen nach Einwirkung von Zugkräften (Aufhängeapparat der Leber, peritonitische Verwachsungen) und dadurch bedingte Ischämie mit Störung des Lipidstoffwechsels auf.
>
> **Störungen des Proteinstoffwechsels** treten im Zusammenhang mit Lebererkrankungen, chronischen Entzündungen und Leberfibrosen auf und können sich als Amyloidose (helle, brüchige Leber), Hyalinose („Zuckergussleber") sowie histologisch in Form von Mallory-Denk-Körperchen zeigen.
>
> **Störungen des Glykogenstoffwechsels** sind Folge von Stoffwechselentgleisungen (Diabetes mellitus) und Hyperadrenokortizismus (Morbus Cushing, iatrogen), können aber auch aufgrund angeborener Enzymdefekte auftreten.
>
> **Pigmenteinlagerungen** beruhen z. T. auf erblichen Defekten (Melanose, Hämochromatose, Protoporphyrie) oder sind Teil des Alterungsprozesses (Lipofuszin). Sie können aber auch Ausdruck obstruktiver Gallenwegserkrankungen (Gallepigment), von Parasitenbefall (Eisen-Porphyrinpigment, Hämosiderin) oder Zellnekrosen (Ceroid) sein.
>
> Die **Leberfibrose** ist eine reparative und z. T. reaktive Reaktion der Leber auf unterschiedliche Noxen. Die Lokalisation der Fibrose gibt wichtige Hinweise auf die ursprüngliche schädigende Noxe und wirkt sich unterschiedlich auf die Leberfunktion aus. Der Formenkreis aus hepatozellulärer Degeneration mit Leberzelluntergängen, Regeneration (meist in Form von nodulärer Parenchymhyperplasie) und Fibrose ist als **Leberzirrhose** definiert und tritt als chronische und irreversible Komplikation bei einer Vielzahl von Erkrankungen auf.

3.1.7 Entzündungen der Leber

KLINISCHER BEZUG Leberentzündungen können durch Infektionserreger (Viren, Bakterien, Pilze, Parasiten) oder unbelebte Noxen (z. B. Medikamente, Toxine), autoimmune Prozesse sowie genetische Defekte hervorgerufen werden. Das Organ kann selektiv oder hauptsächlich betroffen sein oder aber im Rahmen einer systemischen Erkrankung miterkrankt sein.

Entzündungen der Leber infolge von Infektionen können auf unterschiedlichen Infektionswegen entstehen. Eine **primäre direkte Infektion** erfolgt beispielsweise durch Einbringen von Erregern bei offenen, penetrierenden, traumatischen Insulten von außen oder durch Fremdkörper aus dem Magen oder Vormagen. Eine **sekundäre Infektion** der Leber kann hämatogen oder retrograd-cholangiogen über die Gallenwege auftreten. Mögliche Infektionswege in die Leber sind arteriogen über die A. hepatica oder portogen über die V. portae, z. B. bei Entzündungen des Magen-Darm-Trakts. Bei Neonaten spielt häufig eine omphalogene Infektion über die V. umbilicalis im Rahmen einer bakteriellen Omphalitis eine Rolle.

■ Formen der Hepatitis

Eine makroskopische Unterscheidung von entzündlichen, nekrotischen und zirrhotischen Veränderungen in der Leber kann im Einzelfall schwierig sein. Oftmals schließt sich an einen primär degenerativen oder nekrotischen Krankheitsprozess eine sekundäre entzündliche Veränderung als Reaktion auf den Parenchymschaden an. Leberentzündungen können ein fokales, multifokales, disseminiertes oder auch diffuses Verteilungsmuster besitzen. Je nach Erkrankungsphase werden akute, chronische und chronisch-aktive Hepatitiden unterschieden. Formalpathologisch können entsprechend dem Charakter der Entzündung folgende Varianten unterschieden werden (Tab. 3.3):

- nicht eitrig, einschließlich nekrotisierend und Perihepatitis
- eitrig, einschließlich eitrig-nekrotisierend und abszedierend (apostematös)
- (pyo-)granulomatös, einschließlich granulomatös-nekrotisierend

■ Virale Leberentzündungen

Hepatitis contagiosa canis

Die Hepatitis contagiosa canis (HCC) wird auch als ansteckende Leberentzündung der Hunde oder Rubarthsche Krankheit bezeichnet. Sie wird durch das **Canine Adenovirus 1** (CAV 1) ausgelöst und kann bei zahlreichen Arten aus der Familie *Canidae* (z. B. Hund, Rotfuchs [Fuchs-Enzephalitis, Rubarthsche Krankheit], Kojote, Wolf) und *Mustelidae* (z. B. Fischotter) auftreten. Heutzutage ist die Erkrankung infolge breitflächiger Impfungen selten geworden. Bei über 2 Jahre alten Hunden verläuft die Erkrankung im Gegensatz zu jüngeren Tieren selten tödlich und eine komplette Heilung ist möglich.

Das zytolytisch wirkende Virus hat beim Hund einen starken Tropismus zu:
- Leberzellen
- Kupffer-Zellen
- Endothelzellen
- Mesothelzellen
- Zellen der Niere

Es zeigen sich folgende pathomorphologischen Befunde:
- Leber:
  - ggr. Hepatomegalie
  - teils brüchige Konsistenz
  - Nekrosen in Form multifokaler miliarer grau-weißer Herde
  - perifokal der Nekrosen ggr. Demarkation mit Entzündungszellen

Tab. 3.3 Morphologie verschiedener Formen der Hepatitis.

Charakter der Entzündung	Makroskopie	Histologie	Beispiele
nicht eitrig	meist nicht erkennbar	portale, teils perivaskuläre Infiltration von Lymphozyten, Makrophagen und Plasmazellen	- Porzine Circovirus-Infektion - Bösartiges Katarrhalfieber
nicht eitrig bis nekrotisierend	miliare bis läppchenübergreifende, konfluierende grau-gelbe Herdveränderung	je nach Ursache: in Verbindung mit Lebernekrosen Infiltration von neutrophilen Granulozyten, Makrophagen, Lymphozyten	- Herpesvirus-Infektion - „rabbit haemorrhagic disease" (RHD) - Tyzzer-Krankheit - Toxoplasmose - Neosporose - Amöbeninfektionen
eitrig/apostematös	umschriebene grau-gelbe Herde/ bindegewebig demarkierte Eiteransammlung	fokale Infiltration neutrophiler Granulozyten, später auch Makrophagen in Verbindung mit Lebernekrosen/Eiter umgeben von pyogener Membran und fibrotischer Kapsel	- hämatogene Infektion mit pyogenen Bakterien (z. B. Streptokokken, *Trueperella pyogenes*)
eitrig-nekrotisierend	umschriebene landkartenähnliche grau-gelbe Herdveränderungen	lobulär übergreifende Koagulationsnekrosen mit Demarkation durch neutrophile Granulozyten	- Nekrobazillose
(pyo-)granulomatös	umschriebene graue Herdveränderungen	je nach Ursache: zentral neutrophile/eosinophile Granulozyten, Makrophagen, Epitheloidzellen, Lymphozyten, Plasmazellen, Fibroblasten/-zyten	- Feline Infektiöse Peritonitis (FIP) - Salmonellen - Mykobakterien - Parasiten

- Nachweis basophiler intranukleärer Einschlusskörperchen in Hepatozyten, Kupffer-Zellen und Endothelzellen am Übergang von nekrotischen zu unveränderten Leberzellen
- oft fibrinöse Perihepatitis (**Abb. 3.16a**)
- die Nekrosen haben eine pathogenetisch unklare, aber typische zentrolobuläre Verteilung
- Gallenblase:
  - Ödem des Gallenblasenbetts (**Abb. 3.16b**)
- Niere:
  - Einschlusskörperchen in Endothelzellen der renalen Glomeruli sowie seltener in Nierenepithelzellen der Sammelgänge
- Augen: Augenveränderungen können sich 2–3 Wochen nach der Infektion entwickeln. Die Kliniker bezeichnen sie als „blue eye". Sie heilen spontan ab und können sporadisch auch als Impfkomplikation auftreten:
  - Immunkomplex-Uveitis
  - uni- oder bilaterales Korneaödem
- weitere Veränderungen:
  - Ödeme am gesamten Tierkörper, besonders an den serösen Häuten
  - Ekchymosen am gesamten Tierkörper, besonders an den serösen Häuten
  - verstärkte Blutungsneigung, die auf eine virusbedingte Endothelzellschädigung zurückzuführen ist und zur disseminierten intravasalen Koagulopathie (DIC) mit hämorrhagischer Diathese führt
  - oft nur gering ausgeprägter Ikterus
  - Tonsillitis in der Frühphase (möglicher Erregereintritt)

Adenovirus-Infektion von Wiederkäuern

Eine der Hepatitis contagiosa canis ähnliche Leberentzündung kann auch bei **Schaf-** und **Ziegenlämmern** sowie **Kälbern** auftreten. Die Tiere erkranken allerdings primär an einer adenoviralen Pneumonie mit systemischer Ausbreitung.

Herpesvirus-Infektionen

Herpesvirus-Infektionen treten bei allen Haustieren auf und spielen, abhängig von der Tierspezies, eine wichtige Rolle bei einer Vielzahl von Erkrankungen in unterschiedlichen Organsystemen. Die Leber ist besonders oft bei Aborten und Neonaten betroffen (**Tab. 3.4**).

Von besonderer Bedeutung sind der Virusabort der Stute (S. 218) sowie das infektiöse Welpensterben der Hunde.

Bei Letztgenanntem erfolgt die Infektion der Feten bzw. Neonaten transplazentar, während des Geburtsvorgangs

Tab. 3.4 Herpesviren als Ursache von Lebernekrosen bei abortierten oder neonatalen Haustieren.

Spezies	Virus	Name der Erkrankung
Hund	Canines Herpesvirus 1	infektiöses Welpensterben
Katze	Felines Herpesvirus 1	feline virale Rhinotracheitis
Pferd	Equines Herpesvirus 1, seltener 4	Virusabort der Stute
Rind	Bovines Herpesvirus 1	Infektiöse Bovine Rhinotracheitis (Anzeigepflicht)
Schwein	Suides Herpesvirus 1	Aujeszky-Krankheit (Anzeigepflicht)
Ziege	caprine Herpesviren	Ziegenherpes

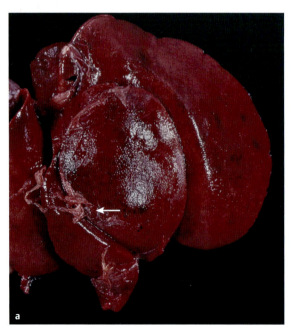
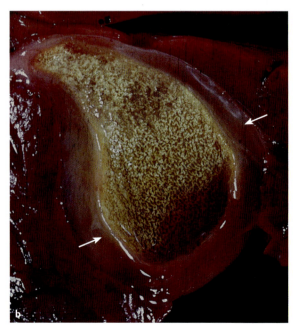

Abb. 3.16 Hepatitis contagiosa canis bei einem Hund.
a Fibrinöse Perihepatitis (→).
b Hgr. Gallenblasenbettödem (→).

oder zwischen den Wurfgeschwistern bzw. dem Muttertier und den Neugeborenen. Die unzureichende Thermoregulation der Neugeborenen (Körpertemperatur von 36–37 °C) in den ersten 3 Wochen begünstigt die virale Vermehrung. Während der Virämie gelangt das zytolytisch wirkende Virus in die Leber und in zahlreiche andere Organe. Die pathomorphologischen Befunde umfassen:
- multifokale miliare Nekrosen in der Leber ohne Bezug zur Läppchenarchitektur
- hepatozelluläre intranukleäre eosinophile Einschlusskörperchen (kleiner als die basophilen Adenoviruseinschlusskörper)
- Nekrosen und Einschlusskörperchen, z. B. auch in Lunge, Niere und Nebenniere

Rabbit Haemorrhagic Disease

Die „rabbit haemorrhagic disease" (RHD) der Kaninchen wurde auch als Chinaseuche, hämorrhagische Kaninchenkrankheit oder virale Hepatitis der Kaninchen bezeichnet. Sie wird durch das **RHD-Virus** (Calicivirus) verursacht und ist durch eine hohe Morbidität und Mortalität gekennzeichnet. Mit dem klassischen RHDV 1 infizierte Tiere, die älter als 45 Tage sind, erkranken meist akut bis perakut. Jüngere Tiere werden zwar infiziert, weisen aber eine natürliche altersbedingte Resistenz gegenüber der Erkrankung auf. Die neuere Virusvariante RHDV 2 wird seit 2013 auch in Deutschland beobachtet. Diese kann auch sehr junge Tiere (unter 2 Wochen) befallen. Die Anzahl der Todesfälle ist variabel (20–100 %) und hängt v. a. vom Immunstatus, Alter und dem Allgemeinzustand der Kaninchen ab. Im Gegensatz zum klassischen RHD-Virus sind auch Feldhasen für die neue Variante empfänglich. Beide Virusvarianten haben einen Tropismus zu Hepatozyten und Endothelzellen. Aufgrund der durch die Leber- und Endothelzellschädigung bedingten Aktivierung der Gerinnungskaskade kommt es zu einer **disseminierten intravasalen Koagulopathie** (DIC) mit **hämorrhagischer Diathese**.

Die klassische Form der RHD verläuft innerhalb von 2–3 Tagen post infectionem tödlich, die RHDV-2-Variante kann auch deutlich schwächer und verzögert in Erscheinung treten. Klinisch können folgende Symptome auftreten:
- Apathie
- Fieber
- Dyspnoe
- Epistaxis
- Schleimhautblutungen
- Hämaturie

Es bestehen folgende pathomorphologische Befunde:
- perakute und akute Form
    - Epistaxis
    - Hämaturie
    - Lungenödem
    - flächenhafte Koagulationsnekrosen mit braun-roter Farbe sowie trockener bis wachsartiger Beschaffenheit des Leberparenchyms
    - Verfettung einzelner, den Nekrosefeldern benachbarter Leberzellen
    - hyaline Mikrothromben in Lebersinusoiden und Kapillaren, besonders der Niere und Lunge, als Ausdruck einer Verbrauchskoagulopathie
    - inkonstant lymphozytäre Depletion in der Milz
    - pathognomonische periphere Koagulationsnekrosen mit Ausbreitung auf das gesamte Leberläppchen
- subakute Form, besonders durch RHDV 2
    - zentrolobuläre Brückennekrosen
    - Kalzifikationen
    - Proliferation von periportalen Hepatozyten (Regeneration)
    - Proliferation von Gallengängen
    - reparative Fibrose
    - portale entzündliche Infiltration

„European Brown Hare Syndrome"

Das „European Brown Hare Syndrome" ähnelt der „rabbit haemorrhagic disease", befällt jedoch Feldhasen. Es wird durch ein verwandtes Calicivirus verursacht. Die pathomorphologischen Befunde bestehen in einem der RHD ähnlichen Befundspektrum, bei dem eine panlobuläre Lebernekrose im Vordergrund steht. Blutungen werden selten beobachtet. Eine disseminierte intravasale Koagulopathie (DIC) tritt hingegen nicht auf.

Feline Infektiöse Peritonitis (FIP)

Die virusbedingte Feline Infektiöse Peritonitis (S. 22) geht mit variablen Manifestationen einer fibrinösen oder pyogranulomatösen Hepatitis und Perihepatitis einher.

Infektiöse Anämie der Einhufer (EIA)

Diese persistierende Lentivirus-Infektion (S. 128) führt zu einer intravasalen komplementabhängigen Hämolyse infolge der Bindung antiviraler Antikörper auf Erythrozyten sowie einer Immunkomplexglomerulonephritis. Pathomorphologisch finden sich im akuten Stadium Ikterus, Petechien und Ödeme, während bei chronischem Verlauf eine Hepatosplenomegalie mit ausgeprägter lymphozytärer Infiltration und „Eisenverschiebung" zur Leber von Bedeutung ist.

Im akuten Stadium dieser anzeigepflichtigen Tierseuche entsteht ein prähepatischer Ikterus, in der chronischen Phase liegen eine hepatische Hämosiderose, eine hepatozelluläre Verfettung sowie eine lymphozytäre Infiltration vor.

Porzine Circovirus-2-Infektion

Die Porzine Circovirus-2-Infektion (S. 140) geht mit einer portalen lymphohistiozytären Entzündungszellinfiltration einher.

Bösartiges Katarrhalfieber

Das Bösartige Katarrhalfieber (S. 33) beim Rind kann auch in der Leber zu lymphozytären (Peri-)Vaskulitiden führen. Darüber hinaus können in der Leber des Schweines und selten auch bei Wildwiederkäuern lymphozytäre (Peri-)Vaskulitiden vorkommen.

Porzines respiratorisches und reproduktives Syndrom-Virus

Die Infektion mit dem PRRSV kann in der Leber zu lymphozytären (Peri-)Vaskulitiden führen. In der Lunge löst das Virus eine diffuse interstitielle Pneumonie mit Typ-II-Pneumozytenproliferation aus. Des Weiteren kommt es zur nicht eitrigen Enzephalitis und Plazentitis.

Rifttalfieber

Es handelt sich um eine anzeigepflichtige Arbovirusinfektion, Genus Phlebovirus aus der Familie der *Bunyaviridae*. Die Viren werden zumeist nach heftigen Regenfällen und Überflutungen durch Stechmücken der Gattung *Aedes* und *Culex* auf Wiederkäuer und Dromedare übertragen; Nagetiere dienen als Reservoir. Das Rifttalfieber tritt derzeit nur in Afrika auf.

Es verursacht Aborte und führt insbesondere bei Jungtieren, aber auch bei adulten Schafen zu Lebernekrosen und disseminierten petechialen Blutungen. Es zeigt eine hohe Morbidität und Mortalität.

Die Infektion ist durch einen ausgeprägten Hepatotropismus gekennzeichnet. Es bestehen folgende pathomorphologische Befunde:
- Hepatomegalie
- fibrinöse Perihepatitis
- ausgeprägte, zufällig verteilte, teils auch zentrolobuläre und intermediäre Nekrosen in der Leber
- eosinophile intranukleäre Einschlusskörperchen in der Leber
- Gallenblasenbettödem
- Aszites
- systemische Blutungen, z. B. auch im Gastrointestinaltrakt
- Enzephalomyelitis
- fetale Missbildungen des ZNS

Wesselsbron-Krankheit

Das Wesselsbron-Virus stellt ebenfalls eine zoonotische Arbovirus-Infektion bei verschiedenen Säugetieren (z. B. Schafen) und Vögeln dar, die derzeit nur in Afrika auftritt. Der Erreger gehört dem Genus Flavivirus aus der Familie der *Flaviviridae* an.

Die pathomorphologischen Befunde umfassen:
- Aborte
- Lebernekrosen
- Missbildungen des ZNS

Usutuvirus-Infektion

Das Usutu-Virus ist ein von Mücken übertragenes Flavivirus, das ursprünglich in Afrika, mittlerweile aber auch in Deutschland und anderen europäischen Ländern bei Amseln, Bartkauzen und Zoovögeln zu einer akuten, nekrotisierenden Hepatitis mit intermediärer Koagulationsnekrose und lymphohistiozytärer Infiltration führt.

Equine akute Serumhepatitis

Die equine akute Serumhepatitis der Pferde wird auch als idiopathische akute Lebererkrankung, postvakzinale Hepatitis oder Theilersche Erkrankung bezeichnet. Sie kann durch ein equines Parvovirus-Hepatitis-Virus (EqPV-H), Genus Copiparvovirus, verursacht werden.

Die Erkrankung tritt meist 42–60 Tage nach Applikation von biologischen Präparaten auf, die vom Pferd stammen (z. B. Tetanusimpfstoff). Seltener wird die Erkrankung ohne einen Zusammenhang mit einer Substanzapplikation beobachtet.

Die Erkrankung ist durch einen akuten klinischen Verlauf (6–24 Stunden) mit ZNS-Störungen und Ikterus gekennzeichnet.

Die pathomorphologischen Befunde beinhalten:
- normale, vergrößerte oder atrophische Leber
- zentrolobuläre bis intermediäre, teils panlobuläre Leberzelldegenerationen und -nekrosen
- periportal ggr. vakuolisierte Hepatozyten

> **WISSENSWERTES**
>
> **Hepatitis-E- und Hepaciviren**
>
> Beim Menschen spielen virale Hepatitiden (Hepatitis A bis E) eine wichtige Rolle bei akuten und teils auch bei chronischen Lebererkrankungen. Das Hepatitis-E-Virus (HEV) aus der Familie *Hepeviridae* (früher *Caliciviridae*) kommt insbesondere in Indien endemisch vor. Haus- und Wildschweine stellen das Hauptreservoir für die Hepatitis-E-Genotypen 3 und 4 dar. Das Virus wird wahrscheinlich durch Verzehr von Schweinefleisch und -produkten auf den Menschen übertragen (Zoonose). Es führt zu einer in der Regel selbstlimitierenden akuten Hepatitis. Diese Manifestation führt im Gegensatz zu anderen viralen Hepatitisinfektionen nicht zu einer chronischen Lebererkrankung. Von Bedeutung ist aber die hohe Mortalitätsrate von 20 % bei schwangeren Patientinnen.
>
> In Deutschland und anderen Industrienationen treten neben reisebedingten Infektionen zunehmend autochthone Hepatitis-E-Infektionen auf, beispielsweise im Rahmen von Lebertransplantationen.
>
> Das Zielorgan des Hepatitis-E-Virus ist auch beim Schwein die Leber. Jedoch tritt ein subklinischer Verlauf auf. Milde Leberentzündungen sind nur bei experimentellen Infektionen und nur selten bei natürlich infizierten Tieren beobachtet worden.
>
> Ein dem Hepatitis-C-Virus des Menschen sehr nah verwandtes Virus ist das „nonprimate" Hepacivirus. Es wurde im Bronchialsekret von Hunden sowie im Plasma und in Organen, v. a. aber in der Leber von Pferden nachgewiesen. Bei Pferden kann in Einzelfällen eine vertikale Übertragung erfolgen. Die nosologische Bedeutung dieses Erregers muss bei den einzelnen Spezies noch weiter untersucht werden. Dies gilt auch für die Rolle der nachweisbaren Ko-Infektion mit dem equinen Pegivirus.

■ Bakterielle Leberentzündungen

Die Leber ist eines der Organe, in denen am häufigsten bakteriell bedingte Läsionen gefunden werden.

KLINISCHER BEZUG Bei der Beurteilung der Pathogenese einer bakteriellen Leberentzündung sind unterschiedliche Infektionswege zu berücksichtigen:
- hämatogene Infektionen
  - im Rahmen einer Septikämie arteriogen über die A. hepatica
  - aus dem Gastrointestinaltrakt portogen über die V. portae
  - aszendierend omphalogen über die V. umbilicalis im Rahmen einer Omphalitis bei Neugeborenen
- cholangiogen aszendierende Infektionen
  - retrograd über das Gallengangsystem
- direkte Infektionen
  - durch Übergreifen eines Entzündungsprozesses aus der Nachbarschaft, z. B. bei einer Peritonitis
  - durch Inokulation von Bakterien infolge fremdkörperbedingter Traumata aus dem Magen oder Vormagen (besonders Rind)
  - durch Inokulation von Bakterien durch von außen penetrierende Traumata

Eine Vielzahl bakterieller Erreger führt zu einer Hepatitis (**Tab. 3.5**). Der Entzündungscharakter kann eitrig, apostematös (**Abb. 3.17**), pyogranulomatös, granulomatös oder nekrotisierend sein. Die pathologische Untersuchung gibt entscheidende Hinweise auf den Erreger, jedoch ist für eine definitive ätiologische Diagnose meist der spezifische Erregernachweis unerlässlich.

Tyzzer-Krankheit

Die Tyzzer-Krankheit tritt bei Fohlen (meist in den ersten 4 Lebenswochen), bei Kälbern, Hunden, Katzen, Nagetieren und Kaninchen auf.

Insbesondere immunsupprimierte und junge Tiere sind anfällig gegenüber dieser Erkrankung, die durch *Clostridi-*

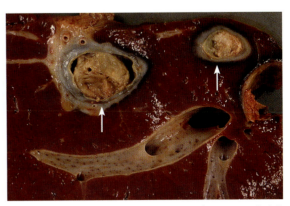

Abb. 3.17 Multifokale abszedierende Hepatitis bei einem Kalb (→). Querschnitt durch die Leber.

Tab. 3.5 Beispiele bakterieller Leberentzündungen.

Bakterieller Erreger	Betroffene Spezies und Altersgruppe	Name der Erkrankung	Entzündungscharakter, Infektionsweg, Pathogenese	Histologischer Nachweis/ andere Nachweismethoden
Campylobacter fetus ssp. *fetus*	Schaf (Fetus, Neonatus)	Enzootische Campylobacteriose des Schafes	eitrig-nekrotisierende Hepatitis/ hämatogene intrauterine Infektion	nicht anfärbbar mit HE-Färbung/ Versilberung, Immunhistologie
Yersinia pseudotuberculosis	Lamm (Hund, Katze)	Yersiniose	eitrig-nekrotisierende Hepatitis/ Portalvene	deutliche Bakterienagglomerate (HE-Färbung)
Actinobacillus equuli	Fohlen	Frühlähme der Fohlen	eitrige Hepatitis/hämatogen (Septikämie)	deutliche Bakterienagglomerate (HE-Färbung)
Actinobacillus suis	Ferkel	–	eitrige Hepatitis/hämatogen (Septikämie)	deutliche Bakterienagglomerate (HE-Färbung)
Listeria monocytogenes	Lamm, Kalb, Fohlen, Ferkel	Listeriose	eitrig-nekrotisierende Hepatitis/ hämatogen (Septikämie)	nicht anfärbbar mit HE-Färbung/ Gram-Färbung, Immunhistologie
Nocardia asteroides	Hund	Nocardiose	eitrig-nekrotisierende, z. T. granulomatöse Hepatitis/ hämatogen (Septikämie)	filamentöse Bakterien (HE-Färbung/Ziehl-Neelsen-Färbung)
Burkholderia pseudomallei	alle Haus- und viele Wildsäugetiere, Mensch	Melioidose (Pseudorotz)	eitrig-nekrotisierende, eitrig-abszedierende, pyogranulomatöse Hepatitis/hämatogen	nicht anfärbbar mit HE-Färbung/ Giemsa-Färbung, Immunhistologie
Helicobacter canis	Hund	–	eitrig-nekrotisierende Hepatitis	nicht anfärbbar mit HE-Färbung/ Warthin-Starry-Versilberung
Mischinfektionen: *Trueperella pyogenes*, Streptokokken spp., Staphylokokken spp., *Fusobacterium necrophorum*	alle Neonaten	Nabelinfektionen mit Übergreifen auf die Leber	eitrig-abszedierende Hepatitis/ omphalogen	abhängig vom Erreger: Giemsa-, Gram- oder Brown- und Brenn-Färbung

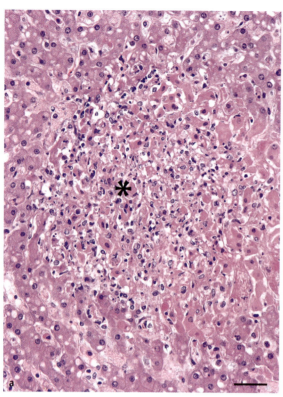 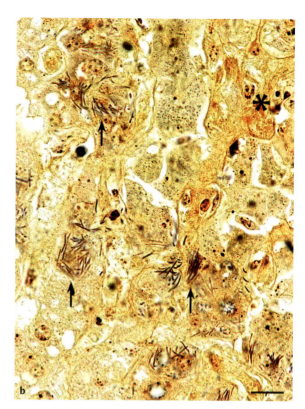

Abb. 3.18 Tyzzer-Krankheit bei einem Fohlen.
a Herdförmige sublobuläre Lebernekrose (*); HE-Färbung; Balken = 80 µm.
b Zahlreiche, teils büschelförmig oder kreuzweise angeordnete intrazelluläre filamentöse Bakterien (→); Warthin-Starry-Versilberung; Balken = 40 µm.

um piliforme, einem obligat intrazellulären Bakterium, verursacht wird. Der Erreger führt nach oraler Aufnahme zu einer **nekrotisierenden Darmentzündung** (**Typhlokolitis**). Er gelangt über die Portalvene in die Leber und evtl. in andere Organe wie den Herzmuskel.

Die pathomorphologischen Befunde umfassen:
- miliare grau-weiße Herdnekrosen in der Leber, die sich histologisch als zufällig verteilte Koagulationsnekrosen mit Infiltrationen von neutrophilen Granulozyten darstellen (**Abb. 3.18**)
- histologischer Nachweis von filamentösen, büschelförmig oder kreuzweise angeordneten Bakterien im Zytoplasma der Leberzellen, die den Nekrosefeldern benachbart sind; sie können mit Spezialfärbungen (Giemsa-Färbung, Silberimprägnation) gut dargestellt werden
- nekrotisierende Enteritis von Ileum, Zäkum und Kolon
- sporadisch auftretende nekrotisierende Myokarditis

Wegen der schwierigen bakteriellen Anzucht ist die histopathologische Untersuchung für den Erregernachweis besonders gut geeignet.

Nekrotisierende Hepatitis

Die nekrotisierende Hepatitis wird auch als Deutscher Bradsot oder „black disease" bezeichnet und tritt bei Schafen, Rindern und sehr selten auch bei Schweinen und Pferden auf. Sie wird durch *Clostridium novyi* Typ B (syn. *Clostridium gigas*) ausgelöst.

Oral aufgenommene Sporen der Clostridien liegen latent über mehrere Monate z. B. in den Kupffer-Zellen. Die Sporen keimen und produzieren Toxine nur unter anaeroben Bedingungen. Diese Konditionen treten beispielsweise auf, wenn es im Leberparenchym durch wandernde Parasiten (Leberegel) oder andere Leberschädigungen zu einem hypoxischen Mikromilieu kommt. Von den zahlreichen **Virulenzfaktoren**, die von den Clostridien produziert werden, spielt das **β-Toxin**, eine Phospholipase C, eine zentrale Rolle. Dieses Exotoxin wirkt nekrotisierend und hämolytisch. Die Erkrankung verläuft innerhalb weniger Stunden tödlich, ist aber nicht kontagiös.

Die pathomorphologischen Befunde beinhalten:
- hgr. Lebernekrosen, die von einem hyperämischen Randsaum umgeben sind
- zusätzliche, z. B. durch einen Leberegelbefall bedingte Läsionen in Form oft blutiger Bohrgänge im Leberparenchym und/oder einer Cholangiohepatitis
- histologischer Nachweis von grampositiven Stäbchenbakterien im Randbereich der Nekrosen
- Thromben in zahlreichen venösen Gefäßen
- Ödeme in der Unterhaut und teils hämorrhagische Transsudationen in den Körperhöhlen
- Blutungen im Gastrointestinaltrakt
- Anämie infolge einer intravaskulären Hämolyse
- prä- und intrahepatischer Ikterus
- chromoproteinämische Nephrose
- Hämoglobinurie

Bazilläre Hämoglobinurie

Die bazilläre Hämoglobinurie tritt besonders in den Tropen auf; in Europa ist sie eher selten. Es handelt sich um eine der nekrotisierenden Hepatitis sehr ähnliche Erkrankung bei Rindern und Schafen. Sie wird durch *Clostridium haemolyticum*, syn. *Clostridium novyi* Typ D, verursacht. Auch bei dieser Erkrankung spielt das **β-Toxin**, eine Phospholipase C, eine zentrale Rolle als Virulenzfaktor. Die Erkrankung verläuft innerhalb weniger Stunden tödlich, ist aber nicht kontagiös.

Im Zentrum steht eine nekrotisierende Hepatitis.

Nekrobazillose

Die Nekrobazillose wird durch *Fusobacterium necrophorum* verursacht und tritt bei Rindern, Schafen und seltener bei Wildwiederkäuern auf. Der Erreger gelangt bei Jungtieren zumeist omphalogen in die Leber. Bei älteren Tieren liegt hingegen oft eine Ruminitis als Grunderkrankung und Eintrittspforte vor, z. B. Mastbullen mit subklinischer Pansenazidose. Bei diesem **Ruminitis-Hepatitis-Komplex** gelangt der Erreger über die geschädigte Vormagenschleimhaut und die Portalvene in die Leber. Weiterhin müssen eine hämatogene Streuung des Erregers in die Leber ausgehend von einer Laryngitis oder einer Klauenerkrankung (Moderhinke) als Infektionswege sowie eine direkte Einbringung durch eine Traumatisierung in Betracht gezogen werden.

Neben dem Endotoxin und Hämolysin spielen v. a. Leukotoxine als Virulenzfaktoren eine entscheidende pathogenetische Rolle. Sie führen zur Induktion von Apoptose bei neutrophilen Granulozyten und zur Gewebeschädigung.

Die pathomorphologischen Befunde umfassen:
- zahlreiche landkartenähnliche Koagulationsnekrosen (Abb. 3.19), meist mit einem hyperämischen Randsaum; diese Nekrosefelder sind von zerfallenden neutrophilen Granulozyten demarkiert; mit Spezialfärbungen (z. B. Giemsa-Färbung, Warthin-Starry-Versilberung) lassen sich zahlreiche extrazelluläre filamentöse Bakterienstrukturen erkennen
- Hyperämie, Blutungen und Thromben
- eitrig-abszedierende Hepatitis anstelle eines nekrotisierenden Charakters bei einer Mischinfektion mit pyogenen Bakterien

Tularämie

Die Tularämie, auch Hasen- oder Nagerpest (Zoonose) genannt, ist eine systemische Erkrankung, die durch *Francisella tularensis* verursacht wird. Der Erreger kommt besonders bei Lagomorphen und Nagern, aber auch bei anderen Säugetieren, Vögeln, Reptilien und Fischen vor. Der Mensch infiziert sich durch direkten Kontakt mit **infizierten Tieren** (Haut-/Schleimhautkontakt, oral, aerogen). Bestimmte Bakterienstämme werden auch durch **Zecken** übertragen.

Die pathomorphologischen Befunde bestehen in:
- nekrotisierender Hepatitis
- nekrotisierender Splenitis
- nekrotisierender Nephritis mit Vaskulitis und Thrombosen

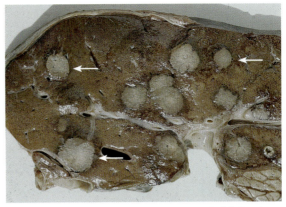

Abb. 3.19 Nekrobazillose bei einem Rind; multiple, lobulär übergreifende Nekrosefelder (→; formalinfixiertes Präparat); Querschnitt durch die Leber.

Die Erreger sind als basophile Bakterienagglomerate in der Routinefärbung (HE-Färbung) sichtbar.

Salmonellosen

Salmonellosen werden durch eine Vielzahl verschiedener Spezies und Serovare der Gattung *Salmonella* hervorgerufen und umfassen verschiedene Krankheitsbilder. Sie sind v. a. bei landwirtschaftlichen Nutztieren von Bedeutung und betreffen vorwiegend Jungtiere. Entweder verlaufen sie perakut bis akut als Septikämie (Polyarthritis, -serositis, Meningitis, Nekrosen in Leber und Milz) oder als akute (katarrhalische bis fibrinöse) oder chronische (diphtheroid-nekrotisierende) Enteritis.

Die Erreger gelangen nach oraler Aufnahme über die Portalvene auch in die Leber. Die Salmonellose des **Rindes** ist eine anzeigepflichtige Zoonose.

Die pathomorphologischen Befunde bestehen in:
- miliaren, 1–2 mm großen weißen Herden
- initialen hepatozellulären Koagulationsnekrosen, die von neutrophilen Granulozyten und Makrophagen infiltriert werden
- Mikroabszessen und einer pyogranulomatösen Hepatitis, den sog. paratyphoiden Knötchen
- sporadisch vorkommender fibrinöser Cholezystitis bei **Rind** und **Schwein**

Da die Gallenblase neben dem Darm und den Mesenteriallymphknoten von Salmonellen meist chronisch besiedelt wird, sollte anlässlich der Sektion von Rind und Schwein Probenmaterial (Gallenflüssigkeit, Gallenblasenwand) für eine weiterführende bakterielle Diagnostik gewonnen werden.

Leptospirose

Die Leptospirose (S. 240) wird durch verschiedene Serovare von *Leptospira interrogans* mit unterschiedlicher Prävalenz bei allen Haustieren und auch beim Menschen (sog. Weilsche Krankheit, Kanikolafieber, Reisfeldfieber oder Schweinehüterkrankheit) beobachtet. Leberveränderungen treten v. a. durch Ischämie infolge der intravaskulären hämolytischen Anämie in Form zentrolobulärer Degenerationen und Nekrose auf. Bei Hunden wird oftmals eine Dissoziation der Leberzellverbände mit Abrundung der Hepa-

Tab. 3.6 Bedeutsame systemische Protozoonosen, durch sie verursachte Leberveränderungen und am häufigsten betroffene Spezies.

Protozoon	Leberveränderung	Betroffene Spezies
Toxoplasma gondii (S. 326)	nekrotisierende Hepatitis mit intrazellulären Tachyzoiten	u. a. Wiederkäuer, Hund, Schwein, im Einzelfall auch Katze
Neospora caninum (S. 326)	nekrotisierende Hepatitis mit intrazellulären Tachyzoiten	Hund, Kalb
Leishmania spp. (S. 143)	granulomatöse Hepatitis mit Protozoen in Makrophagen (Giemsa-Färbung)	Hund
Entamoeba histolytica	nekrotisierende Hepatits mit protozoären Erregern	Primaten, seltener Haustiere
Entamoeba nuttalli	nekrotisierende Hepatitis mit protozoären Erregern	nicht humane Primaten, selten Mensch
Entamoeba invadens	nekrotisierende Hepatitis mit protozoären Erregern	Schlangen, Echsen
Hepatozoon canis, Hepatozoon americanum	nekrotisierende bzw. pyogranulomatöse Hepatitis	Hund, andere Caniden
Babesia spp.	Hepatomegalie mit zentrolobulären hepatozellulären Nekrosen	Hund, Rind

tozyten, granulärem eosinophilen Zytoplasma und kondensierten Kernen gesehen. Weiterhin können Cholestase und Kupffer-Zell-Siderose auftreten.

■ Mykotische Leberentzündungen

Durch Pilze verursachte Leberentzündungen treten besonders bei Wiederkäuern mit Vormageninfektionen auf und werden durch *Aspergillus fumigatus* oder Zygomyceten verursacht. Die Erreger gelangen hämatogen in die Leber und führen zu hämorrhagischen Infarkten und granulomatös-nekrotisierenden Entzündungsreaktionen.

Insbesondere beim Hund führen auch systemische Infektionen mit verschiedenen Pilzen, u. a. *Histoplasma capsulatum*, *Cryptococcus neoformans* (S. 196), *Blastomyces dermatitidis*, *Coccidioides immitis*, aber auch Algen (z. B. Prototheken) zu granulomatösen Hepatitiden.

■ Parasitäre Leberentzündungen

Protozoen

Zahlreiche systemische protozoäre Infektionen können auch zu Läsionen in der Leber führen (Tab. 3.6).

Nematoden

Zahlreiche Parasiten der Klasse Rundwürmer (*Nematoda*) durchqueren auf ihrer natürlichen oder zufälligen Larvenwanderung die Leber. Neben der traumatisch-mechanischen Schädigung spielen auch sezernierte Enzyme der wandernden Larven bei der Pathogenese eine Rolle.

Das **Schwein** nimmt Eier des Spulwurms *Ascaris suum* oral auf, und die geschlüpften Larven verursachen während ihrer 4–6-tägigen Wanderung und Weiterentwicklung eine traumatische Schädigung des Leberparenchyms. Die pathomorphologischen Befunde bestehen in:
- blutgefüllten Bohrgängen im akuten Stadium
- zusätzlich untergehenden Hepatozyten
- Infiltration mit eosinophilen Granulozyten
- im weiteren Verlauf: bindegewebige Reparation in Form weißer, derber, netzartiger Fibroseherde („**milk spots**"; Abb. 3.20)

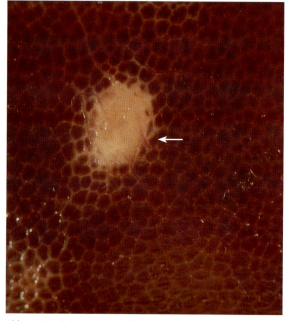

Abb. 3.20 Fokale chronische fibrosierende Hepatitis (→) bei einem Schwein mit netzartigem Ausstrahlen in das Interstitium, ausgelöst durch wandernde Larven von *Ascaris suum* („milk spot").

Beim **Pferd** treten ähnliche Leberläsionen auf, die durch wandernde Strongylidenlarven, besonders *Strongylus equinus* und *edentatus*, seltener *Strongylus vulgaris*, verursacht werden. Die pathomorphologischen Befunde umfassen:
- im akuten Stadium Bohrgänge, die bei der Sektion nur selten gefunden werden
- multifokale chronische fibröse (filamentöse) Perihepatitis, besonders auf der Zwerchfellseite der Leberkapsel, als Ausdruck eines chronisch-aktiven Reparationsprozesses
- vereinzelte Granulome mit kalzifizierten, zentralen abgestorbenen Larvenstadien (Chalikosis)

Der Nematode *Capillaria hepatica* lebt als adulter Wurm im Leberparenchym und führt zu einer granulomatösen Hepatitis. Er tritt bevorzugt bei **Nagern und Lagomorphen**, gelegentlich auch bei anderen Säugetieren wie Hund, Katze und Pferd auf.

Zestoden

Larvenstadien der Klasse Bandwürmer (*Cestoda*) können die Leber von empfänglichen Zwischenwirten als hepatophile oder serosophile Finnen meist in Form einer Druckatrophie schädigen.

Hepatophile Bandwurmfinnenstadien der Echinococcus-Arten *Echinococcus granulosus* und *Echinococcus multilocularis* kommen in Europa vor. Sie sind von großer Bedeutung, da es sich auch um Zoonosen handelt.

Bei der **zystischen Echinokokkose** werden die Eier der adulten Bandwürmer (*Echinococcus granulosus*), die im Dünndarm von Karnivoren (Hund, Wolf, seltener Rotfuchs) parasitieren, von Zwischenwirten bzw. Fehlwirten aufgenommen. Zwischenwirte können z. B. Wiederkäuer, Schwein, Pferd oder Esel sein; Fehlwirte sind häufig der Mensch, Affen oder Karnivoren. Die freigesetzten Larven gelangen portogen in die Leber und teilweise auch in andere Zielorgane, z. B. in die Lunge. In einer mehrmonatigen Entwicklung entsteht in der Leber eine bis zu 20 cm große **flüssigkeitsgefüllte Blase** (Hydatide), die von einer bindegewebigen Wirtskapsel umgeben ist. In ihr befinden sich zahlreiche parasitäre Kopfanlagen (Hydatidensand). Im umgebenden Leberparenchym kommt es zu einer **Druckatrophie**.

Die **alveoläre Echinokokkose** wird durch die Finnenstadien (Metazestoden) des kleinen Fuchsbandwurms (*Echinococcus multilocularis*) ausgelöst. Sie ist durch zahlreiche dünnwandige Zysten in der Leber charakterisiert, die zusätzlich tumorähnlich infiltrativ in das Leberparenchym hineinwachsen. Der kleine Fuchsbandwurm befällt Zwischenwirte, Fehlzwischenwirte und Endwirte. Zwischenwirte sind Kleinsäuger, v. a. Wühlmäuse. Bekannte Fehlzwischenwirte sind Schwein, Hund, Nutria, Affe und Mensch. Bei den Endwirten Rotfuchs, Polarfuchs, Marderhund, Wolf, Hund und Katze parasitiert der Bandwurm im Darm.

Hepatophile Finnenstadien anderer Bandwürmer sind sehr selten. Bei Mäusen und Ratten können in der Leber Finnenformen des Katzenbandwurms *Taenia taeniaeformis* als *Cysticercus fasciolaris* auftreten.

Häufiger treten Finnen bei den Haussäugetieren subserös in der Leber sowie an anderen Stellen der Bauchhöhle auf (**serosophile Finnen**). In der Leber spielen besonders folgende Finnen eine Rolle:
- *Cysticercus tenuicollis* (Finne des Fleischfresser-Bandwurms *Taenia hydatigena*) bei den Zwischenwirten Schwein und Wiederkäuer
- *Cysticercus pisiformis* (Finne des Hundebandwurms *Taenia pisiformis*) bei Hase und Kaninchen

Trematoden

Die Larven des großen Leberegels (S. 112), *Fasciola hepatica*, befallen auch das Leberparenchym außerhalb der Gallengänge. Die charakteristischen Veränderungen finden sich jedoch in den Gallengängen und werden dort besprochen.

Der große amerikanische Leberegel *Fascioloides magna* kommt in einigen Regionen Bayerns in hoher Zahl bei Rothirschen vor. Er ist mit bis zu 10 cm Länge etwa doppelt so groß wie der sonst bei uns üblicherweise vorkommende große Leberegel *Fasciola hepatica* und bohrt sich im Gegensatz zu diesem eher durch das Lebergewebe und nicht durch die Gallengänge. Befallene Lebern weisen mit oder ohne erkennbare Parasitenstadien schwarz gefärbte Bohrgänge mit schmierigem Inhalt sowie evtl. dünnwandige Zysten auf.

Ätiologisch unklare Hepatitiden

Chronische Leberentzündungen ohne erkennbare Ursache kommen hauptsächlich beim Hund vor und sind meist idiopathisch bedingt.

Differenzialdiagnostisch sind folgende Ursachen zu bedenken:
- Autoimmunreaktionen
- Intoxikationen
- Medikamente
- metabolische Erkrankungen
- chronische Gallengangsobstruktionen
- Infektionen unklarer Ätiologie

Es können fließende Übergänge zu einer Leberzirrhose bestehen. Die verschiedenen Formen der ätiologisch unklaren Hepatitis werden in Tab. 3.7 aufgeführt.

> **DAS MÜSSEN SIE WISSEN**
>
> Leberentzündungen können durch Infektionserreger (Viren, Bakterien, Pilze, Parasiten) oder unbelebte Noxen (z. B. Medikamente, Toxine), autoimmune Prozesse sowie genetische Defekte hervorgerufen werden. Das Organ kann selektiv oder hauptsächlich betroffen sein oder aber im Rahmen einer systemischen Erkrankung miterkrankt sein.
>
> Eine makroskopische Unterscheidung von entzündlichen, nekrotischen und zirrhotischen Veränderungen in der Leber kann im Einzelfall schwierig sein. Oftmals schließt sich an einen primär degenerativen oder nekrotischen Krankheitsprozess eine sekundäre entzündliche Veränderung als Reaktion auf den Parenchymschaden an.
>
> Die Einteilung der verschiedenen Hepatitisformen erfolgt nach Verteilungsmuster (fokal, multifokal, disseminiert, diffus), Erkrankungsphase (akut, chronisch, chronisch-aktiv) und Entzündungscharakter (nicht eitrig, nicht eitrig bis nekrotisierend, eitrig/apostematös, eitrig-nekrotisierend, pyo-/granulomatös usw.).

Tab. 3.7 Hepatitiden unklarer Ätiologie.

Form der Hepatitis	Pathomorphologischer Befund	Bemerkung
unspezifisch-reaktive Hepatitis	ggr. verfestigte Konsistenz	Sie findet sich oft in Verbindung mit anderen chronischen extrahepatischen Entzündungsprozessen oder Tumoren. Sie tritt besonders bei älteren Tieren auf.
	herdförmige oder diffuse lymphohistiozytäre Infiltration der Portalfelder	
	Aktivierung (Hypertrophie) der Kupffer-Zellen	
	vereinzelt granulozytäre Infiltrate	
	vermehrt Leukozyten in den Sinusoiden	
chronisch-aktive Hepatitis	verkleinert	**Bestimmte Hunderassen** sind prädisponiert. Dazu zählen: Bedlington Terrier, Skye Terrier, West Highland White Terrier, Dobermann, Dalmatiner, Cocker Spaniel. Ein Mangel an α1-Antitrypsin scheint pathogenetisch bei einigen Hunderassen eine Rolle zu spielen. Dobermann-Hündinnen mittleren Alters erkranken an einer chronischen Hepatitis, die initial durch einen **Leberzelluntergang** der **Zone 3** mit **Entzündungszellinfiltration** und späteren **Mottenfraßnekrosen** gekennzeichnet ist. Eine chronische Hepatitis mit Kupferspeicherung ist auch bei Siam- und Europäisch-Kurzhaarkatzen beschrieben.
	verfestigte Konsistenz	
	lymphohistiozytäre und plasmazelluläre Infiltrate mit vereinzelten neutrophilen Granulozyten	
	Fibrose	
	Mottenfraßnekrosen	
	erhöhte Kupferspeicherung	
chronische lobuläre Hepatitis	makroskopisch unauffällige Leber	Sie tritt beim **Hund** auf, kann spontan ausheilen, aber auch zu Zirrhosen führen.
	lobuläre und portale chronische, lymphozytär-plasmazelluläre Infiltrationen	
	Nekrosen	
	ggr. Fibrose	
lobulär-dissezierende Hepatitis	glatte, hellbraune, verkleinerte Leber	Die Erkrankung tritt bei jungen **Hunden** auf.
	durch Retikulin- und Kollagenfaserzüge septiertes Leberparenchym mit solitären und Gruppen von Hepatozyten; betont sinusoidale, v. a. lymphozytär-plasmazelluläre Entzündung	
	Aszites	
	portosystemische Shunts	
chronische lymphozytäre portale Hepatitis	Gallengangsproliferation	Es handelt sich um eine langsam progressive **chronische lymphozytäre portale Hepatitis** unklarer Ursache.
	periportale, aber nicht brückenbildende Fibrose	
	keine periportalen Leberzellnekrosen	
	portale lymphozytäre Infiltrate	
systemische granulomatöse Erkrankung	betrifft Haut, Leber und weitere innere Organe	Bei **Rindern**, die die Leguminose *Vicia villosa* aufgenommen haben, treten systemisch granulomatöse Entzündungen auf. Die Pathogenese ist bislang unbekannt, eine Typ-IV-Hypersensitivitätsreaktion wird diskutiert. Ein ähnliches morphologisches Bild unklarer Genese ist bei der „**idiopathic systemic granulomatous disease**" des **Pferdes** beschrieben.
	Entzündungszellinfiltration von Makrophagen, Lymphozyten, Plasmazellen, eosinophilen Granulozyten und mehrkernigen Riesenzellen	
Riesenzellhepatitis	große synzytiale Leberzellen mit zahlreichen Zellkernen	Diese auch als „giant cell hepatitis" bezeichnete Leberentzündung wird gelegentlich bei **Katzen**, **Kälbern** und **Fohlen** beobachtet. Die Ursache ist bislang unklar. Bei Fohlen wird eine maternale Leptospirose verdächtigt.
„canine acidophilic-cell hepatitis"	kleine azidophile Leberzellen um die periportale Lamina limitans	Bei **Hunden** in Großbritannien und Irland wurde diese übertragbare Lebererkrankung festgestellt. Bislang wurde noch kein infektiöses Agens nachgewiesen. Die Lebererkrankung kann im Rahmen ihres chronisch-progressiven Verlaufes zum **Leberversagen** führen.

3.1.8 Entzündungen des galleabführenden Systems

Entsprechend den betroffenen Strukturen werden für die Entzündungen der Gallenwege und Gallenblase unterschiedliche Begriffe verwendet (Tab. 3.8).

Bitte beachten: Bei Pferden, Ratten, Elefanten, Giraffen, Faultieren, Kamelen, Delphinen und zahlreichen Vögeln fehlt eine Gallenblase.

Die Entzündungen können akut oder chronisch verlaufen und einen unterschiedlichen Entzündungscharakter aufweisen:
- seromukös
- fibrinös
- katarrhalisch-eitrig
- diphtheroid-nekrotisierend
- proliferativ, lymphozytär-plasmazellulär

Ursächlich kommen Viren, Bakterien, Parasiten, Konkremente, pflanzliche Inhaltsstoffe oder Mykotoxine in Betracht. Bakterielle Infektionen können retrograd-aszendierend durch Reflux von Galle aus dem Darmtrakt entstehen, z. B. bei der Salmonellose des Rindes. Alternativ ist aber auch eine deszendierende Infektion aus der Leber möglich. Weiterhin können Entzündungen bei Obstruktionen im Bereich des Gallenblasenausgangs oder durch Steine verursacht werden.

Die wichtigsten Ursachen von Entzündungen der Gallenwege sind die anzeigepflichtige Salmonellose des Rindes und die Fasziolose bei Wiederkäuern. Bei Kälbern rufen Salmonellen, insbesondere *Salmonella enteritidis* Serotyp Dublin, eine akute fibrinöse Cholezystitis hervor.

■ Cholezystitis

Die **akute seromuköse Cholezystitis** wird durch Virusinfektionen verursacht, beispielsweise durch das Rifttalfieber-Virus bei Wiederkäuern oder das HCC-Virus bei Hunden. Weiterhin kann in der Initialphase bei Obstruktionen im Bereich des Gallenblasenausgangs oder durch Steine eine derartige Entzündung verursacht werden.

Die pathomorphologischen Befunde bestehen in:
- Ödem der Gallenblasenwand
- Blutungen in der Gallenblasenwand
- Hyperämie der Gallenblasenschleimhaut

Die **akute fibrinöse Cholezystitis** wird bei bakteriellen Infektionen, z. B. Salmonellen, beobachtet. Die Erreger gelangen entweder retrograd-cholangiogen oder selten durch hämatogene Einschwemmung in die Gallenblase.

Die pathomorphologischen Befunde umfassen:
- Hyperämie der Gallenblasenschleimhaut
- Ödem der Gallenblasenwand
- fibrinöse Auflagerungen auf der Schleimhaut oder Fibrinaggregationen im Gallenblasenlumen

Die akute **katarrhalisch-eitrige Cholezystitis** geht oftmals aus einer bakteriell bedingten, akuten fibrinösen Cholezystitis hervor. Sie kann sich zur abszedierenden Cholezystitis weiterentwickeln.

Die pathomorphologischen Befunde beinhalten:
- eitriges Exsudat auf der Gallenblasenschleimhaut und im Lumen
- Hyperämie der Gallenblasenschleimhaut
- Abszesse in der Wand der Gallenblase

Tab. 3.8 Terminologie der Entzündungen der Gallenwege und Gallenblase.

Terminus technicus	Betroffene Strukturen
Cholangitis	große Gallengänge (intra- und extrahepatisch)
Cholangiolitis	kleine intrahepatische Gallenkanälchen
Pericholangitis	pericholangiäres Gewebe
Cholezystitis	Gallenblase
Cholangiohepatitis	Gallengänge und benachbartes Leberparenchym

Die **diphtheroid-nekrotisierende Cholezystitis** stellt eine tief greifende Entzündung der Gallenblasenschleimhaut dar. Sie tritt v. a. beim Rind nach länger bestehender Salmonellen-Infektion und bei Gallensteinen auf.

Die pathomorphologischen Befunde bestehen in:
- brüchiger Gallenblasenwand
- innig mit Schleimhaut verbundenem fibrinösen Exsudat
- Nekrosen

Die **proliferative lymphozytär-plasmazelluläre Cholezystitis** stellt eine chronische Entzündung der Gallenblase dar. Sie entsteht bei länger bestehenden bakteriellen Infektionen oder chronischen mechanischen Irritationen durch Gallensteine.

Die pathomorphologischen Befunde bestehen in:
- Wandverdickung durch Fibrose
- Hyperplasie des Epithels
- Hyperplasie der mukösen Drüsen
- Infiltrationen von teils follikulär aggregierten Lymphozyten und Plasmazellen in der Mukosa

■ Cholangitis und Cholangiohepatitis

Eine reine **Cholangitis** wird bei Tieren nur selten beobachtet. Meist ist das periportale Leberparenchym in den Entzündungsprozess einbezogen, sodass eine **Cholangiohepatitis vorliegt.** Pathogenetisch kann der Cholangiohepatitis eine hämatogene Infektion über die peribiliären Plexus, eine retrograd-aszendierende Infektion (z. B. durch *E. coli* bei Cholestase) oder eine deszendierende Infektion zugrunde liegen. Letztgenannte kann durch direkten Übergriff über die Lymphwege ausgehend von einer eitrigen Hepatitis entstehen.

Abhängig von der Ursache und der Abwehrlage des Tieres können sich unterschiedliche **Formen der Cholangiohepatitis** entwickeln:
- akute eitrige Form
- subakute Form
- milde chronische Verlaufsform mit Fibrosen

Bei der **akuten eitrigen Form** bestehen die pathomorphologischen Befunde in
- Hepatomegalie
- weicher Konsistenz
- hellbrauner Farbe
- undeutlicher Architektur mit miliaren gelben Eiterherden, bestehend aus akkumulierten neutrophilen Granulozyten in den Gallenkanälchen, Portalfeldern und im periportalen Parenchym

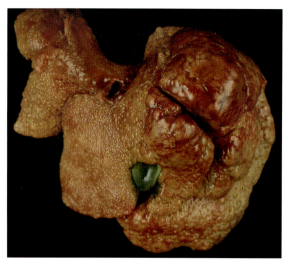

Abb. 3.21 Chronische Cholangiohepatitis mit hellbrauner Farbe und fein- bis grobgranulärer Textur der Leber bei einer Katze.

Im **subakuten bis chronischen Stadium** zeigen sich folgende pathomorphologische Befunde:
- Hepatomegalie
- derbe Konsistenz
- glatte oder feingranuläre Oberfläche (Abb. 3.21)
- hyperplastische und atrophische Areale
- verdickte Kapsel, evtl. mit villösen Proliferationen oder Verwachsungen mit anderen Bauchhöhlenorganen
- Fibrose der Portalfelder
- Gallengangsproliferation
- oftmals erweiterte Gallengänge mit eingedicktem Sekret und Zelldetritus („biliary infarction")
- lymphozytär-plasmazelluläre Infiltrate, die nur marginal auf das angrenzende Lebergewebe übergreifen

Eitrige Cholangiohepatitis

Eine eitrige Cholangiohepatitis tritt bei älteren Katzen und selten bei Hunden auf. Sie ist, je nach Stadium, durch folgende pathomorphologische Befunde gekennzeichnet:
- **akutes Stadium**
  - Ödeme in den Portalfeldern
  - Degeneration von Gallengängen
  - Infiltration von neutrophilen Granulozyten
  - periportale Leberzellnekrosen
- **subakute Phase**
  - lymphohistiozytäre Entzündungszellinfiltrate mit neutrophilen Granulozyten
  - Gallengangsproliferation
  - periportale und brückenbildende Fibrose
- **chronisches Stadium**
  - konzentrische peribiliäre Fibrosen
  - Hyperplasien des Gallengangsepithels
  - lymphozytär-plasmazelluläre Infiltrationen
  - Pseudolobuli

Durch Ausbreitung der Entzündung auf die Leberläppchen und Fibrose sowie mit fortschreitender Zerstörung kann sich eine Zirrhose entwickeln.

Die eitrige Cholangiohepatitis tritt häufig in Verbindung mit anderen Erkrankungen, z. B. Gallengangsobstruktionen, Pankreatitis oder Darmentzündungen, auf. Pathogenetisch wird eine durch aszendierende bakterielle Infektionen (z. B. *E. coli*) verursachte Entzündung der Gallengänge angenommen. Da bei Katzen der Ausführungsgang der Bauchspeicheldrüse gemeinsam mit dem Gallengang auf der Papilla duodeni major mündet, ist eine simultane Entzündung beider Organe häufig. Liegt gleichzeitig eine Darmschleimhautentzündung im Einmündungsbereich vor, spricht man auch von einer „Triaditis" der Katze.

Progressive lymphozytäre Cholangitis/Cholangiohepatitis

Bei jungen Katzen kommt eine **progressive lymphozytäre Cholangitis/Cholangiohepatitis** vor, die nicht mit einer Erkrankung von Darm oder Pankreas assoziiert ist und möglicherweise eine immunvermittelte Pathogenese besitzt.

Destruktive Cholangitis

Diese durch Verlust der Gallengänge und nachfolgende Infiltration von Makrophagen, neutrophilen und/oder eosinophilen Granulozyten gekennzeichnete Entzündung mit inkonstant vorliegender Fibrose tritt beim Hund auf. Als Ursache werden Intoxikationen, idiosynkratische Reaktionen und Staupe diskutiert.

Gallengangskokzidiose

Die Gallengangskokzidiose ist eine durch *Eimeria stiedae* verursachte Erkrankung bei Kaninchen und Hasen. Oral aufgenommene sporulierte Oozysten exzystieren im Dünndarm. Die Sporozoiten gelangen über die Portalvene in die Leber und infizieren Gallengangsepithelien. Dort findet eine **asexuelle** (Schizogonie) und **sexuelle** (Gamogonie) **Vermehrung** statt. Oozysten werden mit der Galle ausgeschieden.

Die **pathomorphologischen Befunde** bestehen in:
- im akuten Stadium: Nekrose des Gallengangsepithels
- im chronischen Stadium: proliferative Cholangitis mit multifokalen weißen derben Knoten und Strängen mit Proliferationen von Gallengangsepithelzellen, Fibrosen, Gangektasien und zahlreichen parasitären Entwicklungsstadien. Dazu zählen Makrogamonten, Mikrogamonten, Schizonten und Oozysten.

Leberegel

Parasiten der Klasse Saugwürmer (*Trematoda*) leben nach Abschluss ihrer Entwicklung im Gallengangssystem und führen dort zu einer chronischen Entzündung.

Großer Leberegel

Die **Fasziolose** wird durch den großen Leberegel *Fasciola hepatica* hervorgerufen und kann bei allen Pflanzenfressern, besonders bei Wiederkäuern, auftreten. Die infektiösen Larvenstadien entwickeln sich in Wasserschnecken als Zwischenwirt. Sie werden mit Futterpflanzen aufgenommen und wandern aus dem Darm über die Bauchhöhle durch die Leberkapsel in die Leber.

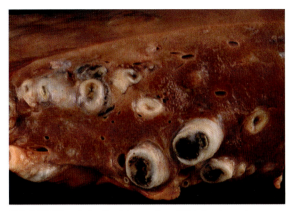

Abb. 3.22 Chronische Fasziolose mit multifokaler, hgr., chronischer, fibrosierender Cholangitis und Pericholangitis bei einem Rind.

Die **pathomorphologischen Befunde** bei der akuten Fasziolose bestehen in:
- Peritonitis
- Perihepatitis
- Bohrgängen in der Leber infolge Larvenwanderung ähnlich den Läsionen durch wandernde Nematodenlarven

Zumeist sind diese durch die Larven verursachten Schädigungen klinisch inapparent. Massive Befälle können jedoch insbesondere beim **Schaf** tödlich verlaufen. Allerdings kann eine sekundäre **nekrotisierende Hepatitis** oder **bazilläre Hämoglobinurie** durch Clostridien zum Tod führen.

Adulte Egel, die sich nach Abschluss der Larvenwanderung in den Gallengängen befinden, lösen durch mechanische Reizung, Gangobstruktion und durch Exkretion von Toxinen eine **chronische Fasziolose** aus. Die betroffenen Gallengänge, meist des linken Leberlappens, stellen sich als derbe weiße Stränge, teils mit intraluminalen Egeln dar (**Abb. 3.22**). Außerdem produzieren Leberegel ein schwarzes Eisen-Porphyrinpigment, das sowohl im Leberlymphknoten als auch in den Bohrgängen schon makroskopisch auf eine Fasziolose hinweisen kann. Histologisch ist der chronische Leberegelbefall durch pericholangiäres Granulationsgewebe, Fibrose und eine eosinophile Entzündungszellinfiltration gekennzeichnet. Die dilatierten Gallengänge enthalten muzinhaltige Galle, abgeschilferte Epithelzellen, Parasiten und deren Eier. Die chronische Form kann beim Schaf tödlich verlaufen, meist stehen aber Schwäche, Leistungsminderung, gastrointestinale Symptome und eine Anämie im Vordergrund.

Kleiner Leberegel

Der Befall mit *Dicrocoelium dendriticum* führt bei den Haus- und Wildwiederkäuern, beim Wildkaninchen, seltener auch bei Schwein, Pferd, Hase und Mensch zu ähnlichen Veränderungen in den Gallengängen. Die Parasitenentwicklung verläuft über die Zwischenwirte Schnecke und Ameise, und die wandernden Larven gelangen aus dem Duodenum direkt über den Ductus choledochus in die Gallengänge und führen zu einer chronischen fibrosierenden Cholangitis. Vereinzelt gibt es bei starkem Befall Todesfälle beim Schaf. Ein ähnliches Bild kann auch der in Norddeutschland vorkommende **Katzenleberegel** *Opisthorchis felineus* bei Katze, Hund, Fuchs, Schwein und Mensch auslösen. Der orientalische Leberegel *Clonorchis sinensis*, der beim Menschen in Ostasien vorkommt, kann Hunde, Katzen und Schweine als Reservoirwirte nutzen. In Nordamerika stellt *Metorchis conjunctus* einen bedeutsamen Leberegel bei Katzen und Hunden, insbesondere Schlittenhunden, dar, der sich über Schnecken und Fische als Zwischenwirte entwickelt.

> **DAS MÜSSEN SIE WISSEN**
>
> Entsprechend den betroffenen Strukturen unterscheidet man bei den Entzündungen der Gallenwege zwischen Cholangitis, Cholangiolitis, Pericholangitis, Cholezystitis und Cholangiohepatitis. Eine weitere Differenzierung erfolgt nach Entzündungsphase (akut, subakut, chronisch) und nach Entzündungscharakter. Ursächlich kommen Viren, Bakterien, Parasiten, Konkremente, pflanzliche Inhaltsstoffe oder Mykotoxine in Betracht.
>
> Speziell die Gallenwege betreffende Entzündungen sind die progressive lymphozytäre Cholangitis/Cholangiohepatitis der jungen Katze, die destruktive Cholangitis der Hunde, die Gallengangskokzidiose bei Hasen und Kaninchen und schließlich der Befall mit dem Großen und Kleinen Leberegel bei Pflanzenfressern (v. a. Wiederkäuer).

3.1.9 Tumorähnliche Veränderungen und Tumoren der Leber und des Gallesystems

WISSENSWERTES

Bedeutung von Lebertumoren bei Menschen und Tieren

Primäre Lebertumoren beim Menschen sind zwar relativ selten (ca. 8800 Neuerkrankungen/Jahr in Deutschland), gehören jedoch aufgrund der schlechten Prognose zu den 10 häufigsten Krebstodesursachen. Die wesentlichen Ursachen stellen Infektionen mit Hepatitis-B- und -C-Viren, chronischer Alkoholkonsum und Aflatoxikosen dar.

Demgegenüber treten primäre Lebertumoren bei Hunden und Katzen mit einer geschätzten Prävalenz von 0,6–2,6 % bzw. 1,5–2,3 % aller Tumoren eher selten auf. Möglicherweise spielen eine geringere Exposition zu Leberkanzerogenen oder eine höhere Resistenz gegenüber derartigen Substanzen eine Rolle.

Hepatozelluläre Adenokarzinome werden häufig bei Waldmurmeltieren („woodchuck"; *Marmota monax*) infolge einer Infektion mit dem „woodchuck hepatitis virus", Familie *Hepadnaviridae*, diagnostiziert. Da nahezu 100 % experimentell infizierter Waldmurmeltiere Lebertumoren entwickeln, wird dieses Tiermodell auch für die Untersuchung der Hepatitis-B-Virusinfektion des Menschen genutzt.

Bei Enten ist eine Infektion mit dem Hepatitis-B-Virus eine bekannte Ursache für Lebertumoren. Lebertumoren sind auch ein häufiger Befund bei in Gefangenschaft gehaltenen Eisbären. In der Karzinogenese soll der Vitamin-A-Metabolismus eine bedeutsame Rolle spielen.

Im Gegensatz zum Menschen sind **lebensbedrohende primäre Lebertumoren** bei Haustieren seltener. Allerdings ist eine verstärkte Wahrnehmung **nicht tumoröser hyperplastischer Umfangsvermehrungen** bei älteren Hunden aufgrund des verbreiteten Einsatzes moderner bildgebender Untersuchungsverfahren zu verzeichnen. Eine Diagnosesicherung liefert nur die histologische Biopsieuntersuchung.

■ Nicht tumoröse Umfangsvermehrungen

Gutartige mesenchymale oder gemischte **Hamartome** sind bei **Pferdeföten** beschrieben. Im muzinösen primitiven Mesenchym finden sich unorganisierte Leberzell- und/ oder Gallengangsstrukturen.

In Lebern mit normaler Masse treten knotige, nicht tumoröse Proliferationen (**noduläre Hyperplasien**) von Lebergewebe auf. Sie werden besonders bei **Hunden** und selten bei anderen Spezies rasse- und geschlechtsunabhängig ab dem 6. Lebensjahr mit zunehmender Inzidenz beobachtet. Sie haben meist keine klinische Relevanz.

Die **pathomorphologischen Befunde** beinhalten:
- multiple kugelige, bis zu mehrere Zentimeter große, über die Oberfläche erhabene Umfangsvermehrungen
- hellere Färbung aufgrund eines erhöhten Glykogen- oder Fettgehalts oder dunklere Farbe infolge dilatierter blutgefüllter Sinusoide im Vergleich zum benachbarten Parenchym
- Fehlen einer bindegewebigen Kapsel
- expansives Wachstum mit Kompression des angrenzenden Gewebes
- reguläre Läppchenarchitektur mit Portalfeldern und Zentralvenen

Nach einem Leberschaden mit Leberzelluntergängen treten als kompensatorische Hyperplasie knotige, nicht tumoröse, noduläre Proliferate (**Regeneratknoten**) auf. Sie können auch unabhängig von einer Leberzirrhose vorkommen und mit ausgeprägten Fibrosen und Zerstörungen der Leberarchitektur einhergehen.

Hepatozyteninseln, Pankreasgewebe oder Magenschleimhaut treten ektopisch (**ektopische Gewebe**) sehr vereinzelt in Form knotiger, plaqueartiger oder polypöser Strukturen in der Wand der Gallenblase auf.

Unter **zystischer muzinöser Hyperplasie** versteht man multifokale noduläre Veränderungen der muköse Drüsen der Gallenblasenschleimhaut. Sie treten gelegentlich bei **Hunden** und **Schafen** auf und können zu Galleabflussstörungen und posthepatischem Ikterus führen.

Die **pathomorphologischen Befunde** bestehen in:
- kleinknotigen polypösen Umfangsvermehrungen der Schleimhaut

Mukozelen der Gallenblase treten bei kleinwüchsigen Hunderassen auf und sind charakterisiert durch:
- hgr. Drüsendilatation der Gallenblase
- Hyperplasie der muköse Wanddrüsen
- mukusgefüllte Zysten
- grauen bis roten Gallenblaseninhalt mit geleeartiger Konsistenz (**Abb. 3.23**)
- konsekutive extrahepatische Obstruktion des Galleflusses
- selten Gallenblasenruptur mit Choläskos
- ischämische Nekrosen bis zur Ruptur der Gallenblasenwand

Als mögliche Ursache werden reduzierte Motilität der Gallenblase, eine Cholestase sowie eine veränderte Gallezusammensetzung spekuliert.

Im Zusammenhang mit chronischen Cholangiohepatitiden werden häufig infolge von Leberegel- oder Kokzidienbefall **diffuse Proliferationen** der Schleimhaut in den großen Gallengängen beobachtet.

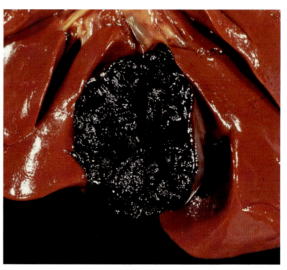

Abb. 3.23 Gallenblasenmukozele mit hgr. eingedicktem schwarzrotem Gallesekret bei einem Hund (Gallenblase eröffnet).

■ Primäre Tumoren der Leber und Gallengänge

Primäre Lebertumoren können epithelialer, mesenchymaler und neuroektodermaler Histogenese sein. Die epithelialen Lebertumoren gehen von den Hepatozyten oder den Gallengängen oder den jeweiligen Vorläuferzellen aus. Während hepatozelluläre Tumoren häufiger bei Hunden beobachtet werden, treten cholangiozelluläre Neoplasien vermehrt bei Katzen auf. Die übrigen Haustiere sind eher selten betroffen mit Ausnahme des Hängebauchschweins.

Hepatozelluläre Tumoren

Hepatozelluläre Adenome

Sie werden auch als Hepatome oder Leberzelladenome bezeichnet und treten vorwiegend bei älteren Hunden und Katzen sowie bei jungen Wiederkäuern auf.

Die **pathomorphologischen Befunde** bestehen in:
- meist solitären, gut demarkierten, expansiv wachsenden Umfangsvermehrungen
- Durchmessern bis zu 15 cm und mehr
- weicher Konsistenz
- glatter Oberfläche
- selten gestielt
- oft halbkugelig über die Oberfläche hervorragend
- hellbrauner Farbe
- brüchiger Konsistenz und Neigung zu Rupturen bei sehr großen Tumoren
- histologischer Ähnlichkeit mit weitgehend normalen Hepatozyten, jedoch fehlender Läppchenarchitektur der mehrreihig in Strängen und Trabekeln angeordneten Tumorzellen
- fehlender bindegewebiger Kapsel
- seltenem Vorhandensein von Zentralvenen und Portalfeldern

Die Tumoren sind von nodulären Hyperplasien und gut differenzierten hepatozellulären Karzinomen histologisch nicht immer eindeutig abzugrenzen.

Hepatozelluläre Adenokarzinome

Diese auch als **Leberzellkarzinome** bezeichneten Tumoren sind selten und treten bei allen Haustieren auf.

Die **pathomorphologischen Befunde** bestehen in:
- meist solitären oder multiplen, teils konfluierenden Knoten
- glatter Oberfläche
- unscharfer Demarkation
- infiltrativem Wachstum (**Abb. 3.24**)
- bunt kolorierter Schnittfläche aufgrund von Nekrosen, Blutungen, Verfettungen und Gallepigment
- fester grau-weißer Schnittfläche bei skirrhösen Varianten (Rind)
- histologisch trabekulären, adenoiden und soliden Wuchsformen von Tumorzellen mit weitgehend hepatozellulärer Morphologie, teilweise auch mehrkernigen Zellelementen bei gut differenzierten Varianten
- pleomorphen Zellen und hoher Proliferationsrate bei wenig ausgereiften Adenokarzinomen
- möglichen Einbrüchen von intrahepatischen Metastasen in die venösen Gefäße
- möglicher Penetration der Leberkapsel mit Implantationsmetastasen am Peritoneum
- Fernmetastasen meist in der Lunge
- retrograder Metastasierung über die Portalvene in die Milz und den Magen (Einzelfälle)
- Hämaskos und hypovolämischem Schocktod durch Ruptur des Tumorgewebes

Hepatoblastome

Hierbei handelt es sich um seltene benigne Neoplasien, die bei Schafen, Hunden, Pferden und Rindern vorkommen. Sie nehmen wahrscheinlich von einer pluripotenten Vorläuferzelle ihren Ausgang und treten im Gegensatz zum Menschen sowohl bei juvenilen als auch adulten Individuen auf.

Neuroektodermale Tumoren

Die malignen Tumoren wurden früher als Karzinoide bezeichnet. Heute wird der Begriff **neuroendokrines Karzinom** verwendet. Sie treten selten bei **Hunden, Katzen** und **Rindern** auf.

Neuroektodermale Tumoren
- gehen von neuroendokrinen Zellen der intrahepatischen und extrahepatischen Gallengänge aus,
- wachsen invasiv,
- metastasieren intrahepatisch, lymphogen in den regionären Lymphknoten sowie per implantationem in das Bauchfell,
- setzen sich aus nesterartig aggregierten, ovalen bis spindelförmigen, unimorphen Tumorzellen und einem feinen, septierenden, fibrovaskulären Stroma zusammen.

Im Zytoplasma können mit Silbersalzimprägnation argyrophile Granula dargestellt werden. Immunhistologisch können Sekretionsprodukte, beispielsweise Glukagon oder Serotonin, und Chromogranin A als neuroendokrines Markerprotein nachgewiesen werden.

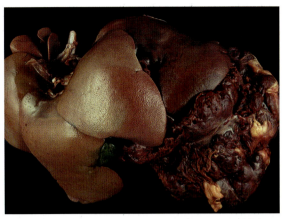

Abb. 3.24 Hepatozelluläres Adenokarzinom (rechts) mit fokaler grobknotiger tumoröser Durchsetzung des Leberparenchyms bei einem Hund.

Cholangiozelluläre Tumoren (Gallengangstumoren)

Adenome/Cholangiome

Diese Tumoren treten meist bei **alten Katzen** im Leberparenchym auf. Seltener sind sie, v. a. bei **Rindern**, in der Gallenblase oder auch in den extrahepatischen Gallengängen lokalisiert.

Kleine Neoplasien stellen expansive, eher solide weiße Knoten dar. Sie bestehen aus tubulär oder kleinzystisch angeordneten Zellen innerhalb eines kompakten Stromas. **Größere Tumoren** weisen hingegen zahlreiche zystische Kavernen mit flüssigem oder viskösem Inhalt auf. Die Tumoren sind von einem einschichtigen, kuboidalen bis flachen, teils papilliform proliferiertem Epithel ausgekleidet. Die früher als **zystische Cholangiome** (biliäre Zystadenome) bezeichnete Veränderung, die besonders bei **Katzen** auftritt, stellt wahrscheinlich eine Entwicklungsstörung dar (Duktalplattenanomalie).

Differenzialdiagnostisch sind kongenitale Zystenbildungen und von-Meyenburg-Komplexe abzugrenzen.

Gallengangsadenokarzinome (cholangiozelluläre Adenokarzinome)

Sie treten bei Hunden, Katzen, Schafen, Ziegen, Rindern und Pferden auf und gehen von den intra- oder extrahepatischen Gallengängen aus und nur selten von der Gallenblase (**Abb. 3.25**). Infolge intrahepatischer lymphogener Metastasen zeichnen sie sich meist durch multiple große, solide weißgelbe Umfangsvermehrungen mit zentraler **kraterförmiger Einziehung** (sog. Tumor- oder Krebsnabel) aus. Diese entstehen infolge eines **nekrosebedingten Gewebekollapses**.

Histologisch finden sich von kubischen bis zylindrischen Zellen gebildete duktuläre und azinäre Strukturen. Beim Rind liegt ein besonders ausgeprägtes kollagenfaserreiches Stroma (Desmoplasie; skirrhöses Karzinom) vor. Es können auch zystische (Zystadenokarzinom) oder solide Varianten auftreten. Gallengangkarzinome haben ein hohes Invasionspotenzial. Während hämatogene Metastasen selten sind, werden die regionären Lymphknoten häufig betroffen. Insbesondere bei Katzen treten auch Implantati-

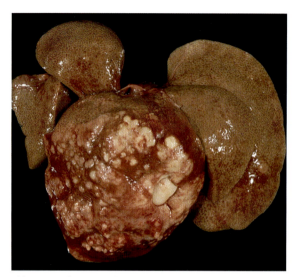

Abb. 3.25 Gallengangsadenokarzinom mit multifokalen grauweißen Herden bei einer Katze.

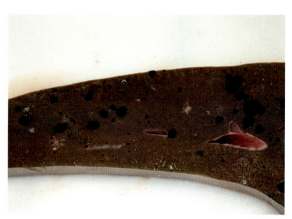

Abb. 3.26 Lebermetastasen eines malignen Melanoms bei einem Pferd; Querschnitt durch die Leber.

onsmetastasen am Peritoneum auf. Eine Abgrenzung zu Metastasen eines Adenokarzinoms anderen Ursprungs, z. B. Pankreas, kann in Einzelfällen schwierig sein. Bei Katzen kann eine paraneoplastische Alopezie mit Haarverlust an Abdomen, Gliedmaßen und Angesicht im Sinne einer atrophischen Dermatose auftreten.

Gemischte hepatozelluläre und cholangiozelluläre Karzinome

Die Tumoren treten selten auf und gehen wahrscheinlich von hepatischen Progenitorzellen aus, die Hepatozyten und Cholangiozyten bilden können.

Mesenchymale Tumoren

Primäre mesenchymale Tumoren der Leber sind bei allen Haustieren selten. Gelegentlich treten folgende Tumoren auf:
- Leiomyome und Leiomyosarkome in der Gallenblase
- Lipome
- Lipo- und Fibrosarkome
- embryonale Rhabdomyosarkome
- Hämangiome
- primäre Hämangiosarkome
- Myelolipome (selten bei domestizierten, häufiger bei wilden Feliden), gekennzeichnet durch multiple, über die Oberfläche erhabene, brüchige, gelbliche Knoten, die sich aus ausgereiften Adipozyten und hämatopoetischen Zellen unterschiedlicher Ausreifung zusammensetzen; sie stellen wahrscheinlich keine echten Neoplasien dar

■ Sekundäre Tumoren in der Leber

Aufgrund ihrer Blutversorgung ist die Leber häufig von **Metastasen** betroffen, die von Neoplasien der Bauchhöhlenorgane ausgehen. Tumorzellen, beispielsweise von einem Karzinom der Magen- oder Darmschleimhaut, des Pankreas oder Hämangiosarkome der Milz gelangen hämatogen **über die Portalvene** in die Leber. Sie führen meist zu nicht sehr zahlreichen, klinisch oftmals unauffälligen Tumorknoten. Differenzialdiagnostisch ist an die Verschleppung von normalem Gewebe in die Leber nach einem chirurgischen Eingriff oder Trauma zu denken. Beispielsweise sind **hepatische Splenosen** beschrieben.

Auch über die **A. hepatica** können nach einer Lungenpassage Metastasen von Schilddrüsen- oder Mammakarzinomen sowie malignen Melanomen in der Leber angetroffen werden (**Abb. 3.26**). Ovarielle Karzinome oder Mesotheliome können sich in die Leberkapsel implantieren.

Bei **systemisch auftretenden Neoplasien** ist relativ häufig auch die Leber betroffen. Beispiele für derartige Neoplasien sind:
- malignes Lymphom/Leukose
- disseminiertes histiozytäres Sarkom (früher: maligne Histiozytose)
- myeloische oder erythroische Leukämie (meist bei Vögeln)
- Mastzellleukose der Katze

Bei **γδ-T-Zell-Lymphomen** von **Hunden** weisen präferenziell Leber, Milz und Knochenmark Tumorzellinfiltrate auf. Die Leber ist bei systemischen Neoplasien meist diffus vergrößert (Hepatomegalie). Sie ist von brüchiger Konsistenz und grau-roter Farbe und zeigt eine deutliche retikuläre Felderung. Es sind aber auch noduläre Tumorzellinfiltrate möglich. Histologisch findet sich bei malignen Lymphomen eine primäre portale Besiedelung. Bei myeloischer oder Mastzellleukose sind die Tumorzellen hingegen v. a. in den Sinusoiden lokalisiert.

> **DAS MÜSSEN SIE WISSEN**
>
> Zu den **nicht tumorähnlichen Umfangsvermehrungen** der Leber zählen Hamartome, noduläre Hyperplasien und Regeneratknoten. Noduläre Strukturen in der Gallenblase können durch ektopische Gewebe (Leber, Pankreas, Magenschleimhaut), Veränderungen der mukösen Drüsen (muzinöse Hyperplasie) oder Mukozelen bedingt sein. Chronische Cholangiohepatitiden infolge von Leberegel- oder Kokzidienbefall können zu diffusen Proliferationen der Schleimhaut in den Gallenwegen führen.
>
> **Primäre Lebertumoren** können epithelialer, mesenchymaler und neuroektodermaler Histogenese sein. Die epithelialen Lebertumoren gehen von den Hepatozyten oder den Gallengängen (Adenom, Adenokarzinom) bzw. den jeweiligen Vorläuferzellen (Hepatoblastom) aus. Neuroektodermale Tumoren entwickeln sich aus neuroendokrinen Zellen der intrahepatischen und extrahepatischen Gallengänge (neuroendokrines Karzinom). Primäre mesenchymale Tumoren der Leber sind bei allen Haustieren selten.
>
> Aufgrund ihrer Blutversorgung ist die Leber häufig von **sekundären Tumoren** betroffen. Metastasen von Neoplasien der Bauchhöhlenorgane gelangen über die V. portae in die Leber, solche von Schilddrüsen- und Mammakarzinomen oder Melanomen über die A. hepatica.

3.2 Exokrines Pankreas

3.2.1 Postmortale Veränderungen

Eine rasche **Autolyse** des Pankreas tritt insbesondere bei hohen Temperaturen sowie bei Manipulationen und traumatischen Schädigungen des Drüsengewebes auf, die zu einer Freisetzung von intrazellulären Enzymen führen. Das Pankreas nimmt eine dunkelrote bis grüne Farbe an. Innerhalb von etwa 4 Stunden nach dem Tod zeigen sich eine Dissoziation der Azinuszellen und Kernpyknosen. Die Autolyse des Pankreas kann leicht mit Parenchymdegenerationen verwechselt werden. Insbesondere bei Hunden und Pferden werden postmortale interstitielle Einblutungen gefunden.

3.2.2 Missbildungen

Eine fehlende Anlage (**Agenesie**) oder eine fehlende Entwicklung (**Aplasie**) des Pankreas ist meist mit komplexen letalen Missbildungen des Gesamtorganismus assoziiert.

Eine unzureichende Entwicklung (**Hypoplasie**) der Bauchspeicheldrüse kommt sporadisch bei **Kälbern** vor. Die Anomalie beschränkt sich auf den exokrinen Teil der Drüse. Die Anzahl und Morphologie der Langerhansschen Inseln ist hingegen normal. Das Organ ist klein, unscharf begrenzt, blassrosa und locker strukturiert. Das wenige vorhandene Parenchym ist dem normal ausgebildeten Gangsystem angelagert. Es besteht überwiegend aus unreifen kleinen basophilen Epithelzellen und nur wenigen ausdifferenzierten Azinuszellen mit Zymogengranula. Betroffene Tiere zeigen eine **exokrine Pankreasinsuffizienz**.

Die bei **Hunden**, besonders Deutschen Schäferhunden, ursprünglich beschriebene Pankreashypoplasie wird heute in den meisten Fällen als eine **Atrophie nach chronischer autoimmuner Pankreatitis** angesehen.

Normalerweise sind 2 Ausführungsgänge angelegt. Insbesondere bei **Hunden** werden regelmäßig **Varianten in der Ausbildung der Gangsysteme** mit einem oder 3 Gängen beobachtet.

Ein anuläres Pankreas (**Pancreas anulare**) tritt bei Hunden, Katzen und Schweinen auf. Es ist durch einen Ring von normalem Pankreasgewebe gekennzeichnet, der den Dünndarm zirkulär umschließt und zu duodenalen Stenosen führen kann.

Ein zweigeteiltes Pankreas (**Pancreas divisum**) ist beim Hund beschrieben.

Variationen des Lumens von Pankreasausführungsgängen (**kongenitale Stenosen**) treten bei Haustieren gelegentlich auf. Bei Ferkeln und Zicklein können **zystische Dilatationen** intra- und interlobulärer Pankreasgänge im Zusammenhang mit polyzystischen Nieren und Gallengangszysten vorkommen.

Bei der **Polyzystischen Nierenerkrankung (PKD)** der Katze können multiple Zysten in den Ausführungsgängen des Pankreas vorkommen.

Bei Lämmern wurden im Parenchym von einem squamösen oder kuboidalen Epithel ausgekleidete Zysten (**kongenitale intrapankreatische Zysten**) beobachtet.

Ähnlich einer Gallenblase treten gelegentlich bei **Katzen** umschriebene Erweiterungen von Gängen („Pankreasblase", **sakkuläre duktale Dilatationen**) als Zufallsbefund auf. Sie können kongenital oder erworben sein. Durch den raumfordernden Prozess können in Einzelfällen jedoch Kompressionen des Gallengangs und Ikterus verursacht werden.

Bei **Hund** und **Katze** kann **ektopisches oder akzessorisches Pankreasgewebe** als kleinknotige Herdveränderung in folgenden Organen auftreten:
- Tunica submucosa oder Tunica muscularis des Magens oder des Dünndarms
- Mesenterium
- Gallenblase
- Milz
- Leber

Das **ektopische Pankreasgewebe** ist normal strukturiert und kann sogar Langerhanssche Inseln enthalten. Ein Gangsystem ist jedoch oftmals nicht darstellbar.

Vergleichbar können auch innerhalb des Pankreas nesterartig Leberzellen oder Milzgewebsanteile vorkommen. Leberzellen können durch Transdifferenzierung direkt aus Azinuszellen entstehen. Sie können sich aus einer interstitiellen pluripotenten Stammzelle entwickeln. Ektopisches Milzgewebe im Pankreas ist angeboren oder kann durch Implantation, beispielsweise nach traumatischer Milzruptur, entstehen und verursacht meist keine klinischen Symptome. Differenzialdiagnostisch muss makroskopisch ein Hämangiosarkom berücksichtigt werden.

Bei der Katze kommen Vater-Pacini-Körperchen (Mechanorezeptoren) im Interstitium des Pankreas vor und stellen sich als wenige Millimeter große glasige Strukturen mit histologisch typischem Zwiebelschalenmuster als Normalbefund dar.

3.2.3 Lageveränderungen und Kreislaufstörungen

Aufgrund der straffen Verbindung zum Duodenum kommt eine **Lageveränderung** nur im Zusammenhang mit einer Magen-Milz-Torsion vor.

Diapedesisblutungen treten bei Verbrauchskoagulopathien im Rahmen von Infektionskrankheiten oder Intoxikationen auf und führen besonders beim Hund zu petechialen Blutungen oder sogar flächigen subserösen, parenchymatösen oder interstitiellen Einblutungen. Eine passive **Stauungshyperämie** kann im Rahmen einer Magen-Milz-Drehung auftreten. **Hämatome** werden selten nach traumatischen Insulten beobachtet.

3.2.4 Stoffwechselstörungen und degenerative Veränderungen

■ Pankreasatrophien

Die **Atrophie** des exokrinen Pankreas kann primär oder sekundär vorkommen (**Tab. 3.9**).

Die **primäre Pankreasatrophie** (marantische Atrophie) betrifft das gesamte Organ **gleichmäßig**. Sie geht mit einer **Reduktion der Organmasse** (bis unter 10 % der Normalmasse) einher. Histologisch finden sich ein Verlust an Zymogengranula in den Azinuszellen, eine Zellschrumpfung, eine zytoplasmatische Basophilie, evtl. in Verbindung mit einer Vakuolisierung, sowie zahlreiche Apoptosen.

Die **sekundäre Pankreasatrophie** kann zu fokalen Atrophien führen. Diese sind durch Formabweichungen, lokalen Parenchymschwund, knotige Auftreibungen oder verfestigte Konsistenz charakterisiert. Betroffene Areale zeigen nur wenige Azinusstrukturen und meist reichlich Binde- und Fettgewebe.

Obstruktionen der Pankreasgänge

Diese können durch Kompression **raumfordernder Prozesse** in der Nachbarschaft (Tumoren, chronische Entzündungen) verursacht werden. Sie treten auch infolge von **Lumenverlegungen** durch Parasiten, **entzündliches Exsudat**

Tab. 3.9 Ursachen der Pankreasatrophie.

Form	Ursache
primäre Pankreasatrophie	Protein- und/oder Energiedefizite: • Nahrungsmangel • längere Anorexie • Kachexie • Maldigestions- oder Malabsorptionssyndrome • Mangel an essenziellen Aminosäuren, Vitamin A oder Spurenelementen (Zink, Kupfer, Selen)
sekundäre Pankreasatrophie	lokale Erkrankungen: • Gangobstruktionen • interstitielle Fibrose • chronische Entzündungen • Tumoren

oder **Pankreassteine** auf. Bei **Wiederkäuern** kann der in den Gallewegen parasitierende Bandwurm *Thysanosoma actinioides* auch in den Pankreasgängen vorkommen. Als Spätfolgen treten duktuläre Proliferationen mit konsekutiver Bildung von Azini auf. **Askariden** dringen bei **Schweinen** und **Hunden** vom Darmtrakt aus in das Gangsystem des Pankreas ein und können zu Gangverlegungen führen.

Für **zahlreiche Spezies** sind Trematoden der Familien *Opisthorchiidae* und *Dicrocoeliidae* als Parasiten der Pankreasgänge (S. 118) mit konsekutiven Pankreasatrophien bedeutsam.

Azinäre Pankreasatrophie

Diese Atrophie wird bei jungen Hunden, besonders bei Deutschen Schäferhunden im Alter von 6–12 Monaten, beobachtet. Es liegt ein noch nicht näher charakterisierter Erbgang zugrunde. Eine familiäre Disposition besteht für langhaarige Collies, Cavalier King Charles Spaniels und Chow-Chows. Für Englische Setter wird eine familiäre Disposition vermutet.

Pathogenetisch liegt wahrscheinlich eine autoimmune zellvermittelte Entzündung gegen Azinuszellen vor. Der Pankreasatrophie geht eine ausgeprägte **multifokale Pankreatitis** voraus. Diese umfasst zunächst vorwiegend T-Lymphozyten (CD8$^+$, CD4$^+$) und später auch Plasmazellen. Den entzündlichen Veränderungen folgt eine **Degeneration**, **Apoptose** und **Nekrose** der Azinuszellen. Weitere **pathomorphologische Befunde** umfassen:
- stark abgemagerten Tierkörper
- gefüllten Darmtrakt
- Steatorrhö
- kleine, um die Gangstrukturen lokalisierte Pankreasreste
- meist unveränderten Inselapparat, umgeben von Vakatlipidose und ödematisiertem Stroma

Das subklinische Stadium der Erkrankung wird als **atrophische lymphozytäre Pankreatitis** bezeichnet.

Eine **kombinierte azinäre Pankreas- und Inselzellatrophie** wurde bei jungen **Greyhounds** beschrieben, die zur exokrinen Pankreasinsuffizienz und zum insulinabhängigen Diabetes mellitus führt.

■ Exokrine Pankreasinsuffizienz (EPI)

Die Erkrankung wird am häufigsten beim Hund und nur selten bei anderen Spezies angetroffen. Sie beruht auf einem progressiven Schwund funktionell aktiven Drüsengewebes. Dieser führt aufgrund einer stark reduzierten Sekretion von Pankreasenzymen und bikarbonathaltigem Pankreassekret zu einer Maldigestion von Nährstoffen. Ab einem Parenchymverlust von ca. 85–90 % wird die Erkrankung klinisch manifest.

Ihre häufigste Ursache ist die azinäre Pankreasatrophie der **jungen Hunde**, die v. a. beim Deutschen Schäferhund beobachtet wird. Es kommen aber auch andere Ursachen in Betracht:
- Hypoplasie (Kalb)
- chronische Entzündungen (Katze)
- Mangelernährung
- Gangobstruktionen
- Nekrosen
- Tumoren

> **KLINISCHER BEZUG** Eine Hyperazidität des Magensekrets führt zu einer verminderten Aktivität von Pankreasenzymen im Duodenum. Trotz erhaltenem, oftmals gesteigertem Appetit (Polyphagie) magern betroffene Patienten bis zur Kachexie ab. Sie zeigen locker strukturierte, hellbraune, übel riechende Massenfäzes mit unverdauten Nahrungsbestandteilen (Steato-, Amylo- und Kreatorrhö), Diarrhö, auffällige Darmgeräusche, Muskelatrophie, stumpfes Haarkleid und gelegentlich Diabetes mellitus. Aufgrund von Malabsorption kann es zu Defiziten der fettlöslichen Vitamine (Karotin, Vitamin K, Cobalamin/Vitamin B_{12}) kommen. Infolge der EPI besteht eine erhöhte Exposition der Darmschleimhaut gegenüber antigenen Makromolekülen, die zu einer „inflammatory bowel disease" führen kann. Bei Hunden mit EPI entsteht häufig durch die Proliferation von Bakterien, meist Mischinfektionen mit *E. coli*, Enterokokken und Anaerobiern, im vorderen Dünndarm eine chronische oder rezidivierende Dünndarmdiarrhö, die auch als **„small-intestinal-bacterial-overgrowth(SIBO)-Syndrom"** bezeichnet wird.

Meist werden im Dünndarm nur unspezifische minimale entzündliche Alterationen gefunden. Hunde und Katzen mit EPI zeigen oftmals deutlich herabgesetzte Cobalamin- (Vitamin-B_{12}-) und Folsäurewerte. Für die Diagnostik einer EPI bei Hund und Katze wird die Untersuchung des Trypsinogengehalts im Blut empfohlen, der als trypsinähnliche Immunreaktivität (TLI) gemessen wird.

Differenzialdiagnostisch sind chronische Enteritiden, „protein-loosing-enteropathy" (PLE), intestinale Lymphome und intestinale Parasitosen zu berücksichtigen.

■ Akute Pankreasnekrose

Die akute Pankreasnekrose (syn. nekrotisierende Pankreatitis) tritt v. a. bei mittelalten adipösen, oftmals weiblichen **Hunden** auf. Häufig betroffene Rassen sind Yorkshire Terrier, Silky Terrier und Miniaturpudel. Ältere **Katzen** sind seltener betroffen. Einem initial rasch verlaufenden Drüsenzelluntergang folgt, bedingt durch den dramatischen Selbstverdau, eine massive, sehr schmerzhafte Entzündungsreaktion. Angrenzendes Fettgewebe ist zumeist mitbetroffen. Die Erkrankung tritt als akuter, lebensbedrohender oder als chronisch-rezidivierender Krankheitsprozess in Erscheinung. Als mögliche **Ursachen** sind Gangobstruktionen, direkte Schädigungen von Azinuszellen sowie Störungen des zytoplasmatischen Transports von Enzymen zu berücksichtigen.

Beim **Hund** werden als begünstigende Faktoren Adipositas, fettreiche Diäten und Arzneimittel (v. a. Kortikosteroide, aber auch Azathioprin) genannt. Bei der **Katze** sind es eher traumatische Insulte (Fenstersturz, chirurgische Eingriffe). Meist betrifft es ältere Katzen mit abdominalem Trauma, akuter Hyperkalzämie, duktalem Reflux von Duodenalinhalt oder Organophosphatvergiftung.

Pathogenese und Folgeveränderungen sind komplex und in **Abb. 3.27** dargestellt.

Intrazelluläres Trypsin kann auf bislang unbekannte Weise in die aktive Form überführt werden und aktiviert nachfolgend weitere Proenzyme, die in einer fulminanten **Autodigestion des Organs** (Kolliquationsnekrose) resultieren. Morphologisch findet man zunächst eine fokale oder multifokale perilobuläre **Nekrose**, gefolgt von einer **reaktiven Entzündung** unter Einbeziehung des angrenzenden Fettgewebes (nekrotisierende Steatitis). Die freigesetzten Enzyme führen auch zu einer **Schädigung von Blutgefäßen**. Vasoaktive Amine induzieren **Permeabilitätserhöhung**, **Ödembildung**, **Blutungen** und **Thrombosen**. Diese fördern wiederum die Ausbreitung der **Nekrose** infolge Ischämie.

Die chemotaktisch angelockten Leukozyten potenzieren den **Parenchymschaden** durch die Bildung freier Sauerstoffradikale (ROS) und weiterer Zytokine. Das Eindringen von aktivierten Verdauungsenzymen, Zytokinen, Stickstoffmonoxid (NO) in die Blutzirkulation verursacht eine **Aktivierung** der Kallikrein-Kinin-, Koagulations-, Fibrinolyse- und Komplementsysteme. Es folgen eine konsekutive systemische Entzündungsreaktion, hypovolämischer Schock, DIC, Multiorganversagen und spontaner Exitus.

Weiterhin werden multifokale hepatozelluläre **Nekrosen**, ein **Lungenödem**, eine akute interstitielle **Pneumonie** sowie **Myokarddegenerationen** mit Arrhythmien und in Einzelfällen auch eine multifokale Pannikulitis beobachtet. Ein akutes **Nierenversagen** kann im Verlauf einer DIC oder infolge hypoxischer Tubulonephrose eintreten. Weitere **Komplikationen** bestehen in portaler Thrombose, pulmonaler Thrombembolie, Obstruktion des Gallengangs und intestinalem Ileus.

Viele **Hunde** überleben die akute Krankheitsphase ohne eine vollständige Ausheilung und zeigen rezidivierende Krankheitsphasen, die oft von einem Diabetes mellitus begleitet sind.

Das Pankreas hat makroskopisch eine rötlich-weiß marmorierte und schmierige Schnittfläche. Es finden sich **Petechien** und **Ekchymosen** im Pankreas sowie im angrenzenden omentalen und mesenterialen Fettgewebe. Fokale **Fettgewebsnekrosen** sind als kreidig-weißgelbe Herde mit hyperämischem Randsaum im peripankreatischen Fettgewebe zu finden. Sie befinden sich auch im Mesenterium und selten disseminiert in der Bauchhöhle. Es liegen eine multifokale oder diffuse **Schwellung** des Pankreasgewebes sowie eine sulzige **Ödematisierung** vor. Das Gewebe ist weich und weist initial ein intaktes Gangsystem auf. Wenig trübe serosanguinöse **Flüssigkeit** befindet sich in der Bauchhöhle. **Fibrinfäden** können den Oberflächen von Pankreas, Leber, Netz und Mesenterium anhaften.

Histologisch liegen multifokale **Parenchymnekrosen** in der Läppchenperipherie und des Fettgewebes vor. Es treten Infiltration von neutrophilen Granulozyten, Gefäßwandnekrosen und Thrombosen sowie ein mit Pankreassekret vermischtes, fibrinreiches interstitielles Ödem auf. Die verseiften Fette können dystrophisch verkalken.

Im Verlauf der Erkrankung treten zunehmend **entzündliche Veränderungen** sowie reaktiv-reparative und regressive Prozesse in Form von **nodulären Hyperplasien**, **Fibrosen** und **Atrophie** in den Vordergrund. Wenige Hunde mit akuter Pankreasnekrose entwickeln **in der Unterhaut** eine **multifokale nekrotisierende Pannikulitis**.

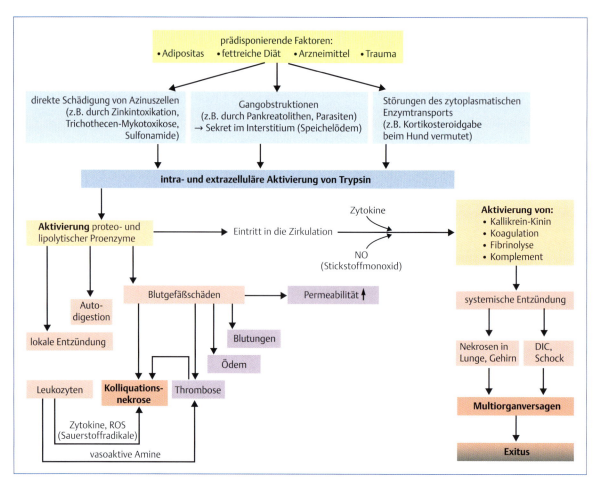

Abb. 3.27 Pathogenese und Folgeveränderungen der akuten Pankreasnekrose. Die intra- und extrazelluläre Aktivierung von Trypsin resultiert in einer Aktivierung proteo- und lipolytischer Enzyme, die zu lokaler Entzündung, Autodigestion, Blutgefäßschäden und systemischer Zirkulation von Pankreasenzymen führen. Dadurch werden intravaskuläre Enzymkaskaden aktiviert, die eine systemische Entzündung mit disseminierter intravasaler Koagulopathie (DIC), multiples Organversagen und spontanen Exitus verursachen können.

Die Veränderungen bei der **Katze** ähneln denen beim Hund, jedoch können **Fettgewebsnekrosen** in der gesamten Bauchhöhle und sogar im Mediastinum auftreten. Die **Nekrose** findet sich im Zentrum oder in einem der Pankreasschenkel.

Im Falle des Überlebens der Patienten entwickeln sich **chronische Pankreasentzündungen** mit Fibrosen (Induration) und **Pankreaszirrhosen** mit knotigen Regeneraten und bindegewebigen Reparationen (Abb. 3.28).

Bei der häufig tödlich verlaufenden **akuten hämorrhagischen Pankreasnekrose** handelt sich um einen Subtyp der akuten Pankreasnekrose. Sie wird gelegentlich bei **Hunden** angetroffen. Die akute hämorrhagische Pankreasnekrose ist durch eine zentrolobuläre und periduktale **Nekrose** gekennzeichnet. Sie entsteht wahrscheinlich auf der Basis eines Refluxes von aktivierten Pankreasenzymen und Gallesalzen. Es dominieren zunächst **periduktale Ödeme**, **Nekrosen**, eine brüchige Konsistenz mit **extensiven Blutungen**, die sich rasch auf nahezu das gesamte Organ ausbreiten. Durch aszendierende bakterielle Infektionen können **Abszesse** entstehen.

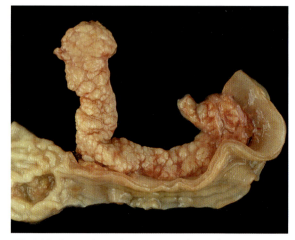

Abb. 3.28 Chronische Pankreatitis mit grobgranulärer Organtextur infolge von Regeneratknoten und Fibrose bei einer Katze.

Weitere Stoffwechselstörungen und Degenerationen

Multifokale Degenerationen und Nekrosen

Verschiedene metabolische Störungen sowie Hypoxien können zur Degeneration von exokrinen Pankreaszellen führen, die regional begrenzt oder auch das gesamte Organ betreffend auftreten können. Bei Degenerationen von Azinuszellen finden sich zytologisch eine geringere Zellgröße, ein zentral lokalisierter Kern, ein variabler Verlust an Zymogengranula sowie einzelne große oder zahlreiche kleine, scharf begrenzte Vakuolen im Zytoplasma (fettige Degeneration).

Bei vielen degenerativen Krankheitsprozessen des Pankreas finden sich zusätzlich zu degenerierten Zellen auch **nekrotische Azinuszellen**. Diese sind gekennzeichnet durch Zellschrumpfung, einen perizellulären hellen Hof (Halo), ein vakuolisiertes oder hypereosinophiles Zytoplasma sowie einen pyknotischen oder karyorrhektischen Kern.

Bei zahlreichen systemischen Infektionen mit **epitheliotropen Viren** kommt es im Pankreas zu Degenerationen und Zelluntergängen von Einzelzellen oder Zellgruppen.
Beispiele sind:
- Adenoviren vieler Tierarten
- Staupevirus (S. 318)
- Canines Parvovirus (S. 62)
- Felines Herpesvirus
- Enzephalomyokarditisvirus
- Maul- und Klauenseuche-Virus (Anzeigepflicht)
- Klassisches und Afrikanisches Schweinepest-Virus (Anzeigepflicht)

Die Degenerationen und Nekrosen gehen meist nur mit einer **minimalen Begleitentzündung** einher, siehe multifokale infektiöse Pankreatitis (S. 122). Vergleichbare Veränderungen werden bei verschiedenen Intoxikationen, z. B. mit Acetycholinesterase oder Mykotoxikosen beobachtet, z. B. mit Trichothecen oder Deoxynivalenol (DON). Sie treten v. a. beim **Schwein** auf und können mit interstitiellen Ödemen, Hyperplasien des Gangepithels sowie Inselzellnekrosen assoziiert sein.

Bei **Vergiftungen** mit Senna (*Cassia occidentalis*), Selen oder Zink treten Nekrosen von Duktepithelien oder Azinuszellen sowie **Ödeme und Blutungen** im Interstitium des Pankreas auf. **Akute Zinkvergiftungen** werden nach Aufnahme von zinkhaltigen Lotionen und fehlgemischten Milchaustauschern beobachtet. Sie treten auch bei der Anwendung prophylaktisch oder therapeutisch applizierter Zinksalze auf. Die **chronische Zinkvergiftung**, beispielsweise durch die Aufnahme von Münzen, ist durch Atrophie des Drüsengewebes und Fibrosen gekennzeichnet.

Apoptose

Ein programmierter Zelltod von Drüsenepithelien wird während der **fetalen Entwicklung** des Organs beobachtet. Er tritt auch als **pathologische Atrophie** und bei der **Regression** von hyperplastischem Drüsengewebe auf.

Tubuläre Komplexe

Atrophische Azinuszellen, die keine erkennbaren Zymogengranula mehr enthalten, bilden dilatierte gangähnliche Strukturen. Diese werden als **tubuläre Komplexe** bezeichnet und sind meist in faserreiches Bindegewebe eingebettet. Tubuläre Komplexe sind von hyperplastischen Gangstrukturen abzugrenzen.

Lipomatose

Diese Veränderung des Pankreasgewebes tritt bei Katzen, Schweinen und Rindern im Rahmen allgemeiner **Adipositas** auf. Sie kann aber auch auf das Pankreas beschränkt sein. Das im Interstitium lokalisierte Fettgewebe verursacht keine funktionelle Beeinträchtigung. Die Auseinanderdrängung des Drüsengewebes vermittelt den Eindruck einer Fettgewebsvakatwucherung.

Lipofuszinose

Bei Hunden mit **Vitamin-E-Mangel** kann eine Lipofuszinose vorkommen. Sie ist durch eine hellbräunliche Färbung des Pankreas sowie der intestinalen Wandmuskulatur („brown gut"), der mesenterialen Lymphknoten und der Harnblase charakterisiert. Goldbraune Pigmentablagerungen finden sich im Zytoplasma von Azinuszellen.

Vakuolisierungen

Im Zytoplasma von **Azinus-** und **Duktepithelien** treten bei **Speicherkrankheiten** Vakuolen unterschiedlicher Größe auf, z. B. bei α- und β-Mannosidose, Galaktosialidose. Vakuolisierungen von **Duktepithelien** infolge einer Glykogenakkumulation werden beim **Diabetes mellitus** beobachtet.

Amyloidose

Im Rahmen einer generalisierten Amyloidose kann es zur Ablagerung im Interstitium und in den Gefäßwänden kommen, besonders bei der **AA-Amyloidose**.

Konkrementbildungen

Die Pankreatolithen (Sialolithi pancreatici) werden häufig als **Zufallsbefund** in den Ausführungsgängen bei adulten **Rindern** nachgewiesen (Abb. 3.29). Es handelt sich meist um zahlreiche kleine weiße, harte Granula, die überwiegend aus Kalzium- oder Magnesiumkarbonaten und -phosphaten zusammengesetzt sind. Größere Steine können facettiert sein.

Es besteht oft eine Assoziation zu **parasitär bedingten Entzündungen** der Ausführungsgänge. Betroffene Gänge sind meist dilatiert, das Duktepithel kann unverändert, papillär proliferiert oder auch ulzeriert sein. Periduktal findet sich eine chronische Entzündung mit Fibrose.

Bei **Katzen** ist eine **obstruktive Pankreatolithiasis** mit Pankreatitis beschrieben.

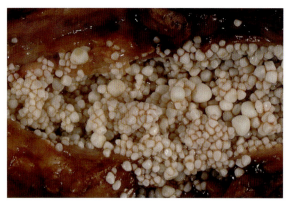

Abb. 3.29 Hgr. Ansammlung weißer grobgranulärer Pankreatolithen bis etwa 1 cm Durchmesser im Ausführungsgang des Pankreas bei einem Rind.

> **DAS MÜSSEN SIE WISSEN**
>
> Primäre und sekundäre **Atrophien** der Bauchspeicheldrüse münden oftmals in eine exokrine Pankreasinsuffizienz. Der progressive Schwund funktionell aktiven Drüsengewebes geht mit zunehmender Maldigestion von Nährstoffen einher, zugleich werden dadurch Folgeerkrankungen wie IBD und SIBO begünstigt. Vorrangig betroffen ist der Hund.
>
> Die akute **Pankreasnekrose** zeichnet sich durch einen initial rasch verlaufenden Drüsenzelluntergang gefolgt von einer massiven, sehr schmerzhaften Entzündungsreaktion aus. Während beim Hund Adipositas, fettreiche Diäten und bestimmte Medikamente als prädisponierende Faktoren gelten, beruht die Pankreasnekrose der Katze überwiegend auf traumatischen Insulten.
>
> Weitere degenerative Veränderungen wie **Speicherkrankheiten** mit Vakuolisierungen oder die Ablagerung von Fetten (Lipomatose), Proteinen (Amyloidose) und Pigmenten (Lippofuszinose) gehen zumeist mit einer systemischen Grunderkrankung einher. Die Bildung von Pankreatolithen beim Rind ist dagegen mit lokalen entzündlichen Veränderungen durch Parasitenbefall assoziiert.

3.2.5 Entzündungen

Primär entzündliche Erkrankungen des Pankreas können akut oder chronisch sowie infektiös oder nicht infektiös bedingt sein.

Die **multifokale infektiöse Pankreatitis** wird auch als Begleitpankreatitis bezeichnet und entsteht durch eine hämatogene Infektion mit epitheliotropen Viren, z. B. Adenoviren. Im Vordergrund stehen Degenerationen und Nekrosen von Azinuszellen, während die entzündliche Infiltration eher gering ausgeprägt ist. Weiterhin kommt bei Hunden und Katzen mit septischen Allgemeinerkrankungen oder fremdkörperbedingter Peritonitis eine **multifokale eitrige Pankreatitis** vor.

Eine **akute interstitielle Pankreatitis** mit Herdnekrosen, interstitieller Ödematisierung und Blutungen wird besonders bei Katzen mit systemischer Toxoplasmose gesehen. Eine **chronische interstitielle, oftmals rezidivierende Pankreatitis** wird bei Haustieren, insbesondere beim Hund, am häufigsten angetroffen und besitzt meist eine klinisch untergeordnete Relevanz. Ihr Ursprung liegt oft in den Ausführungsgängen.

Ursächlich kommen v. a. rezidivierende Episoden akuter Pankreasnekrosen oder akuter duodenaler Entzündungen, aszendierende bakterielle Infektionen, Gangmissbildungen oder intraduktale Trematoden, aber auch wandernde Parasitenlarven, z. B. *Strongylus equinus* beim Pferd, in Betracht. Bei Katzen liegt gleichzeitig meist eine aszendierende Cholangitis vor.

Das Organ kann vergrößert oder verkleinert sein und in den Ausführungsgängen befindet sich eitriges Exsudat oder trüber Mukus. Zusätzlich können ein kleinknotiges Aussehen, Parenchymschwund, verfestigte Konsistenz infolge Fibrose, Retentionszysten und Verwachsungen mit Nachbarorganen vorkommen.

Histologisch dominieren ausgeprägte lymphozytär-plasmazelluläre Infiltrationen neben Regeneratknoten, Azinuszellatrophien, gelegentlich auch eine squamöse Metaplasie des Duktepithels, periduktale Fibrosen sowie duktale Stenosen oder Ektasien.

Ein durch diffuse Nekrose, Entzündung und Ödematisierung verändertes induriertes Pankreasgewebe bezeichnet man als **Pankreasphlegmone**.

Intra- oder peripankreatische Pseudozysten stellen bei Hunden und Katzen meist solitäre, mit Sekret, Zelltrümmern, entzündlichem Exsudat und Blut gefüllte Kavernen ohne Epithelauskleidung dar, die nur von einem Granulationsgewebe umgeben sind und im Gefolge einer akuten oder chronischen Pankreatitis, seltener posttraumatisch oder bei Neoplasien auftreten können. Intrakapsulär sind Hämosiderin- und Cholesterolablagerungen sowie Verkalkungen zu finden. Als Komplikationen können Gangkompressionen, Rupturen mit konsekutiver Peritonitis oder Abszessbildungen vorkommen.

Der **Pankreasabszess** wird auch als chronische apostematöse Pankreatitis bezeichnet und stellt eine mit Eiter und Zelldetritus gefüllte, fibrös demarkierte Kaverne dar. Diese kann im Rahmen einer Kolliquationsnekrose **steril** sein. Sie kann auch als Folge einer septischen oder direkt auf das Pankreas übergreifenden Entzündung (z. B. perforierende ösophagogastrische Ulzerationen) **Bakterien enthalten**. Larven von *Stephanurus dentatus* können beim Schwein auf ihrem Weg von der Leber zum perirenalen Gewebe im Pankreas eine Abszessbildung verursachen. Eine Ruptur mit konsekutiven Blutungen und Bakteriämie kann letal sein.

Die **(pyo-)granulomatöse Pankreatitis** ist oftmals nur mikroskopisch erkennbar und kann bei systemischen oder multizentrischen granulomatösen Entzündungen vorkommen, beispielsweise bei Systemmykosen wie der Kryptokokkose (S. 196) oder disseminierter Heterobilharziose (*Heterobilharzia americana*). Eine pyogranulomatöse Entzündung des Pankreas und der Serosa (Peripankreatitis) wird im Rahmen einer Felinen Infektiösen Peritonitis (S. 22) beobachtet. Bei Pferden mit multisystemischem eosinophilem Syndrom wird oft eine granulomatöse und eosinophile Pankreatitis beschrieben.

Tab. 3.10 Trematoden, die spezifisch oder aberrant in Pankreasgängen parasitieren.

Spezies	Vorkommen
Opisthorchiidae	
Opisthorchis tenuicollis	bei Katzen, selten Hunden und Füchsen in Nord- und Osteuropa sowie Asien
Opisthorchis viverrini	bei piscivoren Säugetieren inkl. Mensch in Südostasien
Clonorchis sinensis	bei piscivoren Säugetieren inkl. Mensch in Südostasien
Metorchis albidus	bei Hunden, Katzen, Füchsen, Musteliden, Robben und Vögeln in Europa und Nordamerika
Metorchis conjunctus	bei Katzen und Hunden in Nordamerika
Amphimerus pseudofelineus	bei Katzen in Nord- und Südamerika
Eurytrema pancreaticum	bei Herbivoren in Asien, Südamerika, Russland und Madagaskar
Dicrocoeliidae	
Dicrocoelium dendriticum	bei kleinen Wiederkäuern, Rindern, Europäischen Mufflons, Wildwiederkäuern, Büffeln, Yaks, Kamelen, Hasen, Kaninchen, Pferden, Eseln, Schweinen, Hunden, Nagetieren, Katzen, Vögeln und selten auch Menschen in Mitteleuropa, Nordafrika, Nordamerika und Asien
Eurytrema coelomaticum	bei Wiederkäuern in Brasilien und China
• *Eurytrema procyonis* (syn. *Concinnum procyonis*)	bei Waschbären in Nordamerika
	in Endemiegebieten häufig bei Katzen in den Pankreasgängen, selten in den Gallewegen
• *Platynosomum fastosum*	bei Katzen in Südamerika

■ Parasitäre Erkrankungen

Außer der oben beschriebenen akuten interstitiellen Pankreatitis bei systemischer Toxoplasmose wird die Bedeutung parasitärer Besiedelungen (**Tab. 3.10**) v. a. durch das Ausmaß von direkten Gangverlegungen oder durch konsekutive Entzündungen mit periduktaler Fibrose und Epithelhyperplasie bestimmt, vgl. Obstruktionen der Pankreasgänge (S. 118).

> **DAS MÜSSEN SIE WISSEN**
>
> Primär entzündliche Erkrankungen des Pankreas können akut oder chronisch sowie infektiös oder nicht infektiös bedingt sein und primär die Azinuszellen oder das Interstitium betreffen. Ursächlich kommen v. a. rezidivierende Episoden akuter Pankreasnekrosen oder akuter duodenaler Entzündungen, aszendierende bakterielle Infektionen, Gangmissbildungen oder intraduktale Trematoden, aber auch wandernde Parasitenlarven in Betracht. Mögliche Folgeerscheinungen sind die Pankreasphlegmone, intra- oder peripankreatische Pseudozysten oder der Pankreasabszess.

3.2.6 Tumorähnliche Veränderungen und Tumoren

■ Nicht tumoröse Umfangsvermehrungen

Hyperplasie des Duktepithels

Papilliforme Proliferationen des Epithels der Pankreasgänge finden sich gelegentlich im Zusammenhang mit:
- chronischen Pankreatitiden
- Parenchymatrophien
- interstitiellen Fibrosen
- parasitären Besiedelungen
- nodulären Hyperplasien des Pankreasparenchyms

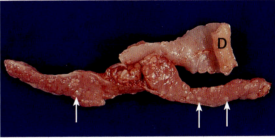

Abb. 3.30 Multiple noduläre Hyperplasien im Pankreas eines alten Hundes (→); D = Duodenum. [Quelle: Prof. Dr. Aniceto Méndez Sánchez, Departamento de Patologia, Universidad de Cordoba, Spanien]

Noduläre Pankreashyperplasie

Diese umschriebenen Parenchymproliferationen treten häufig bei älteren Hunden (**Abb. 3.30**), Katzen und Rindern auf. In der Regel bestehen keine Hinweise auf einen bestehenden Pankreasschaden. Daher handelt es sich möglicherweise um frustrane Stammzellhyperplasien, die offenbar im Rahmen einer Altersatrophie des übrigen Parenchyms auftreten, ähnlich wie noduläre Hyperplasien der Leber oder Nebennieren.

Bedeutsame **Kriterien zur Abgrenzung eines exokrinen Pankreasadenoms** sind:
- keine bindegewebige Demarkation
- keine Komprimierung des Nachbargewebes
- Knoten
  - multipel, grau-weiß, fest
  - kleinknotig, überschreiten normale Läppchengröße nicht
  - disseminiert über das gesamte Parenchym verteilt
- Hyperplasie der Drüsenzellen
  - mit Tendenz zur Azinusbildung
  - mit kuboidaler Gestalt
  - mit deutlich eosinophilem Zytoplasma und variablem Gehalt an Zymogengranula

Zu **Pseudozysten** siehe Kapitel Entzündungen (S. 122).

■ Primäre Tumoren des Pankreas

Adenome des exokrinen Pankreas sind sehr selten, meist solitär und von geringem Umfang. Ihr Aussehen ähnelt normalem Pankreasgewebe. Sie sind bindegewebig demarkiert und zeigen ein langsames, expansives Wachstum mit Kompression des Nachbargewebes. Histologisch werden tubuläre (duktale) und azinäre Wuchsformen unterschieden.

Exokrine Adenokarzinome werden nur gelegentlich bei meist älteren Haustieren im Pankreas angetroffen, v. a. bei Hunden und Katzen (**Abb. 3.31**). Nitrosamine stellen bei Hamstern, Ratten und Mäusen effiziente Karzinogene für Pankreasadenokarzinome dar.

Betroffene Patienten leiden unter Anorexie, Gewichtsverlust, Lethargie und Vomitus. Vereinzelt zeigen sie Abdominalschmerzen, Aszites, eine exokrine Pankreasinsuffizienz, Ikterus durch Gallengangskompression oder Diabetes mellitus. Bei Katzen kann eine paraneoplastische Alopezie mit Haarverlust an Abdomen, Gliedmaßen und Angesicht im Sinne einer atrophischen Dermatose auftreten. Außerdem kann sich wahrscheinlich infolge freigesetzter Enzyme eine nekrotisierende Steatitis entwickeln.

Makroskopisch findet sich ein umschriebener **solitärer Knoten** oder es lassen sich **multiple Neubildungen** von fester Konsistenz im Pankreas nachweisen. Infolge ausgeprägter Bindegewebsneubildung sind auch **skirrhöse Varianten** bekannt. Auf der grau- bis weißgelben Schnittfläche sind **Nekrosen**, **Blutungen** und **Mineralisierungen** zu beobachten. Einige Tumoren enthalten auch **muzingefüllte Kavernen**.

Histologisch werden häufig tubuläre (duktale), seltener azinäre und undifferenzierte (anaplastische) Wuchsformen unterschieden. Die **tubulären Varianten** ähneln Duktstrukturen und sind von mukussezernierenden Drüsenzellen ausgekleidet. Gut differenzierte **azinäre Karzinome** sind normalem Drüsengewebe sehr ähnlich. Pankreaskarzinome zeigen ein lokal-invasives Wachstum in das Duodenum und bilden peritoneale Implantationsmetastasen. Zudem findet eine lymphohämatogene Metastasierung in Leber, Lunge und regionären Lymphknoten statt. Seltener sind Metastasen in Milz, Niere, Zwerchfell, Gehirn und Haut anzutreffen.

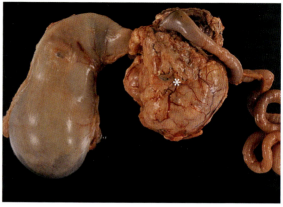

Abb. 3.31 Exokrines Pankreasadenokarzinom (*) bei einem Hund; links = Magen, rechts = Dünndarm.

Ein **hepatopankreatisches Karzinom der Ampulle** des gemeinsamen Endstücks der Ausführungsgänge von Pankreas und Gallengang wurde bislang bei einer Katze beschrieben.

Nicht epitheliale Tumoren treten nur sehr selten auf und umfassen Fibro-, Hämangio- und Liposarkome sowie Neurofibrome und -sarkome.

■ Sekundäre Tumoren im Pankreas

Tumormetastasen im Pankreas werden v. a. bei malignen Lymphomen, Gallengangs-, Magen- und Duodenalkarzinomen sowie malignen Melanomen gefunden.

> **DAS MÜSSEN SIE WISSEN**
>
> Die **primären Tumoren** der Bauchspeicheldrüse sind fast ausschließlich epithelialer Herkunft. Neben Adenomen und Adenokarzinomen ist auch ein hepatopankreatisches Karzinom der Ampulle beschrieben. Pankreaskarzinome zeigen ein lokal-invasives Wachstum in das Duodenum und bilden peritoneale Implantationsmetastasen. Zudem neigen sie zur lymphohämatogenen Metastasierung.
>
> **Tumormetastasen** stammen v. a. von Karzinomen aus Magen, Duodenum und Gallenwegen sowie von malignen Lymphomen.
>
> **Nicht tumoröse Veränderungen** wie die Hyperplasie des Duktepithels und die noduläre Pankreashyperplasie bleiben zumeist klinisch unerkannt.

4 Hämatopoetisches System

Andreas Beineke, Christina Puff

4.1 Einleitung

Pluripotente Stammzellen besitzen die Fähigkeit zur Differenzierung in **myeloische** und **lymphatische Vorläuferzellen**. Aus diesen entstehen:
- Erythrozyten
- Monozyten, die zu Makrophagen differenzieren können
- Granulozyten
- Megakaryozyten, aus denen Thrombozyten entstehen
- Lymphozyten, von denen ein Teil zu Plasmazellen wird

Nach der Geburt findet die **Hämatopoese** (Blutbildung) vorwiegend im Knochenmark statt. Bei hohem Synthesebedarf, z. B. bei Blutverlust oder chronischer Entzündung, kann auch in Milz und Leber eine **extramedulläre Hämatopoese** aktiviert werden. Der Thymus spielt eine zentrale Rolle für die **Entwicklung von T-Lymphozyten**. Die **Aktivierung von Lymphozyten** im Zuge immunologischer Reaktionen findet vorwiegend in Lymphknoten, Milz, Tonsillen und den Schleimhaut-assoziierten lymphatischen Geweben statt.

4.2 Knochenmark

4.2.1 Genetisch bedingte Entwicklungsstörungen

Durch angeborene genetische Defekte der Stammzellen im Knochenmark kann es zur Störung einer oder mehrerer Entwicklungsreihen der Hämatopoese kommen. Diese sind jedoch selten.

Die **canine zyklische Neutropenie**, eine Erkrankung des Collies („**grey Collie syndrome**"), wird durch einen autosomal-rezessiv vererbten Defekt hervorgerufen. Die Reifungsstörung der myeloischen Vorläuferzellen geht mit Hypoplasie des Knochenmarks und Neutropenie einher. Neben einer Blutungsneigung zeigen die betroffenen Welpen eine erhöhte Infektanfälligkeit.

Das „**trapped neutrophil syndrome**" ist eine autosomal-rezessive Erbkrankheit der Border Collies. Das Knochenmark weist eine ausgeprägte myeloische Hyperplasie auf. Allerdings gelangen die neutrophilen Granulozyten nicht in die Blutbahn. Betroffene Tiere weisen daher eine Neutropenie und verminderte Immunabwehr auf.

Die **erythropoetische Porphyrie** führt bei Schweinen, Rindern und Katzen zur Anämie. Ihr liegt eine gestörte Hämsynthese durch einen autosomal-rezessiven Mangel der Uroporphyrinogen-III-Cosynthetase zugrunde. Kompensatorisch findet sich histologisch ein hyperplastisches Knochenmark mit einer gesteigerten Hämatopoese. Durch die Anreicherung von Uroporphyrin I entwickelt sich eine diffus bräunlich-rote Färbung der Knochen und anderer Gewebe („pink tooth"). Diese tritt in Verbindung mit einer Fotodermatitis auf.

Als **weitere Entwicklungsstörungen** werden vereinzelt bei Kälbern Aplasien des Knochenmarks und angeborene Erythropoesestörungen unklarer Genese beschrieben.

Differenzierungsstörungen von Leukozyten mit resultierender Immunsuppression finden sich außerdem bei:
- der caninen Leukozyten-Adhäsionsdefizienz
- der bovinen Leukozyten-Adhäsionsdefizienz
- den kombinierten Immundefekten
- dem Chédiak-Higashi-Syndrom

4.2.2 Stoffwechselstörungen und immunvermittelte Prozesse

Die Hämatopoese kann durch angeborene und erworbene Ursachen gehemmt werden:
- Eine Schädigung der myeloischen Vorläuferzellen führt zur Reifungsstörung der Erythrozyten, Granulozyten, Megakaryozyten und/oder Thombozyten.
- Defekte der lymphatischen Vorläuferzellen bewirken einen primären Mangel an Lymphozyten.
- Zerstörungen der pluripotenten Stammzellen beeinflussen folglich sowohl die Myelopoese als auch die Lymphopoese.

Physiologischerweise kann mit zunehmendem Alter eine abnehmende Blutbildung in den langen Röhrenknochen beobachtet werden. Das hämatopoetische Gewebe wird hierbei fortschreitend durch Adipozyten ersetzt (**Fettmark**).

Die Blutbildung ist daher bei adulten Tieren vorwiegend auf folgende Knochen beschränkt:
- Sternum
- Wirbelkörper
- Rippen
- Becken
- Schädel
- proximale Enden der langen Gliedmaßenknochen

> **KLINISCHER BEZUG** Um Aussagen über Störungen der Hämatopoese treffen zu können, müssen stets die Lokalisation der entnommenen Knochenmarkprobe (z. B. bei einer Biopsie) und das Alter des Tieres berücksichtigt werden.

■ Seröse Atrophie

Die Hypozellularität im Knochenmark wird bei der Kachexie aufgrund der **gallertartigen Konsistenz** als gallertige oder **seröse Atrophie** bezeichnet. Histologisch findet sich bei diesem Vorgang anstelle der blutbildenden Zellen ein stark wasserhaltiges (myxoides) Bindegewebe in den Markräumen.

■ Hypoplasie des Knochenmarks

Eine Suppression der Erythrozytopoese führt zur aplastischen Anämie, eine Suppression der gesamten Hämatopoese zur aplastischen Panzytopenie. **Panmyelophthise** bezeichnet den Verlust aller Zellreihen der Hämatopoese im Knochenmark.

Blutbildungsstörungen entstehen aufgrund von:
- Mangelzuständen, z. B. Eisen-, Kobalt-, Kupfermangel (Mangelanämien)
- Hyperöstrogenismus, z. B. Sertolizelltumor
- Neoplasien, z. B. Leukämie
- Vergiftungen, z. B. Furazolidon, Östrogenpräparate, Mykotoxine und Adlerfarn
- Radioaktivität (Strahlenschäden)
- infektiöse Noxen, z. B. Parvoviren, FIV, FeLV und Pestiviren

■ Bovine neonatale Panzytopenie (BNP)

Diese seit 2007 in Deutschland vorkommende Erkrankung tritt bei neonatalen Kälbern (< 1 Monat) auf. Sie kann durch die Aufnahme von **leukozytenspezifischen Antikörpern** (maternale Alloantikörper) im Kolostrum ausgelöst werden. Hierbei besteht ein Zusammenhang mit vorherigen Vakzinationen (BVDV-Impfstoff) des Muttertiers. Durch die antikörpervermittelte Zellzerstörung (Überempfindlichkeitsreaktion Typ II) entwickeln sich aufgrund einer **massiven Thrombozytopenie** generalisierte Blutungen (hämorrhagische Diathese; Abb. 4.1). Außerdem zeigen die erkrankten Kälber eine **Neutropenie** und **Lymphopenie** in Verbindung mit einer erhöhten Infektanfälligkeit und **nicht regenerativen Anämie**. Bei der histologischen Untersuchung des Knochenmarks findet sich charakteristischerweise ein gravierender Schwund sämtlicher hämatopoetischer Zellen (Abb. 4.1).

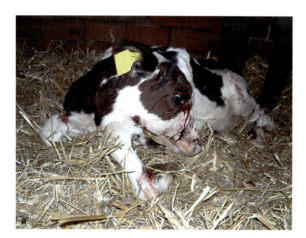
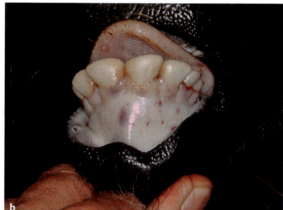
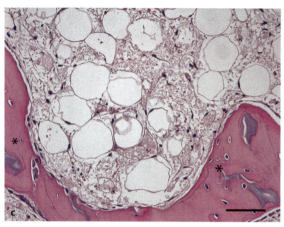
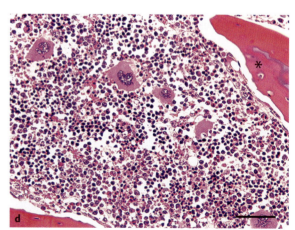

Abb. 4.1 Bovine neonatale Panzytopenie (BNP).
a Hämorrhagische Diathese mit Blutungen im Kopfbereich und an den Gliedmaßen. [Quelle: Dr. Mark Holsteg, Landwirtschaftskammer Nordrhein-Westfalen]
b Hämorrhagische Diathese mit Petechien an der Maulschleimhaut. [Quelle: Dr. Mark Holsteg, Landwirtschaftskammer Nordrhein-Westfalen]
c Vollständiger Verlust der blutbildenden Zellen im Knochenmark (Panmyelophthise) eines Kalbes mit BNP. * = Knochenspongiosa. HE-Färbung. Balken = 100 µm.
d Hämatopoetisch aktives Knochenmark eines gleichaltrigen gesunden Tieres zum Vergleich. * = Knochenspongiosa. HE-Färbung. Balken = 100 µm.

4.2.3 Reaktive Veränderungen des Knochenmarks

Hyperplasien der blutbildenden Zellen stellen eine Anpassung an einen gesteigerten Bedarf an Erythrozyten bei Anämien oder an Leukozyten bei schweren entzündlichen Geschehen wie z. B. Infektionskrankheiten dar.

■ Hyperplasie

Erythroische Hyperplasie

Blutverluste führen zunächst zur Proliferation erythroischer Zellen im Knochenmark (erythroische Hyperplasie bei **regenerativen Anämien**). Infolgedessen wird auch die Hämatopoese in den Röhrenknochen adulter Tiere reaktiviert, wodurch multifokale rote Herde im Fettmark, sog. Blutbildungsinseln, sichtbar werden. Im fortgeschrittenen Stadium, z. B. bei chronischen Blutungsanämien, kommt es allerdings durch den fortwährenden Verlust an essenziellen Stoffen (z. B. Eisen) zur Erschöpfung der hämatopoetischen Zellen und Abnahme der Zellularität im Knochenmark. Die Tiere zeigen in diesem Stadium daher eine **hypochrome Anämie**.

Bei **hämolytischen Anämien** durch Blutparasitosen (z. B. Babesiose, Trypanosomiasis), bakterielle Infektionen (z. B. Leptospirose), Vergiftungen (z. B. Zwiebeln beim Hund) oder immunpathologische Prozesse (z. B. isoimmunhämolytische Anämien, Lupus erythematodes) finden sich neben der erythroischen Hyperplasie im Knochenmark durch den vermehrten Erythrozytenabbau Ablagerungen von Hämosiderin in Zellen des MPS. Die Veränderungen im Knochenmark können mit Hämosiderinablagerungen und einer Reaktivierung der Hämatopoese (extramedulläre Hämatopoese) in Milz und Leber vergesellschaftet sein.

Myeloische Hyperplasie

Eine gesteigerte Myelopoese kann besonders im Verlauf von Infektionskrankheiten auftreten. Die Stimulation des Knochenmarks geht mit einer **Leukozytose** im Blut einher.

Bei der **leukämoiden Reaktion** handelt es sich um eine ausgeprägte reaktive Veränderung mit sehr starker Vermehrung von unreifen Zellen im peripheren Blut. Sie muss differenzialdiagnostisch von Leukämien abgegrenzt werden. Das Knochenmark ist aufgrund der synchronen Myelopoese sehr zellreich. Der Anteil blastoider Zellen liegt allerdings in der Regel unter 10 %. Leukämoide Reaktionen treten insbesondere bei Karnivoren (z. B. Hunden mit Pyometra oder Peritonitis) und seltener bei Rindern und Pferden auf.

■ Infektiöse Anämie der Einhufer

Die **Infektiöse Anämie der Einhufer (EIA: Equine Infektiöse Anämie)** ist eine anzeigepflichtige Erkrankung (S. 128), die alle Einhufer befällt. Die Symptomatik beruht überwiegend auf immunpathologischen Prozessen, sodass nicht nur das Knochenmark, sondern auch viele andere Organe verändert sein können.

SYNOPSE: INFEKTIÖSE ANÄMIE DER EINHUFER

Achim D. Gruber

Epidemiologie und Bedeutung

Die Krankheit ist weltweit verbreitet und führt in vielen Ländern zu erheblichen Verlusten. In Mitteleuropa kommt sie aufgrund konsequenter Bekämpfungsmaßnahmen nur sporadisch vor. Es flammen jedoch immer wieder Infektionsherde auf. Die Infektion mit lebenslanger, nicht beeinflussbarer Viruspersistenz wird hauptsächlich durch hämatophage Insekten übertragen. Im englischsprachigen Bereich wird sie daher auch als **„swamp fever"** bezeichnet. Eine Übertragung durch kontaminierte Injektionskanülen oder kontaminiertes chirurgisches Instrumentarium sowie andere Formen der Blutübertragung ist ebenso möglich. Eine effektive Übertragung des Virus durch Kontakt mit virushaltigen Körpersekreten (Speichel, Milch, Samen- oder Scheidenflüssigkeit, Harn) ist umstritten.

Die Infektiöse Anämie der Einhufer ist anzeigepflichtig. Es besteht Impfverbot.

Betroffene Spezies Alle Einhufer können betroffen sein.

Ätiologie Das Equine-Infektiöse-Anämie-Virus (EIAV) ist ein Lentivirus der Familie *Retroviridae*.

Inkubationszeit Sie beträgt etwa 2–5 Wochen in der akuten Form. Chronische Verläufe können auch mit längeren Intervallen einhergehen.

Klinik Beim Krankheitsverlauf werden verschiedene Stadien unterschieden:
- akutes Stadium
  - plötzliches, hohes Fieber, Apathie und Anorexie
  - Unterhautödem, v. a. an Augenlidern, ventralen Gliedmaßenbereichen sowie am Unterbauch
  - Lymphadenomegalie
  - Splenomegalie
  - Ikterus
  - bei schweren Verläufen petechiale Blutungen (häufig an der Zungenunterseite)
  - kann tödlich enden
- chronisches Stadium
  - **lebenslange Viruspersistenz** mit **rezidivierenden Krankheitsschüben**
  - Leitsymptome: Fieber, Anämie und Ödeme im Unterbauchbereich
  - im Einzelfall Bewegungsstörungen in Form von Ataxien als einzige Auffälligkeiten
  - zwischen den Schüben können anfangs mehrere Jahre vergehen, dann treten sie in immer kürzeren Abständen auf bis zum Tod durch Auszehrung und Erschöpfung
- inapparente Krankheitsverläufe
  - regional unterschiedliche Virusvarianten sowie variierende Empfindlichkeiten verschiedener Pferderassen können sich auch in milden bis klinisch inapparenten Krankheitsverläufen manifestieren

Pathogenese und pathologische Befunde Das Lentivirus integriert sich als **Provirus** in das Genom infizierter **Zellen des mononukleären Phagozytensystems** (MPS; Monozyten, Makrophagen, Kupffer-Zellen der Leber u.v. a.). So breitet es sich über den gesamten Organismus aus. Während und auch zwischen den Krankheitsschüben ist die persistierende Virämie für die Verbreitung durch Insekten/Vektoren von großer Bedeutung. Die starke Immunreaktion vermag jedoch die virusinfizierten Zellen sowie die in das Blut entlassenen Viruspartikel nicht zu eliminieren. Dabei kann die Lymphozytenvermehrung auch tumorähnlich erscheinen, jedoch ohne neoplastische Entartung im engeren Sinne.

Ein **Antigenshift** des mutationsfreudigen Retrovirus führt zwischen den Krankheitsschüben zur Aktivierung immer neuer Klone von Lymphozyten und Plasmazellen. Dabei kommt es zu einer **immunpathologischen Überreaktion vom Typ II** mit Anämie durch Erythrolyse sowie zu einer Mikroangiopathie/Vaskulitis. Diese führen zu Ödemen, Thrombozytopenie (hämorrhagische Diathese/Petechien, typischerweise auch an der Schleimhaut unter der Zunge) sowie Glomerulonephritis und Enzephalitis.

Das Knochenmark zeigt nach ersten Krankheitsschüben eine starke Hyperplasie der Blutbildung sowie Hämosiderinablagerungen, makroskopisch erscheint es dann oft kräftig rot, auch im sonst durch Fettmark dominierten Zentrum der langen Röhrenknochen. Bei chronischem Krankheitsverlauf kann mit der Kachexie eine seröse Atrophie des Knochenmarkfetts auftreten. Die chronisch aktivierte Blutbildung führt zusätzlich zu einer **extramedullären Hämatopoese in Leber und Milz**. Die progressive und rezidivierende Hämolyse führt zu einer starken **Eisenpigmentspeicherung**. Diese erfolgt zunächst in der Milz und dann aufgrund progressiver lymphatischer Hyperplasie und Hämatopoese im Milzparenchym in den Kupffer-Zellen der Leber. Im fortgeschrittenen Krankheitsverlauf spricht man auch von einer Milz-Leber-Verschiebung des Eisens. Bei den bereits klinisch erkennbaren Organveränderungen des Sektionsbilds dominieren dadurch eine muskatnussartige Färbung der Leber, eine hgr. pulpöse und follikuläre Hyperplasie der Milz und Lymphknotenhyperplasien.

Differenzialdiagnostik Differenzialdiagnostisch sollten folgende Erkrankungen in Betracht gezogen werden:
- Equine Virusarteriitis
- Influenza
- alternative Ursachen einer Anämie (z. B. Blutparasiten wie Babesien)

Diagnostik Aufgrund inkonstanter Virämie und auch für eine großflächige Tierseuchenbekämpfung steht die serologische Diagnostik am Einzeltier im Vordergrund. Im Coggins-Test (Agargelimmundiffusion) oder mittels ELISA werden dazu Antikörper gegen das p26-Virusprotein nachgewiesen. Für den Virusnachweis stehen PCR (für Provirus), RT-PCR (für Virus) sowie kulturelle Verfahren zur Auswahl.

4.2.4 Tumoren

■ Primäre Tumoren

Medulläre Plasmozytome

Diese Tumoren der Plasmazellen werden auch als multiple Myelome bezeichnet und kommen selten bei Tieren vor. Sie werden vorwiegend bei **älteren Hunden** diagnostiziert. Darüber hinaus gibt es Beschreibungen bei **Katze**, **Rind**, **Pferd** und **Schwein**. Die die Knochenmarkräume befallenden Tumoren besitzen eine weiche bis gelatinöse Konsistenz und rötliche Farbe. Sie entwickeln sich als einzelne oder multiple Herde im Markraum der Knochen und zeigen ein aggressives Wachstum mit Auflösung des Knochengewebes (Osteolyse; Abb. 4.2).

> **KLINISCHER BEZUG** Multiple Myelome entstehen bevorzugt in solchen Knochen, in denen auch bei adulten Tieren eine aktive Hämatopoese nachgewiesen werden kann:
> – Wirbelkörper
> – Rippen
> – Beckenknochen
> – Schädelknochen
> – proximale Enden der langen Röhrenknochen

Metastasen des multiplen Myeloms finden sich bevorzugt in:
- Milz
- Leber
- Lymphknoten
- Nieren

WISSENSWERTES
Multiple Myelome

Multiple Myelome rufen einen langsamen, allerdings progressiv fortschreitenden klinischen Verlauf mit vielgestaltiger Symptomatik hervor. Die Symptome entwickeln sich durch das Tumorwachstum selbst sowie aufgrund der Produktion von Immunglobulinen oder Immunglobulinfragmenten (Paraproteine). Diese Moleküle reichern sich im Blut an und können mittels Serumelektrophorese nachgewiesen werden (monoklonale Gammopathie).

Die Hyperproteinämie führt zur Hyperviskosität des Blutes, wodurch sich eine erhöhte Blutungsneigung (Hyperviskositätssyndrom) entwickeln kann. Niedermolekulare Paraproteine gelangen durch die glomeruläre Filtration in den Harn (Bence-Jones-Proteinurie). Durch die Ablagerungen von Immunglobulin-Leichtketten im Gewebe kann es im Krankheitsverlauf zur systemischen Amyloidose kommen. Renale Proteinablagerungen führen außerdem zur Niereninsuffizienz. Die Suppression des Knochenmarks durch Tumorzellen manifestiert sich in einer Anämie, Leukopenie und Thrombozytopenie. Der vermehrte Knochenabbau durch das Tumorwachstum und die gesteigerte Osteoklastenaktivierung bewirken eine persistierende Hyperkalzämie. Zudem treten Lahmheiten durch Knochenschmerzen und pathologische Frakturen auf.

Myeloische Tumoren

Diese entstehen primär im Knochenmark. Infiltrationen von lymphatischen Tumorzellen mit Verdrängung der Knochenmarkszellen finden sich außerdem im Zusammenhang mit **malignen Lymphomen** bzw. der **lymphatischen Leukose**. Zahlreiche weitere Tumoren der hämatopoetischen Stammzellen werden unter Hämatopoetische Tumoren (S. 145) aufgeführt. Seltener können **Hämangiosarkome** und **Lipome** primär im Markraum entstehen.

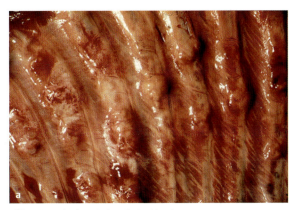
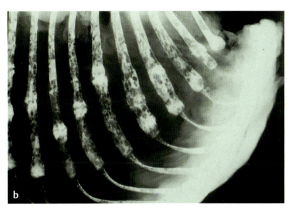

Abb. 4.2 Multiples Myelom beim Hund.
a Multiple Tumoren in den Rippenknochen.
b Röntgenologischer Nachweis des osteolytischen Tumorwachstums.

■ Sekundäre Tumoren

Metastasen im Knochenmark (sekundäre Tumoren) gehen vorwiegend von Mammakarzinomen, Prostatakarzinomen, Hämangiosarkomen und malignen Melanomen aus, können jedoch auch als Folge der Streuung vieler anderer Tumoren entstehen.

> **DAS MÜSSEN SIE WISSEN**
>
> Störungen der Hämatopoese durch **angeborene genetische Defekte der Stammzellen** im Knochenmark (canine zyklische Neutropenie, „trapped neutrophil syndrome", erythropoetische Porphyrie u. a. Differenzierungsstörungen von Leukozyten) sind eher selten.
>
> Neben dem altersbedingten Rückgang der Blutbildung (Fettmark) werden **erworbene Störungen der Hämatopoese** v. a. durch Mangelzustände, Hyperöstrogenismus, Neoplasien, Vergiftungen, Radioaktivität und zahlreiche infektiöse Noxen verursacht. Dabei können einzelne oder auch alle Zellreihen betroffen sein. Einen Sonderfall stellt die Bovine neonatale Panzytopenie dar, bei der durch maternale Alloantikörper im Kolostrum ein gravierender Schwund sämtlicher hämatopoetischer Zellen ausgelöst wird. Augenfälliges Symptom ist eine generalisierte Blutungsneigung.
>
> **Hyperplasien** der blutbildenden Zellen stellen eine Anpassung an einen gesteigerten Bedarf an Erythrozyten bei Anämien (z. B. Equine infektiöse Anämie) oder an Leukozyten bei schweren entzündlichen Geschehen (z. B. Infektionskrankheiten, Pyometra) dar.
>
> Neben einer Vielfalt von hämatopoetischen Tumoren (S. 145) treten als primäre Tumoren des Knochenmarks v. a. medulläre Plasmozytome und myeloische Tumoren auf. Metastasen im Knochenmark stammen vorrangig von Mammakarzinomen, Prostatakarzinomen, Hämangiosarkomen und malignen Melanomen.

4.3 Thymus

4.3.1 Missbildungen

Thymushypoplasien werden besonders im Rahmen von kombinierten Immundefekten (SCID, „severe combined immunodeficiency") bei Araberfohlen und Jack-Russell-Terrier-Welpen angetroffen. Durch den angeborenen autosomal-rezessiven Erbdefekt zeigen die betroffenen Tiere einen Verlust von T- und B-Lymphozyten in sämtlichen lymphatischen Organen. Die Hypoplasien sind von **Aplasien** (z. B. bei Nacktmäusen und der kongenitalen Hypotrichose der Katzen) und der Thymusinvolution abzugrenzen.

Die aus den Epithelzellen des Thymus entstehenden **Thymuszysten** werden u. a. im Zusammenhang mit einer Fehlentwicklung des Thymus (z. B. Aplasie) und als altersbedingte Erscheinung beobachtet. In Abhängigkeit von ihrer Größe können diese den Ösophagus komprimieren. In den meisten Fällen sind zystische Veränderungen des Thymus allerdings ohne klinische Bedeutung.

4.3.2 Stoffwechselstörungen

Die **Thymusinvolution** stellt einen physiologischen Rückgang des lymphatischen Gewebes im Alter dar. Allerdings kann dieser Prozess durch verschiedene pathologische Ursachen beschleunigt werden (akzidentelle Thymusinvolution). Diese wird beispielsweise hervorgerufen durch:
- verschiedene Toxine (z. B. polychlorierte Biphenyle)
- bakterielle Bestandteile
- Zytokine (IL-1, IL-6, TNF-α) und Glukokortikoide bei generalisierten Infektionen
- chronische Erkrankungen
- Abmagerung
- Stress
- Trauma

Makroskopisch ist der Thymus geschrumpft und im Endstadium häufig nur noch als Residuum nachweisbar. Histologisch ist die Thymusinvolution durch eine **verminderte Zellularität** der Läppchen (Zellschwund), **undeutliche Mark-Rindengrenze** und **Zunahme** des **interlobulären Bindegewebes** gekennzeichnet. Häufig finden sich vermehrt Apoptosen von Thymozyten.

Außerdem bewirken verschiedene Viren eine **Lymphozytolyse** mit **Nekrosen** bzw. **Atrophie** des Thymus (z. B. FeLV, FIV, Parvoviren, Canines Staupevirus, Pestiviren, EHV 1).

4.3.3 Kreislaufstörungen

Hämatome im präkardialen Mittelfell und Thymus können durch aortale Aneurysmen, Traumata oder Gerinnungsstörungen (z. B. Dicumarolvergiftung) hervorgerufen werden. Petechiale Blutungen werden im Zusammenhang mit Asphyxie, akuten Schockgeschehen und Septikämien beobachtet.

Idiopathische Thymusblutungen werden vorwiegend bei Junghunden (< 2 Jahre) beschrieben. Aus noch ungeklärter Ursache kommt es hierbei zu Gefäßzerreißungen im Thymus. Durch die mediastinalen Blutungen kann ein hypovolämischer Schock mit Todesfolge entstehen. Als Differenzialdiagnose für dieses Krankheitsbild werden Blutungen bedingt durch Koagulopathien (z. B. infolge von Vergiftungen mit gerinnungshemmenden Substanzen) diskutiert.

4.3.4 Reaktive Veränderungen

Eine Vergrößerung des Thymus durch **diffuse Hyperplasie** der lymphatischen Zellen kann durch eine immunologische Stimulation (z. B. Impfung) bei Jungtieren hervorgerufen werden. **Follikuläre Hyperplasien** entstehen durch eine Proliferation von B-Zellen. Sie können im Zusammenhang mit Thymomen und Autoimmunerkrankungen (z. B. Myasthenia gravis) auftreten.

Im Gegensatz zu sekundären lymphatischen Organen, beispielsweise Milz und Lymphknoten, reagiert der Thymus bei **Infektionskrankheiten** nicht mit einer Hyperplasie, sondern im Gegenteil mit einer **Involution** durch Erschöpfung, die temporär sein kann.

4.3.5 Tumoren

■ Primäre Tumoren

Thymusleukosen

Diese malignen Lymphome des Thymus werden insbesondere bei **Katzen** und **Rindern** und deutlich seltener bei **Hunden** festgestellt. Makroskopisch findet sich eine grauweiße, infiltrativ wachsende Masse im kranialen Mediastinum. Sie führt zu einer Kompression der Lunge und Flüssigkeitsansammlungen im Thorax, vgl. Hämatopoetische Tumoren (S. 145). Primäre Thymusleukosen können sich zu systemischen Leukosen/Lymphomen (S. 145) entwickeln.

Thymome

Diese entwickeln sich aus dem Thymusepithel und werden sporadisch bei **Kaninchen** und eher selten bei **Hunden**, **Katzen**, **Rindern** und **Schafen** diagnostiziert. Thymome stellen langsam wachsende abgekapselte Umfangsvermehrungen im kranialen Mediastinum dar (**Abb. 4.3**). Das Tumorwachstum kann mit der Bildung von Autoantikörpern und der Entstehung einer Myasthenia gravis vergesellschaftet sein. Bei der histologischen Untersuchung können neben entarteten epithelialen Zellen zusätzlich auffallend starke Ansammlungen von nicht neoplastischen Lymphozyten nachgewiesen werden. Bei Kaninchen und Hunden können diese nicht neoplastischen Lymphozyten häufig das histologische Bild dominieren.

Im Gegensatz zu den benignen Thymomen zeigen **Thymuskarzinome** (maligne Thymome) ein infiltratives Wachstum und Metastasenbildung.

■ Sekundäre Tumoren

Metastasen anderer Tumoren in den Thymus sind selten und werden oft erst beobachtet, wenn der Körper damit systematisch befallen wird.

> **DAS MÜSSEN SIE WISSEN**
>
> **Fehlentwicklungen** des Thymus (Aplasie, Hypoplasie) müssen von der Thymusinvolution abgegrenzt werden. Letztere stellt einen physiologischen Rückgang des lymphatischen Gewebes im Alter dar. Sie kann jedoch durch verschiedene Ursachen beschleunigt werden.
>
> **Nekrosen und Atrophien** im Thymusgewebe treten v. a. als Folge von Infektionskrankheiten auf.
>
> Mit Ausnahme der ätiologisch noch ungeklärten idiopathischen Thymus**blutungen** von Junghunden stehen Petechien und Hämatome des Thymus fast immer im Zusammenhang mit systemischen Erkrankungen.
>
> Neben diffusen **Hyperplasien** als Ausdruck einer immunologischen Stimulation können follikuläre Hyperplasien auftreten, die oftmals mit Thymomen und Autoimmunerkrankungen assoziiert sind.
>
> Bedeutsame primäre **Tumoren** stellen die Thymusleukosen von Katze und Rind dar, die sich zu systemischen Leukosen entwickeln können. Thymome und Thymuskarzinome treten dagegen eher sporadisch auf. Metastasen anderer Tumoren in den Thymus sind selten.

4.4 Milz

4.4.1 Missbildungen

Das Vorhandensein von **Nebenmilzen** (Lien succenturiatus) ist entweder angeboren oder die Folge eines abdominalen Traumas (**Abb. 4.4**). Hierbei findet sich versprengtes Milzgewebe meistens im Netz (Splenose). In der Regel stellt dieses ektopische Gewebe einen Zufallsbefund bei der Sektion dar. Allerdings sind Nebenmilzen makroskopisch nicht immer eindeutig von Hämangiosarkomen zu unterscheiden und müssen daher ggf. histologisch von diesen abgegrenzt werden.

Duplikationen der Milz werden gelegentlich beim Schwein beobachtet. Das angeborene Fehlen (**Aplasie**) und

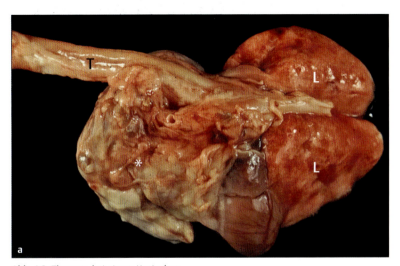
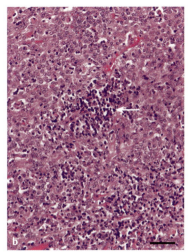

Abb. 4.3 Thymom bei einem Kaninchen.
a Neoplastisches Thymusgewebe (*) im präkardialen Mediastinum. L = Lunge; T = Trachea.
b Histologisches Bild eines Thymoms mit charakteristischen Lymphozyteninfiltrationen (→). HE-Färbung. Balken = 100 μm.

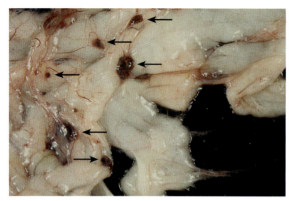

Abb. 4.4 Multiple Nebenmilzen (→) im Großen Netz eines Hundes. Diese Kuriosität bleibt in der Regel ohne klinische Bedeutung.

die **Hypoplasie** der Milz kommen im Gegensatz zu bestimmten Mäusestämmen bei Haussäugetieren nur selten vor. In seltenen Fällen kann ektopisches Pankreasgewebe in der Milz festgestellt werden.

4.4.2 Lageveränderungen und Zusammenhangstrennungen

■ Milztorsion

Eine Milztorsion wird beim Schwein, beim Hund und seltener beim Pferd diagnostiziert. Durch die Drehung und Abschnürung der venösen Blutgefäße entwickeln sich eine Stauungshyperämie und evtl. eine hämorrhagische Infarzierung mit Nekrosen. Aufgrund der Blutfülle ist die Milz hierbei deutlich vergrößert und dunkelrot.

> **KLINISCHER BEZUG** Beim Schwein kommt es entweder zu einer vollständigen Drehung um die Längsachse des Organs oder zur partiellen Drehung des ventralen Anteils. Milztorsionen können letal verlaufen und gehäuft in einem Schweinebestand auftreten. Die gedrehte und geschwollene Milz wird hierbei vom Netz umhüllt (Wickelmilz). In protrahierten Fällen entstehen Verklebungen und Verwachsungen von Netz und Milz (Abb. 4.5).

Obwohl beim Hund eine isolierte Torsion der Milz vorkommen kann, findet sich aufgrund der Organbefestigung jedoch wesentlich häufiger eine Drehung der Milz mit V-förmiger Abknickung und Stauung infolge einer Magentorsion.

■ Milzrupturen

Häufigste Ursache von Rupturen der Milz sind stumpfe Traumata (z. B. Verkehrsunfälle bei Hunden und Katzen). Hierbei kann es zum vollständigen oder partiellen Zerreißen der Milz kommen. Bei **pathologischen Rupturen** (Spontanrupturen) handelt es sich um eine Zerreißung des vorgeschädigten Organs durch ein **geringes Trauma**. Sie kommen bei Milzvergrößerungen durch Stauungshyperämien (Herzinsuffizienz) sowie infolge degenerativer, hyperplastischer, neoplastischer oder entzündlicher Prozesse vor.

Durch Rupturen entstehen im Allgemeinen zunächst subkapsuläre Blutungen oder, insbesondere bei pathologischen Rupturen, ein **Hämaskos**. Durch den Blutverlust kann ein hypovolämischer Schock ausgelöst werden (inneres Verbluten). Überleben die Tiere, so kann im weiteren Verlauf versprengtes Milzgewebe im Netz (Splenose) nachgewiesen werden. Zudem findet sich oft Narbengewebe mit Einschnürungen in der Milz.

4.4.3 Kreislaufstörungen

■ Hyperämie

Die **aktive Hyperämie** der Milz wird bei verschiedenen generalisierten Infektionen und Toxämien beobachtet. Hier ist insbesondere der Milzbrand (Anzeigepflicht) zu nennen. **Passive Hyperämien** entstehen durch Störungen der systemischen oder portalen Zirkulation. Stauungshyperämien der Milz finden sich gehäuft bei der Sektion von euthanasierten Tieren (z. B. durch Barbiturate). Akut gestaute Milzen sind deutlich vergrößert, zyanotisch (dunkelblaue Verfärbung der Kapsel) und vermehrt mit Blut gefüllt, welches beim Anschnitt abfließt. Bei der chronischen Stauungshyperämie ist die Milz durch eine Induration der Kapsel und Trabekel verfestigt. Histologisch können neben der Bindegewebszubildung häufig eine lymphatische Atrophie und Hämosiderophagen nachgewiesen werden.

■ Anämie

In Abhängigkeit von der Anämieform werden unterschiedliche Reaktionen der Milz ausgelöst. Im Zuge eines akuten Schockgeschehens (z. B. bei einem raschen Blutverlust) kommt es zur Kontraktion und Entleerung der Milz. Im Gegensatz hierzu kann bei hämolytischen Anämien eine Milzschwellung mit Ablagerung von Blutabbauprodukten sowie bei chronischen Anämien eine extramedulläre Hämatopoese nachgewiesen werden.

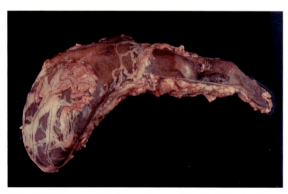

Abb. 4.5 Milztorsion bei einem Schwein. Die Milz ist in das Netz eingewickelt (Wickelmilz) und aufgrund der Blutstauung deutlich geschwollen.

■ Milzinfarkt

Embolien werden häufig durch Endokarditiden verursacht und führen zum **anämischen** Milzinfarkt. **Hämorrhagische** Milzrandinfarkte werden als ein charakteristischer Sektionsbefund bei der Schweinepest angesehen. Allerdings treten diese Veränderungen auch bei anderen septikämisch verlaufenden Infektionen mit Mikrothrombosen (DIC) bei allen Tierarten auf.

■ Milzhämatom

Durch abdominale Traumata können Blutungen im Milzparenchym entstehen, welche häufig subkapsulär lokalisiert sind. Sie werden relativ oft beim Hund beobachtet und müssen von Neoplasien, insbesondere Hämangiosarkomen, unterschieden werden.

4.4.4 Stoffwechselstörungen

Siderofibrotische Herde werden häufig bei **älteren Hunden** nachgewiesen. Sie werden auch als **Gandy-Gamna-Knötchen** (syn. siderofibrotische Plaques) bezeichnet. Es handelt sich meist um Zufallsbefunde bei der Sektion. Sie stellen sich als **gelb-graue Verkrustungen** (Eisen- und Kalziumablagerungen) und **Fibrosen** der Milzkapsel dar (Abb. 4.6). Diese sind oft im Bereich des Milzrands und der viszeralen Milzfläche lokalisiert.

Möglicherweise handelt es sich bei diesen Veränderungen um Residuen von vorangegangenen Kapselhernien. Allerdings ist die genaue Ätiologie bislang unklar.

Amyloidablagerungen sind in der Regel die Folge einer **generalisierten Amyloidose** und können zur Atrophie des Parenchyms beitragen. Hierbei sind insbesondere die **Milzfollikel** betroffen (**Sagomilz**). Die seltener vorkommende Amyloidablagerung in der roten **Milzpulpa** wird aufgrund ihres Aussehens als **Schinkenmilz** bezeichnet.

Hämosiderinablagerungen finden sich vorwiegend bei **älteren Tieren** in Makrophagen (Hämosiderophagen). Außerdem sind diese Blutabbauprodukte in der Milz ein typischer Befund bei hämolytischen Anämien. Bei andauernden Akkumulationen kann es zusätzlich zur Ablagerung im Bindegewebe der Milz kommen.

Beim **alten Hund** kann eine **Hyalinisierung** der Follikelarterien nachgewiesen werden. Zu intrafollikulärer Hyalinose siehe Atrophie (S. 133).

4.4.5 Reaktive Veränderungen
■ Atrophie

Lymphatische Depletionen werden insbesondere bei **alten Hunden** und **Pferden** (**senile Atrophie**) und bei der **Kachexie** beobachtet. Auch können starker Stress und hoch dosierte Glukokortikoide dazu führen. Bei fulminant verlaufenden **Infektionen** kann häufig eine **Lymphozytolyse** mit zellulärem Debris im Follikelzentrum nachgewiesen werden. Bei anhaltenden Prozessen kommt es hierbei durch Proteinablagerungen zur **intrafollikulären Hyalinose**. Dies kann im Einzelfall lichtmikroskopisch mit einer Amyloidablagerung verwechselt werden. Werden diese Proteine nicht abgebaut, entwickelt sich eine Mineralisierung und fortschreitende **Atrophie** der Milzfollikel.

■ Hyperplasie

Diffuse Hyperplasie

Gleichmäßig die gesamte Milz betreffende Hyperplasien führen zur Splenomegalie. Hierbei werden pulpöse, follikuläre und gemischte Formen unterschieden.

Die **pulpöse Milzhyperplasie** (rote Milzpulpa) ist durch eine diffuse Organvergrößerung gekennzeichnet. Bei der Eröffnung der Kapsel quillt die rote Pulpa hervor. Pulpöse Hyperplasien finden sich bevorzugt im Frühstadium von generalisierten Infektionen wie beispielsweise bei Salmonellose, Rotlauf, Trypanosomiasis, Infektiöser Anämie der Einhufer und Bösartigem Katarrhalfieber. Beim Milzbrand der Rinder findet sich zusätzlich eine ausgeprägte Hyperämie.

Die **follikuläre Milzhyperplasie** (weiße Milzpulpa) entsteht durch starke Follikelzentrumsreaktionen und tritt daher erst im chronischen Verlauf von Infektionskrankheiten auf. Im Vergleich zur pulpösen Schwellung ist die Milz bei dieser Form weniger deutlich vergrößert. Im Anschnitt fallen prominente, gleichmäßig über das Organ verteilte glasige Lymphfollikel auf (Abb. 4.7). Darüber hinaus können Mischformen aus pulpöser und follikulärer Hyperplasie auftreten.

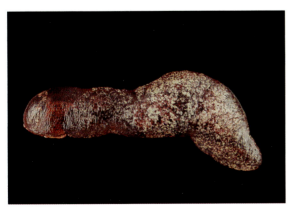

Abb. 4.6 Zahlreiche siderofibrotische Herde auf der Milzkapsel eines Hundes.

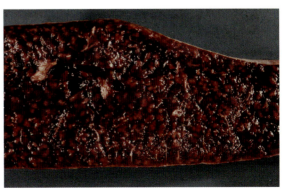

Abb. 4.7 Folllikuläre Hyperplasie der Milz bei einem Rind (Querschnitt).

■ Extramedulläre Hämatopoese

Sie tritt bei adulten Tieren auf und stellt eine Reaktivierung pluripotenter Stammzellen und Hyperplasie hämatopoetischer Zellen in der Milz dar. Sie entsteht infolge eines Blutverlusts sowie bei schweren und chronischen Entzündungen.

4.4.6 Entzündungen

Systemische bakterielle Infektionen führen zur raschen Ansammlung von neutrophilen Granulozyten in den Marginalzonen der Milz. Das Organ ist hierbei diffus vergrößert (**Splenomegalie**). Multifokale **nekrotisierende**, **eitrige** oder **abszedierende Splenitiden** (Abb. 4.8) entwickeln sich bevorzugt beim **Rind**, **Schwein** und **Pferd**. Sie entstehen infolge von Erregerstreuungen, z. B. im Zusammenhang mit Endokarditiden oder Nabelentzündungen. Durch perforierende Haubenfremdkörper kann es zur **Abszessbildung** in der Milz kommen. Die Mitbeteiligung von Saprophyten kann zur **ichorösen** (jauchigen) **Splenitis** führen.

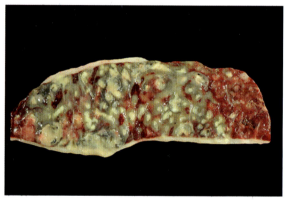

Abb. 4.8 Multifokale eitrig-abszedierende Splenitis bei einem Rind (Querschnitt).

4.4.7 Tumorähnliche Veränderungen und Tumoren

■ Tumorähnliche Veränderungen

Die Veränderungen bei **nodulärer Hyperplasie** stellen sich als grau-weiße bis rötliche, nicht abgekapselte Umfangsvermehrungen dar, die das umliegende Gewebe komprimieren. Sie kommen häufig bei **älteren Hunden** vor, seltener bei anderen Tierarten und können einen Durchmesser von über 5 cm aufweisen. Größere Herde weisen darüber hinaus nekrotische Areale auf. Trotz ihres gutartigen biologischen Verhaltens neigen große Varianten zur Spontanruptur mit abdominalen Blutungen, die evtl. bis zum Verbluten führen können. In der neueren Literatur werden histologisch teils lymphoide und komplexe noduläre Hyperplasien unterschieden. Während beim lymphoiden Subtyp überwiegend Lymphozyten beobachtet werden, finden sich beim komplexen Subtyp auch teils sehr prominente Ansammlungen von Fibroblasten, glatten Muskelzellen und Makrophagen. Differenzialdiagnostisch sind hier insbesondere indolente Lymphome zu bedenken.

Die sog. **Myelolipome** oder myelolipomatöse Metaplasien kommen selten vor. Sie stellen gut abgekapselte Proliferationen von hämatopoetischen Zellen und Fettzellen dar. Diese Umfangsvermehrungen sind in der Regel ohne klinische Bedeutung und finden sich überwiegend bei **Hunden** und **Katzen**.

Differenzialdiagnostisch müssen tumorähnliche Veränderungen von Neoplasien, insbesondere von malignen Lymphomen und Hämangiosarkomen, abgegrenzt werden. Letztendlich ist eine abschließende Diagnose nur mittels Histologie möglich.

■ Primäre Tumoren

Hämangiosarkome

Sie kommen insbesondere bei **älteren Hunden** (Abb. 4.9) und seltener bei **Katzen**, **Pferden** und **Wiederkäuern** vor. Es besteht eine Rassedisposition für den Deutschen Schä-

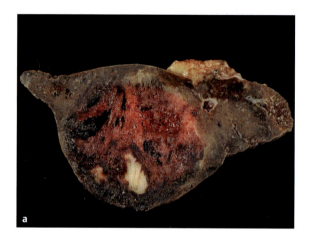

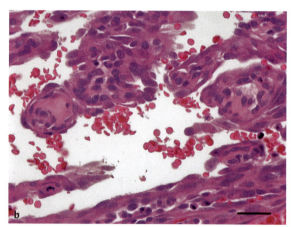

Abb. 4.9 Hämangiosarkom der Milz bei einem Hund.
a Unscharf abgrenzbare Umfangsvermehrung in der Milz (Querschnitt).
b Histologisches Bild eines Hämangiosarkoms (blutgefüllte spaltenförmige Hohlräume und dysplastische Endothelzellen). HE-Färbung. Balken = 30 µm.

ferhund. Neben der Milz stellen das rechte Herzohr und die Leber weitere Primärlokalisationen des Tumors beim Hund dar. Bei der Sektion finden sich häufig unscharf abgrenzbare, teils zystische rote Umfangsvermehrungen. Histologisch finden sich anaplastische Endothelzellen, die blutgefüllte Spalten begrenzen oder solide Anteile ausbilden und in das umliegende Gewebe infiltrieren.

Komplikationen entstehen durch die Rupturneigung des Hämangiosarkoms mit Verbluten in die Bauchhöhle und die frühzeitige Metastasierung.

Fibrohistiozytäre Knoten

Auch diese treten vorwiegend beim **Hund** auf. Sie bestehen aus variablen Anteilen von gut differenzierten lymphatischen Zellen und dysplastischen stromalen Zellen. Diese Veränderungen stellen vermutlich einen fließenden Übergang von nodulären Hyperplasien zu malignen stromalen Tumoren (Sarkomen) dar. In Abhängigkeit vom histologischen Differenzierungsgrad können fibrohistiozytäre Knoten daher zu **Rezidiven** oder **Metastasierungen** führen. In neueren Untersuchungen wurden fibrohistiozytäre Knoten teils neu klassifiziert und anhand des vorherrschenden Zelltyps in noduläre Hyperplasien, teils indolente Lymphome, stromale Sarkome und histiozytäre Sarkome unterteilt.

Weitere primäre Tumoren

In der Milz können u. a. extramedulläre Plasmozytome, maligne Lymphome, histiozytäre Tumoren und Leiomyosarkome auftreten. Näheres zu histiozytären Tumoren unter Hämatopoetische Tumoren (S. 153).

■ Sekundäre Tumoren

Sekundäre Tumoren der Milz, wie z. B. Metastasen eines malignen Melanoms bei Hund und Pferd, treten selten auf.

> **DAS MÜSSEN SIE WISSEN**
>
> **Nebenmilzen** (angeboren) oder **versprengtes Milzgewebe** im Netz (traumatisch bedingt) bleiben zumeist symptomlos, müssen jedoch fallweise von Hämangiosarkomen abgegrenzt werden.
>
> **Milztorsionen** beim Schwein bestehen entweder in einer vollständigen Drehung um die Längsachse des Organs oder in einer partiellen Drehung des ventralen Anteils. Beim Hund treten Milztorsionen meist infolge einer Magendrehung auf.
>
> **Milzrupturen** entstehen aufgrund schwerwiegender stumpfer Traumata oder als pathologische Ruptur bzw. Spontanruptur infolge einer Vorschädigung des Organs. Milzrupturen stellen immer ein lebensbedrohendes Ereignis dar (Hämaskos).
>
> Während die aktive **Hyperämie** durch Infektionskrankheiten bedingt ist, beruht die passive Hyperämie auf einer Störung der Zirkulation. Anämische (thrombotisch-embolischer Verschluss von Arterien infolge Endokarditis) oder hämorrhagische (z. B. bei Schweinepest) **Milzinfarkte** stellen gleichfalls keine Seltenheit dar. Bei den verschiedenen Anämieformen dient die Milz entweder als rasch verfügbarer Blutspeicher (hypovolämische Anämie), als Blutfilter mit Ablagerung von Blutabbauprodukten (hämolytische Anämie) oder als Ort der extramedullären Hämatopoese (chronische Anämie) mit entsprechenden morphologischen Veränderungen.
>
> **Stoffwechselstörungen** zeigen sich v. a. in Ablagerungen verschiedener Stoffe (siderofibrotische Herde/Gandy-Gamna-Knötchen, Hämosiderin, Amyloid). Proteinablagerungen infolge ausgeprägter und anhaltender Lymphozytolyse führen zur intrafollikulären Hyalinose und schließlich zu einer Atrophie der Lymphfollikel. Eine Hyperplasie der Milz mit Splenomegalie tritt dagegen im Gefolge von Infektionskrankheiten auf, wobei im Frühstadium die pulpöse, im chronischen Verlauf die follikuläre Form dominiert.
>
> **Entzündungen** der Milz gehen mit Splenomegalie und unter Umständen mit Abszessbildung einher.
>
> Tumorähnliche Veränderungen (noduläre Hyperplasie, Myelolipome) und primäre **Tumoren** (Hämangiosarkome, fibrohistiozytäre Knoten, Plasmozytome, maligne Lymphome) treten v. a. beim Hund auf. Sekundäre Tumoren sind insgesamt selten.

4.5 Lymphknoten

4.5.1 Missbildungen

In seltenen Fällen treten Missbildungen der Lymphknoten auf. Diese sind meist mit angeborenen Erkrankungen des Immunsystems assoziiert. Ein Beispiel stellt der kombinierte Immundefekt („severe combined immunodeficiency", SCID) dar, bei dem die Lymphknoten der betroffenen Tiere sehr klein ausgebildet sind oder auch fehlen können.

4.5.2 Kreislaufstörungen

Ödeme treten v. a. bei Stauungsprozessen, Tumormetastasierungen und Gefäßschäden auf. Sie können auch infolge der Hypoproteinämie bei einer Kachexie entstehen.

Blutansammlungen können entweder im Lymphknoten direkt auftreten oder auf einer Blutresorption aus dem tributären Gebiet des Lymphknotens beruhen. Blutresorptionslymphknoten sind makroskopisch oft dunkelrot gefärbt. Bei der Blutresorption werden die Erythrozyten über afferente Lymphgefäße über die Sinus in das Lymphknotenmark transportiert, wo sie von Makrophagen phagozytiert und zu **Hämosiderin** abgebaut werden. **Blutungen** und **Blutresorption** treten v. a. bei folgenden Erkrankungen auf:

- Blutung im Einzugsgebiet infolge Trauma, chirurgischem Eingriff etc.
- septikämische Allgemeinerkrankungen, z. B. Klassische Schweinepest (S. 182)
- Vergiftungen, z. B. Cumarin-Derivate
- hämorrhagische Diathese anderer Genese

Fokale oder komplette **Lymphknoteninfarkte** treten v. a. bei malignen Lymphomen auf. Sie sind zumeist auf eine vaskuläre Obstruktion zurückzuführen. Am häufigsten treten Lymphknoteninfarkte bei der **Kälberform** des **sporadischen bovinen malignen Lymphoms** (Kälberleukose) auf.

Zysten ausgehend von einer Lymphstauung treten gelegentlich in den Mesenteriallymphknoten von Kälbern auf.

4.5.3 Stoffwechselstörungen und Fremdinhalte

Fettablagerungen treten gelegentlich in den supramammären Lymphknoten von laktierenden **Kühen** auf. Ebenso können sie in den Mesenteriallymphknoten von **Schweinen** und fettreich gefütterten **Hunden** vorkommen. Ursächlich wird eine Fettresorption und -assimilation diskutiert.

Melaninablagerungen kommen insbesondere bei **chronischen Dermatitiden** mit Freisetzung von Melanin (sog. Pigmentinkontinenz) vor. Auch drainierende Lymphknoten von Geweben mit kongenitaler Melanose können Melaninablagerungen aufweisen, besonders bei Wiederkäuern (Lymphknotenmelanose).

Anthrakose ist ein häufiger Befund der **pulmonalen Lymphknoten** beim **Hund**. Seltener finden sich diese Veränderungen auch bei **Katzen** und **anderen Haustieren**. Die phagozytierten kohlenstoffhaltigen Pigmente liegen dabei inert in Makrophagen des Lymphknotenmarks vor. Sie haben keine klinischen Konsequenzen. Auch in den tributären Gebieten von Tätowierungen können kohlenstoffhaltige Ablagerungen (sowie andere Pigmente) auftreten.

Infolge der Verabreichung von **eisenhaltigen Präparaten** zur Prophylaxe (**Ferkel**) oder Therapie von Anämien treten dunkelbraune Pigmentierungen der regionären Lymphknoten auf. Auch aus **Futtermitteln** stammende Pigmente können zu einer variablen Kolorierung der Lymphknoten beitragen. Sie treten insbesondere bei **landwirtschaftlichen Nutztieren** auf.

Bei einem **Emphysem** weisen die Lymphknoten ein puffig-schaumiges Aussehen auf. Histologisch befindet sich das **Gas** meist reaktionslos in den Sinus. Gelegentlich kann jedoch auch eine Infiltration mit Makrophagen und mehrkernigen Riesenzellen beobachtet werden, was zumeist auf eine Fremdkörperreaktion zurückgeführt wird.

Am häufigsten wird ein Lymphknotenemphysem beim Schwein im Zusammenhang mit einem intestinalen Emphysem beobachtet. Bei Rindern treten Emphyseme der pulmonalen Lymphknoten bei interstitiellen Lungenemphysemen sowie als agonale Veränderung auf. Auch bei Clostridiosen mit Gasbranderregern (Rauschbrand, Pararauschbrand) können Lymphknotenemphyseme beobachtet werden.

4.5.4 Reaktive Veränderungen

■ Atrophie

Eine Atrophie der Lymphknoten tritt im Zusammenhang mit **Hungerzuständen**, **systemischen Neoplasien** und **Malabsorptionssyndromen** auf, die alle terminal in einer **Kachexie** enden. Dabei wird v. a. die Produktion von T-Lymphozyten reduziert. Die B-Lymphozyten sind hingegen nur wenig betroffen. Auch im Zusammenhang mit viralen Infektionen kann eine Depletion und Destruktion von Lymphozyten in Lymphknoten auftreten. Beispiele hierfür sind folgende Infektionen:
- Bovines Virusdiarrhövirus (BVD, Rind)
- Canines bzw. Felines Parvovirus (CPV 2, Hund; FPV, Katze)
- Canines Staupevirus (CDV, Hund)

Senile Atrophien von Lymphknoten treten besonders bei **Hunden**, **Katzen** und **Primaten** auf. Ursächlich ist eine verminderte Aktivität des Immunsystems. Diese manifestiert sich in einer Reduktion der T- und B-Zell-Areale, wobei Lymphfollikel stark reduziert sein können.

■ Hyperplasie

Lymphknotenhyperplasien betreffen bei **systemischen Erkrankungen** einen Großteil der Lymphknoten. Sie können auch auf **regionäre Lymphknoten** begrenzt bleiben, wenn sich die Entzündung auf das tributäre Gebiet des Lymphknotens beschränkt. Sie spiegeln die immunologischen Leistungen des Körpers wider. Hyperplasien können sowohl **follikulär** (B-Lymphozyten) oder **diffus, vorwiegend parakortikal** (T-Lymphozyten) auftreten.

Makroskopischer Befund bei Hyperplasien:
- Vergrößerung der betroffenen Lymphknoten
- Vorquellen des Parenchyms über die Schnittfläche

Histologischer Befund bei Hyperplasien:
- Proliferation der B-Lymphozyten und Größenzunahme der Lymphfollikel (folliculäre Hyperplasie)
- Ausbildung aktiver Keimzellzentren und vieler Mitosen (folliculäre Hyperplasie)
- Proliferation der T-Zellen und Vergrößerung der parafollikulären oder -kortikalen Zone (parakortikale Hyperplasie)

Im weiteren Verlauf der follikulären Hyperplasie kann es – als Ausdruck einer immunologischen Erschöpfung – zur **Depletion** der **Keimzentren** kommen. Die Follikelzentren bestehen dabei überwiegend nur noch aus Stroma und Vorläuferzellen.

Ein weiterer Ausdruck immunologischer Leistungen des Lymphknotens stellt die **Sinushistiozytose** dar. Dabei handelt es sich um eine Vermehrung des intrasinusoidalen Makrophagengehalts nach bakteriellen Infektionen oder vermehrt aktivierter Phagozytose aufgrund von anderen Ursachen.

Wichtige Differenzialdiagnosen zu Hyperplasien stellen insbesondere entzündliche und neoplastische Erkrankungen dar.

4.5.5 Entzündungen

■ Lymphadenitis simplex

Die Lymphadenitis simplex wird auch als einfache Lymphknotenentzündung bezeichnet. Sie entspricht in ihrer Morphologie einer **lymphatischen Hyperplasie** und geht mit zusätzlicher entzündlicher Hyperämie und Ödematisierung einher, die sich makroskopisch in einer feuchten Schnittfläche äußern. Sie tritt besonders dann auf, wenn im tributären Gebiet des Lymphknotens entzündliche Prozesse ablaufen.

■ Bakteriell bedingte Entzündungen

Eitrige Lymphadenitiden entwickeln sich häufig durch eine Erregerstreuung aus dem tributären Gebiet des Lymphknotens. Ursächlich handelt es sich zumeist um Infektionen mit typischen Eitererregern, beispielsweise **Staphylokokken**, **Streptokokken** oder *Trueperella* spp. Makroskopisch ist eine eitrige Lymphadenitis durch eine Vergrößerung des betroffenen Lymphknotens und eine gelbliche Färbung des Parenchyms charakterisiert. Darüber hinaus können Einschmelzungen (Nekrosen) und Abszesse im Lymphknotengewebe auftreten.

Je nach Tierart sind verschiedene Streptokokken für eitrige Lymphadenitiden verantwortlich:
- Die Druse beim Pferd wird durch *Streptococcus equi* ssp. *equi* hervorgerufen.
- Der „jowl abscess" beim Schwein wird durch *Streptococcus porcinus* verursacht.
- Bei Hund und Katze sind Streptokokken der Lancefield-Gruppe G für eine Streptokokken-Lymphadenitis verantwortlich.

Druse

Eine häufig mit einer eitrigen bis abszedierenden Lymphadenitis einhergehende Erkrankung stellt die Druse der Equiden dar, die besonders bei jungen Pferden auftritt. Ätiologisch wird sie durch eine Infektion mit *Streptococcus equi* ssp. *equi* hervorgerufen. Sie betrifft vorwiegend die Lymphknoten des Kopfes, Rachens und Abdomens. Aus einer anfänglich miliaren eitrigen Lymphadenitis entwickeln sich häufig Abszesse, die mit rahmigem gelblichem Eiter gefüllt sind. Die Abszesse können aufbrechen oder abgekapselt werden. Durch eine hämatogene **Erregerstreuung** ist darüber hinaus eine Beteiligung weiterer Lymphknoten oder anderer Organe (z. B. Luftsackempyem) möglich.

„Jowl abscess"

Bei Schweinen löst *Streptococcus porcinus* eine eitrige Lymphadenitis der Kopflymphknoten aus. Diese als „jowl abscess" bezeichnete Erkrankung geht wahrscheinlich von einer initialen Besiedelung der Tonsillen und der Maulhöhle aus. Ähnliche Veränderungen treten auch bei Hunden und Katzen bei einer Infektion mit Streptokokken der Lancefield-Gruppe G auf (Streptokokken-Lymphadenitis).

Tuberkulose

Infektionen mit *Mycobacterium (M.) bovis* führen bei verschiedenen Tierarten zu **granulomatösen** Lymphadenitiden. Jedoch können auch *M. tuberculosis, M. caprae* und Mykobakterien aus dem *M. avium-intracellulare*-Komplex ähnliche Läsionen hervorrufen. Rinder, Schafe, Ziegen, Pferde, Schweine, Hunde und Katzen können erkranken.

Makroskopisch zeigen sich entweder **primär verkäste Herde** (exsudative Form) oder **speckige Granulome** (proliferative Form). Histologisch lassen sich Mykobakterien aufgrund ihrer Säureresistenz mittels Ziehl-Neelsen-Färbung in den Makrophagen nachweisen.

Die **anzeigepflichtige** Tuberkulose des Rindes (S. 221) stellt das klassische Beispiel einer **granulomatösen Lymphadenitis** dar. Es handelt sich um eine chronische Erkrankung, die durch verkäsende granulomatöse Entzündungen in Lunge, Lymphknoten und anderen Organen charakterisiert ist. Die Infektion erfolgt meist über eine Inhalation der Erreger. Jedoch treten auch orale, transplazentare, in seltenen Fällen auch transkutane und genitale Infektionen auf.

Die **Manifestation** der Läsionen hängt vom Erreger, der Infektionsdosis und dem Immunstatus des Tieres ab. Die Mehrzahl der infizierten Tiere entwickelt daher keine klinischen Symptome. Nach einer **respiratorischen Infektion** entwickeln sich die Primärkomplexe (Parenchym und Lymphknoten) gemäß dem Cornetschen Lokalisationsgesetz meist in den retropharyngealen, bronchialen und mediastinalen Lymphknoten sowie der Lunge.

Die Tuberkulose bei anderen Tierarten als dem Rind zeigt folgende Besonderheiten:
- **Kleine Wiederkäuer** sind seltener betroffen und entwickeln **respiratorische Infektionen** vergleichbar denjenigen des Rindes.
- **Pferde** entwickeln bevorzugt eine **alimentäre Infektion** mit Läsionen in den retropharyngealen und mesenterialen Lymphknoten sowie dem Gastrointestinaltrakt.
- **Schweine** zeigen häufig **systemische Infektionen**, deren Morphologie erregerabhängig ist. Bei Infektionen mit *M. bovis* findet man verkäsende Lymphadenitiden, während *M. avium* vorwiegend proliferative Formen hervorruft.
- Bei **Hunden und Katzen** dominiert **Granulationsgewebe**, in das nur wenige Makrophagen eingelagert sind. Mehrkernige Riesenzellen treten nur selten auf.

Pseudotuberkulose

Die durch *Yersinia pseudotuberculosis* ausgelöste Pseudotuberkulose (S. 138) stellt eine weltweit auftretende, häufig tödlich verlaufende Erkrankung dar, die vorwiegend Nager und Vögel betrifft. Makroskopisch finden sich **Nekrosen** der lymphatischen Einrichtungen in Ileum und Kolon, die sich als **Lymphangitis** zu den regionären Lymphknoten ausbreiten. Typisch sind darüber hinaus **verkäsende Nekrosen** in den Mesenteriallymphknoten, der Milz und der Leber. Sie treten oft in Kombination mit einer **fibrinohämorrhagischen Enteritis** auf.

Eine andere Erkrankung, die v. a. bei Schafen und Ziegen mit **verkäsenden Lymphadenitiden** einhergeht und ebenfalls als Pseudotuberkulose bezeichnet wird, wird durch eine Infektion mit *Corynebacterium pseudotuberculosis* hervorgerufen. Makroskopisch zeigen die Abszesse eine typische zwiebelschalenartige, konzentrische Schichtung des Eiters (Abb. 4.10), die mit Mineralisierungen einhergehen kann.

Tularämie

Die **Tularämie** (Nagerpest) wird durch eine Infektion mit *Francisella tularensis* ausgelöst. Sie betrifft viele Haustierarten, Wildnager und den Menschen, wobei Hunde und Katzen am wenigsten empfänglich sind. Als Reservoir gelten wild lebende Nager. Die Übertragung erfolgt sowohl über Vektoren (z. B. Zecken) als auch über orale Aufnahme und Inhalation. Der Erreger kann auch die intakte Schleimhaut und Haut penetrieren.

Bei Kaninchen und Nagern dominieren makroskopisch miliare weiße, bis zu 2 mm im Durchmesser große Herde in Milz, Leber und Lymphknoten, die sich histologisch als **nekrotisierende, teils pyogranulomatöse Entzündungen** darstellen.

SYNOPSE: PSEUDOTUBERKULOSE

Achim D. Gruber

Epidemiologie und Bedeutung

Unter dem Begriff Pseudotuberkulose werden 2 klinisch, ätiologisch und pathogenetisch separate Krankheiten geführt:
- Pseudotuberkulose der kleinen Wiederkäuer (verkäsende Lymphadenitis)
- Pseudotuberkulose der Nager (Yersiniose)

Die klinischen und teils auch pathologisch-anatomischen **Ähnlichkeiten zur Tuberkulose** führten historisch jeweils zur Namensgebung. Erregerreservoire sind wild lebende Nagetiere und Vögel (Yersiniose), aber auch infizierte, jedoch oft klinisch nicht erkrankte Schafe. Seltener sind andere Wiederkäuer (verkäsende Lymphadenitis) betroffen.

Leider ist auch der Begriff „Yersiniose" nicht spezifisch. Hiermit könnten auch *Y.-enterocolitica*-Infektionen gemeint sein, die wiederum eine andere Krankheit darstellen. Beide Krankheiten sind weit verbreitet und auch auf den Menschen übertragbar (**Zoonosen**). Die Übertragung erfolgt zumeist durch Wundinfektionen oder oral, wo sie, abhängig vom Immunstatus, milde bis schwere Verlaufsformen annehmen können.

Pseudotuberkulose der kleinen Wiederkäuer (verkäsende Lymphadenitis)

Betroffene Spezies Betroffen sind insbesondere Schafe, jedoch auch andere Wiederkäuer wie Ziegen und Rinder. Auch Pferde, Kamele und der Mensch können erkranken.

Ätiologie Der Erreger ist *Corynebacterium pseudotuberculosis*.

Inkubationszeit Eine Inkubationszeit kann nicht seriös angegeben werden, da klinische Symptome oftmals fehlen oder zeitlich sehr variabel auftreten können. Zunächst sind mindestens viele Tage zu postulieren.

Klinik Im Bereich von Hautwunden – typischerweise Verletzungen bei der Schur, aber auch bei Zeckenbissen, Dornenwunden o. Ä. – und/oder in oberflächlichen Lymphknoten treten bis wenige cm im Durchmesser große, abszessähnliche **Umfangsvermehrungen** auf. Diese weisen im Anschnitt eine **zwiebelschalenähnliche Schichtung** bei zentraler Verkäsung auf (Abb. 4.10). Diese typische Innenstruktur kann auch bei Infektionsherden an anderen Schleimhäuten (Magen-Darm-Trakt, Respirationstrakt) bzw. Lymphknoten auftreten. Zumeist zeigen die Tiere keine Beeinträchtigung des klinischen Allgemeinbefindens. Nur im Ausnahmefall werden bei Lämmern auch septikämische/systemische Infektionen beobachtet.

Pathogenese und pathologische Befunde Von der oberflächlichen Wundinfektion erfolgt ein lymphogener Übertritt auf den regionalen Lymphknoten. Dabei kommt es ohne schwere Immunsuppression meist nicht zu weiteren Ausbreitungen oder einer Beeinträchtigung anderer Körperfunktionen. Die **zentralen Nekrosen** sowie **fibrinösen Demarkationen**, im chronischen Verlauf auch narbigen Abkapselungen, werden auf verschiedene Pathogenitäts- und Resistenzfaktoren des Bakteriums zurückgeführt.

Differenzialdiagnostik Folgende Erkrankungen sollten berücksichtigt werden:
- Tuberkulose und andere Mykobakteriosen
- *Rhodococcus-equi*-Infektion
- Infektionen, die zu Abszessen oder Granulomen führen (Aktinomykose, Aktinobazillose)

Diagnostik Nur der direkte Erregernachweis (Anzucht, molekulare Methoden) bringt ätiologische Gewissheit.

Pseudotuberkulose der Nager (Yersiniose)

Betroffene Spezies Überwiegend sind Nagetiere, Hasen und Kaninchen, aber auch immunsupprimierte Katzen und Raubkatzen betroffen. Daneben erkranken auch viele andere Spezies, einschließlich Hausgeflügel, Rehwild, Fuchs, mehrere Affenarten und der Mensch.

Ätiologie Der Erreger ist *Yersinia pseudotuberculosis*.

Inkubationszeit Sie beträgt 1–2 Wochen.

Klinik Die Symptome können stark variieren. Besonders Puten zeigen perakute septikämische Krankheitsverläufe mit Zyanosen und Tod aufgrund eines septischen Schocks. Bei den typischen Reservoirtieren, besonders Nagern und Lagomorphen, können oft keine äußeren Anzeichen erkannt werden. Dazwischen können weite Variationen verschiedener, jeweils recht unspezifischer Allgemeinsymptome mit oder ohne Durchfall und chronischer Abmagerung auftreten. Eine Yersiniose wird oftmals erst bei der Obduktion in Betracht gezogen.

Pathogenese und pathologische Befunde Die Infektion erfolgt oral durch Aufnahme infizierter Kadaver oder von kontaminiertem Kot. Im distalen Dünndarm und Blinddarm, seltener anderen Darmregionen, bildet sich eine schwere diffuse, fibrinöse bis **diphtheroide Enteritis** aus. Die Infektion tritt schnell in regionäre Lymphknoten über (**nekrotisierende und granulomatöse Lymphadenitis**). Es entstehen, abhängig vom Immunstatus, Nekrosen und Granulome in Leber, Milz, Lunge und weiteren Organen. Ein schwerer Befall der Leber kann auch zum Ikterus führen.

Differenzialdiagnostik Tuberkulose sowie Infektionen mit atypischen Mykobakterien, besonders *M. avium* ssp. *avium*, sind die wichtigsten Differenzialdiagnosen. Leberveränderungen bei Lagomorphen können *Eimeria-stiedae*-Infektionen ähneln, bei Nagetieren einer Tularämie.

Diagnostik Nur der direkte Erregernachweis (Anzucht, molekulare Methoden) bringt ätiologische Gewissheit.

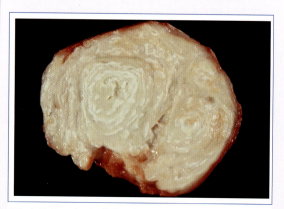

Abb. 4.10 Pseudotuberkulose beim Rotwild. Zwiebelschalenartige Schichtung der Abszesse im Lymphknoten. Querschnitt eines betroffenen Lymphknotens. [Quelle: Bild im Kalender „Ansichtssache – 2006 – Point of view: Impressionen aus der Pathologie. Lehmanns Media GmbH."]

Melioidose

Die **Melioidose** (Pseudorotz) tritt bei **Wildnagern, Haustieren** und dem **Menschen** auf. Sie wird durch eine Infektion mit *Burkholderia pseudomallei* hervorgerufen. Es kommt zu **granulomatösen** und **pyogranulomatösen** Entzündungen in den Lymphknoten. Die Entzündungen können auch in Lunge, Leber, Milz und Gehirn auftreten.

Anthrax (Milzbrand)

Der **anzeigepflichtige Milzbrand** wird durch eine Infektion mit dem sporenbildenden Bakterium *Bacillus anthracis* hervorgerufen. Vergleichbare Veränderungen sind jedoch auch nach einer Infektion mit *Bacillus cereus biovar anthracis* insbesondere bei Schimpansen, Gorillas, Elefanten und Wiederkäuern in Afrika beschrieben. Sehr empfänglich für eine Infektion mit *Bacillus anthracis* sind die meisten Herbivoren sowie der Mensch (**Zoonose**). Karnivoren, Vögel und Reptilien sind hingegen weniger empfänglich.

Bacillus anthracis bildet 3 **Toxine** aus:
- Toxin I: Ödemfaktor
- Toxin II: protektives Antigen
- Toxin III: Letalfaktor

Die Toxine führen zu Funktionsstörungen und Inaktivierung der Phagozyten. Zudem führen sie zu erhöhter Kapillarpermeabilität, Störungen der Komplementfunktion und der Blutgerinnung.

> **KLINISCHER BEZUG** Es werden verschiedene Formen von Milzbrand unterschieden:
> - akut septikämische Verläufe
> - Hautmilzbrand
> - Lungenmilzbrand
> - Rachenmilzbrand
> - Magen-Darm-Milzbrand
>
> Bei Wiederkäuern verläuft eine Infektion meist septikämisch. Bei Pferden, Schweinen und Hunden treten häufiger lokalisierte Infektionen des Pharynx oder Darmtrakts auf, die letal verlaufen können, bevor der Erreger ins Blut übertritt.

Epidemiologisch bedeutsam ist die Fähigkeit der Erreger, bei Kontakt mit Sauerstoff sehr langlebige **Sporen** auszubilden. Die Erregeraufnahme erfolgt meist oral, aerogen oder über Hauttraumatisierungen. Initial bildet sich eine **Lymphangitis** und **Lymphadenitis** aus, die terminal in einer **Sepsis** enden kann.

Makroskopisch stellen sich folgende Befunde dar, die besonders bei **Rindern** dominieren:
- eine ausgeprägte Splenomegalie
- multiple Blutungen
- ödematöse Schwellungen und Hyperämie des Bindegewebes
- Lymphknoten sind stark vergrößert und dunkelrot (hämorrhagische Lymphadenitis)
- ulzerativ-hämorrhagische Enteritis
- Lungenblutung
- stark verminderte postmortale Blutgerinnung
- schnelle Autolyse des Tierkörpers

Bei **Schweinen** treten folgende charakteristische postmortale Befunde auf:
- ödematöse Schwellungen von Pharynx (Rachenmilzbrand) und Nacken
- typische Karbunkel an der Erregereintrittsstelle (Hautmilzbrand)
- akute regionäre hämorrhagische Lymphadenitis und Lymphangitis

> **WISSENSWERTES**
>
> **Gesellschaftliche Bedeutung von Milzbrand**
>
> Milzbrand wird durch eine Infektion mit *Bacillus anthracis* ausgelöst. Es handelt sich um eine seit dem Altertum bekannte Erkrankung. Milzbrand stellt nicht nur als anzeigepflichtige Tierseuche, sondern auch als meldepflichtige Erkrankung beim Menschen eine wichtige Zoonose dar.
>
> Die Erreger sind weltweit verbreitet, jedoch treten Erkrankungen und nachgewiesene Infektionen regional mit sehr unterschiedlicher Häufung auf. Auch in Deutschland tritt gelegentlich Milzbrand auf. So kam es beispielsweise 2012 zu einem Ausbruch in einer Rinderherde in Sachsen-Anhalt. Die Sporen des Erregers sind sehr resistent. Sie können teilweise Jahrzehnte im Boden überdauern. Bei Seuchenausbrüchen wurden die Kadaver meist an Wasenplätzen vergraben. Dies stellt insofern ein Problem dar, als dass an alten Wasenplätzen und Abdeckereien auch heute noch Milzbrandsporen im Boden vorhanden sein können. Diese können beispielsweise bei Baumaßnahmen an die Oberfläche befördert werden und so zu Infektionen führen.
>
> Gerber kamen früher häufig in Kontakt mit kontaminierten Fellen, Häuten und Haaren. Die Milzbrandinfektion war damals eine Berufskrankheit.
>
> Weiterhin stellt der Milzbranderreger einen gefürchteten biologischen Kampfstoff dar. Im Jahr 2001 kam es in den USA zum Versand von Briefen an Politiker und Regierungsstellen, die Milzbranderreger enthielten. Insgesamt verstarben 5 Menschen an dem Erreger. Als Kontamination illegaler Rauschmittel (Heroin) hat Milzbrand 2010 und 2012 zum Tod mehrerer Konsumenten in Schottland und Deutschland geführt.

Neorickettsia helminthoeca

Neorickettsia helminthoeca („salmon poisoning disease", SPD) führt bei Hunden zu Vomitus und Diarrhö. Die Infektion erfolgt über die Aufnahme von Lachsen oder Forellen, die Zysten des Egels *Nanophyetus salmincola* enthalten. In den Lymphknoten betroffener Tiere finden sich Nekrosen mit einer ausgeprägten Lymphozytolyse im initialen Stadium und einer parakortikalen Hyperplasie im weiteren Krankheitsverlauf.

Folgende pathologische Befunde treten auf:
- Splenomegalie
- generalisierte Lymphknotenvergrößerungen
- Lebernekrosen

■ Viral bedingte Entzündungen

Porzines Circovirus 2

Eine Infektion von Schweinen mit dem **Porzinen Circovirus 2**, PCV 2 (S. 140), kann bei Saugferkeln und Mastschweinen zu einer generalisierten Lymphknotenvergrößerung führen (Abb. 4.11). Insbesondere sind die Inguinal- und Mesenteriallymphknoten betroffen. Das Krankheitsbild „post

weaning multisystemic wasting syndrome" (PMWS) kennzeichnet sich durch folgende Befunde:
- Abmagerung
- interstitielle Pneumonie
- gelegentlich Anämie und Ikterus

Histologisch dominiert eine granulomatöse Entzündung in den lymphatischen Einrichtungen. Es zeigen sich folgende Befunde:

- mehrkernige Riesenzellen
- basophile traubenförmige (botryoide) intrazytoplasmatische Einschlüsse in den Makrophagen
- lymphatische Depletion

Weiterhin wurde ein Circovirus bei Hunden mit hämorrhagischer Gastroenteritis, Vaskulitis und granulomatöser Lymphadenitis nachgewiesen.

SYNOPSE: CIRCOVIRUS BEIM SCHWEIN
Wolfgang Baumgärtner

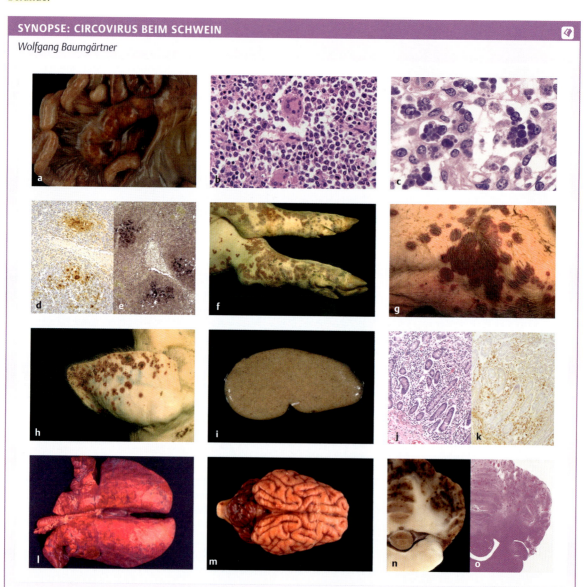

Abb. 4.11 Organübergreifende Darstellung der verschiedenen Manifestationsformen der Circovirus-2-Infektion beim Schwein: Beim „post weaning multisystemic wasting syndrome" (PMWS) liegt eine Lymphknotenvergrößerung (a) mit Lymphozytendepletion, Makrophageninfiltration mit mehrkernigen Riesenzellen (b, HE-Färbung) vor. Weiterhin finden sich in diesen Zellen pathognomonische botryoide zytoplasmatische Einschlusskörperchen (c, HE-Färbung). In den infizierten Zellen lassen sich PCV-2-Protein (d) und -DNS (e) nachweisen.
Beim Porzinen Dermatitis-Nephropathie-Syndrom (PDNS) finden sich charakteristische Haut- (f, g, h) und Nierenveränderungen (i) in Form von petechialen Blutungen. Diese gehen von einer Arteriitis bzw. einer Glomerulonephritis aus.
Die PCV-2-assoziierte Enteritis stellt sich als eine nekrotisierende Ileitis und Kolitis mit Histiozytose (j, HE-Färbung) und prominenter PCV-2-Expression (k, immunhistologischer Virusantigennachweis) in Makrophagen dar. Weiterhin kann es zu einer PCV-2-assoziierten proliferativ-nekrotisierenden Pneumonie (PNP) (l) kommen.
Bei der PCV-2-assoziierten Enzephalitis findet sich eine nekrotisierende Vaskulitis mit zerebellären Blutungen (m, n; o, HE-Färbung).

Epidemiologie und Bedeutung

Das Krankheitsbild „post weaning multisystemic wasting syndrome" (PMWS) wurde 1991 erstmals beim Schwein in Saskatchewan, Kanada, beschrieben. Der ätiologische Zusammenhang mit der Porzinen-Circovirus-2(PCV-2)-Infektion wurde allerdings erst später nachgewiesen. In den Folgejahren wurde weltweit über unterschiedliche Ausbrüche von „porcine circovirus diseases" (PCD) berichtet. Damit wird die Gesamtheit der durch PCV 2 verursachten unterschiedlichen Syndrome mittlerweile bezeichnet. Hierzu gehören:
- PMWS
- Porzines Dermatitis-Nephropathie-Syndrom (PDNS)
- PCV-2-assoziierte
  - Reproduktionsstörungen
  - Enteritis
  - Enzephalitis
- proliferativ-nekrotisierende Pneumonie (PNP)
- kongenitaler Tremor

Retrospektive Untersuchungen zeigten, dass bereits 1962 in Deutschland vereinzelt Schweine eine PCV-2-Infektion aufwiesen. Diese war allerdings nicht mit einer prominenten Pathologie assoziiert. Nach 1984 kam es zu einer Zunahme der PCV-2-Infektionsrate und zu einer verstärkten Virusbelastung beim Einzeltier. Einhergehend damit traten 1985 in Deutschland erste PMWS- und PDNS-Syndrom-Fälle auf. Gegenwärtig liegt eine hohe PCV-2-Durchseuchung der Bestände vor. Ein entsprechender Virusnachweis muss daher immer im Kontext mit der Klinik und der Pathologie interpretiert werden!

Betroffene Spezies

Erkrankungen sind für das Haus- und das Wildschwein beschrieben.

Ätiologie

Das PCV 2, Genus Circovirus, Familie *Circoviridae*, ist ein nicht behülltes DNS-Virus.

Inkubationszeit

PCD können sich 10–12 Tage nach der Infektion einstellen.

Klinik

PMWS spielt klinisch eine dominante Rolle, insbesondere bei Schweinen im Alter von 2–4 Monaten. Es kommt zu Gewichtsverlusten, Anämien, respiratorischen Problemen, Ikterus und Durchfällen. Zudem sind insbesondere die Mesenterial- und Inguinallymphknoten vergrößert. Die Morbidität und Mortalität liegt zwischen 4 und 80 %.

Die Inzidenz von **PDNS** beträgt weniger als 1 % in einer betroffenen Herde. Es finden sich bei diesem Krankheitsbild petechiale bis enchymale Hautblutungen, die vorwiegend an den Hintergliedmaßen und im Perianalbereich lokalisiert sind, sowie Nierenveränderungen. Die Tiere versterben meist an akutem Nierenversagen. Gleichartige Veränderungen werden auch im Zusammenhang mit einer PCV-3 Infektionen bei der Sau beschrieben.

Bei der PCV-2-assoziierten zerebellären **Enzephalopathie** stehen nervöse Symptome im Vordergrund. Bei der PCV-2-assoziierten **Enteritis** finden sich makroskopische Veränderungen wie bei der durch *Lawsonia intercellularis* induzierten porzinen intestinalen Adenomatose. **Reproduktionsstörungen** zeichnen sich durch Aborte und Totgeburten aus. Im Zusammenhang mit PCV-2-assoziiertem **kongenitalem Tremor** zeigen Ferkel Zittern und Muskelkontraktionen, wenngleich dieser kausale Zusammenhang sehr kritisch zu hinterfragen ist. Respiratorische Befunde stehen bei der proliferativ-nekrotisierenden Pneumonie im Vordergrund.

Pathogenese, pathologische Befunde und Differenzialdiagnostik

Die oronasale Infektion stellt die häufigste Form der PCV-2-Transmission dar. Das Virus kann über Sekrete, Ingesta, Urin oder Samen übertragen werden. PCV 2 findet sich postnatal vorwiegend in Makrophagen wie auch in Epithelzellen des Magen-Darm- und des Respirationstrakts. Während der Fetalentwicklung zeigt sich ein Zelltropismus für Kardiomyozyten, Hepatozyten und Makrophagen. Bei einem Teil der Tiere kommt es zu einer Viruspersistenz. Die Mechanismen, die zur klinischen Manifestation führen, sind noch weitgehend unbekannt. Disponierend wirken:
- Alter der Tiere
- Umwelt
- Rasse
- Immunstatus

Beim PMWS finden sich große Virusmengen im Blut und lymphatischen Gewebe. Einhergehend damit kommt es zu einer hgr. lymphozytären Depletion und Makrophageninfiltration mit mehrkernigen Riesenzellen. Charakteristisch sind die botryoiden zytoplasmatischen **Einschlusskörperchen** in den Makrophagen des lymphatischen Gewebes, insbesondere in den Lymphknoten (**Abb. 4.11**).

Für PDNS wird ein immunpathologischer Prozess im Sinne einer **Überempfindlichkeitsreaktion** vom Typ III mit nekrotisierender Vaskulitis, insbesondere in Haut und Nieren, angenommen. Hierbei sind **differenzialdiagnostisch** die Schweinepest, Rotlauf sowie andere Erkrankungen, die mit einer Sepsis oder einer Überempfindlichkeitsreaktion vom Typ III einhergehen, unbedingt zu berücksichtigen. Bei der zerebellären Enzephalitis wird ein gleicher Mechanismus diskutiert.

Im Zusammenhang mit Reproduktionsstörungen findet eine Virusreplikation in fetalen Kardiomyozyten statt. Es entwickelt sich eine Myokarditis. Bei der PCV-2-assoziierten Enteritis liegt eine verstärkte Infiltration mit Makrophagen vor.

Bei allen Formen findet sich im Gegensatz zu PDNS intraläsional PCV-2-Antigen bzw. -DNS (**Abb. 4.11**).

Diagnostik

Diagnostische Methoden zum Nachweis einer Infektion sind:
- PCR
- In-situ-Hybridisierung zum Nachweis viraler DNS
- Immunhistologie zur Detektion viraler Proteine
- „enzyme linked immunosorbent assay" (ELISA) und andere Tests zum Nachweis PCV-2-spezifischer Antikörper
- PCR

Bei der Mehrzahl der PCD-Fälle ist der direkte Virusnachweis intraläsional entscheidend. Beim PDNS kommt hingegen auch dem zusätzlichen Antikörpernachweis eine wichtige Rolle zu.

Feline Infektiöse Peritonitis

Die Feline Infektiöse Peritonitis (FIP) wird durch ein Felines Coronavirus hervorgerufen. Bei den erkrankten Katzen finden sich häufig **granulomatös-nekrotisierende**, teils **pyogranulomatöse** Lymphadenitiden. Besonders häufig sind die Mesenteriallymphknoten betroffen.

Jembrana-Virus

Das **Jembrana-Virus**, ein bovines Lentivirus, ist nah mit dem bovinen Immundefizienz-Virus verwandt. Klinisch äußert sich die Erkrankung als transiente Immunsuppression.

Eine Infektion führt zur **Ödematisierung der Lymphknoten** mit einem Verstreichen des kortikomedullären Übergangs. In den Lymphknoten finden sich **Proliferationen** von lymphoblastoiden Zellen im Parakortex in Verbindung mit einer **Atrophie** der Follikel. **Lymphoproliferative Infiltrate** finden sich ebenfalls in:
- Milz
- Leber
- Niere
- Nebenniere
- Gehirn
- Lunge

■ Entzündungen durch Pilze und Algen

Mykotische Infektionen mit Beteiligung der Lymphknoten finden sich v. a. bei:
- Histoplasmose
- Kryptokokkose (S. 196)
- Blastomykose
- Kokzidioidomykose
- Aspergillose
- Mukormykosen

Diese Infektionen führen in der Regel zu **granulomatösen** oder **granulomatös-nekrotisierenden** Lymphadenitiden.

Histoplasmose

Die in Deutschland seltene Histoplasmose wird durch eine Infektion mit *Histoplasma capsulatum* hervorgerufen. Es handelt sich um einen fakultativ intrahistiozytären Erreger. Sowohl **Menschen** als auch **Haus-** und **Wildtiere** können erkranken. Am häufigsten ist die Krankheit bei Hunden beschrieben. Allerdings verlaufen die meisten Infektionen ohne klinische Symptome und Läsionen.

Neben **granulomatösen** Lymphadenitiden finden sich bei fortgeschrittenen Erkrankungen granulomatöse Veränderungen in:
- Lunge
- Darm
- Leber
- Milz
- Knochenmark
- Haut

Algen-Infektionen

Infektionen mit Vertretern der Grünalgen-Gattungen **Prototheca** und **Chlorella** gehen mit **granulomatös-nekrotisierenden** Lymphadenitiden einher. Durch Pigmente der Grünalgen kann eine Grünfärbung der Lymphknotenrinde auftreten.

■ Parasitär bedingte Entzündungen

Verschiedene **Parasiten** können zu Veränderungen der Lymphknoten führen.

Leishmanien

Leishmanien (S. 143) sind protozoäre Erreger, die v. a. Hunde, Menschen und andere Säuger infizieren. Eine Übertragung des Erregers erfolgt durch:
- Zwischenwirte: Sandmücken (*Lutzomyia-*, *Phlebotomus-*Arten)
- mechanische Vektoren: blutsaugende Insekten und Zecken
- direkte und vertikale Übertragung

Drei verschiedene Krankheitsbilder werden durch eine Infektion mit Leishmanien bei Hund und Mensch unterschieden (Abb. 4.12):
- **kutane** Leishmaniose durch eine Infektion mit *L. tropica*
- **mukokutane** Leishmaniose, hervorgerufen durch *L. braziliensis*
- **viszerale** Leishmaniose infolge einer Infektion mit *L. donovani*-Komplex (*L. infantum*, *L. chagasi*)

Initial entwickelt sich eine **lymphatische Hyperplasie** mit **Proliferation von Makrophagen** und **granulomatösen Entzündungen**. Terminal kann eine follikuläre und parakortikale Atrophie entstehen. Die Erreger können histologisch im Zytoplasma von Makrophagen nachgewiesen werden.

Theilerien und Trypanosomen

Infektionen mit verschiedenen **Theilerien**-Arten und **Trypanosomen** führen zu multiplen vergrößerten Lymphknoten. Histologisch tritt initial eine diffuse lymphatische Hyperplasie auf. Im späteren Verlauf der Erkrankung findet eine Lymphozytolyse statt. Darüber hinaus können z. T. phagozytierte Erregerstadien vorhanden sein.

Trematoden und Nematoden

Granulomatöse oder granulomatös-nekrotisierende Lymphadenitiden treten auch durch Wanderungen verschiedener **Trematoden** und **Nematoden** auf:
- In den Mesenterial-Lymphknoten von Rinden finden sich gelegentlich meist Jugendformen von *Fasciola hepatica*.
- Ähnliche Veränderungen durch die Wanderung larvaler Formen kleiner Lungenwürmer finden sich in den Bronchiallymphknoten von Schafen.
- Hunde mit einer Demodikose der Haut zeigen gelegentlich Milben auch in den regionären Lymphknoten.
- Bei den meisten Tierarten finden sich Bandwurmfinnen (Bsp. *Taenia solium*, *Taenia saginata* und *Echinococcus* spp.) selten in den Lymphknoten.

SYNOPSE: LEISHMANIOSE BEIM HUND

Wolfgang Baumgärtner

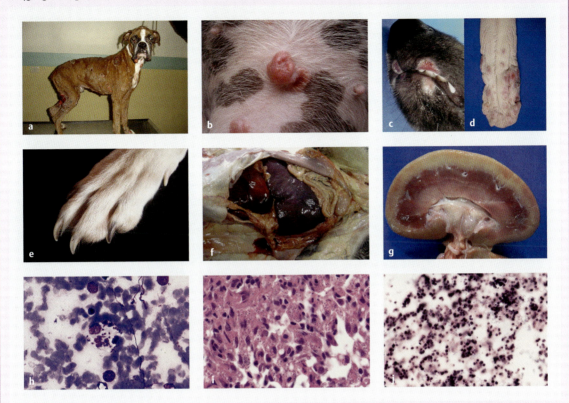

Abb. 4.12 Organübergreifende Darstellung der verschiedenen Manifestationsformen bei der caninen Leishmaniose:
Bei der caninen Leishmaniose werden ein generalisiertes Krankheitsbild mit variabler Manifestation, atypische Verlaufsformen oder eine lokalisierte Form unterschieden. Die Veränderungen können sich als multifokale ulzerative Prozesse (a) oder noduläre Proliferationen (b) der Haut darstellen. Weiterhin können granulomatöse Herde an den mukokutanen Übergängen (c) und auf den Schleimhäuten (d, Zunge) auftreten. Darüber hinaus können sich charakteristische Veränderungen an den Krallen in Form einer Onychogryposis (e) entwickeln.
Bei einer systemischen Ausbreitung kommt es zu einer Hepato-Splenomegalie (f) infolge einer lymphohistiozytären Infiltration. Weiterhin kann es infolge immunpathologischer Prozesse zu einer chronischen Glomerulonephritis kommen. Diese kann in einer Niereninsuffizienz (g) münden. Zytologisch lassen sich die 1,5–5 µm großen amastigoten Erreger nachweisen. Diese liegen (z. B. mittels Giemsa-Färbung nachgewiesen) einzeln oder zu mehreren in Makrophagen (h), insbesondere im Knochenmark und in den Lymphknoten. Auch im histologischen Präparat finden sich im Zytoplasma von Makrophagen multiple Erreger (i, Ausschnitt aus einer granulomatösen Konjunktivitis bei einer Katze, HE-Färbung). Diese lassen sich auch mittels einer DNS-Sonde in der In-situ-Hybridisierung darstellen (j). Differenzialdiagnostisch sind insbesondere bei den makroskopischen Veränderungen Tumoren und infektiöse Prozesse anderer Genese zu berücksichtigen.

Epidemiologie und Bedeutung

Die Leishmaniose ist eine weltweit vorkommende Zoonose. Sie kann durch verschiedene Leishmanien-Arten verursacht werden. Die Erkrankung kommt endemisch in Südeuropa, Nordafrika, Süd- und Mittelamerika sowie Asien vor. In Europa tritt sie vorwiegend im Mittelmeerraum auf. Hier kann die Befallsrate beim Hund bei bis zu 50 % liegen. Dagegen liegt die Infektionsrate beim Menschen – auch in endemischen Gebieten – nur bei ca. 1 %. Leishmanien können eine viszerale Leishmaniose bei Kindern und teilweise bei immungeschwächten Erwachsenen verursachen. In den letzten Jahren ist eine Zunahme der Leishmanien-Fälle in Zentraleuropa durch vermehrtes Reisen mit Haustieren feststellbar. Dies hat eine Diskussion über das Auftreten von autochthonen Fällen nördlich der Alpen entfacht.

Betroffene Spezies

Der Hund stellt das Haupterregerreservoir für den Zoonoseerreger *Leishmania (L.) infantum* dar. Vereinzelt kommt es zu Erkrankungen bei Katze, Wiederkäuer und Pferd. Infektionen finden sich auch bei Wildkarnivoren und Nagern.

Ätiologie

Die canine Leishmaniose wird in Europa vorwiegend durch *L. infantum* und in Süd- und Mittelamerika durch *L. chagasi* verursacht.

Inkubationszeit

Die Zeit zwischen Infektion und Klinik variiert zwischen wenigen Monaten bis hin zu mehreren Jahren.

Klinik

Bei der caninen Leishmaniose werden ein generalisiertes Krankheitsbild, atypische Verlaufsformen und eine lokalisierte Form unterschieden.

Die **generalisierte Form** kann mit variabler Manifestation und unterschiedlichen Symptomen einhergehen (Abb. 4.12):
- Hautveränderungen:
  - Hyperkeratose mit prominenter Schuppenbildung
  - Alopezie
  - Depigmentierung
  - Ulzerationen
  - noduläre Veränderungen, v. a. im Bereich der Ohrränder, Nase, periorbital und an den Pfoten
  - prominente Onychogriposis
- Fieber
- Anämie
- Thrombozytopenie
- Polyarthritis
- Blutungen, besonders in Form von Epistaxis

Die Mehrzahl der erkrankten Tiere zeigt im fortgeschrittenen Stadium:
- generalisierte Lymphknotenvergrößerungen
- Hepato- und Splenomegalie
- Polyurie und -dipsie
- chronische Glomerulonephritis mit nachfolgender Niereninsuffizienz
- Veränderungen der Augen
  - Blepharitis
  - Keratokonjuntivitis
  - Uveitis

Während bei der **atypischen Form** Störungen im Atmungstrakt, der Muskulatur und des Skelettsystems vorliegen, finden sich bei der **lokalen Hautform** Ulzera.

Charakteristische **Laborbefunde** sind Hyperproteinämie, erhöhte Leberenzymwerte, Kryoglobuline und Proteinurie.

Beim Menschen werden die kutane, mukokutane und viszerale Form unterschieden. Beim Hund findet sich ein generalisiertes Krankheitsbild mit variabler Manifestation, atypischen Verlaufsformen oder eine lokalisierte Manifestation.

Pathogenese und pathologische Befunde

Leishmanien benötigen für die Entwicklung Arthropoden und Wirbeltiere. Die **amastigote Form** von *L. infantum* findet sich in den Zellen des MPS von Wirbeltieren, vorwiegend in Leber, Milz, Knochenmark und Lymphknoten. Sandmücken wie *Phlebotomus*- und *Lutzomyia*-Arten spielen in Europa bzw. Süd- und Mittelamerika als Überträger der Leishmanien die Hauptrolle. Nach Aufnahme der sich in Makrophagen befindlichen Leishmanien durch ein Arthropoden-Weibchen wandelt sich die amastigote Form im Darm der Mücke in den **Promastigoten**. Dieser gelangt in die Stechwerkzeuge der Mücke.

Nach einer lokalen Hautinfektion kann es zu einer systemischen Ausbreitung des Erregers im Hund kommen. Allerdings erkranken nicht alle infizierten Tiere. Bei erkrankten Hunden liegen eine leishmanienspezifische und eine unspezifische polyklonale B-Zellaktivierung vor. Es kommt zu **Immunkomplexablagerungen** und zur Bildung von **Autoantikörpern** gegen Erythrozyten, Thrombozyten und nukleäre Antigene. Bei erkrankten Hunden dominiert eine Th 2-Immunantwort. Dagegen finden sich bei asymptomatischen Trägern oder bei Tieren nach erfolgreicher Chemotherapie eine Überempfindlichkeitsreaktion vom Typ IV und eine Th 1-Immunantwort.

Trotz der Vielzahl möglicher Veränderungen wie chronische Glomerulonephritis, Polyarthritis, Uveitis, Vaskulitis, Onychogriposis und Onychorrhexis sind diese nicht beweisend für eine Leishmaniose. Die Diagnose bedingt den zytologischen oder histologischen Nachweis von Amastigoten im Zytoplasma von Makrophagen.

Differenzialdiagnostik

Neben einer Vielzahl von infektiösen (Viren, Bakterien, Pilze und Parasiten) sind nicht infektiöse und auch neoplastische Prozesse makroskopisch differenzialdiagnostisch zu berücksichtigen.

Diagnostik

Eine Erreger-Detektion ist mittels direkter mikroskopischer (Darstellung der Amastigoten mittels Giemsa-Färbung), immunhistologischer, kultureller und molekularbiologischer (PCR und In-situ-Hybridisierung) Nachweismethoden möglich (**Abb. 4.12**). Knochenmark und Lymphknoten sind bevorzugte Organe für die zytologische und histologische Diagnostik. Allerdings sind die Erreger auch innerhalb der Entzündungsherde nachweisbar. Die 1,5–5 µm großen Amastigoten finden sich einzeln oder zu mehreren im Zytoplasma von Makrophagen. Ein positiver serologischer Befund zeigt, dass eine Infektion stattfand, sagt jedoch nicht aus, dass sich noch Erreger im Organismus befinden.

4.5.6 Tumoren und tumorähnliche Läsionen

■ Tumorähnliche Läsionen

Bei Katzen tritt gelegentlich eine **plexiforme Vaskulopathie** der zervikalen oder inguinalen Lymphknoten auf. Dabei handelt es sich um eine gutartige, langsam wachsende, intranodale Gefäßproliferation, die aus blutgefüllten, kapillären Hohlräumen besteht. Sie geht mit einer Atrophie des ortsständigen lymphatischen Gewebes einher. In Einzelfällen wurde eine maligne Transformation in ein Hämangiosarkom beschrieben.

■ Primäre Tumoren

Maligne Lymphome und einige Formen von **myeloischen Neoplasien** führen häufig zu einer generalisierten Lymphknotenvergrößerung. Insbesondere beim Hund treten außerdem histiozytäre Sarkome (S. 153) auf.

■ Sekundäre Tumoren

Sekundäre Tumoren der Lymphknoten treten sehr häufig auf. Es handelt sich oftmals um Metastasen epithelialer Tumoren mit lymphogener Metastasierung oder Metastasen von malignen Melanomen. Eine hämatogene Metastasierung in die Lymphknoten findet nur selten statt.

DAS MÜSSEN SIE WISSEN

Missbildungen von Lymphknoten sind selten und immer mit angeborenen Erkrankungen des Immunsystems assoziiert.

Blutresorptionslymphknoten treten nach traumatisch, septikämisch, toxisch oder durch Störungen der Blutgerinnung bedingten Blutungen im tributären Gebiet auf.

Als Folge von **Stoffwechselstörungen** können Fettablagerungen (laktationsbedingt, fettreiche Fütterung), Melaninablagerungen (chronische Dermatitiden) und Pigmentierungen (kohlenstoffhaltige Ablagerungen/Anthrakose, Eisen) auftreten. Lymphknotenemphyseme gehen gleichfalls auf entsprechende Veränderungen im tributären Gebiet zurück.

Eine **Atrophie** von Lymphknoten tritt physiologisch im Zuge der Alterung und pathologisch bei Kachexie auf. **Hyperplasien** können alle (systemische Erkrankungen) oder nur regionale (tributäres Gebiet) Lymphknoten erfassen und überwiegend follikulär (B-Lymphozyten) oder parakortikal (T-Lymphozyten) auftreten. Hyperplasie und Sinushistiozytose sind Ausdruck immunologischer Leistungen von Lymphknoten.

Als Organe des lymphatischen Systems sind die Lymphknoten in eine Vielzahl systemischer Infektionskrankheiten involviert. Je nach beteiligtem Erreger entwickeln sich eitrige (z. B. Streptokokken) oder granulomatöse (Mykobakterien, Pilze, Algen, Parasiten) **Lymphadenitiden** mit teilweise schweren Krankheitsbildern. Infektionen mit dem Milzbranderreger führen zu ausgeprägten hämorrhagischen Lymphadenitiden.

Maligne Lymphome und myeloische Neoplasien sind die vorrangigen primären **Tumoren** von Lymphknoten. Weitaus häufiger sind diese jedoch von Metastasen epithelialer Tumoren mit lymphogener Metastasierung oder Metastasen von malignen Melanomen betroffen.

4.6 Hämatopoetische Tumoren

Im deutschsprachigen Raum werden systemisch auftretende hämatopoetische Neoplasien, die von den weißen Blutzellen ausgehen, häufig als **Leukosen** bezeichnet. Dabei können sowohl **aleukämische** als auch **leukämische Formen** auftreten. Letztgenannte beinhalten das Auftreten neoplastischer Zellen im peripheren Blut, zumeist mit Primärsitz im Knochenmark. Des Weiteren wird abhängig von der Histogenese der Tumoren zwischen **myeloischen** und **lymphoiden Varianten** unterschieden.

> **DEFINITION** **Leukämien** sind maligne tumoröse Entartungen von weißen Blutzellen im Knochenmark oder lymphatischen Organen mit starker Tumorzellvermehrung im Blut (tumoröse Leukozytose). Je nach Zelltyp und klinischem Verlauf werden sie weiter unterteilt, etwa in akute myeloische Leukämie (AML) oder chronische lymphozytäre Leukämie (CLL). Lymphome sind raumfordernde Neoplasien lymphozytären Ursprungs, die zu Umfangsvermehrungen in Organen des Immunsystems oder anderer Parenchyme (z. B. Herz, Niere) führen, oft ohne Beteiligung des Knochenmarks oder Blutes. Die meisten Formen bei Tieren sind maligne, weshalb die vollständige Diagnose „malignes Lymphom" oft nur als „Lymphom" abgekürzt wird.
>
> Der Begriff **Leukose** stellt eine veraltete Bezeichnung für Leukämien und Lymphome bzw. systemische oder solitäre neoplastische Proliferationen von Leukozyten dar. Aus historischen Gründen wird er noch zur Beschreibung von Retrovirus-induzierten Lymphomen und Leukosen benutzt, etwa der enzootischen Leukose des Rindes (Erreger: BLV) oder der Katzenleukose (Erreger: FeLV).

4.6.1 Lymphozytäre Tumoren

Lymphozytäre Tumoren werden als **maligne Lymphome** bezeichnet. Eine weitergehende **Klassifikation** ist nach verschiedenen Systemen möglich, wobei die Einordnung entsprechend der Weltgesundheitsorganisation (WHO) in der Veterinärmedizin am gebräuchlichsten ist. Weitere Einteilungen werden jedoch z. T. simultan verwendet. Dazu gehören beispielsweise die Kiel-Klassifikation und die REAL-Klassifikation („revised European/American lymphoma").

Die **Klassifikation der WHO** berücksichtigt insbesondere (**Tab. 4.1**):
- Zelltyp, z. B. B- oder T-Zell-Lymphom
- Tumorarchitektur
- Topografie

Tab. 4.1 Einteilung lymphozytärer Neoplasien, angelehnt an die histologische Klassifikation hämatopoetischer Tumoren der Weltgesundheitsorganisation (WHO).

B-Zell-Neoplasien	T-Zell- und NK-Zell-Neoplasien
Vorläuferzell-Neoplasien	
lymphoblastisches B-Zell-Lymphom/Leukämie	lymphoblastisches T-Zell-Lymphom/Leukämie
Reifzellige Neoplasien	
• chronische lymphozytäre B-Zell-Leukämie/kleinzelliges Lymphom • diffuses großzelliges B-Zell-Lymphom • follikuläres Lymphom • Marginalzonen-Lymphom • Mantelzell-Lymphom • Burkitt-ähnliches Lymphom • extramedulläres Plasmozytom • multiples Myelom	• nodales T-Zell-Lymphom • extranodales T-Zell-Lymphom • Enteropathie-assoziiertes T-Zell-Lymphom • kutanes T-Zell-Lymphom • „Large granular lymphocyte"-Leukämie

- Alter
- Geschlecht
- Phänotyp
- z. T. Genotyp

Besonders in der **Humanmedizin** wird weiterhin eine Unterteilung in **Hodgkin-** und **Non-Hodgkin-Lymphome** vorgenommen. Dabei zeichnen sich **Hodgkin-Lymphome** histologisch u. a. durch das Auftreten von Reed-Sternberg-Zellen aus. Diese neoplastischen Riesenzellen besitzen reichlich Zytoplasma und 2 oder mehr Kerne mit großen Nukleoli. Diese Tumorvarietät wird nur sehr selten bei **Katzen**, **Hunden** und **Pferden** beobachtet. Darüber hinaus gibt es besonders beim Hund in der Milz und in Lymphknoten B-Zell-Lymphome, die aus dem Follikelzentrum (follikuläres Lymphom), der Marginal- (Marginalzonenlymphom) oder Mantelzellschicht (Mantelzelllymphom) von Lymphfollikeln hervorgehen und sich klinisch durch einen langsam progressiven Krankheitsverlauf kennzeichnen. Diese Lymphome werden deshalb oftmals auch als indolente Lymphome bezeichnet. Eine ähnlich langsame Progression wurde beim Hund auch für das sogenannte T-Zonen-Lymphom in Lymphknoten beschrieben. Hierbei findet sich eine Expansion des Parakortex durch reifzellige T-Lymphozyten, die zur Kompression und dem Verlust von Germinalzentren führt. Im weiteren Krankheitsverlauf können auch indolente Lymphome ein malignes Wachstumsverhalten aufweisen. Metastasen werden jedoch in der Regel später und seltener beobachtet.

Lymphozytäre Tumoren kommen bei nahezu allen Säugetieren sowie Vögeln und Reptilien vor. Besonders häufig sind jedoch Katzen, Hunde, Rinder und Pferde betroffen. Es treten sowohl **solitäre** (Abb. 4.13) als auch **multizentrische Tumoren** auf. Makroskopisch finden sich speckige weiße Umfangsvermehrungen oder diffuse Tumorzellinfiltrate, besonders in Milz oder Leber, welche eine diffuse Vergrößerung des Organs bewirken.

Die Ätiologie von malignen Lymphomen ist nicht bei allen Spezies geklärt. Eine **virale Genese** durch Angehörige der Familie *Retroviridae* ist bei Katzen, Hühnern, Mäusen, Rindern und Schafen bekannt. Bei derartigen viralen Infektionen kommen sowohl horizontale als auch vertikale Übertragungen vor. Eine horizontale Übertragung ist u. a. möglich durch Speichel, Nasensekret, Blut(-Vektoren), Kot, Urin und Milch.

KLINISCHER BEZUG Bei Spezies mit bekannter viraler Ursache von malignen Lymphomen können im Einzelfall auch nicht infektiös bedingte, morphologisch gleichartig aussehende Tumoren auftreten.

■ Maligne Lymphome des Rindes

Besonders beim Rind existieren sowohl infektiöse als auch nicht infektiöse (sporadische) Lymphomformen, deren Unterscheidung aus seuchenhygienischer und tierseuchenrechtlicher Sicht von großer Bedeutung ist. Näheres hierzu siehe Synopse Leukose (S. 147).

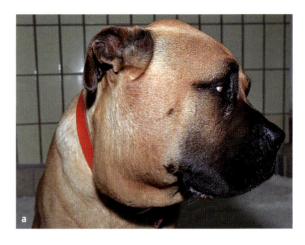

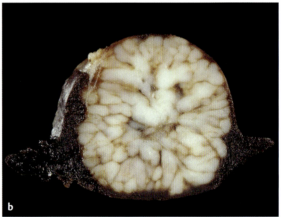

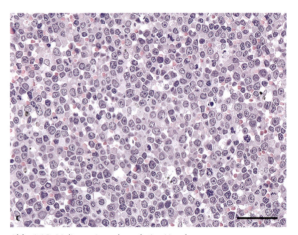

Abb. 4.13 Malignes Lymphom beim Hund.
a Ödem infolge von Lymphabflussstörungen durch Tumorinfiltration der Kopflymphknoten. [Quelle: Prof. Dr. Reinhard Mischke, Stiftung Tierärztliche Hochschule Hannover]
b Nodulärer Tumor in der Milz (Querschnitt). [Quelle: Bild im Kalender „Ansichtssache – 2007 – Point of view: Impressionen aus der Pathologie. Lehmanns Media GmbH."]
c Monomorphe Ansammlung blastoider lymphatischer Zellen im Lymphknoten. HE-Färbung. Balken = 50 µm.

SYNOPSE: LEUKOSEN DES RINDES

Achim D. Gruber

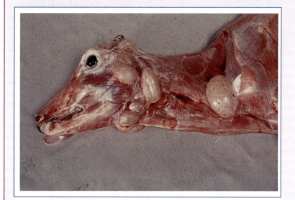

Abb. 4.14 Rinderleukose mit massiv vergrößerten Retropharyngeal-, Mandibular- und Buglymphknoten nach Entfernung der Haut. Derartige Befunde werden sowohl bei der sporadischen Form (hier Kälberleukose) als auch bei der infektiös bedingten enzootischen Erwachsenenleukose des Rindes beobachtet.

Epidemiologie und Bedeutung

Es werden eine virusinduzierte Form und 3 nicht infektiös bedingte Formen unterschieden: Die virusbedingte Form, **enzootische Leukose des Rindes** (Anzeigepflicht) oder **Erwachsenenleukose**, wird nach radikalen Bekämpfungsmaßnahmen in Deutschland nur sehr selten beobachtet. Sie kann jedoch bei sonst weiter Verbreitung in vielen Ländern jederzeit eingeschleppt werden. Die Verbreitung der Infektion erfolgt über den Austausch von Blutlymphozyten durch Vektoren wie hämatophage Insekten oder die Benutzung von kontaminierten Injektionskanülen. Eine vertikale/diaplazentare Übertragung ist ebenso möglich. Die 3 nicht infektiös bedingten, **sporadischen Formen (Kälberleukose, Thymusleukose, Hautleukose)** kommen ebenso selten, aber regelmäßig vor.

Betroffene Spezies

Die sporadischen Formen werden hier nur für das Rind beschrieben. Bei anderen Tierarten werden teils ähnliche, teils abweichende Formen beobachtet. Die enzootische Form tritt bei Rindern, Wasserbüffeln und anderen Büffeln sowie Schafen auf. Bei Schafen existiert zusätzlich ein eigenes Leukämievirus (OLV).

Ätiologie für die enzootische Form

Es handelt sich um ein bovines Leukosevirus (BLV) aus der Familie *Retroviridae*. Das hier vorliegende Genus stammt aus der HTLV-BLV-Gruppe.

Inkubationszeit für die enzootische Form

Die Inkubationszeit beträgt mindestens etwa 3 Jahre bis zur Tumorentstehung.

Klinik

Abhängig von der Form kann es lediglich zu starken, oft **systemischen Lymphknotenvergrößerungen** kommen (**primär multizentrische Form** bei Kälberleukose und enzootischer Leukose, **Abb. 4.14**). Auch klinische Beeinträchtigungen durch einzelne tumorös infiltrierte und dadurch stark vergrößerte Organe ohne Lymphknotenvergrößerungen treten auf (**Tab. 4.2**). Bei der Thymusleukose können Schluck- oder Atembeschwerden auftreten, bei der Hautleukose auch Ulzerationen der knotigen Hautveränderungen. **Primäre Organmanifestationen** der enzootischen Leukose ohne systemische Lymphadenopathie können zu diversen Befunden führen, die zunächst nicht an Leukose denken lassen. Mögliche Symptome sind Abmagerung und/oder Durchfall bei Labmagen- oder Darmleukose, Trielödeme bei Herzmuskelleukose u. v. a.

Pathogenese und pathologische Befunde

Die akute BLV-Infektion verläuft mit einer kurzen Leukozyten-assoziierten Virämiephase, einer Serokonversion und zumeist einer Elimination der infektiösen Viruspartikel. Durch reverse Transkription des Retrovirus und Integration in lymphozytäres Genom bleibt die Infektion jedoch lebenslang erhalten. Etwa ⅔ aller infizierten Tiere zeigen lebenslang keine weiteren Folgen. Bei etwa ⅓ der Tiere kommt es hingegen zu einer lang **anhaltenden Lymphozytose**, jedoch keiner Leukämie oder Leukose. Weniger als 1 % der infizierten Tiere entwickeln nach mehreren Jahren eine **neoplastische Transformation eines B-Lymphoblastenklons**. Diese führt zu einer multizentrischen oder zunächst organspezifischen Leukose oder einem malignen Lymphom. Das BLV trägt kein eigenes Onkogen. Die Tumorentstehung auf genetischer Ebene ist noch immer unklar („slow transforming retrovirus"/insertionale Mutagenese/Transduktion).

Bei der **multizentrischen Form** infiltrieren die Tumorzellen gleichmäßig die lymphatischen Gewebe (Knochenmark, Lymphknoten, Milz; **Abb. 4.14**). Zu einer Leukämie kommt es jedoch deutlich weniger häufig oder erst im späteren Stadium. Außer einer **Lymphadeno- und Splenomegalie** (evtl. Anämie durch Knochenmarkbefall) werden lange keine weiteren Organschädigungen beobachtet. Die lymphatischen Einrichtungen der Schleimhäute können jedoch inkonstant betroffen sein. Entscheidend für den Organtropismus sind offenbar die für das „homing" verantwortlichen Chemokinrezeptormuster der Tumorzellen. Auf ähnliche Mechanismen werden auch die **primären Organleukosen** zurückgeführt, bei denen zunächst nur ein eng umgrenzter Bereich eines Organs betroffen ist. Später kann auch eine weitere Verbreitung mit Übergang in eine **sekundär multizentrische Form** erfolgen. So können eine Labmagenleukose oder eine Darmleukose zunächst nur zu Passagestörungen, Schleimhautulzera und Anämien führen. Die typischerweise im rechten Vorhofmyokard lokalisierte Herzmuskelleukose kann hingegen alle Folgen einer Herzinsuffizienz nach sich ziehen, evtl. eine Ruptur mit Herzbeuteltamponade. Darüber hinaus sind isolierte Leberleukosen, Uterusleukosen, Wirbelkanalleukosen und retroorbitale Leukosen bekannt, die später alle disseminieren können. Von klinisch-funktioneller Bedeutung kann eine Vielzahl von Folgeveränderungen sein. Beispiele dafür sind Druckatrophien angrenzender Nerven, Kompressionen von Hohlorganen wie Larynx-/Pharynxobturation durch retropharyngeale Lymphknoten oder Ureterkompression mit Hydronephrose. Die Tu-

Tab. 4.2 Leukoseformen beim Rind.

Bezeichnung	Sporadische oder infektiöse Ursache	Alter bei ersten Symptomen*	Typische Veränderungen	Epidemiologie	Bedeutung im Tierseuchenrecht
Kälberleukose	sporadische Tumorentstehung/ unbekannt	< 6 Monate	multizentrische Form mit vergrößerten Lymphknoten, auf andere Organe übergreifend	Einzeltiererkrankungen, nicht übertragbar	keine
Thymusleukose	sporadische Tumorentstehung/ unbekannt	etwa 6 Monate bis 1 Jahr	Masse im kranialen Thoraxbereich, später auf andere Organe übergreifend	Einzeltiererkrankungen, nicht übertragbar	keine
Hautleukose	sporadische Tumorentstehung/ unbekannt	etwa 1–2 Jahre	multifokale, noduläre bis plaqueförmige Zubildungen in der Haut	Einzeltiererkrankungen, nicht übertragbar	keine
enzootische Leukose des Rindes/ Erwachsenenleukose	Bovines Leukosevirus (BLV)	meist deutlich > 3 Jahre	primär multizentrische Form mit generalisierter Lymphknotenvergrößerung oder primäre Organformen, evtl. danach systemisch ausbreitend	hochkontagiös durch Übertragung von Blut/ Lymphozyten	anzeigepflichtig

*) die Altersgrenzen variieren zwischen verschiedenen Autoren etwas

morzellinfiltrate führen stets zu einer im Anschnitt **weißen speckigen Umfangsvermehrung** des betroffenen Organs. Histologisch dominiert eine massive **Infiltration durch lymphoblastische Tumorzellen** sowie Atrophien oder andere Folgeveränderungen des befallenen Parenchyms.

Differenzialdiagnostik

Die klinischen Auffälligkeiten sind oft recht unspezifisch und könnten auch durch eine Vielzahl anderer Krankheiten verursacht sein. Die pathologisch-anatomischen Befunde dominieren durch dramatische Lymphknotenvergrößerungen und/oder speckig-weiße Zubildungen in den Organen und sind oft sehr charakteristisch. Lediglich in frühen Stadien der Leukose können reaktive Hyperplasien des lymphatischen Systems differenzialdiagnostisch infrage kommen.

Frühe Organinfiltrate können auch granulomatösen Entzündungen ähneln. Die histologischen Befunde sind meist beweisend.

Diagnostik

Klinik, Pathologie und Histologie erlauben die Diagnose „Leukose", jedoch ohne sichere Aussage über eine Virusätiologie (Alter des Tieres?). Für die Seuchendiagnostik spielt der Antikörpernachweis am Einzeltier und in der betroffenen Herde/Kohorte die größte Rolle, da Seropositivität auf ehemalige Infektion, mögliche Persistenz und Infektiosität hinweist. Die Virusanzucht mittels kultureller Methoden gelingt oft nicht, eine latente Infektion/virale Integration ist jedoch molekular nachweisbar.

■ Maligne Lymphome bei Schaf und Ziege

Maligne Lymphome treten meist multizentrisch in verschiedenen inneren Organen auf. Ätiologisch können sie bei **Schafen** sowohl durch eine Infektion mit dem **Bovinen Leukämievirus** als auch durch ein nahe verwandtes **ovines Retrovirus** ausgelöst werden. Eine retrovirale Ursache wird auch bei einem Teil der bei Ziegen auftretenden Lymphome diskutiert. Jedoch treten auch spontane Tumoren **ohne virale Genese** auf.

Morphologische Befunde sind:
- Lymphadenomegalie
- Hepatomegalie
- Splenomegalie
- hgr. tumoröse Infiltrationen von Myokard und Niere

■ Maligne Lymphome des Pferdes

Es treten sowohl **leukämische** als auch **aleukämische Formen** auf, beide ohne bekannte Virusätiologie.

Die **soliden malignen Lymphome** können in unterschiedlichen Organen auftreten:

- subkutane Form
- alimentäre Form
- abdominale Form
- splenische Form
- Thymusform
- multizentrische Form (lymphatische und andere Organe)

Das **subkutane Lymphom** ist insbesondere deswegen bemerkenswert, da es nicht schmerzhaft ist und die Tiere oftmals jahrelang nur kutane noduläre Umfangsvermehrungen aufweisen. Eine Beteiligung innerer Organe findet erst spät im Krankheitsverlauf statt. Makroskopisch liegen oftmals hunderte **nodulärer Veränderungen** mit einem Durchmesser von ca. 1–3 cm am gesamten Tierkörper vor. Sie befinden sich vorwiegend im ventralen Bereich (Brust, Thorax, Flanken, Perineum) und am Kopf. Bei diesen handelt es sich um **T-Zell-reiche B-Zell-Lymphome**. Dies bedeutet, dass nur wenige neoplastische B-Zellen in zahlreiche reife, nicht neoplastische T-Zellen eingebettet sind.

Eine besondere **Hautform** ähnelt der Mycosis fungoides des Menschen. Die Läsionen finden sich insbesondere an den mukokutanen Übergängen. Hierbei handelt es sich um ein **epitheliotropes T-Zell-Lymphom**.

Die **alimentäre Form** weist tumoröse Infiltrate insbesondere im oberen Dünndarm, Pankreas und den regionären Lymphknoten auf. Die Tiere fallen klinisch meist jedoch nicht durch Diarrhö, sondern durch progressive Abmagerung auf.

Bei der **abdominalen Form** sind die Tumoren vorwiegend im Dickdarm und den kaudalen Abdominallymphknoten lokalisiert. Aber auch die Milz und die hepatischen Lymphknoten sind häufig mitbetroffen. Immunhistologisch handelt es sich in vielen Fällen um ein **B-Zell-Lymphom**.

Bei der **Milzform** handelt es sich meist um einen solitären Milztumor, der eine enorme Größenzunahme des Organs bewirken kann (z. T. über 15 kg). Immunhistologisch handelt es sich zumeist um **B-Zell-Neoplasien**.

Die **Thymusform** ist durch Umfangsvermehrungen im Mediastinum gekennzeichnet. Kompressionen von Lunge, Herz und thorakalen Gefäßen führen hierbei zu Dyspnoe und Kreislaufproblemen.

Multizentrische maligne Lymphome treten in der Regel bei adulten Tieren auf. Makroskopisch finden sich v. a. mediastinale Umfangsvermehrungen und multiple Lymphknotenvergrößerungen.

■ Maligne Lymphome des Hundes

Bei Hunden finden sich deutlich mehr **aleukämische** als **leukämische** Formen. Dabei steigt die Inzidenz mit zunehmendem Lebensalter des Tieres. Es treten folgende Organformen auf:
- **multizentrische Tumoren** (am häufigsten)
  – Es zeigen sich makroskopisch symmetrische Lymphknotenvergrößerungen.
- **enterale Form**
  – Die malignen Lymphome des Intestinaltrakts neigen zu Ulzerationen, was zur Anämie führen kann. Ätiologisch wird eine maligne Transformation einer lange bestehenden lymphoplasmazellulären Entzündung diskutiert.
- **kutane Form**
  – Kutane Lymphome (z. B. epitheliotropes T-Zell-Lymphom, syn. MF) sind häufig fokal, nodulär und breiten sich erst im weiteren Krankheitsverlauf aus.
- **mediastinale Form/Thymusform**
  – Hunde mit Lymphomen des Thymus zeigen häufig Dysphagien und kardiovaskuläre Symptome.

Lymphknoten, Leber und Milz sind bei nahezu allen caninen malignen Lymphomen betroffen. Auch in Tonsillen, Augen, Nieren und Myokard sind Tumoren häufiger anzutreffen, wohingegen die Lunge nur selten betroffen ist. **Paraneoplastische Syndrome** mit Hyperkalzämie, Polydipsie und Polyurie kommen gelegentlich vor.

Selten entwickeln Hunde eine Erkrankung, die dem **Myelom des Menschen** entspricht (medulläres Plasmozytom). Dabei handelt es sich um einen bösartigen Plasmazelltumor, der sich häufig in multiplen Lokalisationen in den Markräumen der Knochen befindet. Seine Besonderheiten sind:
- lytische Knochenläsionen
- Hyperproteinämie
- monoklonale Gammopathie

Angiotrope Lymphome (syn. lymphomatoide Granulomatose) treten sehr selten bei Hunden auf. Sie kennzeichnen sich histologisch durch ein angiozentrisches und angioinvasives Wachstum der Tumorzellen. Auch intravaskuläre maligne Lymphome (maligne Angioendotheliomatose), die ohne die Ausbildung von soliden Umfangsvermehrungen oder Leukämie auftreten, sind sehr selten beschrieben.

■ Maligne Lymphome der Katze

Es treten vergleichbar den Läsionen beim Hund **leukämische** und **aleukämische Formen** auf. Feline maligne Lymphome können sowohl spontan auftreten, als auch durch eine Infektion mit dem Felinen Leukämievirus (FeLV; Familie *Retroviridae*) bedingt sein.

Bei einer **Infektion** mit dem FeLV (S. 150) findet die Replikation des Virus initial in Lymphozyten und Makrophagen der Tonsillen statt. Danach wird das Virus in die regionären Lymphknoten von Kopf und Hals und von dort aus in Knochenmark, Thymus, Milz, Intestinaltrakt und Lymphknoten des gesamten Körpers transportiert. Katzen mit einer inadäquaten Immunantwort entwickeln eine **lebenslange persistierende Virämie**. Bei einer effektiveren Immunantwort kann es zur **Latenz** des Virus oder **kompletten Viruselimination** kommen. Die Hauptwirkung einer FeLV-Infektion stellt eine Immunsuppression dar. Bei einer bestehenden FeLV-Infektion tritt wesentlich häufiger eine andere assoziierte Erkrankung auf als ein Tumor.

Makroskopisch unterscheidet man bei den **Tumoren** insbesondere **multizentrische**, **alimentäre**, **mediastinale/thymische**, **nasale/nasopharyngeale**, **renale** und **kutane Leukosen** (Abb. 4.15). Prinzipiell können auch alle anderen Organe betroffen sein.

■ Maligne Lymphome des Schweines

Maligne Lymphome stellen den häufigsten Tumor bei Schweinen dar. Insgesamt sind Tumoren beim Schwein jedoch selten. Virusassoziierte Lymphome sind beim Schwein unbekannt. Dagegen existiert bei Yorkshire-Schweinen ein familiäres malignes Lymphom. Ausgelöst durch einen autosomal-rezessiven Gendefekt führt es bei 25 % der betroffenen Tiere zur Tumorbildung. Die Erkrankung tritt meist bei 2–3 Monate alten Tieren auf. Diese zeigen eine mittlere Überlebenszeit von 4–6 Monaten.

Makroskopisch finden sich sowohl bei der **familiären** als auch bei der **sporadischen Form**:
- generalisierte Lymphknotenvergrößerungen, insbesondere der Mesenteriallymphknoten
- Splenomegalie
- Hepatomegalie
- Tumoren an Magen, Darm und Nieren

SYNOPSE: FELINE LEUKÄMIE

Wolfgang Baumgärtner

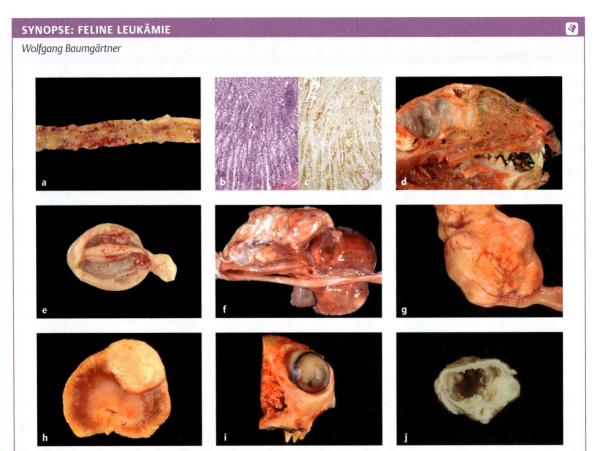

Abb. 4.15 Organübergreifende Darstellung der verschiedenen Manifestationsformen bei der Felinen Leukämievirus-Infektion: Bei der Felinen-Leukämievirus(FeLV)-Infektion können assoziierte Erkrankungen wie panleukopenieähnliche Darmveränderungen (a) mit Kryptepithelzellverlust (b) einhergehend mit prominenter FeLV-Antigenexpression in den Enterozyten (c) wie auch Rhinitis (d) als auch Zystitis (e) beobachtet werden.
Die FeLV-induzierten hämatopoetischen Neoplasien sind maligne Lymphome und myeloische Leukosen mit unterschiedlicher Manifestation. Bei den malignen Lymphomen kann eine Thymusform (f), multizentrische Form mit Beteiligung von Lymphknoten (g) und solitäre Organmanifestation (z. B. in der Niere, h, oder im Auge, i) unterschieden werden.
Eine Infektion mit dem defekten Felinen Sarkomvirus, das das FeLV als Helfervirus benötigt, wird als Ursache für das Fibrosarkom (j) der jungen Katze beschrieben. Differenzialdiagnostisch ist hiervon das „injection site fibrosarcoma" das sich nicht infolge einer FeLV-Infektion entwickelt, abzugrenzen.

Epidemiologie und Bedeutung

Das Feline Leukämievirus (FeLV) ist weltweit verbreitet. Die Prävalenz von persistierend infizierten Katzen liegt bei ca. 5 %. Die Anzahl infizierter Tiere ist in Mehrkatzenhaushalten oder bei Freigängern jedoch deutlich erhöht. Der FeLV-Subtyp A findet sich praktisch in allen infizierten Katzen, allerdings sind Ko-Infektionen mit anderen Subtypen häufig zu beobachten.

Betroffene Spezies

Vorwiegend sind Hauskatze, aber auch andere Feliden betroffen.

Ätiologie

Das FeLV, Familie *Retroviridae*, kommt als Subgruppe FeLV-A, dem dominierenden Subtyp, sowie als FeLV-B, -C und -T vor. Für die Diagnostik, Induktion von neutralisierenden Antikörpern bzw. für die FeLV-assoziierte Immunsuppression sind 3 virale Proteine wichtig: p27, gp70 und p15E.

Inkubationszeit

Die Zeit zwischen Infektion und Klinik beträgt wenige Wochen bis mehrere Monate.

Klinik

Es werden FeLV-assoziierte Erkrankungen und -induzierte Tumoren des hämatopoetischen Systems sowie der kutanen Fibroblasten unterschieden. Die feline Osteochondromatose und medulläre Osteosklerose stellen Sonderformen dar.

FeLV-assoziierte, nicht neoplastische **Erkrankungen** finden sich vorwiegend bei Katzen im Alter bis zu 6 Monaten. Sie sind Folge der virusinduzierten Immunsuppression. **Neoplasien** finden sich hingegen häufiger bei älteren Katzen (**Abb. 4.15**). Sie betreffen hauptsächlich das hämatopoetische System. Während bei der **FeLV-Subgruppe A** Immunsuppression und gelegentlich Thymuslymphome (**Abb. 4.15**) beobachtet werden, finden sich Leukosen häufig bei Infektionen mit der **FeLV-Gruppe B**. Erreger der **Gruppe C** gehen häufig mit myelodysplastischen Veränderungen und Anämie einher. Der **Subtyp T** entsteht durch eine Mutation aus dem Subtyp A. Er wird im Zusammenhang mit Immunsuppression nachgewiesen. Dem FeLV-Hüllprotein p15E wird eine wichtige Rolle bei immunsuppressiven Vorgängen zugeschrieben.

FeLV-assoziierte Erkrankungen treten bei ca. 75 % der infizierten Katzen auf. Sie führen zu:
- chronischer Stomatitis
- Gingivitis
- Rhinitis
- Otitis
- Katzenschnupfen
- „fading-kitten"-Syndrom
- Thymusatrophie
- Pyodermien
- aplastische Anämie
- Sekundärinfektionen
- rezidivierenden Abszessen
- Enteritis (panleukopenieähnliches Syndrom)
- Disposition zur FIP
- Neuropathien
- feliner Osteochondromatose
- Arthritis
- Reproduktionsstörungen (Aborte, Fehl- und Totgeburten)

Bei den Tumoren, die bei ca. 25 % der infizierten Katzen auftreten können, handelt es sich um:
- Leukosen
  - maligne Lymphome
  - myeloische Leukosen
- myeloproliferative Erkrankungen
- FeLV-assoziiertes Fibrosarkom

In Abhängigkeit von der Manifestation wird bei den Lymphomen eine multizentrische Form von Organformen unterschieden. Das FeLV-assoziierte Fibrosarkom kommt im Gegensatz zu dem „injection site fibrosarcoma", das in keinem Zusammenhang mit viralen Komponenten steht, vorwiegend bei jüngeren Tieren vor.

Pathogenese und pathologische Befunde

Eine Übertragung ist horizontal durch Speichel, Kot, Urin und Milch möglich. In seltenen Fällen erfolgt eine vertikale Übertragung. Welpen sind deutlich empfänglicher für eine Infektion als ältere Tiere. Nicht erkannte asymptomatische Virusausscheider stellen eine häufige Infektionsquelle dar. Nach oraler Erregeraufnahme in den lokalen lymphatischen Einrichtungen kommt es zur zellassoziierten Virämie. Es folgt eine Infektion des lymphatischen Gewebes, des Knochenmarks und der Enterozyten.

Im fortgeschrittenen Stadium kann es zu einer persistierenden Virämie mit Infektion weiterer Organe und Gewebe kommen. Ein alle Phasen durchlaufender Prozess wird als **progressive Infektion** bezeichnet. Betroffene Tiere werden als Progressor-Katzen bezeichnet. Dieser Vorgang tritt infolge einer unzureichenden Immunantwort auf, sodass es zur Entwicklung von FeLV-assoziierten Erkrankungen kommt. Im Gegensatz dazu kommt es bei der **regressiven Infektion** nur zu einer transienten Virämie. Betroffene Tiere werden als Regressor-Katzen bezeichnet. Diese Tiere können das Virus vollständig eliminieren oder entwickeln eine latente Infektion. Es kommt nicht zu FeLV-assoziierten Erkrankungen, wenngleich provirale DNS noch nachweisbar ist. Allerdings kann es durch verschiedene Stressfaktoren zur **Virusaktivierung** und progressiven Infektion kommen.

Bei der **Tumorigenese** als Folge einer FeLV-Infektion können 2 Mechanismen unterschieden werden. Hämatopoetische Tumoren entwickeln sich wie für „slowly transforming retroviruses" beschrieben. Es sind keine Onkogene im viralen Genom der Tumoren vorhanden. Beim Felinen Sarkomvirus (FeSV) kommt es hingegen durch die Einlagerung eines zellulären Onkogens in das FeLV-Genom zu einem teilweisen Verlust von Strukturproteingenen. Dieses defekte Virus benötigt ein intaktes FeLV (sog. Helfervirus) zur Replikation. Tumorigenetisch folgt die Transformation dem Prinzip der „rapidly transforming retroviruses".

Das FeLV induziert durch das **Hüllglykoprotein**, gp70, neutralisierende, schützende Antiköper. Das „feline oncornavirus cell membrane antigen" (FOCMA) findet sich nur auf FeLV-transformierten Zellen (Tumorzellen). Es wird vermutet, dass FOCMA-spezifische Antikörper die Entwicklung von hämatopoetischen Tumoren verhindern oder einschränken. Dies bedeutet, dass neutralisierende wie auch FOCMA-spezifische Antikörper wichtige Parameter bei der prognostischen Einschätzung einer FeLV-Infektion sind. Neutralisierenden Antikörpern kommt eine essenzielle Rolle bei der Elimination und bezüglich des Auftretens von assoziierten Erkrankungen zu. Fehlende FOCMA-spezifische Antikörper spielen eine wichtige Rolle bei der Tumorentstehung.

Bei den **FeLV-assoziierten Erkrankungen** können eine Thymusatrophie, lymphatische Depletion und Knochenmarkshypoplasie bzw. -atrophie (Anämie und Panmyelophthise) und die oben beschriebenen Erkrankungen vorliegen. Bei den **Tumoren** handelt es sich um maligne Lymphome, myeloische Leukosen, Fibrosarkome sowie andere myeloproliferative Erkrankungen (**Abb. 4.15**).

Differenzialdiagnostik

Trotz teils charakteristischer histologischer Veränderungen bei den FeLV-assoziierten Erkrankungen sind differenzialdiagnostisch zahlreiche andere Prozesse zu berücksichtigen. Diese können für den jeweiligen spezifischen Symptomkomplex sehr variieren, z. B. ähnelt die FeLV-assoziierte Enteritis sehr der Panleukopenie (Parvovirose). Eine ätiologische Diagnose erfordert immer einen Virusnachweis. Dieser kann bei zahlreichen FeLV-induzierten Tumoren auf Proteinebene allerdings negativ ausfallen.

Diagnostik

Virusprotein- (insbesondere p27) oder RNS-Detektion mittels Immunhistologie, Immunfluoreszenz oder „enzyme-linked immunosorbent assay" (ELISA) bzw. In-situ-Hybridisierung oder RT-PCR stellen etablierte Detektionssysteme dar. Zur Untersuchung können Blut, Speichel oder Gewebe herangezogen werden. Dem Nachweis von virusneutralisierenden und FOCMA-Antikörpern kommt eine Rolle bei der prognostischen Einschätzung der Infektion zu.

4.6.2 Myeloische Tumoren

Myeloische Tumoren kommen insbesondere bei **Katzen** und **Hunden** vor. Bei anderen Haustierarten sind sie nur selten anzutreffen. Sie machen beim Hund ca. 5 % und bei der Katze ca. 10–15 % der hämatopoetischen Neoplasien aus. Es treten sowohl **akute** als auch **chronische leukämische Verläufe** auf. Bei den myeloischen Tumoren werden daher akute myeloische Leukämien, myeloproliferative Neoplasien und myelodysplastische Syndrome unterschieden (Tab. 4.3).

■ Myeloische Leukämie

Bei den **myeloischen Leukämien** finden sich autonome Proliferationen von myeloischen Zellen im Knochenmark mit unterschiedlichen Differenzierungsgraden folgender Zellreihen:
- granulozytäre Zellreihe
- monozytäre Zellreihe
- megakaryozytäre Zellreihe
- erythroische Zellreihe

Die Tumoren gehen mit **Störungen der Myelopoese** einher. Sie führen zur Anämie, Leukopenie oder Thrombozytopenie. Durch den Übertritt von Tumorzellen in das Gefäßsystem können blastoide myeloische Zellen im Blutausstrich nachgewiesen werden. Zudem lassen sich tumoröse Infiltrationen in verschiedenen Organen finden. Leukämische Tiere zeigen häufig eine Spleno- und Hepatomegalie. Aufgrund zytologischer Kriterien werden **unreife** und **reifzellige Varianten** der myeloischen Neoplasien unterschieden.

Die **akuten myeloischen Leukämien** zeigen einen fulminanten Krankheitsverlauf und führen unbehandelt rasch zum Tod (1–2 Monate). Myeloproliferative Neoplasien (früher chronische myeloische Leukämien) sind hingegen durch einen protrahierten klinischen Verlauf (1–3 Jahre) gekennzeichnet. Bei Katzen stellt die FeLV-Infektion einen Risikofaktor für die Entstehung myeloischer Neoplasien dar.

Eosinophile granulozytäre Sarkome (früher Chlorome) sind bei Tieren selten beschriebene chronische, solitäre, myeloproliferative Neoplasien, die aufgrund eines hohen Gehalts an eosinophilen Granulozyten (makroskopisch) im Anschnitt grünlich erscheinen können.

Eine **Polycythaemia vera** tritt sehr selten bei Hund, Katze und Rind auf. Sie ist hämatologisch durch eine starke Erythrozytose bei regulärem Blutsauerstoffgehalt charakterisiert. Bei der Sektion dominieren multifokale Blutungen und Thrombosen. In einem Teil der Fälle kann zusätzlich eine Splenomegalie nachgewiesen werden. Histologisch liegt ein sehr zellreiches Knochenmark vor.

■ Myelodysplastische Syndrome

Beim **myelodysplastischen Syndrom** handelt es sich um eine dauerhafte, nicht regenerative Zytopenie mit Dysplasie der Blut- oder Knochenmarkszellen und dem Vorhandensein von 5–20 % blastoiden Zellen im Knochenmark. Diese Veränderung kann in einigen Fällen zur Ausbildungen von Leukämien führen.

Die **Myelofibrose** ist durch eine progressive Fibrose des Knochenmarks mit Verdrängung der hämatopoetischen Zellen charakterisiert. Sie kann primär oder sekundär im Zusammenhang mit anderen Erkrankungen wie beispielsweise Leukämien oder einem myelodysplastischen Syndrom entstehen. Bei der Katze stellt die Myelofibrose eine mögliche Folge der FeLV-Infektion dar.

■ Mastozytose

Neoplastische Entartungen von Mastzellen können sowohl solitär als auch systemisch auftreten. Mehr über Mastzelltumore ist jeweils im Kapitel Haut (S. 431) und Verdauungsorgane (S. 79) erläutert. Systemische bzw. viszerale Mastozytosen (früher als Mastzellen-Leukose bezeichnet) werden gelegentlich bei Katzen und Hunden beobachtet. Dabei scheint es sich in der Mehrzahl der Fälle um eine Metastasierung neoplastischer Zellen aus viszeralen (üblicherweise in der Milz lokalisierten) oder kutanen Mastzelltumoren zu handeln. Bei allen anderen Tierarten treten sie dagegen scheinbar extrem selten auf. Typische Symptome umfassen Splenomegalie und Erbrechen, wobei Letzteres auf eine Freisetzung u. a. von Histamin aus Mastzellgranula und daraus resultierende gastrointestinale Ulzerationen zurückgeführt wird. Makroskopisch dominiert eine massiv vergrößerte, verfestigte braune Milz, z. T. mit deutlicher Verdickung der Milzkapsel. Auch Knochenmark, Leber, Lymphknoten und andere Organe können neoplastische Infiltrate beinhalten, die histologisch überwiegend aus großen, blastisch erscheinenden Mastzellen mit zumeist eosinophilem Zytoplasma bestehen. Besonders bei der Katze sind die mastzelltypischen zytoplasmatischen Granula oft nur schwer erkennbar und lassen sich nicht in allen Fällen mit Toluidinblau anfärben.

Tab. 4.3 Definitionen myeloischer Neoplasien.

Akute myeloische Leukämien	Myeloproliferative Neoplasien (früher chronische myeloische Leukämien)	Myelodysplastische Syndrome
- Zytopenie und ≥ 20 % Blasten in Blut oder Knochenmark - Einteilung in Subkategorien entsprechend der Zellmorphologie und/oder des Immunphänotyps (z. B. akute myeloische Leukämie mit neutrophiler Differenzierung)	- Zunahme reif erscheinender Zellen im Blut und hyperzelluläres Knochenmark mit < 5 % Blasten - Einteilung in Subkategorien entsprechend der Zellmorphologie (z. B. Polycythaemia vera, chronische neutrophile Leukämie)	- nicht regenerative Zytopenie mit dysplastischen Zellen und 5–20 % Blasten im Knochenmark, mit oder ohne Myelofibrose - Einteilung in Subkategorien entsprechend der am stärksten ausgeprägten Zytopenie (z. B. refraktorische Anämie mit Blastenüberschuss)

4.6.3 Histiozytäre proliferative Veränderungen

Histiozytäre Proliferationen werden insbesondere bei Hunden, seltener auch bei anderen Spezies beobachtet. Dabei finden sich sowohl reaktive als auch neoplastische Formen; mehr darüber im Kapitel Haut (S. 432).

■ Reaktive Histiozytosen

Die reaktiven Histiozytosen werden in kutane und systemische Formen unterteilt. Beide Formen haben ihren Ursprung in dendritischen Zellen.

Die **kutane reaktive Histiozytose** ist durch noduläre Umfangsvermehrungen in der Haut und seltener der Unterhaut gekennzeichnet. Histologisch lässt sich eine multifokale, oft angiozentrische und angioinvasive Proliferation dendritischer Zellen in der tiefen Dermis nachweisen.

Bei der **systemischen reaktiven Histiozytose** sind Veränderungen in der Haut (ähnlich der kutanen reaktiven Histiozytose) und auch in anderen Organen sichtbar. In Lymphknoten, Lunge, Milz, Leber, Knochenmark sowie Mukosa von Nase und Auge können ebenfalls noduläre bis diffuse Umfangsvermehrungen auftreten. Für den Berner Sennenhund besteht eine Rassedisposition.

■ Histiozytäre Neoplasien

Das canine **kutane Histiozytom** stellt den häufigsten Hauttumor beim jungen Hund dar. Diese gutartige Neoplasie geht von den Langerhans-Zellen der Haut aus. Sie tritt bevorzugt in der Haut junger Hunde (< 4 Jahre) solitär an Kopf, Ohren und Gliedmaßen auf. In vielen Fällen tritt eine Spontanregression des Tumors auf, die durch eine zunehmende Infiltration von Lymphozyten gekennzeichnet ist.

Zum **histiozytären Sarkom-Komplex** des Hundes werden lokalisierte und disseminierte histiozytäre Sarkome gezählt. Histogenetisch handelt es sich um Tumoren, die von myeloiden dendritischen antigenpräsentierenden Zellen ausgehen.

Das disseminierte histiozytäre Sarkom wurde früher als maligne Histiozytose bezeichnet. Es betrifft am häufigsten Milz, Leber, Lunge, Knochenmark und Lymphknoten und stellt sich makroskopisch als oftmals multiple weiße Knoten dar (Rassedisposition beim Berner Sennenhund, Flat coated Retriever und Golden Retriever sowie Pembroke Welsh Corgi und Rottweiler; bei anderen Rassen nur sporadisch auftretend).

Das lokalisierte histiozytäre Sarkom findet sich als herdförmige Umfangsvermehrung bevorzugt in Haut und Unterhaut, oftmals in der Umgebung der Gliedmaßengelenke, teilweise auch davon ausgehend.

Das **hämophagozytierende histiozytäre Sarkom** stellt eine selten bei Hunden und Katzen vorkommende Sonderform des histiozytären Sarkoms dar. Histogenetisch leitet sich dieser Tumor von Makrophagen ab. Makroskopisch finden sich eine Vergrößerung von Milz, Leber und Lymphknoten. Histologisch ist eine ausgeprägte Erythrophagozytose typisch, die sich klinisch oftmals in einer starken Anämie äußert und die terminal in einer Panzytopenie endet.

> **DAS MÜSSEN SIE WISSEN**
>
> Zu den hämatopoetischen Tumoren zählen lymphozytäre, myeloische und histiozytär-proliferative Veränderungen.
>
> **Lymphozytäre Tumoren** oder maligne Lymphome sind raumfordernde Neoplasien lymphozytären Ursprungs, die zu Umfangsvermehrungen in Organen des Immunsystems oder anderer Parenchyme (z. B. Herz, Niere) führen, oft ohne Beteiligung des Knochenmarks oder Blutes. Lymphozytäre Tumoren kommen bei nahezu allen Säugetieren sowie Vögeln und Reptilien vor. Besonders häufig sind jedoch Katzen, Hunde, Rinder und Pferde betroffen. Die Ätiologie von malignen Lymphomen ist nicht bei allen Spezies geklärt. Eine virale Genese durch Angehörige der Familie Retroviridae ist bei Katzen, Hühnern, Mäusen, Rindern und Schafen bekannt (z. B. Leukose des Rindes, Feline Leukämie).
>
> Bei den **myeloischen Tumoren** werden akute myeloische Leukämien, myeloproliferative Neoplasien und myelodysplastische Syndrome unterschieden. Während myeloische Leukämien mit autonomen Proliferationen von myeloischen Zellen im Knochenmark mit unterschiedlichen Differenzierungsgraden einhergehen, sind das myelodysplastische Syndrom durch eine Dysplasie der Blut- oder Knochenmarkszellen und die Myelofibrose durch eine progressive Fibrose des Knochenmarks mit Verdrängung der hämatopoetischen Zellen charakterisiert. Myeloische Tumoren kommen insbesondere bei Katzen und Hunden vor.
>
> **Histiozytäre Proliferationen** lassen sich in reaktive Histiozytosen (kutan, systemisch) und neoplastische Histiozytosen (kutanes Histiozytom, histiozytärer Sarkom-Komplex) differenzieren. Von diesen Veränderungen ist insbesondere der Hund betroffen.

5 Kreislauforgane

Robert Klopfleisch, Achim D. Gruber

5.1 Herz und Herzbeutel

5.1.1 Postmortale Veränderungen

Die **Totenstarre** (Rigor mortis) tritt beim Herzmuskel meist innerhalb der 1. Stunde ein, also deutlich früher als in der Skelettmuskulatur. Sie ist zuerst im muskelstarken linken Ventrikel zu beobachten und führt meist zu einem nahezu kompletten Auswurf des ventrikulären Blutes. Die Totenstarre des weniger muskelstarken rechten Ventrikels ist zumeist schwächer ausgeprägt und es kommt nicht zu einem vollständigen Blutauswurf. Erhöhte Mengen koagulierten Blutes im linken Ventrikel können somit hinweisend auf eine **verminderte Totenstarre** sekundär zu einer **hgr. Myokarddegeneration** sein. Eine intra vitam entstandene **akute Myokarddegeneration** ist dabei von einer postmortalen Autolyse aufgrund ähnlicher makroskopischer und teils histologischer Befunde nur schwer abzugrenzen.

Die generell langsam verlaufende **Koagulation** des Blutes in den Ventrikeln führt gewöhnlich zu einer Sedimentierung der Erythrozyten. Insbesondere beim Pferd kommt es zur Ausbildung von glasig-geleeartigen, erythrozytenfreien **Speckhautgerinnseln** oder erythrozytenhaltigen roten **Cruorgerinnseln**. Diese sind von intravital entstandenen Thromben v. a. durch ihre fehlende Wandhaftung und glatte Oberfläche unterscheidbar.

5.1.2 Missbildungen

Nahezu **alle anatomischen Strukturen** des Herzens können wegen der besonders komplexen Embryogenese des Herzens von **kongenitalen Missbildungen** betroffen sein. Tierartlich treten dabei unterschiedliche Häufungen auf:
- **Rinder** sind am häufigsten von Ventrikelseptumdefekten und Transpositionen der großen abgehenden Gefäße betroffen.
- Beim **Schwein** sind Stenosen der Aorten und ein atrioventrikulärer Septumdefekt die häufigsten kongenitalen Veränderungen.
- Die häufigste Missbildung beim **Hund** ist ein persistierender Ductus arteriosus Botalli sowie Stenosen der Aorta und der A. pulmonalis.
- Bei der **Katze** kommen atrioventrikulären Septumdefekten und Mitralklappendysplasien die größte Bedeutung zu.
- Verlagerungen des gesamten Herzens im Rahmen einer Ectopia cordis pectoralis, cervicalis oder abdominalis finden sich insgesamt nur selten und am häufigsten bei **Wiederkäuern** (Abb. 5.1). Ebenso selten sind Divertikel der Herzwände oder Mehrfachbildungen des Herzens (Multiplicitas cordis).

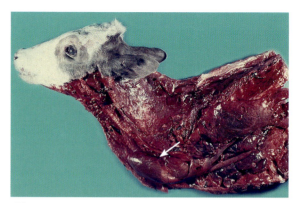

Abb. 5.1 Ectopia cordis beim Rind mit Verlagerung des Herzens in die Unterhaut des Halses vor der Brustapertur (→).

Herzmissbildungen sind bei praktisch allen Haustieren sporadisch, aber regelmäßig zu beobachten. In den allermeisten Fällen sind keine genetisch bedingten, infektiösen, toxischen oder andere äußeren Ursachen feststellbar. Vielmehr werden unspezifische, meist unbekannt bleibende Störfaktoren in der jeweiligen **teratogenetischen Determinationsperiode** angenommen.

In Anbetracht der komplexen Interaktion zwischen Herz und abgehenden Gefäßen sollte daher bei der Sektion das Absetzen des Herzens erst nach eingehender Überprüfung der Gefäßabgänge und der Feststellung einer regelrechten Gefäß- und Herzausbildung stattfinden.

■ Shuntbildung zwischen rechter und linker Herzhälfte

DEFINITION Als Shunt (englisch: Verschiebung, Nebenschluss) wird eine Kurzschlussverbindung mit Flüssigkeitsübertritt zwischen normalerweise getrennten Gefäßen oder Hohlräumen bezeichnet.

Fetal sind die rechten und linken Herzkammern durch verschiedene Shunts unter Umgehung des Lungenkreislaufs miteinander verbunden. Diese verschließen sich physiologisch im Laufe der fetalen oder frühen neonatalen Phase wieder und führen so zu einer klaren **Trennung** des Blutes aus dem **Lungen-** und dem **Körperkreislauf**. So werden atriales und ventrikuläres Septum während der fetalen Periode verschlossen. Das **Foramen ovale** im atrialen Septum und der **Ductus arteriosus Botalli** als Verbindung zwischen Aorta und Truncus pulmonalis schließen sich hingegen erst in der frühen Neonatalphase, tierartlich spezifisch zumeist Stunden bis Tage nach der Geburt.

Ein fehlerhafter Verschluss dieser Strukturen führt zu
- atrialen Septumdefekten,
- ventrikulären Septumdefekten,
- atrioventrikulären Septumdefekten und/oder
- persistierendem Ductus arteriosus Botalli.

Atriale Septumdefekte

Generell können 2 Arten unterschieden werden. Beim persistierenden Foramen ovale (primum) unterbleibt der Verschluss des Foramen ovale während der ersten Lebenstage. Es entsteht somit ein tiefer Shunt zwischen beiden Atria in der Nähe der atrioventrikulären Klappen. In den meisten Fällen führt dieser Rechts-links-Shunt aufgrund seines geringen Durchmessers zu keinen klinischen Problemen.

Häufiger tritt das **persistierende Foramen ovale secundum** auf. Es wird durch ein übergroßes Ostium secundum bzw. eine fehlerhafte Entwicklung des Septum secundum hervorgerufen. Es findet sich ein hoher Shunt des atrialen Septums, der zumeist zu erheblicher Herzinsuffizienz führt.

Unabhängig von der Form ermöglichen atriale Septumdefekte einen direkten Blutfluss vom linken in das rechte Atrium. Dies führt zu einer **Volumenüberladung** des rechten Ventrikels und letztlich zu einem **venösen Rückstau** in den Körperkreislauf sowie zu einer **pulmonären Hypertension**. Morphologisch findet sich bei betroffenen Herzen eine Dilatation und Hypertrophie des rechten Ventrikels mit Dilatation beider Atria.

Ventrikelseptumdefekt

Es handelt sich um eine der häufigsten Missbildungen des Herzens bei Tieren (Abb. 5.2). Er tritt isoliert, häufig aber auch als Teil komplexerer Missbildungen auf, z. B. bei der Fallot-Tetralogie. **Fetal** ist der Ventrikelseptumdefekt aufgrund der ähnlichen Druckverhältnisse von minderer pathophysiologischer Bedeutung. **Postnatal** kommt es zu einer **Druckverminderung** im rechten Ventrikel und somit zu einem **Links-Rechts-Shunt** mit erhöhtem Blutvolumen in der Herzkammer. Eine **bilaterale ventrikuläre Hypertrophie** ist die Folge.

Teilweise entwickelt sich aufgrund einer pulmonären Hypertension letztlich ein **reverser Rechts-Links-Shunt**. Dieser Prozess, der als **Eisenmenger-Reaktion** bezeichnet wird, stellt eine generelle Reaktion auf Links-Rechts-Shunts des Herzens dar.

Atrioventrikulärer Septumdefekt

Der atrioventrikuläre Septumdefekt („cushion defect") ist die häufigste Herzmissbildung beim **Schwein**. Ebenfalls häufig tritt er bei der **Katze** auf. Er entsteht als eine Kombination aus:
- atrialem Septumdefekt
- Ventrikelseptumdefekt
- teilweise (partieller atrioventrikulärer Septumdefekt) oder kompletter Fusion der Mitral- und Trikuspidalklappen in einem Klappenring (kompletter AV-Septumdefekt)

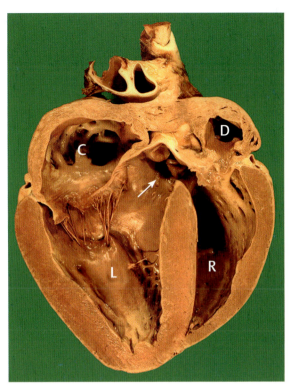

Abb. 5.2 Querschnitt durch das Herz eines Hundes mit hohem Ventrikelseptumdefekt (→). (L) linker Ventrikel, (R) rechter Ventrikel, (C) linkes Atrium, (D) rechtes Atrium.

Aufgrund der umfassenden **Strömungsveränderungen** sind je nach Grad und Art der Veränderungen **verschiedene pathophysiologische Phänomene** assoziiert. So kann es beispielsweise zu einer pulmonären Hypertonie und einer Rechtsherzhypertrophie kommen.

Persistierender Ductus arteriosus Botalli

Der Ductus arteriosus Botalli führt während der Fetalentwicklung als arterieller Kurzschluss zwischen Aorta und Truncus pulmonalis über einen **physiologischen Rechts-Links-Shunt** zur partiellen Umgehung des Lungenkreislaufs. Normalerweise wird er innerhalb der etwa ersten 5 Lebenstage zunächst funktionell durch glattmuskuläre **Kontraktion** und später durch **Atrophie** und **Fibrose** verschlossen. Der Zeitpunkt variiert erheblich zwischen den Tierarten.

Beim **persistierenden Ductus arteriosus Botalli** bei physiologischer Linksaorta kommt es zunächst zu einem **Links-Rechts-Shunt**. Es tritt eine rechtsseitige konzentrische Ventrikelhypertrophie und atriale Dilatation auf. Ein erhöhter Rückfluss aus dem Lungenkreislauf kann ebenfalls zu einer Dilatation des linken Ventrikels und des Atriums führen. Aufgrund der generell turbulenten Strömungsverhältnisse im Herzen findet sich häufig eine **assoziierte Thrombose**.

Der persistierende Ductus arteriosus Botalli tritt gehäuft bei Rindern und folgenden Hunderassen auf: Chihuahua, Cocker Spaniel, Collie, Deutscher Schäferhund, Malteser, Yorkshire Terrier.

Angeborene Pigmentierungsstörungen

Melanozytäre Pigmentierungen in Form von schwarzen landkartenähnlichen Verfärbungen des Perikards, Epikards sowie selten des Herzmuskelinterstitiums finden sich bei der **Melanosis maculosa** der Wiederkäuer.

Herznahe Gefäße, Semilunar- und Atrioventrikularklappen

Pulmonalstenose

Die Pulmonalstenose ist eine häufige, meist vererbte Herzmissbildung. Sie tritt insbesondere bei Beagles, Englischen Bulldoggen und Terriern auf. Die **funktionelle Stenose** des Abgangs des T. pulmonalis kann durch folgende Veränderungen hervorgerufen werden:
- Stenose (Lumenverengung) der Taschenklappen des Truncus pulmonalis
- sub- bzw. supravalvuläre bindegewebige und muskuläre, abnorme Endokardleisten, sog. Cristae saliens

Unabhängig von der Ursache führt die Pulmonalstenose zu einer konzentrischen rechtsseitigen ventrikulären **Hypertrophie** und einer **Dilatation** des T. pulmonalis nahe seines Ursprungs.

Aortenstenose

Die Aortenstenose wird zumeist durch einen subvalvulären bindegewebigen bzw. myokardialen Ring, die **Crista saliens**, hervorgerufen. Die Crista saliens findet sich im linken Ventrikel meist unter der linksseitigen Semilunarklappe und führt zu einer **subaortalen Stenose**.

Aortenstenosen werden relativ häufig beim **Hund** beobachtet, wobei eine polygenetische Vererbung angenommen wird. Häufig betroffen sind: Boxer, Englische Bulldogge, Deutscher Schäferhund, Golden Retriever, Deutsche Dogge und Rottweiler.

Die Aortenstenose kommt ebenfalls häufig beim **Schwein** vor und ist oftmals mit **Endokardiosen** assoziiert. Der pathogenetische Zusammenhang zwischen beiden Veränderungen ist jedoch unklar.

Die Aortenstenose führt zu einer erhöhten Nachlast des linken Ventrikels mit **linksventrikulärer Hypertrophie** und **poststenotischer Dilatation** der **Aorta**. Im weiteren Verlauf führt der Rückstau in den Lungenkreislauf zu einem **chronischen Lungenödem** mit **Lungenfibrose** und hämosiderinbeladenen, sog. Herzfehlerzellen in den Alveolen und dem Sputum.

Dysplasien der AV-Klappen

Dysplasien der AV-Klappen führen zur **Stenose** des Ostium atrioventriculare oder zur **Klappeninsuffizienz**. Die Dysplasien können dabei in unterschiedlichem Umfang und variabler Zusammensetzung eine Verdickung, Formveränderung oder Abwesenheit der Klappen beinhalten. Auch eine Missbildung der Cordae tendinae ist möglich. Letztlich kommt es zu einer exzentrischen rechtsseitigen bzw. konzentrischen linksseitigen ventrikulären **Hypertrophie** und einer **Dilatation** des jeweiligen Atriums. Seltener wird bei der **Mitralklappeninsuffizienz** auch eine diffuse **subendokardiale Fibrose** beobachtet.

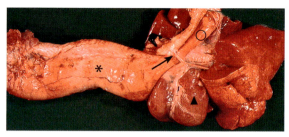

Abb. 5.3 Persistierender rechter Aortenbogen beim Hund mit Striktur des Ösophagus durch einen persistierenden Ductus arteriosus Botalli (→) mit hgr. Rechtsherzdilatation (Keil) und sekundärer Dilatation des Ösophagus und Dysphagia lusorium (*). Normaler Ösophagusdurchmesser (○).

Dysplasien der AV-Klappen sind häufige Herzmissbildungen bei der **Katze** und kommen ebenfalls häufig bei bestimmten **Hunderassen** vor (Deutscher Schäferhund, Englische Bulldogge, Golden Retriever, Deutsche Dogge und Weimaraner).

Herzklappenzysten

Es handelt sich um bei **Kälbern** und **adulten Rindern** häufige, **mit Blut oder Lymphe gefüllte Zysten in den AV-Klappen**. Sie sind meist mit Endothel ausgekleidet, was auf eine **vaskuläre Missbildung** als Ursache hinweist. In aller Regel bleiben sie funktionell und klinisch folgenlos.

Persistierender rechter Aortenbogen

Dieser wird v. a. beim Deutschen Schäferhund, der Deutschen Dogge und dem Irish Setter und seltener beim Rind (**Abb. 5.3**) beobachtet.

Diese abnormale Anordnung der Aorta führt zu einer Ringbildung, bestehend aus dem persistierenden rechten Aortenbogen, der rechten dorsalen Aortenwurzel, dem Ligamentum arteriosum (ursprünglicher Ductus arteriosus Botalli) als Verbindung zwischen Aorta descendens und dem Truncus pulmonalis, der Herzbasis und der A. subclavia sinistra. Durch diesen Gefäßring führt der Ösophagus, der dadurch komprimiert wird. Typische Folgen dieser Missbildung sind ein Megaösophagus oral der Striktur mit Ösophagusdilatation sowie Dysphagie (Dysphagia lusoria) mit Regurgitation.

Komplexe Missbildungen

Die Ursache für die nachfolgend genannten komplexen Missbildungen sowie für die meisten anderen Herz- und Gefäßmissbildungen sind unklar. Eine Kombination aus äußerlicher Störung der empfindlichen Herzentwickung und genetischer Disposition wird postuliert.

Fallot-Tetralogie

Bei der Fallot-Tetralogie handelt es sich um eine Kombination von 4 Herzmissbildungen:
- hoher Ventrikelseptumdefekt
- reitende Aorta im Sinne einer Dextroposition der Aorta
- Pulmonalstenose
- sekundäre rechtsventrikuläre Myokardhypertrophie

Die einzelnen Komponenten können je nach betroffenem Individuum unterschiedlich starke Ausprägungen zeigen. Es findet sich jedoch immer ein **Ventrikelseptumdefekt** und eine **reitende Aorta** (bzw. Dextroposition der Aorta). Die reitende Aorta zeigt sich dabei nach rechts verlagert und somit auf dem Septum reitend. Sie erhält somit Blut aus dem rechten und linken Ventrikel und führt über eine Kompression des Truncus pulmonalis zu einer **Pulmonalstenose**. Diese hat im weiteren Verlauf der Entwicklung des Krankheitskomplexes eine **sekundäre ventrikuläre Hypertrophie** zur Folge. Insgesamt kommt es aufgrund der Missbildungen zu einer starken Vermischung von venösem und arteriellem Blut. Die Tiere zeigen daher eine stark verminderte Leistungsfähigkeit und eine Zyanose. Häufig betroffen sind die Englische Bulldogge und der Wolfsspitz.

Eisenmenger-Syndrom

Das Eisenmenger-Syndrom ist durch eine Kombination folgender Missbildungen gekennzeichnet:
- nach rechts verlagerte und somit auf dem Septum reitende Aorta
- Ventrikelseptumdefekt
- Hypertrophie des rechten Ventrikels
- Dilatation des T. pulmonalis ohne Hinweise auf eine Stenose

Hierbei kommt es sekundär in der Lunge typischerweise zu stenotischen Gefäßveränderungen, die aus einem Links-rechts-Shunt einen Rechts-links-Shunt werden lassen (Shuntumkehr), was auch als **Eisenmenger-Reaktion** bezeichnet wird.

> **DAS MÜSSEN SIE WISSEN**
>
> Missbildungen des Herzens sind ein relativ häufiger Befund bei Jungtieren mit Herz-Kreislauf-Problemen. Sie können grob in Shuntbildungen zwischen linken und rechten Atrien und Ventrikeln, Stenosen der großen herznahen Gefäße und Dysplasien der Herzklappen eingeteilt werden. Komplexe Missbildungen stellen häufig auftretende Kombinationen aus diesen Veränderungen dar. Spezifische Ursachen für Herzmissbildungen sind in der Tiermedizin kaum bekannt.

5.1.3 Epi- und Perikard

■ Vermehrte und fremde Inhalte

Hydroperikard

Eine Akkumulation eines **wässrigen klaren Transsudats** wird als Hydroperikard bezeichnet. Die Befunde variieren in Abhängigkeit vom Krankheitsstadium:
- Bei **akutem** und **subakutem** Hydroperikard zeigen sich die serösen Oberflächen von Epi- und Perikard glatt und glänzend.
- Bei **chronischen** Verläufen kann es zu fibrösen Verdickungen der serösen Oberflächen teils mit villösen Mesothelproliferationen kommen. Eine chronische Reizung der Oberflächen kann zu Einblutungen mit Rotfärbung der perikardialen Flüssigkeit führen. In diesen Fäl-

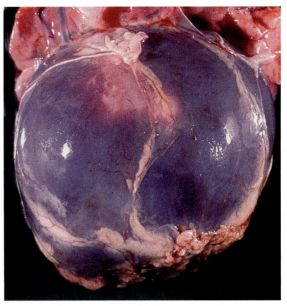

Abb. 5.4 Außenansicht eines Hämohydroperikards beim Hund bei geschlossenem Herzbeutel.

len wird die Diagnose eines **Hämohydroperikards** gestellt (**Abb. 5.4**). Sekundär kann sich infolge des Hydroperikards eine reaktive fibrinöse Perkarditis entwickeln.
Das Hydroperikard entsteht:
- infolge von systemischen Erkrankungen mit Ausbildung von Ödemen in vielen Organen:
    - aufgrund von Kachexie- oder Leberinsuffizienz-bedingter Hypoalbuminämie (häufig)
    - im Rahmen von clostridialen Enterotoxämien (häufig bei kleinen Wiederkäuern), oft zusammen mit einem positiven Glukosenachweis im Transsudat
    - Herzinsuffizienz aufgrund veränderter hämodynamischer Druckverhältnisse
    - Anasarka
- ohne systemische Erkrankungen:
    - Implantation von Tumormetastasen im Perikard
    - primäre Herzbasistumoren
    - mediastinale Tumoren

Ein Hydroperikard mit **protein-** bzw. **fibrinreichem und glukosehaltigem Perikardinhalt**, der nach Eröffnen des Perikards und Kontakt mit Luft gerinnt, wird regelmäßig bei **akuter clostridialer Toxikose** bei Wiederkäuern beobachtet.

In diesen Fällen ist die Abgrenzung eines proteinreichen Hydroperikards von einer **Perikarditis** anhand des histologischen oder zytologischen Nachweises einer zellulären Entzündungsreaktion vorzunehmen. Differenzialdiagnostisch ist auch das seltene **Chyloperikard** vom Hydroperikard abzugrenzen. Dieses entsteht bei traumatischen oder tumorbedingten Rupturen des Ductus thoracicus und assoziierten Veränderungen des Herzbeutels.

Da ein Hydroperikard sowohl Ursache als auch Folge einer Herzinsuffizienz sein kann, führt es oft wie ein selbstverstärkender Teufelskreis zu einer Progression der Veränderungen bis zum letalen Herzversagen.

Hämoperikard

Ein vermehrter Gehalt an freiem **Blut** im Herzbeutel wird als Hämoperikard bezeichnet. Generell ist das Hämoperikard eine seltene Diagnose.

Es tritt beim Pferd typischerweise infolge einer Ruptur der Aorta bzw. der Atrien auf. Beim Hund ist es meist mit der Ruptur eines atrialen Hämangiosarkoms oder einer traumatischen Gefäßverletzung assoziiert.

Herzbeuteltamponade

Physiologisch enthält das Perikard nur geringe Mengen einer **klaren serösen Flüssigkeit**, die postmortal durch Transsudation etwas erhöht sein kann. Eine kurzfristige schnelle und maximale Akkumulation von Blut, Lymphe oder Entzündungsexsudat im Herzbeutel führt aufgrund der geringen Elastizität des Perikards zu einer **Herzbeuteltamponade**. Diese behindert die diastolische Füllung des Herzens massiv und kann über eine **akute Herzinsuffizienz** tödlich verlaufen (systolischer Herzstillstand). Typische Ursache ist ein rupturiertes Hämangiosarkom im rechten Atrium bei Hunden.

Im Gegensatz dazu kann eine langsame, längerfristige Akkumulation von Flüssigkeit im Perikard zu einer gewissen Dehnungsanpassung des Perikards führen und die negativen Auswirkungen einer Herztamponade etwas abschwächen.

Idiopathischer perikardial hämorrhagischer Herzbeutelerguss

Die idiopathische perikardiale hämorrhagische Effusion großer Hunderassen (bes. Golden Retriever, Deutsche Dogge, Deutscher Schäferhund) geht ebenfalls mit einem **Hämoperikard** einher, wobei zusätzlich Serosadeckzellproliferationen und -absiedelungen in regionären Lymphknoten vorkommen. Sie wird jedoch als eigenständige Entität betrachtet. Die Ursache der Erkrankung ist unbekannt. Sie ist mit einer langsam progredienten, klinisch zunehmend auffälligen **Rechtsherzinsuffizienz** assoziiert und durch eine **Akkumulation von geronnenem und ungeronnenem Blut** im Herzbeutel charakterisiert. Eine Austrittsstelle des Blutes kann jedoch zumeist nicht nachgewiesen werden.

Pneumoperikard

Gasansammlungen im Herzbeutel werden als Pneumoperikard bezeichnet. Es tritt als Folge von Lungen- und Perikardrupturen auf und ist zumeist mit einem Pneumothorax assoziiert. Seltener können auch Perforation des Ösophagus oder des Magens zu einem Gaseintritt in das Perikard führen.

> **KLINISCHER BEZUG** Der Herzbeutel ist wenig elastisch. Da sein Volumen zwingend für die Herzarbeit (Diastole) benötigt wird, führen Raumforderungen im Herzbeutel schnell zu einem **Kompartmentsyndrom** mit Behinderung der Herzarbeit, Herzinsuffizienz und im Extremfall zum Tod durch kardiogenen Schock.

Peritoneodiaphragmatische Hernie

Sie tritt im Rahmen eines angeborenen Defekts oder von traumatischen Zusammenhangstrennungen des Diaphragmas auf. Dabei können sich Anteile des Magens, des Darms oder der Leber durch das Diaphragma bis in das Perikard verlagern.

■ Kreislauf- und Stoffwechselstörungen

Subseröse dunkelrote **petechiale** bis **ekchymale Blutungen** des Epi- und Perikards sind meist die Folge von:
- bakteriellen Septikämien (z. B. Rotlauf)
- endotheliotropen Virusinfektionen (z. B. Klassische und Afrikanische Schweinepest)
- Vergiftungen mit hämorrhagischer Diathese (z. B. Furazolidon, **Abb. 5.5**)
- Schocktod
- Agonie

Insbesondere bei Rindern und Pferden können Petechien auch als agonale Veränderungen bei spontanem Verenden bzw. Euthanasie beobachtet werden, ohne dass es Hinweise auf systemische Koagulopathien gibt.

Differenzialdiagnostisch ist die kongenitale **Melanose**, insbesondere beim Rind mit Melanosis maculosa, zu nennen, die multifokale braune bis schwarze Farbveränderungen des Epi- und Perikards hervorrufen kann.

Die **seröse bzw. gallertige Atrophie** des epikardialen Herzkranzfetts ist Folge einer **systemischen Mobilisierung von Depotfetten** im Rahmen einer Kachexie. Anstelle des mobilisierten Fettes wird v. a. **Wasser** in das Fettgewebe eingelagert. Es führt zu einer glasig gallertigen Konsistenz des Fettgewebes. Diese Veränderung im epikardialen Herz-

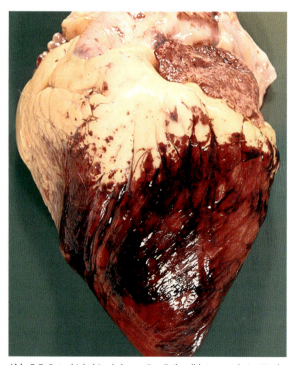

Abb. 5.5 Petechiale bis ekchymatöse Epikardblutungen beim Rind infolge einer Furazolidon-Vergiftung. Differenzialdiagnostisch können gleichartige Befunde als agonale Veränderungen oder auch bei einer Sepsis und endotheliotropen Virusinfektionen beobachtet werden.

kranzfett wird deshalb als ein Kardinalsymptom für die Diagnose Kachexie angesehen, obwohl sie immer auch in anderen Fettgeweben beobachtet wird.

■ Entzündungen

Epikarditis und **Perikarditis** sind aufgrund ihrer unmittelbar benachbarten Lokalisation immer parallel auftretende Entzündungen. Es können erregerbedingte und nicht erregerbedingte Ursachen unterschieden werden:

- **nicht erregerbedingte Perikarditiden**
  - insbesondere entzündliche Veränderungen im Rahmen einer Perikarditis urica bei der Gicht der Vögel und Reptilien
  - resorptive Prozesse
  - infolge von Tumorimplantationen
- **erregerbedingte Perikarditiden**
  - durch hämatogene oder retrograd-lymphogene Verbreitung
  - durch aus dem Thorax übergreifende Infektionen
  - beim Rind durch Fremdkörperperforation aus dem Retikulum in das Perikard fortgeleitete Infektionen

Anhand des Entzündungscharakters werden folgende Formen unterschieden, auch in Mischformen:
- seröse Perikarditis
- fibrinöse Perikarditis
- eitrige Perikarditis
- jauchige Perikarditis
- fibroblastische und fibrosierende/fibröse Perikarditis
- granulomatöse Perikarditis

Die **seröse Perikarditis** ähnelt im Aussehen einem Hydroperikard. Zumeist handelt es sich um ein frühes Stadium der Entzündung, das bald in eine andere Form übergehen kann. Sie tritt selten längerfristig als seröse Form auf, z. B. infolge einer systemischen Infektion von Schafen mit *Clostridium novyi* und bei der Infektion von Hunden mit *Leptospira canicola*.

Die **fibrinöse Perikarditis** beginnt zunächst mit dem Austritt von gut ablösbarem Fibrin aus geschädigten subserosalen Gefäßen (**Abb. 5.6**). Nur sehr geringe Mengen an Fibrin können im weiteren Verlauf unter Restitutio ad integrum resorbiert werden. Großflächige Fibrinextravasation wird unter Ausbildung von Granulationsgewebe organisiert. Dies führt zu **dauerhaften fibrösen Verwachsungen** zwischen Epi- und Perikard und kann in Ausnahmefällen zu einer Beeinträchtigung der diastolischen Füllung und einer vorrangig rechtsseitigen Herzinsuffizienz führen.

Fibrinöse Perikarditiden kommen v. a. bei Schwein und Rind im Rahmen von Infektionen mit *Mycoplasma* spp. und *Streptococcus suis* vor. Sie sind meist Teil eines Krankheitskomplexes mit Pleuropneumonien, Polyserositis und Polyarthritis. Ein Beispiel dafür ist die Glässersche Krankheit des Schweines, die durch *Glaesserella parasuis* hervorgerufen wird. Eine entsprechende Entzündung kann auch bei der FIP als Teil einer systemischen Erkrankung vorliegen.

Die **eitrige Perikarditis** wird am häufigsten beim **Rind** beobachtet. Dort ist sie oft Folge einer Retikuloperitonitis durch perforierende Fremdkörper in der Haube (**Fremdkörperperikarditis**). Die Einschleppung einer variablen saprophytären Bakterienflora kann auch zu einer **jauchigen**

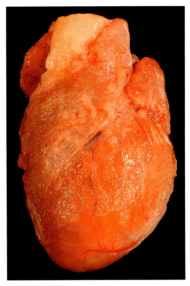

Abb. 5.6 Hgr. diffuse fibrinöse Epikarditis bei einer Katze mit Feliner Infektiöser Peritonitis.

Fremdkörperperikarditis, teils mit Gasbildung und Pneumoperikard, führen.

Die Ursache für die häufig bei **Rindern** zu beobachtende **Nischenperikarditis** ist unbekannt. Sie ist durch graue, zottige bis beetartige granulationsgewebliche **Proliferation** gekennzeichnet. Diese ist insbesondere im Bereich der Umschlagstellen zwischen Epi- und Perikard lokalisiert. Es wird angenommen, dass es sich um Residuen von Mykoplasmen- oder Virusinfektionen oder um Veränderungen mit einer „clearance"-Funktion handelt.

Eitrige und fibrinöse Epi- und Perikarditiden können durch Einsprossung von Fibroblasten im **subakuten** Stadium in eine **fibroblastische Serositis** übergehen, wobei nach Entfernung der Ergüsse eine samtartige Serosaoberfläche auffällt. Im **chronischen** Verlauf können durch die Fibroblasten gebildete Kollagenfasern zu punktförmigen oder flächigen Verwachsung der beiden Serosablätter führen (**fibröse Epi- und Perikarditis**). Bei vollständiger Immobilisation der beiden Blätter durch bindegewebige Verschwartungen spricht man auch von einem **Panzerherzen**.

Granulomatöse Perikarditiden kommen bei der selten gewordenen Tuberkulose (S. 221) von **Rindern** und **Hunden** vor. Ebenso kann sie im Rahmen einer generalisierten granulomatösen **Felinen Infektiösen Peritonitis** (FIP) der Katze (S. 22) auftreten.

> **DAS MÜSSEN SIE WISSEN**
>
> Ansammlungen von Flüssigkeiten in Form eines Hydro- oder Hämoperikards und entzündliche Veränderung in Form von Peri- und Epikarditiden sind die häufigsten Erkrankungen des Epi- und Perikards. Sie sind meist Teil einer systemischen Erkrankung und nur selten ein rein lokaler Prozess. Die bei beiden Prozessen angesammelten Flüssigkeiten im Herzbeutel und die Verklebungen bei Epi- und Perikarditis können die Herzfunktion stark beeinträchtigen.

5.1.4 Myokard

■ Kreislaufstörungen

Blutungen im Herzmuskel treten meist in Kombination mit epi- und perikardialen Blutungen im Rahmen von **Septikämien**, **hämorrhagischen Diathesen** oder agonalen **Prozessen** auf. Seltener sind Blutungen im Rahmen von **Myokarddegenerationen** wie bei der **Maulbeerherzkrankheit** des Schweines (Vitamin-E-/Selen-Mangel).

Herzmuskelinfarkte und Schlaganfall sind bei Haustieren im Gegensatz zum Menschen sehr selten. Die Atherosklerose, die die wichtigste Ursache des humanen Herzinfarkts ist, kommt bei den meisten Tierarten kaum vor. **Myokardinfarkte** können jedoch bei einer **systemischen Thrombembolie** oder der **Streuung** von pilzlichen oder bakteriellen Erregern auftreten (**Abb. 5.7**). In diesen Fällen führt die Erregereinschleppung meist zu komplexeren Schädigungen als der Infarkt an sich.

■ Reaktive Myokardhypertrophien

DEFINITION **Reaktive Myokardhypertrophien** stellen eine physiologische Reaktion des Herzmuskels auf eine erhöhte Belastung dar. Die Ursache der Myokardmassenerhöhung ist zumeist feststellbar. Die beim Menschen auch als **Sportlerherz** bezeichnete Veränderung stellt eine **reversible Erhöhung der Zellmasse** (Tab. 5.1), aber nicht der Zahl an Kardiomyozyten dar. Diese sind postmitotisch fixiert und verlieren bereits in der Neonatalphase ihre Fähigkeit zur Teilung, auch ist keine Stammzellreserve aktivierbar.

Zu möglichen **Ursachen** einer Hypertrophie zählen sowohl mechanische als auch hormonell-trophische Reize:
- **mechanische Reize**:
  - Erhöhungen der Nachlast durch Stenosen oder Klappeninsuffizienzen nachgeschalteter Arterien
  - erhöhter pulmonaler oder systemischer Blutdruck
  - durch Anämie oder chronische Hypoxie verursachte Tachykardie
- **hormonell-trophische Reize**:
  - erhöhte Thyroxin- bzw. Trijodthyronin-Blutkonzentrationen beim Hyperthyreoidismus (bes. Katze)
  - chronisch erhöhte Konzentration von Angiotensin II
  - dauerhafte Applikation von α-adrenergen Agonisten

Kann weder klinisch noch pathologisch eine Ursache für die Hypertrophie identifiziert werden, spricht man von einer **primären** oder **idiopathischen Hypertrophie**. Diese wird als (primäre) Kardiomyopathie (S. 162) bezeichnet. In der älteren Literatur werden Myokardveränderungen infolge bekannter Ursache z.T. als **sekundäre Kardiomyopathien** bezeichnet.

Generell ist die Myokardhypertrophie die Folge einer **chronischen Stimulation und Adaptation**. Insbesondere bei der Katze können schon relativ kurze anämische Phasen eine myokardiale Hypertrophie hervorrufen. Die Myokardhypertrophie ist mit einer **erhöhten Synthese** von **embryonalen Formen kontraktiler Proteine** assoziiert, beispielsweise β-Myosin und skeletalem α-Aktin. Weiterhin zeigen betroffene Zellen eine Erhöhung der absoluten Zahl an Sarkomeren und Mitochondrien. Diese Veränderungen stellen zunächst eine sinnvolle und effektive **Anpassung der Muskelmasse** und somit des **Auswurfvolumens** an eine erhöhte Nachlast dar. Ab einer kritischen Schichtdicke des Herzmuskels kommt es jedoch zu einem Missverhältnis der kapillären Blutversorgung und dem Energiebedarf des hypertrophen Muskels.

Folgen des Missverhältnisses sind:
- Degenerationen
- multifokale Nekrosen
- im chronischen Stadium
  - interstitielle Fibrose, v.a. der Papillarmuskeln
  - negativer Leistungseffekt bei pathologisch überhöhter Myokardhypertrophie mit verminderter Kontraktions- und Relaxationsfähigkeit
  - verminderte diastolische Füllung der Ventrikel
  - eine Verringerung des systolisch ausgeworfenen Blutvolumens
  - finale Herzinsuffizienz

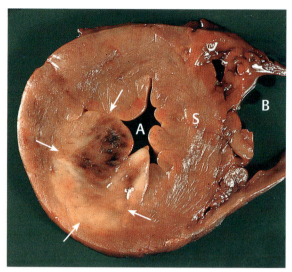

Abb. 5.7 Querschnitt durch das Herz eines Hundes mit fokalem Myokardinfarkt (→), teils ischämischem Myokard (helle Anteile) und teils sekundären Einblutungen (dunkelrote Anteile). (A) linker Ventrikel, (B) rechter Ventrikel, (S) Septumwand.

Tab. 5.1 Normale relative Herzgewichte und Verhältnis der Herzwandgewichte verschiedener Tierarten [3].

Tierart	Relatives Herzgewicht zum Körpergewicht in %	Verhältnis zwischen Gewicht der linken Ventrikelwand plus Septum zu rechter Ventrikelwand
Pferd	0,41–0,97	2,43–4,34
Rind	0,30–0,66	2,43–4,00
Schaf	0,17–0,65	2,63–4,54
Ziege	0,26–0,66	2,50–4,17
Schwein	0,32–0,48	2,38–3,84
Hund	0,43–0,99	2,39–5,12
Katze	0,28–0,88	2,94–4,17

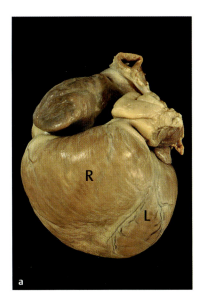 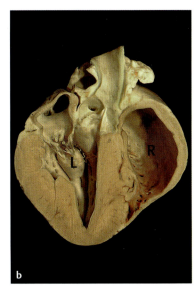

Abb. 5.8 Kugelherz eines Hundes aufgrund einer dilatativen (exzentrischen) Hypertrophie des rechten Ventrikels (R) und einer konzentrischen Hypertrophie der linken Herzkammerwand (L = linker Ventrikel, formalinfixiertes Präparat).
a Äußere Ansicht von vorn.
b Sagittaler Längsschnitt des Herzens.

Zwei **morphologische Formen** der Hypertrophie werden unterschieden: die konzentrische und die exzentrische Hypertrophie. Die Veränderungen der **konzentrischen Hypertrophie** stellen sich folgendermaßen dar:
- verdickte Ventrikelwände
- Veränderung der Dickenverhältnisse bzw. der Gewichte zwischen Septum bzw. linker Ventrikelwand zur rechten freien Ventrikelwand (**Tab. 5.1**)
- vermindertes Ventrikellumen bzw. vermindertes enddiastolisches Volumen

Sie ist v. a. die Konsequenz einer erhöhten Nachlast, z. B. durch Aorten- oder Pulmonalstenosen, oder eines pulmonalen oder systemischen Bluthochdrucks. Typischer Begleitbefund der konzentrischen Hypertrophie ist weiterhin eine Hypertrophie der Papillarmuskeln.

Bei der **exzentrischen/dilatativen Hypertrophie** (Kugelherz) stehen folgende Veränderungen im Vordergrund (**Abb. 5.8**):
- Ventrikelerweiterung
- normale bis verminderte Ventrikelwandstärke
- erhöhtes enddiastolisches Volumen
- erhöhte absolute Herzmasse
- häufig dünne Ventrikelwände mit verstrichenen Papillarmuskeln
- erweiterte Klappenebene, evtl. mit Klappeninsuffizienz

Eine konzentrische Hypertrophie beider Ventrikel findet sich bei der **Eisenmangelanämie der Ferkel**. Die Veränderungen sind als Anpassungswachstum des Herzens im Rahmen einer kompensatorisch erhöhten Pumpleistung des Herzens aufgrund der eisenmangelbedingten Hypoxie anzusehen.

Sowohl die exzentrische als auch die konzentrische Hypertrophie des Herzens kann zu einer **kongestiven Herzinsuffizienz** führen, die zu einer Hyperämie und/oder Ödematisierung (= Stauung/Kongestion) der Venenperipherie führt, da der Herzblutauswurf geringer als der venöse Rückfluss ist. Typische Folgen sind chronische Stauungshyperämien von Milz und Leber mit interstitiellen Fibrosen.

Hypertrophie des linken Ventrikels

Die Hypertrophie des linken Ventrikels ist in den meisten Fällen vom konzentrischen Typ. Sie führt makroskopisch zu einer verlängerten Herzsilhouette. Sie tritt v. a. auf bei:
- Aortenstenosen
- Anämie (Katze, Ferkel)
- renaler Hypertonie infolge einer Nierenfibrose (Katze)
- Hyperthyreose (Katze)

Die **Hyperthyreose** ist eine wichtige Ursache für eine linksventrikuläre oder generalisierte konzentrische Hypertrophie. Endokrin aktive Schilddrüsentumoren oder Schilddrüsenhyperplasien stimulieren dabei im Rahmen einer sog. **Thyreotoxikose** direkt das Wachstum der Kardiomyozyten. Oder sie führen über eine erhöhte **myokardiale adrenerge Rezeptorzahl** oder **Affinität** zu einer Myokardhypertrophie ohne erhöhte Nachlast. Letztlich kann jedoch ein generell **erhöhter Sympathikotonus** bei hyperthyreotischen Katzen auch über eine erhöhte Nachlast indirekt zu einer Myokardhypertrophie führen. Kommt es zu einer Dekompensation der funktionellen Anpassung und einer Linksherzinsuffizienz, entsteht ein Blutrückstau in den Lungenkreislauf. Dieser führt zur Ausbildung eines akuten bis chronischen **Lungenödems** mit **interstitieller Fibrose** und **Hämosiderophagen** („Herzfehlerzellen"). Eine chronische pulmonale Hypertonie kann im weiteren Verlauf der Erkrankung zu einer **Hypertrophie des rechten Ventrikels** führen.

Hypertrophie des rechten Ventrikels

Die Hypertrophie des rechten Ventrikels führt zu einer an der Basis verbreiterten oder generell abgerundeten Herzsilhouette (Kugelherz). Sie ist zumeist vom dilatativen/exzentrischen Typ. Sie ist die **Folge** einer Pulmonalstenose oder einer Hypertonie im Lungenkreislauf mit Widerstanderhöhung durch:
- chronische Lungenemphyseme
- Lungenfibrosen
- chronische indurierende Pneumonien
- Lungenadenomatose des Schafes

Tab. 5.2 Wichtige Kardiomyopathieformen.

Form	Makroskopische Befunde	Histologische Befunde
konzentrische hypertrophe Kardiomyopathie	diastolische Erkrankung, v. a. der linken Herzhälfte: • Wandstärkenzunahme von Ventrikel und Septum • verminderte Dehnbarkeit und Füllung des Ventrikels in der Diastole • Dilatation des Atriums des betroffenen Ventrikels	neuere Studie mit umfangreichen Morphometrien: normale Größe und Anordnung der Kardiomyozyten; ältere Studien: „Hypertrophie und ungeordnete Anordnung" der Kardiomyozyten
dilatative Kardiomyopathie	systolische Erkrankung: • hgr. Dilatation, v. a. des rechten Ventrikellumens • normale bis verminderte Ventrikelwandstärke • verminderte Kontraktionskraft des Ventrikels, erhöhtes enddiastolisches Ventrikelvolumen und vermindertes Herzzeitvolumen • Ventrikel und Atrien im Endstadium hgr. dilatiert, Papillarmuskulatur verstrichen	unspezifische Anzeichen von Degeneration, Nekrose und Fibrose des Myokards
restriktive Kardiomyopathie	diastolische Myokarderkrankung: • verminderte ventrikuläre Flexibilität des Herzmuskels • verminderte enddiastolische Füllung bei unveränderter Kontraktionskraft vorrangig des linken Ventrikels	eingeschränkte Flexibilität durch diffuse interstitielle oder subendokardiale Fibrose und ggr. Immunzellinfiltrate; evtl. Endstadium einer primären Endomyokarditis

- Höhenkrankheit des Rindes („brisket disease")
- raumfordernde Prozesse im Thorax
- chronische Linksherzinsuffizienz

Rechtsventrikuläre Hypertrophien aufgrund einer **erhöhten Nachlast im Lungenkreislauf** werden auch als **Cor pulmonale** bezeichnet. Eine Dekompensation der rechtsventrikulären Myokardanpassungen führt letztlich zu einer **Rechtsherzinsuffizienz** mit Rückstau des Blutes in den Körperkreislauf. Es kommt zur Ausbildung eines Aszites, Hydrothorax und Hydroperikards (tierartlich variierend), einer akuten bis chronischen Stauungsleber, Darmwandödem und einer Stauungsmilz. Die **Verteilung der Flüssigkeitsansammlungen** im Körper ist dabei speziesspezifisch unterschiedlich:

- Rind: subkutane Ödeme im Hals- und Vorderbrustbereich („Trielödem")
- Schaf: Kehlgangsödem („Flasche")
- Pferde: subkutane Ödeme an Unterbauch und Gliedmaßen
- Hund: Aszites
- Katze: Hydrothorax
- andere Tierarten: kaum subkutane Ödeme

■ Kardiomyopathien

> **DEFINITION** Kardiomyopathien stellen Myokardhypertrophien mit degenerativen Folgen dar, für die keine Ursache nachweisbar ist.

Der Begriff **Kardiomyopathie** (KMP, engl.: CMP) umfasst alle konzentrischen oder exzentrischen Hypertrophien des Herzens mit degenerativen und fibrotischen Veränderungen des Herzens **ohne bekannte Ursache**. Die Diagnose der Kardiomyopathie erfordert somit den Ausschluss von primären Ursachen, beispielsweise von Herz- und Gefäßmissbildungen und systemischer Hypertonie. Aufgrund dieser Definition nimmt die Zahl der Kardiomyopathien mit zunehmendem wissenschaftlichem Fortschritt naturgemäß kontinuierlich ab. So konnte ein Teil der felinen bzw. caninen Kardiomyopathien als Folge eines Taurin- bzw. L-Carnitin-Mangels identifiziert werden. Diese sind somit nicht mehr der Gruppe der Kardiomyopathien zuzurechnen.

Bei der hypertrophen Kardiomyopathie des Menschen wurden erste Hinweise auf eine Mutation verschiedener Gene mit Beteiligung am Kontraktionsprozess beschrieben. Auch für Kardiomyopathien bei Tieren sind erste Hinweise auf relevante Mutationen gefunden worden.

Generell werden die Kardiomyopathien in **3 Formen** unterteilt (Tab. 5.2):
- hypertrophe Form
- dilatative Form
- restriktive Form

Feline Kardiomyopathie

Katzen sind von allen Haussäugetieren am häufigsten von Kardiomyopathien betroffen. Die feline Kardiomyopathie stellt sich dabei zumeist als hypertrophe Form der Kardiomyopathie dar, während die restriktive und die dilatative Form sowie die arrhythmogene rechtsventrikuläre Kardiomyopathie seltener auftreten.

Feline hypertrophe Kardiomyopathie

Die feline konzentrische hypertrophe Kardiomyopathie tritt bevorzugt bei männlichen Tieren ab dem 1. Lebensjahr auf. Sie beschränkt sich in den meisten Fällen auf eine massive Hypertrophie des linken Ventrikels inklusive des Septums (Abb. 5.9). Katzen mit Kardiomyopathie sterben zumeist an einem Herzkammerflimmern aufgrund einer veränderten Erregungsleitung. Eine dilatativ-dekompensatorische Phase tritt bei der Katze nicht auf. Besonders häufig sind die Rassen Maine Coon, Burma, Siamese und Perser betroffen. Eine homozygote Mutation im Gen des „myosin binding protein-C 3" (MyBPC 3) wurde als Ursache für die autosomale Vererbung der Kardiomyopathie bei Maine-Coon-Katzen beschrieben.

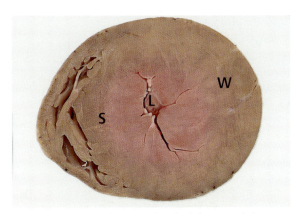

Abb. 5.9 Konzentrische Hypertrophie des linken Ventrikels einer Katze mit idiopathischer hypertropher Kardiomyopathie. Im Vordergrund steht eine deutliche Abnahme des linken Ventrikellumens (L) und eine Volumenzunahme der linken Ventrikelwand (W) und des Septums (S).

Das relative Herzgewicht, das physiologisch 0,28–0,88 % des Körpergewichts beträgt, kann bei der felinen hypertrophen Kardiomyopathie weit über 1 % betragen. Allerdings nimmt der Ernährungszustand des Tieres starken Einfluss auf das relative Herzgewicht.

Häufig zeigen betroffene Katzen folgende Befunde:
- perakuter Verlauf
  - plötzliches tödliches Herz-Kreislauf-Versagen
  - teilweise ggr. Hydrothorax
- subakuter bis chronischer Verlauf
  - Lungenödem
  - Lungenfibrose
  - Hydrothorax
  - renale Infarkte
  - reitende Thromben an der Endaufzweigung der Abdominalaorta
  - aus den Aortenthromben resultierende Lähmungen durch sofortige Ischämie beider Hintergliedmaßen (Paraplegie; Querschnittslähmung)

Für die **Diagnose** der felinen Kardiomyopathie ist der Ausschluss eines Hyperthyreoidismus aufgrund von proliferativen Schilddrüsenveränderungen oder eines primären Hyperaldosteronismus (Conn-Syndrom) aufgrund von Nebennierenrindenhyperplasien wichtig. Neben der Hypertrophie der linken Ventrikelwand und des Septums finden sich oft auch subaortale Muskelwülste und eine Vorhofdilatation.

Histologisch finden sich bei betroffenen Katzen häufig eine Fibrose und teilweise irreguläre Anordnungen der Kardiomyozyten. Morphometrische Untersuchungen an felinen Herzen mit hypertropher Kardiomyopathie konnten keine signifikanten Unterschiede in Bezug auf den Durchmesser oder die Länge der Kardiomyozyten hypertropher und unveränderter Herzen finden. Der Mechanismus der Herzmassenzunahme ist somit unklar. In einer umfassenden Studie konnte gezeigt werden, dass etwa ⅔ der betroffenen Katzen auch eine nicht eitrige Myokarditis zeigen. Weiterhin konnte bei 50 % der felinen Herzen mit hypertropher Kardiomyopathie Feline Parvovirus-DNS nachgewiesen werden, weshalb eine virale Pathogenese bei der Katze ebenfalls diskutiert wird.

Andere Formen der felinen Kardiomyopathie

Die **feline restriktive Kardiomyopathie** tritt bei älteren Katzen auf. Sie wird durch eine subendokardiale Fibrose des verdickten linken Ventrikels und des Septums hervorgerufen. Das Ventrikellumen ist insgesamt verkleinert. Histologisch finden sich im Bereich des linksventrikulären Endokards hgr. granulationsgewebliche bis bindegewebige Einlagerungen, Infiltrationen von Lymphozyten, Makrophagen und einzelnen neutrophilen Granulozyten sowie teils Thrombosen intramuraler Gefäße. Diese Veränderungen ziehen teilweise bis in das Myokard. Eine Infektion mit Bakterien der Gattung *Bartonella* wird als mögliche Ursache der felinen restriktiven Kardiomyopathie diskutiert. Darüber hinaus wird ein ätiopathogenetischer Zusammenhang mit der felinen Endomyokarditis vermutet.

Die Prävalenz der **felinen dilatativen Kardiomyopathie** hat aufgrund der Erhöhung und Überwachung der Taurinkonzentration im Katzenfutter stark abgenommen. Sie stellt sich als eine generelle Dilatation aller Herzkammern dar. Alle Wandstrukturen zeigen sich hgr. verdünnt, mit diffuser subendokardialer Fibrose und atrophierten Papillarmuskeln. Histologisch finden sich Degenerationen sowie Hypertrophien der Kardiomyozyten und eine diffuse interstitielle Fibrose. Aufgrund der heute bekannten Ursache zählt diese Erkrankung jedoch nicht mehr zu den Kardiomyopathien im engeren Sinne.

Die **„feline moderator band"-Kardiomyopathie** des linken Ventrikels wird durch überzählige muskuläre Sehnenbänder („excessive moderator bands", „false tendons") hervorgerufen. Diese können zwischen Septum und linker freier Ventrikelwand gespannt sein und ebenfalls Purkinje-Fasern enthalten. Die muskulären Sehnenbänder beeinträchtigen die Pumpleistung des Herzens und können zu einer Dilatation mit dünneren Ventrikelwänden, aber auch zu einer Hypertrophie der Ventrikelwände führen. In beiden Fällen zeigen sich jedoch keine Gewichtsveränderungen des Herzens gegenüber gesunden Katzenherzen.

Bei der Hauskatze wird weiterhin die seltene **feline arrhythmogene rechtsventrikuläre Kardiomyopathie** beschrieben. Sie ist durch eine dünne bis aneurysmale rechte Ventrikelwand gekennzeichnet. Histologisch zeigt das Myokard in diesen Bereichen Nekrose und Apoptose von Kardiomyozyten, Fibrosierungen und hgr. Adipozyteneinlagerungen. Klinisch fallen die Tiere zumeist durch Synkopen und plötzlichen Herztod auf. Dieser tritt aufgrund eines kompletten oder teilweisen atrioventrikulären Blocks und ventrikulären Extrasystolen ektopischer Erregungszentren im Bereich der Ventrikelwände auf.

Canine Kardiomyopathien

Hunde zeigen vorrangig eine dilatative Kardiomyopathie und selten auch eine hypertrophe oder arrhythmogene rechtsventrikuläre Kardiomyopathie mit folgenden Entitäten.

Canine idiopathische dilatative Kardiomyopathie

Die canine idiopathische dilatative Kardiomyopathie tritt meist bereits bei relativ jungen Hunden in einem Alter von unter 2 Jahren auf. Insbesondere großwüchsige Rasse wie

Bernhardiner, Deutsche Dogge und Dobermann erkranken. Teils konnte eine familiäre Disposition nachgewiesen werden. Prinzipiell können aber Hunde aller Rassen betroffen sein.

Bisher gibt es keine fundierten Erkenntnisse über die Ursachen der Erkrankung. Eine Assoziation mit einer bestimmten Allelvariante des Komplementfaktors 4 wurde postuliert. Ebenso konnte eine erhöhte Konzentration an Metalloproteinase, neutrophiler Elastase und eine verminderte Fähigkeit der mitochondrialen ATP-Produktion festgestellt werden. Der pathogenetische Zusammenhang mit der Erkrankung ist jedoch noch unklar. **Carnitin-Mangel** oder **Hypothyreoidismus** sind ebenfalls mögliche Ursache für manche Formen der caninen Kardiomyopathie, wobei die generelle Relevanz dieser Ätiologien wahrscheinlich eher gering ist.

Klinisch zeigen die Tiere meist eine akute finale Phase von Schwäche, Dyspnoe und plötzlichem Tod. Bei linksventrikulärer Kardiomyopathie ist dieser durch Lungenödeme und evtl. eine Aortenthrombose bedingt, bei rechtsventrikulärer Kardiomyopathie durch Aszites und chronische Stauungsleber.

Bei der Sektion findet sich zumeist eine **Dilatation beider Ventrikel** und **Atrien** mit dem Bild eines **Kugelherzens**. Die Veränderungen des linken Ventrikels dominieren meist. Das Herzgewicht ist erhöht und es kommt zu einem chronischen Rückstau in den großen Kreislauf. Weitere Befunde umfassen eine Dilatation des atrioventrikulären Ringes, eine Trübung des Endokards aufgrund einer subendokardialen Fibrose und atriale Thromben sowie Thrombosierung entfernter Organe.

Es finden sich 2 unterschiedliche histologische Formen:
- fettig-infiltrierte degenerative Form mit einer Degeneration von Kardiomyozyten und Ersatz durch Adipozyten (Vakatlipidose), v. a. beim Boxer und Dobermann
- Form mit attenuierten, wellig angeordneten Herzmuskelfasern und dünnen Kardiomyozyten, die bei verschiedenen mittelgroßen, großen und Riesenrassen auftritt

Diese histologische Klassifizierung ist jedoch irrelevant für die klinische Diagnose und Prognose. Sie hat bisher nicht zu einem verbesserten ätiologischen Verständnis beigetragen.

Die **Prognose** für Hunde mit dilatativer Kardiomyopathie ist als vorsichtig bis ungünstig einzuschätzen. Sie geht mit einer Lebenserwartung von 6–12 Monaten nach Diagnosestellung und Therapiebeginn einher.

Andere Formen der caninen Kardiomyopathie

Die **restriktive und hypertrophe** Form der Kardiomyopathie spielen beim Hund nur eine untergeordnete Rolle.

Beim Boxer wird weiterhin die **canine arrhythmogene rechtsventrikuläre Kardiomyopathie** beschrieben. Sie ist durch eine dünne bis aneurysmale rechte Ventrikelwand gekennzeichnet. Histologisch zeigt das Myokard in diesen Bereichen Nekrosen und Apoptosen von Kardiomyozyten, Fibrosierungen und hgr. Adipozyteneinlagerungen. Klinisch fallen die Tiere zumeist durch Synkopen und plötzlichen Herztod auf. Dieser tritt aufgrund eines kompletten oder teilweisen atrioventrikulären Blockes und von ventrikulären Extrasystolen ektopischer Erregungszentren im Bereich der Ventrikelwände auf.

Bovine Kardiomyopathie

Eine bovine Kardiomyopathie mit **rechtsventrikulärer dilatativer Kardiomyopathie** wurde für bestimmte Holstein-Friesen-Linien, Simmentaler-Holstein-Kreuzungen im Alter von 2–4 Jahren, für das japanische Wagyu-Rind sowie für Ziegen beschrieben. Klinisch zeigen betroffene Tiere typische Zeichen einer **Rechtsherzinsuffizienz** mit subkutanen Ödemen, Aszites und Stauungsleber. Histologisch finden sich Myokard- und Endokardfibrosen und Lipomatosis cordis als wichtigste Läsionen.

> **DAS MÜSSEN SIE WISSEN**
>
> Hypertrophe Zunahmen des Myokardgewichts werden in **reaktive Hypertrophien mit bekannter Ursache** und **Kardiomyopathien** ohne bekannte Ursache unterteilt. Hypertrophe, konzentrische Kardiomyopathien mit Verringerung des Lumens des linken Ventrikels sind ein häufiger Befund bei der Katze, während bei Hunden vorrangig dilatative, exzentrische Kardiomyopathien mit Vergrößerung des Ventrikellumens auftreten.

WISSENSWERTES

Herzinsuffizienz

Als Herzinsuffizienz bezeichnet man die Unfähigkeit des Herzens, den Körper mit der benötigten Blutmenge zu versorgen bzw. den erforderlichen Blutdruck aufrechtzuerhalten, obwohl alle möglichen kompensatorischen Mechanismen genutzt werden. Funktionell unterscheidet man zwischen
- Vorwärts-Versagen mit vermindertem Herzauswurf und
- Rückwärts-Versagen mit Rückstau in den venösen Kreislauf.

Als Ursachen einer Herzinsuffizienz können verminderte Pumpleistung oder ein über das physiologische Maß hinausgehender erhöhter Durchblutungsbedarf („high output-failure") der Organe bzw. systemischer Bluthochdruck unterschieden werden.

Ursachen für eine verminderte Pumpleistung des Herzens sind:
- Missbildungen aller beteiligten anatomischen Strukturen
- Herzmuskeldegeneration
- Herzmuskelentzündung
- Herzmuskelfibrose
- Herzklappenentzündungen und -degenerationen
- Herzrhythmusstörungen
- Kardiomyopathien

Ursachen für eine übermäßig erhöhte Pumpleistung des Herzens sind:
- erhöhter Bedarf an Herzzeitvolumen aufgrund von peripherem Sauerstoffmangel bei Anämie
- arteriovenöse Shunts
- inadäquate Perfusion der Gewebe aufgrund eines peripheren Druckabfalls beim Volumenmangel oder eines septischen bzw. anaphylaktischen Schocks

Die **akute Herzinsuffizienz** kann innerhalb weniger Minuten bis weniger Tage zum Tod führen. Insbesondere bei perakuten Verläufen (plötzlicher Herztod) sind häufig Herzrhythmusstörungen die zugrunde liegende Ursache. Die Diagnose des plötzlichen Herztods ist in der Sektion und der histopathologischen Untersuchung nur als Ausschlussdiagnose zu stellen. Assoziierte morphologische Veränderungen fehlen meist. Weitere mögliche Ursachen für eine akut verlaufende Herzmuskelinsuffizienz sind Perikardtamponaden mit mechanischer Behinderung der Pumpfunktion des Herzens und akute Myokarditis. Herzmuskelinfarkte haben beim Tier im Gegensatz zum Menschen nur eine geringe Bedeutung.

Die **chronische Herzinsuffizienz** entwickelt sich über Monate bis Jahre. Sie wird zunächst durch Tachykardie, Myokarddilatation

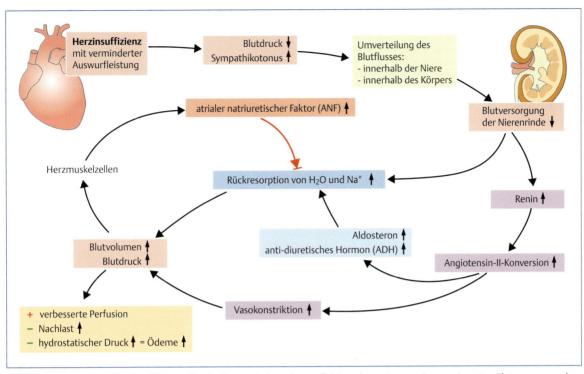

Abb. 5.10 Folgen einer Herzinsuffizienz: Durch die verminderte Auswurfleistung kommt es zu einer verringerten Blutversorgung der Nierenrinde zugunsten des Nierenmarks. Dies führt einerseits direkt zu einer vermehrten Rückresorption von Wasser und Natrium und andererseits zusätzlich über Sekretion von Renin aus dem juxtaglomerulären Apparat und Aktivierung des Renin-Angiotensin-Systems zu Vasokonstriktion und Sekretion weiterer kreislaufwirksamer Faktoren wie Aldosteron (verstärkte Resorption von Na^+ und Wasser) und antidiuretisches Hormon (ADH; Wasserrückresorption und blutdrucksteigernd).
In der Folge steigen Blutvolumen und Blutdruck. Dies führt zu einer verbesserten Perfusion der Gewebe. Nachteilig ist, dass die Herzarbeit durch eine erhöhte Nachlast weiter erschwert wird und durch den erhöhten hydrostatischen Druck in der Peripherie Ödeme entstehen. Durch Überdehnung der Herzvorhofmuskulatur schüttet diese den ANF aus, der gegenregulierend die Rückresorption von Na^+ und Wasser hemmt.

(Frank-Sterling-Mechanismus) und Myokardhypertrophie kompensiert. Es handelt sich um das Finalstadium einer verminderten Pumpleistung oder eines erhöhten Durchblutungsbedarfs. Die **kompensierte Herzinsuffizienz** tritt dabei klinisch nur unter erhöhter Belastung auf. Im Stadium der **Dekompensation** kommt es bei Linksherzinsuffizienz bereits bei leichter Belastung oder in Ruhe zu einer Hyperämie und Ödemen im Lungenkreislauf. Bei Rechtsherzinsuffizienz kommt es bei Dekompensation zu peripheren Ödemen, Aszites und Hyperämie von Leber und Milz. Bei protrahiertem Verlauf führen jedoch unilaterale Herzinsuffizienzen immer zu biventrikulärer Herzinsuffizienz.

Als Gegenspieler dieser Mechanismen ist der atriale natriuretische Faktor (ANF, **Abb. 5.10**) anzusehen. Er wird bei erhöhtem atrialen Blutdruck von atrialen Kardiomyozyten sezerniert. ANF führt zu einer Blutdrucksenkung durch erhöhte Natriurese sowie zu einer Unterdrückung des Renin-Angiotensin-Aldosteron-Systems und einer Vasodilatation.

■ Toxische, alimentäre, genetische und stoffwechselbedingte Myokarddegeneration

Allgemeine Schädigungs- und Reaktionsmuster

Das Myokard zeigt als typische Schädigungsfolge im akuten Stadium eine **hyalinschollige Degeneration**, ähnlich wie die Skelettmuskulatur. Makroskopisch stellt sich ein degenerierter nekrotischer Herzmuskel grau-weiß und brüchig dar (**Abb. 5.11**). Histologisch finden sich meist eine

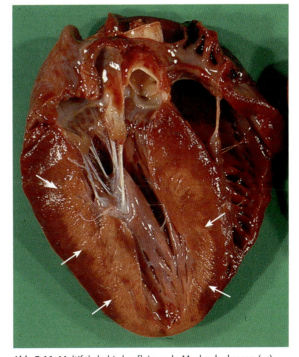

Abb. 5.11 Multifokale bis konfluierende Myokardnekrosen (→) vorwiegend im Septum und in der linken Ventrikelwand beim Känguru mit Vitamin-E-/Selen-Mangel. Längsschnitt durch das Myokard.

trübe Schwellung des Sarkoplasmas der Myozyten, ein Verlust der Querstreifung und bei schwerem Verlauf eine **Zenkersche Degeneration** mit **hyalinschollingem Zerfall der Muskelfasern.** Kommt es dabei auch zur Auflösung der sarkolemmalen Zellmembran und der perimyozytären Basalmembran, gilt der Muskelfaserverlust als irreversibel. In der Folge kommt es zunächst zur Phagozytose der sarkoplasmatischen Proteine durch Makrophagen, später zu einer interstitiellen Fibrose und evtl. dystrophischen Mineralisierung von nekrotischem Material. Bei mildrem längerem Verlauf kann sich auch eine **feintropfige Verfettung** der Kardiomyozyten einstellen.

> **KLINISCHER BEZUG** Generell besitzt das Myokard nur ein **geringes Regenerationspotenzial**. Myokarddegenerationen führen deshalb, sofern sie nicht letal verlaufen, v. a. zu Reparationsprozessen unter **Narbenbildung** und **Atrophie**.

Die Ursachen für Myokarddegeneration sind vielfältig und können generell in hypoxische, toxische und mangelassoziierte Ursachen eingeteilt werden.

Toxische Myokarddegenerationen

Monensin® als Ionophor wird als Kokzidiostatikum und Histomonostatikum bei Hühnern und als Leistungsförderer bei Rindern eingesetzt. Monensin® führt bei den hochempfindlichen monogastrischen Tieren, v. a. beim Pferd, das etwa 10-fach empfindlicher ist als das Rind, und beim Schwein, zu ausgeprägten akuten Myokardnekrosen.

Diese stellen sich makroskopisch von hellerer Farbe und von brüchiger Konsistenz dar. Histologisch findet sich hyalinschollige Degeneration und Zytolyse. Ähnliche Veränderungen finden sich ebenfalls in der Skelettmuskulatur (S. 372) und hier insbesondere im Zwerchfell. Weiterhin können bei Monensin®-Intoxikation Enteritis, Tubulonephrose (S. 230) und eine fettige Degeneration der Hepatozyten auftreten.

Ursache der Schädigung ist eine Erhöhung der Durchlässigkeit der myozytären Plasmamembran. Es kommt zu einem erhöhten Ca^{2+}- und verminderten K^+-Einstrom in das Zytoplasma mit Hyperkontraktion der Muskelzellen, massivem Energieverbrauch und der Freisetzung von lytischen Enzymen aus den Lysosomen.

Liliengewächse, Schwertliliengewächse und Oleander enthalten **kardiotoxische Glykoside**. Diese können zu akutem Herzversagen mit variablen Sektionsbefunden mit chronischer myokardialer Degeneration oder ohne nachweisbare morphologische Veränderungen führen.

Eine ebenfalls hohe Kardiotoxizität besitzen **Anthracycline** wie das Chemotherapeutikum **Doxorubicin**, die vermutlich über die Hemmung der Topoisomerase II vermittelt wird.

Die Aufnahme von Hypoglycin A mit Berg- oder Eschenahornsamen kann beim Pferd im Rahmen der **atypischen Weidemyopathie** stark myotoxisch wirken, sowohl auf Skelett- als auch Herzmuskelzellen.

Mangelassoziierte Myokarddegenerationen

Taurinmangel der Katze

Taurin ist eine essenzielle Aminosäure für Katzen, die im Myokard für den Einstrom von Kalzium in die Myozyten essenziell ist. Taurinmangel führt zu verminderten intrazellulären Kalziumkonzentrationen, vermindertem systolischen Blutauswurf und final bilateral dilatierten Ventrikeln und Atria. Typische Folge eines chronischen Taurinmangels bei Katzen ist die dilatative Kardiomyopathie nach Herzmuskeldegeneration, die mit mehr oder weniger starker Myokardfibrose einhergeht. Taurin ist in frischem Fleisch in ausreichenden Mengen vorhanden. In kommerziellem Katzenfutter wird Taurin heute jedoch ausreichend supplementiert, sodass ein Mangel nur noch selten und bei ungewöhnlichem Fütterungsregime beobachtet wird.

Vitamin-E-/Selen-Mangel

Maulbeerherzkrankheit

Vitamin-E-/Selen-Mangel führt bei Ferkeln und Läuferschweinen zur **diätetischen Mikroangiopathie**, die auch als Maulbeerherzkrankheit bezeichnet wird. Die Erkrankung tritt v. a. bei **Läuferschweinen** im Alter von 2–4 Monaten auf, die sich in ansonsten guter Kondition befinden. Sie verenden plötzlich an **akutem Herzversagen** mit **ventrikulären Arrhythmien** und **Zyanose**.

Makroskopisch zeigt das Herz multifokale fleckig-streifige hellere **Myokarddegeneration** mit multifokalen, zumeist ekchymatösen **Hämorrhagien** und einem **serösen Hydroperikard**. Ein **Hydrothorax**, dessen Flüssigkeit bei Luftkontakt koaguliert, und ein **Lungenödem** sind ebenfalls typische Befunde. Histologisch finden sich beim perakuten Verlauf kaum morphologische Veränderungen im Myokard.

Bei **protrahiertem subakutem** bis **chronischem Verlauf** finden sich im Myokard vereinzelte Kapillarthromben, ein interstitielles Ödem und eine hyalinschollige Degeneration der Herzmuskulatur. Tiere, die länger als 1 Tag überleben, zeigen weiterhin eine **Leukoenzephalomalazie** des Frontalkortex des Großhirns.

Weißmuskelkrankheit

Es kommt aufgrund eines **Vitamin-E- und/oder Selen-Mangels** vorrangig bei **Wiederkäuern** und beim **Pferd** zur **Degeneration von Skelett-** und **Diaphragmamuskulatur**. Eine **Myokarddegeneration** kann ebenfalls beobachtet werden. Die meist chronischen Veränderungen sind histologisch dominiert von multiphasischen Degenerationen, Regenerationen, Fibrosen und dystrophischen Verkalkungen. Zudem kann auch das **Erregungsbildungs- und -leitungssystem** des Herzens betroffen sein. Dieses besteht aus den Muskelfasern des Sinusknotenbereichs sowie den Purkinje-Fasern des Hisschen Bündels. Da es sich bei diesen Zellen um spezialisierte Kardiomyozyten handelt, zeigen sie eine ähnliche Vulnerabilität gegenüber toxischen, infektiösen und neoplastischen Noxen. Ihre Schädigung verstärkt durch eine veränderte Reizleitung die **Leistungseinschränkung** des Herzens. **Fohlen** können auch erkranken, ebenso stellt die Krankheit eine mögliche **Abortursache** beim Pferd dar.

Porzines Stress-Syndrom (PSS)

Es handelt sich primär um eine Erkrankung der Skelettmuskulatur (**Rückenmuskelnekrose, Bananenkrankheit**). Eine Mutation des **Ryanodinrezeptors, der am sarkoplasmatischen Kalziumeinstrom beteiligt ist**, wurde als Ursache identifiziert. Bei der Manifestationsform des **akuten Herztodes** werden perakute hyalinschollige Myokardegenerationen besonders im linken Ventrikel beobachtet. Diese sind insbesondere im Bereich des Papillarmuskels mit multifokalen Hämorrhagien verbunden. Pathogenetisch wird von einer erhöhten Katecholamin-Sekretion mit Tachykardie als auslösende Ursache ausgegangen, da der Ryanodinrezeptor selbst im Herzmuskel offenbar nicht exprimiert wird.

Herzmuskelverfettungen

Die **Lipomatosis cordis** stellt eine Erhöhung des **Adipozytengehalts** des Herzmuskels im Rahmen einer generellen **Adipositas** vor. Die Adipozyten gehen von den subepikardialen Fettdepots aus und proliferieren in die Interstitien. Diese Form der Verfettung ist zunächst nicht zwingend mit einer Degeneration des Myokards assoziiert. Durch Raumforderung und Behinderung von Kardiomyozyten kann jedoch bei starker Ausprägung die Herzarbeit erschwert werden. Eine andere Form einer Herzmuskelverfettung stellt der Ersatz von untergegangenen Kardiomyozyten in **Myokardnarben** (Myokardschwielen) durch Adipozyten dar (**Vakatwucherung**).

Degenerative Pigmentierungen

Lipofuszin

Die häufigste Pigmentierungsstörung des Herzmuskels ist die altersabhängige Akkumulation von Lipofuszin (**Alterslipofuszinose**), die im Herzen und Gehirn oft stärker als in anderen Organen auftritt. Das Pigment findet sich unmittelbar an beiden Polen des Zellkerns der Kardiomyozyten. Neben der altersabhängigen Akkumulation findet sich ebenfalls eine Akkumulation im Zusammenhang mit der Atrophie des Myokards (**braune Atrophie**) oder anderen vorschnellen Degenerationen.

Ceroid

Ein ähnliches makroskopisches Bild zeigt sich bei jungen Tieren im Rahmen eines **Vitamin-E-Mangels**. Dieser führt zur Ablagerung von Ceroid im Myokard. Bei Hund und Schaf ist ebenfalls eine **hereditäre Ceroid-Lipofuszinose** beschrieben. Sie beruht auf einem Gendefekt einer **mitochondrialen ATP-Synthetase**.

■ Entzündungen

Aufgrund der hohen Relevanz der Herzfunktion und des sensiblen Erregungsbildungs- und -leitungssystems stellen entzündliche Veränderungen des Myokards (**Myokarditis**) unabhängig vom Grad der Läsion immer potenziell lebensbedrohende Zustände dar. Finale Todesursache ist dabei zumeist eine **Arrhythmie** mit **akuter Herzinsuffizienz**. Myokarditis ist in den meisten Fällen Teil einer **systemischen Erkrankung** mit hämatogenem Eintrag von bakteriellen oder viralen Erregern in das Myokard. Morphologisch lassen sich folgende Myokarditiden unterscheiden:

- eitrige Myokarditis
- nicht eitrige/lymphozytäre Myokarditis
- abszedierende Myokarditis
- granulomatöse Myokarditis
- nekrotisierende Myokarditis
- jauchige Myokarditis

Bakterielle Myokarditiden

Systemische bakterielle Infektionen können im Rahmen einer **Septikämie** unabhängig von der zirkulierenden Bakterienart immer zu fokaler bis multifokaler **eitriger Myokarditis** führen (Abb. 5.12). Häufige Erreger einer bakteriellen Myokarditis sind:

- **Pferd**: *Actinobacillus equuli, Fusobacterium necrophorum*
- **Rind**: *Trueperella pyogenes, Histophilus somnus*
- **Schwein**: *Streptococcus suis, Erysipelothrix rhusiopathiae*

In den meisten Fällen kann die Infektionsquelle nur durch Rückschlüsse aus dem Gesamtbild der Befunde aller Organe ermittelt werden. Histologisch finden sich bei einer septikämisch-eitrigen Myokarditis **multifokale**, meist **interstitielle** und **perivaskuläre Infiltrate** aus neutrophilen Granulozyten neben Muskelfasernekrosen unterschiedlichen Ausmaßes. Im späteren Krankheitsverlauf sind zunehmend Lymphozyten und Plasmazellen beteiligt. Bei Erregerpersistenz kann es zur **abszedierenden (apostematösen) Myokarditis** kommen (Abb. 5.12). Chronische Mykobakteriosen führen zu **granulomatösen Myokarditiden**, etwa bei der Tuberkulose (S. 221).

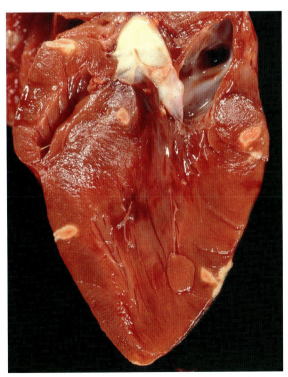

Abb. 5.12 Multifokale eitrige, teils abszedierende Myokarditis beim Kaninchen infolge einer Staphylokokken-Sepsis (Längsschnitt durch das Myokard).

Der Nachweis neutrophiler Granulozyten-Infiltrate im Myokard muss jedoch nicht zwingend für eine bakterielle Infektion sprechen. Auch hypoxisch (z. B. steriler Myokardinfarkt) oder toxisch (z. B. Herzglykoside) bedingte Nekrosen können Neutrophile rekrutieren, besonders auch im Randbereich größerer Nekrosen, die später sequestriert oder fibrosiert werden.

Virale Myokarditiden

Virale Myokarditiden sind ebenfalls meist Teil einer systemischen Infektion. So können das **Canine Parvovirus** bei Welpen und das **Canine Herpesvirus** bei neonaten Welpen zu Myokarddegeneration, intranukleären Einschlusskörperchen und lymphohistiozytärer Myokarditis führen. Während die parvovirale Myokarditis vor einigen Jahrzehnten ein häufiger Befund war, tritt sie heute als Teilbefund einer Parvovirose (S. 62) nur noch selten auf, da in der für noch wachsende Herzmuskelzellen empfänglichen Phase die Welpen heute zumeist durch maternale Antikörper geschützt sind.

Ein ebenfalls seltener Befund bei Kälbern ist das sog. **Tigerherz**, eine multifokale streifige Myokarddegeneration und lymphozytäre Myokarditis im Rahmen einer **MKSV-Infektion**, die zum plötzlichen Herztod führen kann (Abb. 5.13).

Einen spezifischen Tropismus zum Myokard des Schweines zeigt das **Enzephalomyocarditisvirus** (EMCV) aus der Familie der Picornaviren, das auch Elefanten und Menschen infizieren kann (Zoonose). Die Aufnahme des Virus über Nagerkot führt zu perakutem Tod oder in protrahierten Verläufen zu fokal bis diffuser, teils makroskopisch nachweisbarer Myokardnekrose mit lymphohistiozytärer Myokarditis. Die Tiere zeigen weiterhin oft einen Hydrothorax, ein Hydroperikard und ein alveoläres Lungenödem. EMCV-Infektionen können v. a. bei Jungtieren eine hohe Morbidität und Mortalität aufweisen.

Mykotische Myokarditis

Durch *Aspergillus terreus* hervorgerufene **Aspergillosen** können bei Hund und Pferd im Rahmen systemischer Mykosen zu ausgeprägten nekrotisierenden und granulomatösen Myokarditiden führen, teils mit Vaskulitis und Thrombembolien (Abb. 5.14).

Parasitär bedingte Myokarditiden

Parasitäre Infektionen verursachen nur selten klinisch relevante Myokarditiden. Eine Ausnahme stellen *Neospora caninum*- und *Toxoplasma-gondii*-Infektionen beim Hund dar, die zu einer nekrotisierenden und lymphozytären Myokarditis führen. *Toxoplasma gondii* kann auch bei immunkompetenten Katzen zu einer lymphozytären Myokarditis führen.

Myokardiale Sarkosporidienzysten sind dagegen häufige, zumeist bedeutungslose Nebenbefunde im Myokard bei Wiederkäuern. Sie liegen ohne Entzündungsreaktion in Myozyten und teils in Gefäßendothelzellen. Rupturierte Sarkozysten werden als Ursache für seltene eosinophile, granulomatöse Veränderungen im Myokard oder der Skelettmuskulatur vermutet, wobei in diesen Läsionen meist keine Parasiten nachweisbar sind.

Folgende **Bandwurmfinnen/Zystizerken** können in der Regel reaktions- und folgenlos im Myokard angetroffen werden, zumeist bei gleichzeitigem Befall anderer Muskeln und Organe (Abb. 5.15):
- Schwein: *Cysticercus cellulosae* als Zystizerke von *Taenia solium* des Menschen
- Rind: *Cysticercus bovis* (syn. *inermis*) als Zystizerke von *Taenia saginata* des Menschen
- Schaf, Ziege: *Cysticercus ovis* als Zystizerke von *Taenia ovis* des Hundes und anderer Caniden

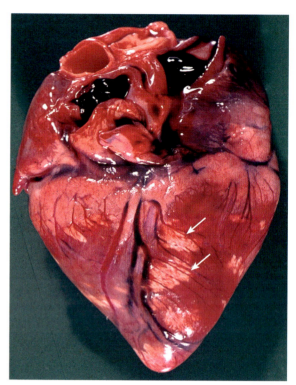

Abb. 5.13 Multifokale lymphozytäre und nekrotisierende Myokarditis (→) beim Kalb nach Infektion mit dem Maul- und Klauenseuche-Virus, sog. Tigerherz.

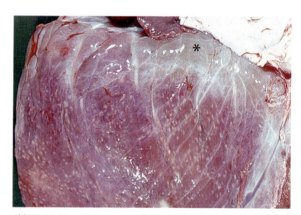

Abb. 5.14 Disseminierte granulomatöse Myokarditis eines Hundes mit systemischer Aspergillose und seröser Atrophie des Herzkranzfetts (*). Im Vordergrund stehen makroskopisch zahlreiche miliare grau-weiße Herde.

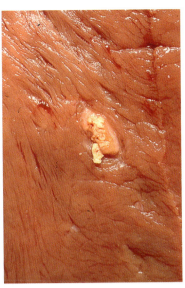

Abb. 5.15 *Cysticercus-bovis*-Finne im Myokard eines Schlachtrindes. Längsschnitt durch das Myokard.

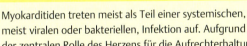

Abb. 5.16 Hgr. multifokale akute subendokardiale Ekchymosen und Insugillationen am Endokard eines Elefanten nach Infektion mit dem endotheliotropen Elefantenherpesvirus.

Myokarditiden unklarer Ursache

Die **feline Endomyokarditis** wird zumeist bei jungen Katzen beobachtet. Die Ursache ist unklar, es werden verschiedene Infektionserreger einschließlich des Katzenschnupfenkomplexes diskutiert. Es wird vermutet, dass diese Entzündung im chronischen Verlauf in die restriktive feline Kardiomyopathie übergehen kann (linksventrikuläre endokardiale Fibrose).

> **DAS MÜSSEN SIE WISSEN**
>
> Myokarditiden treten meist als Teil einer systemischen, meist viralen oder bakteriellen, Infektion auf. Aufgrund der zentralen Rolle des Herzens für die Aufrechterhaltung der Kreislauffunktion stellen sie, auch bereits in ggr. Ausprägung, immer eine potenziell lebensbedrohende Erkrankung dar.

5.1.5 Endokard

■ Kreislaufstörungen

Subendokardiale Petechien und Ekchymosen am Endokard sind meist unspezifische Veränderungen. Sie treten infolge vieler septikämischer, toxischer oder neurogener Erkrankungen mit hämorrhagischer Diathese oder auch als rein agonale Veränderung auf. Jedoch können auch spezifische Virusinfektionen mit hohem Endotheliotropismus zu schweren Endokardblutungen führen, zumeist im Rahmen einer systemischen Vaskulitis. Dazu zählen:

- das **endotheliotrope Elefantenherpesvirus** bei Infektion von **asiatischen Elefanten** (originär bei afrikanischen Elefanten vorkommend, Abb. 5.16)
- das Virus der **Blauzungenkrankheit** bei kleinen Wiederkäuern (meist im linken Ventrikel; Anzeigepflicht)
- das Virus der **Afrikanischen Pferdepest** (Anzeigepflicht)

■ Stoffwechselstörungen

Herzklappenfibrose

Die Herzklappenfibrose (**valvuläre Endokardiose, Endokardfibrose, fibromyxoide Klappenmetaplasie**) stellt die wichtigste Stoffwechselstörung des Endokards beim **Hund** dar. Es besteht eine Disposition für **chondrodystrophe Hunderassen**, bei denen die Endokardiose teils schon in sehr jungem Alter (6 Monate) auftreten kann. Sie ist generell die häufigste kardiovaskuläre Läsion beim Hund, obwohl ihre klinische Relevanz stark variiert. Die Prävalenz und das Ausmaß der knotigen Veränderungen nehmen mit steigendem Lebensalter der Hunde zu.

Bei der Endokardiose sind die Herzklappenränder zunächst milchig-trübe und entwickeln zunehmend eine knotige Umfangsvermehrung mit Verkürzung der Klappenränder (**Abb. 5.17**). Initial sind zumeist die linken

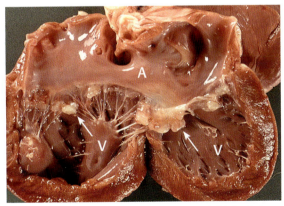

Abb. 5.17 Eröffnetes Herz eines Hundes mit multifokaler Endokardiose der linken Atrioventrikularklappen (→) mit randständigen Verdickungen und Klappenverkürzungen. Das linke Atrium (A) ist infolge der Klappeninsuffizienz hgr. dilatiert, der linke Ventrikel (V) dagegen kompensatorisch hypertrophiert und bereits ebenso deutlich dilatiert (sekundäre dilatative Hypertrophie in Dekompensation).

Atrioventrikularklappen betroffen; die rechten AV-Klappen sowie evtl. die Semilunarklappen werden erst später befallen. Der Nachweis eines unveränderten glatt-glänzenden Endothels stellt dabei ein wichtiges differenzialdiagnostisches Kriterium zur Abgrenzung von der Endokarditis dar.

Bei hgr. Veränderungen mit Klappeninsuffizienz kommt es zur Vorhofdilatation und kompensatorischen **dilatativen Hypertrophie** des betroffenen, meist linken Ventrikels. Später folgt zumeist eine Rechtsherzdilatation, entweder infolge Endokardiose an den rechten AV-Klappen und/oder infolge eines erhöhten Lungenwiderstands durch chronisches Lungenödem und evtl. -fibrose. Die Endokardiose stellt eine häufige **Todesursache nach Dekompensation** dar. Sie kann jedoch auch ein **Nebenbefund** bei der Sektion alter Hunde sein. Zur Beurteilung der funktionellen Relevanz (Herzinsuffizienz mit venösem Rückstau) sind Veränderungen an anderen Organen zu berücksichtigen (chronisches Lungenödem, chronische Stauung und Gerüstsklerose von Leber und Milz). Als weitere typische Folgeläsionen können sog. **Zahnsche Insuffizienzzeichen** („jet lesions") in den Atria in unmittelbarer Nähe der AV-Klappen nachweisbar sein (**Abb. 5.18**). Diese stellen plaqueartige bis streifige subendokardiale Fibrosen dar. Sie sind Folge der Zirkulationsstörungen bzw. des turbulenten Blutflusses oberhalb der insuffizienten AV-Klappen. Eine Ruptur des linken Ventrikels mit Herzbeuteltamponade wird selten als Folge einer hgr. Endokardiose beobachtet.

Histologisch zeigt das Herzklappenstroma zunächst eine Zunahme von **fibroblastenreichem Bindegewebe**. Zudem kommt es zur Ödematisierung, **Einlagerung von Proteoglykanen, Hyaluronsäure und Chondroitinsulfat**. Typische Spätfolgen sind faserreiche Vernarbungen und knotige hyalinknorpelige Metaplasien, die mit schweren Retraktionen der Klappenränder einhergehen. Das Klappenendothel bleibt jedoch zu jedem Zeitpunkt intakt, ohne Neigung zur Abscheidungsthrombose oder gar zu Thrombembolien.

Die **Ursache** der Endokardiose ist unbekannt. Eine polygene Vererbung und ein gehäuftes Auftreten sind für Cavalier King Charles Spaniel und Dackel sowie generell für chondrodystrophe und andere zumeist kleine Hunderassen beschrieben, was auf genetisch beeinflusste Stoffwechselstörungen hinweist.

Wandendokardfibrose

Fibrosen des parietalen Endokards sind degenerative Veränderungen des subendokardialen Gewebes unterschiedlicher Ätiologie. Sie kommen v. a. bei **juvenilen Katzen, Hunden** und **Rindern** vor und verlaufen zumeist letal.

Die **endokardiale Fibroelastose** der **Burma-Katze** ist ein primär angeborener Defekt der endomyokardialen Lymphdrainage. Das **chronische Ödem** führt zu einer Bildung von **kollagenen** und **elastischen Fasern** ohne Hinweise auf entzündliche Reaktionen. Sekundär führt die **Fibroelastose** zu einer Atrophie und Degeneration der Purkinje-Fasern. Ihr Funktionsausfall ist letztlich die Todesursache der zumeist erst wenige Monate alten Tiere.

Im Gegensatz dazu wird die „**left ventricular endocardial fibrosis**" verschiedener Katzenrassen als Folge einer chronischen Endomyokarditis unklarer Genese angesehen. Betroffen sind v. a. männliche Tiere im Alter von bis zu 4 Jahren. Je nach Erkrankungsstadium zeigen die Tiere mit zunehmendem Zeitverlauf:

- eine abnehmende gemischtzellige Immunzellinfiltration
- eine zunehmende Fibrose des subendokardialen Bindegewebes
- eine restriktive Kardiomyopathie

Sekundär zur **progressiven Herzinsuffizienz** können diese Katzen dann die typischen Veränderungen einer **pulmonären Hypertension** zeigen:

- Lungenfibrose
- Herzfehlerzellen in den Alveolen und im Sputum
- reitende Thromben an der Endaufzweigung der Abdominalaorta

Die **Endokardfibrose des Hundes** ist zumeist in Zusammenhang mit anderen Herzmissbildungen zu beobachten, z. B. Aortenstenosen, Dysplasien der Herzkranzgefäße und Kardiomyopathien.

Eine primäre **canine Endokardfibrose** wurde vereinzelt bei Deutscher Dogge, Pit Bull und Englischer Bulldoge beschrieben. Sie ähnelt der felinen endokardialen Fibroelastose und zeigt nicht entzündliche fibrotische Veränderungen des Endomyokards. Die Tiere weisen eine maximale Lebenserwartung von etwa 5 Monaten auf.

Eine **bovine Fibroelastose des Endokards** ist ein seltener Befund beim Rind. Die Erkrankung ähnelt in ihrem makroskopischen und histologischen Befund der felinen Fibroelastose.

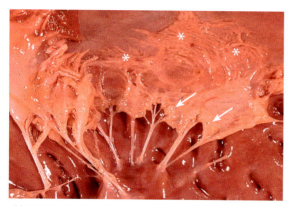

Abb. 5.18 Linksseitige atriale subendokardiale Fibrosen (Zahnsche Insuffizienzzeichen, „jet lesions", *) beim Hund nach Verwirbelungen des Blutstroms infolge insuffizienter Atrioventrikularklappen mit Endokardiose (→).

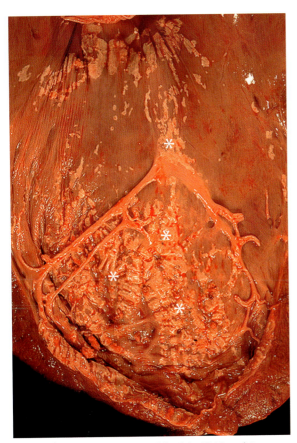

Abb. 5.19 Hgr. multifokale subendokardiale (*) Mineralisierung beim Rind infolge einer übermäßigen Aufnahme von Vitamin-D₃-haltigen Pflanzen (z. B. Goldhafer).

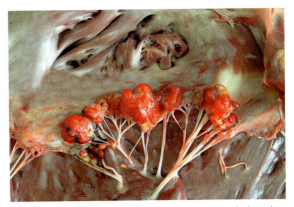

Abb. 5.20 Hgr. multifokale chronische Endocarditis valvularis der rechten Atrioventrikularklappe beim Rind.

Hyperkalzämie

Als Folge einer systemischen Hyperkalzämie beim Rind und Hund treten subendokardiale Mineralisierungen auf (Abb. 5.19).

Beim **Rind** stehen Vitamin-D-Hypervitaminosen durch iatrogene Überdosierung oder die Aufnahme von Vitamin-D₃-haltigen Pflanzen wie Goldhafer oder Nachtschattengewächsen im Vordergrund (Abb. 5.19). Seltener werden Mineralisierung von Aorta und Endokard auch bei chronisch zehrenden Erkrankungen oder durch eine Sekretion von Vitamin-D-ähnlichen Stoffwechselprodukten bei hgr. granulomatösen Veränderungen beim Rind (Paratuberkulose) beobachtet.

Seltener wird beim **Hund** eine subendokardiale Mineralisierung beobachtet, z. B. nach D₃-Hypervitaminosen oder bei primärem oder sekundärem Hyperparathyreoidismus.

Generell basiert die Mineralisierung des Endokards auf dem Tropismus der Kalkablagerungen für elastische Fasern. Entsprechende Mineralisierungen treten auch in den Gefäßen (besonders Lamina elastica interna und externa), der Pleura und der Lunge (Interalveolarsepten) auf.

■ Entzündungen

Endokarditis

Die Endokarditis (S. 172) ist vorrangig eine Entzündung des **Endothels** der Herzklappen und wird durch bakterielle Erreger hervorgerufen. Die **Mitralklappen** sind bei den meisten Tierarten am häufigsten betroffen. Beim Rind dominiert hingegen die Endokarditis der **Trikuspidalklappen**.

Makroskopisch zeigt sich die akute Endokarditis als blumenkohlartige multifokale Aufrauung, Stumpfheit und **Ulzeration** des Endothels. Mit zunehmender Dauer der Läsionen entstehen gelb-rote, unregelmäßig geformte, teils kompakte **Fibrinauflagerungen**. Diese sind oberflächlich meist brüchig, in der Tiefe jedoch aufgrund der zunehmenden Organisation durch Granulationsgewebe relativ fest (Abb. 5.20). Die Organisation führt nur selten und nur bei sehr kleinen Läsionen und dem Ausbleiben eines weiteren bakteriellen Eintrags zur vollständigen **Regeneration**.

Die Endokarditis ist eine häufige Erkrankung bei Rind und Schwein. Beim Hund dagegen tritt sie viel seltener und erst bei Sepsis und Immunsuppression auf, etwa bei einer Pyometra oder nach Verkehrsunfällen mit septischen Wundinfektionen. Beim Hund ist die Endokardiose sehr viel häufiger. Beide Krankheiten sind eher selten bei Pferd und Katze.

> **DAS MÜSSEN SIE WISSEN**
>
> Endokarditiden stellen die häufigste und wichtigste Erkrankung des Endokards dar. Sie beschränken sich zumeist auf eine oder mehrere Herzklappen und werden durch im Blutstrom zirkulierende Bakterien aus einer anderen Eintrittspforte verursacht (Sepsisfolge). Typische Folgen sind Herzinsuffizienz durch Klappeninsuffizienzen oder -stenosen sowie septische Thrombembolien mit eitrig-metastatischen Infarkten in anderen Organen, besonders den Nieren.

SYNOPSE: ENDOCARDITIS VALVULARIS
Wolfgang Baumgärtner

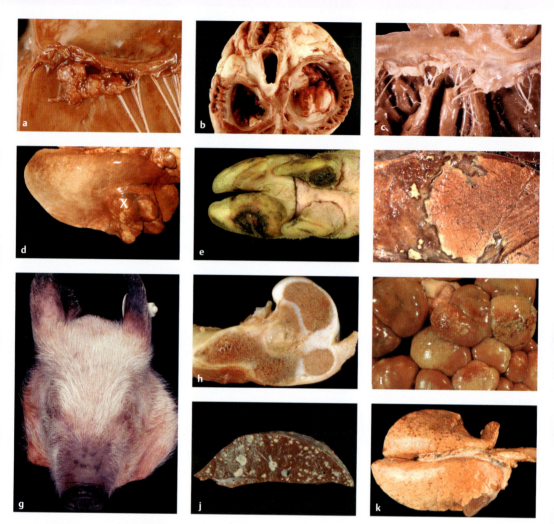

Abb. 5.21 Organ- und speziesübergreifende Darstellung der Ursachen, Manifestationsformen und Folgen einer Endocarditis valvularis: Die Endocarditis valvularis kann an verschiedenen Klappen auftreten. Hierbei finden sich auch tierartliche Unterschiede. So liegt eine Endokarditis vom Mitralistyp (a, Linkstyp, Pferd) häufig bei den Haustieren vor. Beim Rind lässt sich hingegen vorwiegend eine Endokarditis vom Trikuspidalistyp (b, Rechtstyp, Rind) nachweisen.
Die Endocarditis valvularis zeichnet sich durch eine raue und brüchige Oberfläche bzw. Konsistenz aus. Im Gegensatz dazu sind die Endokardiose und Endokardfibrose der Atrioventrikularklappen durch eine Zunahme der Klappendicke und ein intaktes Endokard mit einer feuchten, glänzenden und glatten Oberfläche charakterisiert (c). Diese Form kommt am häufigsten beim älteren Hund vor.
Als Erregereintrittspforte sind bei einer Endocarditis vom Mitralistyp eitrige Entzündungen der Lunge (d, *, Abszess) in Betracht zu ziehen. Bei einer Endokarditis vom Trikuspidalistyp sind es hingegen Entzündungen aus dem Klauenbereich oder der Mamma (e, f). Durch die Endokarditis kommt es zu funktionellen Beeinflussungen des Blutflusses in Form von Stenosen oder Insuffizienzen. Dies bedingt eine Blutabflussstörung in den vorgeschalteten Organen (z. B. chronische Leber- oder Lungenstauung) bzw. eine kardiogen bedingte globale Kreislaufinsuffizienz mit Zyanose (g).
Als Folge einer Endokarditis kann es zu einer Erregerstreuung in die nachgeschalteten Organe kommen. Entsprechend finden sich eine Osteomyelitis (h), embolisch-eitrige Herdnephritis (i) und multifokale eitrige Hepatitis (j) durch eine Erregerstreuung bei einer Entzündung der Mitralisklappen. Dagegen entwickelt sich eine embolisch-metastatische Pneumonie (k) ausgehend von einer Entzündung der Trikuspidalisklappen.

Betroffene Spezies

Die Endocarditis valvularis kommt bei allen Haustieren, besonders aber beim Schwein und Rind vor.

Epidemiologie und Bedeutung

Beim Schwein und Hund ist die Mitralisklappe (**Abb. 5.21**) am häufigsten betroffen, während beim Pferd die Aortenklappen vorrangig entzündlich verändert sind. Im Gegensatz dazu liegt beim Rind am häufigsten eine Endokarditis der Trikuspidalisklappe vor.

Ätiologie

Bei der Endokarditis kann zwischen **infektiösen** und **nicht infektiösen Ätiologien** unterschieden werden. In der Regel liegt eine hämatogene bakterielle Infektion mit vorwiegender Manifestation an den Herzklappen vor.

Rind Beim Rind ist *Trueperella* (früher *Arcanobacterium*) *pyogenes* häufig ätiologisch beteiligt.

Schwein Beim Schwein spielen hingegen Streptokokken die wichtigste Rolle als Krankheitsursache. *Erysipelothrix rhusiopathiae* kann bei verschiedenen Tierarten, insbesondere beim Schwein, eine Endokarditis verursachen.

Pferd Beim Pferd kommt eine Vielzahl von Bakterien, wie z. B. *Streptococcus equi*, als Pathogen infrage.

Hund Die Endokarditis ist ein seltener Befund infolge eines Schockgeschehens oder einer Pyometra. Es werden v. a. *Streptococcus* spp., *Staphylococcus aureus* und *Escherichia coli* isoliert.

Katze Auch hier tritt die Endokarditis selten infolge eines Schockgeschehens oder einer Pyometra auf. Vereinzelt wurden *Bartonella* spp. und *Streptococcus* spp. nachgewiesen.

Mehrere **Zoonose-Erreger** können zu einer Endokarditis beim Menschen führen, etwa Rotlauferreger, Streptokokken, Borrelien sowie *Bartonella henselae*, der Erreger der Katzenkratzkrankheit, „cat scratch disease".

Inkubationszeit

Bei einigen Erregern beträgt nach experimenteller Infektion die Inkubationszeit 2–8 Tage. Diese variiert bei Spontanerkrankungen sehr stark in Abhängigkeit von Erreger und betroffener Spezies. Darüber hinaus können klinisch gesunde Tiere Keimträger sein. Bei diesen kann es durch virulenzsteigernde oder das Immunsystem beeinflussende Faktoren zum Krankheitsausbruch kommen.

Formen

Prinzipiell kann jedes Kompartiment des Endokards entzündlich verändert sein. In der Mehrzahl der Fälle sind jedoch die Klappen vorrangig und primär betroffen.

Es werden verschiedene Formen unterschieden:
- akute Endokarditis
- chronische Endokarditis
- in Abhängigkeit von der Lokalisation:
  - Endokarditis valvularis
  - Endokarditis parietalis
  - Endokarditis chordalis
  - Endokarditis papillaris
- in Abhängigkeit vom Entzündungscharakter und der Wachstumsform:
  - Endokarditis thromboticans
  - Endokarditis verrucosa
  - Endokarditis polyposa
  - Endokarditis ulcerosa
  - Endokarditis fibrosa

Die Oberfläche der Endocarditis valvularis ist gelb-rot bis gelb-grau verfärbt. Die brüchigen Wucherungen weisen luminal häufig eine Fibrinauflagerung auf. Die Klappenveränderungen können auf die Herzwandung bzw. Gefäßinnenseite ausstrahlen.

Klinik

Es können verschiedene klinische Manifestationen auftreten. Symptome wie Fieber und Herzgeräusche sind erst relativ spät im Krankheitsstadium auffällig. Aufgrund der Klappenveränderungen werden **Insuffizienzen** beobachtet. Diese führen häufig zu einem tödlichen Herzversagen. Kreislaufbedingte Störungen finden sich in den vorgeschalteten Organen oder es stellt sich eine kardiogen bedingte globale Kreislaufinsuffizienz mit Zyanose ein. Weiterhin können sekundäre Entzündungsausbreitungen ausgehend von blanden oder infizierten **Emboli** in nachgeschalteten Organen festgestellt werden.

Die **Trikuspidalis-Endokarditis** geht mit einem kreislaufbedingten Rückstau einher. Entsprechend finden sich eine Stauung der Hohlvene, eine chronische Stauungsleber und ein Aszites. Die **Mitralis-Endokarditis** führt zu einer gestörten Blutzirkulation in der Lunge und zur Entwicklung einer chronischen Stauungslunge.

Andere Symptome werden durch das Ausmaß der Thromboembolie und die Abschwemmung von infizierten Thromben bedingt.

Pathogenese und pathologische Befunde

Bei der **Endokarditis der Trikuspidalklappen** liegt eine Erregereinschleppung aus der Peripherie vor. Beim Rind stellen Retikuloperitonitis und -perkarditis, Panaritium, Rusterholzsches Sohlengeschwür, Leberabszesse, Mastitis und Metritis häufige Primärläsionen dar. Beim Pferd bildet die septische Thrombophlebitis der Jugularvene eine mögliche Erregereintrittspforte. Ausgehend von einer Trikuspidalis-Endokarditis kann sich eine embolisch-metastatische Pneumonie oder Lungenthrombose entwickeln. Letztere kann bei einer zusätzlichen Kreislaufstörung zu einem hämorrhagischen Lungeninfarkt führen.

Bei der **Mitralis-Endokarditis** kann es zur Thrombembolie mit Myokard- und Niereninfarkten kommen. Infizierte Thromben führen häufig zu einer embolisch-metastatischen Herdnephritis sowie zu Milz- oder Myokardabszessen.

Die Mechanismen der Bakterienanhaftung an die Klappe sind noch weitgehend ungeklärt. Pathogenetisch muss eine anhaltende Bakteriämie mit Infektion der Klappen von der Lumenseite sowie eine Klappenvorschädigung angenommen werden. Diese entsteht z. B. durch Arbeitsüberlastung, Trauma oder eine Sepsis mit einer Erregerbesiedlung der Klappe ausgehend vom Stroma. Einzelne Erreger zeichnen sich durch eine selektive Adhärenz und Kreuzreaktivität mit ortsständigem Gewebe aus.

Differenzialdiagnostik

Die Endokardiose als nicht entzündliche Klappenverdickung findet sich häufig beim älteren Hund. Makroskopisch zeigt diese ein intaktes glattes und glänzendes Endokard. Gleiches gilt für Klappenzysten und Klappenamyloidosen beim Rind.

Diagnostik

Neben einer makroskopischen und histologischen Befunderhebung sollte zur Abklärung eines infektiösen Prozesses eine bakteriologische Untersuchung durchgeführt werden.

5.1.6 Tumoren am Herzen

■ Primäre Tumoren

Primäre Tumoren des Herzens sind selten. Dies ist wahrscheinlich auf die postmitotische Fixierung der Kardiomyozyten ohne Stammzellreserve zurückzuführen.

Im Myokard finden sich vorrangig primäre Tumoren von:
- Gefäßen
- Serosa
- interstitiellem Bindegewebe

Häufigster Primärtumor des Herzens beim Hund stellt das **Hämangiosarkom des rechten Atriums** dar (Abb. 5.22).

Atriale Hämangiosarkome können eine **Metastasierung** in andere Organe zeigen, sofern die Patienten nicht früh an Herzvorhofruptur und Herzbeuteltamponade versterben.

Seltener werden **Fibrome**, **Fibrosarkome** und **periphere Nervenscheidentumoren** (Neurofibrome und -sarkome oder Schwannome) des Herzens beobachtet. Sie führen durch expansives oder infiltratives Wachstum zu einer **Beeinträchtigung** der **Myokardfunktion** und zur Herzinsuffizienz.

Neurofibrome bzw. Schwannome des Herzens treten am häufigsten beim **Rind**, aber auch beim **Hund und Schwein** auf. Gewöhnlich stellen die langsam wachsenden Tumoren einen **Nebenbefund** bei der Schlachtung bzw. Sektion dar und sind nicht mit klinischen Symptomen verbunden. Sie zeigen sich makroskopisch als runde noduläre Massen unterschiedlicher Größe mit einer hellen, faserigen Schnittfläche. Histologisch zeigen sich Bündel und Wirbel von Spindelzellen.

Extrem seltene Einzelfälle stellen dagegen **Rhabdomyome, Rhabdomyosarkome, Chondrosarkome, Granularzelltumoren** und **Granularzellmyoblastome** des Myokards dar. Untersuchungen von Rhabdomyomen an Schweinen lassen vermuten, dass es sich um Proliferate von Purkinjezellen handeln könnte, weshalb die Begriffe **Purkinjeom** oder **Purkinjeomatose** vorgeschlagen wurden.

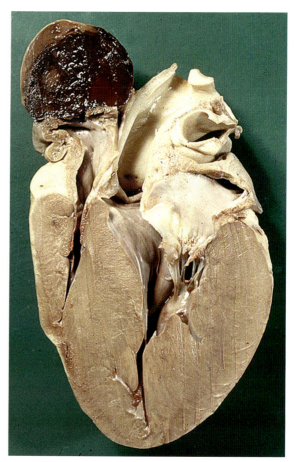

Abb. 5.22 . Längsschnitt eines Herzens mit Hämangiosarkom im rechten Atrium bei einem Hund.

Herzbasistumoren

Der Sammelbegriff der Herzbasistumoren umfasst Chemodektome und Neoplasien von ektopem/dystopem Schilddrüsengewebe an der Herzbasis.

Chemodektome treten v. a. beim brachyzephalen Hund auf. Es handelt sich um seltene neoplastische Entartungen der Chemorezeptoren in der Adventitia der Aorta (Abb. 5.23). Sie wachsen expansiv mit einem typischen neuroendokrinen histologischen Zellmuster und metastasieren nur ausgesprochen selten. Trotz ihres langsamen und nicht infiltrierenden Wachstums führen sie zu Kompression der großen Gefäße der Herzbasis oder der Herzvorhöfe und somit zur Herz-/Kreislaufinsuffizienz.

Angeborenes **ektopisches Schilddrüsengewebe** kann, wie auch das originäre Schilddrüsenepithel, eine Hyperplasie oder eine neoplastische Entartung entwickeln. Diese führen beim ektopen Schilddrüsengewebe durch Raumforderung zu einer funktionellen Beeinträchtigung der Herzfunktion bzw. der Gefäßstämme. Darüber hinaus kann die Herzarbeit durch hormonelle Aktivität des Tumors beeinflusst sein. Selten neigen sie zur Metastasierung.

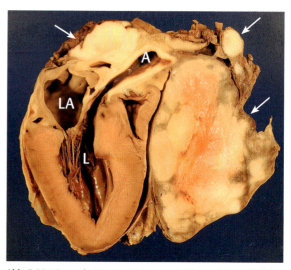

Abb. 5.23 Längsschnitt eines Herzens mit Chemodektom (→) der Herzbasis beim Hund. (L) Linker Ventrikel, (LA) linkes Atrium, (A) Aorta.

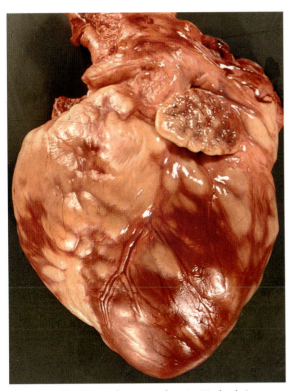

Abb. 5.24 Infiltratives malignes Lymphom im Myokard eines Hundes.

■ Sekundäre Tumoren

Alle metastasierenden Tumoren können prinzipiell im Herzen Metastasen etablieren, dies erfolgt jedoch im Vergleich zu anderen Organen selten. Vereinzelt werden jedoch Metastasen folgender Tumoren beobachet:
- Lymphome (Hund, **Abb. 5.24**; Rind)
- Melanome (Hund, Pferd)
- Hämangiosarkome (Hund)

> **DAS MÜSSEN SIE WISSEN** ✕
>
> Primäre, aber auch sekundäre Tumoren des Herzens sind selten. Lediglich das Hämangiosarkom am rechten Herzohr beim Hund ist ein regelmäßig beobachteter, tödlich verlaufender Herztumor.

5.2 Blutgefäße

5.2.1 Gefäßmissbildungen

Zu den Anomalien der Blutgefäße gehören ebenfalls die Missbildungen der großen Arterien des Herzbereichs, die bereits im Abschnitt Herzmissbildungen (S. 154) besprochen wurden. Weitere Missbildungen variieren in Abhängigkeit von der Tierart:
- Beim **Hund** werden venöse Varizen, Ektasien und Hamartome (**skrotales vaskuläres Hamartom**) der Skrotalvenen beobachtet.
- Im Rückenbereich von **Kälbern** können tumorähnlich aussehende Proliferationen von Arterien, Venen und Lymphgefäßen als **bovine kutane Angiomatose** auftreten.
- **Teleangiektasien** unterhalb der Leberkapsel stellen angeborene oder erworbene blutgefüllte, abnormal dilatierte Kapillaren, Sinusoide, Arteriolen oder Venolen beim **Rind**, der **Katze** und dem **Meerschweinchen** dar. Sie sind ein Nebenbefund bei der Sektion und führen nicht zu klinischen Symptomen. Überfütterung beim **Rind** und Infektionen mit *Bartonella henselae* bei der **Katze** stellen gängige Theorien zur Entstehung der erworbenen Formen der Teleangiektasie dar.
- Zum gleichen Entitätenkreis gehört die **Peliosis hepatis**. Sie ist durch bis zu 1 cm große, blutgefüllte Zysten in der Leber **älterer Katzen** gekennzeichnet. Die Zysten sind entweder endothelial ausgekleidet oder zeigen keine Wandstrukturen. Ein Zusammenhang mit tuberkulösen Erkrankungen und Steroidtherapie wurde beobachtet.

5.2.2 Arterien

■ Arterielle Hypertrophie

Die Hypertrophie der Arterien betrifft alle Anteile der Gefäßwand, wobei die Tunica media naturgemäß die stärkste Reaktion zeigt. Die arterielle Hypertrophie ist in nahezu allen bekannten Fällen die Folge eines Bluthochdrucks und findet sich zumeist in der Lunge.

Ein typisches Beispiel der pulmonären arteriellen Hypertrophie ist die **Höhenkrankheit des Rindes** („brisket disease"). Ab Höhen von 2500 m über Normalniveau führt der geringe Sauerstoffgehalt der Luft zu einer reaktiven hypoxieinduzierten Vasokonstriktion im Lungenkreislauf. Diese führt zu einer Hypertrophie der muskulären Media der arteriellen Gefäße und zu einem Cor pulmonale mit Hypertrophie des rechten Ventrikels. Ein Verbringen der Rinder in Gebiete mit geringerer Höhe kann zu einer zumindest teilweisen Rückbildung der hypertrophen Veränderungen führen.

Eine **Linksherzinsuffizienz mit Blutrückstau** in den pulmonalen Kreislauf kann ebenfalls zu einer arteriellen Hypertrophie der Lungengefäße führen. Abzugrenzen von der postnatal erworbenen Hypertrophie ist ein unphysiologischer Erhalt der fetalen hypertrophen arteriellen Lungengefäße. Erstere zeigen histologisch zumeist einen höheren Anteil fibrotischer Veränderungen in der Media und teils unregelmäßige myointimale Protrusionen in das Lumen.

Die Ursache der teils schweren und generalisierten **Hyperplasie der pulmonären Arterien bei der Katze** ist unbekannt. Trotz der teilweise hgr. Mediahyperplasie zeigen die Tiere meist keine klinischen Symptome. Linksherzinsuffizienz oder *Aelurostrongylus-abstrusus*-Infektion wurden als Ursache vermutet, sind jedoch in den meisten Fällen nicht nachweisbar. Häufig sind die arteriellen Veränderungen mit einer glattmuskulären Hypertrophie der luftleitenden Wege assoziiert. Eine ähnliche **Mediahyperplasie pulmonaler Arterien** findet sich ohne bekannte Ursache auch beim **Kaninchen**. Eine funktionell relevante **pulmonale Hypertonie** wird auch hier vermutet.

Kreislaufstörungen

Arterienthrombose und -embolie

Arterielle Thrombosen entstehen ursächlich aus einem oder mehreren Faktoren aus der sog. **Virchow-Trias**:
- Endothelschaden
- Hyperkoagulabilität
- Turbulenzen oder Stase des Blutflusses

Von diesen stellen die Endothelschäden die häufigste Ursache für die Entstehung von Abscheidungsthromben dar. Sie werden durch **Infektionserreger**, **Entzündungsreaktion** und **Toxine** hervorgerufen und führen zunächst zur Entstehung von Plättchen- und in der Folge zu Fibrinthromben.

Arterielle Thromben führen am Ort ihrer Entstehung zu Turbulenzen im Blutfluss oder im Maximalfall zu einem kompletten Verschluss des Gefäßlumens mit Ischämie und Nekrose im postthrombotischen Versorgungsgebiet. Zudem können sich Teile des Thrombus lösen und als Embolus mit dem Blutstrom in distal gelegene Gefäße getragen werden und diese teils oder komplett verschließen. Ein Infarkt mit Ischämie und Nekrose im betroffenen Gebiet, zumeist der Niere, ist die Folge.

Die **Ursachen** der Thrombembolie sind speziesspezifisch in ihrer Häufigkeit variierend:
- Eine **Endokarditis valvularis** ist eine wichtige und häufige Ursache für eine Thrombembolie beim Rind und, weniger häufig, anderen Haustieren. Sie ist meist mit Niereninfarkten assoziiert.
- Die **verminöse Endarteriitis** der Mesenterialarterie beim Pferd durch *Strongylus vulgaris* ist eine häufige Ursache für gastrointestinale Infarkte und Koliken.
- Bei der **linksventrikulären hypertrophen Kardiomyopathie** der Katze entstehen relativ häufig Gerinnungsthromben ohne Wandhaftung. Sie führen im Folgenden zu Niereninfarkten oder **reitenden Aortenthromben** im Bereich der Endaufzweigung der Aorta mit Hintergliedmaßenlähmungen.
- Ähnliche Läsionen finden sich beim Pferd im Rahmen der **aortoilialen Thrombose**. Betroffen sind v. a. junge männliche Vollblut- und Warmblutpferde. Die Tiere zeigen wandständige, teils bereits organisierte Fibrinthromben im Bereich der Endaufzweigung der Abdominalaorta oder in den Aa. iliacae. Die Ursache der Veränderungen ist unklar, sie führt aber wie auch die reitenden **Aortenthromben** der Katze zur Ischämie der Hintergliedmaßen mit Zyanose, Myopathie, intermittierendem Hinken und Einbrechen der Hinterhand.
- Die **Endarteriitis obliterans der Zehenarterien** beim Pferd ist die Folge lokaler Thrombosen. Sie tritt infolge erhöhter mechanischer Belastung der Arterien auf den Zehenknochen bei fehlerhaftem Beschlag auf. Trotz des Totalverschlusses der Gefäße bleiben die Tiere aufgrund der günstigen Versorgung durch kollaterale Gefäße klinisch unauffällig.
- Die **pulmonale Thrombembolie** ist beim Haustier im Gegensatz zum Mensch ein relativ seltener Befund. Beim Rind sind tödliche Verläufe im Rahmen von septisch-thrombembolischen Verläufen einer Endokarditis valvularis thromboticans beschrieben. Infektionen mit *Dirofilaria immitis* beim Hund sowie längere Anästhesien können ebenso zur thrombotischen Verlegung pulmonaler Gefäße führen.

Neben Fibrinemboli können auch Parasiten, Tumorzellen, Luft, Fett oder fibrokartilaginäre Bandscheibenanteile als Emboli zu Infarkten führen. Der Eintritt von **fibrokartilaginären Knorpelanteilen** in das Gefäßsystem des Hundes, Kaninchens und seltener des Schweines ist noch nicht verstanden. Es wird vermutet, dass ein Eintritt v. a. über venöse Plexus erfolgt. **Fettembolien** entstehen v. a. beim Eintritt von Fettanteilen des Knochenmarks in den Blutstrom bei der Fraktur von Knochen, häufig des Beckens.

Eine **Sonderform** der Thrombembolie stellt die **disseminierte intravasale Gerinnungsstörung** (DIC) dar. Sie ist eine häufige Folge verschiedener Erkrankungen, aber keine Krankheit an sich. Sie stellt initial eine pathologische Aktivierung des Gerinnungssystems und Hyperkoagulabilität dar, die zu einer systemischen Thrombusbildung mit multifokalen Mikroinfarkten kleiner Arteriolen und Kapillaren führt. Größere makroskopische Thromben entstehen bei der DIC nicht. Der massive Verbrauch von Gerinnungsfaktoren in der Peripherie führt letztlich zu einer **Hypokoagulabilität** und zu einer **hämorrhagischen Diathese**, also generalisierten Blutungsneigung mit disseminierten petechialen Blutungen. Histologisch ist die DIC durch multifokale Mikrothromben in den Arteriolen und Kapillaren gekennzeichnet, v. a. des Gehirns, der Niere, der Lunge und des Myokards. Aufgrund der postmortal anhaltenden Fibrinolyse kommt es zur Auflösung der Mikrothromben innerhalb weniger Stunden. Dies erschwert eine postmortale Diagnose der DIC.

Ursachen für die initiale Endothelschädigung sind:
- bakterielle Endo- oder Exotoxine
- endotheliotrope Viren (Schweinepest und andere hämorrhagische Fieberkrankheiten)
- Parasiten
- Toxine
- neoplastische Veränderungen (metastatische Schauer)
- protrahierter Schock (Hypoxie in der Endstrombahn)

Akute systemische Infektionen, z. B. eine Sepsis, können zu einer massiven Freisetzung von Entzündungsmediatoren wie Interleukin-1 oder Tumor-Nekrose-Faktor-α (TNF-α) führen. Diese schädigen indirekt das Endothel und aktivieren das Gerinnungssystem. Klinisch zeigen die Tiere Schocksymptome, Multiorganversagen, petechiale Blutungen und z. T. Hämolyse. Tierartspezifisch können Spezialformen der DIC auftreten:

- So zeigt sich bei septikämischen Rindern post partum gelegentlich die generalisierte **Schwartzmann-Reaktion**. Diese manifestiert sich als endotoxininduzierte bilaterale hämorrhagische Nierenrindennekrose mit oligurischer Niereninsuffizienz.
- Ähnliche Veränderungen finden sich bei verschiedenen Tierarten nach septikämischem Schock in den Nebennieren beim **Waterhouse-Friderichsen-Syndrom**. Wie bei der Schwartzmann-Reaktion findet sich hier eine akute hämorrhagische Nebennierenrindennekrose.
- Beim septikämischen Kalb mit DIC kann eine **mikroangiopathische hämolytische Anämie** mit wahrscheinlich mechanischer Erythrozytenfragmentierung, Zyanose

und Gangrän der Extremitätenakren in der Phase der Rekonvaleszenz einer DIC beobachtet werden.
- Das **hämolytisch-urämische Syndrom (HUS)** des Hundes stellt eine kombinierte mikroangiopathische hämolytische Anämie und ein akutes Nierenversagen beim Greyhound mit idiopathischer glomerulärer Vaskulopathie dar.

■ Stoffwechselstörungen und Degenerationen

Das erste Anzeichen einer Stoffwechselstörung der Arterienwand stellt ein **Wandödem** dar. Es kann durch eine erhöhte Permeabilität des Endothels, eine mechanische Überlastung der Gefäßwand oder durch eine Hypoxie entstehen. Bei anhaltenden Störungen können diese in eine **Hyalinose, Lipidose, Nekrose** und letztlich in eine **Sklerose** der Gefäßwand übergehen. Weiterhin kann eine **mukoide Degeneration** mit einer Akkumulation von Proteoglykanen oder Glukosaminoglykanen auftreten, die einen Wegbereiter für Arteriosklerose und Mediaverkalkungen darstellt. Eine ähnliche Wegbereiterfunktion haben auch **Hyalinosen** der Gefäßwände. Sie sind durch eine Ablagerung von extrazellulärem, homogen-transparentem (Glyko-)Protein gekennzeichnet.

Arteriosklerose

Die Arteriosklerose stellt eine chronische arterielle Verfestigung, Elastizitätsverminderung und Lumeneinengung von arteriellen Gefäßen aufgrund degenerativer, primär nicht entzündlicher Prozesse in der Media und/oder der Intima dar. Sie ist generell eine seltene, zumeist altersassoziierte Erkrankung beim Haustier. Ihre Ursache ist in den meisten Fällen unklar. Hämodynamische Faktoren können eine Rolle spielen, da die Veränderungen sich zuerst im Bereich der Aufzweigungen von Arterien bilden. So wird angenommen, dass in Bereichen turbulenter Strömung Mikrothromben entstehen, die zu Endothelschäden und der Bildung von Plättchenthromben führen. Die Plättchen sezernieren dann „platelet-derived growth factor" (PDGF), „transforming growth factor beta" (TGFB) und andere promitotische und pro-fibrotische Faktoren. Diese führen zu einer Stimulation von glatten Muskelzellen und Fibroblasten. Beide Zelltypen bilden fokale plaqueartige Akkumulationen von Kollagenfasern, elastischen Fasern und Proteoglykanen. Mit zunehmendem Alter der Läsion nehmen die Zellzahlen in den Plaques ab und die Kompaktheit des kollagenen Bindegewebes zu.

Makroskopisch sind die Veränderungen durch eine generelle, meist nur schwierig nachweisbare Verdickung der Gefäßwand und einer faltigen Oberfläche der Media, teils mit ovalen oder linearen Erhabenheiten charakterisiert. Histologisch findet sich definitionsgemäß eine nicht entzündliche Fibrose der Media mit nur vereinzelten Fettablagerungen und Mineralisierungsherden.

Das Atherom, eine kissenartige subintimale Lipidablagerung (u. a. Cholesterin) mit komplexen Folgeveränderungen, steht hier im Vordergrund. Die **Atherosklerose** kommt im Gegensatz zum Menschen bei Tieren kaum vor.

Lediglich nicht humane Primaten, alte Schweine, alte Ziegen, Kaninchen, Hühner und selten Hunde zeigen vereinzelt eine Atherosklerose. Hypothyreoidismus, Diabetes mellitus und die idiopathische Hyperlipidämie des Zwergschnauzers können beim Hund in Einzelfällen für eine Atherosklerose disponieren. Bei Katzen und Rindern sind derartige Veränderungen gänzlich unbekannt.

> **DEFINITION** **Arteriosklerose** ist jede Form einer Verhärtung der Arterienwand (skleros, griech. für hart). **Atherosklerose** ist eine spezifische Verhärtung infolge eines Intima-Plaques (Atherom), also einer kissenartigen Ansammlung von Lipiden mit nachfolgenden Reaktionen, etwa sekundären Entzündungen, Rupturen, Thrombosen und Thrombembolien. Die Atherosklerose ist daher bei Tieren eine seltene Form der vielen möglichen Arteriosklerosen. Aufgrund der extremen Häufigkeit der Atherosklerose beim Menschen werden hier oft beide Begriffe synonym verwendet.

Für die Pathogenese der Atherosklerose des Menschen sind Hyperlipidämie, Bluthochdruck, Rauchen, Diabetes mellitus, Inaktivität, genetische Dispostion und Übergewicht wichtige Risikofaktoren für die Initiierung der primären Endothelläsionen. Atherome entstehen fokal oder multifokal als erhabene gelb-braune intimale Plaques aus Cholesterolestern und geringen Anteilen von Triglyzeriden. In fortgeschrittenen Stadien können diese mineralisieren, zumeist begleitet von Fibrosen und Granulomen aus proliferierten und phagozytotisch aktivierten Intimamyozyten und Makrophagen (Schaumzellen). Durch Aufriss der intimalen „Rest-Kappe" kommt es zu endothelialen Ulzerationen unter Ausbildung von Abscheidungsthromben, die zu Thrombembolien führen können. Zusätzlich kann es zu einer Insudation der Gefäßwand mit fettreichem Serum kommen, die zu einer extrazellulären und intrahistiozytären Fettakkumulation führt. Die Veränderungen sind in Frühstadien v. a. in muskelreichen kleineren Arterien zu beobachten. Interessanterweise sind sowohl beim Hund als auch beim Schwein primäre Läsionen v. a. in der mittleren bis äußeren Media zu finden. Beim Menschen ist v. a. die Intima betroffen.

> **KLINISCHER BEZUG** Arteriosklerose und Atherosklerose zeigen zwischen Menschen und Haustieren in Bezug auf ihre Häufigkeit, bekannte Ursachen und Mechanismen erhebliche Unterschiede, auch zwischen den Tierarten. Unkritische Übertragungen, besonders durch Patientenbesitzer, bezüglich der beim Menschen typischen Folgen wie Herzinfarkt und Schlaganfall geben oft Anlass zu Fehleinschätzungen im Vorfeld von Tierobduktionen. Häufiges Beispiel ist die Ruptur des rechtsatrialen Hämangiosarkoms beim Hund mit Tod infolge Herzbeuteltamponade, welches anhand des klinischen Bildes zumeist als „Herzinfarkt" fehlgedeutet wird.

Arterielle subintimale Verkalkungen

Sie können sowohl infolge einer lokalen dystrophischen als auch einer systemischen metastatischen Verkalkung auftreten. **Dystrophische Verkalkungen** sind in Gefäßwandabschnitten mit Gewebsuntergang aufgrund von Entzündung, Degeneration und Thrombose bei physiologischen Blutkalziumspiegeln zu finden (Parasitosen, verkalkte Thrombosen etc.).

Im Gegensatz dazu tritt die **metastatische Verkalkung** in ungeschädigten Geweben bei Hyperkalzämie auf. Zu den möglichen Ursachen zählen:
- **Hypervitaminose-D$_3$** oder bei Pflanzenfressern nach Aufnahme von Pflanzen mit Vitamin-D$_3$-Analoga wie Goldhafer und *Solanum malacoxylon*
- primärer und sekundärer **Hyperparathyreoidismus**, besonders beim Hund
- **paraneoplastische Syndrome** (z. B. bei Adenokarzinomen der apokrinen Analbeuteldrüsen des Hundes)
- metastatische Arterienwandverkalkungen bei der **Paratuberkulose** des Rindes

Die sog. **asteroide** (sternförmige) Intima-Verkalkung (sog. „intima-bodies") in kleinen Arteriolen der Darm-Submukosa beim Pferd jeden Alters gilt als folgenlos und wird als Konsequenz von Larvenwanderungen von *Strongylus vulgaris* angenommen.

Siderokalzinose

Diese Veränderung der Gefäßwände ist – im Gegensatz zu den „intima bodies" – eine typische altersassoziierte Veränderung beim Pferd und auch bei anderen Tierarten. Die Mineralisierung zeigt sich dabei diffus konzentrisch in Gefäßen aller Art, vorrangig jedoch im Gehirn. Sie ist jedoch nicht mit reaktiven Veränderungen oder klinischen Befunden assoziiert. Ebenfalls ohne klinische Relevanz sind die häufig beobachteten **Verkalkungen der Plazentagefäße** beim Pferd.

Amyloidosen

Amyloidosen stellen den Hyalinosen ähnelnde Veränderungen vorrangig der kleineren Arteriolen dar. Gefäßwandamyloidosen sind v. a. beim alternden **Hund** zu beobachten. Die 4 wichtigsten Lokalisationen sind Gehirn, Leber, Lunge und Herzkranzarterien. Die **kongophile Angiopathie der Hirnrinde** und der Leptomeningen wird durch eine Ablagerung von β/A4-Amyloid hervorgerufen. Dessen Ablagerung führt zu erhöhter Fragilität, Aneurysmen und Hämorrhagien in das Neuropil, während die Gefäße der Leptomeningen durch ein dichteres Kollagenfasernetz stabiler sind. Das **Apolipoprotein A1-Amyloid** der Arteriolen und Venolen der Leber und der Lunge kann bei bis zu 20 % der über 10 Jahre alten Hunde nachgewiesen werden. Die Veränderungen führen jedoch nicht zu klinischen Symptomen. Der biochemische Typ der **Amyloidose der Herzkranzarterienäste** ist bisher nicht bekannt. Er betrifft insbesondere Arteriolen mit einer 2–8-schichtigen Muskelzelllage in den Gefäßwänden. Infolge eines zunehmenden bis kompletten Verschlusses der Gefäße kommt es zu Ischämien des Myokards mit multifokalen Nekrosen und Fibrosen.

Metaplastische Verknöcherung

Die Verknöcherung der Arterienwand ist eine zumeist klinisch irrelevante Reaktion auf chronisch degenerative oder entzündliche Mediaveränderungen. Sie tritt insbesondere infolge von **Gefäßwandverkalkungen** auf. Die Knochenanteile können teils sogar Markräume mit hämatopoetischer Aktivität enthalten.

■ Arterienrupturen und Aneurysma

Die Zusammenhangstrennungen von Arterien sind entweder Rupturen vorgeschädigter Gefäße oder mechanisch-traumatische Zerreißungen primär ungeschädigter Gefäße.

Vorschädigungen der Gefäße können zu **Spontanrupturen** führen. Ursächlich kommt zum einen eine systemische Beeinträchtigung des Bindegewebestoffwechsels infrage, wie die Mutation des Fibrillingens mit fehlender Ausreifung des Elastins und genereller Gefäßwandinstabilität beim **Marfan-Syndrom** des Limousin-Rindes, oder verminderte Kollagenfasersynthese beim **Kupfermangel** älterer trächtiger Stuten. Zu ähnlichen Spontanrupturen können fokale, meist entzündlich-nekrotische Veränderungen der Gefäßwand führen, z. B. bei wandernden Strongyliden-Larven mit Ausbildung eines Aneurysmas oder bei der Luftsackmykose des Pferdes. Letztere resultiert typischerweise in tödlichen Arrosionsblutungen der A. carotis interna oder A. maxillaris. Weiterhin kann eine spontane Bauchaortenruptur beim Schwein auftreten. Darüber hinaus können Rupturen verschiedener Arterien beim Rind infolge unterschiedlicher Ursachen auftreten. Bei Schwein und Rind kann eine Ruptur der A. uterina im Zusammenhang mit Schwergeburten beobachtet werden.

Eine **idiopathische Aortenruptur** im Bereich des Aortenursprungs bzw. des Aortenbogens wird sporadisch beim Pferd, insbesondere bei Friesen, beobachtet. Sie tritt in Stresssituationen wie Pferderennen oder der Paarung auf und ist möglicherweise mit einem erhöhten arteriellen Druck assoziiert. Ein Nachweis einer disponierenden Schädigung ist in den meisten Fällen nicht möglich. So finden sich vereinzelt Hinweise auf zystische mediale Nekrosen, mediale Fibrosen der Vasa vasorum oder eine ggr. Mediaverkalkung; die Veränderungen sind jedoch nicht konsistent bei allen betroffenen Tieren zu beobachten. Dies erschwert einen Rückschluss auf ihre Relevanz für die Entität. Je nach Lokalisation der Ruptur führen eine Herzbeuteltamponade oder seltener ein hgr. Hämothorax zum kardiogenen oder hypovolämischen Schocktod.

Ein **Aneurysma** stellt eine lokal begrenzte angeborene oder erworbene irreversible Erweiterung (Aussackung) von Arterien dar (**Abb. 5.25**). Man unterscheidet:
- **echtes Aneurysma** (Aneurysma verum): Sackartige Erweiterung aller Wandanteile, also Tunica intima, Tunica media und Tunica externa
- **falsches Aneurysma** (Aneurysma spurium): Folge einer Zusammenhangstrennung der Tunica intima und media, evtl. auch externa mit Ausbildung eines sog. **pulsierenden Hämatoms** unterhalb oder auch durch die Tunica externa, evtl. nur durch angrenzendes Gewebe abgedichtet

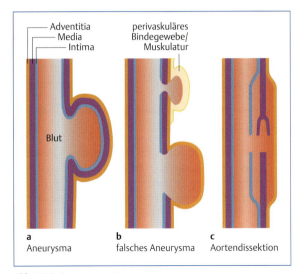

Abb. 5.25 Formen von Aneurysmen.
Blau: Endothel/Tunica intima
Lila: Tunica muscularis
Orange: Tunica adventitia/Serosa
a Echtes Aneurysma
b Falsches Aneurysma, wobei die Blutung nach außen durch Adventitia oder Serosa (unten) oder auch durch angrenzende Gewebe (Muskulatur, Bindegewebe; oben) begrenzt sein kann.
c Aortendissektion, hierbei können alle Wandschichten des Gefäßes durch Blutungen infiltriert und dissoziiert sein, evtl. auch mit Wiedereintritt des Blutes an einer zweiten Lokalisation.

Bei der Aortendissektion (**Aneurysma dissecans**) handelt es sich nicht um ein Aneurysma im engeren Sinne, da hierbei keine Erweiterung des eigentlichen Aortenlumens entsteht. Vielmehr kommt es durch rissartige Zusammenhangstrennungen der Tunica intima und evtl. der Tunica media zu sich ausbreitenden Einblutungen zwischen die Gefäßwandschichten mit einem **Pseudolumen** innerhalb der Gefäßwand. Dadurch kann das eigentliche Lumen stark eingeengt werden. Eine Unterscheidung zum äußerlich oft ähnlich erscheinenden echten Aneurysma erfordert eine Feinpräparation zur genauen Darstellung der Gefäßwandschichten oder eine hochauflösende **Bildgebung mit Kontrastmittel**.

Neben seltenen hereditären Aneurysmen stellen sie beim Haustier zumeist sekundäre Veränderungen aufgrund einer disponierenden entzündlichen, degenerativen oder sklerotischen Arterienwandschwächung dar. So kann die **Endarteriitis verminosa** durch Larven von *Strongylus vulgaris* der Mesenterialarterien und der Aorta des Pferdes zu einer Wandschwächung und zur Bildung von teils sehr großen Aneurysmen führen. Aneurysmen finden sich ebenfalls im Zusammenhang mit dem **Marfan-Syndrom** des Limousin-Rindes und führen dann zu Rupturen der Aorta oder der A. pulmonalis.

Bei dauerhafter Verfütterung von Pflanzenteilen der Saat-Platterbse (*Lathyrus sativus*) kommt es bei Schweinen, Ratten und Truthühnern zum **Lathyrismus** mit einer Hemmung der Lysyloxidase. Diese kann zu Kollagenschwäche, Aneurysmen und Arterienruptur führen.

Aneurysmen stellen zumeist progressiv verlaufende lebensbedrohliche Veränderungen dar, die spontan oder nach Traumatisierung durch Ruptur zum Tod durch Verbluten in die Bauch- oder Brusthöhle führen können (**hypovolämischer Schock**).

■ Entzündungen

Die **Arteriitis** als Vaskulitis der arteriellen Gefäße kann die sekundäre Folge eines örtlichen, fortgeleiteten entzündlichen Prozesses aus der Umgebung sein. Sie kann aber auch ein durch infektiöse oder toxische Noxen sowie Autoimmunphänomene hervorgerufener primärer und systemischer entzündlicher Prozess sein.

Bei vielen entzündlichen Erkrankungen mit Gefäßbeteiligungen sind sowohl die arteriellen (**Arteriitis**) als auch die venösen Gefäße betroffen (**Phlebitis**). Dies wird unter dem Begriff **Vaskulitis** zusammengefasst. Näheres zu Vaskulitiden und assoziierten Erkrankungen ist im entsprechenden Kapitel (S. 181) zu finden.

Es können je nach **Entzündungscharakter** verschiedene Formen unterschieden werden:
- fibrinoide Arteriitis
- eitrige Arteriitis
- nekrotisierende Arteriitis
- lymphoplasmazelluläre Arteriitis
- granulomatöse Arteriitis
- leukozytoklastische Arteriitis

Weiterhin findet eine Einteilung anhand der betroffenen Wandschichten in end-, mes-, peri- und panarteritische Arteriitiden statt. Als **Folgen** einer Arteriitis können unabhängig von Ursache und entzündlichem Charakter immer Hämorrhagien, die Bildung von (Mikro-)Thromben und eine Verbrauchskoagulopathie auftreten. Nur wenige Vaskulitiden sind auf das arterielle System beschränkt.

> **DAS MÜSSEN SIE WISSEN**
>
> Zusammenhangstrennungen, aber v. a. auch entzündliche Veränderungen des Arterienendothels unter Entstehung von Thromben sowie deren Abschwemmung und die damit assoziierte Verlegung distal gelegener Gefäße stellen die häufigsten Erkrankungen der Arterien dar. Thrombembolien und eine disseminierte intravasale Gerinnungsstörung (DIC) sind die häufigsten Folgen.

5.2.3 Venen

■ Missbildungen

Shunts

Die wichtigsten venösen Missbildungen sind **portosystemische Anastomosen** (Shunts) der Leber. Sie ermöglichen es portalem Blut, die Leber zu umgehen und leberpflichtige toxische Substanzen ungefiltert in den Blutkreislauf zu entlassen. Insbesondere das dann nicht mehr zu Harnstoff verstoffwechselte Ammoniak spielt dabei als Verursacher eines hepatoenzephalen Syndroms eine wichtige Rolle. Man unterscheidet **extrahepatische Shunts**, die häufiger bei kleinen Hunderassen auftreten, von **intrahepatischen Shunts** der großen Hunderassen. Histologisch zeigen betroffene Lebern:

- Portalfelder ohne oder mit nur sehr kleinen Venen
- 2 bis mehrere Arteriolen (sog. Arteriolisierung)
- hepatozelluläre Atrophie
- periportale Lymphangiektasien (inkonstant)

Der häufigste **angeborene** portosystemische Shunt ist ein **persistierender Ductus venosus Arantii**. Er verbindet physiologisch die Leberpfortader und die V. cava caudalis und leitet so das Nabelvenenblut direkt in die Hohlvene. Weitere variable extrahepatische Shunts werden zwischen der Pfortader und verschiedenen Abzweigungen der V. cava caudalis beobachtet. Neben den angeborenen Shunts können sich auch **erworbene portosystemische Shunts** aufgrund eines portalen Hochdrucks z. B. im Rahmen einer Leberfibrose oder -zirrhose entwickeln; siehe dazu auch unter hepatische Shunts (S. 85), Synopse Leberzirrhose (S. 92) und Wissenswertes Leberinsuffizienz (S. 99).

Primäre Varize oder Phlebektasie

Die primäre Varize stellt eine angeborene Dilatation einer Vene dar.
   Beispiele sind:
- Varizen der Skrotalvenen (Hund)
- Varizen der V. saphena im Tarsalbereich bei Pferden (**Blutspat**, funktionell irrelevanter Schönheitsfehler)
- Beinvarizen mit Atrophie der darüberliegenden Haut (Pferd)

Obwohl klinisch meist irrelevant können sie aufgrund des lokal verlangsamten Blutflusses disponierend für Thrombosen wirken. Insbesondere Traumata, Venenkompression durch Tumoren oder chirurgische Eingriffe können zu erworbenen **sekundären Varizen** führen. Besonders bei der Leberzirrhose und der Pfortaderthrombose kommt es zu sekundären Mesenterialvenenvarizen.

■ Zusammenhangstrennungen

Venöse Zusammenhangstrennungen sind generell durch eine Vorschädigung der Gefäßwand oder ein akutes Trauma verursacht. Sie treten am häufigsten beim Rind auf.

Hohlvenenruptur beim Rind

Die Hohlvenenruptur beim Rind ist meist die Folge eines Übertritts einer eitrigen Entzündung im Bereich des Zwerchfells oder der Leber auf die Gefäßwand. Die primäre Entzündung wird dabei zumeist durch perforierende Fremdkörper aus dem Vormagenbereich lokal oder über Ulzerationen des Pansenepithels hämatogen in die Leber eingetragen. Als Folge der Hohlvenenruptur kommt es entweder zum Verbluten des Tieres oder zum Eintrag von Abszessmaterial in die Hohlvene und zur Lungenembolie.

Rupturen der Milchvene des Rindes

Diese sind zumeist die Folge von Traumata, seltener von thrombosierenden Gefäßwandschädigungen. Die exponierte Lage der Milchvene und die Bedeckung mit einer dünnen Hautschicht wirken dabei disponierend. Hgr. subkutane Hämatome sind die Folge.

Uterusvenenrupturen

Sie treten beim Rind und seltener bei anderen Tierarten im Zusammenhang mit traumatischen Verletzungen im Rahmen von Schwergeburten auf. Sie kommen aber auch postpuerperal als Folge von eitrig-nekrotischen Veränderungen vor.

■ Venenthrombosen

Venen- oder Phlebothrombosen sind zumeist wandständige Thrombosen. Sie treten infolge einer traumatischen Verletzung, chronischer Stasen, des Übergreifens eines entzündlichen Prozesses aus der Nachbarschaft auf die Gefäßwand oder aufgrund parasitärer Noxen auf.

Thrombose der V. jugularis

Die **Thrombose der V. jugularis** ist bei **Pferden** die wichtigste Phlebothrombose. Sie wird zumeist durch eine Injektion oder Blutentnahme hervorgerufen. Sie kann zu einem vollständigen Verschluss des Venenlumens führen. Dies wird jedoch zumeist durch die kontralaterale V. jugularis und eine schnelle Organisation und Rekanalisation des Thrombus kompensiert.

Thrombosen der V. cava

Beim **Rind** stellen die **Thrombosen** im Bereich der Leber die häufigste Phlebothrombose dar. Sie werden durch Abszesse im Bereich der Leber verursacht. Diese entstehen zumeist als Folge einer Erregerverschleppung im Rahmen einer Ruminitis oder Fremdkörper-Retikuloperitonitis. Häufige **Folgen** sind Lungenembolien, pulmonäre Blutungen sowie eine Endocarditis valvularis der Trikuspidalklappen. In den vorgeschalteten Geweben und Organen können sich Stauungsprozesse wie bei einer Rechtsherzinsuffizienz oder einer Leberzirrhose entwickeln. Bei massiven, plötzlichen Durchbrüchen des Abszesses in die V. cava sind eine systemische Thrombembolie, Sepsis und perakuter Tod die Folge.

Eutervenenthrombosen beim Rind

Diese sind gefürchtete Komplikationen nach Venenpunktionen zur Blutentnahme oder Applikation von Arzneimitteln, besonders reizenden Stoffen wie bei der Kalziumtherapie des Milchfiebers.

■ Entzündungen

Die **Phlebitis** als Venenentzündung kann generell in die Grundformen der Endophlebitis und der Periphlebitis unterschieden werden. Die **Endophlebitis** wird innerhalb der Vene durch eine hämatogene Absiedlung von Bakterien oder mit Bakterien infizierten Emboli im Rahmen einer Sepsis hervorgerufen. Diese Absiedlung führt dann zu einer Endothelschädigung und einer Thrombusbildung. Eine **Periphlebitis** umfasst eine Entzündung des perivenösen Gewebes und zumindest primär lediglich der äußeren Wandanteile der Vene.

Nur wenige Vaskulitiden sind auf das venöse Gefäßsystem beschränkt.

Typisches Beispiel für eine Endophlebitis ist die **Omphalophlebitis der Neugeborenen**. Diese Form der Venenentzündung tritt am häufigsten beim Kalb und beim Ferkel auf. Sie stellt die Eintrittspforte für aufsteigende Infektionen entlang der frisch abgetrennten Nabelvene dar. Multifokale Abszesse entlang der veröden Nabelvene und in der Leber sind eine häufige Folge. Die Omphalophlebitis ist weiterhin auch der Ausgangspunkt für systemisch septikämische Infektionen mit Polyarthritis, Meningitis und Pneumonie.

Beim **Kalb**, das am häufigsten von der Omphalophlebitis betroffen ist, können *Fusobacterium necrophorum*, *Trueperella pyogenes* und verschiedene Saprophyten aus den Läsionen isoliert werden. Gleichzeitig mit einer Omphalophlebitis kann, insbesondere bei Kalb und Fohlen, eine Omphaloarteriitis mit gleichartiger Pathogenese auftreten.

Eine schubartige intravenöse Injektion von reizenden Injektionsmitteln kann zu einer sterilen Reizung und Endothelschädigung mit sekundärer **Endophlebitis** und Thrombose führen. Typisches Beispiel sind Injektionen in die Eutervene des Rindes.

5.2.4 Vaskulitiden mit spezifischer Ätiologie

Der Begriff **Vaskulitis** umfasst sowohl die entzündliche Veränderung der arteriellen Gefäße (**Arteriitis**) als auch der venösen Gefäße (**Phlebitis**). Bei den meisten entzündlichen Erkrankungen mit Gefäßbeteiligungen kommen beide Formen parallel vor. Eine Zusammenfassung beider Formen unter dem Begriff Vaskulitis erscheint daher aus praktischen Gründen sinnvoll. Sofern ein spezieller Tropismus für eine der beiden Gefäßtypen beobachtet werden kann, wird dies im Folgenden durch die Begriffe Arteriitis oder Phlebitis genauer spezifiziert.

Die Vaskulitis kann sowohl einen **primären Entzündungsprozess** darstellen oder die **sekundäre Folge** von Entzündungen der Gefäßumgebung darstellen. Sie ist charakterisiert durch die Anwesenheit von Entzündungszellen in und um die Gefäßwand und einer gleichzeitigen Schädigung der Gefäßwand. Im Gegensatz zur reinen Transmigration von Immunzellen, die bei jeder Entzündung des umgebenden Gewebes auftritt, liegt bei der Vaskulitis definitionsgemäß also zusätzlich eine histologisch erkennbare Schädigung der Gefäßwand vor. Zu den typischen Gefäßwandveränderungen zählen fibrinoide (hyaline) Verquellungen, Degeneration und Nekrose von Muskelzellen sowie Desintegration von Kollagenfasern und elastischen Fasern. Vaskulitiden stellen immer schwerwiegende Erkrankungen dar. Sie haben **lokale Auswirkungen** auf die Blut- und Sauerstoffversorgung, können über **Thrombembolien** entfernte Organe schädigen und über eine DIC zu einer hämorrhagischen Diathese führen. Das Spektrum der Folgen kann jedoch je nach Ursache und Form der Vaskulitis stark variieren. Generell können Infektionserreger und Immunreaktionen direkt oder indirekt über die Synthese vasoaktiver Mediatoren zu einer Endothel- bzw. Gefäßschädigung führen. Man unterscheidet:

- infektiöse Vaskulitiden
- nicht infektiöse Vaskulitiden
  - z. B. mit Immunkomplexen assoziierte autoimmune Vaskulitiden
  - metabolische, z. B. durch Vitamin-E-/Selen-Mangel hervorgerufene Vaskulitiden wie bei der Maulbeerherzerkrankung

■ Feline Infektiöse Peritonitis

Die Feline Infektiöse Peritonitis (FIP) ist eine immer tödlich verlaufende systemische Erkrankung (S. 22), die durch ein Felines Coronavirus hervorgerufen wird. Nach Erregeraufnahme kommt es zu einer ersten Vermehrung des Virus im lymphatischen System, wonach infizierte Makrophagen das Virus im Körper verbreiten. Diese aktivierten Makrophagen führen dann zu einer Endothelaktivierung bzw. -schädigung und letztlich zur Vaskulitis, meist einer Phlebitis. Generell können von diesen Veränderungen sehr viele Organe sehr variabel stark betroffen sein. Zusätzlich kommt es zur Bildung von Immunkomplexen in seropositiven Katzen. In Abhängigkeit von der Aktivierung insbesondere der zellulären Immunwort findet sich klinisch die trockene, feuchte oder gemischte Form der FIP. Die Immunkomplexe lagern sich im Rahmen einer Überempfindlichkeitsreaktion vom Typ III an und in der Gefäßwand ab. Über die Bindung und Aktivierung von Anteilen des Komplementsystems an diese Immunkomplexe wird die **pyogranulomatöse Vaskulitis** mit Infiltration von Makrophagen, Lymphozyten und wenigen neutrophilen Granulozyten verstärkt. Diese Veränderungen sind charakteristisch für die **trockene Form der FIP**.

Dagegen ist die **feuchte Form der FIP** durch die Transsudation einer viskös-fadenziehenden, proteinreichen Flüssigkeit in den Körperhöhlen gekennzeichnet. Ursache für diese Form ist eine erhöhte Permeabilität der entzündlich geschädigten Gefäße.

■ Klassische Schweinepest

Die Klassische Schweinepest ist eine anzeigepflichtige Tierseuche und wird durch das Schweinepest-Virus (Gruppe der *Flaviviridae*) hervorgerufen. Das Virus zeigt einen Tropismus für nahezu alle Zelltypen des Körpers. Die ausführliche Beschreibung der Erkrankung findet sich in der Synopse Klassische Schweinepest (S. 182).

SYNOPSE: KLASSISCHE SCHWEINEPEST

Achim D. Gruber

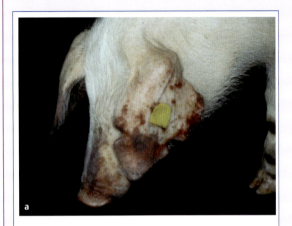

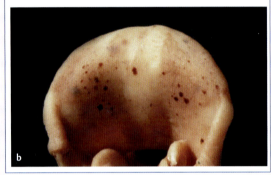

Abb. 5.26 Organübergreifende Darstellung der Klassischen Schweinepest beim Schwein: Hämorrhagische Diathese bei einem Schwein mit Klassischer Schweinepest. Petechiale bis ekchymale Blutungen der Haut an den Ohren und auf dem Nasenrücken (a).
Auf dem leicht vergrößert eingeblendeten Kehlkopf sind multifokale petechiale Schleimhautblutungen erkennbar (b).

Epidemiologie und Bedeutung

Die Klassische Schweinepest (KSP, auch Europäische Schweinepest, ESP) ist anzeigepflichtig. Die Klassische oder auch Europäische Schweinepest ist bis auf Nordamerika, Neuseeland und Australien weltweit verbreitet. Sie gilt jedoch in den meisten zentraleuropäischen Ländern für die Hausschweinepopulation als weitgehend getilgt. Wildschweine stellen jedoch weiterhin ein wichtiges, unkontrollierbares Erregerreservoir dar. Das Virus kann zudem jederzeit durch Tiertransporte oder Handel mit vom Schwein stammenden Produkten eingeschleppt werden. Vektoren wie Fahrzeuge, Personal und Gerätschaften wird bei Ausbrüchen auch eine erhebliche Rolle beigemessen.

In Deutschland werden im Abstand mehrerer Jahre sporadisch immer wieder neue Ausbrüche festgestellt. Aufgrund der hohen Kontagiosität des Virus, oft uneindeutiger klinischer Symptome und der erheblichen tierseuchenrechtlichen Konsequenzen (Massenkeulungen, „stamping out") ist der Krankheit auch heute noch eine sehr große Bedeutung beizumessen.

Betroffene Spezies

Es erkranken nur Haus- und Wildschweine.

Ätiologie

Das Klassische-Schweinepest-Virus (KSPV) ist als Pestivirus, *Flaviviridae*, eng verwandt mit dem Virus der Bovinen Virusdiarrhö (BVDV) und dem „border disease virus" (BDV) der Schafe.

Inkubationszeit

Sie beträgt wenige Tage bis viele Wochen, je nach Virulenz des Virusstamms und Infektionsdosis.

Klinik

Das klinische Bild kann stark variieren und wird von folgenden Faktoren beinflusst:
- Virulenz des Virusstamms
- Alter der betroffenen Tiere
- Infektionsdosis
- andere simultan bestehende Krankheiten bzw. Infektionen

Die **akute klassische Verlaufsform** zeigt eine schwere, hoch fieberhafte (schwankende Fieberkurven!) Allgemeinerkrankung mit zentralnervösen Störungen. Letztere kennzeichnen sich durch Ataxien, Paresen, Krampfen, Opisthotonus und Festliegen. Zudem zeigt sich das Bild einer hämorrhagischen Diathese. Petechiale bis ekchymale Blutungen finden sich auf der Haut (v. a. Kopf, Ohren, Gliedmaßen, Rumpf) und den sichtbaren Schleimhäuten (**Abb. 5.26**). Auch schwere hämorrhagische Durchfälle sind zu beobachten. Akrennekrosen (Ohrspitzen, Schwanzspitze) können als Folge einer peripheren thrombosierenden Vaskulitis auftreten. Bei Ferkeln kann die Enzephalitis schnell ohne weitere äußere Krankheitsanzeichen zum Tod führen.

Die **chronische oder „atypische" Verlaufsform** geht zumeist mit weniger auffälligen oder verzögerten Symptomen einher. Dabei kommen alle Übergangsformen zum akuten Verlauf vor: Schweine mittleren und fortgeschrittenen Alters können unspezifische respiratorische, zentralnervöse und/oder gastroenterale Symptome mit oder ohne Fieber aufweisen, auch ohne Blutungsneigung. Tragende Sauen können ohne weitere Symptome umrauschen oder abortieren. Die chronische Verlaufsform muss nicht tödlich verlaufen. Überlebende Schweine serokonvertieren und können das Virus vollständig eliminieren oder es auch über längere Zeit ausscheiden.

Die Klassische Schweinepest sollte grundsätzlich bei allen ätiologisch unklaren Symptomen beim Schwein bedacht werden.

Pathogenese und pathologische Befunde

Nach oronasaler oder vektorvermittelter Infektion und Vermehrung in den Tonsillen oder anderem regionalem lymphoretikulärem Gewebe erfolgt eine Monozyten-assoziierte Virämie. Dabei erfolgen eine Ausbreitung auf lymphatische Gewebe und eine Infektion von Endothelzellen kleiner Blutgefäße sowie vieler Organparenchyme. Bei der klassischen Verlaufsform steht die Virämie-assoziierte **Vaskulitis** mit **disseminierter intravasaler Gerinnungsstörung** (DIC) und **hämorrhagischer Diathese** im Vordergrund. Diese wird inkonstant durch Infektionen und **Entzündungen** verschiedener **Organsysteme** begleitet (z. B. Enzephalitis, Enterokolitis, interstitielle Pneumonie, Glomerulonephritis).

Typische **makroskopische Befunde** sind petechiale bis ekchymale Blutungen auf serösen Häuten, der Haut und Schleimhäuten, besonders des Larynx und der Harnblase. **Milzrandinfarkte** und, bei eher protrahiertem Verlauf, knopfartige Ulzerationen der Kolonschleimhaut (sog. **Boutons**) gelten als charakteristisch. Die Veränderungen werden jedoch nur inkonstant beobachtet. Infektionen von Stammzellen des Knochenmarks können zu Gerinnungsstörungen und einer Immunsuppression beitragen. Vereinzelt treten sekundär auch bakterielle Infektionen des Atmungstrakts oder katarrhalische bis diphtheroide Enterokolitiden auf.

Diaplazentare Infektionen können über eine Plazentitis abhängig vom Trächtigkeitsstadium zu Aborten, verschiedenen Missbildungen und sog. „bunten Würfen" führen. Diese kennzeichnen sich durch die unterschiedlich weit entwickelten und dann verstorbenen und/oder autolytischen Feten.

Zu der **chronischen/atypischen Verlaufsform** werden alle Übergänge mit abgemildertem und verzögertem Krankheitsverlauf gerechnet. Verzögerte Entwicklung/Kümmern können auch als alleinige Befunde auftreten. Ältere Tiere können das Virus dann über lange Zeit beherbergen und über verschiedene Sekrete ausscheiden.

Differenzialdiagnostik

Als Differenzialdiagnosen kommen andere sog. „**hämorrhagische Fiebererkrankungen**" in Betracht. Dazu zählen:
- Afrikanische Schweinepest (ASP)
- Rotlauf
- Porzines Dermatitis-Nephropathie-Syndrom (PDNS)
- Porzines Reproduktives und Respiratorisches Syndrom (PRRS)
- Influenza
- Salmonellose
- septikämische Allgemeininfektionen
- Porzines Parvovirus (bei Abortproblematik mit buntem Wurf)

Die Afrikanische Schweinepest (ASP, ein Asfivirus) ist ebenso anzeigepflichtig.

Diagnostik

Klinische, pathologisch-anatomische und histopathologische Befunde können, wenn überhaupt vorhanden, zwar hinweisend sein, sind jedoch nicht pathognomonisch. Es sind keine Viruseinschlusskörperchen nachweisbar. Schnelltests mittels Immunfluoreszenz zum Virusantigennachweis auf Kryostatschnitten von Tonsillen oder anderen (lymphatischen) Geweben werden zumeist von molekulargenetischen Verfahren zur Stammidentifizierung ergänzt. Bei serologischen Tests besteht auch bei Schweinen die Gefahr einer Kreuzreaktion mit BVDV.

> WISSENSWERTES
>
> **Hämorrhagische Fiebererkrankungen**
>
> Der Begriff hämorrhagisches Fieber fasst eine heterogene Gruppe infektiöser Fiebererkrankungen des Menschen und der Tiere zusammen, die alle mit **hämorrhagischer Diathese** einhergehen. Beim Menschen werden unter **viralem hämorrhagischem Fieber** im engeren Sinne einige RNS-Virus-Infektionen verstanden, wie etwa Lassa-, Hanta-, Ebola-, Dengue- oder Marburgfieber. Häufig handelt es sich dabei um zoonotische Erreger, die in ihrem eigentlichen tierischen Wirt, dem natürlichen Reservoir, wenn überhaupt nur milde Symptome hervorrufen.
>
> Die **Ursache** für die Blutungen variiert ebenfalls von Erreger zu Erreger. So wird das Denguefieber mit hoher Wahrscheinlichkeit über einen immunpathologischen Mechanismus hervorgerufen. Dieser führt über eine antikörperabhängige Verstärkung bereits sensibilisierter Individuen zu einer massiven Zytokinausschüttung, zu Endothelschäden und disseminierter intravasaler Gerinnungsstörung (DIC). Im Gegensatz dazu scheint die direkte Infektion von Endothel- und hämatopoetischen Zellen auslösend für eine DIC und eine hämorrhagische Diathese mit finalem Schock das pathogenetische Grundprinzip beim Rifttal-, Marburg- und Ebolafieber zu sein. Die Pathogenese der Hantavirus-assoziierten hämorrhagischen Fiebererkrankung ist aufgrund fehlender Tiermodelle noch weitgehend unklar.
>
> ==Die Bezeichnung „hämorrhagisches Fieber" ist bei veterinärmedizinischen Erkrankungen bisher noch unüblich.== Dennoch dominieren auch hier in praktisch identischer Weise Fieber und hämorrhagische Diathesen bei einer Reihe von Erkrankungen. Beispiele dafür sind:
> - Klassische Schweinepest
> - Afrikanische Schweinepest
> - Afrikanische Pferdepest
> - Blauzungenkrankheit
> - Virale hämorrhagische Septikämie der Salmoniden
> - „rabbit haemorrhagic disease" der Kaninchen
> - Rifttalfieber der Rinder
>
> Auch bei diesen meist anzeigepflichtigen Erkrankungen stellt der Blutverlust nicht die eigentliche Todesursache dar. Vielmehr führen eine generelle **Gerinnungsstörung** mit Mikrothromben, Zirkulationsstörungen und vermutlich die massive Zytokinausschüttung zu **Multiorganversagen** und **Schock**.
>
> Fieberhafte Erkrankungen mit hämorrhagischer Diathese kommen bei Tieren auch infolge vieler anderer Infektionen vor, etwa bakteriellen Septikämien wie bei Rotlauf oder Salmonellose.

■ Afrikanische Schweinepest

Beim Erreger der Afrikanischen Schweinepest (ASP, Anzeigepflicht), dem *African swine fever virus*, handelt es sich um ein Mitglied der *Asfarviridae*. Das Virus ist endemisch bei afrikanischen Verwandten (Warzenschweine, Buschschweine) unserer Schweine, wo es keine Erkrankungen auslöst. Bei Haus- und Wildschweinen jedoch sind die Läsionen infizierter Tiere makroskopisch und histologisch nicht von denen der klassischen Schweinepest abzugrenzen. Im Gegensatz zur Übertragung durch Lederzecken in Afrika erfolgt die Übertragung in Europa zumeist durch eine Vielzahl unbelebter Vektoren sowie durch direkten Kontakt der Tiere. Typische Befunde sind:

- plötzlicher Tod ohne äußerlich erkennbare Veränderung, z. T. auch ohne Organveränderungen
- Hämatochezie/hämorrhagische Enteritis
- petechiale Blutungen auf den Serosen und Organen
- Splenomegalie
- Blutresorptionen in Lymphknoten, besonders im Abdomen
- Magenschleimhautblutungen

Im Gegensatz zur ESP werden zumeist keine Petechien auf dem Larynx oder den Tonsillen beobachtet.

Auch bei der Afrikanischen Schweinepest kommt es zunächst zu einer ersten Virusreplikation im **lymphatischen Gewebe** und hier vorrangig in den **Makrophagen,** nicht dagegen in Endothelzellen. Die aktivierten infizierten Makrophagen sezernieren in der Folge die **Entzündungsmediatoren** IL-1 und TNFα. Diese führen zur:
- Endothelzellaktivierung
- Endothelzellschädigung
- Mikrothrombose

Der Virusnachweis im Blut stellt das zentrale Diagnostikum dar.

■ Rotlauf und Salmonellose

Weitere Beispiele für infektiöse Vaskulitiden beim **Schwein** sind die dermale Vaskulitis beim Rotlauf (**Hautrotlauf**) und der Salmonellose. Die quadratischen bis rhomboiden rotblauen **Hautläsionen** bei Infektionen mit *Erysipelothrix rhusiopathiae*, dem Rotlauf des Schweines, sind die Folge einer Vaskulitis, Thrombose und Ischämie aufgrund einer bakteriellen Embolie (sog. **Backsteinblattern**). Die genaue Ursache der ungewöhnlichen Form der Veränderungen ist nicht klar. Sie muss aber im Zusammenhang mit den Besonderheiten der Gefäßanatomie der Haut des Schweines stehen.

Zu einer Vaskulitis, teils mit Betonung phlebitischer Läsionen, kommt es ebenfalls bei der septikämischen **Salmonellose des Schweines**. Makroskopisch zeigen die Tiere eine **Zyanose** und **Nekrose** der Akren und der Bauchhaut. Histologisch finden sich fibrinoide Nekrosen und ggr. granulozytäre Infiltrate in die Gefäßwand.

■ Equines Virusarteriitisvirus

Das Equine Virusarteriitisvirus (EVAV) aus der Familie der *Arteriviridae* ruft die meist subklinische verlaufende **Equine Virusarteriitis, -phlebitis** und **-lymphangitis** hervor. Das Virus zeigt einen spezifischen Tropismus zu den Endothelzellen des Pferdes. Nach einer ersten Replikation des Virus in Makrophagen kommt es innerhalb weniger Tage zu einer Infektion der Endothelzellen. Diese geht zunächst mit **nekrotisierender Vaskulitis** und **Ödemen** einher. Später kommt es zur Infiltration mit Lymphozyten und Makrophagen. Makroskopisch zeigen sich bei den Tieren mit klinisch apparenter Infektion:
- hgr., vorrangig subkutanes Ödem des ventralen Abdomens und der Gliedmaßen
- Rhinitis
- Konjunktivitis
- periorbitales Ödem
- Petechien auf den serösen Häuten
- hämorrhagische Enteritis
- Aborte

Die Mortalität der EVA ist jedoch meist gering. Bedeutung hat das EVAV jedoch v. a. aufgrund seiner Eigenschaft als Aborterreger. Die Infektion tragender Stuten führt beim Muttertier meist nur zu einer klinisch unauffälligen akuten Erkrankung. Diese führt jedoch häufig zum Abort des Fetus. Ursächlich für den Abort sind v. a. eine **Vaskulitis der Plazenta** und des **Uterus** mit verminderter Progesteronproduktion der hypoxischen Plazenta. Im abortierten Fetus findet sich gelegentlich ebenfalls eine nekrotisierende, teils lymphozytäre Vaskulitis.

■ Afrikanische Pferdepest

Die anzeigepflichtige Afrikanische Pferdepest (AHS) wird durch das *African horse sickness virus* (AHSV) hervorgerufen. Dabei handelt es sich um ein mit dem Erreger der Blauzungenkrankheit verwandtes Orbivirus. Endemisch ist die durch Insekten übertragene Pferdepest südlich der afrikanischen Sahara. Sie findet sich aber auch regelmäßig in den Ländern des Nahen Ostens und des indischen Subkontinents. Vereinzelt werden jedoch auch Ausbrüche im südlichen Europa gemeldet. Dabei ist aufgrund des Klimawandels eine Verbreitung in nördlichere Regionen, wie auch bei der Blauzungenkrankheit, nicht völlig auszuschließen.

Die besondere Relevanz der Erkrankung ergibt sich aufgrund ihrer **hohen Mortalitätsrate** von bis zu 95 % in empfänglichen Populationen. Interessanterweise können sich **Hunde** über infiziertes Pferdefleisch ebenfalls infizieren und aufgrund von hgr. Lungenödem und Hydrothorax an der Erkrankung versterben.

Pathogenetisches Prinzip der Erkrankung ist ebenfalls ein spezifischer Tropismus des Virus zu Endothelzellen. Dieser führt zu einer Endothelzelldegeneration mit nekrotisierender Vaskulitis und erhöhter Gefäßpermeabilität. **Ödeme**, **Hämorrhagien** und **ischämische Nekrosen** der betroffenen Gewebe sind die Folge und Todesursache der Tiere.

Generell werden verschiedene Formen unterschieden:
- perakute pulmonäre Form
- subakute kardiale Form
- milde febrile Form

Meist sind Mischformen aus der pulmonären und kardialen Form zu beobachten.

Die **perakute pulmonale Form** tritt nach der Infektion immunologisch naiver Tiere auf. Sie führt nach einer Inkubationszeit von 3–5 Tagen innerhalb von wenigen Stunden zum Tod des Tieres durch ein hgr. alveoläres Lungenödem aufgrund einer nekrotisierenden Vaskulitis der Lungengefäße.

Die **subakute kardiale Form** der AHS tritt v. a. bei der Infektion mit niedrig virulenten Virusstämmen bzw. Infektion von Tieren mit einer teilweisen Immunisierung auf. Die Inkubationszeit beträgt bei dieser Form 7–14 Tage. Circa 50 % der betroffenen Tiere versterben innerhalb von 3–6 Tagen an einer Herzinsuffizienz und einem Lungenödem. Histologisch zeigen diese Tiere die typische Vaskulitis in nahezu allen Organen sowie eine Myokardnekrose und lymphozytäre Myokarditis. Es wird angenommen, dass die Myokardschädigungen vorrangig auf einer hypoxischen Schädigung der Kardiomyozyten beruhen, da nur selten eine direkte Infektion dieses Zelltyps nachweisbar ist.

■ Blauzungenkrankheit

Die anzeigepflichtige Blauzungenkrankheit wird seit 2006 in Deutschland beobachtet und gilt mittlerweile als endemisch. Die Erkrankung wird in der Synopse Blauzungenkrankheit (S. 185) näher erläutert.

SYNOPSE: BLAUZUNGENKRANKHEIT

Achim D. Gruber

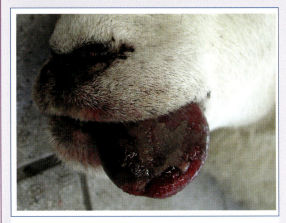

Abb. 5.27 Blauzungenkrankheit bei einem Schaf mit Zyanose der Zunge und diphtheroider Glossitis.

Epidemiologie und Bedeutung

Die anzeigepflichtige Blauzungenkrankheit („bluetongue disease") kommt erst seit 2006 in erheblichem Ausmaß in Mitteleuropa vor, nachdem der Serotyp 8 des Virus offenbar aus Afrika eingeschleppt wurde. Viele andere Serotypen, die ein teils ähnliches, teils abweichendes Krankheitsbild hervorrufen, kommen großflächig im Mittelmeerraum und Ländern praktisch aller Kontinente vor, vereinzelt auch neu in Deutschland. Die Übertragung des Virus ist obligat an Stechmücken (Gnitzen) der Gattung *Culicoides* als Vektoren gebunden (seuchenhafte Verbreitung im Spätsommer). Eine Infektion durch alleinigen Tierkontakt wird nicht beobachtet. Andere hämatophage Insekten sowie kontaminierte Kanülen können ebenso als Vektoren dienen. Diese sind jedoch weniger effektiv und spielen epidemiologisch nur eine untergeordnete Rolle.

Betroffene Spezies

Schafe, besonders Schaflämmer, sind sehr empfänglich. Es bestehen jedoch Unterschiede zwischen den Schafrassen. Andere Wiederkäuer können ebenfalls infiziert werden, erkranken jedoch zumeist weniger stark. Infizierte Rinder stellen ein epidemiologisch wichtiges Reservoir dar. Bei Hirschen und anderen Cerviden kommt die Blauzungenkrankheit als „epizootic hemorrhagic disease" (EHD) vor.

Ätiologie

Das Bluetongue-Virus (BTV) ist ein Orbivirus in der Familie *Reoviridae*. Mindestens 24 verschiedene Serotypen sind sowohl klinisch als auch epidemiologisch und diagnostisch bedeutungsvoll.

Inkubationszeit

Etwa 2–15 Tage.

Klinik

Im akuten Infektionsverlauf dominieren Fieber, Abgeschlagenheit, Anorexie, charakteristische Hyperämien, Ödeme und Zyanosen der Lippen, Maul-, Nasen- und Lidschleimhaut.

Die Zyanose von Nase, Maulschleimhaut und Zunge (**Abb. 5.27**) geht bald in eine erosive bis ulzerative Entzündung von Flotzmaul und der gesamten Maulhöhle über. Meist bestehen ein vermehrter Speichelfluss und eine nasale Sekretion. Myositis und Kronsaumentzündungen können zu Lahmheiten führen. Bei Rindern, Ziegen und anderen Wiederkäuern werden oft nur subklinische Verläufe beobachtet. Vereinzelt sind jedoch auch die für das Schaf typischen Symptome anzutreffen. Bei allen Wiederkäuern können Aborte sowie fetale Missbildungen auftreten, besonders als Hydrocephalus, Arthrogrypose, Prognathie oder Agnathie.

Pathogenese und pathologische Befunde

Zentrales pathogenetisches Prinzip ist eine virusinduzierte thrombosierende Vaskulitis. Diese führt zu den Ischämien, Zyanosen und Nekrosen der Schleimhäute. Viele andere Organe – einschließlich des Gehirns, der Herz- und Skelettmuskulatur, der Niere und der Plazenta – zeigen nekrotisierende Entzündungen mit inkonstanten Gefäßthrombosierungen. Die über die bereits klinisch sichtbaren Veränderungen hinausgehenden makroskopischen Befunde bei der Sektion sind wenig spezifisch. Zusätzlich wird jedoch oft eine subendotheliale Blutung an der Aortenbasis bzw. im Bereich der A. pulmonalis beschrieben.

Schweregrad und zeitlicher Verlauf der Veränderungen werden neben der betroffenen Wiederkäuerart auch durch die Rasse und besonders auch den BTV-Serotyp beeinflusst.

Differenzialdiagnostik

Differenzialdiagnostisch kommt bei allen Wiederkäuern Maul- und Klauenseuche in Betracht. Beim Schaf müssen zusätzlich Lippengrind, Vesikuläre Stomatitis, Herpesvirus-Infektionen und Peste des Petits Ruminants in Erwägung gezogen werden. Missgebildete Lämmer lassen auch an eine Schmallenbergvirus-Infektion denken. Beim Rind kommen zusätzlich BVD/MD sowie BKF und Rinderpest (gilt als getilgt) infrage.

Diagnostik

Die klinischen und pathologischen Befunde sind recht charakteristisch, jedoch besonders bei milden Verläufen nicht hinreichend beweisend. Bei der serologischen ELISA-Diagnostik muss eine erhebliche antigenetische Variabilität der Serotypen berücksichtigt werden. Virusanzucht, Immunfluoreszenztests am kryofixierten Gewebe sowie molekulare Verfahren sind zum Erregernachweis verfügbar.

■ Bösartiges Katarrhalfieber

Das Bösartige Katarrhalfieber (BKF) ist vorrangig eine Erkrankung des Rindes (S. 33). Sie kann aber auch bei Bisons und anderen Wildwiederkäuern auftreten. Die Einzeltiererkrankung wird durch verschiedene Herpesvirusarten hervorgerufen. Sie basiert dabei auf der Übertragung dieser an ihren eigentlichen Wirt angepassten Viren auf einen Fehlwirt mit fatalen Folgen. Während in **Afrika** v. a. das Alcelaphine Herpesvirus 1 des Gnus der auslösende Erreger ist, stellt das Ovine Herpesvirus 2 (OHV 2) und evtl. auch das Caprine Herpesvirus 2 den auslösenden Erreger in **Europa** dar.

Pathogenetisches Grundprinzip ist eine systemische Arteriitis im Fehlwirt des Virus. Die Übertragung des OHV 2 auf Rinder, Bisons oder Hirsche erfordert einen engen Kontakt mit Schafen, die keinerlei bekannte Symptome einer klinischen Erkrankung zeigen. Im Fehlwirt kommt es zunächst zu einer Infektion und Proliferation von vorrangig zytotoxischen $CD8^+$-T-Lymphozyten. Diese führen dann möglicherweise über eine fehlgesteuerte Zytotoxizität zu einer Vaskulitis und direkten Schädigung von vorrangig gastrointestinalen Epithelzellen. Interessanterweise kommt es im Fehlwirt nicht zur Produktion infektiöser Erreger, sodass eine Übertragung von Rind zu Rind nicht auftritt.

Makroskopisch zeigen betroffene Tiere folgende Befunde:
- Konjunktivitis und Korneatrübung aufgrund eines Korneaödems
- generalisierte Lymphknotenhyperplasie
- ulzerative Dermatitis
- Stomatitis
- Tracheobronchitis teils mit fibrinös-diphtheroiden Belägen

Histologisch ist die **lymphozytäre Arteriitis** in allen Organen am konstantesten, jedoch im Gehirn das wichtigste diagnostische Kriterium zur Diagnose des Bösartigen Katarrhalfiebers. Insbesondere mittelgroße Arterien und Arteriolen des Gehirns, der Meningen und des Rete mirabile der Hypophyse zeigen eine transmurale und perivaskuläre **Infiltration mit Lymphozyten** und in geringerem Ausmaß eine fibrinoide nekrotisierende Vaskulitis. Zusätzlich findet sich immer eine lymphatische Hyperplasie in den lymphatischen Geweben. Die Erkrankung zeigt eine Mortalität von nahezu 100 %.

■ Porzines Dermatitis-Nephropathie-Syndrom (PDNS)

Das Porzine Dermatitis-Nephropathie-Syndrom (PDNS) wird durch das Porzine Circovirus 2 (PCV 2) hervorgerufen und ist eine Faktorenerkrankung (S. 140). Einfluss haben Alter, Genetik des Schweins, Umwelteinflüsse und Virusstamm. Das PCV 2 vermehrt sich initial in verschiedenen Geweben und führt zu einer Immunsuppression. Eine Folge der Infektion kann eine **Typ-III-Überempfindlichkeitsreaktion** sein. Diese führt zu einer Ablagerung von Immunkomplexen in den Wänden kleinerer Gefäße, v. a. in der Haut.

Makroskopisch finden sich multifokale rötliche Flecken und Krusten in der Haut des gesamten Körpers, besonders jedoch der Hintergliedmaßen. Diese stellen sich histologisch als **nekrotisierende Vaskulitis** der dermalen und subkutanen Arteriolen und Kapillaren und als **Hämorrhagien** dar. Ein Nachweis von PCV-2-Antigen ist in den betroffenen Gefäßen jedoch nicht immer möglich. Die Nieren zeigen sich geschwollen mit **multifokalen petechialen Hämorrhagien**. Histologisch findet sich hier eine fibrinös-nekrotisierende und exsudative Glomerulonephritis und eine nicht eitrige interstitielle Nephritis.

■ „Rocky Mountain spotted fever"

Das „Rocky Mountain spotted fever" wird durch *Rickettsia rickettsia* bei Mensch und Hund hervorgerufen. Die Infektion führt zu:
- Polyarthritis
- Ödemen der Gliedmaßen
- Petechien der Konjunktiva und der Maulschleimhaut

Ursache dieser Befunde ist der direkte zytopathische Effekt des Erregers auf die Endothelzellen. Histologisch findet sich eine nekrotisierende Vaskulitis mit Hämorrhagien, disseminierten Mikrothromben und Nekrose umliegender ischämischer Gewebe.

■ Mykotische Vaskulitiden

Schimmelpilzinfektionen der Nase, der Lunge und anderer Organe zeigen häufig einen besonderen Tropismus zu Blutgefäßen mit Invasion der Pilze in Gefäßwände, was regelmäßig zu einer sekundären Vaskulitis mit Thrombosierungen führt.

Die **Luftsackmykose des Pferdes** wird zumeist durch *Aspergillus fumigatus* hervorgerufen. Sie kann zu einer **Arrosion** der nahe am Luftsack verlaufenden A. carotis externa und/oder interna führen. Bei hgr. und rezidivierenden Hämorrhagien kann es auch zum hypovolämischen Schock mit letalem Ausgang kommen (Verbluten).

> **DAS MÜSSEN SIE WISSEN**
>
> Generalisierte Vaskulitiden sind häufig die Folge systemischer Infektionen und daher oftmals lebensbedrohende Erkrankungen. Zentraler Pathomechanismus vieler dieser Erkrankungen ist eine erregerinduzierte Endothelschädigung, die sich zu einer disseminierten intravasalen Koagulopathie entwickeln kann. Hierbei führt eine initiale Endothelschädigung zu einer Erschöpfung des Gerinnungssystems unter Bildung von Mikrothromben, Gerinnungsfaktorenverbrauch und finalen disseminierten, meist petechialen Blutungen (hämorrhagische Diathese infolge DIC).

■ Parasitär bedingte Entzündungen

Gefäßparasitosen können in obligate, transiente und akzidentelle Parasitosen unterschieden werden. Sie können in allen Fällen zu **Gefäßwandschäden** und **Thrombembolien** führen bzw. direkt als **parasitärer Embolus** zur Verlagerung von Gefäßlumina führen.

Nematoden

Verminöse Endarteriitis des Pferdes

Die wichtigste Form der verminösen Endarteriitis in Mittel- und Nordeuropa stellt die verminöse Endarteriitis der Equiden dar. Sie wird durch Larven von *Strongylus vulgaris* hervorgerufen. Diese wandern ausgehend vom Darmlumen subendothelial, teils luminal-retrograd zum Blutstrom bis zur Mesenterialarterie (**Abb. 5.28**) und Aorta. Der Wanderungsprozess, aber auch die entzündliche Reaktion auf die Larven führen zu **Endothelschäden** mit **Ab-**

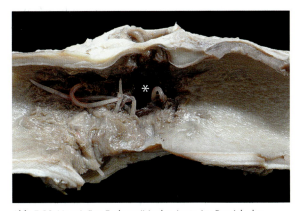

Abb. 5.28 Verminöse Endarteriitis der Aorta im Bereich des Abgangs der A. mesenterialis beim Pferd durch wandernde Strongyliden-Larven. (*) Abgang der A. mesenterialis. Präparat nach Formalinfixierung ausgebleicht.

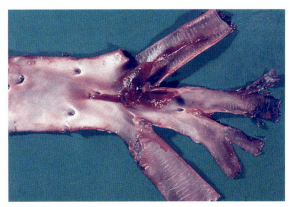

Abb. 5.29 Reitender Aortenthrombus an der Endaufzweigung der Abdominalaorta beim Pferd.

scheidungsthrombosierungen. Weiterhin finden sich vorwiegend in der Darmwand des Ileums multifokale, akute bis subakute, rote bis schwarze **Hämorrhagien** aufgrund der Larvenwanderung. Diese werden als **Haemomelasma ilei** bezeichnet.

Bei massivem Parasitenbefall kann es zu einer Schwächung der Arterienwand und der Bildung von **Aneurysmen** kommen. Die Ablösung von Thrombusanteilen führt zumeist zu Verschlüssen der Aufzweigungen der A. ileocaecocolica und **ischämischen Infarkten** in der Darmwand oder der Zäkumspitze. Selten kann eine Verschleppung der Thromben in die Abdominalaorta auch zu einem reitenden Aortenthrombus im Bereich der Endaufzweigung der Abdominalaorta und intermittierendem Hinken führen (**Abb. 5.29**).

Dirofilariose

Die **Herzwurmerkrankung** (Dirofilariose) des Hundes wird im Gegensatz zu den USA und Südeuropa in Deutschland noch eher selten beobachtet. Für eine autochthone Verbreitung des Erregers *Dirofilaria immitis* in Deutschland sind offenbar die Temperaturen für eine Entwicklung in den Zwischenwirten noch zu niedrig, was sich in Zukunft ändern könnte. Die Infektion kann auch bei Feliden, Wildcaniden und selten bei Pferden auftreten. Durch Stechmücken kann sie auch auf Menschen übertragen werden (Zoonose).

Adulte Dirofilarien besiedeln vorrangig das rechte Herz und die A. pulmonalis, finden sich seltener aber auch in anderen Arterien. Die adulten Weibchen geben Mikrofilarien in den Blutstrom ab, die von Moskitos aufgenommen und an neue Wirte weitergegeben werden. In diesen entwickeln sie sich zunächst in subkutanem Bindegewebe und der Muskulatur. Sie migrieren dann über die Venen zum Herzen. Klinische Symptome werden v. a. durch die **Zirkulationsstörungen** durch die Würmer im Herzen und eine **pulmonale Hypertension** hervorgerufen. Sie entstehen entweder durch die Einengung der Gefäßlumina durch den Wurm oder eine wurminduzierte myointimale Proliferation der Gefäßwände. Letztere ist das Endstadium einer entzündlichen Reaktion in der Gefäßwand auf die intraluminalen Würmer. Diese **primäre eosinophile** bis **lymphozytäre Vaskulitis** führt im weiteren Verlauf zu einer Proliferation von Fibroblasten und glatten Muskelzellen und bereits makroskopisch nachweisbarer Rauigkeit des Gefäßendothels.

Eine **Thrombembolie** durch Würmer, insbesondere nach Therapiebeginn durch Absterben der Würmer, aber auch wurmfreie Thromben kann die pulmonale Hypertonie verstärken. Makroskopisch können multifokale, zumeist dunkelrote **Infarkte** auftreten. Eine generalisierte interstitielle **Fibrose** der Lunge und multifokale **Granulome**, die Anteile toter Würmer umschließen können, sind typische Veränderungen.

Exotische Blutgefäßnematoden

Onchocerca armatilla und *Elaeophora poeli* parasitieren bei Rindern und Büffeln in Indien und Afrika in der Wand der Aorta und kleinerer Arterien. Sie rufen **Intimaläsionen** und **sekundäre Verkalkungen** hervor. In Mitteleuropa und Südosteuropa kann *Elaeophora boehmi* beim Pferd die Gefäßwand distaler Gefäße der Extremitäten schädigen.

Trematoden

Trematoden der Familie *Schistosomatidae* führen in tropischen Ländern zu **Venenthrombosen** und **granulomatösen Phlebitiden**. Zu diesen zählen:
- *Schistosoma bovis*: Rind und Schaf
- *Schistosoma spindale*: Rind
- *Schistosoma indicum*: verschiedene Wiederkäuer und Pferd
- *Ornitobilharzia* spp.: verschiedene Tierarten, vorrangig in Ostasien

■ Sterile, immunpathologische Vaskulitiden

Viele immunpathologische Erkrankungen, voran die Autoimmunkrankheiten wie etwa der **Lupus**-Komplex, können u. a. zu sterilen Gefäßwandentzündungen führen. Oft sind **Immunkomplexe** beteiligt (Typ-III-Überempfindlichkeitsreaktion). Je nach Ursache und Mechanismus können nur bestimmte Gefäßsysteme mit sehr spezifischen Veränderungen betroffen sein. Daneben existieren immunpathologische Entgleisungen nach primär infektiöser Ursache, etwa die **post-Streptokokken-Glomerulonephritis** oder die **equine Virusarteriitis**.

Der Begriff **Polyarteriitis nodosa** wird für die Bezeichnung von verschiedenen Arten systemischer Arteriitiden verwendet. Begriffsbildend sind knötchenförmige Zubildungen arterieller Gefäße. Diese Erkrankung wird zumeist bei Hunden sowie Ratten beobachtet. Zu den am stärksten betroffenen Gefäßen zählen die mesenterialen und meningealen Arterien, Skrotalarterien sowie Herzkranzgefäße, wobei jedoch Arterien aller Organsysteme betroffen sein können.

Die Erkrankung ist histologisch durch eine **hgr. nekrotisierende segmentale Vaskulitis** gekennzeichnet. Es sind alle Schichten der Gefäße betroffen, weshalb synonym auch der Begriff **Panarteriitis nodosa** verwendet wird. Arteriolen, Venen und Kapillaren sind nicht betroffen. Die **akute Läsion** hat große Ähnlichkeiten mit Immunkomplex-assoziierten Arteriitiden. Eine immunpathologische Pathogenese wird daher vermutet.

Eine Sonderform dieser Gruppe der Polyarteriitiden ist die **idiopathische canine Polyarteriitis** („Beagle pain syndrome"), die gehäuft für den Beagle und Berner Sennenhund beschrieben wird. Sie stellt eine **nekrotisierende Arteriitis** der Herzkranzarterien, Mesenterialarterien und besonders der zervikalen Meninxarterien dar. Sie führt zu Thrombosen, Infarkten und Hämorrhagien und einer progressiven Atrophie der Temporal- und Zervikalmuskulatur.

Die beim Pferd häufiger zu beobachtende Endarteriitis obliterans der Zehen tritt bedingt durch die Ausbildung von Kollateralen klinisch häufig nicht in Erscheinung. Ursächlich werden chronische traumatische Prozesse diskutiert.

Eine urämische Panarteriitis wird häufiger beim Hund in kleineren Organarterien (z. B. Myokard) festgestellt.

5.2.5 Tumorähnliche Veränderungen und Tumoren

■ Tumorähnliche Veränderungen

Vaskuläre Hamartome, die bei neugeborenen Kindern am Kopf beobachtet und hier als **Blutschwämmchen** bezeichnet werden, stellen eine histologisch schwammartig erscheinende Missbildung ortstypischer, jedoch überschießender Blutgefäßstrukturen dar. Bei Tieren sind ähnliche Zubildungen nur bei Fohlen beschrieben, zumeist dorsal im Röhrbeinbereich. Blutschwämmchen sind nicht mit Hämangiomen älterer Hunde zu verwechseln, bei denen es sich um echte Tumoren handelt.

Die **bovine kutane Angiomatose** der Rinder stellt ein Hamartom dar und ist durch multifokale noduläre Proliferation gut differenzierter Gefäßstrukturen gekennzeichnet, wobei Arterien, Venen und Lymphgefäße vorliegen. Diese finden sich v. a. in der Haut des Rückenbereichs und können variable Anteile entzündlicher Reaktionen enthalten.

Beim **skrotalen vaskulären Hamartom** handelt es sich um eine seltene Erkrankung von Hunden mit pigmentierter Skrotalhaut. Sie stellt mit hoher Wahrscheinlichkeit eher eine progressiv wachsende vaskuläre Missbildung als einen Tumor dar. Trotz ihres ggr. invasiven Wachstums verhält sich die Veränderung benigne.

Die **Meningioangiomatosis** ist eine seltene Entität bei Rind und Hund. Sie ist durch eine fokale gutartige Proliferation von Blutgefäßen und meningothelialen Zellen in den Leptomeningen und dem darunterliegenden Neuropil gekennzeichnet.

■ Primäre Tumoren

Hämangiome

Die benignen Tumoren der Endothelzellen werden in Abhängigkeit von der Größe der vaskulären Hohlräume als **kapilläre** oder **kavernöse Hämangiome** bezeichnet. Hämangiome finden sich am häufigsten beim alternden Hund. Sie können prinzipiell aus allen Gefäßstrukturen des Körpers entstehen, finden sich jedoch am häufigsten als ovoide rot-schwarze kleine Umfangsvermehrungen in der Dermis und Subkutis. Klinisch können sie leicht mit Tumoren der pigmentbildenden Zellen (Melanomen) verwechselt werden. Histologisch dominieren in den Tumoren blutgefüllte Hohlräume, die von einem einschichtigen, gut differenzierten Endothel ausgekleidet sind. Die Gefäßlumina werden durch bindegewebige Septen voneinander getrennt und beinhalten häufig **Fibrinthromben**.

Hämangiome sind expansiv wachsend, metastasieren nicht und zeigen nach kompletter chirurgischer Entnahme keine Rezidivierung. Eine gesonderte Entität stellt das **kapilläre Hämangiom** der Gliedmaßen beim jungen Pferd dar, das eine erhöhte Rezidivneigung zeigt.

Hämangiosarkome

Hierbei handelt es sich um bösartige Tumoren der Blutgefäßendothelzellen, die separat von Hämangiomen und ohne Vorstufe eines gutartigen Tumors entstehen. Sie kommen am häufigsten beim älteren Hund vor und werden selten auch bei Katze, Pferd, Rind und Schaf beobachtet. Aufgrund des ubiquitären Vorkommens von Endothelzellen im Körper können Hämangiosarkome generell überall im Körper primär entstehen. Gehäuft finden sich tierartspezifisch jedoch primäre Tumoren an folgenden Lokalisationen:

- Hund: Milz (**Abb. 5.30**), in der Wand des rechten Atriums, anderen Organen und selten in der Subkutis
- Katze: Haut
- Pferd: Beckenhöhle

Die Tumoren zeigen sich generell als dunkelrot bis schwarz gefärbte, hgr. blutreiche Umfangsvermehrungen. Teilweise nimmt das Blut bis zu 80 % der eigentlichen Tumormasse ein. Dies macht die soliden Tumoranteile nur schwer nachweisbar und erschwert eine sichere Abgrenzung von Hämatomen. Diese Abgrenzung ist jedoch von großer Bedeutung, da Hämangiosarkome im Gegensatz zu den Hämatomen eine sehr ungünstige Prognose haben. So zeigen Hämangiosarkome zusätzlich zu lokal-destruktiven Tiefenausbreitungen eine schnelle und weitgestreute Metastasierung in verschiedene Organe (**Abb. 5.31**). Häufig sind jedoch die **Ruptur des Primärtumors oder** einer **seiner Metastasen** und ein **hgr. Blutverlust** die letztliche Todesursache.

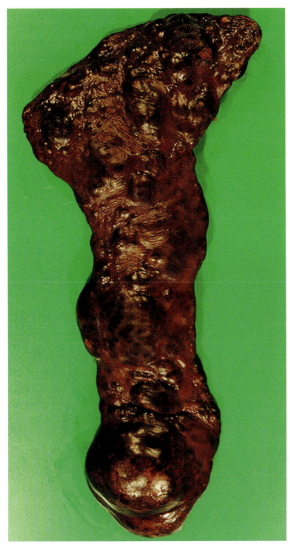

Abb. 5.30 Multiple Ausbreitungen eines Hämangiosarkoms in der Milz eines Hundes.

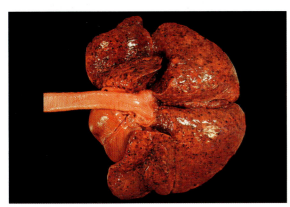

Abb. 5.31 Disseminierte Lungenmetastasen eines streuenden Hämangiosarkoms der Milz eines Hundes.

Histologisch unterscheiden sich Hämangiosarkome von Hämangiomen durch die höhere Zelldichte und die Pleomorphie und Plumpheit der neoplastischen Endothelzellen. Weiterhin zeigen sie teils solide Anteile ohne blutgefüllte Hohlräume oder sehr unregelmäßig geformte blutgefüllte Kavernen.

Canines Hämangioperizytom

Dieser Tumor wird nach einigen Literaturangaben auch zur Gruppe der perivaskulären Wandtumoren gezählt. Er findet sich vorrangig in der Haut (S. 378) beim Hund und zeigt mäßig infiltratives Wachstum und keine Metastasierung.

Glomustumore der Zehenendorgane

Es handelt sich um seltene gutartige, jedoch oft schmerzhafte Tumoren der neuromyoarterialen Temperaturrezeptoren der Zehe, die bei Hund, Katze und nicht humanen Primaten auftreten. Histologisch bestehen sie aus verzweigten Gefäßkanälen mit fibrösem Stroma und Nestern von spezialisierten Glomuszellen, einem spezialisierten glattmuskulären Zelltyp.

■ Sekundärer Tumor

Bei der **Angiomatosis carcinomatosa** handelt es sich um einen generellen Begriff für den Einbruch von Tumorzellen verschiedenen Ursprungs in Blutgefäße.

5.3 Lymphgefäße

5.3.1 Zusammenhangstrennungen

Eine **Ruptur des Ductus thoracicus** wird zumeist bei der Katze infolge thorakaler Traumata, aber auch assoziiert mit einer Kardiomyopathie beobachtet. Sie führt zu einer Freisetzung der milchfarbenen fetthaltigen Lymphe in den Thorax (**Chylothorax**). Nach einer Ruptur größerer Lymphgefäße im Bauchraum kann entsprechend ein **Ascites chylosus** entstehen.

Verletzungen kleinerer Lymphgewebe im Gewebe sind meist auch mit Blutgefäßzerreißungen assoziiert. Sie führen zu einer **Blutresorption** und Erythrozyten im regionären Lymphknoten kurz nach der Schädigung. Hämosiderinablagerungen im Lymphknoten sind Anzeichen einer Blutung im tributären Gebiet, die längere Zeit zurückliegt.

5.3.2 Obstruktionen und Lymphangiektasie

■ Obstruktion

Eine hgr. Obstruktion von Lymphgefäßen führt zu einem **Lymphödem** im Einzugsgebiet. Zu den typischen Ursachen zählen:
- angeborene Missbildungen
- intraluminale Verlegungen, z. B. durch Tumormetastasen
- extravaskuläre Kompression (z. B. Verbände, Schlingen oder Umfangsvermehrungen)

Das Lymphödem stellt sich als eine **Schwellung** des betroffenen Körperteils dar. Ein chronisches Lymphödem führt zu **interstitiellen Fibrosen** und der sog. **Elephantiasis**. Dabei handelt es sich um eine abnorme Vergrößerung eines Körperteils durch einen chronischen Lymphstau mit konsekutiver bindegewebiger Induration.

■ Lymphangiektasie

Stauungen des Lymphabflusses können zu erheblichen Dilatationen von Lymphgefäßen führen, die dadurch makroskopisch erst sichtbar werden (**Lymphangiektasie**). Zu den vielen möglichen Ursachen zählen besonders zentrale Kreislaufstörungen mit Rückstau in den großen Kreislauf, hauptsächlich Herzinsuffizienzen. Die Lymphgefäße treten dann wasserstraßenartig aus der Serosaoberfläche hervor, was besonders am Epikard und der Serosa des Magen-Darm-Trakts sichtbar wird. Derartige Veränderungen können auch bei protrahiertem Schock als Todesursache beobachtet werden. Auch ein Verschluss des Lymphgefäßlumens durch Kompression, Thrombosierung, aber auch durch Missbildungen kann zu einer fokalen Dilatation eines Lymphgefäßes und darauffolgendem Lymphstau führen. Beispiel hierfür sind **periprostatische Zysten**. Man nimmt an, dass es sich dabei nicht um eine Dilatation der Prostata-assoziierten Strukturen handelt, sondern um eine angeborene oder erworbene Obstruktion subserosaler Lymphgefäße.

Ein sehr seltener und klinisch irrelevanter Befund ist das **Luftblasengekröse** beim Schwein, das sporadisch bei der Schlachtung beobachtet wird. Dabei kommt es zu einer massiven blasigen Akkumulation von Gas in den mesenterialen Lymphgefäßen. Die Ursache der Veränderung stellt eine mikrobielle Gasbildung durch apathogene Bakterien dar.

Eine systemische Lymphangiektasie der gastrointestinalen Gefäße findet sich beim **enteralen Proteinverlust-Syndrom des Hundes** („protein-losing enteropathy", PLE). Klinisch zeigen die Tiere eine chronische Diarrhö, Gewichtsverlust, Hypoproteinämie und systemische onkotische Ödeme. Makroskopisch finden sich in der Mukosa, der Darmwand, aber auch subserosal im Gastrointestinaltrakt multifokale, lineare bis runde, weiße Strukturen. Histologisch stellen sich diese als **dilatierte Lymphgefäße** in den Darmzotten, aber auch der Darmwand dar. Gelegentlich finden sich um die dilatierten Lymphgefäße des Darmes lipidhaltige Makrophagen oder eine granulomatöse Peri- und Lymphangitis. Verseifte und selten mineralisierte Fette scheinen die auslösenden Faktoren für die entzündliche Fremdkörperreaktion zu sein. Die **Ursache** für die Lymphangiektasie ist unklar. Es wird teils angenommen, dass die entzündliche Reaktion möglicherweise nicht Folge, sondern Ursache des Proteinverlustsyndroms ist. Auch könnte eine primäre, generalisiert erhöhte Permeabilität der gastrointestinalen Lymphgefäße die entzündlichen Reaktionen induzieren. Dafür spricht die Beobachtung, dass PLE oft zusammen oder erst nach anderen entzündlichen Darmerkrankungen auftritt.

5.3.3 Entzündungen

Die Lymphangitis ist zumeist die Folge einer lokalen entzündlichen Reaktion mit Ausbreitung der Infektionserreger über das Lymphgefäßsystem. Diese Ausbreitung ist bei **Mykobakterien** und auch bei der **Aktinomykose** des Rindes und des Schweines in einer perlschnurartigen Anordnung von granulomatösen oder abszedierenden Veränderungen entlang der Lymphgefäße nachzuvollziehen. Die Veränderung tritt besonders häufig bei der **Tuberkulose** von Mensch und Rind auf, die deshalb historisch als **Perlsucht** bezeichnet wurde.

Burgholderia mallei, der Erreger des Rotzes (S. 202), breitet sich nach oropharyngealer Infektion zunächst vorrangig lymphogen aus. Er führt zu eitrig-einschmelzenden Lymphangitiden und granulomatöser Lymphangitis und Lymphadenitis im Atmungstrakt und der Haut. Ebenfalls beim Pferd, jedoch vorrangig in feuchten tropischen Gebieten wird die **ulzerative Lymphangitis** der subkutanen Lymphgefäße durch *Corynebacterium pseudotuberculosis* hervorgerufen. Ein ähnliches Bild entsteht bei der **Epizootischen Lymphangitis** in tropisch warmen Ländern durch den Pilz *Histoplasma capsulatum* var. *farciminosum*. Beide Erkrankungen gehen mit einer ulzerativen Dermatitis, multifokalen subkutanen Abszessen und eitriger Lymphadenitis einher.

Bei der Karbunkelform des **Milzbrands** finden sich in den Lymphgefäßen Thrombosen, Nekrosen und hämorrhagische Entzündungen mit einzelnen oder in Reihen angeordneten stäbchenförmigen Milzbranderregern, *Bacillus anthracis*.

Chronische granulomatöse Lymphangitiden in der Darmwand des **Hundes** können als primäre Form oder sekundär nach chronischen Enteritiden zu einem Proteinverlustsyndrom (engl. **„protein losing enteropathy"**, PLE) führen. Sie sind oft bereits makroskopisch als graue, perlschnurartig aufgereihte Knötchen besonders am Mesenterialansatz der Darmserosa sichtbar. Histologisch findet sich zusätzlich oft eine Dilatation der zentralen Lymphgefäße der Darmzotten (sog. **„lacteal-dilatation"**).

5.3.4 Lymphgefäßthrombosen

Lymphangitis und **Zusammenhangstrennungen der Lymphgefäße** können zu Lymphgefäßthrombosen führen. Die Folgen, das Verhalten und die Reaktion auf Fibrin- oder Tumorthromben der Lymphgefäße ähneln prinzipiell denen in Blutgefäßen. So kann eine Auflösung, Reorganisation, Rekanalisation oder eine Abschwemmung der Thromben stattfinden. Kann eine Rekanalisation nicht oder nicht schnell genug erfolgen, so treten **prästenotische** Lymphgefäßdilatationen und/oder **Ödeme** auf. Makroskopisch fallen prästenotische Lymphgefäßabschnitte insbesondere in den großen Körperhöhlen als subserosal gelegene kräftige weiße Stränge auf.

5.3.5 Tumorähnliche Veränderungen und Tumoren

■ Tumorähnliche Veränderungen

Die **Lymphangiomatose** ist eine sehr seltene, zumeist bei jungen Hunden beschriebene Veränderung mit multiplen oder lokal konfluierenden Lymphgefäßdilatationen und -proliferationen in der Haut oder einzelnen oder mehreren inneren Organen. Einzelne Fälle wurden auch bei älteren Hunden beschrieben, was jedoch Folge einer nur sehr langsamen Entwicklung sein könnte. Bis heute ist die wahre

Natur dieser Veränderung im Sinne eines Hamartoms, einer Neoplasie oder einer reaktiven Lymphangiektasie ungeklärt.

Eine fleckförmige Lymphgefäßproliferation und -dilatation kann zum Beispiel bei Hund und Katze, typischerweise an den Gliedmaßen, sekundär als Folge eines ausgeprägten subkutanen Ödems anderer Ursache auftreten (**Lymphangiomatose sekundär zum Lymphödem**). Im Gegensatz zur primären Lymphangiomatose der Jungtiere liegt hier jedoch immer eine andere Grunderkrankung mit Lymphabflussstörung vor, histologisch bestehen jedoch keine Unterschiede.

▪ Primäre Tumoren

Bei **Lymphangiomen** handelt es sich um gutartige Tumoren der Lymphgefäße. Sie kommen bei jungen Tieren vor und werden als kongenitale Erkrankungen angesehen, eine Bedeutung als Hamartom ist noch unklar. Sie ähneln in ihrer morphologischen Struktur Hämangiomen, sind jedoch nicht blutgefüllt. Von diesen sind die tumorähnlichen hamartösen Lymphgefäßveränderungen z. B. im Rahmen einer Lymphangiomatose abzugrenzen.

Das **Lymphangiosarkom** ist extrem selten und ähnelt in seinem Verhalten und makroskopischen sowie histologischen Erscheinungsbild den Hämangiosarkomen, bis auf eine geringere Blutfülle und einen vermuteten Unterschied in der Strukturierung einer Basalmembran. Die letztliche Differenzierung der beiden Entitäten kann nur durch immunhistologischen Nachweis des „lymphatic vessel endothelial hyaluronan receptor 1" (LYVE1) sichergestellt werden.

Das **inguinale Angiosarkom der Katze** (früher Lymphangiosarkom) findet sich im subkutanen Fett der Leistengegend. Es ist mit einer schlechten Prognose assoziiert, da es zwar keine Fernmetastasen zeigt, jedoch stark infiltrativ wächst und eine hohe Rezidivrate aufweist. Histologisch zeigen die Tumoren sowohl Hinweise auf einen Ursprung aus Lymphgefäß-Endothelzellen als auch Blutgefäßzellen, weshalb die Bezeichnung Angiosarkome angewandt wird.

▪ Sekundäre Tumoren

Bösartige epitheliale Tumoren (Adenokarzinome, Plattenepithelkarzinome) metastasieren typischerweise zunächst über die regionären Lymphgefäße in Lymphknoten und darüber hinaus. Wenn in der Umgebung des Primärtumors oder des Lymphknotens die Lymphgefäße zahlreiche solcher Tumorzellen enthalten, spricht man von **Lymphangiosis carcinomatosa**, was nicht mit einer neoplastischen Entartung der Lymphgefäßendothelzellen zu verwechseln ist. Dieser histologische Befund weist auf hohes Tumorrezidivrisiko nach chirurgischer Entfernung sowie hohes fernmetastatisches Potenzial hin.

> **DAS MÜSSEN SIE WISSEN**
>
> Erkrankungen der Lymphgefäße sind seltener als Erkrankungen der Blutgefäße. Wichtige Beispiele von Lymphgefäßerkrankungen sind Lymphödeme aufgrund von Kompression oder Verlegung der Gefäßlumina und die Lymphangitis wie z. B. beim Rotz des Pferdes. Lymphgefäßtumoren sind ausgesprochen selten in der Tiermedizin.

6 Atmungsorgane

Achim D. Gruber, Marion Hewicker-Trautwein

6.1 Nase, Nebenhöhlen und Luftsäcke

6.1.1 Postmortale Veränderungen

Die Schleimhäute der Nase zeigen am verstorbenen Tier häufig eine dunkelrote **Hyperämie**. Diese entsteht durch agonales oder postmortales Blutversacken und tritt besonders bei im Schock gestorbenen Tieren auf.

6.1.2 Missbildungen

Entstellungen oder ein völliges Fehlen der Nase oder ihrer Anteile sind selten. Sie treten oft zusammen mit Missbildungen des Kopfes wie einer **Aprosopie**, Gesichtslosigkeit, oder einer **Diprosopie**, Doppelgesichtigkeit, auf. Brachyzephale Hunderassen wie Mops, Pekingese, französische und englische Bulldogge sowie Boxer weisen rassebedingt teils starke Verkürzungen und Deformationen der Nase auf. Abhängig von deren Grad können dadurch erhebliche Stenosen, Atemgeräusche, Neigungen zu Entzündungen, Schleimhautproliferationen und Einschränkungen der Thermoregulation durch Hecheln auftreten. Ähnliches kann bei z. B. Perserkatzen und Löwenkopfkaninchen der Fall sein.

> **KLINISCHER BEZUG** Bei kurzköpfig gezüchteten Hunden, Katzen und Kaninchen können durch das **brachyzephale Syndrom** (oft auch BOAS genannt für brachyzephales obstruktives Atemnotsyndrom) Funktionsstörungen, Entzündungen und viele Erkrankungen des oberen Respirationstrakts sowie angrenzender Organsysteme auftreten.

Eine **Palatoschisis** ist eine sagittal und median verlaufende spaltartige Öffnung zwischen Nasen- und Maulhöhle, die mit einer Lippenspalte vergesellschaftet sein kann (**Palato-Cheilo-Schisis**). Sie resultiert aus einer **Hemmungsmissbildung** während der Gaumenbildung. Mit einer Gaumenspalte geborene Tiere können beim Saugen bzw. Fressen Milch oder Futter in den Atmungtrakt aspirieren. Nicht selten folgt eine Aspirationspneumonie. Kleinere Gaumenspalten können durch die Zunge funktionell verschlossen werden. Größere Gaumenspalten können die Erzeugung eines Unterdrucks beim Saugen verhindern und zum Tod in den ersten Lebenstagen führen.

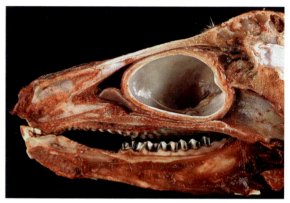

Abb. 6.1 Conchazyste bei einer Ziege, die durch über viele Jahre zunehmende Größe langsam den Nasengang verlegt.

Knöcherne, durch Schleimhaut ausgekleidete **Sinuszysten** des Maxillarsinus oder der ventralen Konchen treten gelegentlich bei **Pferden** auf. Sie können mit zunehmendem Alter durch Raumforderung zu schweren respiratorischen Stenosen und Entzündungen führen. Mit respiratorischem Epithel ausgekleidete Zysten der Nasenkonchen (**Conchazysten**) mit ähnlichen Folgen werden dagegen seltener beschrieben (Abb. 6.1).

Seltene **Choanenatresien** gehen mit fehlender Öffnung des Nasengangs und resultierender Unfähigkeit zu atmen einher. Sie resultieren aus einer persistierenden embryonalen Choanenmembran.

6.1.3 Kreislaufstörungen

Petechiale Nasenschleimhautblutungen sind typische Hinweise auf eine hämorrhagische Diathese und entstehen bei:
- septischen Allgemeininfektionen
- infektiösen und nicht infektiösen Vaskulitiden
- Schockzuständen
- anderen Krankheiten mit Hypokoagulabilität

Tröpfchenartiges Nasenbluten (**Epistaxis**) und laufendes Nasenbluten (**Rhinorrhagie**) können als Folge einer Vielzahl von traumatischen, entzündlichen, degenerativen, genetischen und tumorösen Veränderungen im Bereich der Luftwege auftreten. Die Häufigkeiten der Ursachen variieren mit den betroffenen Tierarten:
- **Hund:** Tumoren oder Mykosen der Nasenhöhle
- **Pferd:** progressive Siebbeinhämatome, Luftsackmykosen

6.1.4 Stoffwechselstörungen und degenerative Veränderungen

Bei der **Rhinitis atrophicans** der **Schweine** führt ein dermonekrotisches Toxin von *Pasteurella multocida* im Ferkelalter zu einer Degeneration und Atrophie des Nasenkonchenknorpels (S. 194). Die Konchen bleiben dabei stark im Wachstum zurück, auch die Nasenscheidewand kann deformiert sein.

Bei der nicht seltenen **Nasenschleimhaut-Amyloidose** des **Pferdes** können große Schleimhautanteile durch Einlagerung eines AL-Amyloids (leichte Ketten von Immunglobulinen) stark verdickt sein. Dies kann zu respiratorischen Stenosen, sekundären Entzündungen und Leistungseinbußen führen. Ein möglicher Zusammenhang mit einem Myelom oder isolierten Plasmozytom wird nur selten nachgewiesen.

Die **mukoide Degeneration der ventralen Nasenkonchen** tritt meist bei unter 2-jährigen **Kaltblutfohlen** auf und wird von einigen Autoren mit einem Hyperparathyreoidismus in Zusammenhang gebracht. Knöcherne Konchenstrukturen werden dabei abgebaut und durch Bindegewebe ersetzt – dies wird als Osteodystrophia fibrosa (S. 353) bezeichnet –, begleitet durch unregelmäßige Zubildungen eines unmineralisierten Osteoids. Durch anatomische Deformationen und Verlegungen der Apertura nasomaxillaris kann dies zu Empyemen des Maxillarsinus disponieren.

6.1.5 Entzündungen

Entzündungen der Nasenschleimhaut (**Rhinitis**) können durch Infektionserreger, Allergene, reizende Gase, Staub, Fremdkörper u. a. hervorgerufen werden. Eine Rhinitis kann isoliert oder als Manifestation systemischer Krankheiten auftreten.

Die **akute Rhinitis** beginnt meist als seröse (katarrhalische) bis seromuköse Entzündung, aus der sich im Verlauf der Erkrankung häufig eine eitrige Entzündung entwickelt. Des Weiteren können fibrinöse (pseudomembranöse), diphtheroide, granulomatöse, ulzerative und hämorrhagische Entzündungen unterschieden werden.

Chronische Entzündungen treten häufig bei Pferden, Schweinen und Katzen, seltener bei anderen Spezies auf. Dabei können auch noduläre, gestielte, diffuse oder sessile Schleimhautproliferationen (**Polypen**) auftreten. Diese besitzen einen entzündlich infiltrierten, ödematisierten, myxomatösen, in späteren Stadien fibrösen subepithelialen Anteil. Dieser wird von hyperplastischem, metaplastischem oder ulzeriertem Epithel bedeckt. Chronische Entzündungen können auch zur Atrophie der Nasenmuscheln (**atrophische Rhinitis**) führen.

Entzündungen der Nasennebenhöhlen (**Sinusitis**, wie z. B. Sinusitis frontalis, Sinusitis maxillaris etc.) werden oft zusammen mit oder nach Rhinitiden beobachtet. Es können zumeist bakterielle Infektionen, aber auch viele Viren und Schimmelpilze ursächlich beteiligt sein.

Eine Sinusitis kann aber auch nach perforierenden Traumata, Frakturen (z. B. nach Hornbrüchen) und Zahnwurzelentzündungen entstehen, hier bestehen große tierartliche Unterschiede in Bezug auf anatomische Besonderheiten und Erkrankungen angrenzender Organe. Bei chronischen Entzündungen kann es zu Ansammlungen von Eiter (**Sinus-Empyem**), Atrophie von Schleimhaut und Knochen, Osteomyelitis und zu Durchbrüchen kommen. Durch lymphogene oder neurogene Ausbreitung entzündlicher Prozesse können auch eine Meningitis oder Otitis entstehen.

■ Spezifische Formen der Rhinitis/Rhinotracheitis

Einschlusskörperchen-Rhinitis

Die durch das Porzine Herpesvirus 2 (Porzines Zytomegalie-Virus, PCMV) verursachte Erkrankung tritt bei 3–5 Wochen alten **Ferkeln** auf. Sie ist durch Fieber, eine katarrhalisch-eitrige Rhinitis bei hoher Morbidität und, sofern keine bakteriellen Sekundärinfektionen auftreten, eine geringe Mortalität gekennzeichnet. Des Weiteren können bei unter 3 Wochen alten Ferkeln mit generalisierter Erkrankung Hydrothorax, Hydroperitoneum sowie Ödeme in Lunge und Unterhaut auftreten. Histologisch sind in den Drüsenepithelzellen der Nasenschleimhaut als pathognomonisch geltende basophile **intranukleäre Einschlusskörperchen** sowie **Zyto- und Karyomegalie** zusammen mit einer lymphohistiozytären Entzündungsreaktion zu finden.

Infektiöse Bovine Rhinotracheitis

Die Infektiöse Bovine Rhinotracheitis (**IBR**; Anzeigepflicht) wird durch das Bovine Herpesvirus 1 (BHV 1) hervorgerufen. Sie tritt insbesondere bei **Kälbern** und **Jungrindern** unter den Bedingungen der Massentierhaltung auf. Bei der leichten Form der IBR („**red nose**") liegen Hyperämie des Flotzmauls, katarrhalische Rhinitis mit serösem bis schleimigem Nasenausfluss, Dyspnoe und Keratokonjunktivitis vor. Nur selten kommt es gleichzeitig zu einer durch dasselbe Virus verursachten Balanoposthitis (S. 264) (**IPV**) oder Balanoposthitis (S. 283). Bei der schweren Form, die durch sekundäre bakterielle Infektionen hervorgerufen wird, sind fibrinös-eitrige bis diphtheroide Entzündungen der Nasen-, Kehlkopf- und Trachealschleimhaut zu beobachten. Bei solchen Sekundärinfektionen können eine nekrotisierende Bronchitis und Bronchiolitis und möglicherweise eine Bronchopneumonie entstehen. Als weitere, schwere Komplikation kann es zu Thrombosen der Lungenvenenäste kommen.

Feline Rhinotracheitis

Bei der felinen Rhinotracheitis (Felines Herpesvirus 1, FHV 1) werden Konjunktivitis, Rhinitis und Tracheitis insbesondere bei **Katzenwelpen** beobachtet, aber auch bei **adulten Katzen**. In manchen Fällen tritt eine ulzerative Keratitis auf. Die anfänglich seröse Entzündung der Schleimhäute geht nach wenigen Tagen in eine mukopurulente oder fibrinöse Entzündung über. Meist erholen sich die Tiere nach 10–

14 Tagen, Todesfälle sind eher selten. Gelegentlich kommt es zu chronischer Rhinitis und Sinusitis. Bis zum 8. Tag p. i. können histologisch eosinophile intranukleäre Einschlusskörperchen im respiratorischen Epithel nachgewiesen werden.

Felines Calicivirus

Die Infektion mit Felinem Calicivirus (FCV) ist eine häufige Ursache für Erkrankungen des oberen Respirationstrakts bei **Katzen**. Sie führt insbesondere zur ulzerativen Stomatitis (harter Gaumen), Glossitis, Konjunktivitis und zur interstitiellen Pneumonie.

Beim **Katzenschnupfenkomplex** handelt es sich um eine infektiöse Erkrankung vorwiegend der oberen Atemwege, der Augen und der Maulhöhle. Beteiligt sind Herpes- und Caliciviren, Chlamydien, Bordetellen und häufig auch andere Erreger. Katzenschnupfen kann auch als FeLV-assoziierte Erkrankung durch Immunsuppression auftreten.

Nicht progressive Rhinitis atrophicans

Die im Wesentlichen durch toxinbildende Stämme von *Bordetella bronchiseptica* u. a. Faktoren verursachte Erkrankung der Schweine äußert sich im floriden Stadium durch Niesen und Nasenausfluss. Sie hat in der Regel keine negativen Folgen für die Mastleistung.

Progressive Rhinitis atrophicans

Die **Schnüffelkrankheit** (Abb. 6.2) beim **Schwein** wird durch toxinbildende Stämme von *Pasteurella multocida* (Typ D, weniger häufig Typ A) verursacht und entwickelt sich oft im Zusammenspiel mit anderen Faktoren. Sie ist gekennzeichnet durch:
- mukopurulenten Nasenausfluss
- Niesen
- Nasenbluten
- degenerative, atrophierende und **deformierende Veränderungen der Nasenmuscheln und der Nasenscheidewand**
- eingeschränkte Mastleistung
- äußerlich deformierte Nasenformen mit in Falten geworfener Haut
- Tränenrinnen durch verlegte Tränennasenkanäle

Die Diagnose einer progressiven Rhinitis atrophicans beim Schwein erfordert neben den typischen pathologisch-anatomischen Veränderungen der Nase auch den Nachweis von toxinbildenden *Pasteurella-multocida*-Keimen.

Druse

Diese wichtige Erkrankung des **Pferdes** wird durch *Streptococcus equi* ssp. *equi* hervorgerufen. Es tritt zunächst eine katarrhalische Rhinitis, Konjunktivitis und Schwellung submandibulärer und retropharyngealer Lymphknoten auf. Danach kommt es bei einem Teil der Tiere zu eitriger Rhinitis, Lymphadenitis, Pharyngitis und Sinusitis sowie zum Luftsackempyem. In schweren Fällen führt die Erkrankung auch zu entzündlichen Veränderungen der Lunge sowie zur metastatischen Ausbreitung in andere Organe.

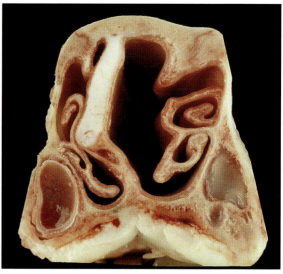

Abb. 6.2 Atrophie der Nasenmuscheln mit Deviation des Nasenseptums bei progressiver Rhinitis atrophicans des Schweines. Querschnitt der Nasenhöhle im Bereich der 1. Prämolaren.

Nasenrotz

Der heute seltene Nasenrotz (S. 202) der **Equiden** wird durch *Burkholderia (Pseudomonas) mallei* verursacht.

Katzenpneumonitis

Chlamydophila felis ist eine Ursache für persistierende Konjunktivitis bei **Katzen** und spielt bei Erkrankungen des oberen Respirationstrakts eine untergeordnete Rolle. Trotz der Bezeichnung der Krankheit führt der Erreger anscheinend weder zur Infektion noch zu Entzündungen der Lunge.

Kaninchenschnupfen/Pasteurellose des Kaninchens

Disponiert durch haltungsbedingte und andere immunsupprimierende Faktoren verursacht *Pasteurella multocida* beim Kaninchen häufig eine chronische, katarrhalisch-eitrige Rhinitis, die international als „sniffles" oder „snuffles" bezeichnet wird. Nicht selten verläuft die Infektion progressiv mit Ausdehnung auf den tieferen Atmungstrakt, wobei katarrhalisch-eitrige Bronchopneumonien, Lungenabszesse und Pleuritis auftreten können. Daneben kann derselbe Erreger beim Kaninchen Konjunktivitiden, Otitiden, Meningitiden, Genitalschleimhautinfektionen, Wundinfektionen und Septikämien hervorrufen.

> **KLINISCHER BEZUG** Entzündungen durch Infektionen der oberen Atemwege durch Viren oder Bakterien wie Katzenschnupfen und Kaninchenschnupfen entstehen oft erst nach Disposition durch immunschwächende Faktoren. Dazu zählen Stress, suboptimale Haltung, Mangelernährung, ungünstige klimatische Bedingungen sowie immunsupprimierende Virusinfektionen, Letzteres besonders bei der Katze. Ähnliches gilt auch für Pilzinfektionen in der Nase, wie sie besonders beim Hund durch derartige Faktoren gefördert werden können. Das klinische Therapiemanagement sollte diese Faktoren berücksichtigen.

Tuberkulose

Tuberkulose der Nasenschleimhaut entwickelt sich im Rahmen der Frühgeneralisation oder der chronischen Lungentuberkulose (S. 221).

Mykotische Rhinitis

Die meist durch *Aspergillus fumigatus* oder andere Spezies von *Aspergillus* oder *Penicillium* hervorgerufene Erkrankung kommt häufig beim **Hund** und bei der **Katze** sowie gelegentlich bei anderen Tierarten vor. Sie wird zumeist durch eine Immunsuppression begünstigt. Die oft herdförmigen Veränderungen in der Schleimhaut der Nasenhöhle bestehen aus gelben, grünen oder schwarzen plaqueartigen Ansammlungen von Pilzhyphen sowie eitrig-granulomatöser bis ulzerativer Rhinitis und Sinusitis. Die Erkrankung geht oft mit Blutungen sowie einer Destruktion der Nasenmuscheln einher.

Kryptokokkose

Die Kryptokokkose (S. 196) wird durch *Cryptococcus neoformans* verursacht und ist die häufigste systemische Pilzerkrankung der **Katze**. Sie manifestiert sich auch in Haut, ZNS, Auge und Lungen. Diese auch bei **Hunden**, **Pferden**, **Rindern** und anderen Tierarten vorkommende Pilzinfektion zeigt in den meisten Fällen einen chronisch-progressiven Krankheitsverlauf.

Zygomykose

Die Erkrankung tritt bei **Pferden** und gelegentlich bei **Rindern** in tropischen und subtropischen Ländern auf. Die chronische Entzündung der Nase und Schleimhäute wird durch saprophytäre Pilze (*Conidiobolus coronatus*, *Basidiobolus haptosporus*) der Klasse Zygomycetes verursacht. Sie ist durch ulzerierte Granulome mit Kavernen gekennzeichnet. Ähnliche Veränderungen können durch *Phytium insidiosum* hervorgerufen werden.

Rhinosporidiose

Die in tropischen und subtropischen Ländern auftretende Erkrankung kommt bei **Rindern**, **Pferden** und **Hunden**, seltener bei anderen Säugetierspezies vor. Der Erreger, *Rhinosporidium seeberi*, gehört zu den *Mesomycetozoa*. Die Infektion erfolgt anscheinend nach Kontakt der Nasenschleimhaut mit kontaminiertem Wasser. Es kommt zu einer polypoiden, bis zu 3 cm im Durchmesser großen chronischen, granulomatösen Entzündung und dadurch verursachter Obstruktion der Atemwege. In Deutschland kommt diese Erkrankung besonders bei aus Südamerika eingeführten Polopferden vor.

Parasitäre Besiedelungen

Parasitäre Besiedelungen der Nase werden tierartspezifisch durch unterschiedliche Erreger verusacht:

- Rind: *Schistosoma nasalis*, *Limnatis* spp., *Mammomonogamus* spp.
- Schaf und Ziege: *Oestrus ovis*, Nasenbremsen
- Pferd: *Schistosoma* spp., *Halicephalobus gingivalis* (früher: *deletrix*)
- Rotwild und andere Cerviden: *Cephenemyia stimulator*
- Hund: *Pneumonyssoides caninum*, Nasenmilben, *Linguatula serrata*, Zungenwurm

Bei Pferden wird sporadisch eine Infektion der Nase mit dem Erdnematoden *Halicephalobus gingivalis* beobachtet. Der Erreger kann sich nach Erdkontakt über Maulhöhle und Nase in das Gehirn und Rückenmark und auch in die Nieren ausbreiten und schwere granulomatöse Entzündungen hervorrufen.

Allergische Rhinitis

Sie kann teils saisonal begrenzt gelegentlich bei verschiedenen Tierarten auftreten, wobei eine Pollenallergie sowie viele andere Allergene in der Atemluft vermutet werden.

Mykotische Nasengranulome

Diese können bei **Rindern** v. a. in den vorderen Abschnitten der Nasenhöhle auftreten und bestehen aus polypoiden Knötchen mit gelb-grünlichem zentralem Kern. Histologisch sind Pilzstrukturen (Hyphen und Chlamydosporen) und eine granulomatöse Entzündung nachweisbar. Diese Veränderungen werden als eine mehr chronische Form der allergischen Rhinitis und zwar als mögliche Hypersensitivitätsreaktion auf Pflanzenpollen und Pilzsporen angesehen. Für diese Erkrankung, die z. T. auch als atopische Rhinitis bezeichnet wird, zeigen Jersey Rinder anscheinend eine familiäre Disposition.

Idiopathische lymphoplasmazytäre Rhinitis

Sie tritt bei **Hunden** und – weniger häufig – bei **Katzen** auf. Die chronische Erkrankung geht mit muköem Nasenausfluss, polypoiden Verdickungen der Nasenschleimhaut und Destruktion der Nasenmuscheln einher.

SYNOPSE: KRYPTOKOKKOSE
Wolfgang Baumgärtner

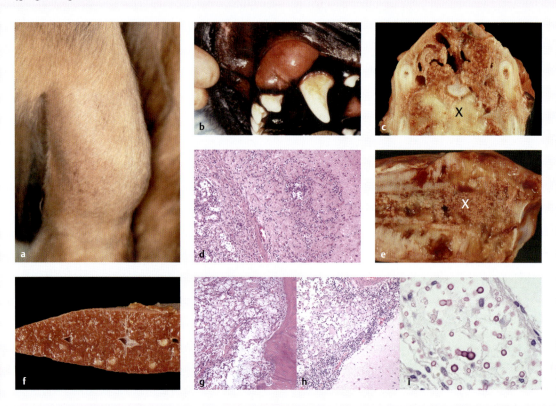

Abb. 6.3 Organübergreifende Darstellung der verschiedenen Manifestationsformen bei der Kryptokokkose: Bei der Kryptokokkose werden eine lokale und eine systemische Manifestationsform unterschieden. Die lokalen Veränderungen treten z. B. beim Hund als Arthritis (a), Umfangsvermehrungen der äußeren oder kutanen Schleimhaut (b, Mundhöhle) oder prominente Gewebeproliferation in der Nasenhöhle (c, x) auf.
Ausgehend von der lokalen Manifestation kann es zu einer aszendierenden Erregerstreuung in das zentrale Nervensystem (d, granulomatöse Entzündung im Bulbus olfactorius, HE-Färbung) oder hämatogen zur Besiedlung von zahlreichen parenchymatösen Organen kommen. Entsprechend kann sich eine Osteomyelitis (e, x) oder Splenitis (f) entwickeln.
Histologisch dominiert eine ggr. bis mgr. granulomatöse Entzündung mit zahlreichen Pilzen, die eine pathognomonische dicke polysaccharidhaltige Schleimkapsel besitzen (g und h, granulomatöse Osteomyelitis bzw. Meningitis, HE-Färbung).
Die Pilzkapsel lässt sich mittels der Muzikarmin-Färbung darstellen (i, granulomatöse Entzündung des Bulbus olfactorius).
Differenzialdiagnostisch sind insbesondere bei den makroskopischen Veränderungen Tumoren und infektiöse Prozesse anderer Genese zu berücksichtigen.

Epidemiologie und Bedeutung

Cryptococcus (C.) neoformans kommt weltweit vor. Der Erreger kann bei zahlreichen Spezies – einschließlich des Menschen – eine Erkrankung hervorrufen, die häufig mit einer Manifestation im ZNS einhergeht. Bei der Kryptokokken-Mastitis des Rindes ist eine Erregerausscheidung mit der Milch möglich. Diese Erkrankung kommt in gemäßigten Klimazonen wie Zentraleuropa nur selten vor.

Betroffene Spezies

Es handelt sich um die häufigste systemische Pilzerkrankung der Katze. Auch Menschen, Hunde sowie landwirtschaftliche Nutztiere wie Wiederkäuer und Pferde können betroffen sein.

Ätiologie

Die Kryptokokkose (syn. Europäische Blastomykose) wird vorwiegend durch *C. neoformans* verursacht. Zunehmend finden sich auch Berichte über andere pathogene Spezies, z. B. *C. gattii*.

Inkubationszeit

Der Zeitraum zwischen Infektion und Krankheitsausbruch ist nicht genau bekannt. Beim Menschen wird für *C. neoformans* eine Inkubationszeit von 1–2 bzw. bis zu 110 Monaten und für *C. gattii* von 2–11 Monaten vermutet.

Klinik

Die **lokale Form** manifestiert sich in der Haut oder dem oberen bzw. unteren Respirationstrakt (**Abb. 6.3**). Zudem findet sich eine **systemische Manifestation** mit Beteiligung von ZNS, Haut, Knochen oder anderen Organen. Beim Rind kann eine lokalisierte Kryptokokken-Mastitis vermutlich infolge einer aszendierenden Infektion auftreten.

Die durch Kryptokokken hervorgerufenen Veränderungen können sich als gelatinöse Massen, Granulome oder Ulzera präsentieren. In der Frühphase kann es als Folge der Infektion des Respirationstrakts zu einer Rhinitis kommen. Diese ist besonders häufig bei der Katze zu beobachten. Entsprechend finden sich respiratorische Symptome unterschiedlichen Grades. In Abhängigkeit von der Erregerstreuung und vom Schweregrad der Organmanifestation finden sich unterschiedliche klinische Veränderungen. Bei systemischer Manifestation treten häufig neurologische Ausfallserscheinungen mit zentraler Blindheit und Ataxie auf. In der Mehrzahl der Fälle geht eine Infektion allerdings ohne klinische Auffälligkeiten einher.

Pathogenese und pathologische Befunde

Als **Erregerreservoir** für *C. neoformans* gilt der Darm von Vögeln. Insbesondere in Taubenausscheidungen lässt sich der äußerst widerstandsfähige Erreger oft nachweisen. Er findet sich aber auch im Boden und in verrotteten organischen Materialien. Die Kryptokokkose kommt häufiger in Gegenden mit einem feucht-warmen Klima vor. Die Manifestation wird vorwiegend durch den Immunstatus des Wirtes beeinflusst, weniger durch die Virulenz des Erregers. Allerdings kommt es trotz seines ubiquitären Vorkommens nur selten zu einer Kryptokokkose.

Nach der Aufnahme, z. B. von infektiösem Staub, kann es zu einer meist chronisch verlaufenden Erkrankung kommen. Neben einer aerogenen Erregeraufnahme mit Infektion des oberen Respirations- bzw. Magen-Darm-Trakts kann es über Verletzungen in der Haut zu lokalen, extensiven Veränderungen kommen. Ausgehend von einer primären Naseninfektion entwickeln sich gelegentlich eine aufsteigende ZNS-Infektion oder eine hämatogene Erregerstreuung mit Manifestation in verschiedenen Organen.

Die diagnostisch wichtige dicke **polysaccharidhaltige Schleimkapsel** der Erreger dient dem Phagozytoseschutz. Sie unterdrückt vermutlich eine T-Lymphozyten-Immunantwort. Sie stellt daher einen wichtigen Virulenzfaktor dar und bedingt die nur geringe zelluläre Wirtsreaktion. Die Kryptokokken-Stämme **ohne Kapsel** induzieren eine stärkere granulomatöse Entzündung. Sie werden schneller phagozytiert und sind somit weniger virulent. Inwieweit eine präexistente Immunschwäche wie durch Diabetes mellitus, Neoplasien, eine HIV-Infektion beim Menschen oder eine Kortisontherapie zur Entwicklung eines ungünstigen Krankheitsverlaufs beiträgt, ist noch nicht abschließend abgeklärt.

Die Infektion geht mit einer unterschiedlich zellreichen, jedoch häufig minimalen **granulomatösen Entzündung** einher. *Cryptococcus neoformans* ist der einzige pathogene Pilz mit Kapsel. Daher kommt der Kapsel eine große diagnostische Bedeutung zu. Diese ist auch für das makroskopisch charakteristisch gelatinöse Erscheinungsbild verantwortlich. Histologisch erscheint die Kapsel „seifenblasenähnlich". Sie ist teilweise schwierig von Veränderungen abzugrenzen, wie sie bei *Blastomyces (B.) dermatitidis* feststellbar sind. Während *B. dermatitidis* eine breit gestielte Sprossung aufweist, ist diese bei Kryptokokken schmal gestielt.

Differenzialdiagnostik

Aufgrund des makroskopischen Erscheinungsbilds sind differenzialdiagnostisch neoplastische und mykobakterielle Prozesse wie auch andere, mit Proliferation einhergehende Ursachen zu berücksichtigen.

Diagnostik

Der Erreger kann direkt in Geweben, Sekreten wie auch in der Liquorflüssigkeit nachgewiesen werden. Die 5–8 μm großen Pilzzellen sind von einer dicken Schleimkapsel umgeben, die im Gewebe mittels der Muzikarminfärbung darstellbar ist. Im Ausstrichpräparat kann die Kapsel mittels Tuschepräparation durch Negativkontrastierung nachgewiesen werden. Neben serologischen Methoden kann der Erreger auch mittels PCR detektiert und charakterisiert werden.

Aerosacculitis

Die Entzündungen der Luftsäcke des **Pferdes** entwickeln sich meist nach Rachen- und Mittelohrentzündungen. Besonders nach Infektionen mit *Streptococcus equi* ssp. *equi* (Druse) oder anderen Streptokokken treten eitrige Entzündungen auf, die oft zum Luftsackempyem und Pseudokonkrementen (Luftsacksteine) führen.

Rhinopneumonitis

Bei einer Rhinopneumonitis (Equines Herpesvirus 1 oder 4) tritt oft eine katarrhalische bis folliculäre Luftsackentzündung (S. 218) auf.

Luftsackmykose

Diese gefährliche Erkrankung **der Equiden** wird meist durch *Aspergillus* spp. hervorgerufen. Sie führt häufig zu Arrosionen der A. carotis externa und der A. carotis interna mit dadurch ausgelöstem Nasenbluten, nicht selten auch einem tödlichen Verbluten. Es kann auch zur Hemiplegia lingualis (N. hypoglossus), Hemiplegia laryngis und zur Pharynx- und Fazialisparese kommen.

Luftsacktympanie

Die seltene Erkrankung des **Fohlens** wird durch einen Eintritt von Luft in einen oder beide Luftsäcke verursacht, wobei die Luft nicht wieder ausströmen kann. Als Folgeerscheinung kann es zu Dyspnoe, Dysphagie, Luftsackentzündungen und zur Aspirationspneumonie kommen. Die genaue Ursache und Entstehung sind noch ungeklärt.

6.1.6 Tumorähnliche Veränderungen und Tumoren

Tumorähnliche Veränderungen

Bei den **progressiven Siebbeinhämatomen** handelt es sich um progressive, mit massiver Blutung einhergehende granulationsgewebliche Zubildungen zumeist im kaudalen Nasenraum des **Pferdes.** Diese stellen keine Neoplasien im engeren Sinne dar, ihre Ursache und Pathogenese sind unbekannt.

Entzündliche nasopharyngeale Polypen

Sie treten vorwiegend bei **jüngeren Katzen** auf. Es handelt sich um entzündliche, nicht neoplastische, oberflächlich von Flimmerepithel bedeckte polypoide Proliferationen. Diese gehen von der respiratorischen Schleimhaut des Mittelohrs (Tuba Eustachii) oder von der Bulla tympanica aus. Sie können in die Nase, den Pharynx oder in den äußeren Gehörkanal hineinragen. Je nach Lokalisation entstehen dabei entsprechende klinische Symptome, z. B. Nasenausfluss, Niesen oder Ataxie. Die Ursache und Pathogenese dieser entzündlichen Polypen ist weitgehend unbekannt. Des Weiteren treten bei **jungen Katzen** entzündliche Polypen der Nasenmuscheln auf. Diese bestehen aus fibrösem Bindegewebe, Geflechtknochen, erythrozytenhaltigen Hohlräumen sowie unreifem hyalinem Knorpel und werden auch als feline mesenchymale nasale Hamartome bezeichnet.

Primäre Tumoren

Im Gegensatz zu Tumoren am äußeren Nasenspiegel, z. B. Plattenepithelkarzinomen (S. 426), Melanomen (S. 435) u. a., werden Neoplasien in der Nasenhöhle seltener beobachtet. Sie treten zumeist bei **Hund** und **Katze** als bösartige Tumoren auf.

Adenome sind kaum zu beobachten. Tumoren kommen als nasale **Adenokarzinome** (**Abb. 6.4**) in verschiedenen histologischen Varianten (diffuser Typ, spindelzelliger Typ, tubuloadenoider Typ, Übergangszell-Typ) oder als Plattenepithelkarzinome (**Abb. 6.5**) vor. Diese wachsen lokal aggressiv und invasiv und können die Nasengänge verlegen sowie zu Blutungen aus der Nase führen. Sie metastasieren jedoch selten.

Die zumeist aggressiv-destruktiv wachsenden **Fibrosarkome** sind weniger häufig als epitheliale Tumoren. **Andere Bindegewebstumoren** wie Osteosarkome und Osteome (**Abb. 6.6**) sowie Chondrosarkome und Chondrome sind noch seltener.

Bei der **Katze** kommen nasale maligne Lymphome als Sonderformen einer Leukose (**Nasenleukose**) vor. Sie entstehen zumeist in der Nasenschleimhaut, wahrscheinlich aus dem lokalen Schleimhautimmunsystem.

Ästhesioneuroblastome, Tumoren der olfaktorischen Nervenzellen, treten sporadisch bei **Rindern**, **Hunden**, **Katzen** und **Pferden** am Grund des Siebbeins auf. Sie können lokal destruktiv wachsen, auch mit Invasion in das Gehirn. Bei der Katze sind sie oft mit einer FeLV-Infektion assoziiert.

Das auch als **Siebbeinkarzinom** bezeichnete **enzootische nasale Adenokarzinom** tritt bei **Schaf** und **Ziege** auf und wird durch B-Retroviren induziert (Enzootisches Nasales Tumorvirus, ENTV 1 bei Schafen und ENTV 2 bei Ziegen). Es entsteht in der Ethmoidalregion mit zunehmender Verlegung der Nasenhöhle. Die Viren sind mit dem Jaaksiekte-Virus verwandt, dem Erreger der Lungenadenomatose beim Schaf, und werden als infektiöse Partikel mit dem Nasensekret erkrankter Tiere ausgeschieden. Die Tu-

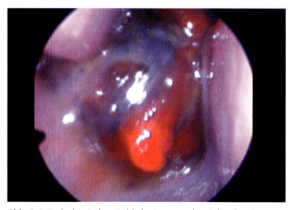

Abb. 6.4 Endoskopischer Anblick eines nasalen Adenokarzinoms beim Hund mit weitgehender Verlegung des Nasengangs. Oben links Konche, rechts Nasenseptum.

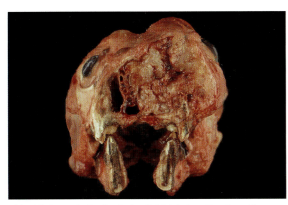

Abb. 6.5 Querschnitt durch den Schädel eines Hundes mit Plattenepithelkarzinom in der Nase mit Einengung des Nasenraums und Schädeldeformation.

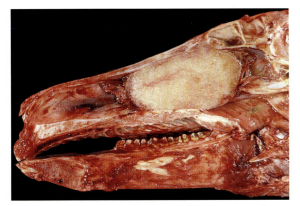

Abb. 6.6 Osteom eines Pferdes im sagittalen Längsschnitt des Schädels mit weitgehender Verlegung der Nasenhöhle.

moren können in regionale Lymphknoten metastasieren, meist jedoch nicht darüber hinaus.

■ Sekundäre Tumoren

Alternativ zu direkt in der Nasenhöhle entstandenen Tumoren wird der Nasenraum nicht selten durch Invasion von Primärtumoren aus der **Maulhöhle** (Plattenepithelkarzinome, Fibrosarkome, maligne Melanome, akanthomatöse Ameloblastome) oder dem **Nasenspiegel** (Plattenepithelkarzinome, maligne Melanome) befallen.

> **DAS MÜSSEN SIE WISSEN**
>
> Zuchtbedingt kommt es bei vielen auf Kurzköpfigkeit selektierten Rassen zu Funktionsstörungen und Krankheiten des oberen Respirationstrakts (**brachycephales Syndrom**). Missbildungen der Nase oder ihrer Anteile kommen dagegen kaum vor. Auch (Lippen-)Gaumenspalten, Sinus- oder Conchazysten (Pferd) oder die Choanenatresie zählen zu den eher seltenen Ereignissen.
> **Epistaxis** und **Rhinorrhagie** sind unspezifische Symptome einer Vielzahl von Veränderungen im Bereich der Luftwege. **Petechien** auf der Nasenschleimhaut weisen immer auf eine hämorrhagische Diathese hin.
> **Degenerative Veränderungen** wie die Rhinitis atrophicans der Schweine oder die Nasenschleimhaut-Amyloidose bzw. mukoide Degeneration der ventralen Nasenknochen bei Pferden können zu schwerwiegenden Beeinträchtigungen der Atmung führen.
> **Entzündungen** der Nasenschleimhaut (Rhinitis) sind häufig mit Luftröhrenentzündungen verknüpft (Rhinotracheitis). Sie werden von einer Vielzahl von tierartlich spezifischen Erregern (Bakterien, Viren, Pilze, Parasiten) verursacht. In vielen Fällen handelt es sich um Faktorenkrankheiten mit teilweise schwerwiegenden oder langfristigen Verlaufsformen. Der Luftsack von Pferden kann in viele Infektionskrankheiten involviert oder Ort eigenständiger Erkrankungen sein.
> Während **Tumoren** am äußeren Nasenspiegel (Plattenepithelkarzinom, Melanom) durchaus öfter vorkommen, werden Neoplasien in der Nasenhöhle (Adenom, Adenokarzinom, Fibrosarkom, Ästhesioneuroblastom, Mesenchymom) seltener und dann v. a. bei Hunden und Katzen beobachtet. Das enzootische nasale Adenokarzinom tritt bei Schaf und Ziege auf und wird durch B-Retroviren induziert. Metastasen in der Nase gehen zumeist von Primärtumoren aus der Maulhöhle oder vom Nasenspiegel aus.
> Bei allen chronischen oder rezidivierenden Ausflüssen oder Blutungen aus der Nase ist die histologische Untersuchung von Biopsien unverzichtbar für eine belastbare Diagnose und Prognosestellung.

6.2 Kehlkopf

6.2.1 Missbildungen

Mit dem Zuchtziel der **Brachyzephalie** verbunden sind Deformationen und inkongruente Verhältnisse mit dem kaudalen Gaumensegelbereich mit konsekutiven Stenosen bei **kleinen Hunderassen und z. B. Perserkatzen**. Zumeist besteht das Hauptproblem in einem relativ zu langen kaudalen Gaumensegel mit Einschränkung der Beweglichkeit der Epiglottis. Zusätzliche Eversionen von Larynxventrikeln sind oft nur ein Teil der recht komplexen Malformationen. Erhebliche Funktionsstörungen mit Stenosen und starke Stridorgeräusche bei forcierter Atmung treten zumeist bei Belastung oder hohen Umgebungstemperaturen auf.

> **KLINISCHER BEZUG** Beim brachyzephalen Syndrom kommt es neben zahlreichen angeborenen Formveränderungen im Nasen-, Rachen- und Kehlkopfbereich mit zunehmendem Alter durch forcierte und turbulente Atemluftströme zu sekundären Strukturveränderungen mit reaktiven Schleimhautwülsten, Fibrosen, Ödemen, Polypen und hyperplastischen lymphatischen Einrichtungen. Diese erschweren Atmung und Thermoregulation durch Hecheln zusätzlich, wodurch ein Teufelskreis begründet wird. Der Schweregrad der Veränderungen korreliert dabei oft mit dem Grad der Kurzköpfigkeit. Eine umfangreiche spezielle plastische Chirurgie kann der einzige Ausweg sein, begleitet mit der Empfehlung eines Zuchtausschlusses.

Unter **"Epiglottic entrapment"** versteht man eine Entwicklungsstörung des **Pferdes**, bei der die Plica aryepiglottica die Spitze und seitlichen Ränder der Glottis umfasst. Dies führt zu deren temporärer oder permanenter Immobilisierung mit schweren respiratorischen Stridorgeräuschen und Belastungsintoleranz.

6.2.2 Kreislaufstörungen

Petechiale Blutungen der Larynxschleimhaut sind typisches Zeichen einer hämorrhagischen Diathese, die im Endstadium eines schweren Kreislaufschocks sowie bei vielen viralen und bakteriellen Allgemeininfektionen als disseminierte intravasale Koagulopathie (DIC) auftritt. Beispiele sind:

- akute Verläufe (S. 182) von Klassischer Schweinepest (Anzeigepflicht)
- Rotlauf beim Schwein
- bakterielle Sepsis
- Intoxikation mit gerinnungshemmenden Stoffen

Kehlkopfödeme entstehen bei lokalen oder systemischen Überempfindlichkeitsreaktionen (lokaler Wespenstich, systemische anaphylaktische Reaktionen auf Kriebelmücken oder Arzneimittel) oder im Rahmen von Infektionen. Hier werden sie oft zusammen mit petechialen bis ekchymalen Blutungen wie beim Rachenmilzbrand der Fleischfresser und Schweine gesehen. Auch Oxalatvergiftungen und toxische Inhaltsstoffe vieler Pflanzen (Dieffenbachia, Anthurie, Efeutute, Philodendron) führen zu Ödemen der Maulschleimhaut. Die dominierenden Glottisödeme können dabei auch zum Erstickungstod führen.

6.2.3 Degenerative Veränderungen

Das **Kehlkopfpfeifen** der **Pferde** und, sehr viel seltener, anderer Tierarten resultiert aus einer Lähmung und Atrophie der linken Kehlkopfmuskulatur (**Hemiplegia laryngis**) infolge einer meist nicht näher eingrenzbaren Schädigung des linken N. laryngeus recurrens. Dieser verläuft entwicklungsbedingt um die Herzbasis bzw. Aorta und ist auf seinem langen Weg zurück zum Kehlkopf anfällig für Schädigungen. Neben genetischen Faktoren werden degenerative periphere Neuropathien diskutiert, auch durch Traumata oder andere Irritationen an oder nach der Umschlagstelle des Nervs. Die Innervationsatrophie der gesamten linken Kehlkopfmuskulatur mit Ausnahme des M. cricothyroideus resultiert in einer Asymmetrie des Kehlkopfs sowie einer Lähmung der Stimmbänder. Diese führen besonders unter Belastung zu respiratorischen Stenosen mit reduziertem Luftaustausch und Stridorgeräuschen. Lähmungen der rechten Kehlkopfmuskulatur sind infolge der abweichenden Innervationsanatomie sehr viel seltener.

Die bei älteren großen **Hunden** auftretenden **Laryngealparalysen** sind oft bilateral symmetrisch und resultieren ebenso in Stimmveränderungen und Belastungsintoleranz. Beim Miniatur-Bullterrier ist eine genetisch bedingte Form der Larynxparalyse weit verbreitet, die beim größeren Standard-Bullterrier weniger häufig zu sein scheint. Beim **Pferd** werden degenerative Neuropathien beobachtet, jedoch bilateral und ohne bekannte Ursache. Vereinzelt können dadurch Aspirationspneumonien prädisponiert entstehen.

Bei alten Tieren können **dystrophische Verkalkungen** der hyalinen Knorpelanteile des Kehlkopfs zu unregelmäßigen Oberflächen der Schleimhäute führen, was jedoch meist folgenlos bleibt. Metastatische Kehlkopf- und Trachealschleimhautverkalkungen treten im Zusammenhang mit systemischen Weichgewebsmineralisierungen auf, wie etwa beim osteorenalen Syndrom des Hundes; siehe auch Hyperparathyreoidismus (S. 449).

6.2.4 Entzündungen

Entzündungen des Kehlkopfs (**Laryngitis**) treten entweder isoliert, meist jedoch im Zusammenhang mit anderen entzündlichen Veränderungen des oberen Respirationstrakts auf.

Beim Rind kommen Entzündungen insbesondere bei durch Bovines Herpesvirus(BHV)-1-induzierter **Infektiöser Boviner Rhinotracheitis (IBR)** (Abb. 6.7) und bei der durch *Fusobacterium necrophorum* verursachten oralen Nekrobazillose (**Kälberdiphtheroid**) vor. Des Weiteren werden bei in „feed lots" gehaltenen Rindern mit Bronchopneumonie laryngeale Ulzera (**„contact ulcers"**) beschrieben. Sie sind vermutlich auf ständiges Husten und krampfhaftes Schließen des Kehlkopfes mit dadurch hervorgerufener mechanischer Schädigung der Schleimhaut zurückzuführen.

Die bei jungen Pferden, Schafen und Kälbern auftretende **laryngeale Chondritis** („arytenoid chondropathy") ist durch eine Ulzeration der rostralen Ränder eines oder beider Aryknorpel gekennzeichnet. Granulome, eitrige Entzündungen oder Knorpelnekrosen können ebenso vorliegen. An der Entstehung sind vermutlich Traumatisierungen der Kehlkopfschleimhaut durch heftiges Schließen der Knorpel bei erhöhter Atmungsfrequenz beteiligt.

Bei der **Rhinopneumonitis** der Pferde (EHV-1 oder EHV-4) verursacht eine follikuläre Pharyngitis und Laryngitis eine inspiratorische laryngeale Stenose und ein Geräusch wie beim Kehlkopfpfeifen.

Bei der **Katze** kann eine Panleukopenie (S. 62) mit einer fibrinösen bis diphtheroiden Laryngitis einhergehen, vermutlich infolge einer bakteriellen Sekundärinfektion.

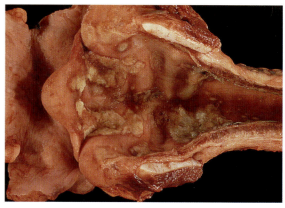

Abb. 6.7 Multifokale diphtheroide Laryngitis und Tracheitis bei einem Rind mit Infektiöser Boviner Rhinotracheitis (IBR).

Die bei jüngeren Pferden zu beobachtende **follikuläre lymphatische Hyperplasie** im Rachen- und Larynxbereich wird heute nicht als entzündliche Veränderung im engeren Sinne, sondern vielmehr als entwicklungstypische Aktivierung des lokalen Schleimhautimmunsystems verstanden.

6.2.5 Tumoren

Plattenepithelkarzinome des Kehlkopfs oder angrenzender Schleimhautbereiche sind bei vielen Tierarten beschrieben. Sie neigen häufig zur frühen aggressiven Invasion, wobei auch Fernmetastasierungen auftreten können.

Lipome, Chondrome und Fibrome sowie **andere Tumoren** sind dagegen selten. Sie treten fast nur bei älteren Hunden und Katzen auf.

> **DAS MÜSSEN SIE WISSEN**
>
> Veränderungen des Kehlkopfs treten entweder isoliert, zumeist aber als Bestandteil verschiedener Symptomkomplexe (Maldeformation/Brachyzephalie) oder Allgemeinerkrankungen (Petechien/hämorrhagische Diathese, Entzündung/Infektionskrankheiten) auf. Zu folgenschweren Erkrankungen zählen das Kehlkopfödem (Erstickungsgefahr), das Kehlkopfpfeifen der Pferde (Atemstörung) und die bei allen Tierarten vergleichsweise häufigen Plattenepithelkarzinome (aggressive Invasion, Fernmetastasierung).

6.3 Luftröhre

6.3.1 Missbildungen

Bei der **Säbelscheidentrachea** bzw. dem **Trachealkollaps** handelt es sich um eine angeborene und lebenslang besonders unter Belastung zu reduziertem Luftaustausch führende dorsoventrale Abflachung der Trachea. Sie wird bei manchen kleinen, besonders brachyzephalen Hunderassen und einigen Kleinpferderassen beobachtet. Es besteht ein deutlicher Zusammenhang mit Zucht auf Kleinwüchsigkeit. Sie kann besonders unter Narkose zu einer Atemfunktionsstörung führen. Diese Rassen weisen oft zugleich Herz-(klappen-)Veränderungen auf, die ebenso zum Narkosezwischenfall disponieren können. Unterschiedlich stark ausgeprägte Einrollungen der dorsalen Trachealränder haben meist geringere funktionelle Konsequenzen.

Trachealhypoplasien werden bei brachyzephalen Rassen beobachtet, bei denen das Tracheallumen deutlich reduziert ist, bei gleichzeitig kreisrundem, dorsal oft geschlossenem Querschnitt.

Weitere Missbildungen wie **Trachealdivertikel** sind selten.

6.3.2 Formveränderungen

Raumfordernde Prozesse in der Luftröhrenwand (z. B. Abszesse, Granulome, Tumoren) sowie in der Umgebung (z. B. Kartoffeln oder Rübenfragmente im Schlund von Rindern) können die Trachea stark komprimieren. Infolgedessen kann ein reduzierter Luftaustausch besonders bei Belastung oder in Narkose zum Ersticken führen.

Bei Kälbern wird nach längerem illegalem Einsatz von Clenbuterol als Mastleistungsförderer eine Erschlaffung der Ligamenta annularia beobachtet, was zu chronischem Lungenemphysem durch verminderte Gasaustauschrate führen kann.

6.3.3 Degenerative Veränderungen

Nekrosen der Trachealschleimhaut werden nach Einwirkung durch Brandrauch oder aggressive Gase beobachtet. Je nach Schweregrad und Schädigung anderer Organe können Abheilungen oder tödliche Verläufe auftreten.

6.3.4 Entzündungen

Entzündungen der Luftröhre (**Tracheitis**) kommen häufig zusammen mit viral oder bakteriell verursachter Bronchitis vor, z. B.:
- IBR der Rinder
- Infektiöse Tracheobronchitis der Hunde (Zwingerhusten, „kennel cough")
- Feline Rhinotracheitis (Katzenschnupfenkomplex)
- Bronchopneumonien

Für die infektiöse Tracheobronchitis des **Hundes** wird *Bordetella bronchiseptica* als möglicherweise primär verantwortliches Agens angesehen. Viren (Canines Parainfluenzavirus 2, Canines Adenovirus 2) sowie Mykoplasmen werden jedoch als disponierende Faktoren genannt.

Bei **Hunden** und **Katzen** kommen gelegentlich herdförmige chronische polypoide, ätiologisch ungeklärte Entzündungen der Trachealschleimhaut vor, die zu Stenosen und Dyspnoe führen können. Bei Hunden können verschiedene Parasiten (*Eucoleus aerophilus*, *Filaroides [Oslerus] osleri*, *Spirocerca lupi*) entzündliche Erkrankungen der Trachea hervorrufen.

Granulomatöse Entzündungen der Trachea, im chronischen Stadium mit eisblumenartigen Vernarbungen, können beim Rotz (S. 202) der **Equiden** auftreten.

Bei adulten **Schweinen** treten sporadisch kleine Mineralisierungsherde, oft zusammen mit einer granulomatösen Entzündung dorsal in der Schleimhaut der Trachea und der ventralen Nasenmuscheln auf. Die Ursache ist unbekannt.

SYNOPSE: ROTZ DER EQUIDEN
Achim D. Gruber

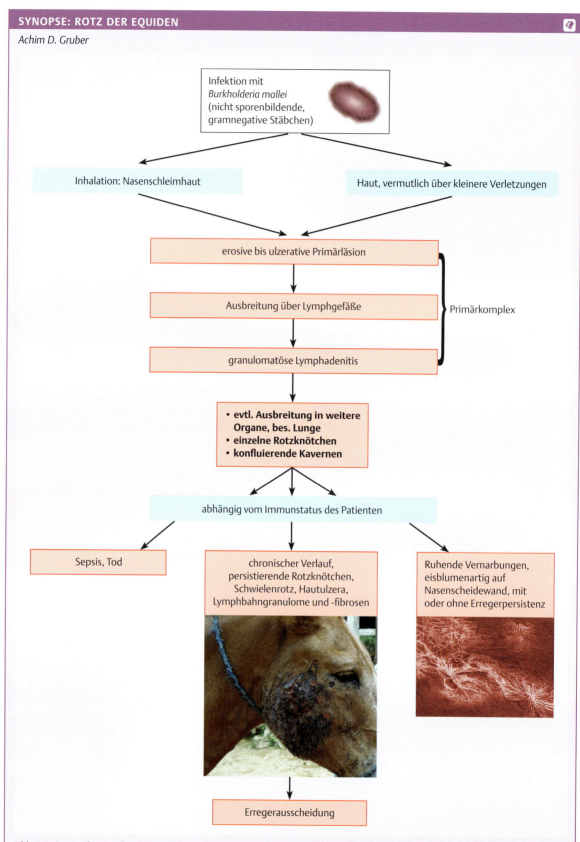

Abb. 6.8 **Organübergreifende Darstellung der Infektion mit Burkholderia mallei bei einem Pferd:** Pathogenese und mögliche Verläufe einer Infektion mit *Burkholderia mallei*. Die Abbildungen unten zeigen eine Hautrotzform mit ulzerativer und granulomatöser Dermatitis und Lymphangitis eines Pferdes (links) sowie eine eisblumenartige Vernarbung als chronisches Stadium an der Nasenscheidewand (rechts). [Quelle Ulzera bei Hautrotz: © Nationales Referenzlabor für Rotz in Recife, Pernambuco, Brasilien; Quelle eisblumenartige Vernarbungen der Nasenscheidewand: Joest E. Spezielle pathologische Anatomie der Haustiere. Band 3. Berlin: R. Schoetz; 1924]

Epidemiologie und Bedeutung

Rotz ist eine anzeigepflichtige Krankheit der Equiden. Sie wurde in Zentraleuropa vor über 50 Jahren durch seuchenhygienische Maßnahmen ausgerottet. In vielen afrikanischen und asiatischen Ländern ist Rotz jedoch noch endemisch und kann jederzeit durch den globalen Pferdehandel und den Reitsport eingeschleppt werden. Die Verbreitung erfolgt hauptsächlich über direkten Kontakt, orale Infektion, Tröpfcheninfektion sowie kontaminierte Geräte, Futterkrippen und Tränken.

Beim Menschen wird die Erkrankung in Endemiegebieten beobachtet, zumeist bei Personen mit häufigem Pferdekontakt. Es können respiratorische und kutane Formen mit lokalen Granulomen auftreten. Diese können, abhängig vom Immunstatus, neben erfolgreichen Ausheilungen auch mit persistierenden Granulomen (vgl. Tuberkulose) und tödlichem Verlauf einhergehen.

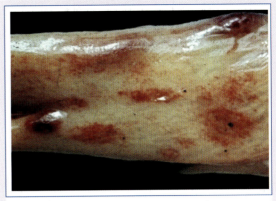

Abb. 6.9 Nasenscheidewand eines Pferdes mit akuten erosiv-ulzerativen Entzündungen, die bereits kleine Rotzknötchen erkennen lassen.

Betroffene Spezies

Neben Pferden, Eseln, Zebras und Kamelen sind auch Löwen und Tiger empfänglich. Rotz ist eine Zoonose. Menschen können an verschiedenen Verlaufsformen erkranken.

Hunde, Katzen und Ziegen sind in endemischen Gebieten selten betroffen. Für Elefanten und verschiedene Wildtierarten liegen Einzelfallbeschreibungen vor. Rinder, Schweine und Vögel scheinen resistent zu sein.

Ätiologie

Das auslösende gramnegative Bakterium, *Burkholderia mallei* (auch *Pseudomonas mallei*; Malleus = Rotz), kommt hauptsächlich in infizierten Individuen vor. Gegen Austrocknung und Desinfektionsmittel ist es recht empfindlich. Es kann in dunkler, feuchter und kühler Umgebung maximal wenige Wochen infektiös bleiben (Sekrete, Körperausscheidungen).

Inkubationszeit

Die Inkubationszeit beträgt 3 Tage bis wenige Wochen.

Klinik

Infektionsverlauf und Erkrankung (**Abb. 6.8**) weisen deutliche Parallelen zur Tuberkulose auf. Die Bildung von Granulomen und späteren Vernarbungen steht dabei im Vordergrund, abhängig vom Immunstatus des Patienten. Je nach Eintrittspforte des Erregers unterscheidet man einen **primären Nasenrotz** (schleimig-eitriger Ausfluss) von einem **primären Hautrotz** (Hautulzera). Beide Formen können in eine systemische disseminierte Form übergehen. **Lungenrotz** kann nach tiefer Inhalation des Erregers als primäre Form entstehen oder sekundär nach einer systemischen Erregerstreuung. Diese Formen zeigen jedoch klinisch bei längerem Krankheitsverlauf große Überlappungen, sodass bei den meisten Patienten **Mischformen** vorliegen.

Pathogenese und pathologische Befunde

Der Erreger tritt üblicherweise über die Nasenschleimhaut oder über Hautwunden ein und führt zunächst zu lokalen erosiven und ulzerativen (**Abb. 6.9**), später zu granulomatösen Entzündungen. Von dort erfolgt eine Ausbreitung entlang von Lymphgefäßen zu den regionären Lymphknoten, in denen eine granulomatöse Lymphadenitis entsteht. Die Eintrittspforte bildet zusammen mit dem Lymphknoten den Primärkomplex. Je nach Abwehrlage erfolgt eine weitere lymphogene oder hämatogene Verbreitung in andere Organe, besonders in die Lunge. Dort kann eine sekundäre kanalikuläre Ausbreitung über die Atemwege bis zurück in die Nase eintreten. In der akuten Phase dominieren Gewebeeinschmelzungen sowie exsudative Entzündungsreaktionen (exsudativ-nekrotisierend). Beim chronischen Verlauf kommt es hingegen überwiegend zu Granulombildungen, Fibrosen und Vernarbungen (produktiv-proliferativ).

Die **schädigenden Wirkungen** sowie feingeweblichen und **immunologischen Reaktionen** des Organismus werden durch die Kapsel des Bakteriums sowie seine verschiedenen Toxine bestimmt. Es dominiert eine Th 1-Antwort aus Makrophagen und T-Lymphozyten mit einem mit der Tuberkulose vergleichbaren Granulomaufbau vom Langhans-Typ. Die Granulome können zu wenigen Millimeter bis Zentimeter großen, grauweißen bis rötlichen, glasigen, weichen bis festen **Rotzknötchen** konfluieren. Diese können später im Zentrum verkäsen oder verkalken und zeigen oft einen hyperämischen Randsaum. Besonders in der Lunge können diese zu größeren Kavernen konfluieren. Im chronischen produktiv-proliferativen Stadium stehen Fibrosen der Lunge (Schwielenrotz) und stern- oder eisblumenförmige Vernarbungen auf der Nasenscheidewand, den Nasenmuscheln und dem Gaumen im Vordergrund. Bei Läsionen der Haut dominieren diese als straßen- bis landkartenartige Vernarbungen von Lymphgefäßen mit persistierenden, oft kraterförmigen Ulzerationen sowie Hyperplasien und granulomatösen Veränderungen der Lymphknoten.

Differenzialdiagnostik

Differenzialdiagnostisch können Tuberkulose, Druse, *Rhodococcus-equi*-Infektion, Pseudorotz (*Burkholderia pseudomallei*), Lymphangitis epizootica, Dermatophilose und Sporotrichose relevant sein.

Diagnostik

Am lebenden Patienten wird der Mallein-Test (ähnlich der Tuberkulin-Probe) an der Lidbindehaut oder Haut durchgeführt. Zusätzlich besteht die Möglichkeit serologischer, molekularbiologischer und kultureller Nachweise. Am obduzierten Pferd sind die eisblumenartigen Vernarbungen auf der Nasenscheidewand, eine regionale granulomatöse Lymphadenitis sowie die straßenförmigen Ulzerationen oder Vernarbungen der Haut (bereits klinisch sichtbar) charakteristisch. Die granulomatösen und kavernösen Zubildungen bzw. Einschmelzungen der Lunge und evtl. anderer Organe sind ebenso hinweisend, jedoch nicht pathognomonisch.

6.3.5 Tumoren

Primäre Tumoren der Trachea sind sehr selten (Fibrome, Leiomyome, Chondrome, Hämangiome). Dagegen werden häufiger Invasionen von Tumoren aus angrenzenden Organen beschrieben (Adenokarzinom der Schilddrüse, Plattenepithelkarzinom des Ösophagus) oder systemische Tumoren (z. B. malignes Lymphom).

> **DAS MÜSSEN SIE WISSEN**
>
> **Missbildungen** der Trachea (Säbelscheidentrachea, Trachealkollaps, Trachealhypoplasien) treten besonders bei auf Kleinwüchsigkeit oder Brachyzephalie gezüchteten Rassen auf und führen wie raumfordernde Prozesse in der Luftröhrenwand zu einer Behinderung der Atmung.
>
> **Entzündungen** der Luftröhre (Tracheitis) kommen häufig zusammen mit viral oder bakteriell verursachter Bronchitis vor, beim Rotz der Equiden steht die Bildung von Granulomen mit späterer Vernarbung im Vordergrund.
>
> **Neoplasien** in der Trachea stellen überwiegend Invasionen von Tumoren aus angrenzenden Strukturen oder systemische Tumoren dar.

6.4 Lunge mit Bronchien

6.4.1 Postmortale und agononale Veränderungen

Nach dem Eröffnen des Thorax kollabiert die Lunge (**Lungenretraktion**) durch Aufheben des Unterdrucks und teilweise aufgrund der Eigenretraktion (elastische Fasern). Ein verminderter Retraktionsgrad kann Hinweise auf Verlegungen der Atemwege (alveoläres Ödem, Entzündungsexsudate, Parasiten, Tumoren o. a.) liefern.

Verendete Tiere zeigen häufig eine weiße schaumartige Flüssigkeit in Bronchien und Luftröhre, die auch bis in den Kehlkopf aufsteigen und durch die Nase austreten kann (**Abb. 6.10**). Sie entsteht während der Agonie durch einen kreislaufkollapsbedingten Übertritt von Plasmaflüssigkeit in den surfactanthaltigen Alveolarraum (**alveoläre Ödemflüssigkeit**). Durch den hohen Phospholipidgehalt des Surfactants kommt es zu einer feinschaumigen Durchmischung der Plasmaflüssigkeit. Diese wird beim Kollaps des Thorax nach nasal gedrückt. Bei agonalen, häufig Schock-assoziierten Diapedesisblutungen kann die alveoläre Ödemflüssigkeit auch rötlich gefärbt sein.

Das alveoläre Ödem ist häufig agonal entstanden, kann aber auch hinweisend auf eine zu Lebzeiten bestandene Herzinsuffizienz, Infektionskrankheit mit erhöhter Kapillarpermeabilität (z. B. „rabbit haemorrhagic disease") oder eine Stammhirninfektion (z. B. Aujeszky-Krankheit) sein.

Das **bullöse interstitielle Emphysem** tritt besonders bei geschlachteten oder euthanasierten Wiederkäuern auf und soll durch plötzliche Druckschwankungen im Thorax entstehen. Alternativ kann es sich auch intravital nach Überbelastung oder Verlegung der Atemwege entwickeln.

Eine einseitige **hypostatische Hyperämie** wird besonders an der Lunge beobachtet, wenn es nach dem Tod eines Tieres zu einem Versacken des Blutes auf die unten liegende Seite kommt. Nach einem Transport verstorbener Tiere kann daran festgestellt werden, auf welcher Seite liegend das Tier verendete.

Bei Schweinen und anderen Tieren, die durch Blutentzug über die Karotiden geschlachtet werden und dabei eine Perforation der Trachea erfahren, kann reflektorisch aspiriertes Blut zu einer läppchenbegrenzten rotweißen Marmorierung der Lunge führen. Eine derartige **Blutaspiration** kann auch als Folge andersartiger Inhalationen von Blut aus Verletzungen der Atemwege oder aus dem Magen (blutende Ulzera) resultieren.

Die **Brühwasserlunge** kann im Schlachtprozess bei Schweinen vorkommen, die beim Abbrühprozess noch reflektorisch inhalieren.

Infolge **Algenaspiration** können in den luftführenden Wegen von Wasserleichen oft Algen und andere aquatische Mikroorganismen histologisch gefunden werden, was aus forensischer Sicht darüber Aufschluss liefern kann, ob das Tier unter Wasser noch reflektorisch aspirierte (Hypoxie) und damit eindeutig lebend ins Wasser gelangte.

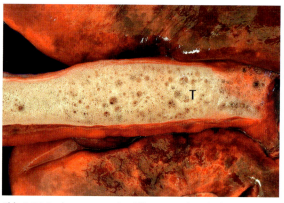

Abb. 6.10 In der postmortal eröffneten Trachea findet sich bei vielen verstorbenen Tieren ein alveoläres Ödem in Form einer weißlichen schaumigen Masse in der Trachea (T), welche bis in die Nasenhöhle reichen kann und aus einem terminalen Kreislaufversagen oder erhöhter Gefäßpermeabilität resultiert.

6.4.2 Entwicklungsstörungen und Missbildungen

Entwicklungsstörungen der Lunge (Atelektasen und Dystelektasen) sind relativ häufig, echte Missbildungen der Bronchien oder Lungen dagegen selten.

Entwicklungsstörungen der Lungenentfaltung (**Atelektasen**; luftleeres, kollabiertes Lungengewebe) während des Geburtsvorgangs oder kurz danach können viele Ursachen haben, wobei angeborene und erworbene Atelektasen (S. 205) auftreten können. Bei abortierten Feten und Totgeburten unterbleibt eine Entfaltung bzw. Belüftung der Lunge (**totale fetale Atelektase**). Dies kann als sicheres Zeichen dafür angesehen werden, dass das Tier nie geatmet hat.

Bei zu früh geborenen Tieren kann eine Lungenunreife zu einer ungleichmäßig verteilten, unvollständigen Entfaltung (**Dystelektase**) führen. Diese kann je nach Schweregrad über eine Lungeninsuffizienz zum Erstickungstod führen. Gleichzeitig oder alternativ kann es bei Unreife des Lungengewebes zu schweren Alveolarwandschäden mit hyalinen Membranen und einer interstitiellen Reaktion kommen, die über eine interstitielle Fibrose zum Tod führen kann und als Atemnotsyndrom der Neugeborenen (S. 205) oder „neonatal respiratory distress syndrome" bezeichnet wird.

Bei Hunden werden sporadisch vererbbare Defekte der Struktur und Funktion von Kinozilien (**immotiles Ziliensyndrom**) der Schleimhaut der Nase, der Nebenhöhlen, der Bronchien und Trachea beobachtet (**primäre ziliäre Dyskinesie**). Durch gestörten Schleimabtransport treten rezidivierende progressive Sinusitiden, Rhinitiden und v. a. Bronchitiden mit Bronchiektasien und bakteriellen Pneumonien auf. Infolge einer Amotilität von Spermien können diese Hunde afertil sein. In etwa der Hälfte der Fälle liegen rechts-links-seitenverkehrte Anordnungen von thorakalen und abdominalen Organen vor (**Situs inversus**). Dieser Komplex weist gewisse Ähnlichkeiten mit dem Kartagener-Syndrom des Menschen auf.

> **WISSENSWERTES** Die häufigste letale angeborene Krankheit des Menschen in Mitteleuropa und in den USA, die Mukoviszidose (syn. Zystische Fibrose), wird durch Mutationen in einem multifunktionalen Ionenkanal der Schleimhäute, dem Cystic Fibrosis Transmembrane conductance Regulator (CFTR), verursacht. Hauptproblem der betroffenen Patienten ist eine gestörte mukoziliäre Clearance durch zähpappigen Schleim, wodurch opportunistische, besonders bakterielle Atemwegsinfektionen entstehen können. Bei Haus- und Wildtieren ist diese Krankheit noch nicht in spontaner Form beobachtet worden. Als Modelle für die menschliche Erkrankung stehen jedoch mehrere CFTR-defekte Mäuse- und Schweinelinien zur Verfügung.

Lungenhypoplasien entstehen meist im Zusammenhang mit vermehrter Flüssigkeit im embryonalen Thorax, Zwerchfellhernien mit ektopischen Leberanteilen im Thorax oder anderen raumfordernden Prozessen. Nebenlungen, Lappenanomalien wie akzessorische Lappen, ektopisches Lungengewebe sowie Anomalien der großen Lungengefäße treten sehr selten auf. Ursächlich kommen infektiöse und nicht infektiöse Prozesse infrage.

Die Pleura von Wiederkäuern kann vereinzelt läppchenbegrenzt dunkel pigmentiert sein (**pleurale Melanose**, **Melanosis maculosa**). Die Veränderung ist für das Tier folgenlos. Sie entsteht meist zusammen mit leptomeningealer Melanose und endothelialer Melanose großer Arterien als Folge einer embryonalen Versprengung von Melanozyten.

> **KLINIK**
>
> **Atemnotsyndrom der Neugeborenen**
>
> Das Atemnotsyndrom der Neugeborenen kommt besonders bei zu früh geborenen Fohlen, aber auch bei vielen anderen Tierarten vor. Es wird häufig durch eine mangelhafte Lungenreifung mit Fehlen oder Mangel an Surfactant („surface active agent") verursacht (primäre Surfactant-Bildungsstörung). Auch eine Inaktivierung von bereits gebildetem Surfactant durch Aspiration von Mekonium aus dem Fruchtwasser kann die Ursache sein.

> Surfactant besteht hauptsächlich aus:
> – Phospholipiden
> – neutralen Lipiden
> – Surfactant-Proteinen (SP) SP-A bis SP-D
>
> Surfactant wird von Typ-II-Pneumozyten und z. T. auch von Bürstenzellen (früher: Clara-Zellen) produziert. Die Hauptfunktion des Surfactants besteht darin, die Oberflächenspannung in den Alveolarräumen während der Exspiration aufrechtzuerhalten. Das Kollabieren der Alveolen wird somit verhindert.
>
> Bei unreifen Neugeborenen mit Surfactantmangel entfaltet sich die Lunge nur unvollständig und die Alveolen kollabieren, was zu großflächigen Atelektasen führt. Das neonatale Atemnotsyndrom ist histologisch durch hyaline Membranen in den kollabierten Alveolen gekennzeichnet („neonatal hyaline membrane disease"). Es stellt einen lebensbedrohlichen Zustand mit Beeinträchtigung der Herz- und Kreislauf-Funktion dar. Bei drohender Geburt unreifer Tiere kann einem Atemnotsyndrom durch Medikamente vorgebeugt werden, z. B. durch Glukokortikoide, die die Lungenreife fördern.

6.4.3 Struktur- und Lageveränderungen

■ Erworbene Atelektase

Bei **erworbenen Atelektasen** führt zumeist ein vermehrter Druck durch raumfordernde Prozesse im Thorax, der Brustwand oder auch in der Lunge selbst zu einem stark reduzierten Luftgehalt bis zum Kollaps der Alveolen. Regional begrenzte Atelektasen können durch Kompression durch einen Tumor oder einen Abszess versursacht werden. Gesamte oder große Teile der Lunge betreffende Atelektasen (meist ventral beginnend) treten hingegen infolge eines Hydro-, Hämo-, Chylo- oder Pneumothorax auf.

Bei Kompression von außen durch z. B. Tumoren oder Flüssigkeit im Thorax spricht man auch von einer **Kompressionsatelektase**, bei Kollaps durch Eigenretraktion bei einem Pneumothorax von **Entspannungsatelektase**. Durch die Reduktion der respiratorischen Kapazität kann es bei beiden Formen zu erheblichen Belastungsintoleranzen bis zum Erstickungstod kommen.

Auch durch Verlegungen der Bronchien oder Bronchiolen durch Tumoren, Fremdkörper oder Lungenwürmer kann das dadurch nicht mehr ventilierte Lungengewebe nach Resorption der Luft innerhalb weniger Tage atelektatisch werden (**Obturations-** oder **Resorptionsatelektase**). Atelektasen können auch bei Entzündungen des Lungenparenchyms oder der Bronchien nach Verlegung der luftführenden Wege und Resorption der eingeschlossenen Luft entstehen.

Atelektasen sind zumeist reversibel, sofern sie nicht über lange Zeit vorliegen und dabei fibrosieren. Länger bestehende und großflächige Atelektasen stellen einen erhöhten Druckwiderstand für die rechte Hauptkammer des Herzens dar, woraufhin diese hypertrophieren kann; Cor pulmonale (S. 161). Atelektatisches Lungengewebe geht bei der Schwimmprobe unter, was für forensische Zwecke relevant sein kann.

Lungenemphysem

Im Gegensatz zur Atelektase liegen bei einem Lungenemphysem eine Überdehnung und vermehrter Luftgehalt des Lungenparenchyms vor.

Alveoläre Emphyseme treten typischerweise bei erschwerter Ausatmung durch obstruktive Lungenkrankheiten auf, z. B. bei Asthma der Katze oder Chronisch-obstruktiver Bronchiolitis (COB) des Pferdes. Auch andere Ventilstenosen wie aspiriertes Fruchtwasser, entzündliche Exsudate oder raumfordernde Prozesse in den Bronchien können in einem partiellen alveolären Emphysem resultieren. Ein bei forcierter Ein- und Ausatmung durch Zwerchfell und Interkostalmuskulatur außerhalb bzw. innerhalb der Alveolen erhöhter Druck kann dabei zur Zerreißung von interalveolären (elastischen) Fasern führen, gefolgt von einem Konfluieren mehrerer Alveolen. Auch können bei einem Liquido- oder Pneumothorax durch atelektatischen Kollaps ventraler Lungenanteile die dorsalen, noch belüfteten Regionen einem alveolären Emphysem anheimfallen, resultierend aus kompensatorischer Überatmung. Durch Bronchospasmen können zudem beim Ertrinkungstod sowie im anaphylaktischen Schock schwere **universelle alveoläre Emphyseme** entstehen.

Vikariierende oder Überdehnungsemphyseme entstehen dagegen als partielle Emphyseme in der Nachbarschaft von Lungenparenchymretraktionen, z. B. Vernarbungen oder chronischen Zugbelastungen durch Verwachsungen. Bei der makroskopischen Betrachtung erscheinen atelektatische Lungenbezirke dunkler und eingefallen, emphysematöse dagegen deutlich heller und leicht hervortretend im Vergleich zu regulär belüftetem Lungengewebe. Kurz andauernde alveoläre Emphyseme sind zumeist reversibel. Bei längerem Verlauf können sie jedoch durch eine Fibrose und trommelschlegelförmige Hypertrophie der glatten Bronchialmuskulatur zu einem irreversiblen Umbau mit reduzierter Ventilationsfläche führen (chronisches alveoläres Emphysem, Abb. 6.11).

Interstitielle Emphyseme resultieren aus einem Luftübertritt in die interlobulären Interstitien, wodurch diese blasenartig, teils auch perlschnurartig hervorgewölbt sind (**bullöses Emphysem**). Diese werden besonders bei Rindern nach Euthanasie oder Schlachtung beobachtet (Abb. 6.12). Pathogenetisch können auch Verlegungen der Atemwege, chronische Pneumonien, verstärktes Husten, Rippenfrakturen oder andere perforierenden Verletzungen vorliegen. Als Folge kann die Luft in regionale Lymphknoten übertreten oder, in schweren Fällen, über eine Ausbreitung in angrenzendes Bindegewebe auch bis unter die Haut im Rückenbereich. Auch Emphyseme können über einen erhöhten Widerstand für den Blutfluss zu einem Cor pulmonale führen.

Sowohl alveoläre als auch interstitielle Emphyseme können in schweren Fällen nach Einreißen von Pleuraanteilen zu einem evtl. sogar tödlich verlaufenden Pneumothorax führen.

Das **Weideemphysem** des Rindes („foggage" oder „fog fever", Öhmdgrasfieber) tritt nach Verbringen der Tiere von kargen auf nährstoffreiche, saftige Wiesen besonders im Herbst, aber auch im Frühjahr auf. Eine plötzlich erhöhte Aufnahme von L-Tryptophan aus den Pflanzen wird durch Vormagenmikrobiota in 3-Methyl-Indol überführt. Es kann neben schweren, diffusen interstitiellen Emphysemen auch toxische Lungenödeme, hyaline Membranen und nach wenigen Tagen Typ-II-Alveolarepithelzell-Hyperplasien verursachen. Wegen dabei auch auftretender interstitieller mononukleärer Immunzellinfiltrate ist die Krankheit auch fälschlicherweise als interstitielle Pneumonie des Rindes bezeichnet worden. Bei schwerem Verlauf können große Teile einer Herde infolge der respiratorischen Insuffizienz ersticken, bei Überlebenden kann lebenslang eine Lungenfibrose persistieren. Ähnliche Effekte können infolge einer Vergiftung mit Raps (respiratorische Form) sowie einigen Brassica-Arten beobachtet werden.

Lageveränderungen

Lungenlappentorsionen werden beim Hund nicht selten für den rechten mittleren sowie linken kranialen Lappen beobachtet. Sie treten zumeist bei großrahmigen Rassen nach Trauma, bei Tumoren, lobären Atelektasen oder bei

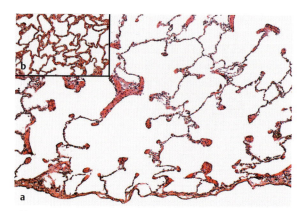

Abb. 6.11 Histologisches Bild eines chronischen alveolären Emphysems mit Überdehnung und Konfluieren der Alveolarräume, begleitet durch eine trommelschlegelförmige Hypertrophie der glatten Muskulatur an den Alevolarrändern bei einer Katze mit chronischem Asthma bronchiale. Das Inset (oben links) zeigt normale Alveolen im Vergleich bei gleicher Vergrößerung. HE-Färbung, 40×.

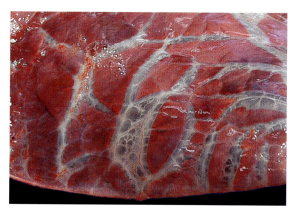

Abb. 6.12 Besonders bei Rindern findet man postmortal eine perlschnur- bis blasenartige Luftansammlung im interlobären und interlobulären Bindegewebe in Form eines interstitiellen Emphysems.

vermehrter Flüssigkeit im Thorax (Liquidothorax) auf. Andere Lappen und Tierarten sind deutlich seltener betroffen. Tordierte Lungenlappen können über eine **hämorrhagische Infarzierung** nekrotisch werden.

6.4.4 Kreislaufstörungen

■ Ödeme

Sie werden je nach Ort der Flüssigkeitsansammlung als **alveoläre** oder **interstitielle Lungenödeme** bezeichnet, wobei häufig Mischformen vorliegen. Besonders Herzinsuffizienzen bedingen einen erhöhten hydrostatischen Druck durch Rückflussminderung mit resultierender Ansammlung einer plasmaähnlichen Flüssigkeit in den Alveolen bzw. den interlobulären Septen. Bei jungen Tieren werden als Ursachen in erster Linie Herzmissbildungen beobachtet. Bei älteren Tieren werden dagegen Klappen-Endokardiosen (Hunde), Herzmuskelfibrosen oder dilatative Kardiomyopathien beobachtet, siehe Kreislauforgane (S. 154).

Je nach Ursache unterscheidet man verschiedene Ödeme (Tab. 6.1):
- **Toxische Lungenödeme** können infolge systemischer (z. B. Urämie) oder inhalierter (Reizgase, Thioharnstoff) Vergiftungen entstehen.
- **Entzündliche Lungenödeme** werden zumeist bei akuten Verläufen verschiedener Pneumonieformen infolge Permeabilitätserhöhung der Gefäße beobachtet.
- **Neurogene Lungenödeme** durch übermäßige Reizung des Vasomotorenzentrums werden u. a. bei der Aujeszky-Krankheit (Anzeigepflicht) bei Fleischfressern als einzige Organveränderung angetroffen (histologisch: minimale Stammhirn-Enzephalitis).
- **Iatrogene Lungenödeme** sind gefürchtete Komplikationen einer Überinfusion.

Die **Folgen von Lungenödemen** hängen von deren Grad und Dauer ab. Ggr. Formen sind reversibel, wogegen hgr. akute Lungenödeme durch drastische Reduktion der respiratorischen Oberfläche zum Erstickungstod führen können. Patienten mit chronischem Lungenödem zeigen klinisch häufig Husten nach Belastung. Dieser wird aufgrund der zumeist zugrunde liegenden Herzinsuffizienz als **Herzhusten** bezeichnet. Chronische Ödeme können neben verminderter Belastbarkeit durch reduzierten Gasaustausch auch zu einer alveolären und/oder interstitiellen Lungenfibrose und weiteren permanenten Strukturveränderungen mit Funktionseinschränkung führen. Auch wird eine verminderte Abwehr gegen Infektionen beobachtet. Bei chronischen alveolären Ödemen werden in den Alveolarraum übergetretene Erythrozyten durch Alveolarmakrophagen aufgenommen. Diese werden nach Abbau des Hämoglobins und bräunlicher Eisenpigmentspeicherung auch als **Herzfehlerzellen** bezeichnet und sind im Sputum nachweisbar. Alveoläre Ödemflüssigkeit kann durch beigemischte Erythrozyten auch rötlich gefärbt sein. Sie kann im Kreislaufschock oder bei verstorbenen Patienten durch beigemengte Surfactant-Bestandteile aufgeschäumt recht weit die luftführenden Wege bis zur Trachea aufsteigen (Abb. 6.10). Bei euthanasierten oder im schweren Schock verstorbenen Patienten kann die **schaumige Ödemflüssig**-

Tab. 6.1 Ursachen von Lungenödemen bei Tieren.

Ursache	Erkrankung
erhöhter hydrostatischer Druck	Herzklappeninsuffizienzen
	Kardiomyopathien
	venöse Obturation oder Obstruktion
	iatrogene Hyperinfusion
	Lymphabflussstörung (z. B. Tumormetastasen im Lymphknoten)
toxische Schädigung der Alveolarwand	Ödemkrankheit der Schweine
	Clostridientoxikosen bei Schafen
	Rauchgasinhalation
	Paraquat (Kontaktherbizid)
reduzierter kolloidosmotischer Druck im Plasma	Kachexie
	Albuminverlust (nephrotisches Syndrom, Proteinverlust-Enteropathie)
	Proteinmangelernährung
erhöhte Permeabilität der Alveolarwand	virale (z. B. pulmonale Form der Afrikanischen Pferdepest) oder bakterielle Pneumonien
	anaphylaktischer Schock, lokale oder systemische Überempfindlichkeitsreaktionen
	Hypoxie
neurogen	Aujeszky-Krankheit

keit auch aus den Nasenöffnungen austreten (z. B. bei „rabbit haemorrhagic disease"). Dies ist nicht zu verwechseln mit der zu Schaum geschlagenen Speichelflüssigkeit an Tollwut (S. 313) erkrankter Tiere.

■ Lungenblutungen

Sie können verschiedene Ursachen haben und entweder als Nebenbefund auftreten oder zu einem Erstickungs- und sogar Verblutungstod führen. Man unterscheidet:
- **Rhexisblutungen**: typische Folgen eines perforierenden Traumas (Stich- oder Schussverletzung, Rippenfraktur o. a.)
- **Arrosionsblutungen**: treten bei gefäßnahen nekrotisierenden Entzündungen oder Tumoren auf
- **Diapedesisblutungen**: gehen in der Regel mit einer hämorrhagischen Diathese einher, der primäre Gerinnungsstörungen, septische Allgemeininfektionen oder systemische Vaskulitiden zugrunde liegen
- **belastungsinduziertes Lungenbluten** („exercise-induced pulmonary hemorrhage") wird bei etwa jedem zweiten Renn- oder Springpferd zumindest bei endoskopischer Untersuchung beobachtet. Weniger als 1 % der Pferde zeigen dabei Blutaustritt aus der Nase (**Epistaxis**; **Rhinorrhagie**) oder Blutspucken (**Hämoptoe**). Auch menschliche Athleten, Rennkamele und Greyhound-Rennhunde können betroffen sein. Die Pathomechanismen sind nicht geklärt, es werden Rhexisblutungen von stark belasteten Gefäßen vermutet.

■ Lungeninfarkte

Sie sind selten und können vereinzelt beim Rind durch **Thrombembolien** der A. pulmonalis oder ihrer Hauptaufzweigungen auftreten. Ursachen können eine Embolie von Abscheidungsthromben (Endophlebitis, Endokarditis, Vena-cava-nahe Abszesse in der Leber) oder eine Hyperkoagulabilität sein. Es handelt sich um hämorrhagische Infarkte. Je nach Kaliber der verlegten Arterie kann es zum totalen Kreislaufversagen kommen (Schock) oder zur Minderperfusion begrenzter Parenchymabschnitte. Da Lungengewebe nicht zu den sog. Endstromgebieten zählt, sondern zahlreiche Kollateralgefäße sowie Anastomosen zwischen der funktionellen (A. pulmonalis) und nutritiven (A. bronchialis) Blutversorgung bestehen, werden Infarkte kaum beobachtet, da dies eine Funktionsbeeinträchtigung beider Systeme voraussetzt.

Anämische (weiße) Infarkte entstehen typischerweise in Organen mit Endstromarterien (Herz, Niere, Gehirn), während hämorrhagische Infarkte in Organen mit zahlreichen vernetzten Kollateralgefäßen (z. B. Darm, Milz) oder doppelter, d. h. funktioneller und nutritiver Blutversorgung (z. B. Lunge und Leber) auftreten.

■ Weitere Kreislaufstörungen

Hyperämien entstehen in der Lunge bei entzündlichen Erkrankungen, kardialen Insuffizienzen einschließlich Kreislaufschock, bei Aufenthalt in großer Höhe bzw. geringem Luftdruck (sog. „brisket disease" des Rindes) sowie bei Rauchgasinhalationen und anderen schweren Inhalationsvergiftungen.

Ischämien der Lunge können diffus infolge einer Kompression entstehen (Liquidothorax) oder lokal als Folge von Kompressionen durch Raumforderungen.

Fettembolien nach Knochenfrakturen, **parasitäre Embolien** (z. B. *Dirofilaria immitis*) oder **Tumorzellembolien** (sog. krebsige Pneumonie) können – wenn auch selten – zu lokalen Kreislaufstörungen in der Lunge führen. **Bakteriell infizierte Emboli** führen allein oder zusätzlich zu eitrig-metastatischen Herdpneumonien.

Als **hyaline Membranen** werden Ausgüsse der inneren Alveolarwände mit protein- und glukosaminoglykanreichen Plasmaexsudaten bezeichnet, die bei infektiös oder toxisch (Reizgase, Urämie) bedingten Nekrosen der Alveolardeckepithelzellen vom Typ I austreten (Abb. 6.13). Auch bei lungenunreifen Neugeborenen können ähnliche Veränderungen auftreten. Sofern die Patienten die akute Phase mit Hypoxien durch schwere Diffusionsstörungen überleben, können die Membranen im weiteren Verlauf durch Alveolarmakrophagen aufgenommen werden. Die Alveolarwanddefekte können evtl. durch Hyperplasie der Typ-II-Alveolarepithelzellen abgedeckt werden.

Mediahyperplasien kleiner und mittlerer Lungenarterien werden bei Kaninchen und Katzen mit unklarer klinischer Signifikanz beobachtet. Ein Zusammenhang mit einer pulmonalen Hypertonie wird angenommen. Zudem treten sie bei Rindern mit Höhenkrankheit („brisket disease") und Hunden mit Dirofilariose auf.

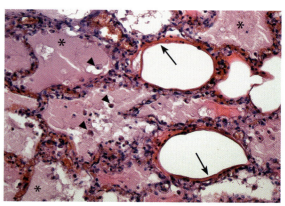

Abb. 6.13 Chronischer Alveolarwandschaden durch Urämie in der Lunge eines Hundes mit alveolärem Ödem (*), hyalinen Membranen (→) sowie aktiven Makrophagen (▶). HE-Färbung, 100×.

6.4.5 Stoffwechselstörungen und degenerative Veränderungen

Mit zunehmendem Alter können verschiedene Pigmente, Produkte von Stoffwechselentgleisungen sowie vermehrt Bindegewebe in der Lunge abgelagert werden. Länger anhaltende Rußinhalation (Dieselabgase, offener Kamin) kann zur Ansammlung von kohlenstoffhaltigen Pigmenten im Bronchus-assoziierten lymphatischen System sowie in den regionären Lymphknoten führen (**Anthrakose**). Sie kommt besonders bei Hunden und manchen Fledermausarten vor und bleibt zumeist folgenlos.

Pulmonale Hämosiderosen werden häufig bei Meerschweinchen beobachtet und können nach systemischen Hämolysen oder nach Abbau lokaler Blutungen auftreten. Makroskopisch ist die gesamte Lunge mit schwarzen Pünktchen übersät, was Anlass zu einer Verwechslung mit Melanin oder Melanom-Metastasen geben könnte. Eine klinische/funktionelle Bedeutung haben diese Veränderungen offenbar nicht, ihre Ursache ist unklar.

Bräunlich-goldene autofluoreszierende **Ceroidablagerungen** in Makrophagen treten nach Abräumreaktionen von nekrotischem Gewebe auf.

Interstitielle Fibrosen werden nach chronischen Stauungen mit oder ohne interstitielle Ödeme beobachtet. Alternativ treten sie auch nach längerfristigen Inhalationen von Stäuben, Reizgasen oder kleinsten Fremdkörpern wie Asbestfasern auf, die auch Mikrogranulome und Tumoren induzieren können.

Alveoläre Fibrosen stellen dagegen zumeist späte Vernarbungen nach fibrinösen oder katarrhalisch-eitrigen wie auch allergisch bedingten Pneumonien dar.

Typischerweise entstehen **interstitielle Verkalkungen** der elastischen Fasern (sog. **Bimssteinlunge**; Abb. 6.14) im Rahmen einer metastatischen Weichgewebemineralisierung nach Vitamin-D_3-Vergiftung oder primären sowie sekundären Hyperparathyreoidismen, zusammen mit Verkalkungen anderer sog. Kalkfänger (Intima und Media von Arterien, Basalmembranen der Niere, Magenschleimhaut u. a.). Die Lungen sind deutlich verfestigt und retrahieren kaum. Selbst bei schweren Formen wird jedoch kaum eine klinisch auffällige Reduktion des Gasaustausches bemerkt.

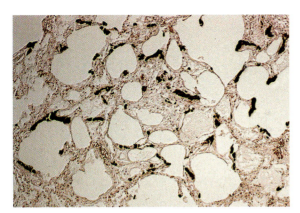

Abb. 6.14 Verkalkung (braun, schwarz) der interalveolären Septen bei einem Hund mit Vitamin-D_3-Vergiftung. Von Kossa-Färbung, 100×.

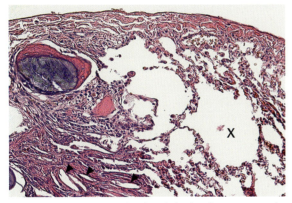

Abb. 6.15 Chronische Alveolar-Phospholipidose bei einem Hund mit nadelartigen Ablagerungen von Cholesterin (▶) sowie mineralisierter Knochenmetaplasie (oben links, violett-rot), dazwischen granulomatöse Entzündung mit Makrophagen/Schaumzellen. Rechts daneben sind mehrere emphysematöse Alveolen (x) zu erkennen. HE-Färbung, 100×.

Fokale dystrophische Verkalkungen entstehen als Folge von lokalen Gewebsnekrosen, Parasitenwanderungen oder im Zentrum granulomatöser Entzündungen.

Bei der **alveolären Phospholipidose** vieler älterer Hunde, Katzen und anderer Spezies lassen sich unregelmäßig im gesamten Lungenparenchym verteilt, oft jedoch betont subpleural, intraalveoläre Ablagerungen von Phospholipiden finden (**Schaumzell-Lipidose, Schaumzell-Granulome**). Sie werden einer über- und fehlgesteuerten Surfactant-/Phospholipid-Synthese zugeschrieben. Sie können nach Ausfällen von nadelartigen Cholesterinkristallen in kleinste Fremdkörpergranulome übergehen oder auch metaplastisch verknöchern (**Abb. 6.15**). Makroskopisch sind sie als weiße feste Pünktchen festellbar. Liegen diese teils nadelspitzen Strukturen in Nähe der Pleura, können sie besonders beim Hund einen **Pneumothorax** durch Pleuraperforation verursachen.

Beschrieben sind **Vergiftungen** mit selektiver Lungenwirkung u. a. für das Herbizid Paraquat bei **Hund** und **Katze** sowie Perillaketon, einem Toxin aus der Minzenart *Perilla frutescens*, bei **Rind** und **Pferd**. Daneben sind weitere biotische und xenobiotische Toxine bekannt, die z. T. nach Aufnahme als Protoxine zumeist durch selektive Stoffwechselleistungen lungenspezifischer Zelltypen (z.B Typ-II-Alveolarepithelzellen) ihre toxische Wirkung am Ort der Aktivierung entfalten. Die Folge ist meist ein akuter Alveolarschaden mit letalem Verlauf (hyaline Membranen, Lungenödem). Bei milderem Verlauf entstehen nach geringer Toxindosis Typ-II-Zell-Hyperplasien, interstitielle Fibrosen und evtl. ein „acute respiratory distress syndrome" (ARDS).

6.4.6 Entzündungen

■ Primäre Entzündungen der Bronchien und Bronchiolen

Entzündungen der Bronchien (**Bronchitis**) und Bronchiolen (**Bronchiolitis**) treten oft im Zusammenhang mit entzündlichen Erkrankungen des oberen Respirationstrakts auf. Man unterscheidet verschiedene Entzündungstypen:
- Bei der **katarrhalischen Bronchitis** zeigt die Schleimhaut eine hyperämische Rötung und weißlich-graue Schleimauflagerungen.
- Bei **eitriger Bronchitis** ist gelbliches oder weißliches visköses Exsudat zu finden.
- Die **fibrinöse Bronchitis** tritt besonders bei Virusinfektionen wie z. B. IBR (S. 193), BKF (S. 33) oder Rinderpest (S. 35) auf.
- Die **fibrinös-nekrotisierende Bronchitis** wird ebenfalls durch Virusinfektionen (z. B. BHV 1) oder durch Infektionen mit Pilzen hervorgerufen.

Neben infektiösen Ursachen durch pathogene Bakterien, Viren, Parasiten oder Pilze können besonders auch immunpathologische Erkrankungen zu sterilen Atemwegsentzündungen führen, etwa beim felinen Asthma oder der COB des Pferdes, die heute auch als equines Asthma bezeichnet wird.

Chronische Bronchitiden oder chronische Bronchopneumonien führen teils zu Erweiterungen des Bronchiallumens (**Bronchiektasie**). Bronchiektasien treten häufiger nach entzündlichen Veränderungen der Bronchien auf als infolge von inhalierten Fremdkörpern, Granulomen oder Tumoren.

Chronische Bronchitis beim Hund

Sie tritt oft bei älteren **Hunden** auf. Die Ursache bleibt meist ungeklärt, wobei verschiedene ätiologische Faktoren (z. B. Luftverschmutzung, Zigarettenrauch, virale Infektionen, immunpathologische Prozesse) vermutet werden. Bei vielen Hunden mit chronischer Bronchitis liegt eine chronische Linksherzinsuffizienz vor. Es ist daher anzunehmen, dass es durch ein kardial bedingtes Lungenödem zu den entzündlichen Veränderungen (sog. Stauungsbronchitis) kommt. Makroskopisch sind reichlich Mukus oder ein mukopurulentes Exsudat und eine Verdickung der Schleimhaut in Bronchien und Trachea anzutreffen.

Bei Hunden kommt häufig eine **chronische eosinophile Bronchitis** vor, die in den meisten Fällen vermutlich eine allergische oder parasitäre Genese hat. Bei jungen Hunden, besonders beim Sibirischen Husky, wird eine eosinophile Bronchopneumonie beschrieben, die durch eine chronische eosinophile Bronchitis mit Schleimhauthyperplasie und -ulzeration oder Plattenepithelmetaplasie gekennzeichnet ist.

„Chronic respiratory disease" bei Ratten

CRD steht für chronische Entzündungen der Bronchien und angrenzender Atemwege bei Ratten, die besonders durch Mykoplasmen oder zilienassoziierte respiratorische (engl.: „CAR"-) Bazillen mit oder ohne einer Vielzahl anderer viraler oder bakterieller Erreger hervorgerufen werden kann. Für eine auch bei anderen Nagern und Lagomorphen vorkommende CAR-Bazillusinfektion gilt eine starke Bronchiektasie als charakteristisch.

Felines Asthma

Bei **Katzen** kommt es beim felinen Asthma und bei anderen allergischen Reaktionen zur akuten oder chronischen Bronchitis. Asthma ist bei der Katze nicht selten und gilt klinisch als unterdiagnostiziert. Klinisch wird Dyspnoe, auch anfallsweise, beobachtet, wobei im Extremfall die betroffenen Katzen auch hecheln. Histologisch dominieren Hyperplasien der Becherzellen und Drüsen, Hypertrophien der glatten Bronchialmuskulatur und chronische alveoläre Emphyseme. Eosinophile und lymphozytäre Immunzellinfiltrationen im Bereich der Bronchiolen sind oft nur sehr schwach ausgeprägt. Entzündungen der Bronchiolen (Bronchiolitis) führen dabei viel häufiger zur Verlegung der Luftwege (Obturationsstenose), als dies bei der Bronchitis geschieht. Eine vollständige Verlegung verursacht eine Atelektase des Lungengewebes, während es bei teilweiser Obstruktion meist zu chronischen alveolären Emphysemen kommt.

Equines Asthma

Beim **chronischen equinen Asthma** (früher equine **chronisch-obstruktive Bronchiolitis, COB**, oder **„recurrent airway obstruction", RAO**) handelt es sich um eine bei adulten Pferden vorkommende, mit Obstruktion durch Hypertrophie der glatten Muskulatur sowie Becherzellhyperplasien und Schleimansammlungen (Dyskrinie) einhergehende chronische Entzündung der terminalen Atemwege. Ursache sind Hypersensitivitätsreaktionen vom Typ III und IV gegenüber inhalierten Antigenen in der Stallluft einschließlich Pilzsporen von thermophilen Aktinomyzeten. Teils ist auch eine IgE-vermittelte Immunantwort beteiligt. Im chronischen Verlauf kann es durch forcierte Exspiration infolge der Stenosen zur Hypertrophie des äußeren schiefen Bauchmuskels kommen (sog. **Dampfrinne, Dämpfigkeit**). Außer equinem Asthma („heaves" oder „barn dust asthma") in kontinentalen Klimazonen kommt eine ähnliche, durch Graspollen und Pilzsporen hervorgerufene Erkrankung bei Pferden mit Weidehaltung unter feuchten klimatischen Bedingungen im Südosten der USA und im Vereinigtes Königreich vor („pasture asthma"). Als **akutes Asthma** bezeichnet man eine bei unter etwa 5-jährigen Pferden vorkommende, mehr durch eosinophile Granulozyten und weniger durch Metaplasien (Dyskrinie, Curschmannspiralen) gekennzeichnete Bronchitis und Bronchiolitis, die früher ebenso unter den Oberbegriff IAD für „inflammatory airway disease" fiel.

> **DEFINITION** Der Begriff „Asthma" entstand aus klinischer Betrachtung einer chronischen, entzündlichen Erkrankung der Atemwege beim Menschen mit dauerhafter Beteiligung einer immunpathologischen Überempfindlichkeitsreaktion. Während bereits beim Menschen verschiedene Verläufe und Mechanismen vorkommen, sind die verschiedenen Asthma-ähnlichen Krankheiten bei Tieren noch vielfältiger. Regelmäßige, teils zu Verwirrung führende Änderungen der Nomenklatur dieses Erkrankungskomplexes beim Pferd spiegeln die Variabilität und Komplexität seines klinischen Bildes und seiner Pathogenese wider, besonders im oft angestrebten, jedoch nur teils gerechtfertigten Vergleich mit dem menschlichen Asthma. Erhebliche Speziesunterschiede erschweren den direkten Vergleich, bereichern aber das Verständnis.

Bronchiolitis obliterans

Die Bronchiolitis obliterans tritt nach chronischen Schädigungen der bronchiolären Schleimhaut bei viralen oder bakteriellen Infektionen, Lungenwurmbefall, nach Einwirkung toxischer Gase und durch von „Club"-Zellen (Keulenzellen, früher: Clara-Zellen) produzierte toxische Substanzen auf. Dabei kommt es durch Granulationsgewebe zur Verlegung der bronchiolären Lumina. Bronchiolitis obliterans kommt insbesondere bei durch verschiedene Erreger verursachten chronischen Bronchopneumonien beim Rind vor, z. B.:
- Bovines Respiratorisches Synzytialvirus (BRSV)
- *Mannheimia haemolytica*
- *Pasteurella multocida*
- *Histophilus somni*
- *Mycoplasma bovis*
- *Mycoplasma dispar*

■ Entzündungen der Lunge

> **DEFINITION** Als Lungenentzündung (Pneumonie) wird eine durch Infektionen oder sterile, immunpathologische Prozesse verursachte Infiltration des respiratorischen Lungengewebes mit Immunzellen bezeichnet. Pneumonien werden aufgrund folgender Charakteristika in verschiedene Formen unterteilt:
> – Verteilungsmuster der Veränderungen (alveolär, interstitiell, lobulär, lobär u. a.)
> – Beschaffenheit des Exsudats (fibrinös, eitrig u. a.)
> – beteiligter Immunzelltyp (lymphozytär, eitrig, eosinophil, granulomatös)
> – weitere Faktoren (Ätiologie, Infektionsweg)

Die durch aerogene Infektionen verursachten **Bronchopneumonien** (Tab. 6.2) entstehen meist im Anschluss an Entzündungen der Bronchien und Bronchiolen mit Ausbreitung auf den Alveolarbereich.

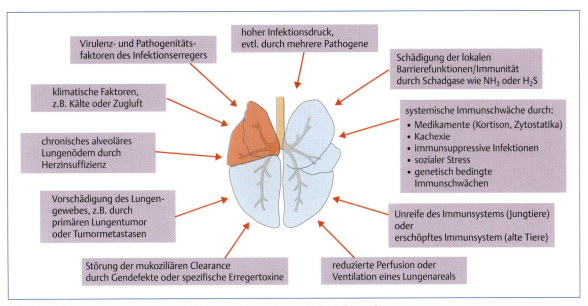

Abb. 6.16 Faktoren, die Entstehung und Verlauf einer Pneumonie negativ beeinflussen können.

Tab. 6.2 Formen, Entstehungswege und typische Ursachen von Pneumonien.

Form der Pneumonie		Entstehungs- bzw. Infektionsweg	Typische Ursachen bzw. Erreger
alveoläre Herdpneumonien (lobulär oder lobär)	katarrhalisch-eitrige Bronchopneumonie	aerogen	Bakterien, inklusive Mykoplasmen
	fibrinöse Bronchopneumonie	aerogen	Bakterien (besonders *Mannheimia haemolytica* und *Pasteurella multocida*) inklusive Mykoplasmen
Aspirationspneumonie		aerogen	Aspiration von Fremdmaterial (Futter, Mageninhalt, reizende Medikamente, Fruchtwasser u. a.)
embolisch-metastatische Pneumonie		hämatogen (mit oder ohne Thrombembolien)	Sepsis (bes. Bakterien)
interstitielle Pneumonie		aerogen oder hämatogen	Viren (z. B. Influenza- und Corona- oder Staupevirus), Bakterien, Pilze, Parasiten, Allergene, Gase, Rauch, Sepsis (bes. Bakterien), Toxine, Parasiten
granulomatöse Pneumonie		aerogen oder hämatogen	bestimmte Bakterien (z. B. Mykobakterien), Pilze, Parasiten, Fremdmaterial, endogene Lipide

Bei den Herdpneumonien können in Abhängigkeit vom makroskopischen Verteilungsmuster lobuläre (einzelne Läppchen betreffend) und lobäre (ganzer Lappen verändert) Formen unterschieden werden. Bei den zumeist weniger schwerwiegenden und sich langsamer ausbreitenden **lobulären Bronchopneumonien** zeigen die entzündlichen Veränderungen ein läppchenbezogenes Verteilungsmuster. Dieses ist makroskopisch besonders gut an der Lunge von Rindern und Schweinen zu erkennen. Bei **lobären Bronchopneumonien** (Lobärpneumonien) handelt es sich meist um fulminant verlaufende Entzündungsreaktionen (z. B. fibrinöse Pneumonie nach Infektion mit *Mannheimia haemolytica* beim Rind), die durch Beteiligung eines oder mehrerer ganzer Lungenlappen gekennzeichnet sind.

Faktoren, die die Entstehung und den Verlauf einer Pneumonie beeinflussen, sind in **Abb. 6.16** aufgeführt.

WISSENSWERTES

Komplexität der Pneumonieentstehung

Schweregrad und Verlauf einer Pneumonie können wesentlich durch variierende **Virulenz- und Pathogenitätsfaktoren des Erregers** beeinflusst werden (z. B. bei Influenzaviren). Viele Pneumonien entstehen jedoch erst durch das Zusammenwirken mehrerer Ursachen, wobei abwehrschwächende Primärinfektionen (z. B. BVDV beim Rind, Staupe beim Hund), ungünstige Haltungsbedingungen (z. B. Schadgase) und anderweitig verursachte **Immunsuppressionen** zu den wichtigsten Faktoren zählen. Viele respiratorische Virusinfektionen disponieren für opportunistische, meist bakterielle Superinfektionen, wobei auch Haltungs- oder Transportstress (z.B „shipping fever" beim Rind) zusätzlich eine verminderte Abwehrbereitschaft begründen können. Schadgase in der Stallluft können viele Komponenten der lokalen Schleimhaut-Immunabwehr schwächen. Die meisten Pilzinfektionen des Respirationstrakts treten typischerweise erst opportunistisch nach systemischer oder lokaler Immunsuppression auf. Eine pulmonale oder systemische Toxoplasmose bei Hund, Löwe und Frettchen wird zumeist im Rahmen einer das Immunsystem gezielt schwächenden Staupevirus-Infektion beobachtet, wobei oft erst die sekundäre Toxoplasmose tödlich verläuft. Die Identifikation der auslösenden und der disponierenden Faktoren bei einer Pneumonie sowie ihr Zusammenspiel zählen zu den diagnostischen Herausforderungen sowohl am lebenden Patienten als auch bei der Obduktion.

Pneumonien bei Tieren sind zumeist nicht allein durch einen spezifischen Infektionserreger verursacht, sondern durch ein Zusammenspiel mehrerer Faktoren, die auch therapeutisch zu berücksichtigen sind.

Katarrhalisch-eitrige Bronchopneumonien

Diese sind meist durch Veränderungen der **kranioventralen Lungenabschnitte** gekennzeichnet (sog. vorne-unten-Muster). Die betroffenen Lungenläppchen sind häufig atelektatisch eingesunken und weisen eine verfestigte Konsistenz bei dunkelroter Farbe auf. Im weiteren Krankheitsverlauf können die herdförmigen Veränderungen konfluieren, wodurch es zu Veränderungen größerer Lungenareale oder ganzer Lungenlappen kommt (**Abb. 6.17**). Von den Schnittflächen des veränderten Gewebes fließt eitriges oder mukopurulentes Exsudat ab. Des Weiteren sind atelektatische (Obstruktionsatelektase) und emphysematöse Lungenläppchen vorhanden. Histologisch ist in den Alveolen, Bronchiolen und Bronchien ein eitriges, mehrheitlich mit neutrophilen Granulozyten angereichertes Exsudat zu finden. Im Alveolarbereich sind zudem häufig desquamierte Alveolarepithelzellen und Alveolarmakrophagen vorhanden. Katarrhalisch-eitrige Bronchopneumonien können vollständig ausheilen, es kann jedoch, insbesondere bei chronischem Verlauf, zu **Komplikationen** kommen:

- Abszesse
- Fibrosen
- Bronchiektasien
- Emphyseme
- pleurale Adhäsionen und Verwachsungen

Ätiologisch werden katarrhalisch-eitrige Bronchopneumonien insbesondere durch Bakterien verursacht wie Streptokokken, Staphylokokken, *Trueperella pyogenes* (früher *Arcanobacterium pyogenes*), *Bordetella bronchiseptica* und *E. coli*.

Oft entwickeln sich katarrhalisch-eitrige Bronchopneumonien durch bakterielle Sekundärinfektionen im Anschluss an primäre respiratorische Virusinfektionen.

KLINISCHER BEZUG Der oft benutzte Begriff „Spitzenlappenpneumonie" steht nicht für eine bestimmte Krankheit oder Ursache, sondern beschreibt das makroskopische Erscheinungsbild einer konsolidierenden, dunkelroten Entzündung der kranioventralen Lungenbereiche, welches vereinfacht auch als „vorne-unten-Muster" bekannt ist. Im Anschnitt lässt sich zumeist Eiter aus den Bronchien abdrücken. Fast immer handelt es sich um eine katarrhalisch-eitrige bis fibrinöse Bronchopneumonie nach aerogener Infektion. Typische Entitäten sind die enzootische Pneumonie des Schweines durch *Mycoplasma hyopneumoniae* und weitere bakterielle Infektionen sowie Infektionen der Rinderlunge mit *Mannheimia haemolytica* oder *Pasteurella multocida*, oft erst sekundär nach z. B. BRSV-Infektionen.

Fibrinöse Pneumonien

Bei fibrinösen Pneumonien sind in der Regel ganze Lungenlappen (Spitzen-, Anhangs- und Mittellappen, kranioventrale Anteile der Hauptlappen) entzündlich verändert (**Lobärpneumonien**). Die entzündlichen Läsionen im Lungenparenchym werden in der Regel von einer Pleuritis begleitet (**Pleuropneumonie**).

Das makroskopische Bild hängt vom Alter und vom Schweregrad der Läsionen ab. Die veränderten Bezirke zeigen jedoch konstant eine Volumenzunahme gegenüber dem angrenzenden unveränderten Gewebe. In frühen Stadien (**Anschoppung**) ist das Lungengewebe durch hgr. Hyperämie und Blutungen dunkelrot verfärbt und die Pleura zeigt gelblich-weiße Fibrinbeläge (**Abb. 6.18**). In späteren Stadien sind die veränderten Lungenlappen stark vergrößert, leberartig verfestigt und von dunkelroter oder grauer Farbe (**Stadium der roten bzw. grauen Hepatisation**). Auf den Schnittflächen sind in den interlobulären Septen dilatierte und thrombosierte Lymphgefäße und eine Ödemati-

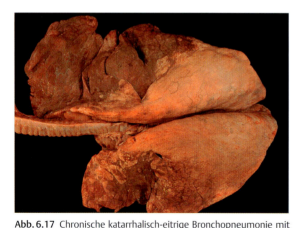

Abb. 6.17 Chronische katarrhalisch-eitrige Bronchopneumonie mit kranioventralem Verteilungsmuster bei einem Kalb (Infektion mit *Trueperella pyogenes*). Der linke Spitzenlappen zeigt lobuläre bis konfluierende entzündliche Veränderungen. Der rechte Spitzenlappen und die kranialen Anteile des rechten Hauptlappens weisen eine durch Konfluieren der entzündlichen Veränderungen entstandene lobäre und lobuläre Verteilung der Entzündung auf.

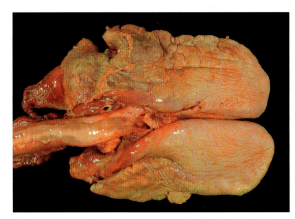

Abb. 6.18 Fibrinöse Pleuropneumonie beim Pferd mit hgr. Fibrinbelägen auf der Pleura pulmonalis.

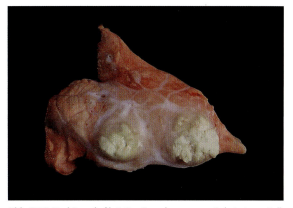

Abb. 6.19 Verkäsende fibrinöse Bronchopneumonie bei einem Kalb (Infektion mit *Mycoplasma bovis*). In der Umgebung der Nekroseherde liegt eine inter- und intralobuläre Fibrosierung des Lungengewebes vor.

sierung zu erkennen. Des Weiteren können fokale Nekrosen im Lungenparenchym auftreten (**Abb. 6.18**). Da in den betroffenen Lungenlappen die Entzündungsvorgänge in den jeweils dazugehörigen Lungenläppchen dysphasisch ablaufen und es außer entzündlich veränderten meist noch normale Lungenläppchen gibt, entsteht eine **bunte Marmorierung**.

Histologisch ist im Stadium der Anschoppung eine hgr. Hyperämie mit eiweißreichem Exsudat in den Alveolen zu sehen. Die **rote Hepatisation** ist durch Hyperämie und Fibrinansammlungen mit wenigen Immunzellen (neutrophile Granulozyten, Makrophagen) gekennzeichnet und im Stadium der **grauen Hepatisation** sind in den Alveolen neben Fibrin zahlreiche neutrophile Granulozyten und Makrophagen (als „oat cells" bezeichnet) vorhanden. Bei Haus- und Wildtieren kommt es im Gegensatz zum Menschen nur selten zur **Lysis**, d. h. zur Verflüssigung und lymphohämatogenen Resorption des entzündlichen Exsudats. Bei Tieren wird das entzündlich veränderte Lungengewebe in späteren Stadien der fibrinösen Pneumonie durch Granulationsgewebe organisiert, wodurch das Gewebe eine fleischartige Farbe und Konsistenz bekommt (**Karnifikation**). Des Weiteren ist in chronischen Stadien eine alveoläre Fibrose und eine Fibrosierung der interlobulären Septen zu finden.

Im Gegensatz zur katarrhalisch-eitrigen Bronchopneumonie heilt die fibrinöse Pneumonie nur selten vollständig aus. Nekrosen können von Saprophyten besiedelt werden, wodurch sich eine **gangräneszierende Pneumonie** entwickeln kann.

Als Folge ausgedehnter Nekrosen des Lungengewebes nach schwerwiegender Ischämie infolge Gefäßthrombosen oder durch Einwirkung bakterieller Toxine können sich **Sequester** entwickeln. Dies ist z. B. bei der durch *Mycoplasma mycoides* ssp. *mycoides SC* („small colony type", SC) verursachten, in Afrika und Asien auftretenden **Lungenseuche des Rindes** (Kontagiöse Bovine Pleuropneumonie; „*contageous bovine pleuropneumonia*", CBPP; Anzeigepflicht) der Fall. Derartige, im Lungenparenchym gelegene, bindegewebig abgekapselte Sequester lassen auf der Schnittfläche noch die Struktur des abgestorbenen Lungengewebes erkennen, in denen bakterielle Erreger persistieren können. Eine häufige Komplikation der fibrinösen Pneumonie stellt die **Bronchiolitis obliterans** dar, die durch Organisation des fibrinösen Exsudats entsteht.

Fibrinöse Pneumonien werden v. a. durch aerogene Infektionen mit Bakterien wie *Pasteurella multocida*, *Mannheimia haemolytica*, *Actinobacillus pleuropneumoniae*, *Histophilus somni* sowie durch Mykoplasmen (z. B. *Mycoplasma bovis* und *Mycoplasma mycoides* ssp. *mycoides SC* sowie Erreger des *Mycoplasma-mycoides*-Clusters) verursacht. Dabei handelt es sich entweder um primäre Infektionen oder um sekundäre Infektionen nach vorangegangenen Virusinfektionen:

- Beim **Rind** sind diverse, oft haltungs- und/oder transportassoziierte Risikofaktoren, Virusinfektionen (BHV 1, BRSV, Parainfluenzavirus 3, PI 3, BVDV u. a.), Infektionen mit *Mycoplasma bovis* und sich daran anschließende bakterielle Infektionen (*Mannheimia haemolytica*, *Histophilus somni*, *Pasteurella* spp.) an der Entstehung pneumonischer Veränderungen beteiligt. Diese sind bei 1–4 Monate alten Kälbern unter dem Begriff der **Enzootischen Bovinen Pneumonie** (EBP, Kälbergrippe) und bei Mastrindern als „**shipping fever**" bekannt. Bei Kälbern und Rindern, bei denen *Mycoplasma bovis* am Pneumoniegeschehen beteiligt ist, entwickelt sich oft eine durch hämatogene Streuung des Erregers verursachte Polyarthritis.
- Die Lungenveränderungen des **Rindes** bei Infektionen mit *Mycoplasma bovis* sind makroskopisch oft nicht von durch andere Bakterien verursachten eitrigen Bronchopneumonien zu unterscheiden. Charakteristisch sind jedoch innerhalb der verfestigten Lungenbereiche befindliche, weißliche, scharf demarkierte Herde mit verkäsender Nekrose (**Abb. 6.19**), die von neutrophilen Granulozyten, Makrophagen, Lymphozyten und Plasmazellen umgeben werden. Zudem kommt es zu einer Proliferation des peribronchären und -bronchiolären lymphatischen Gewebes („cuffing pneumonia").
- Aerogene Infektionen mit *Actinobacillus pleuropneumoniae* führen beim **Schwein** zu fibrinös-eitriger oder hämorrhagisch-nekrotisierender Pleuropneumonie, die besonders dorsal im Hauptlappenbereich vorliegt (**Abb. 6.20**).

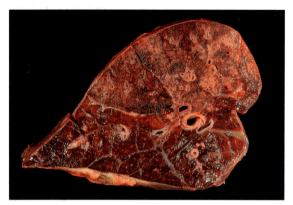

Abb. 6.20 Fibrinöse Pleuropneumonie beim Schwein mit großflächigen, trocken erscheinenden Aufhellungen (Fibrin und Nekrose) im dorsalen Lungenparenchymbereich sowie gelblichen Fibrinauflagerungen auf der Pleura, infolge einer Infektion mit *Actinobacillus pleuropneumoniae*.

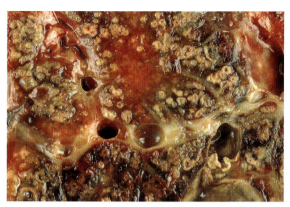

Abb. 6.21 Aspirationspneumonie beim Rind: hgr., multifokale bis konfluierende, nekrotisierende Bronchopneumonie mit grünlicher Verfärbung, welche auf Futterpartikel-assoziierte Nekrosen (Gangrän) hinweist.

- Infektionen mit zu den *Pasteurellaceae* gehörenden Erregern (*Mannheimia haemolytica, Pasteurella multocida, Histophilus somni*) verursachen beim **Rind** fibrinöse Pleuropneumonien. Im Falle von Infektionen mit *Mannheimia haemolytica* und *Histophilus somni* treten auch Koagulationsnekrosen auf.
- Bei der in tropischen Ländern besonders bei **Ziegen** vorkommenden, durch *Mycoplasma capricolum* ssp. *capripneumoniae* verursachten kontagiösen caprinen Pleuropneumonie („contagious caprine pleuropneumonia", CCPP) entwickelt sich eine fibrinöse bis fibrinös-eitrige Pleuropneumonie mit Lungennekrosen.
- Die in tropischen Ländern vorkommende **hämorrhagische Septikämie der Rinder** wird durch Endotoxine von *Pasteurella multocida* Typ B (Asien) oder E (Afrika) verursacht. Diese auch als **Wild- und Rinderseuche** bezeichnete primäre Pasteurellose ist durch eine fibrinös-hämorrhagische Pneumonie gekennzeichnet. Sie tritt oft zusammen mit akuter hämorrhagischer Gastroenteritis (S. 60) oder auch als perakute ödematöse Form (Unterhautödeme) auf. In den letzten Jahren wird **Wild- und Rinderseuche** auch in Deutschland durch vermehrtes Auftreten einer *Pasteurella-multocida*-Typ-B-Infektion beim Rind, bei Wildwiederkäuern sowie bei Haus- und Wildschweinen beobachtet.
- Durch Infektion mit *Pasteurella trehalosi* (früher *Pasteurella haemolytica* Typ T) werden bei Schaflämmern multifokale hämorrhagische Lungeninfarkte oder fibrinöse Pleuropneumonien hervorgerufen.

Aspirationspneumonien

Aspirationspneumonien werden durch aerogene Aspiration von festem oder flüssigem Fremdmaterial hervorgerufen. Sie sind typischerweise unilateral oder zumindest asymmetrisch zwischen den Lungenhälften verteilt. In Abhängigkeit von Art des Fremdmaterials, dessen Verteilung innerhalb der Lunge und darin enthaltenen Bakterien oder Pilzen können unterschiedliche Veränderungen im Lungengewebe entstehen. Meist treten eitrige und/oder nekrotisierende Entzündungen auf (**Abb. 6.21**). Besonders bei Beteiligung von Bakterien können abszedierende oder faulig-jauchige Entzündungsprozesse (**gangräneszierende Pneumonie, Lungengangrän**) dominieren.

Aspirationspneumonien treten oft im Zusammenhang mit der Aspiration von Futter auf:
- regurgitierter Panseninhalt beim Rind (bei Tollwut, Aujeszky-Krankheit, Botulismus, Schlundverstopfung u. a.)
- Milch (z. B. Eimertränke beim Kalb, Zwangsernährung mit der Flasche, Gaumenspalten)
- Mageninhalt bei Tieren mit einhöhligem Magen (z. B. bei Vomitus, Megaösophagus)

Des Weiteren kann durch fehlerhafte Eingabe reizender Medikamente oder Öle (z. B. Paraffinöl bei Pferden mit Kolik) mittels falsch platzierter Nasenschlundsonde eine Aspirationspneumonie (sog. Eingusspneumonie) induziert werden. Auch kommen sie nach Aspiration von Fruchtwasser bei Welpen bei peripartaler Hypoxie oder durch Aspiration von Exsudatbestandteilen bei eitrigen und nekrotisierenden Entzündungsprozessen im oberen Respirationstrakt vor (z. B. Kälberdiphtheroid).

Embolisch-metastatische Pneumonien

Die **embolisch-metastatische** oder **embolisch-eitrige Pneumonie** entsteht durch septisch-hämatogene Erregereinschleppung. Die Erreger gelangen von einem bakteriell verursachten Primärherd in einem anderen Organ oder durch einfache Bakteriämie in die Lunge und siedeln sich hier gleichförmig über die Lunge verteilt in pulmonalen Arteriolen und alveolären Kapillaren an (**Abb. 6.23**). Der Primärherd kann vielfältig sein (Endokarditis, Leberabszesse, Panaritium, Metritis, Mastitis, Omphalophlebitis u. a.). Bei den Erregern handelt es sich meist um eher unspezifische Pathogene wie verschiedene Streptokokken, Staphylokokken, *Trueperella pyogenes* oder *E. coli*. Die Bakterien können allein oder vergesellschaftet mit abgeschwemmtem Thrombusmaterial (septische Thrombembolien) streuen.

Bei der **Nekrobazillose** (*Fusobacterium necrophorum*) treten die Herdveränderungen als scharf begrenzte, trockene grau-braune Nekroseareale in Erscheinung.

Die durch *Burkholderia* (*Pseudomonas*) *pseudomallei* verursachte, in tropischen Ländern bei verschiedenen Spezies auftretende **Melioidose** ist durch eitrig-abszedierende

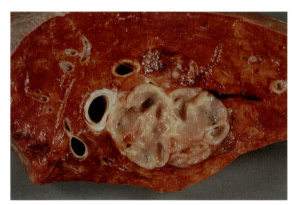

Abb. 6.22 Eitrig-abszedierender bis nekrotisierender Pneumonieherd in der Lunge eines Fohlens infolge einer Infektion mit *Rhodococcus equi*.

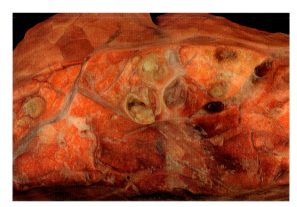

Abb. 6.23 Multifokale embolisch-metastatische Pneumonie bei einem Rind mit Tendenz zur Abszedierung infolge einer bakteriell infizierten und embolisch streuenden Endocarditis valvularis.

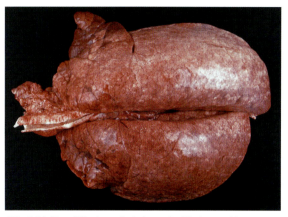

Abb. 6.24 Hgr. diffus hyperämische und schlecht retrahierte Lunge bei interstitieller Pneumonie eines Schweines mit Influenzavirus-Infektion.

Entzündungen in multiplen Organen gekennzeichnet, wobei die Lunge am häufigsten betroffen ist.

Bei 2–4 Monate alten Fohlen können durch **Rhodococcus equi** (saprophytärer Bodenkeim) eitrig-nekrotisierende oder pyogranulomatöse Pneumonien hervorgerufen werden, wobei betont in den kranioventralen Lungenlappen weißlich-bräunliche, zunächst feste, knotige, 1–10 cm im Durchmesser große, konfluierende Herde entstehen, deren Zentrum später verkäst oder sich verflüssigt (**Abb. 6.22**). Die Lungenveränderungen sind z. T. mit ulzerativer Kolitis und granulomatöser Perikolitis – siehe auch Enteritiden (S. 64) beim Pferd – sowie Polyarthritis (S. 365) und selten mit eitrigen Entzündungen in anderen Organen vergesellschaftet.

Interstitielle Pneumonien

Bei **interstitiellen** Pneumonien (engl. „pneumonitis") manifestieren sich die Schäden und die entzündlichen Veränderungen zumeist direkt in der Alveolarwand sowie im interalveolären und interlobulären Bindegewebe. Lymphozyten dominieren die Immunzellinfiltrationen, wobei Makrophagen und Plasmazellen variabel beteiligt sein können. Bei einigen Formen kommt es auch zu einer Akkumulation von Makrophagen im Alveolarraum, zumeist nach Schädigung und Ablösung von Alveolarepithelzellen (Desquamationspneumonie). Sind Schäden und entzündliche Reaktionen der Bronchialschleimhaut beteiligt (z. B. Influenzavirus-Infektion), spricht man von einer **bronchointerstitiellen Pneumonie.**

Interstitielle Pneumonien entwickeln sich:
- aerogen nach Inhalation von:
  – Erregern (bestimmte Viren, seltener Bakterien oder bestimmte Parasiten)
  – unbelebten Noxen (z. B. Gase, Rauch)
- hämatogen:
  – Virämie
  – toxische Krankheitsprozesse (z. B. durch 3-Methyl-Indol)

Makroskopisch sind die Veränderungen oft nicht eindeutig erkennbar. Die Veränderungen sind homogen diffus verteilt und betreffen in der Regel alle Lungenlappen, manchmal stärker die kaudodorsalen Lungenareale. Die Lungen zeigen oft einen schlechten Retraktionszustand, d. h. sie kollabieren nach Eröffnung der Brusthöhle nicht. Die Farbe des Lungengewebes variiert von kräftig bis blass rötlich; oft liegen gleichzeitig ein interstitielles Emphysem und Ödem vor (**Abb. 6.24**).

Histologisch sind beim akuten Alveolarschaden in der frühen exsudativen Phase Ödemflüssigkeit, Fibrin und hyaline Membranen in den Alveolen zu finden, abhängig von der Ursache evtl. auch mit desquamierten Alveolarepithelzellen vom Typ I und Alveolarmakrophagen. In späteren Stadien tritt zusätzlich zu der interstitiellen lymphozytären Infiltration auch eine Proliferation von Typ-II-Alveolarepithelzellen auf, später evtl. begleitet durch eine interstitielle Fibrose.

Enzootische Pneumonie beim Schwein

Nach primärer Infektion mit *Mycoplasma hyopneumoniae* entwickelt sich zunächst eine interstitielle Pneumonie, die von einer Hyperplasie des peribronchären und -bronchiolären lymphatischen Gewebes begleitet wird. Durch Sekundärinfektion mit Bakterien (*Pasteurella multocida, Streptococcus suis, Bordetella bronchiseptica, Haemophilus* spp.) kommt es zur katarrhalisch-eitrigen Bronchopneumonie, die insbesondere die Spitzenlappen und auch die kranialen Anteile der Hauptlappen erfasst. Die Auswirkungen der Sekundärinfektionen hängen dabei insbesondere von weiteren immunsupprimierenden Faktoren ab (Stress, Haltungsbedingungen), sodass es sich hier um eine typische **Faktorenkrankheit** handelt. Neben dem Begriff der **enzootischen Pneumonie** wird für diesen ätiologisch oft zusammenhängenden Infektionskomplex auch der Begriff **Spitzenlappenpneumonie des Schweins** gebraucht.

Virusinfektionen beim Schwein

Hier werden interstitielle Pneumonien insbesondere durch Viren wie das „porcine reproductive and respiratory syndrome virus", PRRSV„ das Porzine Circovirus 2, PCV 2 (S. 140), respiratorische Coronaviren sowie Influenzaviren verursacht.

Rhinopneumonitis beim Pferd

Dabei handelt es sich um eine beim Pferd durch Equine-Herpesvirus-Infektionen (EHV-1 oder EHV-4) verursachte interstitielle Pneumonie (S. 218), bei der eine Rhinitiskomponente variabel auftreten kann. Ein Zusammenhang mit EHV-induzierten Aborten oder Entzündungen des Zentralnervensystems muss dabei nicht zwingend vorliegen.

Interstitielle Pneumonien bei Schaf und Ziege

Maedi ist eine spezifisch beim Schaf auftretende virusinduzierte interstitielle Pneumonie (S. 316). Makroskopisch dominiert der Eindruck einer verfestigten Lunge mit starker Gewichtserhöhung. Histologisch finden sich prominente Lymphfollikel, Hypertrophien der glatten Bronchialmuskulatur sowie Makrophagen und Lymphozyten in den Alveolarsepten. Bei sehr langem Verlauf gesellt sich eine interstitielle Fibrose dazu. Maedi kann auch gemeinsam mit der Lungenadenomatose beim selben Tier auftreten. Bei Ziegen kann eine Infektion mit dem Caprinen Arthritis-Enzephalitis-Virus (CAEV) zu ähnlichen Veränderungen führen, zumeist jedoch deutlich weniger stark ausgeprägt und stärker begleitet von Veränderungen im Gehirn und in den Gelenken.

Bei Schafen und Ziegen stellen, ähnlich wie bei Rindern, primäre Infektionen mit viralen Erregern (z. B. Ovines Respiratorisches Synzytialvirus, ORSV) oder *Mycoplasma* spp. disponierende Faktoren für Infektionen mit *Mannheimia haemolytica, Pasteurella multocida* oder *Histophilus somni* dar. Bei beiden Tierarten wird durch verschiedene Mykoplasmenspezies (z. B. *Mycoplasma agalactiae, Mycoplasma ovipneumoniae*) ein Spektrum unterschiedlicher Organveränderungen hervorgerufen, zu denen auch interstitielle Pneumonien und Pleuropneumonien gehören.

Coronavirus-Infektionen

In den letzten Jahren wurden vermehrt zoonotische Coronavirus(CoV)-Infektionen (z. B. Schweres Akutes Respiratorisches Syndrom = SARS, „middle east respiratory syndrome" = MERS, „severe acute respiratory syndrome-related coronavirus" = SARS-CoV-2, auch als COVID-19 bezeichnet) als Ursache für interstitielle Pneumonien beim Menschen und bei verschiedenen Spezies wie Dromedare nachgewiesen. Fledermäuse oder Schleichkatzen (z. B. für SARS) werden u. a. als ursprünglicher Reservoirwirt diskutiert.

Pneumocystis carinii

Infektionen treten meist bei immunsupprimierten Tieren und oft in Assoziation mit anderen Infektionserregern (z. B. *Rhodococcus equi* beim Fohlen) auf. Histologisch findet sich hier eine Verbreitung der histologisch schaumig erscheinenden Erreger in den Alveolen mit Alveolarhistiozytose, begleitet durch eine interstitielle Pneumonie. Die Ausbreitung der Erreger sowie die entzündliche Reaktion können erheblich variieren und hängen in erster Linie vom Grad der Immunschwächung ab.

Staupe

Bei allen Caniden, Musteliden, Robben und Großkatzen induziert das Staupevirus (S. 318) eine interstitielle Pneumonie mit eosinophilen, intrazytoplasmatischen oder intranukleären Virus-Einschlusskörperchen, zumeist in Epithelzellen der Bronchien und Bronchiolen.

Katzenschnupfenkomplex

Bei Katzen können Caliciviren, Herpesviren sowie Mykoplasmen zusätzlich zu Veränderungen im oberen Respirationstrakt (Katzenschnupfenkomplex) auch zu interstitieller Pneumonie führen.

Interstitielle Pneumonien beim Meerschweinchen

Oft tödlich verlaufende interstitielle Pneumonien werden bei Meerschweinchen durch ein Adenovirus verursacht, ohne oder mit sekundären bakteriellen Infektionen. Jungtiere in größeren Beständen sind besonders betroffen, scheinbar stellen Infektionsdruck und immunsupprimierende Faktoren Risikofaktoren dar. Charakteristisch sind intranukleäre, basophile bis amphophile Einschlusskörperchen.

Hendravirus

Bislang nur in Australien ist eine Infektion mit dem Hendravirus, einem dem Staupevirus ähnlichen Paramyxovirus beschrieben. Das Virus wird offenbar von Flughunden auf Pferde übertragen und führt hier zu einer oft tödlich verlaufenden interstitiellen Pneumonie. Der Erreger ist auch für den Menschen hochgefährlich (Zoonose).

> **KLINISCHER BEZUG** Sowohl akute als auch chronisch-progressive Pneumonien können lebensbedrohend sein, da der lebenswichtige Gasaustausch durch Lungenparenchymschädigungen, Entzündungsexsudate, Immunzellinfiltrate, Hyperplasien von Typ-II-Pneumozyten, interstitielle Fibrosen und viele andere Strukturveränderungen behindert wird.

Bronchointerstitielle Pneumonie

Diese Form ist durch das zusätzliche Auftreten einer Nekrose des bronchialen oder bronchiolären Epithels gekennzeichnet, wobei eine gleichzeitige Schädigung des Alveolarepithels variieren kann und von der Ursache abhängt. Erheblich variable Zelltropismen können z. B. nach Infektionen verschiedener Influenzaviren bei unterschiedlichen Tierarten beobachtet werden. Hier kommt es teils nur zu bronchiolären, teils nur alveolären und teils gemischten virusinduzierten Zellnekrosen, wobei die Entzündungsmuster ebenso variieren.

Bronchointerstitielle Pneumonien werden im Allgemeinen durch aerogene Virusinfektionen verursacht:
- Influenzaviren bei Schweinen, Pferden, Vögeln, Katzen, Mäusen u. a.
- Porzines Respiratorisches Coronavirus (PRCV)
- Porzines Circovirus 2 (PCV 2)
- Bovines Respiratorisches Synzytialvirus (BRSV)
- Bovines Parainfluenzavirus (PI 3)
- Equine Herpesviren (S. 218)
- Canines Herpesvirus 1 (CHV 1)

Sie kann auch durch von „Club"-Zellen (auch Bürstenzellen, früher: Clara-Zellen) und Typ-II-Pneumozyten metabolisierte toxische Substanzen verursacht werden, wie es für das Weideemphysem beschrieben wird.

Proliferative und nekrotisierende Pneumonie beim Schwein

PCV 2 kann bei Absatz- und Mastferkeln eine proliferative und nekrotisierende Pneumonie (PNP) hervorrufen, die zu alveolären Nekrosen und Typ-II-Zell-Proliferation führt. Allerdings ist das histologische Bild nicht spezifisch, ähnliche Veränderungen werden bei Infektionen mit PRRSV und dem Influenzavirus H3N2 beobachtet.

> **WISSENSWERTES**
>
> **Influenza**
>
> Die echte Grippe (Influenza) zählt zu den weltweit wichtigsten Zoonosen durch Tröpfchen- oder Kontaktinfektion. Die Zielzellen von Influenzaviren bei Säugetieren sind, abhängig von Virussubtyp und betroffener Spezies, zumeist Epithelzellen der Trachea, Bronchien oder Bronchiolen, weniger häufig Alveolarepithelzellen. Die meist akut und hoch fieberhaft verlaufende Infektion wird daher zunächst von einer bronchointerstitiellen Pneumonie dominiert, wobei Akute-Phase-Reaktionen zusätzlich oft zu schweren Allgemeinsymptomen führen. Bakterielle Superinfektionen der Lunge sind nicht selten. Infektionen anderer Organparenchyme (Herzmuskel, Gehirn, Pankreas u. a.) durch Influenzaviren sind bei Säugetieren im Gegensatz zu Vögeln (Geflügelpest) selten.
>
> Der Verlauf der Erkrankung, die betroffene Tierart sowie eine Übertragbarkeit auf Menschen und andere Spezies hängen wesentlich vom Subtyp des Virus ab. Dieser wird nach Varianten von Oberflächenstrukturen des Virus benannt (H für Hämagglutinin, N für Neuraminidase). Die meisten Influenzaformen sind zunächst recht wirtsspezifisch. So ist die von Influenzaviren der Gattung A, Subtypen H3N8 sowie H7N7 verursachte Pferdegrippe in der Regel nicht auf Menschen übertragbar. A/H3N8 wurde jedoch vereinzelt auch von Hunden isoliert, die sonst als recht resistent gegenüber Influenzaviren gelten. Auch bei der Schweinegrippe dominieren eine Vielzahl von Influenza-A-Viren (H1N1, H1N2, H3N2), die zunächst meist nicht auf andere Spezies einschließlich dem Menschen übertragbar sind. Durch Ko-Infektionen und genetische Kombinationen mit humanen und/oder aviären Grippeviren (Reassortantenbildungen) im Schwein als sog. „mixing vessel" kann es jedoch zu geänderten Virulenzen, Übertragungswegen und Wirtsempfänglichkeiten kommen. Diese führen regelmäßig zu Epidemien oder Pandemien bei Menschen oder Vögeln mit jeweils variierenden Viruseigenschaften. Bei anderen Säugetierarten sind Influenzavirus-Infektionen eher selten, so kam es z. B. bei nur einzelnen Katzen und Mardern im Rahmen der durch H5N1-Varianten ausgelösten Vogelgrippe zu tödlichen Infektionen. Diese ist nicht mit der Geflügelpest im engeren Sinne zu verwechseln.
>
> Als grippale Infekte bezeichnet man grippeähnliche Erkrankungen, die zumeist leichter verlaufen und durch andere Viren, z. B. Rhinoviren, hervorgerufen werden. Daneben wird der Begriff „Grippe" häufig fälschlicherweise für ähnliche Krankheitskomplexe verwendet, die zumeist multifaktoriell bedingt sind, jedoch ohne eine Beteiligung von Influenzaviren (z. B. Kälber- oder Rindergrippe, auch Enzootische Bovine Pneumonie, EBP genannt).

Interstitielle pneumonische Krankheitsbilder

Zu den im Folgenden genannten spezifischen interstitiellen Pneumonien werden verschiedene, bei unterschiedlichen Tierarten vorkommende pneumonische Krankheitsbilder gerechnet, bei denen entweder eine Hypersensitivitätsreaktion oder eine ungeklärte Ätiologie vorliegt. Teilweise wird jedoch eine virale und/oder bakterielle Beteiligung vermutet.

Rind

Bei der **atypischen interstitiellen Pneumonie** der Rinder („farmers lung") kommt es zu einer immunkomplexvermittelten Hypersensitivitätspneumonie als Reaktion auf inhalierte Sporen thermophiler Aktinomyzeten, insbesondere *Saccharopolyspora rectivirgula*.

Bei in „feed lots" gehaltenen Rindern wird eine im Sommer und Herbst auftretende interstitielle Pneumonie beschrieben, deren Ätiologie unklar ist. Es werden u. a. 3-Methyl-Indol, Staub, Hitze und Bakterien als mögliche Faktoren diskutiert.

Pferd

Bei Fohlen tritt sporadisch eine ätiologisch ungeklärte, interstitielle und bronchointerstitielle Pneumonie auf. In einem Teil der Fälle wurden gleichzeitig eine durch *Rhodococcus equi* verursachte Pneumonie oder bestimmte Viren (Respiratorisches Synzytialvirus, EHV-2) nachgewiesen.

Bei der **Equinen multinodulären pulmonalen Fibrose** (EMPF) handelt es sich um eine progressive, fibrosierende und von Immunzellinfiltraten begleitete Lungenerkrankung adulter Pferde. Diese ist mit dem Nachweis von EHV-5 (S. 218) und intranukleären eosinophilen Einschlusskörperchen in Makrophagen assoziiert.

Selten tritt auch bei Pferden eine durch Immunkomplexe vermittelte Hypersensitivitätspneumonie als Reaktion auf inhalierte Sporen thermophiler Aktinomyzeten (insbesondere *Saccharopolyspora rectivirgula*) auf („farmers lung"), ähnlich der atypischen interstitiellen Pneumonie des Rindes.

Katze

Bei Katzen kommt eine **idiopathische pulmonale Fibrose** vor, die gewisse Ähnlichkeit mit der kryptogenen fibrosierenden Alveolitis des Menschen zeigt. Histologisch sind meist multinoduläre Areale zu sehen, die aus verdickter glatter Muskulatur, Fibrosierungen und Ansammlungen von Fibroblasten bestehen.

SYNOPSE: EQUINE HERPESVIREN
Wolfgang Baumgärtner

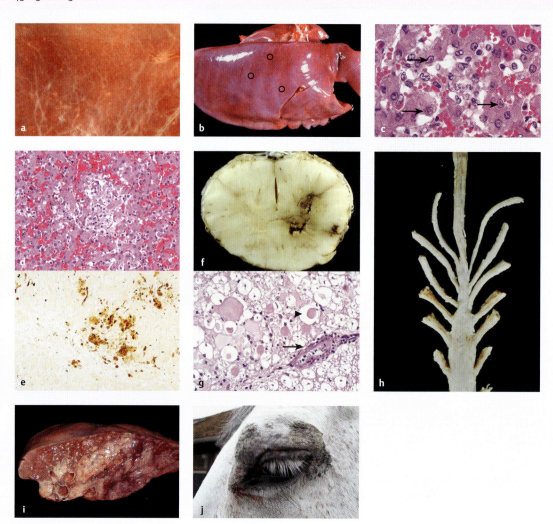

Abb. 6.25 Organübergreifende Darstellung der verschiedenen Manifestationsformen equiner Herpesvirus-Infektionen:
Bei equinen Herpesvirus-Infektionen werden verschiedene Manifestationsformen in Abhängigkeit von den beteiligten Virustypen unterschieden. Das Equine Herpesvirus 1 (EHV-1) verursacht Fohlenaborte.
Makroskopisch finden sich stecknadelspitzengroße Nekroseherde in Leber (a) und Lunge (b, ○). Diese weisen histologisch pathognomonische, intranukleäre Einschlusskörperchen (c, →) auf. Lichtmikroskopisch lassen sich immunhistologisch in den Nekroseherden (d, Leber) große Mengen von Virusantigen nachweisen (e, braune Ablagerungen).
Darüber hinaus kann sich eine EHV-1-Infektion in Form einer Myeloenzephalopathie manifestieren. Sie geht mit Blutungen, Malazien (f) und einer histologisch nachweisbaren nekrotisierenden Vaskulitis (→) mit Sphäroiden (g, ▶) einher.
Inwieweit ein Zusammenhang zwischen einer EHV-1-Infektion und der equinen Polyneuritis der Cauda equina (h) besteht, wird kontrovers diskutiert.
In Assoziation mit einer EHV-5-Infektion kann es zu einer interstitiellen fibrosierenden multinodulären Pneumonie (i) oder zu einer Erythema-multiforme-ähnlichen Dermatitis (j) kommen.

Epidemiologie und Bedeutung

Equine Herpesviren sind weltweit verbreitet. Das Equine Herpesvirus 1 (EHV-1) ist mit Abstand auch unter ökonomischen Gesichtspunkten die wichtigste Herpesvirus-Infektion des Pferdes.

Betroffene Spezies

Das Pferd stellt den Hauptwirt für equine Herpesviren dar. Infektionen mit beispielsweise EHV-1 werden auch bei anderen Mitgliedern der Familie *Equidae* wie Esel und Zebra, die als Virusträger eine Rolle spielen können, beobachtet. Tödlich verlaufende ZNS-Erkrankungen infolge einer EHV-1-Infektion, z. T. wahrscheinlich durch EHV-9 bedingt, werden auch für Nicht-Equiden wie Alpaka, Giraffe, Schwarzbär, Eisbär, Thomson-Gazelle und Meerschweinchen beschrieben.

Ätiologie

Beim Pferd können verschiedene Krankheitsbilder infolge einer Infektion mit Herpesviren aus der Familie *Herpesviridae* unterschieden werden (**Tab. 6.3**).

Tab. 6.3 Krankheitsbilder, die durch equine Herpesviren ausgelöst werden.

Virustyp	Manifestation
EHV-1	Virusaborte bei der Stute
	respiratorische Störungen
	neurologische Symptome
EHV-2	Keratokonjunktivitis
EHV-3	Koitalexanthem
EHV-4	respiratorische Symptome
	vereinzelt Aborte
	vereinzelt ZNS-Störungen
EHV-5	interstitielle multinoduläre pulmonale Fibrose
	Erythema-multiforme-ähnliche Dermatitis

Inkubationszeit

Bei equinen Herpesviren schwankt die Inkubationszeit zwischen 12 Stunden und 10 Tagen oder länger.

Klinik

Ausgehend von einer **EHV-1**-Infektion zeigen adulte Pferde Fieber und evtl. respiratorische Symptome (**Rhinopneumonitis**). Bei einer Infektion im letzten Drittel der Gravidität kann es zu seuchenhaft verlaufenden **Aborten** oder zur Geburt von lebensschwachen Fohlen kommen. EHV-1 spielt aber auch als Ursache für eine Myeloenzephalopathie (**Abb. 6.25**) bei älteren Pferden eine wichtige Rolle. Diese kann häufig im Zusammenhang mit einem verstärkten Abortgeschehen beobachtet werden.

EHV-2-Infektionen finden sich im Zusammenhang mit Keratokonjunktivitiden.

Das **Koitalexanthem**, verursacht durch **EHV-3**, stellt eine gutartig verlaufende, milde Erkrankung bei Equiden dar. Hierbei kommt es auf der Vulva sowie am Penis und am Präputium zu Papeln, Vesikeln, Pusteln und schließlich zu Ulzerationen. Nach 2–3 Wochen kommt es bei komplikationslosem Verlauf zur Abheilung.

Die **EHV-4**-Infektion geht mit respiratorischen Symptomen wie Husten und Fieber einher. Nur ganz vereinzelt treten Aborte und ZNS-Störungen auf. Die Infektion und Manifestation bleibt in der Regel auf den obereren Respirationstrakt beschränkt. Nur selten kommt es zur Beteiligung der unteren Luftwege (Tracheitis und Pneumonie).

EHV-5 wird eine ätiologische Rolle bei der **multinodulären pulmonalen Fibrose** zugeschrieben, wenngleich bei einem Teil der Pferde auch zusätzlich EHV-2 nachweisbar ist. Bei der kutanen EHV-5-Manifestation liegen multifokale Erythema-multiforme-ähnliche Veränderungen vorwiegend im Kopfbereich vor.

Weitere beim Pferd beschriebene Herpesviren werden heute anderen Spezies zugeordnet, etwa EHV-6 als Esel-(asines-)Herpesvirus-1, EHV-8 als asines HV-3 und EHV-9 als Gazellen-Herpesvirus.

Pathogenese und pathologische Befunde

Allen equinen Herpesviren ist die Neigung zu einer latenten Infektion in Ganglienzellen, insbesondere im Trigeminusganglion, gemeinsam. Die Übertragung findet vorwiegend durch direkten Kontakt und weniger häufig aerogen statt. Nach der Replikation des Erregers in der Nasenschleimhaut kommt es zu einer lymphozytenvermittelten Virämie mit Endothelzell-Infektion. Nach dieser ersten lytischen Infektion entwickeln die Tiere eine **lebenslange Erregerpersistenz** vorwiegend in $CD8^+$-T-Lymphozyten im Trigeminusganglion. Durch Stressfaktoren kann es zu einer Reaktivierung des Virus kommen.

Aborte können durch eine Vaskulitis über eine **Plazentaablösung** oder infolge einer **lytischen fetalen Infektion** im letzten Drittel der Trächtigkeit verursacht werden. Makroskopisch und histologisch finden sich Nekrosen in Leber (**Abb. 6.25**), Lunge, Milz und ZNS des Fetus. Als Folge einer Infektion am Ende der Gravidität kann es auch zur Geburt von lebensschwachen Fohlen mit respiratorischer Symptomatik kommen. Die Fohlen versterben innerhalb kurzer Zeit.

Eine EHV-1-Infektion kann bei älteren Pferden im ZNS eine **nekrotisierende Vaskulitis** mit Thrombenbildung und Malazie im Sinne einer Myeloenzephalopathie bedingen.

Bei der EHV-4-Infektion kommt es häufig nur zu einer **Affektion des Respirationstrakts** ohne systemische Ausbreitung.

Histologisch lassen sich charakteristische intranukleäre eosinophile Einschlusskörperchen bei der Mehrzahl der herpesvirusbedingten Erkrankungsfälle nachweisen. Nur bei der EHV-assoziierten Myeloenzephalopathie ist oft das auslösende Agens so nicht mehr darstellbar.

Differenzialdiagnostik

Für die respiratorischen, neurologischen und mit Abort einhergehenden Manifestationsformen sind zahlreiche infektiöse Noxen (Bakterien, Viren, Pilze und Parasiten) differenzialdiagnostisch zu berücksichtigen. Bei der interstitiellen fibrosierenden multinodulären Pneumonie sind makroskopisch auch neoplastische Prozesse zu bedenken.

Diagnostik

Neben der Virusanzucht sind molekulare Methoden wie die PCR oder In-situ-Hybridisierung das Detektionssystem der Wahl. Sie eignen sich bei fast allen Equinen-Herpesvirus-Infektionen mit Ausnahme der EHV-1- bzw. EHV-4-assoziierten Myeloenzephalopathie. Der serologische Nachweis einer Herpesvirus-Infektion ist erst nach 2–3 Wochen möglich. Er ist nur dann aussagekräftig, wenn ein Antikörper-Anstieg um das 3–4-Fache vorliegt.

Hund

Bei Hunden wird gelegentlich ein akuter, progressiver und tödlich verlaufender diffuser Alveolarschaden mit hyalinen Membranen beobachtet, bei dessen Entstehung wahrscheinlich disponierende Faktoren eine Rolle spielen wie:

- Septikämie
- bakteriell verursachte Pneumonie
- Trauma
- Schock
- Strangulation

In diesem Zusammenhang ist auch das **„pulmonary hemorrhagic syndrome"** der Hunde zu interpretieren. Es wird als besonders schwere und oft akut tödlich verlaufende Form der **Leptospirose** mit großflächigen Lungenblutungen und diffusem Alveolarschaden beobachtet.

Ein anscheinend hereditär bedingter diffuser Alveolarschaden ist für junge Dalmatinerhunde beschrieben.

Bei West Highland White Terriern kann eine diffuse, fokal oder multifokal im Lungengewebe verteilte, progressive **idiopathische interstitielle Fibrose** auftreten. Sie ist durch Immunzellinfiltrate aus Lymphozyten, Plasmazellen und Makrophagen gekennzeichnet und wird in schweren Fällen von einer Proliferation der Typ-II-Pneumozyten begleitet.

> **WISSENSWERTES**
> **Zoonotisches Potenzial von Pneumonieerregern**
> Die meisten bakteriellen, viralen und parasitären Pneumonieerreger gelten als spezifische Pathogene für ihre jeweilige Wirtsspezies. So lassen sich etwa die typischen Erreger des Katzenschnupfenkomplexes oder der üblichen respiratorischen Krankheiten des Hundes nicht leicht auf den Menschen übertragen und umgekehrt. Davon gibt es jedoch Ausnahmen, wie etwa die menschliche Lungentuberkulose (*M. tuberculosis*), die bei starkem Infektionsdruck auch den Hund befallen kann, etwa durch regelmäßiges Anhusten durch den Besitzer mit einer offenen Tuberkulose. In den Empfänglichkeiten der Tierarten bestehen dabei erhebliche Unterschiede, so scheint die Katze dafür weniger empfänglich zu sein als der Hund. Rindertuberkulose (*M. bovis*) dagegen hat hohes zoonotisches Potenzial für den Menschen, wobei auch die menschliche Lungentuberkulose leicht Rinder infizieren kann.
> Bei Influenzaviren werden regelmäßig Infektionen von Wassergeflügel und Schweinen auf den Menschen beobachtet. Andere Spezies wie etwa Hunde, Katzen und Frettchen wurden historisch nur in seltenen Ausnahmen und durch einzelne Virusvarianten infiziert und erkrankten, teils mit tödlichem Ausgang.
> Bei immungeschwächten Tieren und Menschen können manche opportunistische Infektionen schneller die Speziesbarriere überspringen, wozu zahlreiche Bakterien und *Pneumocystis jirovecii* (früher: *carinii*) zählen.
> Zoonosen können sporadisch als Ursachen für humanmedizinisch hoch relevante Pneumonien de novo aus tierischen Reservoiren auf den Menschen überspringen. Dazu zählen das 2002 zu einer Pandemie führende „severe acute respiratory syndrome-related coronavirus" (SARS-CoV alias SARS-CoV-1), das 2012 auf der arabischen Halbinsel aufgetretene „middle east respiratory syndrome coronavirus" (MERS-CoV) sowie das 2020 zu einer Pandemie führende „severe acute respiratory syndrome coronavirus-2" (SARS-CoV-2), welches „coronavirus disease 2019" (COVID-19) verursacht. Für alle 3 werden verschiedene Fledermausarten als ursprüngliches Virus-Reservoir vermutet, wobei auch Zwischenvektoren eine Rolle spielen können, wie etwa Kameliden (MERS) oder möglicherweise das Schuppentier (SARS-CoV-2). Nach ersten Studien scheinen Frettchen, Haus- und Großkatzen durch SARS-CoV-2 relevant infiziert werden zu können. Für pathogene Infektionen bei Haustieren oder ihre Rolle bei der Virusverbreitung beim Menschen gibt es bislang jedoch keine belastbaren Hinweise.

Granulomatöse Pneumonie

Granulomatöse Entzündungen der Lunge entstehen auf aerogenem oder hämatogenem Wege, im Einzelfall auch direkt, z. B. durch wandernde Parasitenlarven. Sie werden durch Infektionen (z. B. Mykobakterien, Pilze, Parasiten) oder nicht infektiöse Ursachen (z. B. Silikate, Paraffinöl, endogene Ablagerungen) hervorgerufen. Diese können weder durch Phagozytose noch durch spezifische Immunreaktionen eliminiert werden und für lange Zeit im Lungengewebe persistieren. Makroskopisch sind granulomatöse Pneumonien durch multiple, mehr oder weniger gut von der Umgebung abgegrenzte, unterschiedlich große, noduläre, verkäsende oder nicht verkäsende entzündliche Herde von meist fester Konsistenz im Lungengewebe gekennzeichnet. Histologisch liegt eine durch Makrophagen und mehrkernige Riesenzellen, Lymphozyten und Plasmazellen dominierte Entzündung vor.

==Durch granulomatöse Entzündungen macht der Körper durch das Immunsystem nicht oder nur schwer eliminierbare infektiöse und nicht infektiöse, exogene und endogene Noxen durch „Einmauern" unschädlich. Die darin isolierten Erreger können jedoch noch lange infektiös bleiben.==

Bakterien

Granulomatöse Pneumonien, die auch auf Menschen übertragbar sind, werden insbesondere durch Mykobakterien als Erreger der Lungentuberkulose (S. 221) sowie *Burkholderia (Pseudomonas) mallei* als Erreger des Lungenrotzes des Pferdes (S. 202) verursacht.

Pilze

Granulomatöse Pneumonien durch Pilze entstehen auf aerogenem Weg oder hämatogen-metastatisch. Bei vielen Tierarten, zumeist im Rahmen einer Immunschwächung, verursachen gelegentlich *Aspergillus* spp., *Mucor* spp. und *Rhizopus* spp. nekrotisierende, verkäsende oder granulomatöse Entzündungen der Atemwege, wobei neben der Lunge auch die Nasenhöhle sowie beim Pferd die Luftsäcke beteiligt sein können. Bei Pferden z. B. kann es zur **Aspergillose** der Lunge auch nach einer hämatogenen, von einer Kolitis ausgehenden Erregerstreuung kommen. Die bei Hunden, Menschen, gelegentlich bei Katzen und Pferden in Nordamerika und z. T. in Afrika, Asien und Europa vorkommende, meist die Lunge betreffende **Blastomykose** wird durch *Blastomyces dermatitidis* verursacht. Nach Inhalation der Erreger kommt es zu multifokalen, konfluierenden, knotigen, granulomatösen Entzündungsherden von etwa 3–20 mm im Durchmesser. Die **Histoplasmose** (*Histoplasma capsulatum*) führt besonders bei Hunden und Katzen zu einer granulomatösen Pneumonie. Sie wird jedoch in Europa im Gegensatz zu den USA nur selten beobachtet. Die Kryptokokkose (S. 196) kann bei Hunden in manchen Fällen außer zur Rhinitis auch zur Pneumonie führen. Die **Kokzidioidomykose** tritt endemisch in den semiariden Zonen von Nord-, Mittel- und Südamerika auf. Nach Inhalation von Arthrokonidien von *Coccidioides immitis* entstehen in der Lunge von Hunden und Menschen, weniger häufig bei Katzen und Pferden, noduläre granulomatöse oder pyogranulomatöse Herde. Die Erreger können sich auf hämatogenem Wege systemisch ausbreiten.

SYNOPSE: TUBERKULOSE
Achim D. Gruber

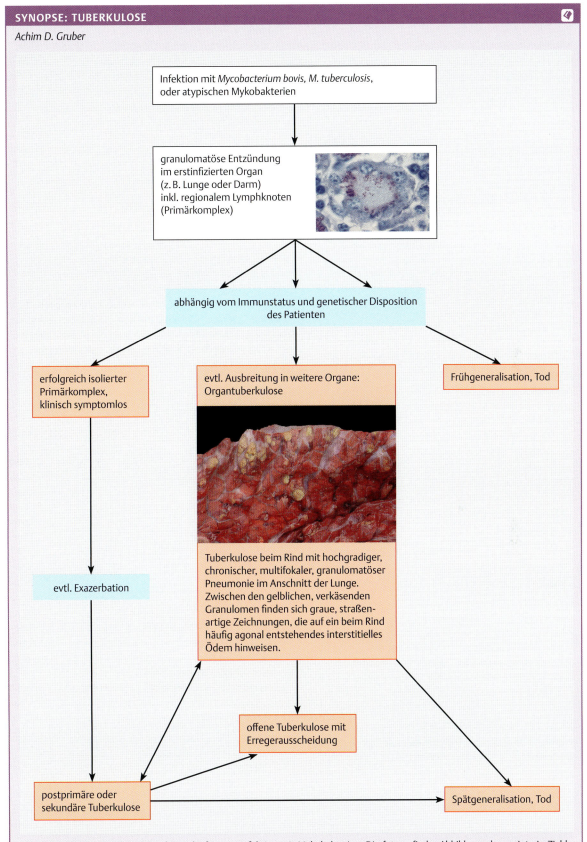

Abb. 6.26 Mögliche pathogenetische Verläufe einer Infektion mit Mykobakterien. Die fotografische Abbildung oben zeigt ein Ziehl-Neelsen-gefärbtes histologisches Präparat einer mehrkernigen Riesenzelle vom Langhans-Typ mit säurefesten (roten) Kurzstäbchen im Zytoplasma bei etwa 1000-facher Vergrößerung.

Epidemiologie und Bedeutung

Die Tuberkulose der Rinder ist anzeigepflichtig mit einem Therapie- und Impfverbot. Sie war bis Anfang der 1960er-Jahre weit verbreitet mit teils hohen Tierverlusten. Es bestand ein direktes (Ausscheidungen, Kontakt) und indirektes (Milch, Fleisch) Ansteckungsrisiko für Menschen (Zoonose) und andere Tierarten. Heute gilt die Rindertuberkulose in Mitteleuropa als weitgehend getilgt. Sie kommt jedoch in vielen asiatischen und afrikanischen Ländern vor und könnte mit Tiertransporten wieder eingeschleppt werden. Darüber hinaus wird in England aktuell eine Zunahme beobachtet, ein Zusammenhang mit dem Dachs als Wildtierreservoir wird diskutiert. Dagegen kommt es in Deutschland sporadisch zu Infektionen von Rindern und anderen Tierarten zumeist durch Menschen mit Tuberkulose (Zoonose) oder bei Weiderindern durch Wildwiederkäuer.

Betroffene Spezies

Grundsätzlich gelten alle Säugetiere, der Mensch und Vögel als empfänglich. Dabei werden Rinder, gefolgt von kleinen Wiederkäuern und auch Wildwiederkäuern, als besonders empfänglich angesehen. Pferde, Hunde und Katzen können ebenfalls erkranken, gelten aber als weniger infektionsgefährdet. Sie infizieren sich heute üblicherweise an ausscheidenden Menschen.

Ätiologie

Mycobacterium (M.) bovis ist der klassische Erreger der Tuberkulose der Rinder. Heutzutage werden nicht selten Infektionen mit *M. caprae* beobachtet. Haupterreger der Tuberkulose des Menschen ist *M. tuberculosis,* neben anderen Erregern aus dem M. tuberculosis-Komplex und auch atypischen Mykobakterien. Bei Vögeln dominiert *M. avium* ssp. *avium*. *M. avium* ssp. *paratuberculosis* verursacht hingegen die Paratuberkulose (S. 75) der Wiederkäuer.

Inkubationszeit

Sie beträgt Tage bis wenige Wochen, aber auch Monate oder Jahre sind möglich.

Klinik

Lungentuberkulose dominiert beim Rind wie auch bei den meisten anderen Tierarten und dem Menschen. Darüber hinaus können je nach Infektionsweg und Immunstatus bzw. Krankheitsverlauf viele andere Organe betroffen sein. Man spricht z. B. von der Knochen-(mark-) und Geschlechtsorgan-Tuberkulose. Die klinischen Symptome sind äußerst variabel. Neben Husten, Dyspnoe und variierendem Fieber wird bei chronischem Verlauf oft eine Auszehrung beobachtet („Schwindsucht" beim Menschen).

Pathogenese und pathologische Befunde

Mykobakterien vermehren sich und persistieren intrazellulär hauptsächlich in Makrophagen. Sie verfügen über verschiedene Mechanismen der Inaktivierung der intrazellulären Erregerabwehr. Dazu gehört eine Hemmung der Reifung und Verschmelzung von Phagosomen mit Lysosomen, wonach eine anhaltende Erregervermehrung in phagosomenähnlichen Vakuolen erfolgt. Eine starke chronische Th 1-dominierte Immunantwort führt zu charakteristischen **Granulomen** mit mehrkernigen Riesenzellen vom Langhans-Typ. Dadurch wird der Erreger im Optimalfall lokal immobilisiert und isoliert, jedoch nicht eliminiert.

Nach einer Infektion am Eintrittsort (Luftwege, Darm, Haut o. a.) bildet sich eine unbedeutende lokale, zumeist klinisch übersehene Entzündung. Diese greift rasch über Lymphbahnen auf den regionären Lymphknoten über. In diesem entsteht dann eine granulomatöse bis verkäsende Lymphadenitis (**Primärkomplex**, Abb. 6.26). In der Lunge und in anderen Organen kann der primäre Infektionsherd bei gutem Immunstatus granulomatös abgekapselt und erfolgreich isoliert werden (**Primärtuberkulose, geschlossene Tuberkulose**). In diesen Tuberkelgranulomen können die Erreger über viele Jahre persistieren.

Kälber, die sich oral über die Milch infizieren, entwickeln üblicherweise eine Rachen- oder Darmtuberkulose.

Zu einer meist tödlich verlaufenden **Frühgeneralisation** kommt es bei anderweitig stark geschwächten Tieren. Unabhängig vom befallenen Organ kann es bei starkem Stress oder anderen immunsuppressiven Faktoren auch bei initial gut abgekapselten Infektionen jederzeit, auch nach Jahren, zu einem erneuten Ausbruch mit lokaler Erregerverbreitung kommen (**Exazerbation** nach Latenzphase, **postprimäre** oder **sekundäre Tuberkulose**). Zudem besteht die Möglichkeit einer systemischen Ausbreitung mit Befall anderer Organe (**Organtuberkulose**). Dabei können Nieren, Darm, Gehirn und Hirnhäute, Knochenmark, Leber, Herzmuskel, endokrine Organe und viele andere Organe einzeln oder in Kombination befallen sein.

Kommt es zur dauerhaften oder intermittierenden Erregerausscheidung durch Infektion von Organen mit Sekretausscheidungen (Lunge, Euter, Niere, Geschlechtsorgane), spricht man von **offener Tuberkulose**. Als **Miliartuberkulose** bezeichnet man eine multisystemische Ausbreitung mit wenigen Millimeter großen Herden (Milium: Hirsekorn) in vielen oder allen Organe, was über die **Niederbruchphase** oft zum Tod führt (**Spätgeneralisation**).

Die Tendenz zur Granulombildung variiert stark zwischen den Spezies. Bei Hund und Katze wird eine nekrotisierende und diffus-proliferative Reaktion beobachtet.

Differenzialdiagnostik

Zu den wichtigsten Differenzialdiagnosen zählen:
– mykotische und parasitäre Granulome
– Rotz und *Rhodococcus-equi*-Infektion (Pferd)
– abszedierende Entzündungen
– metastasierendes Tumorgeschehen

Diagnostik

Wichtigstes klinisches Diagnostikum ist der intradermale Tuberkulintest. Dieser identifiziert Tiere, die sich in der Vergangenheit infiziert haben und damit noch infiziert sein könnten, auch ohne aktuell Symptome zu zeigen. Da eine zelluläre (Th 1-dominierte) Immunantwort überwiegt, spielen serologische Verfahren keine Rolle. Sequenzanalysen von Polymerase-Kettenreaktion-Produkten werden zur Spezies-Typisierung herangezogen. Am histologischen Schnittpräparat sowie für Sekretausscheidungen eignet sich die **Ziehl-Neelsen-Färbung** zur Darstellung der säurefesten, stäbchenförmigen Erreger.

Parasiten

Durch wandernde Parasitenlarven (sog. **Larva migrans**) oder adulte Parasiten werden meist eosinophile und granulomatöse Entzündungen im Lungengewebe und/oder in den Bronchien und Bronchiolen verursacht. Dazu zählen in erster Linie die primären Lungenparasitosen (**Tab. 6.4**).

Als **Wurmknoten** bezeichnet man dabei die zumeist granulomatös-entzündlich demarkierten adulten Würmer. Als **Brutknoten** werden Ansammlungen von Adulten, Larven und embryonierten Eiern von kleinen Lungenwürmern zumeist bei kleinen Wiederkäuern bezeichnet, die schon makroskopisch als graue, etwa 1–3 mm große, subpleurale Herde erkennbar sind.

Darüber hinaus kommen in der Lunge wandernde Erregerstadien, meist Larven, von Parasitosen mit Adulten in anderen Organen vor. Meist handelt es sich um:
- Darmnematoden
  - Hund: *Toxocaris canis*
  - Rind: *Strongyloides papillosus*
  - Pferd: *Parascaris equorum, Strongyloides westeri*
  - Schwein: *Ascaris suum*
- Gefäßparasiten
  - Hund: *Dirofilaria immitis, Angiostrongylus vasorum*
- systemische Parasitosen
  - *Toxoplasma gondii* bei vielen Tierarten, bes. Hund, seltener Katze

Besonders pathogen wirken aberrant wandernde Larven von Nematoden, die sich nicht in der evolutionär angepassten Wirtsspezies befinden, z. B. die Larven des Waschbär-Darmnematoden *Baylascaris procyonis*.

Beim **Herzwurm des Hundes**, *Dirofilaria immitis*, leben die adulten Nematoden in der rechten Hauptkammer des Herzens sowie in den großen Pulmonalarterien. Von dort aus entlassen sie Larven in die Lunge und den Blutkreislauf. Abhängig vom Immunstatus des infizierten Tieres und der Befallstärke können die Larven oder auch abgeschwemmten/abgestorbenen Adulten eine granulomatöse Pneumonie mit klinischer Relevanz hervorrufen. Es handelt sich um eine durch Mücken übertragbare Zoonose, die Erkrankung verläuft beim Menschen jedoch anders.

Fremdmaterial/endogene Substanzen

Des Weiteren können granulomatöse Entzündungsherde in der Lunge um inhaliertes Fremdmaterial oder auch endogene Substanzablagerungen entstehen. Dazu zählen abgelagerte Lipide, die sowohl exogenen Ursprungs sein können (Paraffinöl-**Eingusspneumonie** beim Pferd nach Kolikbehandlung) als auch endogenen Ursprungs (**endogene Lipidpneumonie** bei vielen Tierarten mit unklarer Pathogenese). Durch Inhalation von silikathaltigem Staub wie z. B. Asbest verursachte entzündliche Lungenveränderungen (**Pneumokoniosen**) spielen bei Tieren im Gegensatz zum Menschen nur eine untergeordnete Rolle. Jedoch führt nicht jede Inhalation von Partikeln zu einer granulomatösen Entzündung. So werden inhalierte Rußpartikel (offene Kamine, Dieselfahrzeuge) zumeist auch langfristig reaktionslos in Makrophagen des Bronchus-assoziierten Immunsystems („bronchus associated lymphatic tissue", BALT) abgelagert (**Anthrakose**). Bei älteren Hunden und Fledermäusen handelt es sich hierbei um einen häufigen, jedoch zumeist bedeutungslosen Nebenbefund.

6.4.7 Tumoren

> **DEFINITION** **Primäre Lungentumoren** entstehen in diesem Organ zumeist aus organtypischen Stammzellen, wonach sie hier alleinig oder zuerst beobachtet werden. Als **sekundäre Tumoren** werden metastatische oder lokalinvasive Besiedelungen der Lunge bezeichnet infolge der Ausbreitung eines Primärtumors in einem anderen Organ. **Multizentrische Tumoren** entstehen in vielen Organen mehr oder weniger zeitgleich, etwa maligne Lymphome.

■ Primäre Tumoren

Spontane Primärtumoren der Lunge kommen bei Haustieren selten vor, abgesehen von Tumoren des bronchiolären oder alveolären Epithels bei älteren Katzen und, weniger häufig, Hunden. Je nach Differenzierungsmuster und Dignität werden Tumoren des respiratorischen Epithels nach den in **Tab. 6.5** dargestellten Begriffen benannt. Dabei sind jedoch teils erhebliche Speziesunterschiede zu berücksichtigen. Die Klassifizierung ist daher etwas vereinfacht dargestellt, insbesondere eine Übertragung der aktuell revidierten Klassifikation humaner Lungentumoren ist umstritten (siehe Spezialliteratur).

Primäre Lungentumoren können sporadisch auch eine Plattenepithelmetaplasie zeigen, weshalb sie von einigen Autoren dann als **Plattenepithelkarzinome** bezeichnet werden. Nach heutigem Verständnis wird dieser Begriff jedoch für Tumoren originärer Plattenepithelien reserviert und bei vorliegender Umdifferenzierung von primären

Tab. 6.4 Primäre Lungenparasitosen.

Lungenparasiten	Tierart
Dictyocaulus arnfieldi	Pferd
Dictyocaulus viviparus (großer Lungenwurm)	Rind
Dictyocaulus filaria (großer Lungenwurm)	Schaf und Ziege
kleine Lungenwürmer, Brut- und Wurmknoten s. u.: *Muellerius capillaris* *Protostrongylus rufescens* *Cystocaulus ocreatus* *Neostrongylus linearis*	Schaf und Ziege
Metastrongylus spp.	Schwein
Crenosoma vulpis	Hund und Fuchs
Filaroides hirthi *Filaroides osleri* *Paragonimus westermanii*	Hund
Crenosoma striatum	Igel
Aelurostrongylus abstrusus *Paragonimus kellicotti*	Katze

Tab. 6.5 Vereinfachte Nomenklatur, histologische Differenzierung und Vorkommen primärer Tumoren des respiratorischen Epithels.

Bezeichnung	Histogenese	Differenzierung	Mukussynthese	Vorkommen
gutartig				
papilläres Adenom	gemeinsame Stammzelle von Bronchialepithel und Drüsenzellen	hochprismatisches Epithel, evtl. ziliert, auch drüsig	variabel	selten bei Rind, Katze und Hund beschrieben
bronchioloalveoläres Adenom (heute auch als **lepidisches Adenom** bezeichnet)	peripheres respiratorisches Parenchym	Bürstenzell- und/oder Typ-II-Pneumozyten-ähnlich	nein	sporadisch bei alten Hunden als Nebenbefund, seltener andere Tierarten
bösartig				
pulmonales Adenokarzinom	gemeinsame Stammzelle von Bronchialepithel und Drüsenzellen	evtl. hochprismatisches Epithel, evtl. sporadisch ziliert, auch drüsig, oft jedoch stark entdifferenziert	variabel	häufigster Tumor des respiratorischen Epithels bei alten Katzen, seltener Hunden
bronchioloalveoläres (oder **lepidisches**) **Karzinom**	peripheres respiratorisches Parenchym	Bürstenzell- und/oder Typ-II-Pneumozyten-ähnlich mit Entdifferenzierungen	nein	bei Hund und Katze selten; beim Schaf weitverbreitet als Lungenadenomatose (β-Retrovirus)

Lungentumoren die Erweiterung „mit Plattenepithelmetaplasie" angehängt. Der Begriff **Karzinosarkome** wurde früher für epithelial und mesenchymal differenzierte Tumoren benutzt, heute werden diese Tumoren jedoch als rein epithelialen Ursprungs mit epithelial-mesenchymaler Transition (EMT) verstanden.

Bösartige Lungentumoren können sowohl eine intrakanalikuläre Tumorausbreitung über die großen luftführenden Wege innerhalb der Lunge als auch eine intrapulmonäre hämatogene Metastasierung entfalten. Über die regionären Lymphknoten hinaus können sie sporadisch auch in andere Organe fernmetastasieren. Besonders erwähnenswert sind pulmonale Adenokarzinome (**Bronchialkarzinome**) bei alten Katzen (**Abb. 6.27**) für ihre primäre organspezifische Metastasierung in die Zehen. Betroffene Katzen werden oft mit Lahmheiten und Schmerzhaftigkeit an den Zehen als einzige klinische Auffälligkeiten vorgestellt, bevor der streuende Lungentumor diagnostiziert wird. Histologisch zeigen die aggressiven Metastasen oft schwere Osteolysen der Krallenbeine bei gleichzeitig oft erhaltener Differenzierung unter Ausbildung eines hochprismatischen, zilierten Epithels in tubuloadenoidem Muster.

Primäre epitheliale Lungentumoren können auch zu einer Vielzahl von Veränderungen in anderen Organen führen, ohne dass Tumorzellen dorthin metastasieren (**paraneoplastische Syndrome**). Dazu zählen ein Hyperkalzämie-Syndrom mit metastatischen Weichgewebsmineralisierungen sowie die Sekretion adrenokortikotroper Hormone, Tumorkachexie sowie die Entstehung von Fieber. Wie bei allen anderen raumfordernden Prozessen im Thorax kann beim Hund eine Akropachie (S. 356), auch **pulmonale Osteoarthropathie** genannt, auftreten.

Primäre Lungentumoren mesenchymalen Ursprungs (z. B. Fibrome, Hämangiome, Leiomyome und die jeweiligen -sarkome) werden dagegen kaum beobachtet.

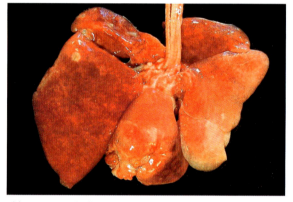

Abb. 6.27 Bronchialkarzinom im *Lobus accessorius* (*) der Lunge einer Katze mit deutlich kleinerer Metastase im kranialen Bereich des linken Hauptlappens (→).

Die Ursache der primären Lungentumoren bei Hund und Katze bleibt in den meisten Fällen unbekannt. Ein erhöhtes Risiko durch Passivrauchen ist jedoch nachgewiesen.

WISSENSWERTES

Passivrauchen bei Tieren im Haushalt

Passivrauchen von Zigarettenqualm erhöht auch bei Tieren das Risiko einer Tumorentstehung. Hunde, die im Haushalt von Rauchern leben, bilden etwa 60 % mehr primäre Lungentumoren aus als Hunde, die in Nichtraucherhaushalten leben. In Raucherhaushalten werden bei Hunderassen mit langen Nasen zusätzlich etwa doppelt so viele Tumoren der Nase und Nebenhöhlen beobachtet. Katzen dagegen entwickeln in Haushalten von Rauchern bis zu 4-mal häufiger maligne Lymphome (Leukosen) als Katzen in rauchfreier Umgebung. Durch die für Katzen typische Fellpflege mit Belecken des eigenen Haarkleides scheint die systemische Wirkung stärker zu sein. Für viele andere im Haus gehaltene Tiere sind diese Zusammenhänge noch nicht ausreichend untersucht.

Karzinoide als Tumoren neuroendokriner Zellen werden sehr selten bei Tieren beobachtet, zumeist bei Jungtieren. Sie zeigen histologisch die typischen neuroendokrinen Differenzierungen, die auch in Karzinoiden anderer Organe auftreten. Sie wachsen zumeist langsam expansiv ohne Metastasierungsneigung. **Kleinzellige Karzinome** werden bei Tieren, im Gegensatz zum Menschen, extrem selten beschrieben.

Granularzelltumoren stellen die häufigste primäre Lungentumorart beim Pferd dar und treten sehr viel seltener bei Hund und Katze auf. Ihnen wird ein Schwann-Zell-Ursprung zugeschrieben. Sie breiten sich langsam komprimierend aus, zumeist ohne fernmetastatisches Potenzial.

Die **lymphomatoide Granulomatose** (syn. angioinvasives Lymphom) des Hundes wird als Sonderform eines malignen T-Zell-Lymphoms interpretiert. Sie ist durch eine zelldichte und angioinvasive Infiltration der Lunge und vieler anderer Organe durch mononukleäre Tumorzellen sowie Eosinophile, Lymphozyten und Plasmazellen gekennzeichnet.

Eine Besonderheit einer infektiösen, häufigen und nahezu weltweit verbreiteten primären Lungentumorkrankheit stellt die **Lungenadenomatose** der Schafe dar (**Jaagsiekte**, „ovine pulmonary adenocarcinoma"). Das Retrovirus ist eng verwandt mit dem Auslöser des enzootischen (ethmoidalen) nasalen Adenokarzinoms der Schafe, ist jedoch wesentlich weiter verbreitet und spielt auch in Deutschland eine bedeutendere Rolle. Durch die Infektion proliferieren Typ II-Alveolarepithelzellen mit übermäßiger Surfactantbildung. Betroffene Bestände verzeichnen dadurch hohe Tierverluste nach progressiven respiratorischen Störungen und Abmagern, die bereits bei unter 1-jährigen Schafen auftreten können. Eine besondere Bedrohung stellt diese Krankheit für seltene Schafrassen dar, die vor dem Aussterben geschützt werden sollen.

Die betroffene Lunge entwickelt zunächst läppchenbegrenzte graue Verfärbungen und Verfestigungen (**Abb. 6.28**), die leicht mit Brutknoten von Lungenwürmern verwechselt werden können. Sie beginnen oft im dorsalen Hauptlappenbereich, bevor große Teile der Lunge homogen fleischig durchwachsen werden. Randemphyseme sowie bakterielle Infektionen können sich sekundär dazugesellen. Makroskopisch zeichnen sich die Lungen durch eine Volumen- und Gewichtszunahme (bis 3 kg, normal ca. 500 g) aus. Metastasen werden gelegentlich in regionalen Lymphknoten beobachtet, nicht jedoch darüber hinaus. Histologisch zeigen die Tumoren zumeist eine bronchioloalveoläre Differenzierung mit Ausbreitung in den Alveolen und läppchenübergreifend entlang der luftführenden Wege.

Eine Besonderheit stellt die häufig nach langer Asbestinhalation bei **Rindern** und anderen Tierarten beobachtete Karzinogenese dar. Sie resultiert kurioserweise in stark invasionsaktiven Tumoren der pleuralen Serosa (**Mesotheliome**). Bei der Mehrzahl der diagnostizierten Mesotheliome bleibt die Ursache aber unklar, wobei eine histogenetische Zuordnung zu pleuraler oder parietaler Serosa praktisch unmöglich ist.

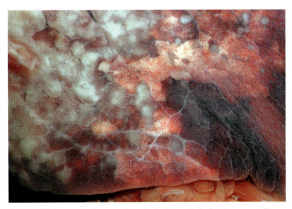

Abb. 6.28 Lungenadenomatose bei einem Schaf mit grauen läppchenbegrenzten Tumorausbreitungen und angrenzenden, ebenso läppchenbegrenzten alveolären Emphysemen (hellbeige) sowie regionalen Atelektasen (dunkelrot), beides infolge Obstruktion oder Kompression der kleinen luftführenden Wege durch Tumorzellen.

■ Sekundäre Tumoren

Sie werden bei Tieren besonders oft als **Metastasen** oder Folgen lokaler Invasion von Primärtumoren in anderen Organen beobachtet und stellen meist die Todesursache durch Ersticken dar. Zu den häufig in die Lunge streuenden Primärtumoren zählen:
- Adenokarzinome der Milchdrüse bei Hund und Katze
- Osteosarkome und Hämangiosarkome beim Hund
- endometriale Adenokarzinome bei Kaninchen und Ziege
- maligne Melanome bei verschiedenen Tierarten

Jedoch werden auch Metastasen vieler anderer Tumoren gefunden (z. B. Adenokarzinome der Schilddrüse, des Pankreas, der apokrinen Analbeuteldrüsen). Lungenmetastasen können als makroskopisch deutlich sichtbare und auch röntgenologisch erkennbare Umfangsvermehrungen auftreten. Sie können auch als diffuse Absiedelung von makroskopisch nicht und röntgenologisch nur schlecht erkennbaren **Mikrometastasen** in praktisch allen Arteriolen und Kapillaren sowie Lymphgefäßen vorhanden sein. Man spricht vom sog. **metastatischen Schauer**, der früher irreführend auch als **krebsige Pneumonie** bezeichnet wurde.

==Der Nachweis eines einzelnen großen Tumors, evtl. mit vielen kleineren Absiedelungen in angrenzende Regionen, ohne Tumoren in anderen Organen spricht eher für einen **primären Lungentumor** (Abb. 6.27), wohingegen das Auftreten von zahlreichen kleineren, gleichmäßig verteilten und etwa gleichgroßen Herden hinweisend für ein **metastasierendes Geschehen** ist (Abb. 6.29).==

Absiedelungen von Tumoren des lymphatischen und hämatopoetischen Systems können mit tierartlich variierenden Häufigkeiten auch die Lunge befallen, etwa maligne Lymphome/Leukosen (Katze, Rind) und histiozytäre Sarkome (Berner Sennenhund).

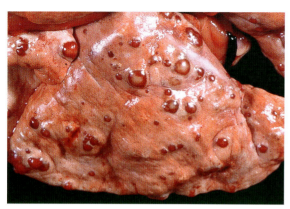

Abb. 6.29 Multiple Lungenmetastasen eines Hämangiosarkoms aus der Milz eines Hundes.

> **DAS MÜSSEN SIE WISSEN**
>
> **Entwicklungsstörungen** der Lunge in Form von unvollständiger oder fehlender Lungenentfaltung (Dystelektase bzw. Atelektase) sind relativ häufig. Dystelektasen verursachen das Atemnotsyndrom der Neugeborenen. Echte Missbildungen der Bronchien oder Lungen dagegen selten. Vererbbare Defekte der Struktur und Funktion von Kinozilien (immotiles Ziliensyndrom) können bei Hunden zu einem gestörten Schleimabtransport aus den Atemwegen mit konsekutiven Erkrankungen führen.
>
> **Strukturveränderungen** der Lunge bestehen v. a. in einem verminderten (erworbene Atelektasen) oder erhöhten (Emphysem) Luftgehalt des Parenchyms. Lungenlappentorsionen mit hämorrhagischer Infarzierung kommen v. a. beim Hund vor.
>
> **Lungenödeme** werden nach dem Ort der Flüssigkeitsansammlung (alveolär, interstitiell) und nach der jeweiligen Ursache (toxisch, entzündlich, neurogen, iatrogen) bezeichnet. Die Folgen hängen von Grad und Dauer des Ödems ab. Gleiches gilt für **Lungenblutungen**, bei denen man je nach Ursache Rhexis-, Arrosions- und Diapedesisblutungen unterscheidet. Eine Sonderform stellt das belastungsinduzierte Lungenbluten der Pferde dar. **Lungenembolien** werden insgesamt eher selten beobachtet, können bei Verlegung größerer Gefäße jedoch einen hämorrhagischen Lungeninfarkt zur Folge haben. **Hyaline Membranen** treten nach Schädigung der Alveolardeckepithelzellen auf und können durch Auskleiden der inneren Alveolarwände zu schweren Hypoxien führen.
>
> Mit zunehmendem Alter können verschiedene Pigmente (Anthrakose, Hämosiderose), Produkte von Stoffwechselentgleisungen (Ceroid, Bimssteinlunge, Phospholipidose) sowie vermehrt Bindegewebe (alveoläre, interstitielle Fibrose) **in der Lunge abgelagert** werden.
>
> **Pneumonien** werden überwiegend durch Infektionserreger (Viren, Bakterien, Pilze, Parasiten) verursacht. Sie zeigen ein variierendes pathomorphologisches Erscheinungsbild, wofür Faktoren wie u. a. Art und Virulenz des auslösenden Erregers sowie der anatomische Weg, über den dieser in die Lunge gelangt, verantwortlich sind. So kommt es beispielsweise nach aerogener Infektion mit Bakterien in der Regel zunächst zu entzündlichen Reaktionen am luftleitenden System (Bronchien, Bronchiolen) und danach zur Ausbreitung auf den Alveolarbereich. Die Einteilung von Pneumonien in verschiedene Formen und deren postmortale Erkennung bzw. Diagnose basiert auf bei der Obduktion erhobenen makroskopischen Befunden und den bei der mikroskopischen Untersuchung festgestellten Veränderungen. Die wichtigsten Kriterien für die makroskopische Diagnostik pneumonischer Läsionen stellen folgende Merkmale dar: Verteilung, Konsistenz, Farbe und ggf. die Beschaffenheit des Exsudats. Die sich anschließende histologische Untersuchung des Lungengewebes liefert weitere Aufschlüsse über Lokalisation, Charakter und etwaiges Alter der Entzündung sowie über das Vorhandensein intraläsionaler Erregerstrukturen und somit Hinweise auf die mögliche Ätiologie der Entzündung bzw. Erkrankung.
>
> **Primärtumoren der Lunge** kommen bei Haustieren selten vor. Sie entstehen in diesem Organ zumeist aus organtypischen Stammzellen. Zu den häufig in die Lunge metastasierenden Primärtumoren in anderen Organen zählen Adenokarzinome der Milchdrüse (Hund, Katze), Osteosarkome und Hämangiosarkome (Hund), endometriale Adenokarzinome (Ziege, Kaninchen) und maligne Melanome. Ähnlich wie bei anderen Tumorarten zeigen Lungentumoren der Tiere erhebliche Abweichungen von denen des Menschen sowie zwischen den Tierarten. Sie treten zumeist viel seltener als beim Menschen auf, haben andere histologische Charakteristika und können bei einzelnen Tierarten durch spezifische, teils seuchenartig verlaufende Infektionen verursacht werden.

7 Harnorgane

Marion Hewicker-Trautwein, Christiane Herden

7.1 Niere

7.1.1 Postmortale Veränderungen

Die **Autolyse** entwickelt sich insbesondere bei adipösen Tieren ziemlich bald nach dem Tode.

Bei der durch *Clostridium perfringens* Typ D verursachten Enterotoxämie (S. 77) der Schafe werden zerfließliche Nieren von hellbrauner Farbe (**Breinierenkrankheit**, „pulpy kidney disease") festgestellt. Eine Abgrenzung zur fortgeschrittenen Autolyse kann in Einzelfällen schwierig sein.

7.1.2 Missbildungen

■ Agenesie und Aplasie

Ein- oder beidseitiges Fehlen der Nieren kann auf einer fehlenden Organanlage (**Agenesie**) oder auf einer fehlenden Entwicklung bei vorhandener Organanlage (**Aplasie**) beruhen. Eine Agenesie kann bei allen Spezies auftreten und mit anderen Entwicklungsstörungen des Urogenitaltrakts assoziiert sein. Abgesehen von familiär gehäuftem Auftreten (z. B. beim Beagle, Shetland Sheepdog, Dobermann und Schweinen der Rasse Large White) ist die Nierenagenesie jedoch selten.

■ Hypoplasie, Dystopie und andere Fehlbildungen

Eine abnorme angeborene Kleinheit der Nieren (**Nierenhypoplasie**) kann ebenfalls uni- oder bilateral auftreten. Eine angeborene Verlagerung (**Dystopie**) einer oder beider Nieren in den Becken- oder Inguinalbereich ist gelegentlich bei Schweinen, seltener bei Hunden oder Katzen zu finden. Die **Hufeisenniere** ist durch eine Fusion der kranialen oder kaudalen Pole beider Nieren gekennzeichnet. Des Weiteren kann beim Schwein eine **Persistenz fetaler Lappung** auftreten.

■ Juvenile Nephropathien

> **DEFINITION** Unter dem Begriff **juvenile Nephropathien** werden nicht entzündliche, degenerative oder entwicklungsbedingte chronische Nierenkrankheiten unklarer Pathogenese bei juvenilen Tieren (insbesondere bei Hunden, seltener bei Katzen) zusammengefasst. Zu diesem Krankheitskomplex gehören
> – die Nierendysplasie,
> – die familiäre Nephropathie und
> – die hereditäre Nephropathie.

Bei der **Nierendysplasie** liegt eine unorganisierte Entwicklung des Nierenparenchyms vor, die durch eine abnorme Differenzierung hervorgerufen wird. Die Ursachen der Nierendysplasie sind immer noch nicht gänzlich geklärt, wobei jedoch in vielen Fällen von einer erblichen Genese ausgegangen wird. In den meisten Fällen handelt es sich dabei um angeborene Veränderungen.

Bei bestimmten Spezies (Katze, Hund, Rind, Schwein), bei denen die Nephrogenese zum Zeitpunkt der Geburt noch nicht abgeschlossen ist, kann eine Nierendysplasie durch in der frühen Neonatalphase auftretende Krankheiten verursacht werden. Dies wird nach Infektionen mit dem Felinen Panleukopenievirus (FPV) bei **Katzenwelpen** und nach Infektionen mit dem Caninen Herpesvirus (CHV) bei **Hundewelpen** beobachtet. Beim **Kalb** kann es durch eine intrauterine Infektion mit dem Virus der Bovinen Virusdiarrhö (BVDV; Anzeigepflicht) zur Nierendysplasie kommen. Bei **Schweinen** wird eine Unterversorgung mit Vitamin A für das Auftreten einer Nierendysplasie verantwortlich gemacht.

Das makroskopische Erscheinungsbild dysplastischer Nieren ist sehr variabel. Meist sind die betroffenen Nieren kleiner als normal, was differenzialdiagnostisch von einer Nierenhypoplasie abzugrenzen ist. Es sind beide oder nur eine Niere verändert, wobei mehr oder minder ausgeprägte Formabweichungen, eine Fibrosierung mit dickwandigen Zysten und dilatierte, verdrehte Ureteren vorliegen können. Manchmal fehlen makroskopische Veränderungen, sodass die Diagnose dann auf mikroskopischen Befunden basiert.

Zu den histologischen Kriterien dysplastischer Nieren gehören:
- Areale undifferenzierten Mesenchyms in Rinde und Mark
- unreife Glomerula
- blind endende Sammelrohre
- atypische (adenomatöse) Proliferation der Tubulusepithelien im Mark
- metanephrische Gänge im Mark
- selten knorplige oder knöcherne Metaplasien

Bei beidseitiger renaler Dysplasie kommt es bei Hunden meist am Ende des 1. Lebensjahrs, z. T. auch erst nach einigen Jahren zu einer Urämie.

Der Begriff **familiäre Nephropathie** wird für Nierenkrankheiten verwendet, die familiär gehäuft auftreten, jedoch ohne einen klar erkennbaren Erbgang. Sie wurde in bestimmten Hundefamilien vieler Hunderassen beschrieben (Alaskan Malamute, Beagle, Chow-Chow, Dobermann, Wolfsspitz, Lhasa Apso, Zwergschnauzer, Neufundländer, Norwegischer Elchhund, Rottweiler, Shar-Pei, Shi-Tzu, Soft-Coated Wheaten Terrier, Königspudel).

Nachweislich vererbte Nephropathien werden als **hereditäre Nephropathien** bezeichnet. Sie sind bei verschiedenen Hunderassen (Berner Sennenhund, Brittany Spaniel,

Bullterrier, Cairn Terrier, Englischer Cocker Spaniel, Deutscher Schäferhund, Samojede, West Highland White Terrier) und bei Abessinierkatzen beschrieben.

Bei Tieren mit familiärer oder hereditärer Nephropathie kommt es meist im Alter von 4–18 Monaten, z.T. aber auch bereits im Alter von wenigen Wochen oder aber erst nach mehreren Jahren zum chronischen Nierenversagen.

■ Nierenzysten

Zu den angeborenen Zystenbildungen der Niere gehören Nierenzysten und Zystennieren (Polyzystische Nierenkrankheit).

Bei **Nierenzysten** handelt es sich um einzelne oder mehrere makroskopisch sichtbare, unterschiedlich große, zystische, zumeist rundliche Hohlräume im Nierenparenchym. Sie entwickeln sich in Nephronen und Sammelröhren nach Beendigung der Nephrogenese, wobei verschiedene Entstehungsmechanismen (z.B. Veränderungen tubulärer Basalmembranen, Hyperplasie tubulärer Epithelzellen) infrage kommen. Die Zysten enthalten eine wässrige Flüssigkeit und besitzen eine glatte, glänzende Innenauskleidung. Histologisch sind sie von einem abgeflachten oder kubischen Epithel ausgekleidet. Nierenzysten können bei allen Spezies auftreten, kommen jedoch am häufigsten bei Schweinen und Kälbern vor. Sie treten meist sporadisch auf und stellen in solchen Fällen bei der Obduktion oder Schlachtung Zufallsbefunde ohne klinische Relevanz dar. Beim Schwein können Nierenzysten auch autosomal-dominant vererbt werden.

Die **Polyzystische Nierenkrankheit** („polycystic kidney disease", **PKD**) ist eine autosomal-dominant vererbte Krankheit bei Perserkatzen und Bullterriern. Sie ist mit einem Defekt im PKD-1-Gen assoziiert (**Abb. 7.1**). Die bilateral auftretenden, von den proximalen oder distalen Tubuli ausgehenden angeborenen Zysten zeigen progressive Größenzunahmen und führen zur chronischen interstitiellen Nephritis und zum Nierenversagen bei mittelalten bis alten Tieren. Häufig liegen gleichzeitig ähnliche Zysten in Leber (S. 81) und Pankreas (S. 117) vor. Eine autosomal-rezessiv vererbte und bereits bei Jungtieren klinisch manifeste Form der PKD kommt bei Hunden (West Highland White Terrier, Cairn Terrier) und Perendale-Schafen in Neuseeland vor. Beim West Highland White Terrier können gleichzeitig Gallengangszysten (S. 81) auftreten. Des Weiteren kommen bei verschiedenen Spezies (Ferkel, Kälber, Schaf- und Ziegenlämmer, Fohlen, Hunde- und Katzenwelpen) Fälle von angeborener PKD mit unbekanntem Erbgang vor. Bei den betroffenen Tieren sind bereits bei der Geburt meist bilateral ausgebildete **Zystennieren** vorhanden, wobei das Nierengewebe weitgehend von zahlreichen, 1–5 mm großen Zysten durchsetzt ist. Zudem können Gallengangszysten und -proliferation sowie Pankreaszysten auftreten. Bei diesen Tieren entwickelt sich bereits nach wenigen Wochen ein Nierenversagen (Urämie) oder sie werden tot geboren.

Erworbene Zystenbildungen sind **sekundäre Nierenzysten oder Retentionszysten**. Diese stellen sich in der Niere in Form etwa stecknadelkopfgroßer und größerer zystischer Hohlräume dar und treten bei adulten Tieren bei chronischer interstitieller Nephritis (Nephritis fibrovesikulosa) bzw. bei Schrumpfnieren auf. Sie werden besonders häufig bei Hunden gefunden. Sie werden durch Obliteration von Tubuli durch zugebildetes Bindegewebe verursacht.

Als **perinephritische Pseudozysten** werden besonders bei Katzen zwischen Nierenkapsel und Peritoneum sich bildende, uni- oder bilaterale Flüssigkeitsansammlungen (Urin, Blut, Lymphe, Transsudat) bezeichnet. Sie treten meist bei älteren Katzen mit chronischen Nierenerkrankungen auf und können auch durch Traumata sowie durch Obstruktion von Harnleitern oder Lymphgefäßen verursacht werden.

■ Weitere Missbildungen

Des Weiteren sind verschiedene spezifische, mit tubulärer Dysfunktion einhergehende Nierenerkrankungen bekannt. Bei Basenji-Hunden und anderen Hunderassen kann eine Störung proximaler Tubuli auftreten, die Ähnlichkeit mit dem **Fanconi-Syndrom** des Menschen besitzt und klinisch durch Polyurie, Polydipsie, Glukosurie, Proteinurie und Aminoazidurie (generalisierte Aminoazidurie oder nur als Cystinurie) gekennzeichnet ist. Durch Dehydratation und Azidose entwickelt sich bei den Hunden eine Papillennekrose und Tod durch Nierenversagen. Bei Norwegischen Elchhunden kann eine vererbte Form der primären renalen Glukosurie auftreten. Bei lysosomalen Speicherkrankheiten (Mannosidosen) kann es bei Rindern, Ziegen und Katzen zur Vakuolisierung von Tubulusepithelien kommen. Ähnliche Veränderungen werden durch Toxine bestimmter Pflanzen (z.B. *Swainsona*, *Astragalus*, *Oxytropis*) hervorgerufen.

> **DAS MÜSSEN SIE WISSEN**
>
> Überwiegend bei Hunden, seltener bei anderen Tierarten, **kommen Miss- oder Fehlbildungen der Nieren** vor, die oft bereits bei Welpen oder bei Junghunden zum chronischen Nierenversagen führen können. Die Ätiologie und Pathogenese dysplastischer Nierenkrankheiten ist nur teilweise geklärt. Bei Tierarten, bei denen sich das Nierengewebe in den ersten wenigen Monaten postnatal noch weiterentwickelt, können sie durch bestimmte Virusinfektionen (Hund, Katze, Rind: CHV, FPV bzw. BVDV) oder durch andere Faktoren (Schwein: Vitamin A-Mangel) induziert werden.

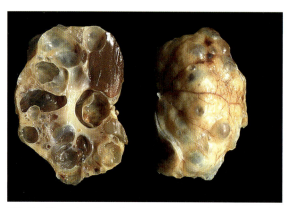

Abb. 7.1 Niere einer Perserkatze mit Polyzystischer Nierenkrankheit (PKD), links im Anschnitt, rechts Aufsicht.

Bei vielen Hunderassen kommen angeborene, **vererbte (hereditäre) Nephropathien** vor. Des Weiteren treten in bestimmten Hundefamilien, also bei miteinander verwandten Tieren, Nierenkrankheiten auf, deren Erbgang ungeklärt ist (**familiäre Nephropathien**).

Die bei Tieren auftretenden, angeborenen Nephropathien, zu denen auch **Nierenzysten** und die **Polyzystische Nierenkrankheit** gehören, sind durch glomeruläre oder tubuläre Läsionen, Fibrosierungen des Niereninterstitiums oder Zystenbildungen gekennzeichnet. Da bei Hunden mit angeborenen Nephropathien das Alter beim Einsetzen des Nierenversagens variiert und wenige Wochen oder einige Monate betragen kann, besteht die Gefahr, dass akutes Nierenversagen bei einem jungen Hund, der zu einer disponierten Rasse gehört, als eine juvenile Nephropathie fehldiagnostiziert wird. Daher sind in derartigen Fällen anderweitige Differenzialdiagnosen für akutes Nierenversagen, wie beispielsweise infektiöse Prozesse (z. B. beidseitige, akute, bakteriell bedingte Pyelonephritis oder akute Leptospirose), zu berücksichtigen.

7.1.3 Kreislaufstörungen

Eine **aktive Hyperämie** tritt in den Nieren bei akuter Nephritis, bei akuter bakterieller Septikämie (z. B. Rotlauf) und bei Endotoxämien auf. Die Nieren sind ggr. vergrößert und von dunkelroter Farbe. Dabei können die Nieren entweder insgesamt hyperämisch sein, häufiger ist die vermehrte Blutfülle jedoch auf das Nierenmark beschränkt.

Die **passive venöse Hyperämie** entspricht einer Stauungshyperämie, die besonders bei akuten Herz-Kreislauf-Störungen auftritt. Hierbei sind die Nieren ebenfalls leicht vergrößert und von dunkelroter Farbe.

Blutungen kommen besonders in der Nierenrinde bei Bakteriämien und Virämien vor. Bei Klassischer und Afrikanischer Schweinepest (Anzeigepflicht) sowie bei der Salmonellose der Schweine sind wenige oder zahlreiche stecknadelkopfgroße subkapsuläre **Petechien** zu finden. Beim Rotlauf der Schweine kommen größere, irregulär geformte Nierenblutungen vor. Bei Klassischer Schweinepest werden in manchen Fällen hgr. **Sugillationen** in Nierenbecken und -mark gesehen. Beim Porzinen Dermatitis-Nephropathie-Syndrom, PDNS (S. 140), finden sich petechiale Blutungen ausgehend von einer Arteriitis bzw. einer Glomerulonephritis. **Subkapsuläre Blutungen** kommen zusammen mit **perirenalen Blutungen** bei der Dikumarolvergiftung, bei der Enterotoxämie des Kalbes oder nach Traumata vor. Bei Katzen mit Feliner Infektiöser Peritonitis (FIP) können durch entzündliche Veränderungen von Rindengefäßen subkapsuläre Blutungen entstehen.

Bei neugeborenen Ferkeln erscheinen die noch unreifen Glomerula physiologischweise als prominente rote Punkte. Dies sollte nicht mit einer Glomerulonephritis oder hämorrhagischen Diathese verwechselt werden.

■ Niereninfarkt

Niereninfarkte treten nach embolisch-thrombotischem Verschluss der Nierenarterie oder deren Äste (z. B. bei Endokarditiden oder Kardiomyopathien der Katze) auf, wobei es zur **Koagulationsnekrose** im Nierengewebe kommt (anämischer oder ischämischer Niereninfarkt). Die Größe, Form und Lokalisation von Niereninfarkten hängt davon ab, welches arterielle Gefäß vom Verschluss betroffen ist. Durch Thrombosierung der A. renalis entwickelt sich entweder eine **totale Nekrose**, was nur selten vorkommt, oder eine **subtotale Nekrose** der Niere, wobei einzelne, noch durchblutete Bezirke erhalten bleiben. Bei Verlegung der A. arcuata entwickeln sich keilförmige Infarkte, deren Spitze sich bis in die Papille hinein erstreckt. Nach Verlegung eines interlobulären arteriellen Gefäßes (A. interlobularis) bleiben die Infarkte weitgehend auf die Rinde beschränkt.

Der **akute ischämische Infarkt** ist von weißlich-gelber Farbe, wobei das nekrotische Gewebe sich leicht vorwölbt und von einem hämorrhagischen Randsaum umgeben ist (**Abb. 7.2**). Besonders infizierte (septische) Infarkte zeigen eine rötliche Farbe (**hämorrhagische Infarkte**), was durch Reperfusion, venösen Reflux und Blutungen hervorgerufen wird. Im weiteren Verlauf entwickelt sich vom Randbereich des Infarkts ausgehendes Granulationsgewebe, was im **chronischen Verlauf** schließlich in Narbengewebe umgewandelt wird, wobei durch die narbige Retraktion ein grau-weißes, derbes, eingezogenes Gewebsareal entsteht (**Abb. 7.3**). Sind ehemals mehrere Infarkte vorhanden

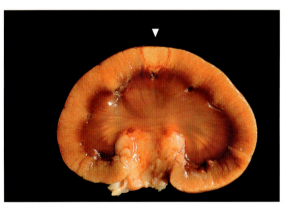

Abb. 7.2 Akuter ischämischer Niereninfarkt (▶) mit hämorrhagischem Randsaum bei einer Katze.

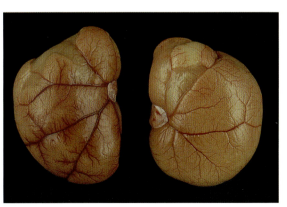

Abb. 7.3 Nieren einer Katze mit hellen eingezogenen Arealen im Rindenbereich (chronische Niereninfarkte).

gewesen, kommt es durch die vernarbenden Prozesse zum Bild der **Infarktschrumpfniere**. Diese ist differenzialdiagnostisch von der pyelonephritischen Schrumpfniere abzugrenzen. Die Folgen und die Ausdehnung der Nekrose hängen insbesondere von der Größe der Thromben ab und davon, ob es sich um nicht infiziertes oder um bakteriell infiziertes Thrombenmaterial handelt. Infizierte Thromben führen zur Entstehung eitriger, teils abszedierender Entzündungen.

Primäre Gefäßerkrankungen der Niere treten bei Tieren selten auf. Bei Rindern kann eine Arteriosklerose renaler Blutgefäße vorkommen. Bei Pembroke-Welsh-Corgie-Hunden wird über das Vorkommen einer familiären renalen Teleangiektasie berichtet, die zur Hämaturie führt.

Der chronische Niereninfarkt geht immer mit Gewebeverlust und einer hellen narbigen Einziehung ohne hyperämischen Randsaum einher.

■ Nekrosen der Nierenrinde

Durch Ischämie kann es zu Nekrosen des Nierenrindengewebes kommen, die zum Nierenversagen und zum Tode führen können und die im Allgemeinen im Rahmen eines **Kreislaufschocks** auftreten. Makroskopisch zeigen Nieren **mit ischämisch bedingter** Tubulonephrose (S. 232) ein sehr variables Erscheinungsbild mit fein gefleckter Rinde oder kleinen gelblichen Nekroseherden.

Die **bilaterale Nierenrindennekrose** kann durch generalisierte disseminierte intravasale Gerinnung entstehen, die insbesondere bei Endotoxinämie durch gramnegative Bakterien (**Endotoxinschock**) verursacht wird. Makroskopisch kann die gesamte Rinde einbezogen sein oder es finden sich herdförmige Rindennekrosen. Die betroffenen Rindenareale zeigen eine hellgraue Farbe und sind leicht geschwollen. Irregulär geformte Areale von Rindennekrose können von einem hämorrhagischen Randsaum umgeben sein. Die Medulla kann unverändert sein oder es liegt eine hgr. Hyperämie der gesamten oder peripher gelegenen Anteile der Markzone vor.

■ Nekrosen des Nierenmarks

> **DEFINITION** Bei Nekrosen des Nierenmarks (Mark- oder Papillennekrosen) handelt es sich um Nekrosen des medullären Nierenparenchyms, die sich infolge von Kreislaufstörungen manifestieren können. **Marknekrosen** treten als Folge länger andauernder (> 2 Stunden) Ischämie (Schockgeschehen), nach toxischen oder hypoxischen Zuständen und nach Dehydratation auf.

Nichtsteroidale Antiphlogistika (NSAP; „nonsteroidal antiinflammatory drugs", NSAID, z. B. Phenacetin, Phenylbutazon, Flunixin/Meglumin, Meloxicam und Ibuprofen) inhibieren die Cyclooxygenasen, wodurch es zur verminderten Produktion von PGE$_2$ und Reduktion dessen vasodilatatorischen Effekts auf Arteriolen juxtaglomerulärer Nephrone kommt. **Papillennekrosen** werden besonders bei dehydrierten Pferden, die mit Phenylbutazon behandelt werden, aber auch bei anderen Tierarten nach NSAP-Gaben beobachtet. Eine Papillennekrose tritt bei dehydrierten Lämmern und Kälbern nach Behandlung mit Phenothiazin auf und ist anscheinend ischämisch bedingt. Durch zufällig erfolgende Kombination von Monensin und Roxarson kann eine Marknekrose bei nicht dehydrierten Hunden und Hundewelpen auftreten.

Das makroskopische Bild der Marknekrose variiert in Abhängigkeit von deren Ausdehnung und Stadium. Es sind streifenförmige gelblich-rote Herdveränderungen zu sehen, ältere Nekrosen sind von bräunlicher Farbe. Akute Marknekrosen können auch einen Zufallsbefund (z. B. bei neonataler Diarrhö) aufgrund von Dehydratation oder Störungen im Elektrolythaushalt darstellen. Massive Marknekrosen können zu akutem Nierenversagen und zum Tode führen. Überlebt das Tier, kommt es zur Ausbildung von Narbengewebe mit dystrophischer Verkalkung.

■ Idiopathische kutane und glomeruläre Vaskulopathie

Die mit disseminierter intravaskulärer Koagulopathie einhergehende Vaskulopathie (S. 400) tritt bei Greyhounds in den USA („**Alabama rot**", „greentrack disease") auf. Die Veränderungen in den Nieren sind durch hyaline Thromben in glomerulären Kapillaren, glomeruläre Nekrosen und eine fibrinoid-nekrotisierende Vaskulitis gekennzeichnet. Es wird vermutet, dass Shigatoxine (*E. coli* Serogruppe O157) pathogenetisch beteiligt sind. Die Hunde zeigen Hautulzera an den Gliedmaßen, Thrombozytopenie und akutes Nierenversagen. Außer bei amerikanischen Greyhounds wurde die Erkrankung bisher nur bei einzelnen Hunden anderer Rassen beschrieben.

> **DAS MÜSSEN SIE WISSEN**
>
> **Primäre Gefäßerkrankungen** der Niere treten bei Tieren selten auf. Meist ist die Niere sekundär in das Krankheitsgeschehen septischer Allgemeinerkrankungen (akute Hyperämie, Blutungen) oder anderer Organsysteme (passive Stauungshyperämie bei Herz-Kreislauf-Problemen) einbezogen.
>
> Thrombotisch-embolische Verschlüsse von Nierenarterien führen zum akuten ischämischen **Infarkt** mit Zelluntergang. Das Ausmaß der Schädigung variiert je nach Grad des Verschlusses (total, partiell) und betroffenem Gefäß.
>
> Eine allgemeine Minderdurchblutung der Niere (Kreislaufstörungen) manifestiert sich zunächst in Form einer ischämischen **Tubulonephrose**, kann jedoch bei längerer Dauer, Dehydratation und Beteiligung von Toxinen in eine **Marknekrose** übergehen. Eine bilaterale **Nierenrindennekrose** ist bei Endotoxinämie mit disseminierter intravasaler Gerinnung zu beobachten.

7.1.4 Degenerative Veränderungen

> **DEFINITION** Unter dem Begriff **Nephrosen** werden bilaterale degenerative Veränderungen der Nieren zusammengefasst, wobei
> - Glomerulonephrosen und
> - Tubulonephrosen
> unterschieden werden.

■ Glomerulonephrosen

Zu den Glomerulonephrosen gehören die Amyloidnephrose, die glomeruläre Lipidose und die Glomerulosklerose.

Amyloidnephrose

Amyloidablagerungen kommen besonders bei Rind, Hund und Katze vor, und zwar mit oder ohne Zusammenhang mit einer systemischen Amyloidose. Bei den meisten Hunderassen treten sie nierenspezifisch und hier glomerulär auf. Bei Hunden der Rasse Shar-Pei mit hereditärer Amyloidose stehen jedoch medulläre Ablagerungen im Vordergrund, was gelegentlich auch für das Rind zutrifft. Bei Katzen, einschließlich Abessinier- und Somalikatzen, Europäischen Kurzhaarkatzen und Großkatzen (Tiger, Geparden), ist das Amyloid hauptsächlich in der Nierenpapille und äußeren Markzone und nur ggr. glomerulär abgelagert. Eine Nierenamyloidose kommt am häufigsten bei älteren Hunden vor und ist meist idiopathischer Natur. In einigen Fällen ist sie jedoch mit chronischen Entzündungsprozessen in anderen Organen oder Infektionen mit bestimmten Erregern (z. B. *Hepatozoon americanum*, *Ehrlichia canis*) assoziiert (SAA-Amyloidose).

Die Nierenamyloidose führt insbesondere in Fällen mit glomerulärer Ablagerung zum progressiven Nierenversagen und Proteinurie, während sie bei medullären Ablagerungen (Shar-Pei, Katze) entweder nicht oder nur mit ggr. Proteinurie einhergeht. Beim **Rind** können glomeruläre Ablagerungen zu hgr. Proteinurie führen, während bei medullären Ablagerungen meist keine derartigen klinischen Symptome beobachtet werden. Bei **Serumpferden** kommt eine Nierenamyloidose vom SAA-Typ im Rahmen systemischer Amyloidablagerungen vor. Bei **Schafen** und **Ziegen** können glomeruläre und medulläre Ablagerungen im Verlauf chronischer Entzündungsprozesse auftreten, während die Nierenamyloidose beim **Schwein** selten ist.

Makroskopisch sehen Nieren, in denen nur geringe Mengen an Amyloid abgelagert sind, abgesehen von einer leichten Vergrößerung, annähernd normal aus. Bei stärkeren Ablagerungen sind die Nieren heller als normal, zeigen eine feingranuläre Oberfläche mit grau-weißlichen Herden (**Abb. 7.4**). Bei Rindern sind die Nieren oft stark vergrößert, blass und weisen eine derbe Konsistenz auf. Die Kapsel lässt sich leicht entfernen und die Nierenoberfläche erscheint feingranuliert, wobei kleine gelblich-weißliche bis grau-weißliche Herde und Streifen zu sehen sind. Bei der Behandlung von Nierengewebsstückchen mit Lugolscher Lösung stellt sich das Amyloid makroskopisch braun-röt-

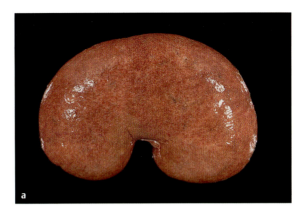

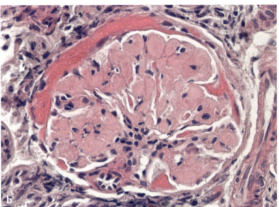

Abb. 7.4 Nierenamyloidose bei einem Hund.
a Makroskopisches Bild: Die Niere ist hgr. aufgehellt und zeigt zahlreiche grau-weißliche Herde bei granulierter Oberfläche.
b Histologisches Bild: Glomeruläre Amyloidose mit hellen homogenen eosinophilen Proteinablagerungen entlang der glomerulären Kapillarschlingen und kräftig rot-eosinophilen halbmondförmigen Proteinablagerungen im Bowmanschen Kapselraum als Zeichen der schweren Proteinurie. HE-Färbung, 40 ×.

lich dar und durch anschließende Behandlung mit Schwefelsäure ist es in Form blau-schwärzlicher Pünktchen (glomeruläres Amyloid) oder Streifen (intertubuläres Amyloid) zu erkennen (Färbeverhalten wie das von Stärke, Amylum). Als Folge der Amyloidablagerungen kommt es vor allem bei glomerulärer Ablagerung zur Proteinurie und nach längerer Krankheitsdauer zum nephrotischen Syndrom.

Das nephrotische Syndrom ist im Gegensatz zur Urämie durch Proteinurie, Hypoproteinämie, Hypalbuminämie und onkotische Ödeme gekennzeichnet.

Glomeruläre Lipidose

Die glomeruläre Lipidose kommt oft bei Hunden vor und ist durch das Vorhandensein von Schaumzellen in dilatierten glomerulären Kapillaren gekennzeichnet. In Untersuchungen an Nierenbiopsien von Hunden mit Proteinurie wurde glomeruläre Lipidose mehrheitlich zusammen mit verschiedenen glomerulären Veränderungen (fokale segmentale Glomerulosklerose, juvenile Nephropathie, Amyloidnephrose) beobachtet. Die Pathogenese glomerulärer Schaumzellansammlungen ist unklar.

Glomerulosklerose

DEFINITION Die Glomerulosklerose ist histologisch durch die Zunahme eosinophiler, PAS-positiver und versilberbarer mesangialer Matrix gekennzeichnet, die zur Obliteration glomerulärer Kapillarlumina führt. Sklerosierende glomeruläre Läsionen können das gesamte Glomerulum betreffen (panglomeruläre oder globale Glomerulosklerose) oder sich auf einen Teil desselben beschränken (segmentale Glomerulosklerose).

Bei älteren Hunden treten vermehrt Nierenkörperchen mit **globaler Glomerulosklerose** auf, die teilweise Adhäsionen (Synechien) von Kapillarschlingen und Verdickungen der Bowmanschen Kapsel aufweisen. Des Weiteren kommen geschrumpfte, eosinophile, zellarme, global sklerosierte (verödete) Glomerula vor („glomerular obsolescence"). Diese glomerulären Veränderungen werden, ähnlich wie beim Menschen, als altersassoziierte Läsionen angesehen und haben wahrscheinlich keine klinische Relevanz. Die **segmentale Glomerulosklerose** kann als sekundäre Läsion bei verschiedenen Immunkomplex-Glomerulonephritis-Formen (mesangial-proliferative, membranoproliferative oder membranöse Glomerulonephritis) auftreten.

Bei der beim Hund vorkommenden **fokalen segmentalen Glomerulosklerose** handelt es sich, neueren Erkenntnissen zufolge, um eine nicht durch Immunkomplexe verursachte Glomerulopathie. Sie ist, ähnlich wie beim Menschen, eine häufige Ursache für Proteinurie bzw. nephrotisches Syndrom. Die segmentale mesangiale Sklerosierung wird oft von Adhäsionen zwischen glomerulären Kapillarschlingen und Bowmanscher Kapsel (Synechien) begleitet. Elektronenmikroskopisch ist ein Verlust von Podozyten festzustellen. Pathogenetisch werden primäre (idiopathische) oder sekundäre (z. B. glomeruläre Hypertonie) Schädigungen der Podozyten vermutet.

Die beim Diabetes mellitus des Menschen auftretende noduläre Glomerulosklerose (Typ Kimmelstiel-Wilson) tritt in dieser Form bei Haustieren nicht auf. Glomeruläre Veränderungen bei Hunden mit Diabetes mellitus beschränken sich meist auf eine ggr. Ausweitung des glomerulären Mesangiums, die gelegentlich mit intra- oder extrazellulären mesangialen Lipidansammlungen assoziiert ist.

■ Tubulonephrosen

DEFINITION Tubulonephrosen können hervorgerufen werden durch
- Kreislaufstörungen (ischämische Tubulonephrosen),
- toxische Einwirkungen (toxische Tubulonephrosen) oder durch
- Speicherung oder Ansammlung von Stoffen im Bereich der Tubulusepithelien oder des Niereninterstitiums (Speicherungs- und Pigmentnephrosen, Tubulonephrosen mit Konkrementablagerung).

Ischämische Tubulonephrosen

Durch Kreislaufstörungen (z. B. Schockgeschehen) bedingte, akute ischämische Tubulonephrosen manifestieren sich als **Nierenrindennekrose**. Zu den ischämischen Tubulonephrosen werden auch die mit akutem Nierenversagen einhergehenden chromoproteinämischen (Hämo- und Myoglobulinämie) und cholämischen (Bilirubinämie) Nephrosen gerechnet. Pathogenetisch liegt eine massive Ansammlung der Stoffwechselprodukte im Blut mit Akkumulation in den Nieren und renaler Ischämie vor.

Ischämische chromoproteinämische Nephrosen (Chromoproteinnieren) treten auf infolge:
- akuter hämolytischer Krisen (massive Hämoglobinämie), z. B.
  - chronische Kupfervergiftung des Schafes und Kalbes
  - Chlorat- oder Nitratvergiftung (Methämoglobinämie)
  - bazilläre Hämoglobinurie bei Rind und Schaf (*Clostridium haemolyticum*, nahe verwandt mit *Clostridium novyi*)
  - isoimmune hämolytische Anämie bei Neugeborenen
- Myoglobinämie, z. B.
  - paralytische Myoglobinurie des Pferdes (Kreuzverschlag)
  - atypische Weidemyopathie
  - umfangreiche Muskeltraumata

Chromoproteinnieren sind vergrößert und von sehr dunkler, brauner, fast schwarzbrauner Farbe (**Abb. 7.5**). Histologisch sind Ablagerungen von Hämo- bzw. Myoglobin in Form feiner rötlicher Granula (tropfige Speicherung) und

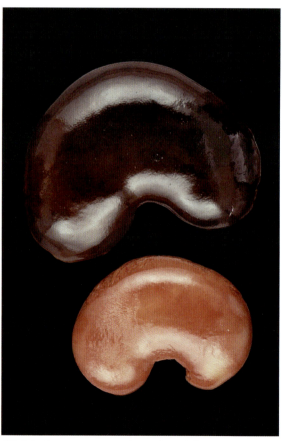

Abb. 7.5 Chromoproteinämische Nephrose (Chromoproteinniere) bei einem Schaf mit chronischer Kupfervergiftung (oben). Unten im Bild ist eine normale Niere eines Schafes zum Vergleich zu sehen.

degenerative Veränderungen in Tubulusepithelzellen sowie Hämo- bzw. Myoglobinzylinder in den Lumina der Tubuli zu finden. Makroskopisch und histologisch sind Hämo- und Myoglobinurie bzw. chromoproteinämische Nephrose nicht unterscheidbar. Hierzu sind weitergehende Untersuchungen notwendig.

Ischämische cholämische Nephrosen treten besonders bei intrahepatischem Ikterus (Bilirubinämie) auf (z. B. akute Leptospirose des Hundes) und sind durch Ablagerungen rückresorbierten Bilirubins in den Tubuli gekennzeichnet. Makroskopisch zeigen die Nieren eine grün-gelbliche Verfärbung. Bei neugeborenen Lämmern, Kälbern und Fohlen kommt oft eine durch Bilirubinablagerungen hervorgerufene olivgrüne Verfärbung der Nierenrinde vor. Sie ist vermutlich auf noch unausgereifte hepatische Konjugationsmechanismen zurückzuführen. Bei Schlachtrindern wird das Vorkommen grün-gelblich verfärbter Nieren sowie der Leber und verschiedener Lymphknoten beschrieben, die auf kristalline Ablagerungen von 2,8-Dihydroxyadenin zurückzuführen sind. Die Ursache dieser klinisch nicht signifikanten Ablagerungen ist unklar.

Toxische Tubulonephrosen

Die Nierentubuli reagieren nicht nur sehr empfindlich auf ischämische Zustände, sondern insbesondere auch auf eine Vielzahl von Toxinen. Durch nephrotoxische Substanzen werden **toxische Tubulonephrosen**, d. h. akute tubuläre Nekrosen insbesondere der proximalen Tubuli (Hauptstückepithelien), bei Erhalt der tubulären Basalmembranen ausgelöst. Bei ischämischen Tubulonephrosen treten hingegen fokale Nekrosen mit Zerstörung der Basalmembranen auf. Zu den nephrotoxischen Substanzen gehören insbesondere viele Antiinfektiva wie Aminoglykoside (Amikacin, Gentamycin, Kanamycin, Neomycin, Streptomycin, Tobramycin), bestimmte Sulfonamide sowie auch das Antimykotikum Amphotericin B.

Hunde und Katzen reagieren besonders empfindlich auf die Aufnahme von **Ethylenglykol**, das als Kühlerfrostschutzmittel (z. B. Glysantin) verwendet wird. Ethylenglykol selbst besitzt jedoch nur eine geringe toxische Wirkung. Es wird im Gastrointestinaltrakt schnell resorbiert und im Urin ausgeschieden. Ein geringer Prozentsatz wird in der Leber durch die Alkoholdehydrogenase zu Glycolaldehyd und über verschiedene weitere Zwischenstufen (Glycolsäure, Glyoxylat) schließlich zu Oxalsäure oxidiert. Die hauptsächlich toxisch wirkenden Metaboliten sind Glycolaldehyd und Glyoxylat. Die Oxalsäure führt zu einer massiven Komplexierung des gelösten Kalziums im Blut mit Ausfällung von Kalziumoxalatkristallen in den Tubuluslumina.

Insbesondere chronisch verlaufende **Bleivergiftungen** kommen besonders bei Hunden und Wiederkäuern vor. Die vergrößerten Nieren zeigen eine hellgelbliche Verfärbung bei derber Konsistenz. Histologisch sind vakuoläre Degeneration der proximalen Tubuli und säurefeste, in der Ziehl-Neelsen-Färbung positive intranukleäre Einschlüsse zu finden. Diese stehen in keinem inhaltlichen Zusammenhang mit dem sonst üblichen Nachweis von Mykobakterien durch diese Färbung.

Zahlreiche Pflanzen enthalten nephrotoxische Substanzen. So kommen in verschiedenen Pflanzen **Oxalate** vor (z. B. Rhabarber, *Rhenum rhaponticum*; Sauerklee, *Oxalis* spp.; Sauerampfer, *Rumex* spp.; *Halogeton glomeratus*, *Sarcobatus vermiculatus*, bestimmte Gräser der Gattungen *Panicum* und *Setaria*). Des Weiteren können Oxalatnephrosen nach Aufnahme oxalatproduzierender Pilzarten (*Aspergillus niger*, *Aspergillus flavus*) und großer Mengen an Ascorbinsäure (Vitamin C; Mensch, Ziege) auftreten. Außerdem sind Fälle von Oxalatnephrosen in einer Kolonie von Inzuchtkatzen (Europäische Kurzhaarkatzen), bei einer Familie von Shi-Tzus, beim Coton de Tulear und bei Beefmaster-Rindern (vermutlich autosomal-rezessiv) bei Pyridoxin-Defizienz (Vitamin-B_6-Defizienz) sowie bei Anästhesie mittels Methoxyfluran beschrieben.

> **KLINISCHER BEZUG** Die Aufnahme von **Trauben** und auch die getrockneten Produkte führen beim Hund zu Tubulusdegeneration und -nekrosen mit intrazellulärem goldbraunem Pigment und nachfolgender Niereninsuffizienz bis hin zu Nierenversagen. Das toxische Prinzip ist noch nicht geklärt und es scheint eine große individuelle Schwankungsbreite hinsichtlich der aufgenommenen Menge und resultierenden Symptome zu geben.

Bei Hunden, Katzen und Schweinen wurden nach Aufnahme von nachweislich mit **Melamin und Cyanursäure** kontaminiertem Futter grüne bis goldbraune, oft runde Kristalle mit radialer Streifung in Tubuluslumina des distalen Nephrons beschrieben, die teilweise mit Nierenversagen assoziiert waren.

Die Aufnahme von *Amaranthus retroflexus* (Zurückgekrümmter Fuchsschwanz) verursacht bei Schweinen und Rindern, seltener bei Pferden, perirenale, z. T. von Blutungen begleitete Ödeme und akutes Nierenversagen durch Schädigung distaler Tubuli. Das nephrotoxische Prinzip ist unbekannt. Obwohl die Pflanze hohe Mengen an Nitrat und Oxalat enthält, kommt es nicht zur Oxalatnephrose. Die Nieren sind blass, aber meist nicht vergrößert. Die Nierenveränderungen werden von Ödemen des Mesenteriums, der Darmwand sowie von Aszites und Hydrothorax begleitet. Bei überlebenden Tieren entwickelt sich eine interstitielle Nierenfibrose mit tubulärer Dilatation oder die Tiere versterben aufgrund von Herzversagen durch Hyperkaliämie.

Nach Aufnahme größerer Mengen von knospendem Eichenlaub (*Quercus* spp.), jungen Eichenzweigen und besonders grünen Eicheln kommt es bei Wiederkäuern (Rind, Schaf) und gelegentlich bei Pferden zu perirenalen Ödemen und akuten Nekrosen von proximalen Nierentubuli mit oft tödlichem Ausgang. Außer Nierenveränderungen treten Hydrothorax, Aszites und Ulzerationen im Gastrointestinaltrakt auf. Bei den toxischen Inhaltsstoffen handelt es sich um Gerbsäuren (Tannine), aus denen nach Hydrolyse toxische Metaboliten (Gallensäure, Pyrogallol) entstehen. Die perirenalen Ödeme und Blutungen sind auf durch die Tannine verursachten Endothelschäden zurückzuführen. Makroskopisch sind die Nieren blass, vergrößert und zeigen disseminierte Blutungen von 2–3 mm Durchmesser. Histologisch sind akute tubuläre Nekrosen vorhanden. Des

Weiteren treten hydropische Degeneration des tubulären Epithels, hyalintropfige Speicherung und hyaline Proteinzylinder auf. Bei überlebenden Tieren wird eine diffuse Fibrose mit ggr. Infiltration durch mononukleäre Entzündungszellen beobachtet.

Weitere Pflanzenarten mit nephrotoxischen Inhaltsstoffen sind:
- *Terminalia oblongata* („yellow-wood tree" oder „rosewood"; Australien; Schafe, Rinder)
- mehrere Spezies von *Isotropis* (Australien; Wiederkäuer)
- Mitglieder der Familie der Liliengewächse (*Liliaceae*; Rinder, Katzen)

Als Kontaminanten von Futtermitteln (Getreide- und Maiskörner) können *Aspergillus* spp. und *Penicillium* spp. verschiedene **Mykotoxine** produzieren, z. B. Ochratoxine, Citrinin, Fumonisin, Oxalate und Viomellein. Bei Schweinen führen Ochratoxin A und Citrinin zur Degeneration und Atrophie proximaler Tubuli, zur interstitiellen Fibrose der Nierenrinde und zur Hyalinisierung von Glomerula. Meist kommt es zur subklinischen Niereninsuffizienz, während nur selten akute Nierenerkrankungen auftreten, die sich makroskopisch, ähnlich wie bei Vergiftung durch *Amaranthus retroflexus*, als perirenale Ödeme manifestieren. Citrinin verursacht auch bei Pferden und Schafen tubuläre Degenerationen. Die durch *Fusarium*-Arten gebildeten Fumonisine sind nephrotoxisch für Schafe und Rinder.

Speicherungsnephrosen

Eiweißspeicherung

Bei Krankheitsprozessen, die mit einer Erhöhung der glomerulären Durchlässigkeit, d. h. einer Störung der Größenselektivität für Proteine einhergehen (z. B. Proteinurie bei Glomerulonephritis), kommt es zur reversiblen, klinisch unbemerkten **hyalintropfigen Speicherung** von Proteinen aus dem Primärharn in Tubulusepithelien.

Pigmentnephrosen

> **KLINISCHER BEZUG** Pigmentnephrosen entstehen am häufigsten durch die Ablagerung von:
> – Hämoglobin
> – Myoglobin
> – Bilirubin

Anderweitige Pigmente sind Lipofuszin, Melanin und, seltener, Porphyrine.

Hämo- und Myoglobulinablagerungen werden als **ischämische chromoproteinämische Nephrosen** und Gallenfarbstoffansammlungen als **ischämische cholämische Nephrosen** bezeichnet.

Lipofuszinose

Die Lipofuszinose der Nieren adulter Rinder (**Fuszinnephrose**) wird durch Ablagerungen eines bräunlichen eisenfreien Pigments mit färberischen Eigenschaften von Lipofuszin hervorgerufen, das gleichzeitig auch in der Skelettmuskulatur vorkommen kann. Die Nieren zeigen makroskopisch eine schwärzliche Verfärbung der Rinde, was zur Bezeichnung „Ebenholzniere" geführt hat. Die Ursache ist nicht bekannt, Funktionsstörungen treten nicht auf.

Bräunliche Verfärbungen der Nierenrinde und anderer Organe treten auch bei Schafen mit erworbener Lipofuszinspeicherungskrankheit nach Vergiftungen mit der Pflanze *Trachyandra divaricata* auf.

Cloisonné-Niere

Bei der Nierenveränderung der Ziegen handelt es sich um eine ebenfalls ohne klinische Symptome einhergehende braune bis schwarze Pigmentierung der Nierenrinde. Sie ist durch Ablagerungen von braunen Pigmenten (Ferritin und Hämosiderin) an den Basalmembranen der proximalen Tubuli gekennzeichnet. Sie ist vermutlich auf wiederholtes Auftreten intravaskulärer Hämolyse zurückzuführen.

Porphyrie

Bei der **hereditären hepatogenen Porphyrie** kommt es bei Rindern, Schweinen und Katzen durch Ausscheidung des Pigments aus der Häm-Biosynthese mit dem Urin zur braunen Pigmentierung der Nierenrinde. Nur beim Rind wird dabei auch eine Fotosensibilität der Haut beobachtet. Die Zähne sind meist rosa bis pinkfarben verfärbt („pink tooth disease") und auch die Knochen können schwärzlich verfärbt sein. Als Grundlage sind verschiedene Gendefekte von Enzymen der Hämsynthese bekannt.

Verfettung

Die Verfettung der Niere, d. h. tropfige Ansammlungen von Neutralfetten in den Nierentubuli, tritt physiologischerweise bei der Katze (Hauptstücke) und in weit geringerem Ausmaß beim Hund (Pars recta der Hauptstücke) auf. Bei Rindern und Schafen kommen Verfettungen der Nieren bei Lipämie im Rahmen der Ketose vor. Des Weiteren werden sie bei Hypoxie und bei mit lipämischen Zuständen einhergehenden Krankheiten (z. B. Diabetes mellitus und Hyperlipämie der Ponys) beobachtet.

Glykogennephrose

Bei Hunden und Katzen mit Diabetes mellitus kommt es zur Speicherung von Glykogen in tubulären Epithelien, die zur Vakuolisierung führt. Die Ablagerungen verschwinden nach Insulingabe und gehen ohne Funktionsstörungen einher.

Tubulonephrosen mit Konkrementablagerung

Verkalkungen

Nephrokalzinosen des Nierengewebes entstehen entweder auf **metastatischem** Wege, z. B. bei sekundärem Hyperparathyreoidismus (S. 449) oder bei Hyperkalzämie (S. 351) aufgrund von D_3-Hypervitaminose, wobei die Kalkablagerungen an den tubulären Basalmembranen, Bowmanschen Kapseln, im Interstitium und an Gefäßwänden auftreten, oder sie sind **dystrophischer** Natur wie z. B. bei Tubulonephrosen mit Nekrosen. In Schrumpfnieren kommt es oft sowohl zu metastatischen als auch zu dystrophischen Verkalkungen.

Nierengicht

Nierengicht kommt bei Vögeln und Reptilien vor. Dabei sind makroskopisch weiße, stecknadelkopf- bis etwa erbsengroße, streifen- oder knötchenförmige Ablagerungen auf der Oberfläche und auch auf den Schnittflächen zu sehen.

Harnsäureinfarkte

Sog. Harnsäureinfarkte kommen besonders bei neugeborenen Ferkeln vor. Makroskopisch ist eine weiße bis hellgelbe radiäre Streifung in den Nierenpapillen zu sehen. Dabei handelt es sich um intratubuläre Ansammlungen von Harnsäure und Uraten (**Abb. 7.6**). Die Ablagerungen werden auf den vermehrten Zerfall noch kernhaltiger Erythrozyten und eine bei den Jungtieren verzögert anlaufende Urikaseaktivität in der Leber zurückgeführt. Sie gehen ohne Funktionsstörungen einher.

> **KLINISCHER BEZUG** Infarkte stellen per definitionem Gewebsuntergänge infolge einer arteriellen Thromboembolie dar. Im Gegensatz dazu liegen beim sog. Harnsäureinfarkt, der makroskopisch einen infarktähnlichen Eindruck vermittelt, intratubuläre Ablagerungen ohne vaskuläre Funktionsstörungen vor.

> **DAS MÜSSEN SIE WISSEN**
>
> Degenerative Veränderungen an den Nieren werden unter dem Begriff Nephrose zusammengefasst. Dabei können vornehmlich die Glomerula (Glomerulonephrose) oder die Tubuli (Tubulonephrose) betroffen sein. Degenerative Veränderungen der Glomerula bestehen v. a. in einer vermehrten Ablagerung bestimmter Stoffwechselprodukte (Amyloidose, Lipidose) oder in einer Zunahme der mesangialen Matrix (Sklerose). Auch Tubulonephrosen können mit einer Speicherung oder Ansammlung von Stoffen einhergehen (Speicherungs- und Pigmentnephrosen, Tubulonephrosen mit Konkrementablagerung), sind aber oftmals durch Kreislaufstörungen (ischämische Tubulonephrosen) und die Einwirkung von Toxinen (toxische Tubulonephrosen) bedingt. Degenerative Nierenveränderungen münden oftmals in die Entwicklung eines nephrotischen Syndroms.

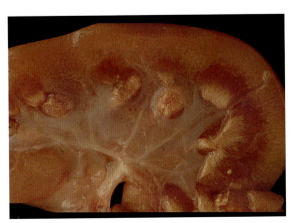

Abb. 7.6 Harnsäureinfarkte in den Papillenspitzen der Niere eines neugeborenen Ferkels.

7.1.5 Entzündungen

Entzündungen der Nieren können die Glomerula und/oder das zwischen den Tubuli befindliche Bindegewebe (Interstitium) einschließlich der darin verlaufenden Gefäße betreffen. Generell wird zwischen **Glomerulonephritiden** und **interstitiellen Nephritiden** unterschieden.

■ Glomerulonephritis

In der Pathogenese der Glomerulonephritiden kommt immunvermittelten Krankheitsprozessen die größte Bedeutung zu (**Abb. 7.7**). Besonders bei Hunden und Katzen entwickelt sich aufgrund der damit einhergehenden glomerulären Funktionsstörungen häufig eine Niereninsuffizienz.

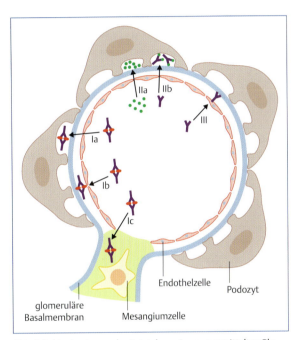

Abb. 7.7 Mechanismen der Entstehung immunvermittelter Glomerulonephritiden.
Immunkomplex-Glomerulonephritis: Immunvermittelte Glomerulonephritiden werden meist durch glomeruläre Ablagerung präformierter, im Blut gebildeter und zirkulierender Immunkomplexe hervorgerufen. Dabei können exogene Antigene (z. B. Viren, Bakterien, Fremdproteine bei Serumkrankheit) oder endogene Antigene (z. B. DNS bei systemischem Lupus erythematodes) involviert sein. Die Ablagerung der Immunkomplexe erfolgt meist subepithelial (Ia), subendothelial (Ib) und/oder mesangial (Ic).
In-situ-Immunkomplex-Glomerulonephritis: Bei der lokalen, also in situ erfolgenden Bildung von Immunkomplexen (z. B. bei der experimentellen Infektion mit *Dirofilaria immitis* beim Hund) entstehen überwiegend subepitheliale Immunkomplexe. Initial wird zirkulierendes Antigen subepithelial abgelagert (IIa), anschließend binden sich glomerulär filtrierte Antikörper (IIb). Durch lokale Komplementaktivierung schädigen die Immunkomplexe die glomerulären Epithelzellen (Podozyten), was sich klinisch als Proteinurie/nephrotisches Syndrom äußert.
Anti-Basalmembran-Antikörper-Nephritis: Bei diesem bei Mensch und Tier seltenen Glomerulonephritis-Typ treten zirkulierende Anti-Basalmembran-Antikörper auf, die sich an der glomerulären Basalmembran ablagern (III). Dieser Mechanismus liegt der beim Goodpasture-Syndrom des Menschen auftretenden Glomerulonephritis zugrunde. Eine derartige Autoimmun-Glomerulonephritis wurde bisher nur bei einem Pferd beschrieben.

> **DEFINITION** Entzündungen der Glomerula können aufgrund pathomorphologischer Charakteristika in verschiedene Formen unterteilt werden:
> - zeitlicher Verlauf (akut, subakut und chronisch)
> - Verteilungsmuster der Veränderungen innerhalb der Niere
>   - diffuse Glomerulonephritiden: > 50 % der Glomerula sind verändert
>   - fokale (herdförmige) Glomerulonephritiden: < 50 % der Glomerula sind verändert
> - Verteilungsmuster der Veränderungen innerhalb des einzelnen Glomerulums
>   - panglomeruläre (globale) Läsionen betreffen das gesamte Glomerulum
>   - segmentale Veränderungen beschränken sich auf einen Teil des Glomerulums

Die Einteilung bzw. Diagnostik von Glomerulonephritiden basiert maßgeblich auf morphologischen Kriterien. In **Tab. 7.1** sind die insbesondere bei Haustieren sowie bei einzelnen anderen Tierarten auftretenden Glomerulonephritis-Formen zusammengestellt. Die wichtigste Rolle in der Pathogenese diffuser Glomerulonephritiden spielen glomeruläre Ablagerungen von Immunkomplexen (**Immunkomplex-Glomerulonephritis**).

Immunkomplexe können akute oder chronische glomeruläre Veränderungen verursachen und unterschiedliche Typen von glomerulären Läsionen (**Tab. 7.1**) induzieren. Mithilfe von Spezialmethoden können glomerulär (sub-endothelial, subepithelial und/oder mesangial) abgelagerte Immunkomplex-Komponenten sichtbar gemacht werden. Allerdings kann nur in wenigen Fällen im Nierengewebe das an der Entstehung der Immunkomplex-Glomerulonephritis beteiligte Antigen nachgewiesen werden.

Exsudative Glomerulonephritis

Es sind Endothelzellschwellungen, Infiltrationen mit neutrophilen Granulozyten, Fibrin, Erythrozyten, Mikrothromben und teilweise Nekrosen in den Glomerula zu finden.

Proliferative Glomerulonephritis

Die **mesangial-proliferative Glomerulonephritis** ist durch eine Proliferation von Mesangiumzellen gekennzeichnet.

Bei der **membranoproliferativen Glomerulonephritis** sind bei den Tieren 2 Varianten (Typ I und Typ II) bekannt (**Abb. 7.8**). Beim Typ I liegt eine durch subendotheliale Ablagerung von Immunkomplexen verursachte Verdickung der glomerulären Kapillaren sowie eine durch mesangiale Immunkomplex-Ablagerungen hervorgerufene Veränderung des Mesangiums (Zellproliferation und Zubildung mesangialer Grundsubstanz) vor. Beim Typ II sind in der glomerulären Basalmembran lineare elektronendichte Ablagerungen von Komplement („dense deposit disease") zu finden.

Die **intra- und extrakapillär-proliferative Glomerulonephritis** zeichnet sich durch eine Proliferation sowohl von Endothel- und Mesangiumzellen als auch durch eine halbmondförmige Proliferation („crescents") extrakapillärer

Tab. 7.1 Klassifikation und Beispiele von Glomerulonephritiden (GN) bei Tieren.

Formen der Glomerulonephritis (GN)	Beispiele
exsudative GN	• Schwein (PDNS, akuter Rotlauf, akute Klassische Schweinepest) • Nerz (Aleutenkrankheit) • Hund (*Leptospira canicola*)
proliferative GN	
a) mesangial-proliferative GN	• Hund (viszerale Leishmaniose), Nerz (Aleutenkrankheit) • Pferd (EIA) • Katze (FIP, FeLV, FIV)
b) membranoproliferative (mesangiokapilläre) GN	
Typ I	• Hund (ab 5 Jahren; viszerale Leishmaniose, bei SLE, familiäre Nephropathie des Berner Sennenhundes) • Katze (FIP, FeLV, FIV)
Typ II	• Schaflämmer der Finnischen Landrasse (hereditärer Mangel an Komplementfaktor C3) • Ferkel der Norwegischen Yorkshire-Rasse (Faktor-H-Defizienz)
c) intra- und extrakapillär-proliferative GN	• Schwein (PDNS) • Hund, Pferd (Goodpasture-Syndrom) • Mäuse (SLE-Modelle: NZB-/NZW-Mäuse, MRL-Mäuse)
mesangial-sklerosierende GN	• Hund, Nerz (Aleutenkrankheit)
membranöse GN	• Hund (Infektion mit *Dirofilaria immitis*, viszerale Leishmaniose, SLE) • Nerz (Aleutenkrankheit) • Katze (FeLV; malignes Lymphom, FIP, FIV)

EIA = Equine Infektiöse Anämie; FIP = Feline Infektiöse Peritonitis; FeLV = Felines Leukämievirus; PDNS = Porzines Dermatitis-Nephropathie-Syndrom; SLE = systemischer Lupus erythematodes.

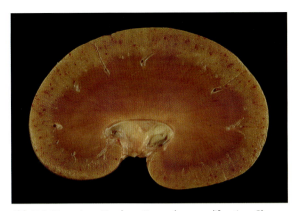

Abb. 7.8 Niere eines Hundes mit membranoproliferativer Glomerulonephritis. In der aufgehellten, feingranulierten Rinde sind multiple Petechien zu erkennen.

Epithelzellen aus. Das Auftreten von „crescents" ist nicht pathognomonisch, ist jedoch ein Hinweis auf eine schwerwiegende glomeruläre Schädigung bei Immunkomplex-Glomerulonephritiden.

Mesangial-sklerosierende Glomerulonephritis

Diese ist durch die Zunahme versilberbarer, PAS-positiver mesangialer Matrix gekennzeichnet. Sie wird als Endzustand chronischer Glomerulonephritiden angesehen und tritt beim Hund und bei Nerzen mit Aleutenkrankheit auf.

Membranöse Glomerulonephritis

Es liegt eine durch subepitheliale Ablagerungen von Immunkomplexen verursachte Verdickung der glomerulären Basalmembranen vor. In späteren Stadien kommt es durch neu gebildetes Basalmembranmaterial, das sich in der Umgebung der Immunkomplexe ablagert, zur sog. Spikebildung.

Akute Glomerulonephritis

Die Nieren können ggr. oder hgr. vergrößert, blass, weich und ödematös sein. Die Glomerula können als kleine rote Pünktchen sichtbar sein. Teilweise sind petechiale Blutungen in Form von Erythrozytenansammlungen in den Bowmanschen Kapselräumen zu erkennen. Differenzialdiagnostisch kommen petechiale Blutungen bei Infektionskrankheiten wie der Schweinepest (S. 182) und die physiologisch als rote Pünktchen sichtbaren Glomerula bei neugeborenen Ferkeln infrage.

Subakute Glomerulonephritis

Die Nieren sind deutlich vergrößert, blass und haben eine glatte Oberfläche mit teilweise zahlreichen Petechien. Sie zeigen eine sich vorwölbende Schnittfläche. Die sich unter der gespannten, teils schlecht abziehbaren Kapsel befindende Rindenzone erscheint verbreitert. Sie ist von gelbgrauer Farbe und weist teilweise eine feine Granulierung bei normal aussehender Medulla auf (**Abb. 7.8**).

Chronische Glomerulonephritis

Die Nieren sind mehr oder weniger stark verkleinert (**glomerulonephritische Schrumpfniere**). Sie sind hell und zeigen eine diffuse Granulierung und Einziehungen an der Oberfläche bei teils schlecht ablösbarer Kapsel. Auf der Schnittfläche ist die Rinde insgesamt verschmälert bei undeutlich erscheinender Rinden-Mark-Grenze. Zudem können sekundäre Nierenzysten vorhanden sein. Beim Vorliegen hgr. Einziehungen an der Nierenoberfläche können die Veränderungen in diesem Stadium nicht von einer chronischen interstitiellen Nephritis unterschieden werden. Eine chronische Glomerulonephritis kann jedoch in der Regel von einer chronischen Pyelonephritis unterschieden werden. Letztere weist mehr irregulär geformte Einziehungen und Narben auf, die sich oft mit normal aussehenden Parenchymbezirken abwechseln.

> **WISSENSWERTES**
>
> **Diagnostik und Differenzialdiagnostik bei Glomerulonephritis**
>
> Für die Diagnostik einer Glomerulonephritis und zum Ausschluss anderweitiger Glomerulopathien (z. B. Nierenamyloidose) ist eine histologische Untersuchung an Nierengewebsproben erforderlich. Da die Untersuchung von HE-gefärbten Paraffinschnitten für manche Erkrankungen nicht aussagekräftig genug ist, können spezielle Untersuchungsmethoden erforderlich sein:
> – Kunststoffeinbettung und Dünnschnitttechnik
> – Versilberung
> – PAS-Reaktion
> – Immunhistochemie oder Immunfluoreszenzmikroskopie zum Nachweis von Immunkomplexablagerungen
> – Elektronenmikroskopie
>
> Dabei werden alle Strukturelemente des Glomerulums (Kapillaren, Basalmembranen, Endothelzellen, Epithelzellen, Mesangium) beurteilt. Nierenglomerula können ein weites Spektrum an Veränderungen zeigen, die zudem graduell stark variieren können.
>
> Da die Nieren ein hohes Potenzial zur Kompensation geschädigter Nephrone besitzen, können aufgrund histologischer Befunde nicht ohne Weiteres Rückschlüsse auf den Funktionszustand gezogen werden. Daher müssen die an Nierenbioptaten oder anlässlich der Obduktion festgestellten Befunde mit klinischen Daten korreliert werden. In manchen Fällen können nur ggr. Veränderungen vorhanden sein, die jedoch mit hgr. Funktionsstörungen einhergehen. Ein Beispiel hierfür ist die beim Hund in seltenen Fällen beobachtete **„minimal change nephropathy"** („minimal change disease"), die durch hgr. Proteinurie gekennzeichnet ist. Bei dieser Glomerulopathie sind am HE-Schnitt keine eindeutigen Veränderungen zu sehen, elektronenmikroskopisch sind jedoch Fusionen der Zellfortsätze der Podozyten festzustellen. Ursache und Pathogenese der „minimal change nephropathy" sind unbekannt. Sie kommt z. B. nach experimenteller Infektion mit *Ehrlichia canis* vor und wurde als vorübergehende, mit Proteinurie einhergehende Veränderung bei Behandlung von Hunden mit einem Tyrosinkinase-Inhibitor (Masitinib®), der u. a. für die Behandlung von Mastzelltumoren eingesetzt wird, beobachtet.

Häufige Glomerulonephritiden bei den einzelnen Tierarten

Hund

Bei Hunden kommen häufig Glomerulonephritiden vor, wobei es sich in der Mehrzahl der Fälle um die **membranoproliferative Glomerulonephritis** bei Hunden ab etwa 5 Jahren handelt. Einige der unter der Bezeichnung fami-

liäre bzw. hereditäre Nephropathien bekannten, bei verschiedenen Hunderassen vorkommen, im Folgenden besprochenen Glomerulopathien bzw. Glomerulonephritiden sind histomorphologisch, klinisch und genetisch gut charakterisiert. Hierzu zählen:
- Glomerulopathie der Samojeden
- Nephritis des Bullterriers
- hereditäre Nephritis des Englischen Cocker Spaniels
- familiäre Nephropathie der Berner Sennenhunde

Die **hereditäre Glomerulopathie der Samojeden** wird durch eine Mutation im COL4A5-Gen (kodiert für Kollagen Typ IV) verursacht. Diese X-chromosomal dominant vererbte Erkrankung ist durch membranoproliferative Veränderungen gekennzeichnet, aus denen sich eine Glomerulosklerose entwickelt. Elektronenmikroskopisch liegt eine Spaltbildung der Lamina densa der glomerulären Basalmembran vor. Diese Erkrankung kommt bei beiden Geschlechtern vor, nimmt aber bei männlichen Tieren einen deutlich schwereren Verlauf.

Die autosomal-dominant vererbte **hereditäre Glomerulopathie beim Bullterrier** und beim **Dalmatiner** wird als Modell für das Alport-Syndrom des Menschen angesehen. Sie kennzeichnet sich u. a. durch:
- Entwicklungsstopp der Glomerula
- verdickte glomeruläre und tubuläre Basalmembranen
- verdickte Bowmansche Kapseln
- Glomerulosklerose
- interstitielle Fibrose und geringe mononukleäre Infiltrate

Die **hereditäre Nephritis des Englischen Cocker Spaniels** ähnelt dem autosomal-rezessiv vererbten Alport-Syndrom des Menschen. Dabei liegen Veränderungen am Kollagen (Typ IV) der glomerulären Basalmembran vor.

Bei der **familiären Nephropathie des Berner Sennenhundes** (autosomal-rezessiver Erbgang) handelt es sich um eine membranoproliferative Glomerulonephritis (Typ I) mit subendothelialen Ablagerungen von Immunkomplex-Komponenten (IgM und Komplementfaktor C3) in den Glomerula, die von einer interstitiellen Nephritis begleitet werden.

Viele der bei anderen Hunderassen auftretenden familiären Glomerulopathien sind weniger gut charakterisiert:
- Die beim Dobermann vorkommende Glomerulopathie weist ultrastrukturell gewisse Ähnlichkeiten mit der beim Samojeden vorkommenden familiären Glomerulopathie auf.
- Die bei einem Wurf von Brittany Spaniels beschriebene Nephropathie beruht auf einem vererbten Mangel an Komplementfaktor C3. Sie führt zur Entstehung einer membranoproliferativen Glomerulonephritis.
- Der Erbgang der beim Neufundländer vorkommenden Glomerulopathie ist ungeklärt.
- Die bei einer Reihe von Hunderassen (Lhasa Apso, Shi-Tzu, Königspudel, Neufundländer, Shar-Pei, Old English Sheepdog, Zwergschnauzer, Rottweiler, Chow-Chow) vorkommenden, familiär gehäuft auftretenden Nephropathien, deren Erbgang bislang ungeklärt ist, zeigen im Endstadium unspezifische Läsionen (Narbenbildung in Rinde und Mark, zystische glomeruläre Atrophie, unreife Glomerula, Verlust von Nephronen). Es wird nicht ausgeschlossen, dass die in diesen Fällen vorkommenden glomerulären Läsionen sich sekundär im Anschluss an primär vorhandene Veränderungen im Niereninterstitium entwickeln.
- Der Vererbungsmodus der beim Norwegischen Elchhund vorkommenden familiären Nephropathie ist ebenfalls ungeklärt. Sie stellt eine primär nicht entzündliche interstitielle Nierenläsion dar, die durch eine anfängliche periglomeruläre Fibrose und progressive Fibrosierungen in Rinde und Medulla sowie Verlust von Glomerula gekennzeichnet ist.

Katze

Bei Katzen treten Glomerulonephritiden (**mesangial-proliferative Glomerulonephritis, membranoproliferative Glomerulonephritis, membranöse Glomerulonephritis**) bei chronischen Infektionen mit Viren (FIP, FeLV, FIV) und bei hämatopoetischen Neoplasien (malignes Lymphom) auf und stellen eine wesentliche Ursache für Nierenversagen dar.

Pferd

Bei Pferden kommen ebenfalls Glomerulonephritiden vor, wobei es jedoch nur selten zum Nierenversagen kommt. Bei Pferden mit **Equiner Infektiöser Anämie** (EIA) tritt häufig eine membranoproliferative Glomerulonephritis (Typ I) auf. Des Weiteren werden Infektionen mit *Streptococcus equi* und equinen Herpesviren als Ursachen für Glomerulonephritis beim Pferd angesehen.

Schwein

Bei Schweinen kommen sporadisch akute, schwerwiegende Glomerulonephritiden vor, die wirtschaftlich aber nur von geringer Relevanz sind. Beim **Porzinen Dermatitis-Nephropathie-Syndrom**, PDNS (S. 140), der Mastschweine tritt eine exsudative Glomerulonephritis und interstitielle Nephritis auf (Abb. 7.9). Bei Ferkeln der Norwegischen Yorkshire-Rasse wurde eine letal verlaufende membranoproliferative Glomerulonephritis vom Typ II („dense deposit disease") beschrieben, die durch eine hereditäre, autosomal-rezessiv vererbte Defizienz eines Komplement-inhi-

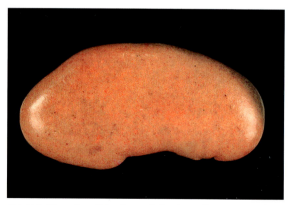

Abb. 7.9 Niere eines Schweines mit Porzinem Dermatitis-Nephropathie-Syndrom, PDNS: hgr. akute exsudative Glomerulonephritis mit zahlreichen Petechien auf der blassen Nierenoberfläche.

bierenden Proteins (Faktor H) verursacht wird, wodurch es zu massiven glomerulären (intramembranösen) Ablagerungen von Komplement („dense deposits") kommt.

Schaf

Bei Schafen der Finnischen Landrasse kommt eine membranoproliferative Glomerulonephritis vom Typ II vor, die bereits bei der Geburt vorliegt und durch einen rezessiv vererbten Mangel an Komplement (C 3) gekennzeichnet ist. Die Pathogenese der Glomerulonephritis beruht vermutlich auf einer verminderten komplementvermittelten Solubilisierung von Immunkomplexen. Die Krankheit führt bei den Lämmern innerhalb von 1–3 Monaten zum tödlichen Nierenversagen.

Nerz

Bei der durch ein Parvovirus verursachten Aleutenkrankheit der Nerze treten unterschiedliche Glomerulonephritis-Typen auf, die durch glomeruläre Ablagerungen von virusantigenhaltigen Immunkomplexen hervorgerufen werden.

■ Tubulointerstitielle Erkrankungen

> **DEFINITION** Bei den tubulointerstitiellen Erkrankungen betreffen die entzündlichen Veränderungen primär das intertubuläre, periglomeruläre und perivaskuläre Bindegewebe. Der Begriff berücksichtigt, dass die primär vom Interstitium ausgehenden entzündlichen Veränderungen in vielen Fällen die Funktion der Tubuli beeinträchtigen. Die **interstitielle Nephritis**, die als **akute, subakute oder chronische Form** auftreten und **herdförmig (fokal) oder diffus** im Nierengewebe verteilt sein kann, wird daher zusammen mit der Pyelonephritis zur Gruppe der tubulointerstitiellen Entzündungen gezählt.

Interstitielle Nephritis

Es werden verschiedene Entzündungscharaktere der interstitiellen Nephritis unterschieden:
- diffuse, nicht eitrige interstitielle Nephritis
- herdförmige, nicht eitrige interstitielle Nephritis
- herdförmige, embolisch-eitrige interstitielle Nephritis

Interstitielle Nephritiden können verschiedene Ursachen haben (Infektionen, Toxine, immunvermittelte Krankheitsprozesse, Medikamente u. a.), wobei es oft nach primären tubulären Läsionen (Nekrosen) zu sekundären interstitiellen Entzündungsprozessen mit Fibrose und tubulärer Atrophie kommt.

Interstitielle Nephritiden entstehen im Allgemeinen auf hämatogenem Wege bei systemisch auftretenden Krankheiten oder sie entwickeln sich sekundär nach Glomerulopathien. Sowohl die interstitielle Nephritis als auch die meist auf urinogenem (aszendierendem) Wege entstehende Pyelonephritis sind meist durch Infektionserreger verursacht. Insbesondere in chronischen Fällen sind die Erreger jedoch oft nicht mehr nachweisbar.

Diffuse, nicht eitrige interstitielle Nephritis

Sie kommt oft bei Hunden und Katzen im fortgeschrittenen Alter vor, und zwar sowohl primär als auch sekundär im Anschluss an primäre Glomerulopathien bzw. Glomerulonephritiden. Der makroskopische Befund ist bei akuter interstitieller Nephritis uncharakteristisch. Im subakuten bis chronischen Stadium sind auf der Oberfläche und auf der Schnittfläche der Nierenrinde kleine, etwa stecknadelkopfgroße weißliche Herde zu finden. Diese bestehen histologisch aus interstitiellen Entzündungszellinfiltraten (Lymphozyten, Plasmazellen, Makrophagen). Des Weiteren ist die Rinde feingranuliert und zeigt oft multiple Einziehungen als Folge der unregelmäßig verteilten Fibrose (**Abb. 7.10**). Die Fibrose kann zu Obstruktionen der Tubuli führen, wodurch tubuläre und glomeruläre zystische Dilatationen entstehen (fibrovesikulöse Nephritis). In ausgeprägten Fällen chronischer Entzündung sind die Nieren makroskopisch kleiner als normal, von hellbrauner Farbe, derb und zeigen eine granulierte Oberfläche sowie Einsenkungen oder Einkerbungen im Bereich der Rinde (**Schrumpfnieren**, „end-stage kidney", **Abb. 7.11**). Außerdem sind besonders im Nierenmark und auch am Übergang von der Rinden- zur Markzone kleine zystenartige Hohlräume zu sehen (sekundäre Nierenzysten).

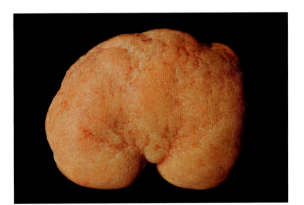

Abb. 7.10 Subakute bis chronische, diffuse, nicht eitrige interstitielle Nephritis bei einem Hund. Die helle, höckrig erscheinende Nierenrinde zeigt multiple Einziehungen.

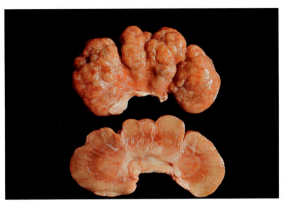

Abb. 7.11 Aufsicht (oben) und Schnittfläche (unten) einer hgr. chronischen, diffusen, nicht eitrigen interstitiellen Nephritis (Schrumpfniere) bei einem Hund. Die Niere ist stark verkleinert und zeigt eine höckrige Oberfläche infolge Parenchymverlust und Fibrose.

Auch hgr. morphologische Veränderungen der Niere erlauben keine Aussage über das Ausmaß der funktionellen Beeinträchtigung. Hierzu sind Bestimmungen von nierenfunktionsrelevanten Parametern in Harn und Blut nötig.

Als infektiöse Ursache von interstitiellen Nephritiden sind an erster Stelle Infektionen mit Leptospiren zu nennen, die bei Haustieren häufig vorkamen. In schwerwiegenden Fällen führen sie zur Entstehung einer multifokalen interstitiellen Nephritis.

Leptospira canicola war früher beim **Hund** die wichtigste Ursache für schwerwiegende diffuse interstitielle Nephritiden. Nach den bei Hunden praktizierten Impfungen hat dieser Erreger jedoch als Verursacher von Nierenentzündungen nahezu keine Bedeutung mehr. Gleiches gilt für Infektionen mit *Leptospira icterohaemorrhagiae* (Erreger der Weilschen Krankheit beim Menschen). Zu weiteren möglichen Ursachen einer nicht eitrigen interstitiellen Nephritis bei Hunden zählen Infektionen mit:

- *Leishmania* spp.
- *Borrelia burgdorferi*
- *Hepatozoon canis*
- Caninem Adenovirus 1, siehe Hepatitis contagiosa canis (S. 101)
- *Enzephalitozoon cuniculi*

Infektionen mit dem Caninen Herpesvirus führen im Rahmen einer systemischen Virusinfektion bei neugeborenen Welpen zur nekrotisierenden Nephritis mit großflächigen Blutungen. *Encephalitozoon cuniculi*, ein obligat intrazellulärer Parasit (Stamm *Mikrospora*) verursacht bei jungen Hunden und bei Kaninchen eine diffuse, nicht eitrige bis granulomatöse, interstitielle, von Plasmazellen dominierte Nephritis. Die grampositiven Erreger können dabei in Tubulusepithelzellen, Tubuluslumina und in Gefäßwänden nachweisbar sein. Bei Katzen wurde eine mit tubulären Nekrosen einhergehende interstitielle Nephritis beschrieben, wobei ein zum Genus Morbillivirus gehörendes Paramyxovirus (Felines Morbillivirus, FmoPV) nachgewiesen wurde.

SYNOPSE: LEPTOSPIROSE

Achim D. Gruber

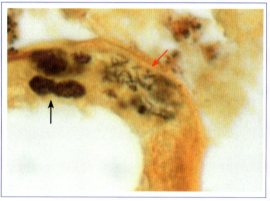

Abb. 7.12 **Leptospirose**: Histologisches Bild von Leptospiren (→ rot, irregulär über- und untereinander angeordnete, schwarze, geschlängelte Bakterienstrukturen) in einer Tubulusepithelzelle (→ Pfeil, Zellkern schwarz) der Niere, durch Levaditi-Versilberung sichtbar gemacht. Etwa 1000-fache Vergrößerung.

Epidemiologie und Bedeutung

Die Leptospirose, früher auch als Stuttgarter Hundeseuche bekannt, ist eine weitverbreitete und recht häufige Krankheit mit besonderer Bedeutung für Hunde. Viele andere Spezies können ebenfalls erkranken, jedoch mit weitaus geringerer Inzidenz und klinischer Bedeutung. Viele wild lebende Nagetiere, Igel und Wildschweine sind chronisch symptomlos infiziert und scheiden den Erreger mit dem Urin aus. Hunde, seltener andere Haustiere, infizieren sich zumeist durch Aufnahme von kontaminiertem Oberflächenwasser. Andere Infektionswege wie Aufnahme von infizierten Kadavern, Deckakt, Biss sowie eine diaplazentare Übertragung sind seltener.

Menschen können sich gleichfalls durch Aufnahme von kontaminiertem Oberflächenwasser infizieren und teils schwer erkranken (Weilsche Krankheit).

Betroffene Spezies

Besonders betroffen sind Hunde, seltener Katzen und Schweine. Nagetiere, Wildschweine und Igel dienen als Reservoir. Der Mensch kann ebenfalls erkranken.

Ätiologie

Die spiralig gewundenen und aktiv motilen Bakterien *Leptospira (L.) interrogans* und *L. kirschneri* (**Abb. 7.12**) haben viele **Serovare**. Diese sind jeweils speziesangepasst, regional unterschiedlich verbreitet und antigenetisch teils divergierend (**Tab. 7.2**).

Inkubationszeit

Sie beträgt etwa 1 Tag oder weniger bei der akuten Verlaufsform.

Klinik

Der Infektionsverlauf hängt wesentlich von der Infektionsdosis, vom Alter und vom Immunstatus des Tieres ab. Zusätzlich wird der Verlauf davon beeinflusst, welche Spezies sich mit welchem Serovar infiziert. Es werden verschiedene Organformen unterschieden (**Tab. 7.3**).

Pathogenese und pathologische Befunde

Evolutionär unangepasste Serovare können über Mikroläsionen der Schleimhäute eindringen und aktiv, rasch und systemisch über den Blutkreislauf in viele Organe ausschwärmen. Dort verursachen sie **nekrotisierende Entzündungen** der Niere, Leber und Lunge. Durch den Befall von Endothelzellen kommt es regelmäßig zu einer **disseminierten intravasalen Koagulopathie** (DIC) mit Blutungsneigung sowie Ödemen. Inkonstant werden auch andere Organe befallen, sodass eine Meningitis, Enzephalitis, Uveitis oder Plazentitis resultieren kann. Letztere kann evtl. mit einem Abort einhergehen.

Die Rolle von serovarspezifischen Toxinen ist noch ungenügend geklärt, zumindest gilt eine toxininduzierte **Hämolyse** als gesichert: Durch Zerfall infizierter Erythrozyten (serovarabhängig) können eine Anämie und ein schwerer prähepatischer **Ikterus** auftreten. Der prähepatische Ikterus kann auch mit einem intrahepatischen Ikterus durch Leberzellschädigung kombiniert sein.

Tab. 7.2 Ausgewählte Serovare von *Leptospira interrogans* und *L. kirschneri*. Aufgrund regional unterschiedlicher Verbreitungen und Kreuzreaktivitäten in serologischen Tests kann die Bedeutung im Einzelfall variieren.

Serovar	Typische Reservoirwirte	Bedeutung
icterohaemorrhagiae/Copenhageni (meist kreuzreagierend)	Wanderratte	nach langjähriger Impfung gegen diese Serovare beim Hund mit abnehmender Bedeutung
canicola	Hund	
australis	Wanderratte, Schwein	zunehmend von Bedeutung für die akute Form beim Hund
pomona	Schwein, Wiederkäuer	auch beim Hund vorkommend
grippotyphosa	Wühlmaus	zunehmend von Bedeutung für die akute Form beim Hund
bratislava	Igel, Ratte, Schwein	
bataviae	Hund	sporadisch schwere Verlaufsformen beim Hund
saxkoebing	Maus	ohne bekannte Bedeutung für den Hund
sejroe	Schwein, Maus	Bedeutung für den Hund noch unklar

Tab. 7.3 Typische Verläufe der Leptospirose beim Hund. Verschiedene Formen können auch kombiniert auftreten.

Zeitlicher Verlauf	Organmanifestation	Veränderungen und Folgen
akut (wenige Tage)	Sepsis	hohes Fieber, Hämolyse, Ikterus, Abgeschlagenheit, Vomitus, verwaschene und injizierte Schleimhäute, evtl. hämorrhagische Diathese und blutiger Durchfall
	Leber	nekrotisierende Hepatitis mit Ikterus
	Niere	Tubulusepitheldegeneration und -nekrosen mit Urämie/Azotämie
	Lunge	hämorrhagische nekrotisierende Pneumonie mit Bluthusten und evtl. Erstickungstod
	Herz	Endokarditis, Myokarditis
chronisch (Wochen bis viele Jahre)	Niere	chronisch-progressive interstitielle Nephritis bis zur Niereninsuffizienz, dabei intermittierende Erregerausscheidung über den Harn
	Herz	Endokarditis, Myokarditis mit evtl. resultierender Herzinsuffizienz

Funktionell steht jedoch neben den **Septikämieeffekten** oft die **Niereninsuffizienz** im Vordergrund. Bei etwa 20 % der akut betroffenen Hunde verläuft die Infektion letal. Patienten mit überstandenem akutem Verlauf können eine chronisch-persistierende interstitielle Nephritis mit lang anhaltender **Erregerpersistenz** im Interstitium sowie in Tubulusepithelzellen entwickeln. Sie scheiden den Erreger über den Urin aus.

Pathohistologisch dominieren in der **akuten Form** eine akute Koagulationsnekrose des Tubulusepithels, eine Pigmentnephrose infolge Hämolyse, zentrolobuläre, hypoxisch bedingte sowie zufällig verteilte erregerinduzierte Parenchymnekrosen in der Leber (mit Dissoziation des Leberzellverbands) und anderen Organen. Diese können durch regionale Infiltrate durch neutrophile Granulozyten und Makrophagen begleitet sein. In der **chronischen Form** stehen eine tubulointerstitielle Nephritis mit lymphoplasmazellulären Infiltraten und interstitiellen Fibrosen im Vordergrund.

Seit einigen Jahren wird aus einigen nordostdeutschen Regionen eine dem „leptospiral pulmonary haemorrhagic syndrome" (LPHS) des Menschen ähnelnde, perakut und meist tödlich verlaufende **Lungenform** bei Hunden beobachtet. Diese führt zu schweren hämorrhagischen Lungenparenchymnekrosen. Die Patienten ersticken, entwickeln jedoch zugleich meist auch die übrigen Komponenten der akuten Form.

Speziesangepasste Serovare verursachen zumeist die **chronische latente Form** ohne oder mit nur milden klinischen sowie pathologischen Auffälligkeiten. Sie führen jedoch zu einer persistierenden Nierenfinfektion mit **chronischer interstitieller Nephritis** und dauerhafter Ausscheidung über den Urin.

Differenzialdiagnostik

Ähnliche Symptome können bei anderen bakteriellen Allgemeininfektionen beobachtet werden, bei parasitären Hämolysen sowie Vergiftungen mit Leberparenchymzerstörung, z. B. Blaualgentoxinen.

Diagnostik

Die klinischen und pathologischen Befunde sind zwar hinweisend, jedoch nicht spezifisch. Spezialfärbungen durch Versilberung nach Warthin und Starry oder immunhistochemische Verfahren erlauben nur in einem Teil der Fälle den Erregernachweis am histologischen Präparat. Klinisch gelten ein hoher Antikörpertiter sowie ein rascher Titeranstieg als beweisend. Der PCR-Erregernachweis aus Urin, Blut oder Liquor nimmt an Bedeutung zu. Eine kulturelle Anzucht ist möglich, die Erreger sind jedoch recht instabil.

Herdförmige, nicht eitrige interstitielle Nephritis

Diese Form kann bei allen Haustieren vorkommen. Bei der sog. **weißen Fleckniere** des **Kalbes** handelt es sich um eine multifokale, nicht eitrige interstitielle Nephritis ohne klinische Relevanz. Sie stellt meist einen Zufallsbefund dar, der vermutlich mit zunehmendem Alter ohne Residualläsionen ausheilt. Die Ursache ist unbekannt, wahrscheinlich ist sie jedoch die Folge einer Bakteriämie. Gelegentlich kann *E. coli* isoliert werden; auch Infektionen mit Salmonellen und Bruzellen wurden als Ursache angenommen. Die Nieren zeigen im Rindenbereich multiple kleine weißliche, teils konfluierende Herde von 0,2–1 cm Durchmesser, wobei die größeren Veränderungen z. T. über die Nierenoberfläche hervorragen und mit der Kapsel verwachsen sind (**Abb. 7.13**). Histologisch ist eine interstitielle Infiltration mit Lymphozyten, Plasmazellen und Makrophagen sowie eine Fibrosierung zu finden.

Eine multifokale interstitielle Nephritis tritt auch bei folgenden Erkrankungen des **Rindes** auf:
- Bösartiges Katarrhalfieber (S. 33)
- Theileriose
- „lumpy skin disease"
- autosomal-rezessive, tödlich verlaufende Krankheit bei Japanese Black Rindern (Wagyu)
- Bei Rindern kommt nach Aufnahme der zottigen Wicke (*Vicia villosa*, „hairy vetch") oder von Zitruspulpe („citrus pulp") eine durch lymphohistiozytäre, eosinophile und granulomatöse Entzündungsprozesse gekennzeichnete Erkrankung in der Niere und anderen Organen wie der Haut (S. 402) vor.

Eine herdförmige, nicht eitrige interstitielle Nephritis kommt zudem bei Schafen (**Schafpocken, Maedi-Visna**) und bei der **infektiösen Anämie der Equiden** vor und kann bei verschiedenen Tierarten auch infolge einer parasitären Infektion beobachtet werden.

Eitrige interstitielle Nephritis

Die herdförmige eitrige interstitielle Nephritis entsteht auf hämatogenem Wege durch bakterielle Infektionen (Bakteriämie, Septikämie) und nach Thrombembolien (**embolisch-eitrige Nephritis**). Die Bakterien und kleinere septische Emboli gelangen hämatogen in glomeruläre und peritubuläre Kapillaren. Sie führen dort zur Entstehung von Mikroabszessen und Abszessen. Makroskopisch sind gelbliche Herde mit hgr. Hyperämie zu sehen (**Abb. 7.14**). Bei Thrombembolien werden Blutgefäße größeren Kalibers verlegt, wodurch es zur Bildung von ein- oder beidseitigen septischen Infarkten mit hyperämischen Randsäumen kommen kann.

Die eitrige Nephritis kann prinzipiell ausheilen, wobei es zur Ausbildung von Narbengewebe kommt. Durch Einschmelzung von Nierengewebe können Bakterien und Exsudat mit dem Harn ausgeschieden werden und zur sog. **Ausscheidungsnephritis** und zur **Pyelonephritis** führen.

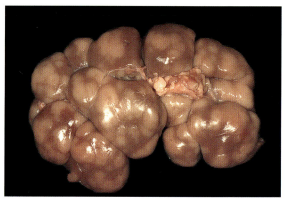

Abb. 7.13 Nicht eitrige interstitielle Nephritis (sog. weiße Fleckniere), Kalb.

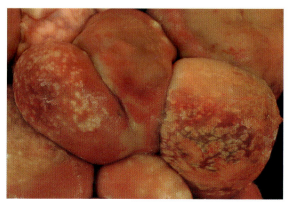

Abb. 7.14 Multifokale bis konfluierende, akute bis subakute, embolisch-eitrige Herdnephritis bei einem Rind: multiple gelbliche Herde im Rindenparenchym mit hyperämischen Arealen des umgebenden Nierengewebes.

Es werden tierartspezifische Erreger unterschieden:
- Bei **Fohlen** werden embolisch-eitrige Nephritiden durch eine in utero oder nach der Geburt (vermutlich über den Nabel oder Mikroläsionen der Haut) erfolgende Infektion mit *Actinobacillus equuli* oder *Streptococcus equi* ssp. *zooepidemicus* hervorgerufen (Fohlenlähme-Komplex). Überleben die Fohlen eine derartige Infektion für einige Tage, entwickeln sich in den Nieren und in anderen Organen Mikroabszesse (Durchmesser bis zu 0,3 cm) und eine Polyarthritis. Bei **Pferden** tritt eine embolisch-eitrige Herdnephritis auch bei der **Druse** auf.
- Häufigste Ursache für die embolisch-eitrige Nephritis bei **Schweinen** sind durch Thrombembolien (Endokarditis) oder im Rahmen einer Bakteriämie erfolgende Infektionen (*Erysipelothrix rhusiopathiae*, Streptokokken, *E. coli*).
- Bei adulten **Rindern** mit Thrombembolien (Endokarditis) verursacht *Trueperella pyogenes* entsprechende Veränderungen in der Niere, die auch mit Infarkten vergesellschaftet sein können.
- Bei **Schafen** und **Ziegen** werden Nierenabszesse oft durch *Corynebacterium pseudotuberculosis* hervorgerufen.

Pyelonephritis

> **DEFINITION** Bei der Pyelonephritis handelt es sich um eine Entzündung des Nierenbeckens (**Pyelitis**) und des Nierenparenchyms, die in der Regel durch eine urogene, d. h. vom unteren Harntrakt aufsteigende Infektion hervorgerufen wird. Meist wird sie von einer Entzündung der Ureteren und der Harnblase begleitet. Zur Pyelonephritis kann es jedoch auch auf hämatogenem Wege bei einer embolisch-eitrigen Nephritis (**Ausscheidungsnephritis**) kommen.

Bei der akuten Pyelonephritis dominieren entzündliche und nekrotische Läsionen, wobei hauptsächlich das Nierenbecken und die Papillen bzw. Markpyramiden betroffen sind. Es kann jedoch auch das übrige Nierengewebe mehr oder weniger stark entzündlich verändert sein. Bei eitrigen, die Kapsel durchbrechenden Entzündungsprozessen können perirenale Abszesse entstehen.

Bei **chronischer Pyelonephritis**, insbesondere wenn die Nierenpapillen eingeschmolzen wurden, erfolgt die Heilung durch Ausbildung von Granulationsgewebe mit anschließender Narbenbildung, die auch in das periphere Parenchym ausstrahlen kann. Makroskopisch sind die Narben als rötliche bis weißliche, flache oder eingezogene, unregelmäßig begrenzte Herde zu erkennen (**pyelonephritische Schrumpfniere**). Diese Narbenherde erstrecken sich von der Kapsel bis zum Nierenbecken. Im Nierenbecken befinden sich oft Exsudatmassen aus Fibrin und nekrotischem Zelldetritus, woraus Konkremente entstehen können (Nierensteine).

Zu den Infektionserregern, die nach aszendierender Infektion zur Pyelonephritis führen, zählen:
- Bakterien, die ansonsten als Mikroflora im Darm und auf der Haut vorkommen (*E. coli*, Staphylokokken, Streptokokken, *Enterobacter*, *Proteus*, *Pseudomonas*)
- Bakterien, die vorzugsweise Harnwegsinfektionen hervorrufen wie
  - *Corynebacterium* (*C.*) *renale*, *C. cystididis* und *C. pilosum* beim Rind
  - *Arcanobaculum* (früher *Eubacterium*) *suis* beim Schwein

Zu den für die Entstehung von Zystitis und Pyelonephritis prädisponierenden Faktoren gehören insbesondere Obstruktionen (z. B. bei **Urolithiasis**) der harnableitenden Wege mit dadurch verursachtem Harnstau und anschließender Bakterienvermehrung sowie vesikoureteraler Reflux bei entzündlichen Erkrankungen der Harnwege.

Die akute Pyelonephritis stellt bei **Rindern** meist einen Zufallsbefund dar. Die chronische Pyelonephritis ist oft durch radiär angeordnete (sektorförmige) interstitielle Entzündungsherde charakterisiert. Bei weiblichen Rindern tritt sporadisch als klinisch relevante Erkrankung eine langsam voranschreitende, eitrige, zur Destruktion (Einschmelzung) der Papillen führende Pyelonephritis auf. Bei hgr. Zerstörung der Markzone bleibt schließlich nur noch eine schmale Zone des Rindengewebes übrig, die hgr. Ansammlungen von Eiter umgibt. Bei männlichen Rindern kommt es in manchen Fällen von obstruktiver Urolithiasis und sich dadurch entwickelnder eitriger Pyelonephritis zur Ruptur der Nieren. Bei **Schafen** tritt eine Pyelonephritis nur selten auf und auch bei **Pferden** zählt sie zu den ungewöhnlichen Befunden.

Bei **Schweinen** kommt es gelegentlich zur akuten Pyelonephritis, während sie als chronische Erkrankung nur selten vorkommt. Bei Sauen tritt die akute Form v. a. nach Geburten auf. Meist liegt gleichzeitig eine hgr. Blasen- und Harnleiterentzündung mit Ansammlungen gelblich-bräunlichen oder blutigen, schleimigen Exsudats vor. Es sind vorzugsweise die Nierenpole betroffen. Bei fulminant verlaufender Entzündung kann es zum Durchbruch in die Nierenkapsel mit perirenalen Abszessen und Blutungen kommen.

Bei **Hunden** und **Katzen** werden akute Pyelonephritiden nur selten festgestellt. Es sind jedoch oft an den Nieren interstitielle, sektor- oder streifenförmige, radiär verlaufende Narbenbildungen zu finden, die vermutlich Residuen chronischer Pyelonephritiden darstellen. Als mögliche Ursachen für Pyelonephritiden bei Hunden und Katzen sind Infektionen mit *E. coli* zu nennen, denen auch prädisponierende Faktoren wie endokrine Störungen (z. B. Diabetes mellitus) vorausgehen können.

Granulomatöse, pyogranulomatöse und parasitär bedingte Nephritiden

Eine Vielzahl von Erregern einschließlich Parasiten, Pilze, Bakterien und Viren kommen als Erreger einer granulomatösen bzw. pyogranulomatösen Nephritis infrage:
- Bei **Katzen** mit FIP (S. 22) sind in den Nieren in den meisten Fällen pyogranulomatöse Entzündungsherde zu finden. Dabei sind multiple, teils konfluierende grauweißliche noduläre gefäßbezogene Herdveränderungen zu sehen (**Abb. 7.15**). Makroskopisch haben die Herde Ähnlichkeit mit tumorösen Läsionen wie sie beim malignen Lymphom und bei Adenokarzinom-Metastasen vorkommen.
- Bei vielen Tierarten kann eine granulomatöse Nephritis durch Infektionen mit Mykobakterien (S. 221) hervorgerufen werden.
- Bei **Hund** und **Fuchs** können Larven von *Toxocara* (*T.*) *canis* in der Niere kleine graugelbe Granulome bilden, die zur Verkalkung neigen.
- Bei **Kälbern** können Larven von *T. vitulorum*, *T. canis* und *T. cati* ein gleichartiges Bild verursachen.
- Der Riesenpalisadenwurm (*Dioctophyma renale*) kommt bei **fischfressenden Karnivoren** (Hund, Katze, Nerz u. a.), aber auch bei Rind, Pferd und Schaf vor. Er verursacht eine schwere eitrig-hämorrhagische Pyelonephritis und Peritonitis. *Pearsonema* (*Capillaria*) *plica* kann bei Karnivoren in Nierenbecken, Ureter und Harnblase residieren und mit Hämaturie und Dysurie assoziiert sein.
- *Halicephalobus gingivalis* (früher *Micronema deletrix*), ein saprophytärer Nematode, kann bei **Pferden** eine bilaterale granulomatöse Nephritis mit auffallend starker Organvergrößerung verursachen. Diese kann mit einer echten Neoplasie verwechselt werden. Näheres siehe im Kapitel Atmungsorgane (S. 195) und Nervensystem (S. 327).
- Ein Befall mit Nierenkokzidien (*Klossiella cobaye* beim **Meerschweinchen**, *Klossiella equi* bei **Equiden**) ist meist unauffällig, nur bei hgr. Befall kann eine nicht eitrige interstitielle Nephritis auftreten.

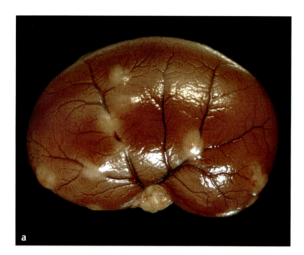

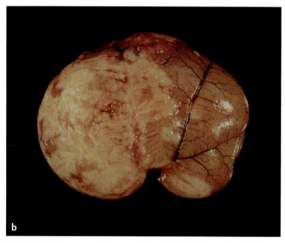

Abb. 7.15 Nieren von Katzen mit variablen Bildern einer Felinen Infektiösen Peritonitis (FIP).
a Die Niere zeigt mehrere noduläre gefäßassoziierte pyogranulomatöse Entzündungsherde.
b Durch Konfluieren der pyogranulomatösen Entzündung können auch größere Areale des Nierengewebes in den Entzündungsprozess miteinbezogen sein. Die Einziehung rechts deutet auch auf ein Infarktgeschehen nach Gefäßverlegung hin.

- Beim **Kaninchen**, selten beim **Hund**, treten in der Niere und im ZNS – siehe auch im Kapitel Nervensystem (S. 325) – Infektionen mit *Encephalitozoon* (*Nosema*) *cuniculi* auf. Die Parasiten liegen reaktionslos im Nierengewebe oder können auch mit einer nicht eitrigen interstitiellen Nephritis assoziiert sein.
- Der Nierenwurm *Stephanurus dentatus* ist bei **Schweinen** in tropischen und subtropischen Ländern zu finden. Die Larven werden oral oder über die Haut aufgenommen, wandern über die Leber und Bauchhöhle in das perirenale Gewebe, wo die adulten Würmer Zysten mit Kontakt zu den Ureteren bilden. Abszesse und Phlegmonen in Pankreas, perirenalem Gewebe oder im Wirbelkanal (mit nachfolgenden Lähmungen) werden beobachtet.

DAS MÜSSEN SIE WISSEN

Entzündungen der Nieren können die Glomerula (Glomerulonephritis) und/oder das zwischen den Tubuli befindliche Bindegewebe (interstitielle Nephritis) einschließlich der darin verlaufenden Gefäße betreffen.

Entzündungen der Glomerula lassen sich nach zeitlichem Verlauf, Verteilungsmuster der Veränderungen innerhalb der Niere und innerhalb des einzelnen Glomerulums in verschiedene Formen unterteilen. In der Pathogenese der Glomerulonephritiden kommt immunvermittelten Krankheitsprozessen die größte Bedeutung zu (Immunkomplex-Glomerulonephritis), die zwischen den Tierarten, aber auch innerhalb einer Art unterschiedliche Auslöser haben können.

Interstitielle Nephritiden werden je nach Entzündungscharakter und Verteilungsmuster im Nierengewebe genauer differenziert. Sie entstehen im Allgemeinen auf hämatogenem Wege bei systemisch auftretenden Krankheiten oder sie entwickeln sich sekundär nach Glomerulopathien. Da die primär vom Interstitium ausgehenden entzündlichen Veränderungen in vielen Fällen die Funktion der Tubuli beeinträchtigen, wird die interstitielle Nephritis mit der Pyelonephritis zur Gruppe der tubulointerstitiellen Erkrankungen zusammengefasst. Sowohl die interstitielle Nephritis als auch die meist auf urinogenem (aszendierendem) Wege entstehende Pyelonephritis sind zumeist durch Infektionserreger verursacht. Gleiches gilt für die (pyo-)granulomatöse Nephritis, die durch eine Vielzahl tierartspezifischer Erreger bedingt sein kann.

7.1.6 Hydronephrose

DEFINITION Als Hydronephrose wird eine mit progressiver Atrophie des Nierenparenchyms einhergehende Erweiterung des Nierenbeckens bezeichnet. Sie wird durch teilweise oder vollständige Abflussbehinderung des Harnes (Harnstauung) verursacht. Eine Hydronephrose kann verschiedene Ursachen haben.

Zu den Ursachen für Hydronephrose gehören:
- angeborene Hydronephrose:
  - Stenosen
  - Atresien der Harnleiter (Abb. 7.16)
- erworbene Hydronephrose:
  - Urolithiasis
  - Prostatavergrößerung beim Hund
  - Zystitis
  - Kompression von Harnleitern durch entzündliche oder tumoröse Veränderungen in deren unmittelbarer Nachbarschaft
  - Verlagerung der Harnblase bei Perinealhernien
  - erworbene Strikturen der Urethra

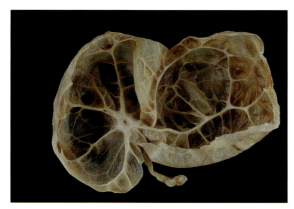

Abb. 7.16 Niere eines 2 Monate alten Katzenwelpen mit angeborener Atresie des Ureters und hgr. Hydronephrose (Sackniere). Es liegt eine nahezu vollständige Atrophie des Nierengewebes vor, wobei nur noch die erhalten gebliebenen interlobären Septen zu erkennen sind.

Der anhaltende Harnstau führt dazu, dass der von der Niere weiterhin fortlaufend gebildete Harn über die renalen Lymphgefäße – und dies nur unzureichend – abtransportiert wird. Des Weiteren kommt es zu einer Druckerhöhung in Nierenbecken, Sammelrohren und in den Nephronen, was zur Druckatrophie des Nierengewebes führt. Die Atrophie macht sich zunächst an den Papillen und später am Mark bemerkbar und erfasst schließlich auch das Rindengewebe. Ein Harnrückstau mit gleichmäßiger Dilatation der Tubuli und Glomerula wird auch als **Nephrohydrose** bezeichnet.

Liegt eine **unilaterale Hydronephrose** vor und handelt es sich um eine unvollständige oder intermittierende Behinderung des Harnabflusses, so kommt es zur hgr. Atrophie des Nierengewebes mit Umwandlung der Niere in ein hgr. mit Harn gefülltes und peripher nur noch aus einer schmalen Rindenzone bestehendes fluktuierendes Gebilde (sog. **Sackniere**; Abb. 7.16). In Fällen einer unilateralen Hydronephrose kann die kontralaterale Niere den Schaden oft kompensieren.

Beim Vorliegen einer hgr. **bilateralen Hydronephrose** oder einer im Bereich von Harnblase oder Urethra vorliegenden vollständigen Abflussbehinderung kommt es zum frühzeitigen Tod infolge Urämie. Der bei Hydronephrose vorhandene Harnstau prädisponiert für Infektionen und eine sich möglicherweise nachfolgend entwickelnde Pyelonephritis.

> **DAS MÜSSEN SIE WISSEN**
>
> Als **Hydronephrose** wird eine mit progressiver Atrophie des Nierenparenchyms einhergehende Erweiterung des Nierenbeckens bezeichnet. Sie wird durch teilweise oder vollständige Abflussbehinderung des Harnes (Harnstauung) verursacht. Diese kann angeboren (Stenosen, Atresie der Harnleiter) oder erworben (Obstruktion, Kompression, Striktur) sein.

7.1.7 Niereninsuffizienz, Urämie

WISSENSWERTES

Niereninsuffizienz

Bei einer globalen **Niereninsuffizienz** (Abb. 7.17) kommt es zu einer Anreicherung harnpflichtiger Stoffe im Blut, wenn die glomeruläre Filtrationsrate (GFR) auf etwa 75 % des Normalwerts absinkt. Es folgt ggf. eine Harnvergiftung (**Urämie**), die durch Azotämie und hämatologische wie auch gastrointestinale Befunde (z. B. Anämie, gastrointestinale Symptome wie Erbrechen, Durchfall, Foetor uraemicus) gekennzeichnet ist.

Urämische Toxine sind niedrig- bis hochmolekulare Substanzen wie z. B. Guanidine, Purine, Pyrimidine, Oxalate, Phosphate, α- und β-Ketten des Fibrinogens und verschiedene Peptide wie z. B. Parathormon, β_2-Mikroglobulin und Zytokine.

Die Urämie nimmt schwerwiegenden Einfluss auf
– den Wasser- und Elektrolyt-Haushalt,
– den Säure-Basen-Haushalt,
– die Ausscheidung von Stoffwechselprodukten und
– den Hormonmetabolismus.

So kann es zu einer Dehydratation aufgrund verringerter Harnkonzentrierung oder zu Ödemen durch verringerte glomeruläre Filtrationsrate und Hypoproteinämie kommen. Der Natrium-, Kalium- und Kalzium-Haushalt wird durch gestörte Tubulusfunktionen und kompensatorische Mechanismen mit endokrinen Imbalancen nachhaltig gestört. Störungen im Säure-Basen-Haushalt und metabolische Azidose entstehen durch die verringerte Sekretion von Ammoniak, Retention von H^+ und gestörter Reabsorption von Bicarbonat. Phosphatretention mit konsekutiver Ca^{2+}-Verarmung und eine verringerte renale Vitamin-D_3-Synthese führen zur Aktivierung von Parathormon und sekundärem Hyperparathyreoidismus (S. 449). Die nicht regenerative Anämie ist auf den Erythropoetinmangel zurückzuführen, wobei auch ein inhibitorischer Effekt der erhöhten Parathormon-Spiegel vermutet wird. Die urämischen Toxine können direkte Endothelschäden bzw. fibrinoide Nekrosen von Arteriolen verursachen und so die Kapillarpermeabilität erhöhen (Lungenödem) oder Harnstoff wird durch bakterielle Ureasen in schleimhautreizendes Ammoniak gespalten. Daher kommt es bei einer Urämie auch zu extrarenalen Organschäden, am häufigsten beim Hund. Neben Kachexie kann eine urämische Gastritis (Schwein, Hund), Enterokolitis (Pflanzenfresser), ulzerative Stomatitis (Hund, Katze) oder selten urämische Enzephalopathie auftreten. Bei Übersteigen des Löslichkeitsprodukts von Kalziumphosphat oder ggf. auch von Apatitablagerungen werden Verkalkungen in Magenschleimhaut, parietaler Pleura und Lunge beobachtet. Bei der angeborenen oder erworbenen Partialinsuffizienz (z. B. Dackel, Basenji-Hund) sind einzelne Nierenfunktionen betroffen, die auch in eine globale Insuffizienz münden können. Der Tod durch Urämie kann z. B. durch metabolische Azidose, Hyperkaliämie oder Hyperkalzämie sowie finales Lungenödem eintreten.

■ Akute Niereninsuffizienz

Es werden folgende Ursachen einer akuten Niereninsuffizienz unterschieden:

- **prärenale Schädigungen** (Reduktion der renalen Durchblutung und glomerulären Filtration, z. B. bei Herzinsuffizienz, Schock, schweren Blutungen)
- **intrarenale Schädigungen** (herabgesetzte Nierenfunktion aufgrund von toxischen/ischämischen Tubulonephrosen, akuten Glomerulonephritiden oder einer akuten beidseitigen Pyelonephritis)
- **postrenale Schädigungen** (akute Obstruktionen mit Harnabflussstörungen)

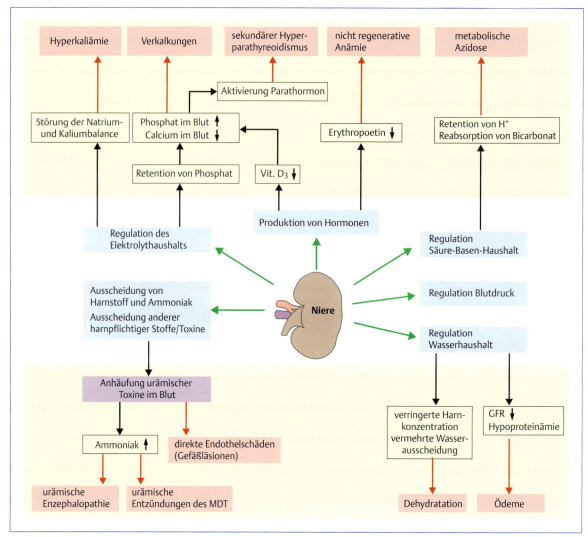

Abb. 7.17 Folgen der Niereninsuffizienz; MDT: Magen-Darm-Trakt; GFR: glomeruläre Filtrationsrate.

Die Nierenfunktion kann oft vollständig wiederhergestellt werden, wobei bleibende Partialstörungen häufig sind. Klinisch zeigt sich eine plötzlich auftretende Anurie oder Oligurie mit progressiver Azotämie, metabolischer Azidose, Hyperhydratation, Hyperkaliämie, Hyperphosphatämie und Hypertension (renaler Hochdruck).

Chronische Niereninsuffizienz

Einer chronischen Niereninsuffizienz (Abb. 7.18) und Urämie können ursächlich viele chronische Nierenerkrankungen (z.B Schrumpfnieren, Zystennieren, familiäre Nephropathien, Dysplasien) zugrunde liegen. Die GFR sinkt über viele Monate bis Jahre kontinuierlich und es werden 4 ineinander übergehende Stadien unterschieden:

- Initialphase (eingeschränkte Belastungsreserven der Niere):
  - GFR: etwa 50 %
  - klinische Symptome: fehlen
  - Tiere sind empfänglicher für weitere Nierenschäden
- Stadium der kompensierten Retention (Stadium der Niereninsuffizienz)
  - GFR: nur noch 20–50 %
  - Symptome: es entwickelt sich langsam eine Isosthenurie, Polyurie, Azotämie, metabolische Azidose und Anämie
- Stadium der dekompensierten Retention (Stadium des Nierenversagens, Präurämie)
  - GFR: nur noch 20–25 %
  - Symptome: die Azotämie nimmt zu und es tritt Hyperkaliämie und Hyperphosphatämie auf; es kommt zu gastrointestinalen, kardiovaskulären, respiratorischen und ggf. Symptomen am Skelettsystem
- Phase der Urämie (Endstadium der Niereninsuffizienz)
  - eine schwere Vergiftung durch die urämischen Substanzen
  - GFR: nur noch etwa 5 %
  - Symptome: metabolische Azidose, Hyperkaliämie oder Hypokalzämie können zum Tod des Tieres führen

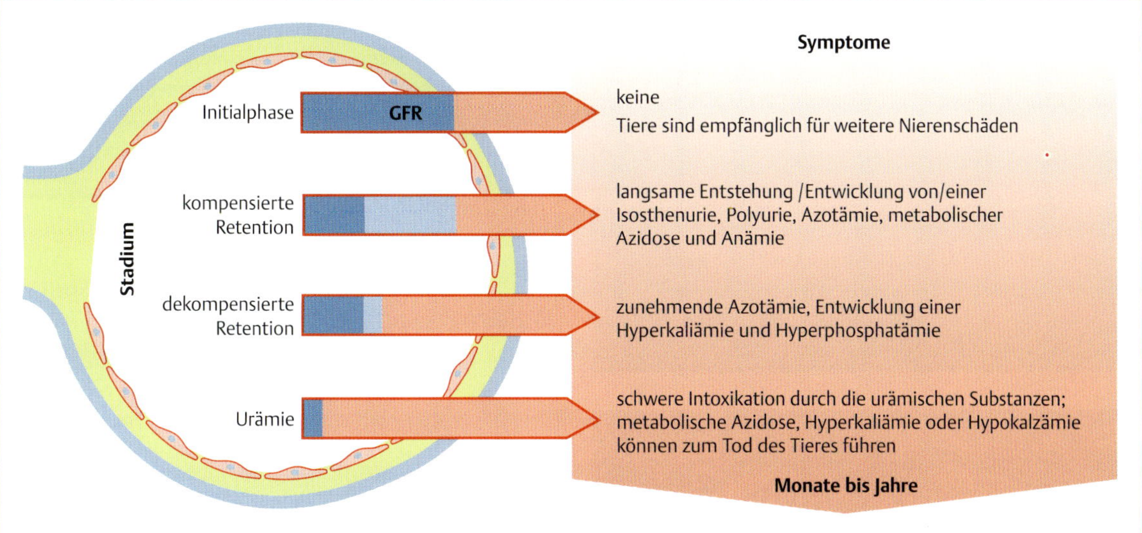

Abb. 7.18 Chronische Niereninsuffizienz. GFR = glomeruläre Filtrationsrate.

> **DAS MÜSSEN SIE WISSEN**
>
> Schädigungen des Nierengewebes gleich welcher Art führen zu einer eingeschränkten Nierenfunktion (**Niereninsuffizienz**). Sinkt die glomeruläre Filtrationsrate auf unter 75 % des Normalwerts ab, reichern sich harnpflichtige Stoffe im Blut an (Azotämie). Neben hämatologischen und gastrointestinalen Symptomen kommt es zu Störungen des Wasser- und Elektrolythaushalts, des Säure-Basen-Haushalts, der Ausscheidung von Stoffwechselprodukten und des Hormonmetabolismus. Insgesamt entsteht das klinische Bild einer Harnvergiftung (Urämie).
>
> Während der akuten Niereninsuffizienz meist vorübergehende Störungen zugrunde liegen, nach deren Behebung die Nierenfunktion oft vollständig wiederhergestellt werden kann, zeigt die chronische Form, ausgehend von verschiedenen Nierenerkrankungen, einen progredienten Verlauf mit zunehmenden Funktionsverlust der Nieren. Je nach erhaltener GFR unterscheidet man 4 Stadien, die von der Initialphase über die kompensierte und dekompensierte Retention bis zum Endstadium der Niereninsuffizienz (Urämie) reichen.

7.1.8 Tumoren

■ Primäre Nierentumoren

Primäre Tumoren der Niere sind, abgesehen vom Nierenzellkarzinom beim Hund, selten und können multipel, bilateral und auch multizentrisch entstehen. Die meisten Tumoren stellen vielmehr Metastasen von Tumoren aus anderen Organen dar. Chemische Substanzen (z. B. Nitrosamine, aromatische Amine, Kadmium, Blei, Aflatoxine) und Virusinfektionen (z. B. feline und aviäre Leukämieviren, Lucke-Herpesvirus beim Leopardfrosch) können Nierentumoren verursachen. Bei Haustieren, außer bei Kühen, besteht wie beim Menschen eine Disposition für männliche Individuen.

Epitheliale Tumoren

Bei den epithelialen Tumoren finden sich die selten auftretenden renalen **Adenome (v. a. Pferd, Rind)** als Zufallsbefund bei der Sektion und weitaus häufiger **Nierenzelladenokarzinome** (**bes. Hund**, aber auch Rind und Pferd; Abb. 7.19). Diese entstehen aus Vorläuferzellen der renalen Tubulusepithelien und bilden papilläre, tubuläre oder solide Wuchsformen aus, die in einem Tumor auch gemischt auftreten können. Undifferenzierte Karzinome sind ebenfalls beschrieben. Klinisch fallen betroffene Tiere durch Hämaturie, Proteinurie und Gewichtsverlust (Hund, Katze) sowie Kolik (Pferd) auf. Tubuläre Nierenzelladenokarzinome sind bei den Haustieren häufig. Zu den soliden Karzinomen zählt auch das nur beim Menschen häufige **Klarzellkarzinom** (Hypernephrom), bei dem das Zytoplasma der Tumorzellen in der HE-Färbung klar erscheint und meist mit dem Verlust des Hippel-Lindau-(VHL-)Gens assoziiert ist.

Die nach ihrer Entstehung aus Drüsenepithel korrekterweise als **Adenokarzinome** bezeichneten bösartigen Tumoren des Nierenepithels werden zur Vereinfachung oft nur als **Karzinome** bezeichnet, was oft auch für die bösartigen Tumoren anderer drüsiger Organe gilt.

Das biologische Verhalten der Karzinome wird dominiert durch lokal-invasive und destruktive Ausbreitungen. Beim Hund sind Metastasierungsraten von etwa 50 % beschrieben, am häufigsten sind Metastasierungen in Nebenniere, Lunge und Leber, aber auch Herz, Gehirn und Haut. Bei Rindern sind Metastasen selten. Die histologische Unterscheidung zwischen Adenom, gut differenziertem renalem Karzinom oder gut differenzierten Metastasen eines Karzinoms anderer Herkunft kann im Einzelfall schwierig sein.

Im Zusammenhang mit der nodulären Dermatofibrose (S. 429) (autosomal-dominanter Erbgang) ist das typischerweise bilateral auftretende **zystische Nierenkarzinom** beim Deutschen Schäferhund beschrieben (Abb. 7.20).

7 Harnorgane

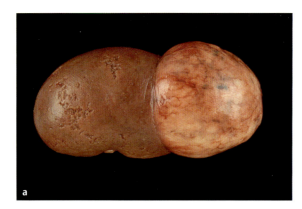

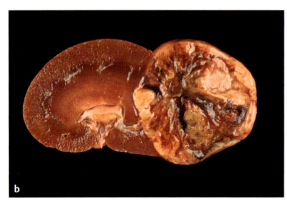

Abb. 7.19 Nierenkarzinom bei einem Hund.
a Aufsicht.
b Schnittfläche mit Nekrosen und Blutungen.

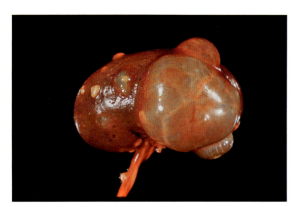

Abb. 7.20 Zystisches Nierenkarzinom bei nodulärer Dermatofibrose bei einem Deutschen Schäferhund.

Embryonale Tumoren

Das **Nephroblastom** ist der häufigste primäre, meist unilateral auftretende Nierentumor bei jungen Schweinen und Hühnern und ist seltener bei Hundewelpen, Kälbern oder älteren Tieren. Es stellt einen echten embryonalen Tumor aus dem primitiven nephrogenen Blastem dar (bis zu 20 kg bei Schweinen), in dem epitheliale (primitive Glomerula, unvollständige Tubuli) und mesenchymale Anteile (Bindegewebe, Fett, Muskulatur, Knorpel) vorkommen. Nur bei Hunden finden sich Metastasen. Beim Menschen ist eine Mutation im Tumor-Suppressor-Gen WT 1 (Wilms-Tumor-Gen-1) mit diesem Tumor (Wilms-Tumor) assoziiert.

KLINISCHER BEZUG Der thorakolumbale Rückenmarkstumor junger Hunde, früher auch als ektopisches Nephroblastom (S. 339) im Rückenmark bezeichnet, zeigt morphologisch große Ähnlichkeit mit dem Wilms-Tumor. Pathogenetisch wird ein gemeinsamer Zellursprung angenommen. Dieser Tumor führt bei meist jungen Hunden zu einer progressiven Querschnittslähmung durch Druckatrophie im befallenen Rückenmarkssegment.

Weitere Primärtumoren

Bei der multizentrischen Form oder der primären Organform des malignen Lymphoms von Hund, Katze und Rind sind die Nieren häufig ebenfalls betroffen. Andere mesenchymale Tumoren (Fibrome, Fibrosarkome, Hämangiome, Hämangiosarkome) oder Onkozytome sind selten. Im Nierenbecken können **Übergangszellkarzinome** auftreten, die auch eine Plattenepithelmetaplasie entwickeln können.

■ Metastasen

Metastatische Ausbreitungen von Primärtumoren anderer Organe in die Niere sind bei vielen Tierarten und für viele Tumorarten recht häufig. Dazu zählen insbesondere Tumoren der Milchdrüse bei Hund und Katze sowie Melanome und Hämangiosarkome bei Pferd, Hund und Katze.

> **DAS MÜSSEN SIE WISSEN**
>
> Primäre Tumoren der Niere sind, abgesehen vom Nierenzellkarzinom beim Hund, selten und können multipel, bilateral und auch multizentrisch entstehen. Die meisten Tumoren sind epithelialer Herkunft, eine Ausnahme stellt das Nephroblastom dar, bei dem es sich um einen echten embryonalen Tumor aus dem primitiven nephrogenen Blastem handelt (v. a. Huhn, Schwein). Metastatische Ausbreitungen von Primärtumoren anderer Organe in die Niere sind bei vielen Tierarten und für viele Tumorarten dagegen recht häufig.

7.2 Harnleiter, Harnblase und Harnröhre

7.2.1 Missbildungen

Eine **Agenesie des Harnleiters** kann uni- oder bilateral auftreten und beim Hund mit renaler Agenesie vergesellschaftet sein.

Selten findet sich bei Hund und Schwein ein **Ureter duplex**, d. h. eine Verdoppelung des Ureters auf einer oder beiden Seiten.

Als **retrocavalen Ureter** bezeichnet man eine Missbildung, bei der meist der rechte Ureter nach dorsal zur Vena cava zieht, diese umschlingt und dann nach ventral zieht.

Eine **Ektopie des Ureters** wird am häufigsten bei Hündinnen und Sauen uni- oder bilateral beobachtet. Dabei können ein Ureter oder auch beide Ureteren in die ableitenden Harnwege (Harnblasenhals, Urethra), Samenleiter, Samenblasen (Rind, White Shorthorn) oder selten in Rek-

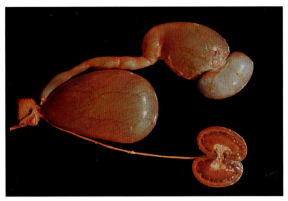

Abb. 7.21 Unilateraler, kongenitaler Megaureter bei einem Hund.

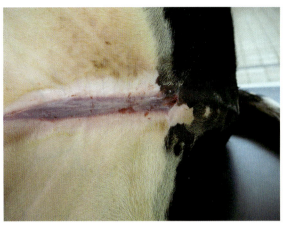

Abb. 7.22 Ventrale Harnröhrenspalte (Hypospadie) bei einem 2 Jahre alten, kryptorchiden Bullen mit Mündung der Urethra im Perinealbereich.

tum oder weiblichen Geschlechtstrakt (Vagina, Uterus, Zervix, Tuben) einmünden. Rassedispositionen bestehen z. B. für Bulldoggen, Neufundländer, verschiedene Terrierarten und Zwergpudel. Für den Golden Retriever und Sibirischen Husky sind familiäre Formen bekannt. Betroffene Tiere zeigen oft Harninkontinenz und es liegen meist weitere Missbildungen vor, wie ein Megaureter (**Abb. 7.21**), renale Agenesie oder Hypoplasie und Harnblasenhypoplasie oder -agenesie. Beim Pferd ist die Ektopie des Ureters selten.

Eine zystische Dilatation des Ureters (**Ureterocoele**) kann im Mündungsbereich des Ureters auftreten. Missbildungen des Ureters, auch angeborene Stenosen und Atresien, können Hydronephrose (**Abb. 7.16**), Megaureter sowie aszendierende Infektionen und Pyelonephritis nach sich ziehen. Hier scheinen häufiger Neoplasien zu entstehen und sie müssen von erworbenen Läsionen, z. B. bei Urolithiasis, unterschieden werden.

Ein persistierender Urachus (**Urachus patens**) wird sporadisch v. a. bei Fohlen angetroffen. Die Tiere zeigen Harnträufeln, es kann zu einer Urachusfistel, Abszessen und Uroperitoneum nach Blasenruptur kommen. Wird der Urachus nur segmental zurückgebildet, entstehen bis zu kopfgroße Urachuszysten.

Am häufigsten tritt in der Urethra die urethrorektale oder rektovaginale **Fistel** durch unvollständige Teilung der Kloake auf. Sie ist bei Hunden, Katzen, Kaninchen, Schweinen, Alpakas und Fohlen im Zusammenhang mit weiteren Missbildungen beschrieben.

Bei männlichen Tieren kann eine **Hypospadie** (ventrale Spaltenbildung mit Mündung der Harnröhre auf der Unterseite des Penis; **Abb. 7.22**) oder seltener eine **Epispadie** (dorsale Spaltenbildung mit Mündung der Harnröhre auf der Oberseite des Penis) vorliegen.

Agenesien, Duplikationen oder Ektopien der Urethra finden sich selten bei Hunden.

7.2.2 Form- und Lageveränderungen

Eine dorsale **Retroflexion** der Harnblase, also Abknickung in die Beckenhöhle, kann bei Hunden mit Tenesmus oder Obstipation auftreten. Zudem kommt sie bei Rindern, Schweinen und Hunden mit Perianalhernien und beim Vaginalprolaps vor.

Bei Geburten kann es zu einer **Invagination** und **Prolaps** der Harnblase kommen (Stuten!). Häufig treten die Veränderungen zusammen mit einem Vorfall dorsaler Scheidenanteile und ggf. einer Harnblasennekrose auf.

Bei den Haustieren sind **Divertikel der Harnblase** selten. Sie können angeboren oder erworben sein (fehlender Schluss in der Urachusregion, inkomplette Wandruptur).

Dilatationen entstehen bei Harnabflussstörungen (z. B. Urolithiasis, Strikturen, Tumoren, Prostatavergrößerung, Debris/Blutkoagel) oder neurogenen Störungen des Harnblasensphinkters (z. B. Bandscheibenvorfälle, Myelitis bei Staupe oder Tollwut). Komplikationen stellen Zystitiden, Nekrosen und Blasenruptur dar. Harnblasenrupturen sind aber auch nach Urolithiasis, Traumen (Autounfall, Dystokie) oder iatrogen (fehlerhafte Katheterisierung) zu finden. Bei kastrierten mittelalten Hündinnen über 30 kg ist die Insuffizienz des Sphinktermechanismus die häufigste Ursache für eine Harninkontinenz.

Bei einer chronischen Harnabflussstörung entsteht beim Hund eine **Balkenblase**, die durch eine Muskelhypertrophie mit mäßiger Dilatation charakterisiert ist.

Eine **Blasenruptur** kann bei Obstruktionen der Urethra (v. a. Urolithiasis, Trauma, Dystokie) oder iatrogen (fehlerhafte Katheterisierung) entstehen und ist auch bei Hengstfohlen beschrieben.

7.2.3 Kreislaufstörungen

Blutungen in Ureter, Harnblase und Urethra treten meist infolge von Ulzerationen der Schleimhaut auf, die oft auf Konkrementbildung beruhen. Petechien und Ekchymosen finden sich häufig in der Harnblase bei septischen, toxischen und anderen koagulopathischen Geschehen wie z. B. der Schweinepest (S. 182). Bei der enzootischen Hämaturie des Rindes (Aufnahme von Adlerfarn) treten verschiedene Blutungsarten, Schleimhautödeme, Polypen und Tumoren in der Harnblase auf.

7.2.4 Entzündungen

Entzündungen der Harnblase sind häufig, v. a. bei weiblichen Haustieren aufgrund der kürzeren Urethra und aufsteigenden bakteriellen Infektionen. Harnrückstau (z. B. bei Stenosen, Obstruktionen, Blasenlähmung) gilt ebenfalls als Risikofaktor. Schutzmechanismen der Schleimhaut beinhalten z. B. IgA, IgG, Tamm-Horsfall-Mukoprotein und Oligosaccharide, zudem spielen der pH-Wert und die Osmolalität des Urins eine wichtige Rolle.

Typische Urozystitiserreger sind:
- Streptokokken
- Staphylokokken
- Enterokokken
- adhärierende uropathogene *E. coli*
- *Proteus vulgaris*
- *Arcanobaculum (Eubacterium) suis* beim Schwein
- *Corynebacterium(C.)-renale*-Gruppe *(C. renale, C. pilosum, C. cystitidis)* beim Rind

Urozystitiden können akut bis chronisch verlaufen. Der Entzündungscharakter der akuten Zystitis kann katarrhalisch, hämorrhagisch, fibrinös, diphtheroid, ulzerativ oder phlegmonös sein.

Eine **hämorrhagische Zystitis** (Abb. 7.23) kann bei BKF, Pferden mit Fütterung von Alfalfaheu oder als sterile Form bei Hunden und Katzen bei Cyclophosphamid-Gabe auftreten.

Die **emphysematöse Zystitis** wird bei Hund und Katze und anderen Tierarten im Zusammenhang mit Diabetes mellitus durch glukosefermentierende Bakterien beobachtet (Abb. 7.24).

Bei der **chronischen Zystitis** liegt typischerweise eine durch Schleimhauthyperplasie, Immunzellinfiltrationen und evtl. Fibrosen verdickte Blasenwand vor (Abb. 7.25). Eine morphologische Variante stellt die **chronische follikuläre Zystitis** dar, bei der die Schleimhaut von kleinen Lymphfollikeln durchsetzt ist.

Die **chronische polypöse Zystitis** ist charakterisiert durch dicke Schleimhautfalten und/oder Polypen. Beim **Rind** können die Polypen eine zystische oder glanduläre Metaplasie aufweisen und nekrotisch werden. Beim **Hund** kann sie makroskopisch leicht mit einem Übergangszellkarzinom verwechselt werden.

Ein relativ häufiger Befund beim Hund ist die **polypöse eosinophile Zystitis**, die auch für das Rind beschrieben wird. Klinisch steht eine Hämaturie im Vordergrund. Makroskopisch liegt eine noduläre fibröse Umfangsvermehrung mit zahlreichen eosinophilen Granulozyten vor.

Eine **enkrustierende Zystitis** ist bei Hunden, Katzen und Pferden bei alkalischem Harn und Infektion mit *Corynebacterium urealyticum* beschrieben (Abb. 7.26). Es handelt sich um eine besonders schwere Form einer eitrig-nekrotisierenden Entzündung, oft begleitet mit Ablagerungen von Struvitkonkrementen. Die Infektion stellt auch eine bedeutsame Zoonose dar.

In der Harnblase können verschiedene **Parasiten** (*Dioctophyma renale, Capillaria plica*) vorkommen. In südlichen Ländern können bei Wiederkäuern und Hunden In-

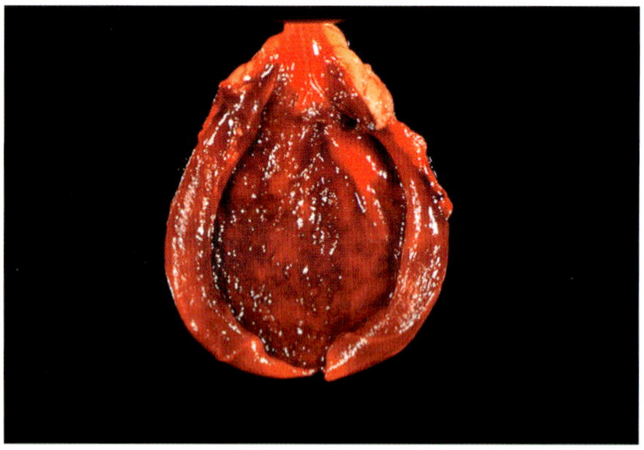

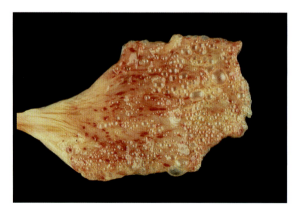

Abb. 7.23 Hämorrhagische Zystitis bei einer Perserkatze, Harnblase eröffnet.

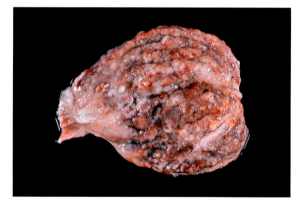

Abb. 7.25 Chronische Zystitis bei einem Hund, Harnblase eröffnet.

Abb. 7.24 Emphysematöse Zystitis bei einem Hund, Harnblase eröffnet.

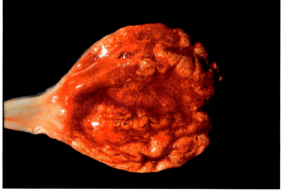

Abb. 7.26 Enkrustierende Zystitis bei einer Perserkatze, Harnblase eröffnet.

fektionen mit Schistosomen (Bilharzien, Pärchenegel) auftreten und beim Rind mit linearen Granulomen in der Harnblase einhergehen. Als typische Folgen können auch Metaplasien (glanduläre Metaplasie oder Plattenepithelmetaplasie) und Polypen der Harnblasenschleimhaut auftreten.

7.2.5 Urolithiasis

> **DEFINITION** Urolithiasis ist das **Vorkommen von Konkrementen in den Harnwegen** und kann prinzipiell in allen Anteilen der Harnwege auftreten. Urolithiasis ist von Bedeutung bei Fleischfressern, Kaninchen sowie Wiederkäuern und kommt seltener bei Pferden und Schweinen vor.

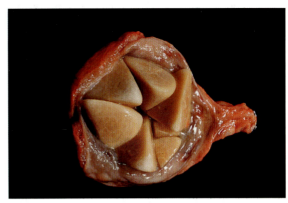

Abb. 7.27 Facettensteine in der Harnblase eines Hundes. [Quelle: Dr. Kernt Köhler, Justus-Liebig-Universität Gießen]

Aufgrund folgender anatomischer Gegebenheiten sind männliche Tiere häufiger von Urolithiasis betroffen:
- längere Harnwege
- Arcus ischiadicus
- S-förmige Flexur beim Rind
- Processus urethralis beim Schaf
- Penisknochen beim Hund
- gesamte Urethra bei Katern

Bei Pferden ist die Urolithiasis weniger von Bedeutung und spielt kaum eine Rolle beim Schwein.

Zu einer Urolithiasis führen Entzündungen mit bakteriellen Infektionen oder Harnstauungen (alles Faktoren, die den Harn-pH-Wert verändern). Bei Entzündungen wird der Harn alkalisch, v. a. bei bakterieller Harnstoff-Spaltung. Flüssigkeitsmangel (Durst, Hitze), Veränderungen des Harnes durch Medikamente (z. B. Sulfonamide) sowie Östrogenwirkung (Phytöstrogene aus Kleearten beim Schaf) und Vitamin-A-Mangel mit Schleimhautmetaplasien wirken ebenfalls disponierend. Die konkrementbildenden Substanzen müssen ausreichend im Urin vorliegen, damit sie präzipitieren, oder es handelt sich um Substanzen mit fehlerhafter Metabolisierung/Prozessierung (Harnsäure beim Dalmatiner, hereditäre Rückresorptionsstörung von Cystin beim Dackel). Zur Bildung von Konkrementen müssen Kristallisationskerne vorliegen (Epithelreste, Leukozyten, Bakterien, Fremdmaterial).

Makromoleküle im Harn, besonders Muzine bei Pferd und Kaninchen, werden als Inhibitoren der Konkrementstehung angesehen.

Die **Folgen** der Urolithiasis hängen von der Menge, Art, Größe, Zusammensetzung, Oberfläche sowie der Lokalisation der Konkremente ab. An Obturationsstellen finden sich fokale Drucknekrosen und Ulzerationen (Processus urethralis beim Schaf) und hämorrhagische Entzündungen; es kann zu einer Urethraruptur mit Harnphlegmone und seltener zu einer Hydronephrose, Blasendilatation und -ruptur kommen. Nierenbeckensteine können zu Druckatrophie und Pyelonephritis führen.

Je nach Tierart und pH-Wert des Harnes entstehen chemisch unterschiedlich zusammengesetzte Konkremente:
- Bei Fleischfressern mit saurem Harn (pH 5–6) entstehen bevorzugt Oxalat-, Purin- (Urat, Harnsäure) und seltener Cystin-Konkremente oder Silikate. Ist der Harn alkalisch, treten z. B. Struvit- (Magnesiumammoniumphosphat, auch als Tripelphoshat bezeichnet), Kalziumkarbonat-, Ammoniumurat- oder seltener Kalziumphosphat-Konkremente auf. Struvitsteine sind am häufigsten beim Hund (Zwergschnauzer), weibliche Tiere sind aufgrund der häufiger auftretenden Zystitiden prädisponiert. Danach folgen Cystine, Oxalate und Silikate (männliche Tiere kleiner Rassen), Urate beim Dalmatiner und gelegentlich Xanthine beim Dackel (autosomal-rezessiver Erbgang). In der Blase nehmen Harnsteine bei multiplem Auftreten häufig ein facettenartiges Aussehen an (**Abb. 7.27**).
- Bei Katzen wurde die untere Harnwegserkrankung („feline lower urinary tract disease", FLUTD) als Sammelbegriff für heterogene Krankheitsbilder der ableitenden Harnwege verwendet. Ursächlich kommen Viren (Herpesviren, Caliciviren), Bakterien, Pilze oder angeborene und erworbene morphologische Veränderungen infrage, wenngleich heute die Mehrzahl der Fälle idiopathischer Genese (iFLUTD) ist. Diese werden auch als Feline Interstitielle Zystitis bezeichnet. Die Urolithiasis galt als eine Manifestation der FLUTD. Kastrierte Tiere zwischen 4–10 Jahren, Perserkatzen, Russisch-Blau- und Himalayakatzen sowie besonders weibliche Tiere sind zumeist betroffen. Während früher vorwiegend Struvitsteine vorkamen, finden sich nach Änderungen im Katzenfutter heute eher Kalziumoxalate. Pseudokonkremente aus Struvit, Proteinen und zellulärem Debris (früher als Felines Urologisches Syndrom bezeichnet) sind bei kastrierten Katern bei gleichzeitigen Entzündungen beschrieben. Ein alkalischer Harn wirkt zusätzlich fördernd. Betroffene Tiere zeigen Pollakisurie, Dysurie, Hämaturie und Obturation der Urethra.
- Der Harn von Pflanzenfressern ist unter physiologischen Bedingungen alkalisch (pH 7,0–9,5). Dies begünstigt Karbonate (Kalzium-, seltener Eisenkarbonat, **Abb. 7.28**), Kalzium- und Magnesiumphosphat sowie Struvit. Ist der Harn sauer, können eher Silikate, Oxalate und seltener Xanthine auftreten. Als Auslöser gilt eine phosphatreiche Fütterung (Ca:P mindestens 1:2). Silikate treten v. a. bei Rindern mit Weidehaltung auf, Masttiere weisen eher Phosphate auf.
- Beim Schwein kommt es zumeist fütterungsabhängig im sauren Urin (pH 5–6) zu Oxalaten und Silikaten, im alkalischen Harn zu Kalziumkarbonat und Struvit.

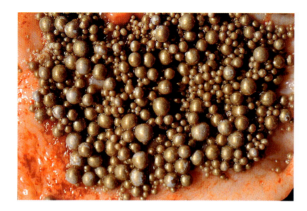

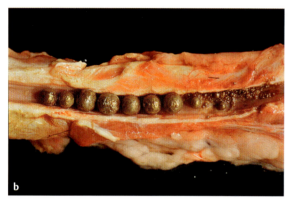

Abb. 7.28 Kalziumkarbonatsteine bei einer Ziege.
a Kalziumkarbonatsteine in der Harnblase.
b Kalziumkarbonatsteine in der Urethra.

7.2.6 Tumorähnliche Veränderungen und Tumoren

■ Tumorähnliche Veränderungen

Polypen der Harnblasenschleimhaut sind gestielte oder flächenhafte Gewächse mit normalem hyperplastischem Übergangsepithel und ödematisiertem, im chronischen Verlauf auch fibrotisch durchbautem Stiel. Sie können ohne jegliche Entzündung vorliegen oder auch als Ursache oder Folge einer Urozystitis in Erscheinung treten. Eine Durchsetzung mit Lymphfollikeln ist dann im chronischen Stadium typisch, ähnlich der Polypen anderer Schleimhäute. Ulzerationen an der Polypenoberfläche können sekundär durch vermehrte mechanische Belastung auftreten, besonders in Zusammenhang mit Konkrementen. Vermutlich bestehen fließende Übergänge zur polypösen Zystitis und eosinophilen Zystitis.

Bei den sog. **von Brunnschen Zellnestern** handelt es sich um solide lumenfreie Übergangsepithelzellverbände in der Lamina propria mit oder ohne Bezug zum Harnblasenepithel. Sie werden zumeist im Rahmen von chronischen hyperplastischen Urozystitiden beobachtet.

■ Primäre Tumoren

Primäre Tumoren der Harnblase und der Harnröhre können epithelialen oder mesenchymalen Ursprungs sein. Sie kommen v. a. bei Hunden (höheres Risiko beim Schottischen Terrier, Shetland Sheepdog, Beagle, Collie) und Katzen vor. Bei Rindern werden sie häufig in Gegenden mit enzootischer Hämaturie beobachtet. Die meisten Tumoren der Harnblase sind epithelialer Herkunft (80 %).

Epitheliale Tumoren

Papillome und Adenome sind benigne Tumoren der Harnblasenschleimhaut. Sie stellen meist Zufallsbefunde bei der Sektion dar.

Beim Hund dominieren maligne Tumoren (**Übergangszellkarzinome**), bei denen in der Mehrzahl der Fälle eine Mutation im BRAF-Gen V595E vorliegt (*rapidly accelerated fibrosarcoma*, Isoform B-Raf). Sie treten meist im Alter zwischen 9–11 Jahren bei kastrierten Tieren auf. Diese meist einzelnen Tumoren können ungestielt und flach, papillär und nicht infiltrativ oder infiltrativ wachsen, v. a. transmural mit Ausbreitung in die Prostata und Beckenhöhle. Die Tumoren wachsen meist langsam und metastasieren spät (Metastasierungsrate 5 % bei der Sektion, v. a. nicht papilläre und infiltrativ wachsende Tumoren), vorwiegend in regionäre Lymphknoten und Lunge, aber auch in das Peritoneum oder retrograd in Knochen und Weichteile der Hintergliedmaßen und Wirbelsäule. Sekundär kann sich eine Hydronephrose entwickeln. Das **Carcinoma in situ** ist selten. Als Ursache werden beim Hund Zwischenprodukte des Tryptophan-Stoffwechsels, Cyclophosphamid sowie nitrosaminverwandte Substanzen als Karzinogene diskutiert. Beim Menschen können auch Tabakrauch und Anilinfarbstoffe zu Harnblasentumoren führen. **Plattenepithelkarzinome, Adenokarzinome und undifferenzierte Karzinome** werden seltener beobachtet.

Infolge einer **Adlerfarnvergiftung** entsteht beim Rind die sog. **enzootische Hämaturie**, die mit chronischer hämorrhagischer Zystitis und in etwa 10 % der Fälle mit verschiedenen Harnblasentumoren (v. a. Übergangszellkarzinome, seltener Papillome und Plattenepithelkarzinome, Gefäßtumoren) einhergeht. Das im Adlerfarn vorkommende Ptaquilosid und dessen Verstoffwechselungsprodukte in Zusammenhang mit einer Bovinen Papillomvirus-Infektion (Bovines Papillomvirus 2, BPV 2) werden als Ursache vermutet.

Mesenchymale Tumoren

Als mesenchymale Tumoren werden besonders Leiomyome, daneben auch Leiomyosarkome, Fibrome, Hämangiome und Hämangiosarkome beobachtet und machen > 20 % der Tumoren aus. Hämangiosarkome können beim Rind zusammen mit epithelialen Tumoren auftreten.

Eine Besonderheit stellt das **botryoide Rhabdomyosarkom** dar, welches beim jungen Hund (Rassedisposition Bernhardiner, Basset) vorkommt und oft mit einer hypertrophen Osteopathie, auch Akropachie (S. 356) genannt, einhergeht (ein paraneoplastisches Syndrom). Als differenzialdiagnostisch abzugrenzende tumorähnliche Läsionen sind die polypöse Zystitis und Harnblasenpolypen zu nennen.

■ Sekundäre Tumoren

Sekundäre Tumoren sind in den harnabführenden Wegen recht selten. Sie werden typischerweise erst dann beobachtet, wenn bereits viele andere Organe befallen sind, z. B. bei metastasierenden Mammakarzinomen oder malignen Lymphomen.

> **DAS MÜSSEN SIE WISSEN** ✖
>
> Von den Erkrankungen der harnableitenden Wege sind insbesondere Entzündungen der Blase (Zystitis) und das Vorkommen von Konkrementen in den Harnwegen (Urolithiasis) von Bedeutung. Missbildungen von Harnleiter, Harnblase und Urethra kommen dagegen vergleichsweise selten vor.
>
> **Urozystitiden** entstehen zumeist durch bakterielle Infektionen, Harnrückstau wirkt prädisponierend. Weibliche Tiere sind aufgrund der kürzeren Urethra häufiger betroffen.
>
> Voraussetzungen für die Entstehung von **Urolithiasis** sind das Vorliegen konkrementbildender Substanzen im Harn, das Vorhandensein von Kristallisationskernen und eine Veränderung des Harn-pH-Werts. Je nach Tierart und pH-Wert des Harnes entstehen chemisch unterschiedlich zusammengesetzte Konkremente. Aufgrund verschiedener anatomisch bedingter Engstellen sind männliche Tiere häufiger von Harnröhrenobstruktionen durch Konkremente betroffen. Bei Katzen gilt die untere Harnwegserkrankung („feline lower urinary tract disease", FLUTD) als Sammelbegriff für heterogene Krankheitsbilder der ableitenden Harnwege.
>
> Chronische Urozystitiden begünstigen tumorähnliche Veränderungen wie von Brunnsche Zellnester oder Polypen der Harnblasenschleimhaut. Primäre **Tumoren** der ableitenden Harnwege sind überwiegend epithelialer Herkunft (> 80 %), hierbei dominieren wiederum Übergangszellkarzinome. Als mesenchymale Tumoren werden besonders Leiomyome, daneben auch Leiomyosarkome, Fibrome, Hämangiome und Hämangiosarkome beobachtet. Das botryoide Rhabdomyosarkom stellt eine Besonderheit beim jungen Hund dar. Die durch Adlerfarnvergiftung verursachte enzootische Hämaturie des Rindes geht mit der Bildung von Harnblasentumoren einher.

8 Reproduktionsorgane

Andreas Beineke, Robert Klopfleisch

8.1 Störungen der Geschlechtsdifferenzierung und Intersexualität

8.1.1 Physiologische Entwicklung

Die physiologische Entwicklung der Geschlechtsorgane hängt von einer komplexen Verkettung von Entwicklungen verschiedener Organsysteme während der fetalen Entwicklung ab. Läuft dieser Prozess vollständig und ungestört ab, kommt es zu einer Übereinstimmung des genetischen, gonadalen und des phänotypischen Geschlechts. Männliche Haussäugetiere zeigen dabei einen XY-geschlechtschromosomalen Genotyp. Die Sekretion des hodendeterminierenden Faktors, der von dem **„sex determining region of y"**(SRY)-Gen auf dem Y-Chromosom kodiert wird, spielt dabei eine zentrale Rolle für den Erhalt des Wolffschen Ganges und dessen Entwicklung zum Samenleiter. Weiterhin führt eine Bildung des Anti-Müller-Hormons in den Sertolizellen bei männlichen Feten zur Rückbildung der Müllerschen Gänge, die sich sonst zu den inneren weiblichen Geschlechtsorganen entwickeln würden. Eine unzureichende Sekretion oder eine Resistenz gegenüber diesen Faktoren oder gegenüber Androgenen kann zu verschiedenen Entwicklungsstörungen des männlichen Geschlechtstrakts führen.

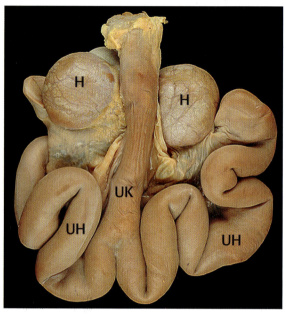

Abb. 8.1 Pseudohermaphroditismus masculinus beim Schwein, charakterisiert durch die Ausbildung eines Uterus mit Uteruskörper (UK), 2 Uterushörnern (UH) und 2 Hoden (H). [Quelle: Dr. Vanessa Herder, Stiftung Tierärztliche Hochschule Hannover]

8.1.2 Missbildungen

Diverse genetische oder hormonelle Störungen können zur Fehlentwicklung der Geschlechtsorgane während der Fetalphase führen.

■ Pseudohermaphroditismus

> **DEFINITION** Ein Nichtübereinstimmen des gonadalen Geschlechts und der äußeren Genitalien wird als Pseudohermaphroditismus bezeichnet. Bei der weiblichen Form (Pseudohermaphroditismus femininus) weisen die betroffenen Individuen trotz des Vorhandenseins von Eierstöcken und tubulären weiblichen Geschlechtsorganen äußere männliche Genitalien auf. Bei der häufiger vorkommenden männlichen Form (Pseudohermaphroditismus masculinus, Abb. 8.1) finden sich Hoden und Differenzierung von Uterus, Vagina und Vulva.

Die seltene **Androgenresistenz** bei Katze, Pferd und Rind führt zur Entwicklung von männlichen Pseudohermaphroditen. Die Ursache ist ein funktionaler Defekt des Testosteronrezeptors. Betroffene Tiere haben zwar hypoplastische Hoden angelegt, die ausbleibende Testosteronwirkung führt jedoch zu einem weiblichen äußeren Phänotyp.

■ Hermaphroditismus verus

Echtes Zwittertum ist das gleichzeitige Vorhandensein von Ovar- und Hodengewebe in einem Individuum, wobei diese entweder getrennt oder gemeinsam als **Ovotestis** vorliegen können. Die Differenzierung der äußeren Genitalien wird durch die Hormonproduktion des gonadalen Gewebes bestimmt. Testosteronbildung durch die testikulären Anteile (Leydigzellen) der Ovotestis führen zur Virilisierung (Vermännlichung) der äußeren Geschlechtsorgane.

■ Zwicken

Das **Freemartin-Syndrom** wird vorwiegend bei Rindern beobachtet und tritt bei Zwillingsträchtigkeiten mit Feten unterschiedlichen Geschlechts auf. Durch Anastomosen der plazentaren Blutgefäße kommt es zu einem Zellaustausch zwischen beiden Feten und Bildung von XX-/XY-Chimären. Diese können nach der Geburt mittels molekularer Methoden identifiziert werden. Die Produktion des Anti-Müller-Hormons durch den männlichen Fetus bewirkt eine Fehlentwicklung der Eierstöcke und Virilisierung beim weiblichen Zwilling. In den hypoplastischen

Ovarien können sich Tubuli seminiferi (Ovotestis) differenzieren. Die Uterushörner sind unterentwickelt oder fehlen vollständig. Die Vagina ist auf unter 12 cm verkürzt und in der Regel nicht vollständig kanalisiert. Außerdem weisen die Tiere häufig eine Hypoplasie der Vulva und des Vestibulums sowie eine vergrößerte Klitoris auf. Folglich ist das weibliche Tier (**Zwicke**) infertil, während die Fruchtbarkeit des männlichen Geschwistertieres nicht oder nur geringfügig beeinträchtigt ist.

Da sich beim **Schaf** fetale Gefäßanastomosen deutlich seltener ausbilden, treten trotz des häufigeren Auftretens von Zwillingsträchtigkeiten bei dieser Tierart weit weniger Zwickenbildungen als beim **Rind** auf (1 % der heterosexuellen Zwillingsträchtigkeiten beim Schaf). Ähnliche Verhältnisse werden für **Ziegen** angenommen. Einzelne Fälle von Zwickenbildungen und XX/XY-Chimärismus wurden bei **Schweinen, Pferden** und sehr selten auch bei Hund und Katze beschrieben.

■ XX sex reversal/XY sex reversal

Wie in experimentellen Studien mit transgenen Mäusen gezeigt werden konnte, führt die Translokation von Y-chromosomalen Genen (z. B. SRY-Gen) in X-Chromosomen oder Autosomen zur Zwitterbildung in genetisch weiblichen Individuen (**XX sex reversal**). Die Expression von Genen, die eine testikuläre Differenzierung bewirken, wird ebenfalls für die Ausbildung eines männlichen Phänotyps in genetisch weiblichen Hunden, Schweinen und Ziegen verantwortlich gemacht. Bei verschiedenen Hunderassen finden sich beispielsweise Ovotestis (echte Zwitterbildung; **Abb. 8.2**) oder beidseitig Hoden in Tieren (XX-Rüden) mit XX-Karyotyp. Beim Amerikanischen Cocker Spaniel konnte hierfür ein autosomal-rezessiver Erbgang nachgewiesen werden. Im Gegensatz zum Mausmodell besitzen diese Tiere allerdings kein SRY-Gen, was für das Vorhandensein weiterer geschlechtsbestimmender Gene spricht. Der Grad der Virilisierung ist von der testikulären Funktion abhängig. XX-echte Zwitter können daher normale weibliche Genitalien aufweisen und obwohl die Fertilität zumeist eingeschränkt ist, tragend werden. Bei anderen betroffenen Tieren kann eine vergrößerte Klitoris und Hypoplasie des weiblichen Geschlechtstrakts nachgewiesen werden. XX-Rüden zeigen häufig einen beidseitigen Kryptorchismus, eine Verlagerung des Penis und Präputiums nach kaudal

sowie eine ventrale Spaltbildung der Harnröhre (Hypospadie). In seltenen Fällen finden sich phänotypisch weibliche Tiere mit einem XY-Karyotyp (**XY sex reversal**).

■ Klinefelter-Syndrom

Bei diesem Syndrom weisen die Individuen einen männlichen Phänotyp und aufgrund einer numerischen Chromosomenaberration einen XXY-Karyotyp auf.

■ Müller-Gang-Persistenzsyndrom

Beim Müller-Gang-Persistenzsyndrom entwickeln männliche Miniaturschnauzer neben vollständig und zumeist voll funktionsfähigen männlichen Genitalien und männlichem Phänotyp auch weibliche, meist unvollständige Geschlechtsorgane. Infertilität ist jedoch möglich und es kann eine Hydrometra oder Pyometra beobachtet werden.

> **DAS MÜSSEN SIE WISSEN**
>
> Diverse genetische oder hormonelle Störungen können zur Fehlentwicklung der Geschlechtsorgane während der Fetalphase führen. Neben dem echten Hermaphroditismus, bei dem gleichzeitig Hoden- und Ovargewebe vorliegen, kommen verschiedene Formen von Missbildungen vor, bei denen das gonadale Geschlecht nicht mit den äußeren Genitalien übereinstimmt (Pseudohermaphroditismus, Freemartin-Syndrom, XX sex reversal).

8.2 Weibliche Geschlechtsorgane

8.2.1 Ovarien

■ Missbildungen

Agenesien werden nur selten bei Tieren beobachtet. Das beidseitige Fehlen der Eierstöcke führt sekundär zur gestörten Differenzierung der tubulären Geschlechtsorgane.

Hypoplasien sind häufig bei Zwittern und Zwicken.

■ Kreislaufstörungen

Petechien und Ekchymosen sind häufige Begleiterscheinungen bei entzündlichen Prozessen der Eierstöcke sowie Krankheiten mit generalisierter Neigung zu derartigen Blutungsfolgen (Sepsis etc.).

In den Ovarien treten **Blutungen** bei allen Spezies nach der Ovulation auf, besonders ausgeprägt, wenn auch physiologisch, bei der **Stute**. Bei **Rindern** kommt es durch das manuelle Abdrücken von Ovarialzysten häufig zu Blutungen und **Hämatomen**, die zum inneren Verbluten der Tiere führen können. Massive Blutungen nach Manipulation treten insbesondere bei trächtigen Rindern und bei Tieren mit einer Pyometra auf.

In seltenen Fällen kann es bei Tieren durch die Torsion eines Ovars zur **hämorrhagischen Infarzierung** des Gewebes kommen. Hierfür disponierende Faktoren stellen Umfangsveränderungen der Eierstöcke wie beispielsweise Tumoren oder Zysten dar.

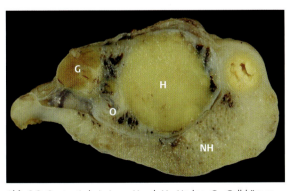

Abb. 8.2 Ovotestis bei einem Hund; H = Hoden, G = Gelbkörper, NH = Nebenhoden, O = Ovargewebe.

Degenerative Veränderungen

Unter physiologischen Bedingungen wird die überwiegende Mehrzahl der Follikel im Eierstock atretisch. Sie gelangen also nicht zur Ovulation und degenerieren vorzeitig. Eine übermäßige **Follikelatresie** kann jedoch zu Fruchtbarkeitsproblemen führen. Durch endokrine Störungen oder mit zunehmendem Alter kommt es zur Reduktion der Follikelgenese. Die resultierende **Atrophie** der Ovarien ist durch eine Sklerosierung des Gewebes mit Verlust reifer Follikel gekennzeichnet.

Zyklusstörungen infolge **persistierender Gelbkörper** entstehen durch eine unzureichende Luteolyse, z. B. durch verminderte Freisetzung von Prostaglandin F2α bei geschädigtem Endometrium. Insbesondere bei **Rindern** und **Hunden** können persistierende Gelbkörper häufig im Zusammenhang mit glandulär-zystischen Hyperplasien und Entzündungen des Endometriums beobachtet werden.

Entzündungen

Die Entzündung des Eierstocks (**Oophoritis**) kommt bei Haussäugetieren selten vor. Sie stellt in der Regel die Folge von bakteriellen Infektionen dar. Diese entstehen durch hämatogene Erregerstreuungen oder durch fortgeleitete entzündliche Prozesse ausgehend von angrenzenden Organen (z. B. eitrige Endometritis und Salpingitis). Insbesondere beim Rind können sie sich durch eine bakterielle Besiedlung beispielsweise nach Punktion der Eierstöcke entwickeln.

Ovarielle Abszesse können als Komplikation nach bakterieller Infektion entstehen.

Granulomatöse Entzündungen entwickeln sich an den Ovarien u. a. bei der Tuberkulose oder Brucellose.

Tumorähnliche Veränderungen und Tumoren

Tumorähnliche Veränderungen

Vaskuläre Hamartome

Sie werden vorwiegend in Ovarien von **Rindern** und **Schweinen** beobachtet. Hierbei handelt es sich um Missbildungen, die durch eine überschießende Entwicklung von ortsständigen Blutgefäßen gekennzeichnet sind. Vaskuläre Hamartome müssen differenzialdiagnostisch von Tumoren, insbesondere von ovariellen Hämangiomen, abgegrenzt werden.

Zysten

Zystische Veränderungen des Eierstocks und des periovariellen Gewebes werden relativ häufig bei Haussäugetieren beobachtet.

Graafsche Follikelzysten (syn. **anovulatorische Follikelzysten**) entstehen zumeist durch einen unzureichenden Anstieg des luteinisierenden Hormons (LH). Neben anderen Formen der hormonellen Imbalance kann es sich auch um altersassoziierte Atrophien mit Funktionsreduktion der Hypophyse handeln. Das multiple Auftreten der Zysten kommt gehäuft bei **Kühen** und **Sauen** vor („**cystic ovarian disease**"). Bei Rindern werden hierfür eine genetische Disposition sowie ein Zusammenhang mit intrauterinen Infektionen angenommen. Die Zysten werden von Granulosazellen ausgekleidet. Durch Degeneration der Zystenwand kann eine histologische Klassifizierung und Abgrenzung der Follikelzysten von Ovarialzysten anderen Ursprungs allerdings erschwert werden. Als Folge der hormonellen Aktivität der Zysten kann es zur Sterilität und insbesondere bei der Kuh zur Nymphomanie kommen. Bei der **Hündin** werden polyzystische Veränderungen der Eierstöcke seltener beobachtet. Durch die vermehrte Östrogenproduktion führen diese zur Suppression von hämatopoetischen Zellen im Knochenmark mit konsekutiver nicht regenerativer Anämie, erhöhter Blutungsneigung und Immunsuppression.

Luteinisierte Zysten entstehen durch die Luteinisierung von Thekazellen nach unterbliebener Ovulation. Differenzialdiagnostisch müssen diese Strukturen von **Corpus-luteum-Zysten** unterschieden werden. Diese entstehen im Gegensatz zu den anovulatorischen Luteinzysten nach einem erfolgten Eisprung durch zystische Erweiterung des zentralen Hohlraums des Gelbkörpers.

Germinal-Einschlusszysten finden sich insbesondere bei **Hündinnen** und **Stuten**. Sie entstehen durch Dislokation des Oberflächenepithels bei der Ovulation oder durch ein Trauma mit nachfolgender Hohlraumbildung des versprengten Gewebes. „**Cystic subsurface epithelial structures**" (zystische SES) werden bei der **Hündin** beschrieben und entwickeln sich aus modifizierten Peritonealzellen, die von der Ovaroberfläche ins Parenchym (= „cystic subsurface epithelial structures") gelangen. Daraus können sich bei älteren Tieren größere Zysten oder Neoplasien wie Adenome oder Adenokarzinome entwickeln.

Rete-ovarii-Zysten werden bei allen Tieren beschrieben. Sie kommen allerdings gehäuft nur bei der **Hündin**, **Katze** und beim **Meerschweinchen** vor.

Paraovarielle Zysten entwickeln sich aus den Wolffschen oder Müllerschen Gängen und liegen meist in der direkten Umgebung der Eierstöcke.

Primäre Tumoren

Ovartumoren kommen bei der Hündin, Stute und Kuh und seltener bei der Kätzin und Sau vor.

> **DEFINITION** Nach WHO-Klassifikation werden folgende Ovartumoren unterschieden:
> – epitheliale Tumoren
> – gonadostromale Tumoren
> – Keimzelltumoren
> – mesenchymale Tumoren

Epitheliale Tumoren

Vom Oberflächenepithel ausgehende **papilläre Adenome**, **Zystadenome** und **Adenokarzinome** werden vorwiegend beim Hund beobachtet. Diese Tumoren treten häufig multipel und bilateral auf. Beim ovariellen Adenokarzinom kann die Obstruktion von Lymphgefäßen und Flüssigkeitssekretion durch Tumorzellen zum Aszites führen. Außerdem finden sich bei dieser Neoplasie häufig Abklatschmetastasen im Bauchraum.

Gonadostromale Tumoren

Je nachdem, von welchen Zellen diese Tumoren ausgehen, unterscheidet man Granulosazelltumoren, Thekome und Luteome. **Granulosazelltumoren** besitzen in der Regel ein gutartiges biologisches Verhalten. Sie kommen insbesondere bei **Stuten** bis etwa Medizinballgröße vor. Hier können sie durch hormonelle Aktivität (Östrogene und/oder Androgene) Fertilitätsstörungen und Verhaltensänderungen (hengstähnliches Verhalten) auslösen.

Bei der **Hündin** induziert die Hormonproduktion der Tumorzellen oft eine endometriale Hyperplasie, wodurch die Entstehung einer Pyometra begünstigt wird. Auch können Hautveränderungen (S. 393) auftreten sowie Blutbildveränderungen infolge einer supprimierenden Wirkung der gebildeten Östrogene auf Knochenmarkstammzellen.

In einigen Fällen führt die endokrine Aktivität des Tumors zur Atrophie des kontralateralen Ovars. Die häufig einseitig entstehenden Tumoren weisen solide sowie zystische Areale auf (**Abb. 8.3**). Die soliden Anteile sind aufgrund des Lipidgehalts unterschiedlich stark gelb gefärbt. Histologisch zeigen die Tumoren ein drüsenähnliches bzw. rosettenartiges Wachstum mit Ausbildung von **Call-Exner-Körperchen**. In einigen Tumoren kann eine Sertolizelldifferenzierung festgestellt werden (**Abb. 8.3**). Granulosazelltumoren werden bei der Hündin nicht selten zugleich auf beiden Ovarien mit unterschiedlicher Größe beobachtet. Unbekannt ist, ob es sich um eine primäre Dualität oder eine organspezifische Metastasierung handelt. Weitere Metastasierungen oder lokale Invasionen werden auch in solchen Fällen kaum beobachtet.

Thekome oder **Luteome**, also Neoplasien, die eine ausschließliche Thekazelldifferenzierung zeigen, treten bei Tieren deutlich seltener als Granulosazelltumoren auf.

Keimzelltumoren

Zu Keimzelltumoren zählen die Dysgerminome und Teratome.

Dysgerminome bestehen aus undifferenzierten Keimzellen und werden nur selten bei der Hündin, Kuh, Stute und Sau diagnostiziert. Sie entstehen meist unilateral und besitzen eine weiche Konsistenz. Auf der Schnittfläche finden sich häufig graue sowie hämorrhagische und nekrotische Areale. Histologisch zeigen Dysgerminome deutliche Ähnlichkeiten mit testikulären Seminomen. Bei der Hündin kann in 10–20 % der Fälle eine Metastasierung in andere Organe festgestellt werden. Bei Stuten weisen diese Tumoren ein deutlich aggressiveres Verhalten auf.

Teratome werden nur vereinzelt bei Tieren festgestellt. Hierbei handelt es sich in der Regel um Neoplasien mit einem benignen biologischen Verhalten. Sie entwickeln sich aus totipotenten Keimzellen und sind durch die Differenzierung in mindestens 2 der 3 Keimblattanteile (Endoderm, Mesoderm, Ektoderm) mit Ausbildung von epithelialen Strukturen, Zähnen, Haaren sowie Knochen-, Fett-, Muskel- und Nervengewebe charakterisiert.

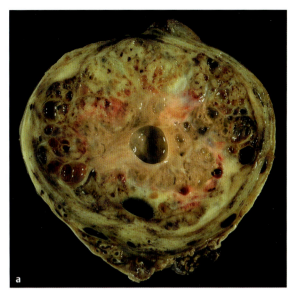
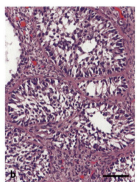
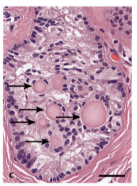

Abb. 8.3 Granulosazelltumor im Ovar einer Stute.
a Tumor mit soliden und zystischen Anteilen.
b Histologisches Bild von neoplastischen Granulosazellen mit drüsenähnlicher Anordnung und sertolizellähnlicher Differenzierung (HE-Färbung; Balken = 80 μm).
c Charakteristische Call-Exner-Körperchen (→; HE-Färbung; Balken = 40 μm).

Mesenchymale Tumoren

Hämangiome stellen die häufigsten Ovartumoren bei Sauen dar, werden allerdings bei anderen Tierarten nur sehr selten diagnostiziert. Andere mesenchymale Tumoren (z. B. **Leiomyome**) kommen nur selten bei Tieren vor.

Sekundäre Tumoren

Eine Mitbeteiligung der Ovarien kann beim malignen Lymphom häufiger beim Rind beobachtet werden. Metastasen anderer Tumoren kommen nur gelegentlich vor.

> **DAS MÜSSEN SIE WISSEN**
>
> Störungen der Geschlechtsentwicklung (Zwicken, Zwitter) sind häufig mit **Hypoplasien** der Ovarien verbunden.
>
> **Degenerative Veränderungen** der Ovarien wie eine übermäßige Follikelatresie mit konsekutiver Atrophie können zu Zyklus- bzw. Fruchtbarkeitsstörungen führen.
>
> **Zystische Veränderungen** des Eierstocks und des periovariellen Gewebes wie anovulatorische Follikelzysten, luteinisierte Zysten, Corpus-luteum-Zysten, Rete-ovarii-Zysten und paraovarielle Zysten kommen bei Haussäugetieren vergleichsweise oft vor. Germinal-Einschlusszysten finden sich dagegen insbesondere bei Stuten, „cystic subsurface epithelial structures" v. a. bei der Hündin.
>
> Von **Ovartumoren** sind insbesondere Hündin, Stute und Kuh betroffen; dabei lassen sich mit tierartlich unterschiedlicher Häufigkeit epitheliale, gonadostromale, Keimzell- und mesenchymale Tumoren finden.

8.2.2 Salpinx

■ Entzündungen

Die Entzündung des Eileiters (**Salpingitis**) entsteht in der Regel durch eine aszendierende Infektion bei Endometritiden. Infolge eines verminderten Abflusses des Eiters, z. B. durch eingetrocknetes Exsudat und entzündliche Schwellungen im Eileiter mit nachfolgendem Sekretstau, kann sich eine **Pyosalpinx** entwickeln. Hiermit vergesellschaftet können Adhäsionen in der Bursa ovarica und Peritoniden auftreten. Durch Verwachsungen im chronischen Stadium kommt es häufig zur Ansammlung von seröser Flüssigkeit und Dilatation des Eileiters (**Hydrosalpinx**).

8.2.3 Uterus

■ Missbildungen

Aplasien sind selten und kommen in der Regel zusammen mit dem Fehlen weiterer innerer Geschlechtsorgane vor. Eine isoliert auftretende segmentale Aplasie der Gebärmutter kann bei **Rindern** auftreten (Abb. 8.4).

Ein **Uterus unicornis** liegt bei vollständigem Fehlen eines Uterushorns vor.

Hypoplasien sind durch eine Verkleinerung der Uterushörner charakterisiert und werden häufig bei Zwicken beobachtet.

■ Form- und Lageveränderungen

Torsionen treten vorwiegend bei trächtigen **Rindern** und **Pferden** auf. In seltenen Fällen entstehen Drehungen der Gebärmutter um die Längsachse infolge von Flüssigkeitsansammlungen bei einer Pyometra oder Hydrometra. Drehungen des Uterus um mehr als 180° führen zu hämorrhagischer Infarzierung und Dystokien bzw. zum Absterben des Fetus. Teilweise kann es zur **Ruptur** der Uteruswand kommen. Die **Torsio uteri** wird durch Erschlaffung der Gebärmutterbänder und Bewegung des Fetus in der Spätträchtigkeit bzw. um den Geburtstermin begünstigt.

> **KLINISCHER BEZUG**
>
> **Prolaps uteri**
>
> Gebärmuttervorfälle finden sich häufig bei **Rind und Schaf**. Prädisponierende Faktoren sind:
> – Schwergeburten mit massiver Geburtshilfe
> – Retentio secundinarum
> – postpartale Hypokalzämie (Milchfieber)
> – Erschlaffung des Myometriums
>
> Insbesondere beim **Schaf** können östrogenreiche Futterpflanzen (z. B. Leguminosen) ebenfalls Gebärmuttervorfälle begünstigen.
>
> In der Regel kommt es zu einem Vorfall des trächtigen Horns. Das prolabierte Organ zeigt eine deutliche Rötung und Schwellung. In unbehandelten Fällen oder bei längerem Bestehen kann es zu Blutungen und Nekrosen kommen, wodurch Septikämien ausgelöst werden können.

Die Invagination des Uterus (**Inversio uteri**) geht in der Regel mit einem Vorfall des Hohlorgans einher.

■ Zusammenhangstrennungen

Uterusrupturen entstehen durch Gewebeschäden infolge von:
- unsachgemäßer Geburtshilfe
- Torsion
- Dystokie
- exzessiver Flüssigkeitsverabreichung in das Lumen

Spontanrupturen bei Hunden können nach der Geburt im Bereich der Plazentationsstellen oder durch myometriale Nekrosen bei einer Pyometra oder Metritis auftreten.

■ Kreislaufstörungen

Endometriale Blutungen stellen einen physiologischen Vorgang bei der Hündin im Proöstrus dar. Im Gegensatz zu Primaten handelt es sich hier um Aufbaublutungen und nicht um Abbaublutungen. Außerdem können geringe Blutungen nach dem Östrus bei Färsen und seltener bei älteren Kühen beobachtet werden.

Blutungen im Bereich der Plazentationsstellen stellen bei **Hund** und **Katze** post partum einen Normalbefund dar.

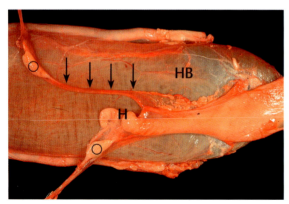

Abb. 8.4 Aplasie eines Uterushorns bei einem Kalb. Anstelle des Uterushorns ist nur ein bindegewebiger Strang (→) ausgebildet. HB = Harnblase, H = normales Uterushorn, ○ = Ovar.

Allerdings führt die **Subinvolution der Plazentationsstellen** nach der Geburt bei der Hündin zu anhaltenden Blutungen (bis zu mehreren Monaten). Gelegentlich kann es zu schweren Anämien mit Todesfolge kommen. Die Veränderung tritt vorwiegend bei jüngeren Tieren auf, die Ätiologie ist bislang unklar.

Der Uterus ist hierbei fokal im Bereich der vorherigen Plazentationsstellen verdickt und rötlich bis graubraun verfärbt (**Abb. 8.5**). Lichtmikroskopisch sind die endometrialen Läsionen durch ein amorphes eosinophiles Material mit Nekrosen, Thromben und Blutungen charakterisiert. Außerdem finden sich Infiltrationen von trophoblastenähnlichen Zellen, die teilweise bis in das Myometrium eindringen. In seltenen Fällen kann es hierdurch zur Perforation der Serosa kommen.

Hämorrhagien finden sich bei Torsionen und Vorfällen des Uterus sowie im Zusammenhang mit uterinen Tumoren. Die häufigste Ursache für abnormale Blutungen bei der Hündin stellen endometriale Hyperplasien und Endometritiden dar. Bei einem gestörten Abfluss des Blutes (z. B. bei geschlossener Zervix) kann sich eine **Hämometra** entwickeln.

Rupturen der **Arteria uterina** können bei der Stute Hämorrhagien im breiten Gebärmutterband (Ligamentum latum) hervorrufen und evtl. zum Verbluten in die Bauchhöhle führen.

Thrombosen der myometrialen Gefäße mit **Infarkten** werden im Zusammenhang mit tiefgreifenden entzündlichen Veränderungen des Uterus beobachtet.

■ Stoffwechselstörungen

Endometriale Atrophien entwickeln sich im Zusammenhang mit ovariellen Dysfunktionen (z. B. beim Hypopituitarismus) oder nach Ovariektomie durch den Verlust von trophischen Faktoren. Längere Zeit bestehende Flüssigkeitsansammlung bei der Muko- bzw. Hydrometra führt ebenfalls zur Atrophie des Endometriums.

Hyperplasien des Endometriums kommen häufig bei der **Hündin** und **Katze** vor und sind oft durch eine diffuse Verdickung der Uteruswand mit Zystenbildungen gekennzeichnet (**glandulär-zystische Hyperplasie**). Die Veränderung entsteht durch eine verlängerte Progesteronphase, wodurch endometriale Zellen hypertrophieren und gleichzeitig eine vermehrte Sekretion der Uterindrüsen ausgelöst wird. Essenziell für die endometriale Hyperplasie ist eine vorangegangene oder zusätzliche Östrogenwirkung. Eine häufige Ursache der glandulär-zystischen Hyperplasie bei der Hündin ist die Gestagenbehandlung zur Läufigkeitsunterdrückung. Durch die vermehrte Drüsensekretion und Schleimbildung kann sich hierbei eine **Mukometra** entwickeln. Bei einem wässrigen Sekret spricht man von einer **Hydrometra** (Abb. 8.6).

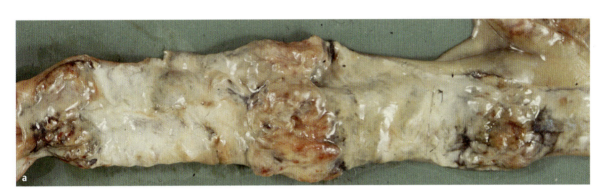

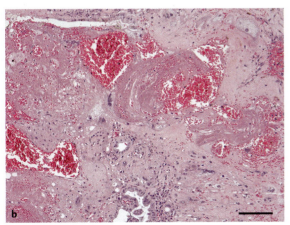
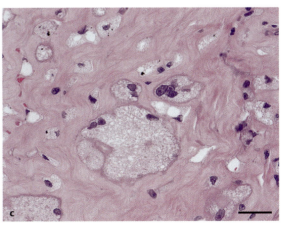

Abb. 8.5 Subinvolution der Plazentationsstellen bei einer Hündin.
a Segmentale Verdickung und graubraune Verfärbung des Endometriums im Bereich der ehemaligen Plazentationsstellen.
b Histologischer Nachweis eines amorphen eosinophilen Materials mit Nekrosen und Blutungen in der Schleimhaut (HE-Färbung; Balken = 160 µm).
c Vakuolisierte, trophoblastenähnliche Zellen (HE-Färbung; Balken = 40 µm).

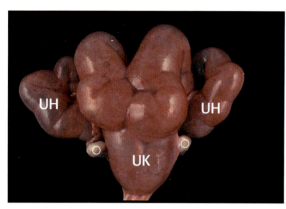

Abb. 8.6 Hydrometra bei einer Ziege. UH = Uterushörner, UK = Uteruskörper, ○ = Ovarien.

Eine häufige Komplikation der glandulär-zystischen Hyperplasie ist die Entwicklung einer **Pyometra** durch aszendierende bakterielle Besiedlung des Uterus durch eine geöffnete Zervix. Die Bakterien stimulieren hierbei ihrerseits das Endometrium, wodurch die Proliferation der Schleimhaut zusätzlich verstärkt wird. Seltener als eine diffuse glandulär-zystische Hyperplasie kann bei der Hündin eine segmentale Hyperplasie des Endometriums beobachtet werden.

Ein hyperplastisches Endometrium entwickelt sich außerdem durch eine exzessive und anhaltende Östrogenwirkung, wie sie beispielsweise bei Ovarialzysten oder Granulosazelltumoren auftreten kann. Vorwiegend beim **Schaf**, aber auch bei anderen **Wiederkäuern** können durch die Verfütterung von Phytöstrogenen (z. B. in Leguminosen) endometriale Hyperplasien gehäuft auftreten und Fruchtbarkeitsstörungen ausgelöst werden.

Im Gegensatz zum Menschen stellt die endometriale Proliferation bei Haustieren keine präkanzeröse Veränderung dar.

■ Entzündungen

Endometritis

> **DEFINITION** Die Entzündung des Endometriums wird als Endometritis bezeichnet. In Verbindung mit einer Endometritis oder als eigenständiger Prozess kann es zur Entzündung des Myometriums (**Metritis**), der Serosa (**Perimetritis**) und der Ligamenta lata (**Parametritis**) kommen. Die gleichzeitige Entzündung aller 3 Schichten wird als **Panmetritis** bezeichnet. Die Pyometra stellt eine Sonderform der Endometritis mit luminaler Eiteransammlung dar.

Die Empfindlichkeit des Endometriums gegenüber Infektionserregern ist in der Lutealphase deutlich erhöht, sodass sich klinische Erkrankungen häufig in diesem Zyklusstadium manifestieren. Die Endometritis tritt insbesondere beim **Rind** postpartal im Zusammenhang mit Geburtstraumata bei Schwergeburten, Nachgeburtsverhalten oder Aborten auf. Postkoitale Infektionen, wie sie beispielsweise gehäuft bei **Pferden** vorkommen, haben meist einen milden oder inapparenten klinischen Verlauf. Bei der **Hündin** entwickelt sich eine Endometritis vorwiegend in Verbindung mit hormonellen Störungen. Die Endometritisformen können anhand des Entzündungscharakters (z. B. katarrhalisch, eitrig, nekrotisierend, Abb. 8.7) oder des Alters (akut bis chronisch) unterteilt werden.

Im **chronischen Stadium** der Endometritis finden sich vorwiegend lymphoplasmazelluläre Infiltrationen mit Fibrosen und Atrophie der Uterindrüsen. Das Epithel kann stellenweise fehlen (Denudation) sowie hyperplastische Veränderungen oder eine Plattenepithelmetaplasie zeigen (**Abb. 8.7**). Gelegentlich können dystrophische Verkalkungen in der Schleimhaut auftreten. Auch wenn häufig keine klinischen Symptome beobachtet werden, haben diese endometrialen Veränderungen einen negativen Einfluss auf die Fertilität der Tiere.

Zur diagnostischen Abklärung von Fruchtbarkeitsstörungen werden daher in der Reproduktionsmedizin überwiegend bei der Stute Biopsien von der Uterusschleimhaut (S. 261) entnommen und histologisch begutachtet.

In Abhängigkeit vom Entzündungscharakter werden verschiedene Formen unterschieden:

Katarrhalische Endometritis

Während der Frühphase ist die Schleimhaut ggr. ödematisiert und in einigen Fällen von einem leicht trüben Exsudat bedeckt. Makroskopisch findet sich bei dieser Form meistens lediglich eine Hyperämie des Uterus mit vermehrter Schleimbildung. Histologisch finden sich Infiltrationen von wenigen neutrophilen Granulozyten, Lymphozyten und Plasmazellen im Stroma sowie einzelne desquamierte Epithelzellen im Lumen (**Abb. 8.7**). Katarrhalische Endometritiden werden z. B. durch Trichomonaden oder *Campylobacter* spp. hervorgerufen.

Eitrige Endometritis

Im fortgeschrittenen Stadium der katarrhalischen Endometritis kann sich eine eitrige Endometritis mit ausgeprägter Rötung und Schwellung der Mukosa und gelblich-trübem Exsudat entwickeln. In der Schleimhaut dominieren neutrophile Granulozyten (**Abb. 8.7**). Eitrige oder nekrotisierende Entzündungen entwickeln sich infolge von uterinen Infektionen mit Streptokokken, Staphylokokken, *Trueperella pyogenes* oder *E. coli*. Bei der **Stute** ruft die Infektion mit *Taylorella equigenitalis* (**Kontagiöse Equine Metritis**, „contagious equine metritis", CEM) eine akute katarrhalische bis eitrige Entzündung des Uterus, der Zervix und der Vagina hervor.

Nekrotisierende Endometritis

Bei der nekrotisierenden Form weist der Uterus großflächige endometriale Defekte, oft mit diphtheroiden Belägen, und eine brüchige Konsistenz auf, z. B. bei der nekrotisierenden Staphylokokkenendometritis des **Schweines**.

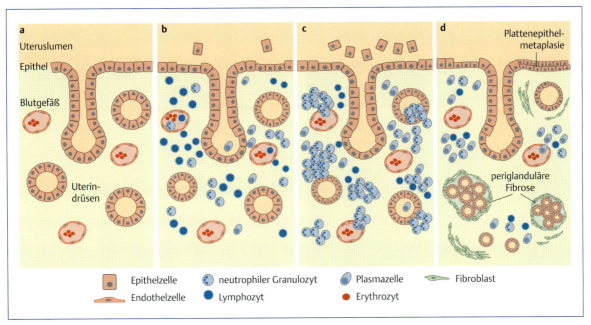

Abb. 8.7 Schematische Darstellung der verschiedenen Endometritisformen.
Normales Endometrium (a).
Subakute katarrhalische Endometritis mit mäßiger Infiltration durch Lymphozyten, neutrophile Granulozyten und einzelne Plasmazellen. Im Lumen können vereinzelt abgeschilferte Epithelzellen nachgewiesen werden (b).
Subakute eitrige Endometritis mit ausgeprägter Infiltration durch neutrophile Granulozyten und einer zunehmenden Abflachung und Abschilferung des Epithels (c).
Im chronischen Stadium dominieren lymphoplasmazelluläre Infiltrate und Ansammlungen von Fibroblasten im Stroma. Die Uterindrüsen sind stellenweise nesterartig angeordnet und atrophisch. Diese Veränderungen treten häufig in Verbindung mit einer periglandulären Fibrose auf. Das Epithel kann außerdem eine Plattenepithelmetaplasie aufweisen (d).

WISSENSWERTES

Uterusbiopsien

Schleimhautbiopsien werden insbesondere bei Stuten zur Abklärung von Reproduktionsstörungen, z. B. nach wiederholtem Umrossen und Abortgeschehen, oder im Rahmen der Zuchttauglichkeitsuntersuchung entnommen und nach einem standardisierten Schema pathohistologisch untersucht (Kenney und Doig, 1986). Kriterien sind hierbei u. a. die Ausprägung und der Charakter der Entzündung, der Grad der endometrialen periglandulären Fibrose sowie der Nachweis von Lymphlakunen unter Berücksichtigung der Zeitspanne, wie lang die Stute güst ist (**Abb. 8.7**). Darüber hinaus können evtl. vorliegende Gefäßveränderungen wichtige Hinweise auf reduzierte Funktionsbereitschaft liefern. In Ergänzung zu klinisch-gynäkologischen Untersuchungen inklusive mikrobiologischer Analysen ermöglicht die histologische Begutachtung Vorhersagen über die zu erwartende Abfohlwahrscheinlichkeit und ist daher von prognostischer Relevanz (**Tab. 8.1**).

Tab. 8.1 Vereinfachtes Schema der Einstufung von Uterusbiopsiebefunden bei Stuten nach Kenney und Doig, 1986.

Kategorie	Ausprägung der endometrialen Veränderungen (inkl. Entzündung, Degeneration, Fibrose u. a.)	zu erwartende Abfohlraten (unter Berücksichtigung morphologischer Veränderungen und klinischer Befunde)
I	keine	80–90 %
IIA	ggr.	50–80 %
IIB	mgr.	10–50 %
III	hgr.	10 %

Pyometra

Die Pyometra ist durch eine prominente Eiteransammlung im Uteruslumen gekennzeichnet und stellt daher eine besondere Form der akuten oder chronischen eitrigen Endometritis dar. Sie tritt relativ häufig bei der **Hündin**, **Katze**, **Kuh** und **Stute** auf, jedoch nur sehr selten bei der **Sau** und beim **Schaf**.

Beim klinischen Verlauf und der Pathogenese müssen tierartspezifische Unterschiede berücksichtigt werden:
- Bei der **Hündin** entwickelt sich die Pyometra (S. 262) in der Regel einige Wochen nach dem Östrus und entsteht häufig infolge einer glandulär-zystischen Hyperplasie. Die Uterushörner sind durch die Eiteransammlung im Lumen gleichmäßig oder ampullenartig vergrößert. Durch die Progesteronwirkung ist die Zervix häufig vollständig oder partiell geschlossen. Infektionen mit *E. coli* oder *Proteus* spp. sind durch ein trübes, rotbraunes, dickflüssiges Exsudat mit fötidem Geruch charakterisiert, während ein eitriges Exsudat klassischerweise durch Streptokokken oder Staphylokokken hervorgerufen wird. Die Innenseite des Uterus ist verdickt, trüb und trocken mit diphtheroiden und hämorrhagischen Anteilen sowie multiplen endometrialen Zysten (**Abb. 8.8**). Die Serosa ist dunkelrot verfärbt und zeigt gestaute Blutgefäße. Die Uteruswand weist oft eine brüchige Konsistenz auf, sodass es zur Ruptur und nachfolgender Peritonitis kommen kann. Histologisch finden sich ein hypertrophes und hyperplastisches Endometrium mit Ansammlung von zahlreichen neutrophilen

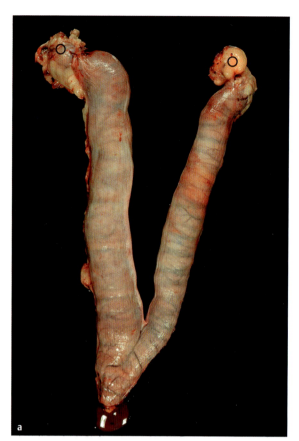
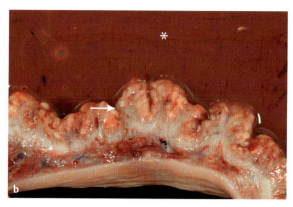
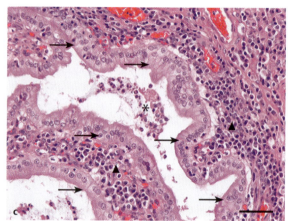

Abb. 8.8 Pyometra bei einer Hündin.
a Dilatation und unregelmäßige Hyperämien des Uteruskörpers und beider Uterushörner. Ovarien (○).
b Verdickte Schleimhaut (→) mit bräunlich-rotem, eitrigem Exsudat im Uteruslumen (*). Querschnitt durch den Uterus.
c Hypertrophes und hyperplastisches Epithel (→) mit lymphoplasmazellulären Infiltraten in der Schleimhaut (▲) und Ansammlung von neutrophilen Granulozyten (*) im Lumen (HE-Färbung; Balken = 40 µm).

Granulozyten im Lumen und in den Uterindrüsen. In Abhängigkeit vom Stadium finden sich variable Anteile von Lymphozyten, Plasmazellen und neutrophilen Granulozyten in der Schleimhaut.

- Bei der **Katze** entsteht die Pyometra häufig nach einer spontanen Ovulation, ca. 2–5 Wochen nach dem Östrus.
- Im Gegensatz zur Pyometra von Hund und Katze entwickelt sich diese bei der **Kuh** häufig in der frühen postpartalen Periode nach Schwergeburten und Nachgeburtsverhalten sowie infolge von venerischen Infektionen durch Bedeckung oder Insemination. Eine gestörte uterine Produktion des luteolytischen Prostaglandin F2α führt hierbei zu einer Persistenz des Gelbkörpers. Erhöhte Progesteronwerte werden für die erhöhte Infektanfälligkeit des Uterus verantwortlich gemacht. Außerdem kommt es durch den Zervixschluss und die verminderte Kontraktion des Myometriums zum Sekret- bzw. Eiterrückstau. Hierbei können beim Rind bis zu mehreren Litern einer zähflüssigen grau-grünen Flüssigkeit nachgewiesen werden. Die Uteruswand ist zunächst verdickt und teigig, während sie im weiteren Verlauf dünnwandig und fibrotisch werden kann. Häufig werden Streptokokken, Staphylokokken, *Trueperella pyogenes* oder Pseudomonaden bei der bakteriologischen Untersuchung aus dem uterinen Eiter isoliert. Außerdem können Infektionen mit *Tritrichmonas foetus* zur Pyometra bei der Kuh führen.
- Bei der **Stute** tritt die Pyometra nach Schwergeburten auf. Im Gegensatz zu anderen Tierarten bleibt jedoch die zyklische Aktivität beim Pferd erhalten, sodass während des Östrus meist ein vaginaler Ausfluss beobachtet werden kann. Häufig sind Infektionen mit *Streptococcus equi* ssp. *zooepidemicus* und seltener *E. coli*, *Actinomyces* spp. und *Pasteurella* spp. nachweisbar.

WISSENSWERTES

Folgeveränderungen bei der Pyometra

Die Pyometra der **Hündin** kennzeichnet sich klinisch durch ein gestörtes Allgemeinbefinden mit:
- Anorexie
- Erbrechen
- Polydipsie
- Polyurie
- Fieber

Im Gegensatz zur häufig geschlossenen Pyometra kann durch Öffnung der Zervix ein vaginaler Ausfluss beobachtet werden (offene Pyometra). Außerdem zeigen die Tiere häufig Fieberschübe in Verbindung mit einer intermittierenden Bakteriämie und Toxämie. Durch sekundäre Nierenschäden kann es außerdem zur Proteinurie und Urämie kommen. Die meisten Hunde zeigen eine ausgeprägte Leukozytose und teilweise leukämoide Reaktionen in Verbindung mit einer myeloischen Hyperplasie im Knochenmark.

Zusätzlich kann eine extramedulläre Hämatopoese in Leber, Lymphknoten, Milz und den Nebennieren der Hündinnen nachgewiesen werden. Bei systemischen Entzündungsgeschehen besteht die Gefahr von Herzmuskelschäden, die ein erhöhtes Narkoserisiko darstellen oder zum plötzlichen Versterben der Tiere führen können. Durch eine auch hormonell bedingte Immunsuppression bei gleichzeitiger Sepsis kann unter diesen Umständen auch eine sonst beim Hund seltene Endokarditis valvularis thromboticans entstehen. Spontan oder im Zusammenhang mit unsachgemäßer Manipulation kann es zum Eiterabfluss über die Eileiter oder zur Zerreißung der Uteruswand und Entleerung des Eiters in die Bauchhöhle kommen, häufig mit fatal verlaufender Peritonitis.

Metritis

Sie kann sich insbesondere bei **Rindern** und **Hunden** im Puerperium bzw. infolge von Endometritiden ausbilden. Die Wand ist hierbei durch Ödembildung verdickt und brüchig. Die Serosa ist getrübt und weist Fibrinauflagerungen auf. Histologisch findet sich eine murale, häufig eitrige Entzündung mit Thromben, wodurch Nekrosen und Blutungen entstehen. Bei massiven Veränderungen kann es zur Ruptur des Uterus kommen.

Häufig beteiligte Erreger sind:
- Streptokokken
- Staphylokokken
- *E. coli*
- *Trueperella pyogenes*
- Fusobakterien
- saprophytäre Keime

Neben eitrigen Prozessen kann auch ein jauchiges Exsudat im Uteruslumen auftreten. Außerdem kann es durch Erregerstreuung zu Bakteriämie und embolisch-metastatischen Veränderungen in anderen Organen kommen.

Eine Besonderheit stellt die Infektion mit Clostridien dar (Geburtspararauschbrand unter Mitbeteiligung von *Clostridium septicum*), bei der es neben Nekrose und Ödematisierung charakteristischerweise zur Gasbildung kommt (**Physometra**).

Eine granulomatöse Metritis wird typischerweise durch Mykobakterien im Rahmen einer generalisierten Tuberkulose hervorgerufen. Vorwiegend beim Rind wird das Auftreten von uterinen Abszessen infolge einer Metritis beschrieben.

■ Tumorähnliche Veränderungen und Tumoren

Uterine Tumoren müssen von entzündlichen Polypen, der Adenomyose und Endometriose sowie fokal auftretenden endometrialen Hyperplasien und Subinvolutionen der Plazentationsstellen abgegrenzt werden.

Tumorähnliche Veränderungen

Proliferationen von Uterindrüsen in das Myometrium (**Adenomyose**) können gehäuft bei **Hündinnen** mit endometrialen Hyperplasien festgestellt werden. Eine Adenomyose kann außerdem als eigenständige Fehlbildung des Uterus oder in Verbindung mit anderen genitalen Missbildungen, z. B. uteriner Aplasie bei **Rindern**, entstehen.

> **DEFINITION** Im Gegensatz zur Adenomyose stellt die **Endometriose** der **Primaten** ein aktiv wachsendes und zyklisch aktives ektopisches endometriales Gewebe im oder außerhalb (z. B. in der Bauchhöhle) des Uterus dar. Der Begriff der Endometriose darf nicht mit dem der **Endometrose** verwechselt werden. Bei Letzterer handelt es sich um eine chronische degenerative Veränderung des Endometriums mit Fibrosen, die besonders bei älteren **Stuten** zu Fruchtbarkeitsstörungen führen kann.

Serosazysten werden vorwiegend bei älteren **Hündinnen** und seltener bei **Wiederkäuern** beobachtet. Sie entstehen möglicherweise im Zusammenhang mit der Involution des Uterus oder einer Perimetritis.

Primäre Tumoren

Adenome werden nur selten bei Tieren diagnostiziert. Eine sichere Unterscheidung zwischen Adenomen und fokal auftretenden endometrialen Hyperplasien kann allerdings im Einzelfall schwierig sein.

Vom Endometrium ausgehende **Adenokarzinome** kommen relativ häufig bei **Kaninchen** vor. Sie neigen zur Metastasierung entlang der Lymphgefäße und zur Ausbildung von Implantationsmetastasen im Bauchraum. Gelegentlich können Adenokarzinome im Uterus von **Rindern** und **Katzen** nachgewiesen werden. Bei anderen Haustieren werden endometriale Adenokarzinome hingegen nur sehr selten diagnostiziert.

Leiomyome entstehen aus glatten Muskelzellen der Uteruswand oder der Zervix und sind die häufigsten Uterustumoren bei der **Hündin**. Sie können solitär oder multipel auftreten. Die Tumorigenese wird möglicherweise hormonell beeinflusst, da Leiomyome deutlich seltener bei frühkastrierten Tieren auftreten und eine Regression nach Ovariektomie zeigen können. Uterine Leiomyome können darüber hinaus bei der nodulären Dermatofibrose des Deutschen Schäferhundes auftreten.

Fibrome werden nur selten bei Haustieren beobachtet.

Leiomyosarkome entwickeln sich nur vereinzelt und zeigen im Gegensatz zum gutartigen Leiomyom ein infiltratives Wachstum. Histologisch sind Leiomyosarkome durch eine deutliche Pleomorphie und erhöhte Mitoserate gekennzeichnet.

Sekundäre Tumoren

Bevorzugt beim **Rind** kann es bei der multizentrischen Form des malignen Lymphoms (S. 145) – hier zumeist bei der enzootischen Erwachsenenleukose (S. 147) – zu einer Mitbeteiligung des Uterus mit Ausbildung von multiplen speckigen Umfangsvermehrungen oder einer diffusen Tumorzellinfiltration der Schleimhaut kommen. Selten finden sich Metastasen anderer Tumoren im Uterus.

DAS MÜSSEN SIE WISSEN

Missbildungen des Uterus gehen überwiegend mit komplexen Fehlentwicklungen der Genitalorgane einher (Freemartin-Syndrom).

Form und Lageveränderungen des Uterus stehen zumeist im Zusammenhang mit der Geburt und kommen v. a. bei Wiederkäuern und Pferden vor. Während die Torsio uteri durch Erschlaffung der Gebärmutterbänder und Bewegung des Fetus begünstigt wird und dementsprechend vorrangig in der Spätträchtigkeit bzw. um den Geburtstermin zu beobachten ist, tritt der Prolaps uteri, bedingt durch Schwergeburten, Nachgeburtsverhaltung und Milchfieber mit Erschlaffung des Myometriums v. a. post partal auf. Insbesondere Uterustorsionen, aber auch eine Pyometra oder Metritis begünstigen Uterusrupturen.

Die häufigste Ursache für abnormale **Blutungen** bei der Hündin stellen endometriale Hyperplasien und Endometritiden dar. Hyperplasien des Endometriums kommen bei Hündin und Katze oft vor und entstehen durch eine verlängerte Progesteronphase, wodurch endometriale Zellen hypertrophieren und gleichzeitig eine vermehrte Sekretion der Uterindrüsen ausgelöst wird. Eine häufige Komplikation der glandulär-zystischen Hyperplasie ist die Entwicklung einer Pyometra durch aszendierende bakterielle Infektionen.

Die Empfindlichkeit des Endometriums gegenüber Infektionserregern ist in der Lutealphase deutlich erhöht, sodass sich **Entzündungen des Uterus** häufig in diesem Zyklusstadium manifestieren. Je nach betroffener Schicht unterscheidet man zwischen Endometritis, Metritis und Perimetritis, bei Infektion des Aufhängeapparats von Parametritis. Weiterhin lassen sich in Abhängigkeit vom Entzündungscharakter verschiedene Formen differenzieren (katarrhalisch, eitrig, nekrotisierend). Die Pyometra stellt eine Sonderform der eitrigen Endometritis dar, die durch prominente Eiteransammlung im Uteruslumen gekennzeichnet ist und mit gravierenden Folgeveränderungen (v. a. Hündin) einhergehen kann.

Bei der Hündin ist die **endometriale Hyperplasie** oftmals mit Proliferationen von Uterindrüsen in das Myometrium (Adenomyose) assoziiert. Dagegen stellt die **Endometriose** der Primaten ein aktiv wachsendes und zyklisch aktives ektopisches endometriales Gewebe im oder außerhalb (z. B. in der Bauchhöhle) des Uterus dar. Von den möglichen **Primärtumoren** des Uterus werden v. a. Adenokarzinome beim Kaninchen und Leiomyome bei der Hündin relativ häufig beobachtet. Alle anderen Formen wie auch Metastasen anderer Tumoren im Uterus sind selten, lediglich beim Rind kann es im Rahmen des malignen Lymphoms häufiger zu einer Mitbeteiligung des Uterus kommen.

8.2.4 Vagina und Vulva

■ Missbildungen

Hypoplasien der Vagina werden typischerweise bei Zwicken häufig beobachtet.

Bei der **Hymenalatresie** ist die Vagina durch das Hymen vollständig verschlossen, wodurch es zur Retention von Flüssigkeit im Uterus kommt.

Scheidenspangen können insbesondere bei **Rindern** Geburtshindernisse darstellen.

■ Lageveränderungen und Zusammenhangstrennungen

Ödematisierungen der Scheide mit Vorfall (**Prolapsus vaginae**) werden im Zusammenhang mit einem Hyperöstrogenismus durch hormonell aktive Ovartumoren, östrogenhaltige Pflanzen oder Mykotoxine (z. B. Zearalenon) hervorgerufen.

Bei der **Hündin** kann es während des Proöstrus bei einer erhöhten Östrogensensitivität zu Schwellung und Prolaps der Vagina kommen. Bei **Schweinen** können gleichzeitig Mastdarmvorfälle auftreten. Durch die östrogenbedingte Erweichung des Bindegewebes treten beim **Rind** Scheidenvorfälle häufig um den Zeitpunkt der Geburt auf. Das vorgefallene Gewebe ist hyperämisch und kann sekundär-entzündliche und nekrotische Veränderungen zeigen. Bei Schwergeburten oder durch den Deckakt kann es zu partiellen oder vollständigen **Perforationen** und **Blutungen** der Scheidenwand kommen. In einem Teil der Perforationen wird ein Vorfall des Fettgewebes aus der Beckenhöhle beobachtet. Das geschädigte Gewebe bietet eine Eintrittspforte für bakterielle Erreger. Es begünstigt daher die Entstehung von perivaginalen Phlegmonen, Abszessen, Gangränen und Pararauschbrand. Bei Ausheilung kann es zu Narbenstrikturen kommen, die Geburtshindernisse darstellen.

> **KLINISCHER BEZUG** Aus forensischer Sicht sind tierquälerische Handlungen als Ursache für Verletzungen der äußeren weiblichen Genitalien und der Vagina zu berücksichtigen.

■ Entzündungen

Entzündungen der Vagina (**Vaginitis**) und Vulva (**Vulvitis**) entstehen infolge von Verletzungen, häufig im Zusammenhang mit Dystokien und anschließender bakterieller Infektion des Geburtskanals.

Im Allgemeinen rufen Infektionen initial eine Hyperämie der Scheidenschleimhaut mit Exsudationen bzw. eitrigem Vaginalausfluss hervor. Im chronischen Stadium zeigt die Schleimhaut durch Ausbildung von Lymphfollikeln häufig eine raue, granulierte Oberfläche (sog. **Reibeisenvagina**). Diese Veränderungen finden sich beispielsweise beim ansteckenden Scheidenkatarrh (Knötchenausschlag) des **Rindes**, der durch *Ureaplasma diversum* und andere Erreger ausgelöst werden kann.

Beim Rind führt die Infektion mit dem Bovinen Herpesvirus 1 zur **Infektiösen Pustulösen Vulvovaginitis** (IPV; Anzeigepflicht). Das Virus wird durch den Deckakt oder die künstliche Besamung übertragen und bewirkt anfänglich eine Hyperämie mit Schwellung der Vulva und Vagina. Anschließend entwickeln sich erosiv-ulzerative Veränderungen. Histologisch findet sich eine ballonierende Degeneration des Epithels mit eosinophilen intranukleären Einschlusskörperchen sowie Nekrosen und Infiltrationen von Entzündungszellen. Während der Heilungsphase kommt es zur Rückbildung der Läsionen. Vergleichbare Alterationen werden bei der **Ziege** infolge einer Infektion mit dem Caprinen Herpesvirus 1 und beim **Pferd** als **Koitalexanthem** durch das Equine Herpesvirus 3 (S. 218) hervorgerufen.

Die Infektion mit *Trypanosoma equiperdum* führt zur Beschälseuche der **Pferde** (**Dourine**; Anzeigepflicht). Die Stuten zeigen hierbei eine deutliche Schwellung der Vulva und Vagina mit Ulzerationen. Im weiteren Verlauf entwickeln sich charakteristische pigmentlose Herde (Krötenflecken). Tiefgreifende Ulzera führen außerdem zur Narbenbildung.

> **KLINISCHER BEZUG** Bei Verdacht auf eine anzeigepflichtige Erkrankung sollten immer die vorgeschriebenen aktuellen, amtstierärztliche Vorgaben eingeholt und umgesetzt werden.

Beim **Rind** werden nekrotisierende Vulvovaginitiden durch Fusobakterien hervorgerufen. Clostridien-Infektionen führen zum **Rauschbrand** (*Clostridium chauvoei*) bzw. Pararauschbrand (**Geburtsrauschbrand**; *Clostridium septicum* u. a.). Bei diesen Infektionen ist die Schleimhaut deutlich ödematisiert, gerötet und durch die Gasbildung emphysematös verändert.

Bei **Hündinnen** vor der ersten Läufigkeit kann es relativ häufig zur genitalen bakteriellen Infektion (z. B. Streptokokken, Staphylokokken, *E. coli*) mit schleimig-eitrigem Scheidenausfluss und vaginalem Juckreiz kommen. Diese als **Junghundvaginitis** bezeichnete Erkrankung wird durch Hygiene- und Ernährungsmängel begünstigt. Die Entzündung bleibt meistens auf den Scheidenvorhof begrenzt (Vestibulitis) und heilt spontan. In selteneren Fällen entwickeln sich Vaginitiden beim Hund post partum oder infolge einer Pyometra.

Granulomatöse Entzündungen finden sich u. a. infolge einer Infektion mit Mykobakterien. Außerdem tritt bei der **Kontagiösen Equinen Metritis** (CEM; *Taylorella equigenitalis*) neben Veränderungen an Uterus und Muttermund eine akute katarrhalische bis eitrige Entzündung der Vagina mit Ausfluss auf.

■ Tumorähnliche Veränderungen und Tumoren

Tumorähnliche Veränderungen

Vorwiegend beim **Rind** finden sich **Zysten** der Gartnerschen Gänge und Bartholinischen Drüsen im Zusammenhang mit hormonellen Störungen oder Vaginitiden. Insbesondere beim **Hund** vorkommende fibroepitheliale Polypen müssen histologisch von echten vaginalen Neoplasien abgegrenzt werden.

Primäre Tumoren

Fibrome und Leiomyome treten einzeln oder multipel in der Vagina besonders bei älteren **Hündinnen** und seltener bei anderen Tierarten auf. Beim Hund wird das Tumorwachstum möglicherweise durch Östrogene, beispielsweise durch Ovarialzysten oder hormonell aktive Ovartumoren induziert.

Die ebenfalls bei **Hündinnen** vorkommenden **übertragbaren venerischen Tumoren**, die sog. Sticker-Sarkome (S. 284), werden durch den Koitus übertragen. In der Regel zeigen diese Tumoren eine Spontanregression innerhalb von 6 Monaten. Allerdings können in einigen Fällen Metastasen in den regionären Lymphknoten oder noch seltener, besonders bei immunsupprimierten Hunden, eine letale Organmetastasierung auftreten.

Fibropapillome sind die häufigsten Tumoren der Vulva des **Rindes**. Sie werden durch bovine Papillomviren hervorgerufen und treten in der Regel bei Jungtieren auf. Im Gegensatz zum Menschen werden bei Haustieren keine papillomvirusinduzierten bösartigen Tumoren des Gebärmutterhalses beobachtet.

Bei **Kühen** und **Stuten** werden für die Entstehung von **Plattenepithelkarzinomen** der Vulva chronische Entzündungen und UV-Lichteinstrahlung verantwortlich gemacht.

Bei der älteren Hündin wird ein selten vorkommendes aggressives infiltrativ wachsendes **Adenokarzinom der Klitoris** mit neuroendokriner Differenzierung und assoziierter humoraler Hyperkalzämie beschrieben. Der Tumor zeigt zahlreiche Charakteristika wie das Adenokarziom der apokrinen Drüsen des Analbeutels.

Sekundäre Tumoren

Maligne Lymphome (S. 145) können zu knotenförmigen oder diffusen Verdickungen der Vulva und Scheide führen.

> **DAS MÜSSEN SIE WISSEN**
>
> **Missbildungen** der Vagina gehen überwiegend mit komplexen Fehlentwicklungen der Genitalorgane einher (Freemartin-Syndrom).
>
> **Ödematisierungen** der Scheide mit Vorfall stehen in Zusammenhang mit einer erhöhten Österogensensitivität (Proöstrus Hündin) oder einem Hyperöstrogenismus (Pflanzen, Mykotoxine, Ovartumoren). **Perforationen und Blutungen** sind nach dem Deckakt, v. a. aber nach Schwergeburten zu beobachten.
>
> **Entzündungen** der Vagina (Vaginitis) und Vulva (Vulvitis) entstehen infolge von Verletzungen, häufig im Zusammenhang mit Dystokien und anschließender bakterieller Infektion des Geburtskanals. Einige der tierartspezifischen Errreger sind Auslöser anzeigepflichtiger Erkrankungen, in diesen Fällen sollten aktuelle amtstierärztliche Vorgaben eingeholt und umgesetzt werden.
>
> **Zystische Veränderungen** (Gartnersche Gänge, Bartholinische Drüsen) finden sich v. a. beim Rind und sind zumeist Folge von hormonellen Störungen und Infektionen. Häufiger auftretende **Tumoren** sind weiterhin die durch Papillomviren hervorgerufenen Fibropapillome des Rindes sowie die UV-assoziierten Plattenepithelkarzinome von Kühen und Stuten. Die bei der Hündin öfter vorkommenden Fibrome und Leiomyome sind möglicherweise Östrogen-induziert, wohingegen es sich beim Sticker-Sarkom um einen übertragbaren venerischen Tumor mit zumeist spontaner Regression handelt.

8.2.5 Pathologie der Trächtigkeit

■ Definitionen

Als **Abort** (Fehlgeburt) wird eine vorzeitige Beendigung einer Trächtigkeit durch den Abgang einer toten oder nicht lebensfähigen Frucht bezeichnet.

> **WISSENSWERTES** Bei der Sektion stellt der Nachweis einer nicht beatmeten Lungen das wichtigste Kriterium zum Nachweis eines intrauterinen Todes dar.

Bei einer **Totgeburt** handelt es sich um die Geburt eines gestorbenen, aber reifen Fetus zum erwarteten Zeitpunkt.

Bei der **Mumifikation** kommt es zur Eintrocknung des abgestorbenen Fetus. Sie entsteht in der Regel bei einer geschlossen Zervix. Durch Mineralisierung kann sich aus dem mumifizierten Fetus eine **Steinfrucht** (**Lithopädion**) entwickeln.

Der Eintrag von Bakterien führt zu einer **Mazeration** des Fetus mit Gewebserweichung durch Auto- und Heterolyse. Durch gasbildende Bakterien (z. B. Clostridien) kann zusätzlich ein fetales Emphysem entstehen.

■ Veränderungen der Plazenta und nicht infektiöse Abortursachen

Veränderungen ohne klinische Bedeutung

Pathologische Befunde müssen von Veränderungen der Plazenta ohne Bedeutung für ein Abortgeschehen abgegrenzt werden. Beispielsweise sind **amniotische Plaques** bei verschiedenen Tierarten ein Normalbefund der Plazenta. Sie stellen multiple flache Ansammlungen (2–4 cm im Durchmesser) von Plattenepithel auf der Innenseite des Amnions dar und finden sich vorwiegend am Ansatz der Nabelschnur. Am häufigsten werden sie im ersten Trimester der Gravidität beim **Rind** nachgewiesen. Amniotische Plaques können leicht mit mykotischen Infektionen der Plazenta verwechselt werden.

Hippomanes sind gummiartige Gebilde in der Allantoisflüssigkeit von **Pferden**, die aus proteinreichem Material und zellulärem Debris bestehen. Sie werden auch als **Fohlenbrot** bezeichnet. Gelegentlich finden sich ähnliche Strukturen bei trächtigen **Rindern** oder **Schweinen**.

Bei verschiedenen Tierarten können **Mineralisierungen** im Bereich der plazentaren Blutgefäße nachgewiesen werden. Diese Veränderungen sind zumeist ohne klinische Bedeutung, müssen allerdings von dystrophischen Verkalkungen infolge von Entzündungen und Nekrosen abgegrenzt werden. Metaplastische Verknöcherungen (Schwein) und ossifizierte Zysten (Pferd) der Eihäute werden ebenfalls häufig bei Tieren ohne Beeinträchtigung der Gravidität beobachtet.

Veränderungen mit klinischer Bedeutung

> **KLINISCHER BEZUG**
>
> **Plazentare Insuffizienz**
>
> Bei der Stute führen häufig **Zwillingsträchtigkeiten** zum Abort. Aufgrund der unzureichenden Plazentationsfläche kommt es zur Unterversorgung und zum verzögerten Wachstum der Feten (plazentare Insuffizienz). In den meisten Fällen kann ein Absterben beider Feten zu unterschiedlichen Zeitpunkten und deren Abort zur Mitte der Trächtigkeit beobachtet werden. In seltenen Fällen kann bei günstiger Plazentation einer der Feten überleben, während der Zwilling stirbt und mumifiziert wird.

Infolge von Endometritiden vor der Trächtigkeit kann es insbesondere beim Pferd zur **endometrialen Fibrose** oder durch die Nidation des Fetus im Corpus uteri zu einer gestörten Plazentation mit nachfolgender fetaler Mangelversorgung kommen. Eine weitere Ursache für einen Fruchttod beim Pferd ist die **vorzeitige Ablösung der Plazenta** vor oder während der Geburt.

Drehungen der Nabelschnur werden relativ häufig bei abortierten oder totgeborenen Pferdefeten beobachtet. Eine pathologische Bedeutung hat die Nabelschnurdrehung allerdings nur, wenn es zur Kompression der Nabelgefäße kommt. In diesem Fall können Blutungen und Fibrinauflagerungen an der Nabelschnur sowie ein dilatierter Urachus infolge einer Abflussstörung der Allantoisflüssigkeit nachgewiesen werden. Bei fehlenden morphologischen Veränderungen sind allerdings funktionelle Beeinträchtigungen nicht auszuschließen.

Unter **Eihautwassersucht** versteht man die exzessive Zunahme der Fruchtwässer, meistens in Verbindung mit einer Ödematisierung der Plazenta. Sie kann zu Aborten oder Schwergeburten führen und tritt am häufigsten beim **Rind** auf. Bei anderen Tierarten kommt die Eihautwassersucht nur selten vor. Je nachdem, ob die Allantois- oder Amnionflüssigkeit vermehrt ist, spricht man von einer **Hydrallantois** (> ¾ der Fälle beim Rind) oder einem **Hydramnion** (< ¼ der Fälle beim Rind). In seltenen Fällen können beide Fruchtblasen betroffen sein. Beim Rind kann eine Hydrallantois durch plazentare Dysfunktionen, z. B. durch eine unzureichende Anzahl an Karunkeln, entstehen. Sie wird bei der Kuh gehäuft bei Zwillingsträchtigkeiten beobachtet. Ein Hydramnion entwickelt sich u. a. im Zusammenhang mit fetalen Missbildungen, die ein Abschlucken der Amnionflüssigkeit durch den Fetus während der Gravidität behindern.

Insbesondere beim **Rind** können vom Chorion ausgehende zottenartige Verbindungen mit dem Endometrium zusätzlich zu den Plazentomen beobachtet werden. Diese **adventitiellen Plazentationen** stellen eine Anpassung an eine verminderte Kontaktfläche und fetale Unterversorgung dar, z. B. durch den Verlust von Karunkeln durch Endometritiden. Bei einem großflächigen, diffusen Auftreten sind diese Veränderungen mit Aborten und Eihautwassersucht (insbesondere einer Hydrallantois) vergesellschaftet.

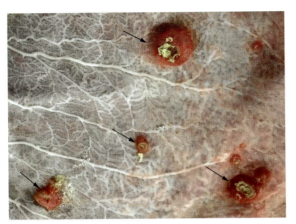

Abb. 8.9 Zystische adenomatöse Hyperplasien (Pfeile) der Allantois bei einem Pferd.

Bei **Pferden** werden multipel auftretende **adenomatöse Hyperplasien** der Allantois im Zusammenhang mit Plazentitiden und Abortgeschehen beobachtet. Diese Veränderungen können mit Zystenbildungen der Allantois einhergehen (**Abb. 8.9**).

Nach Absterben und Resorption eines Embryos kann es zur Persistenz der Fruchthüllen kommen. Diese bilden blasenartige Gebilde und werden als **zystische plazentare Molen** bezeichnet. Durch sekundäre Infektionen können die Gebilde entzündliche oder nekrotische Veränderungen aufweisen und ggf. abgestoßen werden. Eine tumoröse Entartung von Molen mit Ausbildung eines Chorionkarzinoms wie beim Menschen wurde bei Haustieren bisher nicht beschrieben.

Eine **extrauterine Gravidität** tritt bei Tieren nur in seltenen Fällen auf. Hierbei nistet sich die befruchtete Eizelle nicht im Uterus, sondern in der Salpinx, Bursa ovarica, dem Ovar oder im Abdomen ein. Eine vollständige Reifung unterbleibt und der Fetus stirbt ab.

■ Infektiöse Abortursachen

Systemische, fieberhaft verlaufende Infektionen bei trächtigen Tieren können Aborte auslösen. Außerdem führt eine Vielzahl von uterinen Infektionen zum embryonalen Tod, Abort oder zur Totgeburt. Während bakterielle Infektionen in der nicht tragenden Gebärmutter häufig durch das Immunsystem eliminiert werden, ist die Empfindlichkeit des graviden Organs für eine Erregerbesiedelung deutlich erhöht (Progesteronwirkung). Das Absterben der Frucht ist hierbei meist die Folge der Entzündung und Trennung der maternalen und fetalen Anteile der Plazenta mit resultierender Unterversorgung des Fetus mit Nährstoffen und Sauerstoff.

Durch den Übertritt der Erreger können außerdem charakteristische Befunde an den Feten erhoben werden. Infektiöse Abortursachen müssen weiterhin von toxischen, genetischen, alimentären und physikalischen Noxen (z. B. Traumata) abgegrenzt werden. Aufgrund der Vielzahl von Erregern, die potenziell einen Fruchttod auslösen können, werden im Folgenden nur veterinärmedizinisch relevante, spezifische Aborterreger berücksichtigt.

Viren

Herpesviren zählen zu den wichtigen Abortursachen bei:
- Wiederkäuern: Bovines Herpesvirus 1
- Stuten: Equines HerpesvirusHerpesvirusEquines, 1 (EHV 1) 1 (S. 218)
- Sauen: Suides Herpesvirus 1; Aujeszky-Krankheit, Anzeigepflicht)
- Hunden: Canines Herpesvirus 1

Durch die intrauterine Infektion finden sich in der Plazenta und in verschiedenen fetalen Organen für Herpesvirus-Infektionen typische Nekrosen mit entzündlichen Prozessen und charakteristischen intranukleären eosinophilen Einschlusskörperchen.

Pestiviren zählen zu den wichtigen Abortursachen bei:
- Kühen (Bovines Virusdiarrhö-Virus; Anzeigepflicht)
- Sauen (Klassisches Schweinepest-Virus; Anzeigepflicht)
- Schafen („border disease virus")

Während der Trächtigkeit können Pestiviren in Abhängigkeit von Virulenz und Infektionszeitpunkt zum Fruchttod oder zu Missbildungen des fetalen ZNS führen.

Bunyaviren wie das Schmallenberg-Virus (S. 290), Akabane-Virus, Rift Valley fever virus und Cache Valley Virus führen zu Aborten bei Wiederkäuern. Durch diese Viren kann es zur Fehlentwicklung des ZNS (Hydranenzephalie, Mikroenzephalie, Kleinhirnhypoplasie) und Arthrogrypose kommen.

Eine teratogene Wirkung mit Gehirnmissbildungen findet sich bei Wiederkäuern ebenfalls bei intrauterinen Infektionen mit dem Blauzungenvirus (**Orbivirus**; Anzeigepflicht) und Wesselsbron-Virus (**Flavivirus**).

Infektionen von trächtigen **Sauen** mit porzinen **Parvoviren** führen zu Totgeburten (**s**tillbirth), Mumifikation (**m**ummification), embryonalem Fruchttod (**e**mbryonic **d**eath) und Infertilität (**i**nfertility; **SMEDI-Syndrom**). Bovine Parvoviren werden in seltenen Fällen als Ursache für Abortgeschehen bei **Rindern** diagnostiziert. Vergleichbar der Infektion mit dem Felinen Panleukopenievirus (Parvovirus) bei **Katzen** können durch bovine Parvoviren Kleinhirnhypoplasien bei infizierten Kälbern hervorgerufen werden. Zusätzlich können bei dieser Infektion entzündliche Veränderungen in der Plazenta sowie der Leber, Lunge, Nieren und des Kleinhirns der Feten festgestellt werden. Porzine Parvoviren und **Enzephalomyokarditisviren** werden für das Auftreten von Herzmuskelentzündungen bei abortierten Ferkeln verantwortlich gemacht.

Das Virus des Porzinen Reproduktiven und Respiratorischen Syndroms (PRRSV; **Arterivirus**) führt zu Spätaborten oder Totgeburten bei der **Sau**. In Abhängigkeit von der Dauer zwischen Absterben und Abort finden sich entweder gut erhaltene oder autolytische Feten. In der Nabelschnur können Hämorrhagien nachgewiesen werden. Allerdings treten umbilikale Blutungen auch bei anderen Abortgeschehen auf und stellen somit keine krankheitsspezifischen Befunde dar. Ultrastrukturell kann eine Separation von Plazenta und Uterus mit epithelialen Nekrosen und Abschilferungen beobachtet werden. In seltenen Fällen finden sich in den Feten mikroskopisch nachweisbare Läsionen wie Vaskulitis, Myokarditis und Enzephalitis.

Aborte beim **Pferd** durch Infektion mit dem Virus der equinen Arteriitis entstehen primär durch eine nekrotisierende Metritis mit konsekutiver fetaler Hypoxie, während entzündliche Veränderungen am Fetus nur selten nachweisbar sind.

Infektionen von trächtigen **Sauen** mit dem Porzinen **Circovirus** 2, PCV 2 (S. 140), führen zum embryonalen Tod oder zum Abort von teils mumifizierten Feten bzw. zu Totgeburten. Aufgrund der präferenziellen Infektion fetaler Kardiomyozyten können Herzdilatationen und Anzeichen einer kardialen Insuffizienz (Hepatomegalie, Aszites, Hydrothorax, subkutane Ödeme) in den abortierten und totgeborenen Tieren festgestellt werden. Histologisch finden sich Degenerationen und Nekrosen mit Fibrose, Mineralisierung und lymphohistiozytären Infiltraten im Myokard. Außerdem kann in den Feten eine interstitielle Pneumonie, nicht eitrige Hepatitis, Thymusatrophie und Depletion sekundärer lymphatischer Organe nachgewiesen werden. Stellenweise finden sich botryoide, intrazytoplasmatische virale Einschlusskörperchen und mehrkernige Riesenzellen. Intrauterine PCV-2-Infektionen führen möglicherweise zum kongenitalen Tremor bei neugeborenen Ferkeln.

Infektionen mit dem **FeLV** und **FIV** können bei der **Katze** zu Aborten oder zur Geburt lebensschwacher Welpen führen.

Bakterien

Campylobacter spp.

Beim **Rind** führt *Campylobacter (C.) fetus subspecies venerealis* regelmäßig zum embryonalen Tod bzw. Absterben des Fetus in der Frühphase der Gravidität. Klinisch fallen betroffene Kühe daher durch Fruchtbarkeitsstörungen und unregelmäßige Zyklen auf. In selteneren Fällen kommt es zum Spätabort. Der Erreger wird durch den Deckakt übertragen und kann in der Vagina längere Zeit überleben. Die Bereiche zwischen den Kotyledonen sind ödematisiert, während diese selbst durch eine eitrige Entzündung und Nekrose gelblich verfärbt sind (**Abb. 8.10**).

Insbesondere beim **Schaf** kann es durch orale Infektionen mit *C. fetus subspecies fetus* und *C. jejuni* zu Spätaborten oder zur Geburt lebensschwacher Lämmer kommen. Neben einer Plazentitis finden sich bei einem Teil der abortierten Feten multifokale Lebernekrosen.

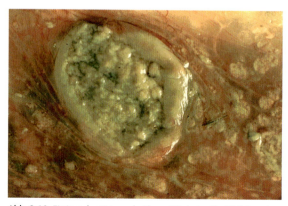

Abb. 8.10 Eitrig-nekrotisierende Plazentitis beim Rind infolge einer Infektion mit *Campylobacter fetus subspecies venerealis*. [Quelle: Dr. Martin Peters, Chemisches und Veterinäruntersuchungsamt Westfalen, Standort Arnsberg]

Brucella spp.

Die verschiedenen Brucellenarten besitzen unterschiedlich stark ausgeprägte zoonotische Potenziale. Durch den Kontakt mit Tieren haben besonders Berufsgruppen wie Tierärzte und Landwirte ein erhöhtes Risiko, an einer **Brucellose** zu erkranken.

Die Infektion von **Rindern** mit *Brucella abortus* (Anzeigepflicht) entsteht durch die Aufnahme von infektiösem Abortmaterial. Nach einer initialen Lymphadenitis im Nasenrachenraum entwickelt sich eine Bakteriämie und Besiedelung des graviden Uterus. Der nicht trächtige Uterus ist weitaus weniger empfänglich für eine Infektion. Makroskopisch finden sich eine Ödematisierung und lederartige Verdickung der Eihäute mit Nekrosen der Kotyledonen sowie ein gelbliches geruchloses Exsudat mit Detritus. Histologisch finden sich entzündliche Alterationen der Plazenta mit zahlreichen intraepithelialen Bakterien und abgeschilferte Chorionepithelzellen. In den Feten treten Pneumonien sowie Granulome mit mehrkernigen Riesenzellen in Leber, Milz und Lymphknoten auf. Vergleichbare Veränderungen werden beim **Schaf** durch *Brucella ovis* (Anzeigepflicht) hervorgerufen.

Bei trächtigen **Hündinnen** führt die Infektion mit *Brucella canis* zu einer Plazentitis sowie zu einer Endokarditis, Pneumonie und Hepatitis des Fetus.

Brucella suis führt beim **Schwein** (Anzeigepflicht) sowohl zu einer Entzündung des trächtigen als auch des nicht trächtigen Uterus. Hierbei können im Endometrium histologisch miliare Granulome und Lymphfollikel festgestellt werden.

Coxiella burnetii

Beim **Schaf** führt die Inhalation oder orale Aufnahme von *Coxiella burnetii* zu Abort, Totgeburt oder Geburt lebensschwacher Lämmer. Coxiellen-Infektionen stellen ebenfalls eine Abortursache bei **Ziegen** und **Rindern** dar. Bei der Sektion finden sich verdickte, gelb verfärbte interkotelydonäre Bereiche mit Exsudatansammlungen. Histologisch kann eine diffuse eitrige, teils nekrotisierende Plazentitis nachgewiesen werden. Die hypertrophen Epithelzellen des Chorions sind mit zahlreichen Erregern gefüllt. Die Infektion mit *Coxiella burnetii* kann auf Menschen übertragen werden (wichtige Zoonose: **Q-Fieber**).

> **WISSENSWERTES**
>
> **Q-Fieber**
>
> Besonders gefährdet für eine *Coxiella-burnetii*-Infektion bzw. Q-Fieber sind Personen, die engen Umgang mit Tieren haben, z. B. Metzger, Tierhalter, Tierärzte, veterinärmedizinisches Personal (z. B. Laborinfektionen).
>
> Beim Menschen kann eine *Coxiella-burnetii*-Infektion zu teils grippeähnlichen Symptomen mit Abgeschlagenheit führen, die nach ca. 2 Wochen spontan heilen.
>
> Darüber hinaus kann es beim Menschen zu einer akuten und chronischen Infektion kommen. Eine **akute Infektion** geht mit hohem Fieber, prominenten Kopfschmerzen, interstitieller Pneumonie oder einer Hepatitis einher. Gelegentlich kommt es zur Myokarditis, Perikarditis oder Meningoenzephalitis oder zum Abort.
>
> Sehr selten (ca. 1 % aller Infektionen) kommt es zu einer **chronischen Infektion** mit Endokarditis oder chronischer Knochen-, Lungen- und Leber-Affektion.

Chlamydophila spp.

Bei **Schafen**, **Ziegen** und **Rindern** kann *Chlamydophila psittaci* (Zoonose) zu Spätaborten bzw. zur Geburt lebensschwacher Neonaten führen. Die makroskopischen Veränderungen ähneln denen der Brucellose. Ein histologisches Kriterium ist der Nachweis von Vaskulitiden und Nekrosen in der Plazenta in Verbindung mit einem Erregernachweis mittels Spezialfärbungen (Gimenez, Giemsa) oder Immunhistologie. Infizierte Feten weisen oft multiple Entzündungs- und Nekroseherde in verschiedenen Organen auf.

Leptospira spp.

Spätaborte durch Leptospiren beim **Schwein** (*Leptospira [L.] pomona, L. tarassovi*) und **Rind** (*L. pomona, L. hardjo*) treten in der Regel einige Wochen nach einer septikämischen Phase beim Muttertier auf. Die Plazenta ist durch die Infektion ödematisiert. Im Fetus finden sich eine interstitielle Nephritis mit tubulären Nekrosen sowie eine nekrotisierende Hepatitis. Für den Erregernachweis eignen sich Versilberungstechniken und Immunhistologie.

Listeria spp.

Aborte infolge einer Infektion mit *Listeria monocytogenes* werden bei **Rindern**, **Schafen** und **Ziegen** beobachtet. Hierbei findet sich eine eitrig-nekrotisierende Plazentitis mit grampositiven Bakterien im Choriumepithel. Bei der Sektion der Feten fallen stecknadelspitzengroße gelbe Nekroseherde in der Leber auf. Entzündungen und Nekrosen in Lunge, Herz, Nieren, Milz und Gehirn der Feten können häufig erst bei der histologischen Untersuchung nachgewiesen werden. Bei Rinderfeten kann eine ausgeprägte nekrotisierende Kolitis festgestellt werden. Durch die Übertragung des Erregers kann es zur Listeriose beim Menschen kommen (Zoonose).

Weitere Erreger

Weitere mit Plazentitis einhergehende bakterielle Aborterreger sind:
- *Ureaplasma diversum* (Rind)
- *Trueperella pyogenes* (Rind, Schaf, Pferd, andere Tierarten)
- Salmonellen (Rind, Schaf, Pferd)
- *Yersinia pseudotuberculosis* (Rind, Schaf, Ziege)
- *Flexispira rappini* (Schaf)
- *Histophilus somni* (Rind)

In seltenen Fällen kann durch *Rhodococcus equi* eine Plazentitis mit Abort beim **Pferd** ausgelöst werden. Intrauterin mit *Actinobacillus equuli* infizierte Pferdefeten werden entweder abortiert oder versterben postnatal an einer Septikämie.

Pajaroellobacter abortibovis wird als Ursache von Abortgeschehen in **Rinderherden** („epizootic bovine abortion") in den USA verantwortlich gemacht. Die Erreger werden durch Zecken übertragen.

Pilze

Pilzinfektionen (Aspergillen oder Zygomyzeten) führen sporadisch zu Aborten. Während beim **Rind** in der Regel eine hämatogene Infektion des trächtigen Uterus stattfindet, kommt es bei der **Stute** häufig zu einer aszendierenden Infektion über den Muttermund. Die Plazenta zeigt dabei oft zervixnah grau-grünliche Verfärbungen. Die Eihäute erscheinen dabei auch verdickt und getrübt.

Histologisch ist die **mykotische Plazentitis** durch eine überwiegend nekrotisierende Entzündung mit Vaskulitis charakterisiert. An der Haut des Fetus können sich entzündliche Reaktionen mit Hyper- und Parakeratosen entwickeln.

Parasiten

Toxoplasma gondii

Infektionen mit Toxoplasma gondii (S. 326) sind eine häufige Ursache für Aborte in **Schaf**- und **Ziegen**herden (Zoonose). Die Protozoen rufen eine Entzündung mit Ödem der Chorioallantois und weiße, 1–2 mm große Nekrosen in den Kotyledonen hervor. Histologisch kann eine nekrotisierende Plazentitis mit Verkalkungen nachgewiesen werden. In selteneren Fällen können zusätzlich Erreger (Tachyzoiten) und nekrotisierende Entzündungen in abortierten Feten nachgewiesen werden.

Neospora caninum

Dieser Erreger stellt eine bedeutende Abortursache bei **Rindern** dar, während der Hund (mögliche Infektionsquelle) als Endwirt in der Regel nicht erkrankt. Bei der histologischen Untersuchung finden sich multifokale Nekrosen und Entzündungsherde vorwiegend in den Kotyledonen und im fetalen ZNS. Vergleichbare Befunde werden bei der *Neospora-caninum*-Infektion von trächtigen **Schafen** beschrieben.

Sarcocystis spp.

Infektionen können sporadisch zum Abort bei **Rindern**, **Schafen**, **Ziegen** und **Schweinen** mit nekrotisierender Endometritis und multiplen Nekrosen in verschiedenen fetalen Organen führen.

Tritrichomonas foetus

Der Erreger führt zum Absterben des **bovinen** Fetus in der Frühphase der Trächtigkeit. Durch die uterine Infektion werden eine Plazentitis und Endometritis hervorgerufen, woraus sich im weiteren Verlauf eine Pyometra entwickeln kann.

> **DAS MÜSSEN SIE WISSEN**
>
> Der Abgang einer toten Frucht wird je nach Entwicklungsstadium des Fetus als Fehlgeburt (Abort) oder Totgeburt bezeichnet. Bei verhaltenem Abort kann es zur Mumifikation, Mineralisierung oder zur bakteriell bedingten Mazeration des Fetus kommen. Die Ursachen können nicht infektiöser oder infektiöser Art sein und tierartspezifisch differieren.
>
> Die adäquate Abortdiagnostik umfasst neben der Begutachtung aller Plazentaanteile eine vollständige Sektion des Fetus. Erregerstrukturen können im Gewebe histologisch und mittels Immunhistologie oder In-situ-Hybridisierung spezifisch nachgewiesen werden. Für die Erregerdiagnostik empfehlen sich zusätzlich kulturelle oder molekularbiologische Methoden.

8.3 Milchdrüse

8.3.1 Missbildungen

Die folgenden Missbildungen der Milchdrüse finden sich vorwiegend beim Rind.

Die Mehrzitzigkeit (**Polythelie**) gehört zu den häufigsten Fehlbildungen des Euters, wobei sich die überzähligen Zitzen (Afterzitzen) vorrangig kaudal der Schenkelzitzen befinden. Beizitzen sind kleinere, neben den Hauptzitzen gelegene Zitzen mit separater Milchausführung.

Das Fehlen der gesamten Milchdrüse oder einzelner Viertel wird als **Amastie** bezeichnet. Sie tritt nur sehr selten auf.

Häufiger als eine Amastie kann eine Hypoplasie (**Hypomastie**) des Drüsengewebes beobachtet werden.

Die Anlage zusätzlicher Drüsenkörper wird als **Polymastie** bezeichnet. Diese weisen entweder eine eigene Zitze auf (Polymastie mit Polythelie) oder münden in das Lumen der Zitze des benachbarten Drüsenkörpers. Alternativ können sie einen Ausführungsgang in der Wand dieser Zitze (Pseudomilchfistel) aufweisen.

Missbildungen der Zitze führen zur partiellen oder totalen Obliteration des Zitzenkanals oder der Zitzenzisterne. Außerdem können Zitzenmissbildungen galaktogene Infektionen des Euters begünstigen.

8.3.2 Kreislaufstörungen

Grundsätzlich ist ein **Ödem** dann als pathologisch anzusehen, wenn es zu einer extremen Schwellung des Euters kommt, die durch massive Spannung der Haut schmerzhaft ist und durch ihren Umfang die Beweglichkeit der Hintergliedmaßen einschränkt. Durch ein längere Zeit bestehendes Ödem kann es zur Sklerosierung des Unterhautgewebes und des Euterbindegewebes kommen, wodurch die Milchleistung und Melkbarkeit eingeschränkt werden kann. Neben hormonellen und entzündlichen Euterödemen können auch systemische Erkrankungen wie Rechtsherzinsuffizienz und Hypoalbuminämie zu sog. kalten, nicht entzündlichen Ödemen führen.

Das **physiologische Euterödem** tritt um den Geburtszeitraum vorübergehend auf und geht nach wenigen Tagen wieder zurück. Das Euterödem wird durch einen Hyperöstrogenismus hervorgerufen, der zu einer erhöhten Kapillarpermeabilität und Wasseraufnahmefähigkeit des Bindegewebes führt.

Eine Rötung (Hyperämie) und Schwellung des Euters findet sich häufig im Zusammenhang mit einer Mastitis (**pathologisches oder entzündliches Ödem**).

Rhexisblutungen infolge von Traumata sind ein häufiger Befund beim **Rind**. Sie können fokal als Hämatome auftreten (Abb. 8.11) oder diffus ein ganzes Euterviertel betreffen. Während kleinere Hämatome oft vollständig resorbiert werden, kommt es bei größeren Hämatomen zur Sequestrierung und aufgrund der bindegewebigen Umbauvorgänge zu Melkbarkeitsstörungen.

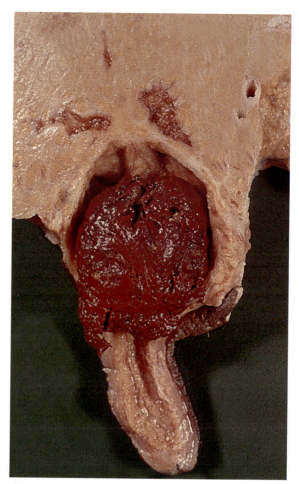

Abb. 8.11 Hgr. akute fokale Blutung in die Milchzisterne eines Rindes infolge eines Traumas. Querschnitt durch Zitze und Euterparenchym.

8.3.3 Entzündungen

DEFINITION Die Entzündung der Milchdrüse wird als **Mastitis** bezeichnet, wenn vorrangig das Milchdrüsenparenchym betroffen ist. Dieser geht meist eine Entzündung der Milchgänge (**Galaktophoritis**) voraus.

Anhand morphologischer Kriterien werden gemäß der Einteilung nach Renk, die vorwiegend für das Rind Anwendung findet, die folgenden Mastitisformen unterschieden:
- akute schwerwiegende Mastitis (Mastitis acuta gravis)
- akute und chronische katarrhalisch-eitrige Galaktophoritis und Mastitis
- chronische eitrig-abszedierende Mastitis
- interstitielle nicht eitrige Mastitis
- granulomatöse Mastitis

Prinzipiell können alle Mastitisformen bei allen Haustieren auftreten, allerdings gibt es hier große tierartliche und erregerspezifische Unterschiede bezüglich des vorherrschenden Entzündungstyps.

Mastitis beim Rind

Die Mastitis des Rindes ist in der Mehrzahl der Fälle die Folge einer aufsteigenden bakteriellen Infektion über den Zitzenkanal. Prinzipiell kann eine große Zahl von bakteriellen Erregern zur Mastitis führen, wobei Streptokokken, Staphylokokken und coliforme Bakterien die wichtigsten Ursachen darstellen.

Akute schwerwiegende Mastitis

Gramnegative Bakterien (z. B. *E. coli*, Klebsiellen) bzw. die von ihnen freigesetzten Endotoxine können insbesondere kurz nach der Geburt, oft auch nach Geburtskomplikationen, zu hgr. lokalen Entzündungen der Milchdrüse führen. Durch die Freisetzung von Endotoxinen und Zytokinen führen diese häufig zu systemischen, fieberhaften, teils lebensbedrohlichen Krankheitsverläufen.

Die akute schwerwiegende Mastitis (**Mastitis acuta gravis**) ist zumeist auf ein Euterviertel beschränkt, das sich fest, hgr. ödematisiert und aufgrund von Hyperämie und Hämorrhagien rot bis dunkelrot zeigt (**Abb. 8.12**). Histologisch finden sich ausgeprägte Blutungen im Interstitium, Nekrosen aller Gewebsstrukturen und ein fibrinöses Exsudat mit neutrophilen Granulozyten in den Alveolen.

Bei einer Krankheitsdauer von 1–2 Tagen führen sekundäre Infektionen mit weiteren bakteriellen Erregern oft zu gangräneszierenden Entzündungen. Überleben betroffene Tiere die Infektion, so wird das nekrotische Milchdrüsengewebe im Rahmen von Reparationsvorgängen sequestriert (**Eutersequester**). Ähnliche Veränderungen können auch durch Infektionen mit hochvirulenten *Staphylococcus-aureus*-Stämmen hervorgerufen werden.

Infektionen durch ubiquitäre Keime können bei schlechter Melkhygiene und eingeschränkter systemischer oder lokaler Immunabwehr zu einer aufsteigenden jauchigen Galaktophoritis und Mastitis führen (**Abb. 8.13**).

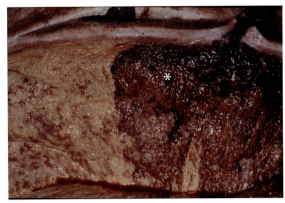

Abb. 8.12 Mastitis acuta gravis beim Rind. Regional scharf begrenzte, großflächige Nekrosen (*) und Hämorrhagien mit Ödematisierung des Eutergewebes.

Akute und chronische katarrhalisch-eitrige Galaktophoritis und Mastitis

Galaktogene Infektionen mit *Streptococcus (Sc.) agalactiae*, *Sc. dysgalactiae* und *Sc. uberis* (Streptokokkenmastitis sowie *Staphylococcus (S.) aureus* führen in der Mehrzahl der Fälle zu akuten bis chronischen katarrhalisch-eitrigen Galaktophoritiden und Mastitiden.

Die Erreger sind an das Euter angepasste Keime, die bei subklinischer Infektion ein Gleichgewicht mit den Abwehrmechanismen des Wirtes herstellen. Bisher unbekannte Faktoren führen jedoch zu einer sprunghaften Zunahme der Streptokokken in der Milchdrüse und zur klinisch apparenten Erkrankung infolge einer katarrhalisch-eitrigen Galaktophoritis und Mastitis.

Bakterienbestandteile und die Veränderungen des Milchdrüsenepithels führen während der frühen Infektionsphase zunächst zu einem geschwollenen, geröteten Euter aufgrund einer interstitiellen Ödematisierung und Hyperämie. Sehr rasch folgt dann eine Infiltration mit neutrophilen Granulozyten in das Lumen der Alveolen. Diese akute exsudative Phase führt zum Milchstau und zur Involution des Milchdrüsenepithels innerhalb von wenigen Ta-

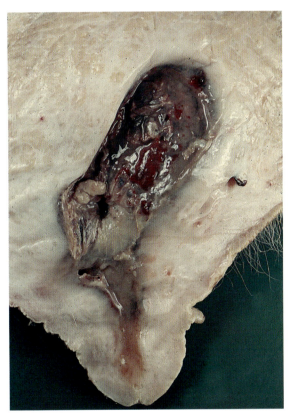

Abb. 8.13 Gangräneszierende Galaktophoritis beim Rind infolge einer galaktogen aufsteigenden bakteriellen Infektion. Querschnitt durch Zitze und Euterparenchym.

gen. Der Abgang eines gelblichen eitrigen Sekrets bei äußerlich kalt erscheinender Milchdrüse hat historisch zur Bezeichnung **gelber Galt** geführt. Im weiteren chronischen Verlauf der Erkrankung kann es zur Granulationsgewebsbildung und letztendlich zur Fibrose kommen, wodurch der Milchgang versperrt sein kann. Außerdem entwickelt sich eine Milchdrüsenatrophie oder ein vollständiger Ersatz des Parenchyms durch Bindegewebe (sog. **Steineuter**).

Die **Staphylokokkenmastitis** entsteht durch die Infektion mit mäßig virulenten *S.-aureus*-Stämmen. Eine zunächst akute eitrige Mastitis mit Rötung, Schwellung und

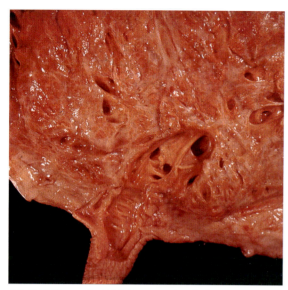

Abb. 8.14 Fibrose des Milchdrüsengewebes (hellgraue Bereiche) beim Rind im chronischen Stadium einer Staphylokokkenmastitis. Querschnitt durch Zitze und Euterparenchym.

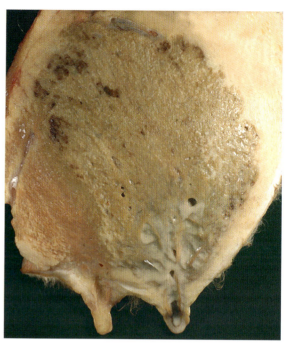

Abb. 8.15 Akute katarrhalisch-eitrige Galaktophoritis und Mastitis des Rindes infolge einer Mischinfektion mit *Trueperella pyogenes* und anderen bakteriellen Erregern. Querschnitt durch Zitzen und Euterparenchym.

Schmerzhaftigkeit des Euters führt bei chronischem Verlauf durch Milchstase und Fibrose zur Involution des Drüsenepithels und Abfall der Milchleistung (Abb. 8.14).

Chronische eitrig-abszedierende Mastitis

Die **Sommermastitis (Holsteinische Euterseuche, Pyogenesmastitis)** tritt vorwiegend bei Färsen und trockenstehenden Kühen in den Sommermonaten auf und wird durch *Trueperella pyogenes*, häufig zusammen mit anderen Erregern wie *Fusobacterium necrophorum* und Streptokokken hervorgerufen. Die Infektion erfolgt durch Hautwunden am Euter (z. B. Insektenstiche), galaktogen oder hämatogen. Unabhängig von der Zusammensetzung der isolierten Erreger stellt sie eine akute, eitrig-nekrotisierende Galaktophoritis mit sekundärer Ausbreitung in die alveolären Anteile der Milchdrüse dar (Abb. 8.15). Im chronischen Verlauf entwickeln sich hieraus multiple Abszesse, die mit einem grün-gelblichen Eiter gefüllt sind.

Staphylokokken besitzen die Fähigkeit, in das Interstitium der Milchdrüse einzudringen, wodurch es zu multifokalen Abszessbildungen kommt (chronische eitrig-abszedierende Mastitis). Eine Staphylokokken-assoziierte Hemmung der Aktivität und Teilungsfähigkeit von Lymphozyten im Euter ist als Virulenzmechanismus bei der Staphylokokkenmastitis bekannt.

Interstitielle nicht eitrige Mastitis

Eine **Mykoplasmenmastitis** kann eine sporadische Einzeltiererkrankung sein oder sich zu einem Herdenproblem entwickeln. Generell stellt sie eine diagnostische Herausforderung dar, da Mykoplasmen mit Standardkultivierungsmethoden schlecht nachweisbar sind. In der akuten Phase der Infektion (innerhalb der ersten Stunden) findet sich zunächst eine hgr. Infiltration des Interstitiums und der Milchdrüsenalveolen mit neutrophilen Granulozyten. Das Euter ist geschwollen und fest, im Gegensatz zu Staphylokokken- und Streptokokkenmastitiden aber schmerzfrei. Innerhalb weniger Tage verändert sich das Infiltrat. Es findet sich eine Dominanz von Lymphozyten, Makrophagen und Plasmazellen, die über Monate persistieren können. Im weiteren Verlauf kommt es neben vereinzelten meta- und hyperplastischen Veränderungen des Milchdrüsenepithels vorrangig zu Fibrose und Atrophie der Alveolen.

Weiterhin können interstitielle Mastitiden durch Algen (*Prototheca zopfii*), Brucellen, Listerien oder Leptospiren ausgelöst werden. Die direkte Infektion der Milchdrüse durch Listerien ist jedoch mit hoher Wahrscheinlichkeit nur selten die Ursache für die Kontamination dieses Zoonoseerregers. Vielmehr wird angenommen, dass eine Kontamination der Milch durch Kot während des Melkprozesses stattfindet.

Granulomatöse Mastitis

Die granulomatöse Mastitis aufgrund einer Infektion mit *Mycobacterium bovis* war eine der Ursachen für die Einführung der Pasteurisierung von Milch. Mit der Abnahme der Inzidenz der **bovinen Tuberkulose** spielt die granulomatöse Mykobakterienmastitis heute nur noch eine untergeordnete Rolle. Generell ist die tuberkulöse Mastitis nur eine sekundäre Erscheinung der primären pulmonalen oder gastrointestinalen Rindertuberkulose. Makroskopisch zeigen sich betroffene Euter ggr. knotig vergrößert, fest und meist schmerzfrei (Abb. 8.16). Histologisch finden sich bei der disseminierten Miliartuberkulose multifokale, typisch aufgebaute Granulome, während bei der chronischen Organtuberkulose und der verkäsenden Tuberkulose multifokale Fibrosen und Nekrosen dominieren.

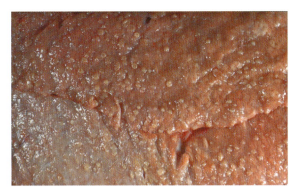

Abb. 8.16 Eutertuberkulose: multifokale chronische granulomatöse Mastitis des Rindes, hervorgerufen durch *Mycobacterium bovis*.

Die Eutertuberkulose muss differenzialdiagnostisch von granulomatösen Mastitiden bedingt durch **atypische Mykobakterien** abgegrenzt werden. Granulomatöse Euterentzündungen entwickeln sich außerdem nach Infektionen mit *Nocardia asteroides*.

Infektionen mit Cryptococcus neoformans (S. 196) sowie *Candida* spp. und anderen Hefepilzen stellen eine **Komplikation** bei Antibiotikatherapien am Euter und nach Trockenstellen durch kontaminierte Euterinjektoren dar. Sie rufen im chronischen Stadium Fibrosierungen und Granulome hervor.

■ Mastitis bei Schaf und Ziege

Akute schwerwiegende Mastitis

Die akute schwerwiegende Mastitis (Mastitis acuta gravis) ähnelt makroskopisch und histologisch der gleichnamigen Veränderung beim Rind. Im Gegensatz zum Rind dominieren bei Schafen und Ziegen jedoch hochvirulente Stämme von *Staphylococcus aureus* und *Mannheimia haemolytica*, während *E. coli* nur selten als primärer Erreger isoliert wird. *Clostridium* (C.) *perfringens* und *C. septicum* können ebenfalls zu akut nekrotisierenden bis gangräneszierenden Mastitiden führen.

Unabhängig vom auslösenden Erreger zeigen sich die betroffenen Euter deutlich ödematisiert und von violetter bis schwarzroter Farbe. Histologisch dominiert eine diffuse Nekrose des Euterparenchyms mit Hämorrhagien. Wie auch beim Rind ist die akute schwerwiegende Mastitis der kleinen Wiederkäuer mit systemischen fieberhaften Erkrankungen assoziiert und kann letal verlaufen.

Eitrige Mastitiden spielen beim kleinen Wiederkäuer eine untergeordnete Rolle.

Interstitielle Mastitis

Lentivirus-Infektionen

Durch das Maedi-Visna-Virus und das Caprine Arthritis-Enzephalitis-Virus werden neben den typischen pulmonalen, artikulären und neuronalen Veränderungen interstitielle nicht eitrige Mastitiden bei Schaf bzw. Ziege hervorgerufen. Diese sind durch eine chronische lymphoplasmazelluläre Entzündung mit Atrophie und Degeneration des Milchdrüsenepithels charakterisiert.

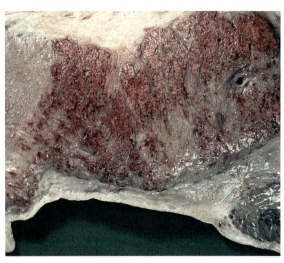

Abb. 8.17 Milchdrüsenentzündung beim Mastitis-Metritis-Agalaktie-Syndrom (MMA) der Sau. Das Milchdrüsengewebe (Querschnitt) ist infolge der Entzündung deutlich ödematisiert und hyperämisch.

Mykoplasmenmastitis

Das gehäufte Auftreten von Euterentzündungen mit Milchrückgang in Ziegen- und Schafherden kann durch Infektionen mit *Mycoplasma agalactiae* oder anderen Mykoplasmenarten hervorgerufen werden (**infektiöse Agalaktie**). Neben einer interstitiellen Mastitis mit Atrophie des Drüsengewebes können die Tiere zusätzlich entzündliche Veränderungen der Gelenke und Augen aufweisen.

■ Mastitis beim Schwein

Granulomatöse Mastitis

Sie findet sich beim Schwein typischerweise bei der **Gesäugeaktinomykose**. Hierbei können derb-knotige Herde in der Subkutis der Mamma und im Drüsenparenchym auftreten. Sie wird in der Regel durch *Actinomyces suismastitidis* hervorgerufen, kann jedoch auch durch bakterielle Mischinfektionen entstehen. Durch eitrige Einschmelzungen kommt es hierbei zu Abszessen und Fistelbildungen. Außerdem induziert *Staphylococcus aureus* eine pyogranulomatöse Mastitis und *Actinomyces bovis* vorwiegend granulomatös-indurierende Mastitiden.

Mastitis-Metritis-Agalaktie-Syndrom (MMA)

Das Mastitis-Metritis-Agalaktie-Syndrom (MMA) entwickelt sich bei Sauen ungefähr 12–48 Stunden nach dem Abferkeln. Die Tiere haben Fieber und sind lethargisch. Die Milchdrüse ist geschwollen, fest und gerötet (**Abb. 8.17**). Die Erkrankung scheint ein multifaktorielles Geschehen darzustellen, wobei coliforme Erreger, hormonelle Störungen und Managementfehler als Faktoren vermutet werden.

Mastitis bei Hund, Katze und Pferd

Entzündungen der Milchdrüsen bei **Hund** und **Katze** sind relativ selten. Sie treten meist in der frühen Laktationsphase und bei Scheinträchtigkeiten auf. Staphylokokken und Streptokokken der Hautflora, aber auch *E. coli* werden am häufigsten aus entzündeten Geweben isoliert. Die Erreger scheinen über Hautverletzungen in das Unterhautgewebe oder galaktogen einzutreten. Die betroffenen Milchdrüsenkomplexe sind meist stark geschwollen, fest und ödematisiert. Typischerweise finden sich **gangräneszierende** (Staphylokokken) oder **diffus eitrige Entzündungen** (Streptokokken) des Milchdrüsengewebes und der Unterhaut. In seltenen Fällen wird eine Übertragung der Mastitiserreger auf saugende Welpen beschrieben, wodurch es zu Pneumonien und Septikämien bei den Neonaten kommen kann.

Bei der **Stute** werden akute Mastitiden zumeist durch Staphylokokken, Streptokokken und coliforme Keime hervorgerufen. **Granulomatöse Mastitiden** entwickeln sich beim Pferd vorwiegend durch Infektionen mit *Staphylococcus aureus* (Euterbotryomykose).

8.3.4 Tumorähnliche Veränderungen und Tumoren

Tumorähnliche Veränderungen

Multiple lobuläre Hyperplasien und Dysplasien finden sich häufig bei älteren Hündinnen. Gelegentlich können Dysplasien innerhalb der Hyperplasien nachgewiesen werden, sodass diese potenziell präneoplastische Stadien darstellen.

Duktale Hyperplasien finden sich ebenfalls häufig bei der **Hündin** und gelegentlich bei der **Katze**. Die oft multifokal auftretenden papillären Proliferationen des Epithels können zur Obliteration der Gänge und Flüssigkeitsrückstau führen. Durch Ruptur der Epithelauskleidung kann sekundär eine granulomatöse Entzündung entstehen.

Milchgangszysten treten in der Regel multipel auf und müssen von **Gangektasien** unterschieden werden, die durch fortschreitende Dilatation der Milchgänge entstehen. Hyperplasien und Gangektasien sind häufig makroskopisch nicht von Neoplasien abgrenzbar. Dies ist nur mittels Histologie möglich.

Gynäkomastie entsteht vorwiegend beim **Rüden** und ist durch eine Hyperplasie des Drüsenepithels und Stromas charakterisiert. Sie tritt beispielsweise im Zuge des Feminisierungssyndroms bei hormonell aktiven Sertolizelltumoren auf.

Bei der **Fibroadenomatose** der **Katze** handelt es sich um eine seltene nicht neoplastische Erkrankung meist junger unkastrierter Katzen. Beide Geschlechter können betroffen sein. Zumeist beginnt die progressive Schwellung und Verfestigung an einem Zitzenkomplex und greift dann oft auf andere, zunächst kontralaterale Komplexe über, wobei schließlich das gesamte Gesäuge betroffen sein kann (**Abb. 8.18**). Histologisch findet sich eine rosettenförmige Proliferation gut differenzierter Milchdrüsenausführungsgangepithelzellen, die von konzentrischen Fibrosen und

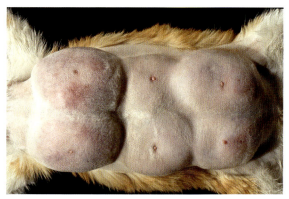

Abb. 8.18 Fibroadenomatose bei einer Katze mit Vergrößerung aller Milchdrüsenkomplexe infolge nicht neoplastischer, gestageninduzierter Proliferation von Milchdrüsenausführungsgangepithelzellen mit Fibrose und Ödem.

Ödemen umgeben sind. Die Erkrankung entwickelt sich bei Kätzinnen meist 1–2 Wochen nach der Rolligkeit und steht im Zusammenhang mit einer erhöhten Progesteronwirkung auf die Milchdrüse. Auch eine Behandlung mit Progestagenen (z. B. zur Rolligkeitsunterdrückung oder Bekämpfung des Harnspritzens) kann zur Fibroadenomatose führen, wodurch auch Kater betroffen sein können.

Die Proliferationen können sich selten spontan, zumeist jedoch therapeutisch durch die Gabe von Antigestagenen oder nach Kastration vollständig zurückbilden.

Tumoren

Mammatumoren sind die häufigsten Neoplasien der **Hündin** und die dritthäufigsten Tumoren der **Katze**. Dagegen kommen sie bei Wiederkäuern, Pferden und Schweinen nur selten vor. Zwischen etwa 0,5 und 2 % der Milchdrüsentumoren kommen auch beim männlichen Geschlecht vor. Eine Ausnahme stellt das **Meerschweinchen** dar, bei dem beide Geschlechter etwa gleich häufig betroffen sind.

> **WISSENSWERTES** Über die genaue Pathogenese der Mammatumoren ist trotz intensiver Forschungen nur wenig bekannt. So ist bisher eine vererbte Mutation, wie beim humanen Brustkrebs, bei der Hündin nicht bekannt. Als gesichert gilt lediglich der Einfluss von Geschlechtshormonen auf die Entstehung von Mammatumoren beim **Hund**. Weiterhin ist v. a. ein zunehmendes Alter als wichtiger Risikofaktor zu berücksichtigen. So neigen nicht wenige Hündinnen im mittleren und fortgeschrittenen Alter zur Bildung von zahlreichen, zumeist aber gutartigen Mammatumoren in verschiedenen Komplexen (primäre Multiplizität). Ein geringer Teil dieser Tumoren (< 20 %) zeigt jedoch eine maligne Progression mit Fernmetastasierungen in die Lunge oder seltener in andere Organe.
>
> Der hormonelle Einfluss gilt auch bei der **Katze** als gesichert. Auch bei ihnen führt eine frühe Kastration im ersten Lebensjahr zu einer signifikanten Reduktion der Tumorhäufigkeit. Bei Katzen scheint hingegen die Applikation von Progestinen oder östrogenhaltigen Präparaten zur Läufigkeitsunterdrückung in höherem Maße als beim Hund zur Entwicklung von Mammatumoren beizutragen.

Canine und feline Mammatumoren unterscheiden sich stark in der Häufigkeit des Auftretens von malignen Tumoren. Während beim Hund offenbar deutlich weniger als 50 % dieser Neoplasien ein bösartiges klinisches Verhalten zeigen (S. 276), entwickeln insbesondere bei älteren Katzen (> 8 Jahre) über 80 % der Gesäugetumoren, die größer als 3 cm im Durchmesser sind, Fernmetastasen mit tödlichem Verlauf.

DEFINITION Die aktuelle Nomenklatur der WHO definiert eine große Zahl von histologisch unterscheidbaren caninen und felinen Mammatumoren. Praktische Relevanz hat v. a. die Einteilung in:
- einfache Tumoren mit ausschließlicher Proliferation von epithelialen oder myoepithelialen Zellen
- komplexe Tumoren mit Proliferationen von epithelialen und myoepithelialen Drüsenanteilen
- Mischtumoren mit Proliferationen von epithelialen, myoepithelialen und mesenchymalen Anteilen wie Knochen- und Knorpelgewebe
- mesenchymale Tumoren

KLINISCHER BEZUG Umfangsvermehrungen der Mamma bei landwirtschaftlichen Nutztieren sind häufig entzündlicher Genese, bei Hund und Katze dagegen die Folge eines Tumorwachstums. Allerdings müssen Mammatumoren bei Fleischfressern von nicht neoplastischen Umfangsvermehrungen, insbesondere Hyperplasien, abgegrenzt werden.

Einfache Adenome bestehen aus gut differenzierten epithelialen oder seltener myoepithelialen Zellen (Myoepitheliom). Sie wachsen expansiv und können solitär oder multipel auftreten. Eine Tumorkapsel wird nur inkonstant ausgebildet.

Einfache Adenokarzinome sind die häufigsten Tumoren des Gesäuges bei der **Katze** und der häufigste maligne Mammatumor des **Hundes**. Diese unterscheiden sich von einfachen Adenomen durch ein infiltratives Wachstum in das umgebende Gewebe. Im weiteren Verlauf finden sich auch Einbrüche in Lymphgefäße (**Lymphangiosis carcinomatosa**) und seltener in Blutgefäße sowie Metastasierungen in regionäre Lymphknoten. Fernmetastasen finden sich zumeist in Lunge, Knochenmark und Nebennieren.

Das histologische Erscheinungsbild im primären Tumor ist recht variabel. Zur Einschätzung der Malignität ist insbesondere das Invasionsverhalten und der Lymphknotenstatus geeignet. Der histologische Grad des Tumors korreliert ebenfalls mit der Prognose. Vereinzelt können im Adenokarzinom Plattenepitheldifferenzierungen beobachtet werden, die prognostisch jedoch wahrscheinlich bedeutungslos sind. Nur sehr wenige epitheliale Differenzierungsformen sind mit besonderem Verhalten des Tumors assoziiert, so zeigt das **duktale Adenokarzinom** häufig eine hohe Malignität.

KLINISCHER BEZUG Für die Prognosestellung bei Mammakarzinomen des Hundes muss das Alter des Tieres, die Tumorgröße, das Invasionsverhalten und der histologische Differenzierungsgrad der Neoplasie berücksichtigt werden. Von zentraler Bedeutung für die Einschätzung der Dignität ist außerdem das Vorkommen von Metastasen in den regionären Lymphknoten. Bei Tumoren der Mammakomplexe 3–5 sollte insbesondere der regionale Inguinallymphknoten und bei Tumoren der Mammakomplex 1–3 der regionale Axillarlymphknoten untersucht werden.

Die **Mastitis carcinomatosa** ist eine Unterklasse der einfachen Karzinome. Diese Tumoren ähneln in vielen klinischen und morphologischen Aspekten dem inflammatorischen Brustkrebs der Frau. **Inflammatorische Milchdrüsentumoren des Hundes** zeigen ein ausgesprochen aggressives, bösartiges Verhalten und haben eine sehr ungünstige Prognose. Namensgebend und eines der wichtigsten diagnostischen Kriterien für die Diagnose dieser Tumorart ist eine mastitisähnliche, plattenartige, feste Schwellung der betroffenen Milchdrüse, oft ohne klar definierte Tumormasse. Schwere Entzündungen, besonders auch Ulzerationen, gesellen sich typischerweise dazu. Histologisch findet sich dabei eine diffuse Tumorzellinfiltration der dermalen gestauten Lymphgefäße. Aufgrund dieser vorrangigen Proliferation in Lymphgefäßen sind die Tumoren in den meisten Fällen zum Zeitpunkt der Erstdiagnose bereits in den Lymphknoten und darüber hinaus metastasiert. Vereinzelte Fälle inflammatorischer Milchdrüsentumoren wurden bei der **Katze** beschrieben.

Komplexe Adenome stellen neoplastische Veränderungen mit Proliferationen von Milchdrüsenepithelzellen und myoepithelialen Zellen dar. Sie sind die häufigsten Mammatumoren des **Hundes**.

Seltener treten **komplexe Adenokarzinome** mit invasivem Wachstum oder Metastasierung auf.

Mammamischtumoren stellen eine typische Variante bei der **Hündin** dar. Obwohl jeder Tumor aus einer einzelnen, hier epithelialen Stammzelle entsteht, werden dabei verschiedene nicht epitheliale Differenzierungsrichtungen innerhalb desselben Tumors beobachtet. Neben Drüsenzellen werden in Mischtumoren auch Knorpel- und/oder mineralisierte Knochenanteile angetroffen, wobei die Knochen auch hämatopoetisch aktives Knochenmark beinhalten können. Sporadisch treten auch andere mesenchymale Komponenten auf. Früher dafür verwendete Begriffe wie „Chondrom" oder „Osteom" werden daher heute vermieden. Differenzierungsrichtung oder Ausprägungsgrad der mesenchymalen Komponente lassen dabei keinen Rückschluss auf die Dignität und das biologische Verhalten des Tumors zu.

Derartige Veränderungen können auch sporadisch in bösartigen Milchdrüsentumoren des Hundes beobachtet werden. Je nach Differenzierungsbild der bösartigen Zellkomponenten spricht man gemäß WHO-Tumornomenklatur für Tiere von **Adenokarzinom im Mischtumor, Chondrosarkom im Mischtumor** oder **Osteosarkom im Mischtumor**.

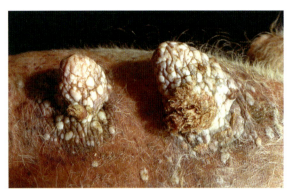

Abb. 8.19 Multiple virale Papillome an der Zitze eines Rindes.

Mischtumoren werden nur in seltenen Einzelfällen bei der **Katze** beobachtet. Sie sind ebenfalls in der großen Mehrzahl der Fälle gutartig und ohne metastatisches Potenzial. Aufgrund ihrer harten knöchernen Anteile sind die Tumoren z. T. bereits klinisch bzw. makroskopisch diagnostizierbar.

Papillome der Zitze sind relativ häufige neoplastische Entartungen der Epidermis des Euters des **Rindes**. Sie werden durch das Bovine Papillomvirus 1 oder 2 hervorgerufen und können zu Einschränkungen der Melkbarkeit der Zitze führen, jedoch meist nicht zu klinischen Problemen für das betroffene Tier. Sie stellen sich zumeist als polypöse Proliferationen der Epidermis mit unregelmäßiger bis pinselartiger Oberfläche dar (**Abb. 8.19**). Eine maligne Progression wird nicht beobachtet.

Mesenchymale Primärtumoren treten in der Mamma extrem selten auf.

Die häufigsten **Sarkome** sind Osteochondrosarkome und Osteosarkome, welche vorwiegend bei der Hündin aus Mischtumoren entstehen. Primäre Fibrosarkome können gelegentlich bei älteren Hunden und Katzen auftreten.

> **WISSENSWERTES**
> **Diagnostik von Mammatumoren**
> Mammatumoren zählen trotz einer zunehmend früheren Kastration immer noch zu den häufigsten Tumoren der Hündin. In klinischen Langzeitstudien wurde jedoch gezeigt, dass weitaus weniger als 50 % dieser Tumoren eine Fernmetastasierung entwickeln.
>
> Zur Verbesserung der Diagnostik wurde in den letzten Jahren vielfach versucht, zusätzliche Malignitätsmarker für canine Mammatumoren zu identifizieren, die die diagnostische Abgrenzung von klinisch malignen und benignen Tumoren ermöglichen. Es zeigte sich jedoch für alle bisher untersuchten Marker, dass sie als Einzelmarker im Vergleich zur histologischen Untersuchung des **Invasion**sverhaltens und des **Metastasierung**sstatus des regionären Lymphknotens keine Zusatzinformation bieten. Neuere Forschungsansätze im Bereich der Veterinäronkologie untersuchen deshalb, ob der Nachweis zirkulierender Tumorzellen im Blut von Hündinnen mit Mammatumoren oder komplexe Genexpressionsmuster im Primärtumor, die mittels Microarray-Technologie analysiert werden, eine verbesserte Prognose des zukünftigen Verhaltens der Tumoren ermöglichen.

> **DAS MÜSSEN SIE WISSEN**
>
> **Entwicklungsstörungen** der Milchdrüse finden sich vornehmlich beim Rind und äußern sich v. a. in Missbildungen der Zitze, Mehrzitzigkeit, z. T. auch in Polymastie und Hypomastie. Eine Amastie ist hingegen sehr selten.
>
> **Entzündungen** des Milchdrüsenparenchyms (Mastitis) entwickeln sich zumeist aszendierend über eine vorhergehende Entzündung der Milchgänge (Galaktophoritis). Bezüglich des vorherrschenden Entzündungstyps bestehen große tierartliche und erregerspezifische Unterschiede. Die wichtigsten Erreger der wirtschaftlich bedeutenden Euterentzündungen beim Rind sind coliforme Bakterien (Mastitis acuta gravis), Streptokokken (gelber Galt), Staphylokokken (Staphylokokkenmastitis) und Mykoplasmen (interstitielle nicht eitrige Mastitis). Im Gegensatz zum Rind dominieren bei Schafen und Ziegen hochvirulente Stämme von *Staphylococcus aureus* und *Mannheimia haemolytica*. Das Mastitis-Metritis-Agalaktie-Syndrom (MMA) der Sauen scheint ein multifaktorielles Geschehen darzustellen, wobei coliforme Erreger, hormonelle Störungen und Managementfehler als Faktoren vermutet werden. Hündin, Katze und Stute sind nur selten von Mastitiden betroffen.
>
> **Mammatumoren** sind die häufigsten **Neoplasien** der Hündin und die dritthäufigsten Tumoren der Katze. Dagegen kommen sie bei Wiederkäuern, Pferden und Schweinen nur selten vor. Die häufigsten malignen Tumoren des Gesäuges bei Hund und Katze sind Adenokarzinome. Während beim Hund offenbar deutlich weniger als 50 % dieser Neoplasien ein bösartiges klinisches Verhalten zeigen, entwickeln insbesondere bei älteren Katzen (> 8 Jahre) über 80 % der Gesäugetumoren Fernmetastasen. Mammatumoren bei Fleischfressern müssen von nicht neoplastischen Umfangsvermehrungen, insbesondere Hyperplasien, abgegrenzt werden.

8.4 Männliche Geschlechtsorgane

8.4.1 Hoden und Nebenhoden

■ **Missbildungen**

Der fehlerhafte Hodenabstieg (**Maldescensus testiculorum**) ist die häufigste Missbildung des Hodens. Sie kommt bei allen Tierarten vor. Die Ursachen für einen fehlerhaften Hodenabstieg sind meist nicht bekannt, erbliche Disposition und hormonelle Einflüsse werden jedoch vermutet. Je nach Lokalisation des oder der Hoden wird dabei ein abdominaler oder inguinaler, uni- oder bilateraler **Kryptorchismus** unterschieden. Kryptorchide Hoden sind v. a. durch eine Hypoplasie des Keimepithels und fehlende Spermatogenese bei gleichzeitiger Hyperplasie der Leydigzellen gekennzeichnet. Sie zeigen eine höhere Inzidenz von Sertolizelltumoren als abgestiegene Hoden.

Hodenhypoplasie ist meist die Folge eines Kryptorchismus oder anderer grundsätzlicher Entwicklungsstörungen des Genitaltrakts.

Beim **Klinefelter-Syndrom** zeigen männliche Tiere einen XXY-Genotyp und hypoplastische Genitalien. Am häufigsten sind **Tricolor-Schildpatt-Kater** betroffen, die zumeist unfruchtbar sind und Hodenhypoplasien zeigen.

Eine blind endende **Fehlentwicklung der Ductuli efferentes** im Nebenhodenkopf kann zu einer Spermiostase mit Akkumulation von Spermatozoen führen.

Unfruchtbarkeiten infolge von erblich bedingten Abflussbehinderungen der samenableitenden Wege werden gehäuft bei **Ziegen** beobachtet. Durch die Retention von Samenflüssigkeit entstehen hierbei sekundär zystische Erweiterungen der Gänge im Nebenhoden (**Spermatozele**). Erworbene Zysten müssen von solchen ausgehend vom Mesonephron und der persistierenden Müllerschen Gänge unterschieden werden.

Monorchie bezeichnet das Vorhandensein von nur einem Hoden. Monorchie wird nur selten beobachtet und stellt die Folge eines angeborenen Fehlens eines Hodens (einseitige **Anorchie**) dar.

Überzählige Hoden (**Polyorchie**), insbesondere die Ausbildung von 3 Hoden (**Triorchie**) durch Verdopplung einer Hodenanlage treten ebenfalls nur sehr selten auf.

Ektopisches Hodengewebe findet sich in seltenen Fällen in der Bauchhöhle von **Schweinen**.

■ Hodenatrophie und -hypertrophie

Die Unterscheidung zwischen hypoplastischem und atrophischem Hoden ist meist schwierig, da trotz der primär degenerativen Ursache der Atrophie auch in hypoplastischen Fällen Degenerationsanzeichen nachweisbar sind. Ein Kriterium zur Unterscheidung kann das **Hoden-Epididymis-Verhältnis** sein. Es ist bei atrophischen Hoden kleiner und bei hypoplastischen Hoden gleich dem physiologischen Verhältnis der entsprechenden Tierart.

Eine **Hodenatrophie** kann bei Tierarten mit saisonaler Reproduktionsaktivität eine physiologische Verkleinerung des Hodens als Folge des Übergangs von der Paarungszeit in eine sexuell inaktive Zeit darstellen. Andererseits können auch degenerative Prozesse zur pathologischen Hodenatrophie führen. Die Hoden sind dabei zunächst meist weich, schlaff und das Hodenparenchym wölbt sich nicht über die Schnittfläche. In Endstadien ist der Hoden durch Bindegewebszubildung meist deutlich verfestigt. Histologisch zeigen sich eine Degeneration des Keimepithels durch Abflachung und das Fehlen von reifen Spermatozoen sowie Vorhandensein von atypischen mehrkernigen Spermatiden in den Samenkanälchen sowie Fibrosen, lymphoplasmazelluläre Infiltrationen und Mineralisierungen (**Abb. 8.20**).

Hodenatrophie kann folgende Ursachen haben:
- Traumata
- Durchblutungsstörungen (z. B. Infarkt, Atherosklerose, Hodentorsion)
- verschiedene Toxine
- Infektionserreger/chronische Orchitis
- fehlerhafte Thermoregulation
- altersassoziierte Hodenatrophie (v. a. bei Bullen und Schafböcken)
- chemische Kastration
- Hydrozele und Hämatozele

Die **Hypertrophie** eines Hodens ist zumeist die Folge einer Erkrankung des kontralateralen Hodens bzw. einer unilate-

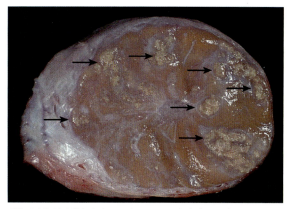

Abb. 8.20 Multifokale Mineralisierungen (→) des Hodenparenchyms sind ein häufiger Befund bei Hodenatrophie. Querschnitt des Hodens.

ralen Kastration. Diese Vergrößerung vollzieht sich zumeist über mehrere Monate und kann bis zu 200 % der Originalgröße umfassen.

■ Kreislaufstörungen und Samenstauungen

Testikuläre Ödeme, Blutungen und Nekrosen entwickeln sich nach Traumatisierung (Hodenquetschungen) oder in Verbindung mit Orchitiden.

Hodeninfarkte entstehen durch Hodentorsionen, Thrombembolien oder lokale Thrombosen infolge von Vaskulitiden, z. B. bei:
- Equiner Virusarteriitis (Pferd)
- Bösartigem Katarrhalfieber (Rind)
- Steroid-responsiver Meningitis-Arteriitis (Hund)

Minderdurchblutungen mit Atrophie des Hodenparenchyms entwickeln sich außerdem nach chirurgischen Manipulationen oder Gefäßwanddegenerationen, die als altersbedingte Veränderungen beim **Bullen** und **Rüden** auftreten können. In seltenen Fällen kann es zur Ischämie durch Atherosklerose der testikulären Gefäße (vorwiegend beim Hypothyreoidismus und Diabetes mellitus des Hundes) kommen.

Hodentorsionen finden sich vorwiegend im Zusammenhang mit einem Kryptorchismus und seltener beim vollständigen Hodenabstieg. Die Torsion kann infolge eines Aszites, durch Transsudation bei Herniationen oder durch Exsudation bei Periorchitiden entstehen.

Die **Varikozele** wird auch als Krampfaderbruch bezeichnet und ist durch Dilatation und varizenähnliche Schlängelung der Venen im Plexus pampiniformis gekennzeichnet. Sie entwickelt sich gehäuft bei älteren **Schafböcken**. Bei anderen Tierarten treten Varikozelen sporadisch auf.

Angeborene und erworbene Abflussstörungen (Entzündung, Quetschung, Tumor) können zur **Samenstauung** und zystenähnlichen Erweiterung der Gänge führen. Durch Kompression entwickelt sich eine Atrophie und Induration des umliegenden Gewebes. Durch Ruptur der Zysten kommt es darüber hinaus zu einer Fremdkörperreaktion auf die Spermienantigene und zur Ausbildung eines **Spermiengranuloms** (**Abb. 8.21**). Dieses verursacht als raumfordernder Prozess eine Verlegung weiterer Ductuli efferentes, wodurch es zur völligen Stase der Samenflüssigkeit kommen kann.

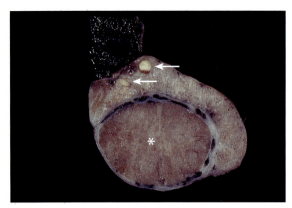

Abb. 8.21 Spermiengranulome (→) im Nebenhoden im Zusammenhang mit einer Hodenatrophie (*) beim Hund.

■ Entzündungen

Entzündungen des Hodens (**Orchitis**) und Nebenhodens (**Epididymitis**) sind Folgen eines hämatogenen, über die Harnwege fortgeleiteten oder direkten Eintritts (Trauma) von Infektionserregern in das Gewebe (Abb. 8.22). Die Entzündung der Hodenscheidenhaut wird als **Periorchitis** bezeichnet.

Die **Orchitis** ist heutzutage recht selten. Die meisten Fälle einer Entzündung im Hodensack stellen eine **Epididymitis** dar. *Brucella (B.)* ssp. sind in den meisten Spezies die wichtigsten Verursacher. Viele *Brucella*-spp.-Infektionen stellen auch wichtige Zoonosen dar, besonders bei Wiederkäuern und Hunden. Die primäre Läsion ist sowohl bei Tieren als auch beim Menschen zumeist eine schwere nekrotisierende bis fibrinopurulente, auch abszedierende Epididymitis, wobei eine Orchitis weniger häufig und zumeist erst aszendierend auftritt. Infektionen können durch Kontakt mit latent genital infizierten weiblichen Tieren übertragen werden. Zu den wichtigsten Brucellen zählen:
- *B. abortus* (Bulle; Anzeigepflicht)
- *B. suis* (Eber; Anzeigepflicht)
- *B. mellitensis* (Schaf- und Ziegenbock; Anzeigepflicht)
- *B. canis* (Rüde; Abb. 8.23)

Weiterhin sind *Mycobacterium bovis* beim **Rind** (Anzeigepflicht), *E. coli* und *Proteus vulgaris* beim **Hund** sowie Salmonellen-, Streptokokken- und Staphylokokkeninfektionen beim **Hengst** als Ursachen für Hoden- und Nebenhodenentzündungen beschrieben.

Beim **Schaf** werden eitrige Epididymiden und Orchitiden durch *Corynebacterium pseudotuberculosis* und *Yersinia pseudotuberculosis* hervorgerufen. *Histophilus somni* und *Actinobacillus seminis* sind weitere wichtige Erreger für Epididymitiden bei **Schafböcken** bzw. **Bullen**.

Eine Entzündung des Samenstrangs (**Funikulitis**) wird vorwiegend nach Kastrationen durch bakterielle Infektionen verursacht. Beim **Eber** treten häufig eitrig-nekrotisierende Entzündungen auf, die durch Fortleitung zur Peritontis führen können. Beim **Pferd** werden hingegen chronische granulomatöse bzw. pyogranulomatöse Reaktionen mit Granulationsgewebs-, Abszess- und Fistelbildungen beobachtet. Hierbei ist *Staphylococcus aureus* ein häufiger Erreger (Samenstrangbotryomykose). In selteneren Fällen rufen wandernde Parasiten (z.B. Strongyliden-Larven) beim Hengst Granulome im Samenstrang oder Hoden hervor.

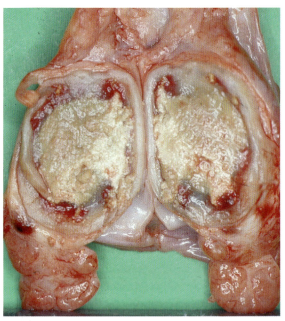

Abb. 8.22 Eitrig-nekrotisierende Orchitis und Periorchitis bei einem Schafbock infolge bakterieller Infektion. Quer geschnittener und eröffneter Hoden.

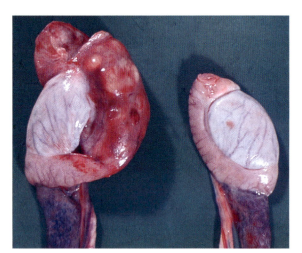

Abb. 8.23 Eitrig-nekrotisierende Epididymitis mit Schwellung des Nebenhodens bei einem Hund infolge einer Infektion mit *Brucella canis* (linker Hoden). Der kontralaterale Hoden ist ohne besonderen Befund (rechter Hoden).

■ Tumoren

Hodentumoren werden häufig bei **Hunden** und deutlich seltener bei anderen Tierarten diagnostiziert. Die Ursache für die erhöhte Inzidenz von testikulären Neoplasien bei Hunden ist weitgehend unklar.

> **DEFINITION** Bei den Hodentumoren unterscheidet man:
> – gonadostromale Tumoren (Leydigzelltumor, Sertolizelltumor)
> – Keimzelltumoren (Seminom, Teratom, embryonales Karzinom)

Sertolizelltumoren, Leydigzelltumoren und Seminome sind die häufigsten Neoplasien des Hodens der Haustiere. Selten werden auch Teratome, embryonale Karzinome und Mischtumoren bestehend aus gonadostromalen und Keimzellenanteilen beobachtet. Insbesondere beim alten Hund können teilweise mehr als eine Tumorart im gleichen Hoden auftreten (**Kollisionstumoren**). Alle Tumoren können zur Druckatrophie des Keimepithels führen.

Leydigzelltumoren

Leydigzelltumoren sind von gelblich-brauner Farbe mit soliden Anteilen und zystischen, teils blutgefüllten Hohlräumen und häufig multifokalen Hämorrhagien (**Abb. 8.24**). Histologisch werden eine solid-diffuse, zystisch-vaskuläre und eine pseudoadenomatöse Wuchsform unterschieden. Die Tumoren sind nahezu immer gutartig und zeigen keine Tendenzen zur Invasion oder Metastasierung. Sie entstehen durch eine Entartung der androgenproduzierenden Leydigzellen. Allerdings ist ein Hyperandrogenismus im Zusammenhang mit Leydigzelltumoren nur selten klinisch nachweisbar. Das gehäuft parallele Auftreten von Perianaltumoren und Prostatahyperplasie beim Hund lässt jedoch darauf schließen, dass zumindest teilweise eine tumorassoziierte Androgensynthese vorkommt. Leydigzelltumoren treten typischerweise bei alten **Rüden** und **Bullen** auf, während sie beim **Hengst** fast ausschließlich in kryptorchiden Hoden vorkommen.

Sertolizelltumoren

Sertolizelltumoren kommen vorwiegend beim **Hund** vor. Jedoch neigen kryptorchide Hoden vieler Tierarten ebenfalls zur Ausbildung von Sertolizelltumoren.

Die Tumoren sind weiß und von fester Konsistenz und somit makroskopisch nicht eindeutig von Seminomen abgrenzbar. Sie zeigen gelegentlich weitflächige, intratubuläre Ausbreitungen oder ein invasives Wachstum in das umgebende Bindegewebe und in seltenen Fällen Lymphknoten- oder Fernmetastasen.

> **KLINISCHER BEZUG** Insbesondere größere Sertolizelltumoren können ein Feminisierungssyndrom beim Rüden hervorrufen. Die Sekretion von Östrogen oder Inhibin kann dabei zu verschiedenen paraneoplastischen Effekten führen:
> – Attraktivität für andere Rüden
> – bilaterale Alopezie, zumeist in den Flanken
> – Atrophie des Penis und Hodengewebes
> – Hyperplasie der Milchdrüse (Gynäkomastie)
> – Prostataatrophie mit metaplastischer Verhornung des Prostataepithels und nachfolgender Entzündung
>
> Die supprimierende Wirkung von Östrogen auf das Knochenmark kann weiterhin eine Anämie und Thrombozytopenie verursachen.

Seminome

Seminome ähneln im Anschnitt den Sertolizelltumoren mit weiß-grauer Farbe und fester bis speckiger Konsistenz (**Abb. 8.25**). Sie entstehen durch die Entartung von Keimepithelzellen. Die Tumoren sind histologisch durch eine diffuse oder intratubuläre Tumorzellansammlung mit auffälliger Tumorzellpleomorphie, Riesenzellbildungen, mitotischen Aktivierungen sowie Lymphozyteninfiltrationen

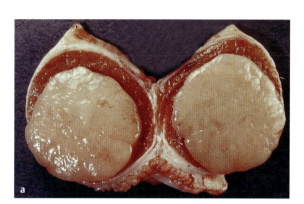

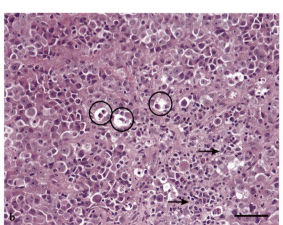

Abb. 8.25 Seminom im Hoden eines Rüden.
a Das Seminom ist durch eine weiße Farbe und speckig-derbe Konsistenz gekennzeichnet. Durch das expansive Wachstum kommt es zur Kompression des umliegenden bräunlichen Hodengewebes. Quer geschnittener und eröffneter Hoden.
b Histologische Aufnahme eines Seminoms: Ansammlung von entarteten Spermatogonien mit charakteristischen Einzelzellnekrosen (○; Sternenhimmelphänomen) und Lymphozyteninfiltraten (→). HE-Färbung, Balken = 40 µm.

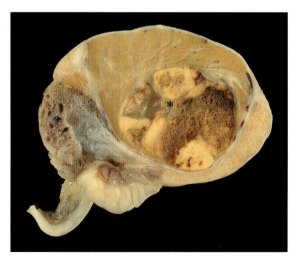

Abb. 8.24 Leydigzelltumor im Hoden eines Rüden. Der Tumor (*) ist durch eine gelbe Grundfarbe und das Auftreten von Zysten und Blutungen gekennzeichnet. Durch Kompression kommt es zur Atrophie des angrenzenden Hodenparenchyms. Querschnitt des Hodens (formalinfixiert).

charakterisiert. Durch Einzelzellnekrosen und vakuolisierte Makrophagen kann im Tumor ein sog. **Sternenhimmelphänomen** entstehen. Seminome zeigen oft intratubuläre Ausbreitungen sowie ein lokal-invasives Wachstum, aber nur selten eine Fernmetastasierung. Im Gegensatz zu Leydigzelltumoren und Sertolizelltumoren werden praktisch keine paraneoplastischen Effekte beobachtet. Eine Häufung von Seminomen findet sich in kryptorchiden Hoden älterer **Hengste**.

Teratome

Teratome stellen den häufigsten Hodentumor beim **Hengst** dar und treten auch gehäuft in kryptorchiden Hoden auf. Teratome sind meist gutartige Tumoren der omnipotenten Keimzellen. Sie können differenzierte Gewebe aller Keimblätter wie Epithelien, Knochen, Zähne, Haare, Nervengewebe und Gefäße enthalten (reife Teratome) oder nur wenige, meist undifferenzierte Gewebearten (embryonale Teratome). Makroskopisch und histologisch sind sie so vielgestaltig, wie ihre Zusammensetzung variabel ist. Sie zeigen meist ein expansives Wachstum und ausgesprochen selten eine Metastasierung (Teratokarzinom).

> **DAS MÜSSEN SIE WISSEN** ✖
>
> Der fehlerhafte Hodenabstieg (Maldescensus testiculorum) mit konsekutivem Kryptorchismus ist die häufigste **Missbildung** des Hodens. Sie kommt bei allen Tierarten vor.
>
> Während die **Hodenhypertrophie** eine reaktive Veränderung auf Erkrankungen bzw. Entfernung des kontralateralen Hodens darstellt, ist die **Hodenatrophie** oftmals durch degenerative Prozesse bedingt. Differenzialdiagnostisch sind die altersassoziierte Atrophie, die Verkleinerung des Hodens bei Tieren mit saisonaler Fortpflanzung und die **Hodenhypoplasie** abzugrenzen. Als Kriterium zur Unterscheidung kann das Hoden-Epididymis-Verhältnis dienen.
>
> **Hodeninfarkte** entstehen durch Hodentorsionen (v. a. bei Kryptorchismus), Thrombembolien oder lokale Thrombosen infolge von Vaskulitiden. **Varikozelen** finden sich gehäuft bei älteren Schafböcken. Angeborene oder erworbene Samenabflussstörungen können zur zystenähnlichen Erweiterung der Gänge und bei evtl. Ruptur zur Ausbildung eines Spermiengranuloms führen.
>
> Mit staatlicher Bekämpfung der Brucellose sind **Orchititiden** und **Epididymitiden** relativ selten geworden. Eine Entzündung des Samenstrangs (Funikulitis) ist vorwiegend iatrogen durch Kastrationen mit konsekutiver bakterieller Infektion verursacht.
>
> **Hodentumoren** werden häufig bei Hunden und deutlich seltener bei anderen Tierarten diagnostiziert. Es lassen sich gonadostromale Tumoren (Leydigzelltumor, Sertolizelltumor) und Keimzelltumoren (Seminom, Teratom) unterscheiden. Sertolizelltumoren können ein Feminisierungssyndrom hervorrufen. Seminome und Teratome finden sich gehäuft in kryptorchiden Hoden von Hengsten.

8.4.2 Akzessorische Geschlechtsdrüsen

■ Missbildungen

Am häufigsten werden **Aplasien** der Samenblasendrüsen, Samenleiterampullen und Bulbourethraldrüse beim **Bullen** beobachtet. Isoliert auftretende Missbildungen der Prostata sind selten.

Hypoplasien können auf angeborenen oder erworbenen Störungen beruhen. In Abhängigkeit vom Alter des Tieres führt eine Kastration entweder zur Hypoplasie oder Atrophie der akzessorischen Geschlechtsdrüsen.

Eine **Melanose** der Bulbourethraldrüse kann bei **Bullen** und **Ebern** vorkommen.

■ Hyper- und Metaplasie

Prostatahyperplasie

Die **Prostatahyperplasie** stellt eine Vergrößerung der Prostata durch die nicht neoplastische Vermehrung ihrer epithelialen und in geringerem Umfang ihrer stromalen Anteile dar. Bei mehr als 80 % der über 5 Jahre alten **Rüden** wird sie beobachtet (benigne Prostatahyperplasie, BPH; Abb. 8.26), während sie bei anderen Tierarten nur selten vorkommt. Die Ursache der Hyperplasie ist nicht geklärt, viele Indizien deuten jedoch auf ein verändertes Androgen-Östrogen-Verhältnis im Blut hin. So tritt eine Hyperplasie beispielsweise nicht bei kastrierten Hunden auf.

Eine hyperplastische Prostata weist einen über das Zweifache vergrößerten Durchmesser als die Urethra auf. Konsistenz und Farbe der veränderten Prostata unterscheiden sich allerdings nur minimal von der physiologischen Prostata. In Einzelfällen werden jedoch multifokale rote Prostatainfarkte aufgrund von Gefäßkompressionen beobachtet. Histologisch finden sich zystische Dilatation und adenoide bis azinäre epitheliale Proliferationen.

Die Folgen der Prostatahyperplasie sind vielfältig, umfassen beim Hund jedoch meistens einen gestörten Kotabsatz aufgrund einer Kompression des Rektums. Harnabsatzstörungen bei Prostatahyperplasien, die beim Mann häufig vorkommen, sind beim Hund hingegen nicht zu beobachten, da dem Hund die intraurethralen Drüsenanteile der Prostata anatomisch fehlen.

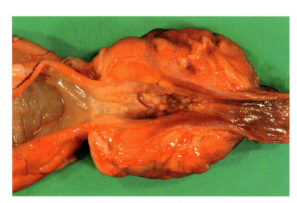

Abb. 8.26 Benigne Prostatahyperplasie bei einem Hund. Die Vergrößerung der Prostata (*) ist ein häufiger Befund beim älteren Rüden. H = Harnblase.

Plattenepithelmetaplasie

Eine Plattenepithelmetaplasie der **Prostata** findet sich typischerweise beim Hyperöstrogenismus. Hierbei flacht sich das Drüsenepithel der Prostata ab und differenziert sich in ein Plattenepithel. Während bei **Rüden** östrogenproduzierende Sertolizelltumoren die wichtigste Rolle spielen, ist bei **Pflanzenfressern** die Aufnahme von Phytoöstrogenen als Ursache beschrieben.

Weiterhin kommt es durch die Östrogene zu einer Verkleinerung der Prostata. Eine derbe Konsistenz und in Hohlräumen gelegenes krümeliges Material aus Keratin und Zelldetritus sind typischerweise mit der Atrophie und Metaplasie assoziierte Veränderungen. Die Verlegung der Ausführungsgänge durch Akkumulation von Zelldetritus in der Prostata erzeugt ein Milieu, das bakterielle Infektionen und eitrige Entzündungen fördert. Bei Einbeziehung der Harnröhre kann es zu schwerwiegenden Harnabsatzstörungen kommen.

Vergleichbare metaplastische Veränderungen der **Samenblasendrüsen** und **Bulbourethraldrüse** treten durch die Verabreichung von östrogenhaltigen Futtermitteln oder Medikamenten, besonders auch bei illegalen hormonellen Mastbeschleunigern bei Wiederkäuern auf.

■ Entzündungen

Die **Prostatitis** verläuft meist eitrig, oft mit Abszessbildung und Parenchymeinschmelzungen. Sie wird am häufigsten bei **Hunden** mit Prostatahyperplasien beobachtet. Die Erreger stellen zumeist typische Umweltkeime mit geringer Pathogenität dar. Sie werden aufsteigend über die Harnröhre in die Prostata eingetragen. Die Abszesse können sich in den Bauchraum eröffnen und zur Peritonitis führen. Weiterhin kann sich aufgrund einer hämatogenen Erregerstreuung eine Endokarditis beim Hund entwickeln.

Entzündungen der Samenblasendrüsen, Samenleiterampullen und Bulbourethraldrüse treten isoliert oder zusammen mit gleichartigen Veränderungen an Hoden, Nebenhoden und Samenleiter auf. Eitrig-abszedierende Entzündungen der Samenblasendrüsen entwickeln sich beim **Rind, Schaf, Ziege** und **Schwein** durch Infektionen mit Brucellen (Anzeigepflicht).

Beim **Rind** führen Infektionen mit *Trueperella pyogenes* zur Abszessbildung. Diese können Adhäsionen mit Harnblase und Rektum und Fistelbildungen hervorrufen. Die selten auftretende *Mycobacterium-bovis*-Infektion (Anzeigepflicht) der Samenblasendrüsen entsteht beim Rind durch hämatogene Erregerstreuung oder durch Fortleitung aus angrenzenden Geweben. Die pathologische Bedeutung von Mykoplasmen- und Chlamydien-Infektionen der Drüsen ist bislang nicht eindeutig geklärt. Infektionen mit dem BHV 1 (Anzeigepflicht) führen beim Bullen zu einer transient und mild verlaufenden Entzündung der Geschlechtsdrüsen.

■ Zysten

Prostatazysten

Es werden intraprostatische, periprostatische und paraprostatische Zysten unterschieden. **Intraprostatische Zysten** entstehen durch Dilatation der prostatischen Paren-

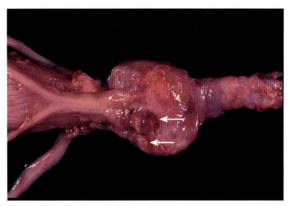

Abb. 8.27 Periprostatische Zysten (→) bei einem Hund mit Prostatitis.

chymanteile oder Drüsenausführungsgänge. Sie enthalten zumeist eine milchige Flüssigkeit und nehmen gelegentlich einen Durchmesser von mehr als 10 cm ein. Sie stellen eine Disposition für aszendierende Infektionen dar und können durch Kompressionen des Urogenitaltrakts und des Rektums zu Harn- und Kotabsatzstörungen führen. Gelegentlich werden Mineralisierungen und Verknöcherungen der Zysten beobachtet. **Periprostatische Zysten** finden sich dagegen auf der Prostataoberfläche und stellen wahrscheinlich dilatierte Lymphgefäße dar (Abb. 8.27). **Paraprostatische Zysten** werden sporadisch beim Hund beobachtet. Zumeist stellen sie Reste/Atavismen von Wolffschen oder Müllerschen Gangsegmenten in Nähe der Prostata dar. Bei erheblicher Größe können sie durch Kompression angrenzende Organstrukturen behindern.

Zysten anderer akzessorischer Geschlechtsdrüsen

Ein- oder beidseitige zystische Dilatationen der Samenblasendrüsen treten vorwiegend bei **Rindern, Pferden** und **Schweinen** auf. Sie können angeboren oder erworben sein.

■ Tumoren

Tumoren der Prostata können regelmäßig bei **Hunden** beobachtet werden. Im Gegensatz zum Menschen treten Prostatatumoren bei Haustieren, so auch beim Hund, jedoch generell nur selten auf. Ein hormoneller Einfluss auf ihre Entstehung wird vermutet, ist jedoch nicht bestätigt.

In den meisten Fällen handelt es sich bei caninen Prostatatumoren um **Adenokarzinome** mit invasivem Wachstum und hohem metastatischem Potenzial. Metastasen finden sich in den regionären Lymphknoten. Fernmetastasierung können zuerst in Knochen, besonders denen des kaudalen Skeletts, nachgewiesen werden. Die Metastasierung tritt dabei sehr früh in der Tumorentwicklung auf, sodass die Diagnose eines Prostatakarzinoms meist erst nach bereits stattgefundener Streuung gestellt wird. Durch retrograde Metastasierung können Prostatakarzinome in seltenen Fällen außerdem in die Harnblase gelangen. Paraneoplastische Hyperkalzämien werden nicht selten beobachtet. Sehr häufig sind alte Rüden von Umfangsvermehrungen der Prostata betroffen, was zumeist einen Tenesmus auslöst, der auch zu Perinealhernien führen kann. Histologische Biopsieuntersuchungen sind unerlässlich, um hierbei zwischen eitrig-abszedierender Prostatitis, benigner Prostatahyperplasie (BPH) und Prostataadenokarzinom unterscheiden zu können.

Weiterhin werden in der Prostata Infiltrationen von **Übergangszellkarzinomen** der Urethra beobachtet.

In seltenen Fällen können primär in der Prostata entstehende **mesenchymale Tumoren** wie Leiomyome und Fibrome sowie deren maligne Korrelate nachgewiesen werden.

Neoplasien anderer akzessorischer Geschlechtsdrüsen spielen in der Tiermedizin keine Rolle.

> **DAS MÜSSEN SIE WISSEN**
>
> Die **Prostatahyperplasie** stellt eine Vergrößerung der Prostata durch die nicht neoplastische Vermehrung ihrer epithelialen und in geringerem Umfang ihrer stromalen Anteile dar. Sie tritt überwiegend bei älteren Rüden auf. Im Gegensatz zum Menschen dominieren Kotabsatzstörungen. Hyperöstrogenismus (Phytöstrogene, Tumoren) führt dagegen zu einer Verkleinerung der Prostata mit Plattenepithelmetaplasie; vergleichbare Veränderungen treten auch an Samenblasen- und Bulbourethraldrüse auf.
>
> Von eitrigen **Entzündungen** der Prostata sind vornehmlich Hunde betroffen, eine Prostatahyperplasie gilt als prädisponierend. Entzündungen der Samenblasendrüsen, Samenleiterampullen und Bulbourethraldrüse treten isoliert oder zusammen mit gleichartigen Veränderungen an Hoden, Nebenhoden und Samenleiter auf. Eitrig-abszedierende Verlaufsformen sind insbesondere auf Infektionen mit Brucellen (Rind, kleine Wiederkäuer, Schwein) oder mit *Trueperella pyogenes* (Rind) zurückzuführen.
>
> **Prostatazysten** können intraprostatisch (Dilatationen der Drüsenausführungsgänge), periprostatisch (dilatierte Lymphgefäße) oder paraprostatisch (Reste des Wolffschen oder Müllerschen Ganges) gelegen sein. Ihre evtl. Schadwirkung beruht auf Kompression benachbarter Gewebe.
>
> **Tumoren** der Prostata können regelmäßig bei Hunden beobachtet werden (zumeist Adenokarzinome). Im Gegensatz zum Menschen treten Prostatatumoren bei Haustieren, so auch beim Hund, jedoch generell nur selten auf.

8.4.3 Penis und Präputium

■ Missbildungen

Missbildungen des Penis und Präputiums sind relativ selten bei Haustieren.

Eine **Persistenz des Frenulum praeputii** wird beim **Stier** und **Eber** beobachtet und führt zu Deckproblemen, da es während der Erektion zu einer Krümmung des Penis aufgrund seiner einseitigen Anheftung an das Präputium kommt.

Die **Hypoplasie** des Penis wird im Zusammenhang mit einer Frühkastration oder endokrinen Störungen mit Hypogenitalismus (Infantilismus) beobachtet.

Eine weitere häufige angeborene Missbildung oder auch erworbene Veränderung des Penis ist die Vorhautverengung (**Phimose**). Hierbei handelt es sich um eine morphologische Veränderung von Penis und Präputium, die zu einem erschwerten Zurückstreifen der Vorhaut über die Eichel führt.

Als echte angeborene Phimose wird eine relativ zu kleine Vorhautöffnung bezeichnet, die das Austreten der Glans penis verhindert. Weiterhin kann eine Phimose die Folge einer Vorhautverletzung sein, die zu narbigen Strikturen führt.

Bei der **Pseudophimose** handelt es sich um eine Verwachsung zwischen Penis und Präputium. Beide Strukturen sind bis kurz nach der Geburt physiologisch verbunden und lösen sich gewöhnlich in der frühen Phase der juvenilen Entwicklung.

Eine **Paraphimose** stellt die Unfähigkeit zur Retraktion der Glans penis in das Präputium dar. Sie tritt meist infolge einer primären Phimose auf, die gewaltsam überwunden wurde. Die verengte Präputialöffnung verursacht dann eine manschettenartige Kompression abführender Blut- und Lymphgefäße und somit eine Schwellung. Es entwickelt sich ein voranschreitendes Missverhältnis zwischen Penisdurchmesser und Präputialöffnung sowie eine hämorrhagische Infarzierung.

■ Zusammenhangstrennungen und Lageveränderungen

Traumata des Penis sind aufgrund seiner bei vielen Haustierarten exponierten Lage am Körper nicht ungewöhnlich. Größere Bedeutung hat dabei die sog. „Penisfraktur" des **Stieres**. Dabei kommt es zu einer Ruptur der Tunica albuginea penis mit ausgeprägtem Hämatom. Eine narbige Organisation des Penis kann im Folgenden eine korkenzieherartige Drehung des erigierten Penis herbeiführen. Ein **Penisabriss** wird nach gewaltsamer Trennung von **Hunden** beim Deckakt beobachtet. Ebenfalls beim Hund kann es in seltenen Fällen zur Fraktur des Os penis bei Unfällen kommen.

Zum **Vorfall des Penis** kommt es u. a. durch Gewichtszunahme des Organs infolge von Hämatom- und Ödembildungen (z. B. bei Verletzung oder Entzündung) oder durch Innervationsstörungen (**Penislähmung**). Beim **Pferd** besteht die Gefahr einer irreversiblen Penislähmung durch die Gabe von Neuroleptika (z. B. Acepromazin).

■ Kreislaufstörungen

Blutungen entstehen durch Traumata oder Entzündungen. Beim **Bullen** ist eine vorwiegend im Bereich der Flexura sigmoidea lokalisierte Zerreißung des Schwellkörpers mit nachfolgender Hämatombildung beschrieben.

Gefäßanastomosen können beim Rind auftreten und zu einem vermehrten Blutabfluss aus dem Corpus cavernosum und damit zur Erektionsstörung führen.

Längere Zeit bestehende **Ödeme** führen zur Induration des Penis (Elephantiasis penis).

Beim **Priapismus** handelt es sich um eine schmerzhafte Dauererektion infolge einer vermehrten Blutfülle der Schwellkörper. Unbehandelt führt dieser Zustand durch Thrombosen und Fibrosen zur erektilen Dysfunktion. Beim **Hund** kann Priapismus gelegentlich bei der Hundestaupe beobachtet werden.

Vorwiegend beim **Hengst** und **Bullen** finden sich **Varizen** der Penisvenen.

■ Fremdkörper und Konkremente

Eine übermäßige Akkumulation und Eintrocknen des Smegmas kann zur **Konkrementbildung** in der Präputialhöhle v. a. bei **Pferden**, **Rindern** und **Schweinen** führen. Bei übermäßiger Salzeinlagerung entwickeln sich hieraus Präputialsteine. Neben Smegma können auch Fremdkörper in der Präputialhöhle vorhanden sein und zu Entzündungen führen.

■ Entzündungen

Entzündliche Veränderungen des männlichen Genitale unterteilt man in:
- Balanitis (Glans penis)
- Posthitis (Präputium)
- Cavernitis (Schwellkörper)

Zumeist handelt es sich jedoch um eine kombinierte Penis- und Präputialentzündung, die als **Balanoposthitis** bezeichnet wird. Die Ursachen der Entzündungen des männlichen Genitale sind vielfältig und oft unspezifisch.

Viren

Das Bovine Herpesvirus 1 (BHV 1), das primär die Infektiöse Bovine Rhinotracheitis hervorruft, kann zum **Bläschenausschlag** (Anzeigepflicht) führen. Die Krankheit ist durch eine katarrhalische bis ulzerative Balanoposthitis gekennzeichnet. In der Regel finden sich multifokale, bis 5 mm große Pusteln. Die Erosion und Ulzeration dieser Pusteln führt sekundär zu diphtheroiden graugelben Belägen. Häufig sind auch noch nach Monaten multifokale submukosale Lymphfollikel bei betroffenen Tieren zu beobachten, was als chronische **Balanoposthitis follicularis** bezeichnet wird.

Der **Bläschenausschlag des Pferdes** wird durch das Equine Herpesvirus 3 (S. 218) hervorgerufen. Dabei zeigen sich ähnliche Läsionen wie beim Bläschenausschlag des Rindes.

Infektionen mit dem Caninen Herpesvirus 1 rufen eine Hyperämie und Petechien der Penisschleimhaut in Verbindung mit einem serösen Präputialausfluss hervor.

Bakterien

Die **enzootische Balanoposthitis** ist eine häufige und wichtige Erkrankung beim **Hammel**. Sie wird wahrscheinlich durch *Corynebacterium renale* im Zusammenspiel mit konzentriertem, reizendem Harn hervorgerufen. Die Tiere zeigen zunächst fokale Nekrosen an der Penisspitze, die zu Ulzeration und Verklebung zwischen Glans penis und Präputium führen.

Eber zeigen sehr häufig eine ulzerative Balanoposthitis, die auch als **präputiale Divertikulitis** bezeichnet wird. Die typische Läsion besteht dabei aus fokalen Hyper- und Dyskeratosen mit zentraler Nekrose und anschließender Ulzeration. Die Ursachen für die Veränderungen sind unklar. Über die pathogenetische Rolle der Harnretention im Präputium und der Besiedlung mit *Eubacterium suis* wird spekuliert.

Beim **Rüden** findet man häufig einen durch bakterielle Mischinfektion hervorgerufenen **Präputialkatarrh**, der jedoch meist nur transient auftritt.

Deckinfektionen mit *Treponema paraluiscuniculi* führen beim **Kaninchenbock** zu einer eitrigen bis ulzerativen Balanoposthitis (**Kaninchensyphilis**, Zoonose!), die beim Kaninchen einen letalen Verlauf annehmen kann.

Parasiten

Die **Beschälseuche des Pferdes** (Anzeigepflicht) entsteht durch eine Infektion mit *Trypanosoma equiperdum*. Hierbei entwickelt sich eine hgr. Schwellung von Glans penis und Peniskörper. Aus der Harnröhrenöffnung tritt ein gelber schleimiger Ausfluss hervor. Im weiteren Verlauf entstehen auf der Glans penis bis zu 5 mm im Durchmesser große helle Knötchen, die ulzerieren und letztlich weiße narbige Flecken (Krötenflecken) hinterlassen.

Bei der **Leishmaniose** können granulomatöse Entzündungen des Penis und der Vorhaut des **Hundes** auftreten.

Knotenförmige und teils ulzerative Veränderungen im Bereich des Penis können beim **Hengst** durch den Befall mit **Erdnematoden** (*Halicephalobus gingivalis*) oder **Fliegenlarven** (*Habronema* spp.) entstehen.

■ Tumoren

Papillome und Fibropapillome des Penis werden bei **Jungbullen** durch bovine Papillomviren hervorgerufen. Es sind zumeist multiple, unregelmäßig geformte, bis mehrere Zentimeter im Durchmesser große Umfangsvermehrungen nachweisbar (**Abb. 8.28**). Histologisch bestehen die Neoplasien aus bindegewebigen und epithelialen Anteilen. Die Tumoren verhalten sich gutartig und wachsen expansiv. Metastasen werden nicht beobachtet. In Abhängigkeit von der Tumorgröße kann es jedoch zu einer Behinderung des Penisdurchtritts durch die Präputialöffnung und somit zur Phimose oder Paraphimose kommen.

Papillomvirusinduzierte, exophytische Papillome können auch bei vielen anderen Tierarten auftreten, besonders beim **Hengst** und beim **Rüden**. Im Gegensatz zum Rüden können beim Hengst maligne Progressionen zum Plattenepithelkarzinom auftreten.

Squamöse Papillome können im Bereich des Penis bei verschiedenen Tierarten nachgewiesen werden. Sie treten am häufigsten beim **Hengst** auf.

Plattenepithelkarzinome der Glans penis und seltener des Präputiums kommen v. a. bei älteren **Pferden** und seltener bei **Hunden** vor (**Abb. 8.29**). Die Tumoren sind je

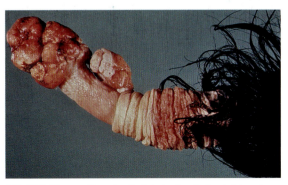

Abb. 8.28 Fibropapillom des Penis beim Jungbullen infolge einer Infektion mit einem bovinen Papillomvirus.

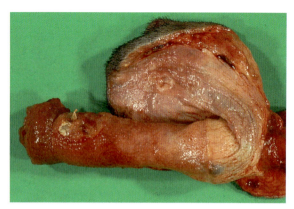

Abb. 8.29 Exophytisch wachsendes Plattenepithelkarzinom im Bereich der Präputialschleimhaut bei einem Hengst. Penis und angeschnittenes Präputium.

nach Dauer der Erkrankung unterschiedlich groß, von unregelmäßiger Form und meist ulzeriert. Sie zeigen ein lokal-invasives Wachstum und häufig eine Metastasierung in den regionalen Lymphknoten. Metastasierungen in entfernte Organe wie Lunge und Leber sind hingegen nur selten beschrieben worden. Equine Papillomaviren scheinen eine Rolle in der Tumorentstehung beim Pferd zu spielen.

Der übertragbare venerische Tumor, auch Sticker-Sarkom (S. 284), findet sich vorwiegend im Bereich des Penis und Präputiums des **Rüdens**.

WISSENSWERTES
Sticker-Sarkom

Der übertragbare venerische Tumor (Sticker-Sarkom) des Hundes ist neben dem Fazialtumor des Tasmanischen Beutelwolfs („tasmanian devil facial tumor disease") der einzige bekannte, direkt transplantierbare Tumor bei Tieren. Die Übertragung der Tumorzellen ist streng speziesspezifisch. Das Sticker-Sarkom kommt besonders bei streunenden Hunden in wärmeren Breitengraden (z. B. Mittelmeerraum) vor. Es tritt beim Rüden als einzelne oder multiple, meist recht weiche Umfangsvermehrung am Penis oder Präputium auf, seltener an den Lefzen und in der Nase, und kann teilweise sehr groß werden. Bei der Hündin finden sich die Tumoren vorwiegend in Vulva, Vagina und Lefzen. Histologisch ist der Tumor aus lockeren Verbänden von Rundzellen mit häufigen Mitosen aufgebaut. Nach heutigem Kenntnisstand wird ein Ursprung aller Sticker-Sarkome aus einer histiozytären Ursprungszelle aus einem einzigen Rüden aus Asien oder einem Wolf angenommen. Es handelt sich also ausnahmsweise nicht um eine Entartung von eigenen Zellen der betroffenen Patienten. Die Tumoren zeigen auffällige Chromosomenaberrationen mit meist 59 statt der 78 Chromosomen normaler Hundezellen.

Eine Metastasierung in die regionären Lymphknoten wird bei ungefähr 5 % der Tumoren beobachtet. Die Tumoren zeigen allerdings zumeist eine spontane Regression innerhalb von 6 Monaten, da es, im Gegensatz zum Fazialtumor des Tasmanischen Beutelwolfs, zu einer Immunreaktion gegen MHC I der Tumorzellen durch den Wirt kommt. Bei immunsupprimierten Hunden kann jedoch vereinzelt eine maligne Progression mit Fernmetastasierung auch jenseits der Lymphknoten auftreten.

Eine „long interspersed nuclear element (LINE-1)"-Insertion in der Nähe von c-myc wurde bei allen bisher untersuchten Sticker-Sarkomen nachgewiesen und eignet sich daher sehr gut als molekularer diagnostischer Marker.

DAS MÜSSEN SIE WISSEN

Missbildungen des Penis und Präputiums sind insgesamt relativ selten bei Haustieren. Häufiger zu beobachten sind Phimose, Pseudophimose und Paraphimose, die jeweils angeboren oder erworben sein können.

Von den **Verletzungen** des Penis sind insbesondere die sog. Penisfraktur des Stieres und der Penisabriss des Rüden von größerer Bedeutung.

Hämatome, längerfristige **Ödeme** mit Induration des Penis und Priapismus können zu Erektionsstörungen führen.

Die Ursachen der **Entzündungen** des männlichen Genitale sind vielfältig (Viren, Bakterien, Parasiten) und oft unspezifisch. Zumeist äußern sie sich in Form einer Balanoposthitis.

Während Papillomviren bei den meisten Tierarten gutartige Papillome und Fibropapillome induzieren, können beim Hengst maligne Progressionen zum Plattenepithelkarzinom mit lokal-invasivem Wachstum und Metastasierung in den regionalen Lymphknoten auftreten. Der **übertragbare venerische Tumor** (Sticker-Sarkom) des Hundes ist neben dem Fazialtumor des Tasmanischen Beutelwolfs der einzige bekannte, direkt transplantierbare Tumor bei Tieren. Die Übertragung der Tumorzellen ist streng speziesspezifisch.

8.4.4 Skrotum

Die Anatomie des Skrotums ist seiner Funktion, der Etablierung einer niedrigeren Hodentemperatur als im Körperinneren, angepasst. Die skrotale Haut ist dünner als am restlichen Körper, außer beim Kater nur wenig behaart und enthält überdurchschnittlich viele apokrine Schweißdrüsenzellen.

Generell können Erkrankungen der äußeren Haut des restlichen Körpers ebenfalls die skrotale Haut betreffen. Einige Veränderungen treten jedoch bevorzugt im Bereich des Skrotums auf. Insbesondere bei Bullen können bei extremer Kälte gehäuft **Erfrierungen der Skrotalhaut** beobachtet werden. Weiterhin ist die skrotale Haut aufgrund ihrer Exponiertheit und weichen Beschaffenheit besonders für **Traumata** und **Dermatitiden** prädisponiert. Oft sind unspezifische Hautirritationen für die Entzündung verantwortlich. Spezifische Ursachen für skrotale Dermatitiden beim Wiederkäuer sind unter anderem *Dermatophilus congolensis* und Ektoparasiten wie *Chorioptes bovis*.

Die häufigsten **Neoplasien** des Skrotums sind melanozytäre Tumoren und Mastzelltumoren, Letztere besonders beim Boxer. Bei Hunden können gelegentlich **skrotale vaskuläre Hamartome** angetroffen werden. Hierbei handelt es sich um nicht neoplastische Proliferationen von Blutgefäßen. Weiterhin können sich beim alten Bullen **Varizen** in der Skrotalhaut bilden.

9 Nervensystem

Wolfgang Baumgärtner, Peter Wohlsein

9.1 Einleitung

Das Nervensystem (NS) besteht aus einem zentralen (ZNS), peripheren (PNS) und autonomen (ANS) bzw. vegetativen (VNS) Teil. Aus didaktischen Aspekten ist diese Einteilung sinnvoll, jedoch nicht aus funktioneller Sicht, da bei zahlreichen Erkrankungen häufig gleichzeitig verschiedene Teile des NS betroffen sind.

Für das Verständnis morphologischer Veränderungen sind gewisse neuroanatomische Kenntnisse notwendig. Außerdem ist für die Dokumentation morphologischer Veränderungen im NS im Rahmen der diagnostischen Pathologie die korrekte deskriptive Erfassung unter Berücksichtigung der betroffenen anatomischen und histologischen Strukturen die Grundlage für eine richtige und vollständige Diagnose. Diese erlaubt so auf der Basis neurologisch-funktioneller Zusammenhänge einen Rückschluss auf die klinische Manifestation einer Erkrankung. Die in **Abb. 9.1**, **Abb. 9.2**, **Abb. 9.3** und **Abb. 9.4** dargestellten Strukturen geben einen Überblick über wichtige neu-

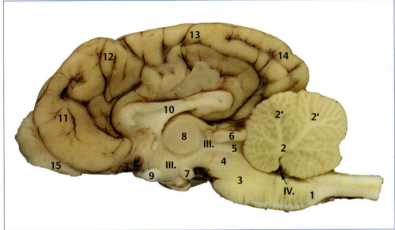

Abb. 9.1 Sagittalschnitt in der Medianen durch das formalinfixierte Gehirn eines Hundes.
1 Medulla oblongata, 2 Markkörper des Kleinhirns, 2´ Marklamellen des Kleinhirns, 3 Pons, 4 Crus cerebri, 5 Aquaeductus mesencephali, 6 Vierhügelplatte, 7 Corpus mamillare, 8 Massa intermedia, 9 N. opticus, 10 Corpus callosum, 11 frontaler Cortex cerebri, 12 parietaler Cortex cerebri, 13 temporaler Cortex cerebri, 14 okzipitaler Cortex cerebri, 15 Bulbus olfactorius, III. III. Hirnventrikel, IV. IV. Hirnventrikel.

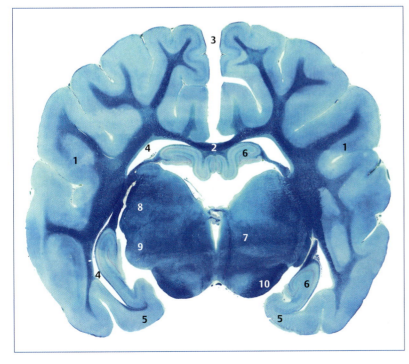

Abb. 9.2 Exemplarischer Transversalschnitt durch das formalinfixierte Gehirn eines Hundes in Höhe des Dienzephalons (Luxol Fastblue-Färbung).
1 Lobus temporalis, 2 Corpus callosum, 3 Fissura transversa cerebri, 4 Lateralventrikel, 5 Lobus piriformis, 6 Hippocampus, 7 Thalamus, 8 Corpus geniculatum laterale, 9 Corpus geniculatum mediale, 10 Crus cerebri.

roanatomische Lokalisationen und Strukturelemente von Gehirn und Rückenmark mit einigen ausgewählten funktionellen Aspekten.

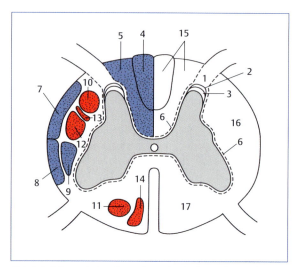

Abb. 9.3 Schematischer Querschnitt durch das Rückenmark mit Darstellung aszendierender und deszendierender Leitungsbahnen. 1 LISSAUER-Randzone, 2 Lamina 1: Zona marginalis, 3 Lamina 2: Substantia gelatinosa, 4 Fasciculus gracilis, 5 Fasciculus cuneatus, 6 Fasciculi proprii, 7 Tractus spinocerebellaris dorsalis, 8 Tractus spinocerebellaris ventralis, 9 Tractus spinothalamicus (lateralis), 10 Tractus corticospinalis lateralis, 11 Tractus corticospinalis ventralis, 12 Tractus rubrospinalis, 13 Tractus reticulospinalis lateralis, 14 Tractus vestibulospinalis, 15 Funiculus dorsalis, 16 Funiculus lateralis, 17 Funiculus ventralis. [Quelle: Salomon F-V, Geyer H, Gille U. Anatomie für die Tiermedizin. Stuttgart, 3. Aufl.: Enke; 2015]

9.2 Zentrales Nervensystem

9.2.1 Missbildungen

ZNS-Missbildungen sind häufig und können makroskopisch oder nur histologisch erkennbar sein. Ätiologisch kommen genetische, infektiöse und toxische Faktoren sowie Umweltfaktoren infrage. Meist kann beim erkrankten Einzeltier kein ätiologischer Zusammenhang mit der auslösenden Noxe ermittelt werden, weil der Zeitraum zwischen Einwirkung der Noxe (frühe bis mittlere Gestationsphase) und Feststellung der Missbildung (perinatal/neonatal) zu lang ist. Morphologisch gleichartige Veränderungen können durch unterschiedliche Noxen verursacht sein. Bei Missbildungen, die zur Wachstumsverzögerung führen, sind artspezifische Besonderheiten zu bedenken, denn das NS landwirtschaftlicher Nutztiere weist zum Geburtstermin im Vergleich zu Hund und Katze eine fortgeschrittenere Reife und Funktionalität auf.

■ Zerebrum

Als **Anenzephalie** wird das Fehlen des Gehirns bezeichnet, das von der **zerebralen Aplasie**, bei der der Hirnstamm ausgebildet ist, abgegrenzt werden muss.

Als **Meningoenzephalozele** bezeichnet man einen Vorfall von Gehirn und Hirnhaut durch einen Defekt in der Kalotte (Kranioschisis). Falls die Vorwölbung nur aus liquorgefüllten Hirnhäuten besteht, spricht man von einer (Hydro-)**Meningozele** (Abb. 9.5), während eine Enzephalozele eine Protrusion von Hirngewebe durch einen Defekt in der Schädelkalotte darstellt. Bei diesen Veränderungen findet sich fast immer ein Mittelliniendefekt und die Haut bildet

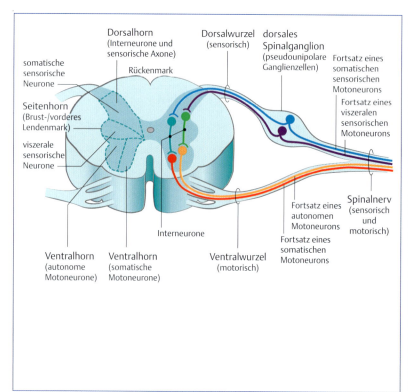

Abb. 9.4 Schematische Darstellung der afferenten und efferenten Wurzelsysteme des Rückenmarks.
Die afferenten Nervenfasern (blau: somatisch sensorische Fasern; violett: viszeral sensorische Fasern) leiten Erregungen aus der Haut und dem Körperinneren über die Dorsalwurzel in das Rückenmark. Es handelt sich um die zentralwärts ziehenden Äste der Neuriten pseudounipolarer Spinalganglienzellen, die auch als afferente oder sensible Wurzelzellen bezeichnet werden. Die Erregung aus der Peripherie wird ihnen durch einen Ast des Neuriten zugeleitet. Der Zellkörper dieser afferenten Neuronen liegt bei den Säugetieren immer außerhalb des zentralen Nervensystems in den Spinalganglien.
Die efferenten Nervenfasern (orange: autonome motorische Fasern; rot: somatische motorische Fasern) verlassen das Rückenmark über die Ventralwurzel und leiten die Erregungsimpulse an die Erfolgsorgane (Skelett- und Organmuskulatur, Eingeweide, Gefäße und Drüsen) weiter. Dabei handelt es sich entweder um die Fortsätze der großen motorischen Wurzelzellen des Ventralhorns oder um Fortsätze autonomer Motoneuronen des Rückenmarks.

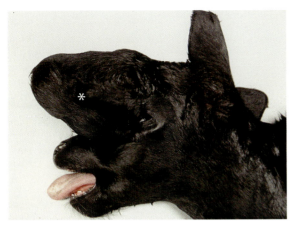

Abb. 9.5 Meningozele (*) bei einem Kalb.

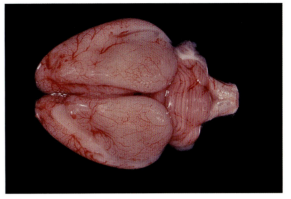

Abb. 9.6 Lissenzephalie bei einem Hund.

die äußere Hülle. Liegt das Gehirn außerhalb des Schädels spricht man von **Exenzephalie**, die bei Ferkeln und Burma-Katzen nach Griseofulvin-Behandlung während der Trächtigkeit auftritt.

Insbesondere Störungen der Großhirnrindenentwicklung können zur **Mikroenzephalie** führen. Sie entsteht durch fetale Infektionen mit folgenden Erregern:
- Akabane- (AKAV) oder Schmallenberg-Virus (SBV) bei Lämmern, Zicklein und Kälbern
- Bovines Virusdiarrhö-Virus (BVDV; Anzeigepflicht) beim Kalb
- „border disease virus" (BDV) bei Lämmern
- Klassisches Schweinepest-Virus (KSPV; Anzeigepflicht) bei Ferkeln

Bei Lämmern kann auch eine pränatale Hyperthermie zu einer Hypoplasie des Gehirns führen.

WISSENSWERTES
Zikavirus
Das Zikavirus ist ein von Mücken übertragenes Flavivirus, das 2015 zunächst in Brasilien, später auch in anderen Ländern auftrat. Nach intrauteriner Infektion schwangerer Frauen traten bei Kindern vermehrt Mikrozephalien auf. Bei dieser Entwicklungsstörung liegt die Größe des Kopfes unterhalb von drei Standardabweichungen des Mittelwertes einer gesunden Vergleichspopulation. Ursächlich liegt eine Zikavirus-Infektion neuraler Vorläuferzellen vor, die zu einer mangelhaften Entwicklung des Gehirns (Mikroenzephalie) führt. Vermutlich kann sich als Spätfolge der Infektion auch eine kognitive Dysfunktion einstellen.

Massen- oder Volumenzunahmen des Gehirns werden als **Megalenzephalie** bezeichnet.

Kortikale Dysplasien bezeichnen Störungen in der Rindenarchitektur, z. B. Nester von Neuronen in untypischen Bereichen (neuronale Heterotopie), und sind im Zusammenhang mit anderen Missbildungen, wie beispielsweise Porenzephalie oder Enzephalitiden, auch als alleinige, bilateral symmetrische Schädigung beim Hund beschrieben worden. Der Nachweis von nesterartig angeordneten glioneuronalen Vorläuferzellen in periventrikulären Hirnbereichen und im rhinenzephalen Kortex ist dagegen ein Normalbefund.

Bei einer laminaren Nekrose des tiefen zerebralen Kortex im Bereich der Sulci kommt es infolge einer glialen Vernarbung zu einer pilzähnlichen Faltung der ansonsten normal strukturierten Großhirnanteile (**Ulegyrie**). Ursächlich liegen oftmals längere perinatale Ischämien zugrunde.

Bei der **Mikrogyrie** sind die Hirnwindungen verkleinert, bei der **Makrogyrie** vergrößert.

Bei der **Lissenzephalie** (syn. Agyrie) fehlen die Gehirnwindungen fast vollständig (**Abb. 9.6**).

Die **Pachygyrie** ist durch wenige verdickte Windungen charakterisiert.

Eine **Agenesie oder Hypoplasie des Corpus callosum** kann z. B. mit einem fehlenden oder rudimentären, auch zystischen Septum pellucidum und axonalen Fehlentwicklungen vergesellschaftet sein.

Als **Holoprosenzephalie** wird ein Spektrum an Gehirnmissbildungen der Großhirnhemisphären und des Riechkolbens mit Schädeldeformationen bezeichnet.

Die **Zyklopie** ist durch ein medianes Auge in einer großen Orbita und ausgeprägte Hirnveränderungen (v. a. im Frontalhirn unvollständige Entwicklung, fehlende Windungen, fehlender N. und Tractus olfactorius) gekennzeichnet (z. B. Guernsey- und Jersey-Rinder). *Veratrum californicum* verursacht eine kongenitale endemische Zyklopie bei Lämmern (USA), die mit einer Exposition zum Pflanzenalkaloid Cyclopamin am 14. Trächtigkeitstag zusammenhängt.

Die **Zebozephalie** ist durch das Fehlen des Riechhirns, eine Deformierung des Siebbeins, eine Mikroenzephalie und dicht nebeneinanderstehende Augen (Synophthalmus) gekennzeichnet (**Abb. 9.7**).

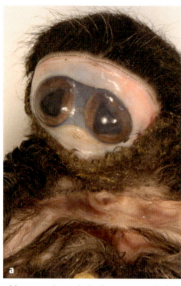
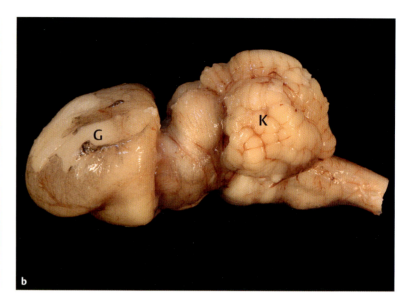

Abb. 9.7 Zebozephalie bei einem Schaf.
a Zebozephalie bei einem Schaf mit 2 Augenanlagen in einer gemeinsamen Augenhöhle. [Quelle: Dr. Martin Peters, Chemisches und Veterinäruntersuchungsamt Westfalen, Standort Arnsberg]
b Mikroenzephalie bei dem gleichen Tier mit rudimentärer Ausbildung des Großhirns (G); das Kleinhirn (K) ist normal entwickelt. [Quelle: Dr. Martin Peters, Chemisches und Veterinäruntersuchungsamt Westfalen, Standort Arnsberg]

Hydrozephalus

DEFINITION Als Hydrozephalus bezeichnet man eine vermehrte Ansammlung von Zerebrospinalflüssigkeit in der Schädelhöhle infolge einer Störung der Sekretion, Zirkulation oder Absorption der Zerebrospinalflüssigkeit.

Auf der Basis morphologisch-funktioneller Aspekte werden ein kommunizierender (Hydrocephalus communicans) und ein nicht kommunizierender Hydrozephalus (Hydrocephalus non-communicans) unterschieden.

Der **kommunizierende Hydrozephalus** zeichnet sich durch eine bilaterale und symmetrische Erweiterung der Ventrikelräume ohne erhöhten intraventrikulären Druck aus. Aufgrund fehlender makroskopischer und histologischer Läsionen wird er auch als idiopathischer Hydrocephalus communicans bezeichnet. Er tritt in Form einer symmetrischen oder asymmetrischen Dilatation der Lateralventrikel und inkonstant des 3. Ventrikels bei kleinwüchsigen **Hunderassen** (z. B. Chiahuahua, Yorkshire Terrier, Shih-Tzu) und bei brachyzephalen Rassen (z. B. Boxer) auf. Neurologische Ausfälle hängen vom Ausmaß des Hydrozephalus, dem Verlust der Hirnsubstanz sowie der Geschwindigkeit seiner Entwicklung ab.

Der **nicht kommunizierende Hydrozephalus** (Hydrocephalus non-communicans) resultiert aus einer partiellen oder vollständigen Obstruktion der Liquorzirkulation und geht mit einem erhöhten intraventrikulären Druck einher. Bei Veränderungen an kritischen anatomischen Lokalisationen, z. B. den interventrikulären Foramina (Foramina Monroi), dem Aquaeductus mesencephali, den lateralen Foramina (Foramina Luschkae) und dem medianen Foramen des 4. Ventrikels (Foramen Magendii), den Arachnoi-

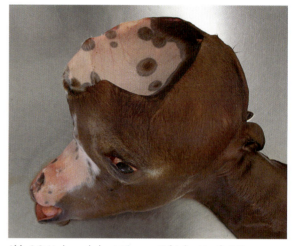

Abb. 9.8 Hydrocephalus internus mit fetaler Manifestation (Makrozephalie) bei einem Fohlen. [Quelle: Dr. Martin Peters, Chemisches und Veterinäruntersuchungsamt Westfalen, Standort Arnsberg]

dalzotten sowie bei einer Fusion der Vierhügelplatte des Mesenzephalons kann eine Zirkulationsstörung der Zerebrospinalflüssigkeit auftreten. Als Ursache für intrauterine Schädigungen an diesen kritischen Lokalisationen gelten teratogene Noxen, z. B. transplazentare Virus- (z. B. BVD) oder Protozoeninfektionen (z. B. Toxoplasma, Neospora). In Abhängigkeit vom Zeitpunkt, der Lokalisation und dem Grad der Obstruktion kann sich dieser kongenitale Hydrozephalus bereits fetal durch eine Aufwölbung der Schädelform („Turmschädel") oder sogar mit einer Makrozephalie (**Abb. 9.8**; Dystokiegefahr!) manifestieren (**Hydrozephalus mit fetaler Manifestation**).

Hingegen ist beim **Hydrozephalus mit postfetaler Manifestation** die Kopfform aufgrund bereits druckresistenter Knochennähte unverändert und es besteht eine zunehmende Hirnatrophie. **Kälber** zeigen oft eine Stenose des Aquaeductus mesencephali assoziiert mit anderen Erkrankungen, z. B. Chondrodysplasie. Für **Hereford-Rinder** sind verschiedene Missbildungssyndrome mit Hydrozephalus beschrieben. Sind nur die inneren Ventrikellumina dilatiert, spricht man von einem **Hydrocephalus internus**, während bei einem **Hydrocephalus externus** der Subarachnoidalraum erweitert ist. Konsekutiv kann es beim Hydrocephalus internus zu einer Einschnürung des Lobus occipitalis unter dem Tentorium cerebelli (Tentoriumzeichen) bzw. des Kleinhirns im Foramen magnum kommen. Im Spätstadium tritt ein Verlust des Septum pellucidum auf.

Der **postnatal erworbene Hydrozephalus** (Hydrocephalus acquisitus) ist eine Form des nicht kommunizierenden Hydrozephalus, meist auf der Basis einer Zirkulations- oder Resorptionsstörung (Hydrocephalus aresorptivus). Er tritt infolge von intrakraniellen Tumoren oder Entzündungen (z. B. Kryptokokkose, FIP, Cholesteatom beim Pferd, Leukoenzephalitis, Ependymitis, Plexuschorioiditis, Meningitis) auf. Experimentell kann mit Caninem Parainfluenzavirus ein Hydrocephalus internus durch Destruktion der Ependymzellen mit konsekutivem glialem Ersatzgewebe beim Hund induziert werden. Der **Hydrocephalus ex vacuo** stellt einen kongenitalen oder postnatalen kompensatorischen Hydrozephalus dar, der infolge eines Schwundes von Neuroparenchym zu einer sekundären Ventrikelerweiterung führt, z. B. infolge genetischer Defekte, nach Virusinfektionen, durch diätetische Faktoren (z. B. Vitamin-A-Mangel) oder im Rahmen einer Altersatrophie des Gehirns. Die Ventrikeldilatation bei Speicherkrankheiten beruht wahrscheinlich auf einer ähnlichen Pathogenese.

Hydranenzephalie

DEFINITION Bei der Hydranenzephalie handelt es sich um einen totalen oder partiellen Verlust der Großhirnhemisphären, die von den Hirnhäuten bedeckt werden, in Verbindung mit einer hgr. Ansammlung von Liquor, während Hirnstamm und Hippocampus normal erscheinen.

Die am häufigsten bei **Kalb** und **Lamm** beobachtete Hydranenzephalie ist die Folge einer umfangreichen Großhirnnekrose während der frühen Fetalentwicklung. Virusinfek-

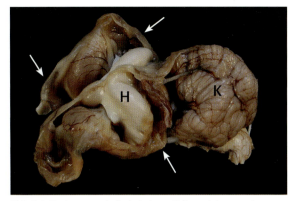

Abb. 9.9 Hydranenzephalie bei einem Kalb nach intrauteriner Bluetongue-Virus-Infektion mit erhaltenem Hippokampus (H) und Kleinhirn (K) sowie Resten häutiger Membranen im Bereich der Großhirnhemisphären (→; formalinfixiertes Präparat). [Quelle: Peters M, Mösenfechtel S, Jacobsen B, Beineke A, Wohlsein P. Blauzungenvirus Serotyp 8 (BT V-8)-assoziierte Gehirnmissbildungen bei zwei Kälbern, Deutsche Tierärztliche Wochenschrift 2008: 298–303]

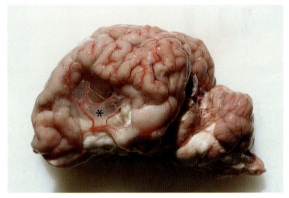

Abb. 9.10 Porenzephalie bei einem Kalb mit fokalem Defekt in der lateralen Großhirnhemisphäre, von der Leptomeninx membranartig überzogen (*). [Quelle: Dr. Martin Peters, Chemisches und Veterinäruntersuchungsamt Westfalen, Standort Arnsberg]

tionen – Orthobunya-Virus (S. 290), Bluetongue(BT)-Virus (**Abb. 9.9**), Rift Valley fever, Wesselsbron-Disease, Pestiviren – wie auch experimentelle Hyperthermie oder Kupfermangel beim Lamm können eine fokale Nekrose des ZNS, **Porenzephalie** (**Abb. 9.10**), verursachen, die durch solitäre oder multiple Kavitäten von bis zu mehreren Zentimetern gekennzeichnet ist.

SYNOPSE: SCHMALLENBERG-VIRUS-INFEKTION BEIM WIEDERKÄUER
Wolfgang Baumgärtner

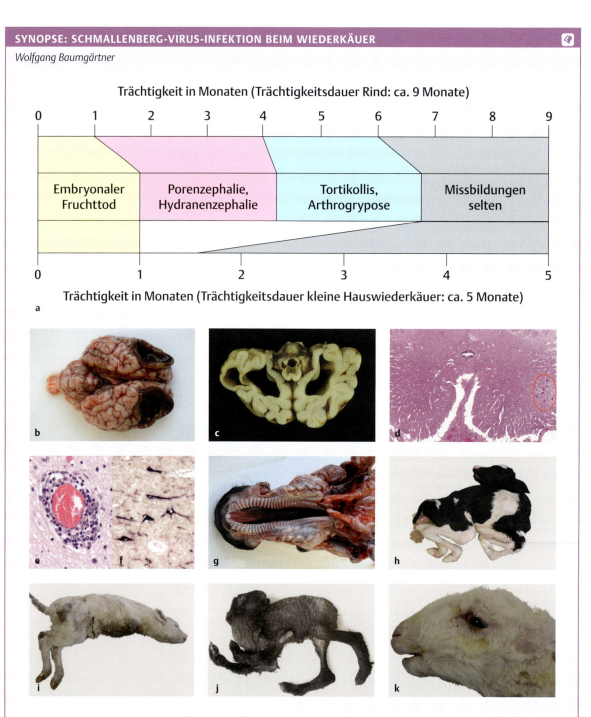

Abb. 9.11 Organ- und speziesübergreifende Darstellung der verschiedenen Manifestationsformen einer Schmallenberg-Virus-Infektion beim Wiederkäuer: Schematische Darstellung der postulierten Entwicklung des Arthrogrypose-Hydranenzephalie-Syndroms nach einer Schmallenberg-Virus(SBV)-Infektion, einem Shamonda-Sathuperi-ähnlichem Virus, bei Rindern und kleinen Wiederkäuern in Abhängigkeit vom Trächtigkeitsstadium, teils in Anlehnung an Befunde im Zusammenhang mit der Akabane-Virus-Infektion.
Während eine Infektion in den ersten 4 Wochen der Trächtigkeit vermutlich mit embryonalem Fruchttod bzw. Fruchtresorption einhergeht, entwickeln sich Gehirn- und Skelettanomalien beim Kalb zwischen dem 1. und 4. bzw. 4. und 6. Trächtigkeitsmonat, wohingegen die teratogene Determinationsphase beim kleinen Wiederkäuer zwischen der 4. und 6. Gestationswoche liegt (a).
Im ZNS können Porenzephalie im Frontallappen mit Einblutung (b), Hydrocephalus internus mit Porenzephalie (c), Mikromyelie mit unilateralem Verlust der Neuronen im Ventralhorn (d, ○ zeigt nachweisbare Neuronen im kontrolateralen Horn, HE-Färbung), lymphohistiozytären Infiltraten (e, HE-Färbung), SBV-mRNS in Neuronen (f, In-situ-Hybridisierung) bei Tieren mit SBV-Infektion festgestellt werden.
Weiterhin kann es zu Palatoschisis (g), Torticollis, Lordose, Kyphose und Skoliose (h), Amelia anterior (i), Arthrogrypose (j) und Brachygnathia inferior (k) kommen (Abb. b, c, d, g, h = Kalb; e, f, i, j und k = Schaf).

Epidemiologie und Bedeutung

Das sog. Schmallenberg-Virus (SBV) wurde im Oktober 2011 in Blutproben von Rindern mit herabgesetzter Milchleistung, Diarrhö und gelegentlichem Fieber erstmalig in Europa identifiziert. Der Erreger, ein Orthobunyavirus, gehört wie das Akabane-Virus zur Simbu-Serogruppe, die bislang nur in Afrika, Asien und Ozeanien bei Wiederkäuern detektiert worden war. Wiederkäuer, bei denen erstmalig der Erreger direkt nachgewiesen wurde, stammten von einem Betrieb in der Nähe der Stadt Schmallenberg, Nordrhein-Westfalen. Im Spätwinter und Frühjahr 2012 trat dann in den Niederlanden, Deutschland und anderen Ländern Europas eine Häufung von Aborten, Totgeburten und perinatalen Todesfällen mit Missbildungen des muskuloskeletalen Systems und des ZNS bei Hauswiederkäuern auf. Epidemiologisch wurden *Culicoides obsoletus* und *Culicoides dewulfi* als Überträger identifiziert. Es wird postuliert, dass mit dem Ende der Schwärmperiode blutsaugender Insekten im Spätsommer und Herbst das SBV auf trächtige, empfängliche Hauswiederkäuer übertragen wird. Erste Studien sprechen dafür, dass infizierte Tiere eine schützende Immunität unbekannter Dauer aufbauen. Die Herkunft dieses neuen Orthobunyavirus in Europa ist bislang ungeklärt. Hinweise auf eine Zoonose liegen nicht vor.

Betroffene Spezies

Die Erkrankung kann bei Rind, Schaf, Ziege und Wildwiederkäuern auftreten.

Ätiologie

Das SBV, ein Shamonda-Sathuperi-ähnliches Virus, Gattung Orthobunyavirus, Familie *Bunyaviridae*, ist ein negativ-strängiges RNS-Virus. Der Erreger wird der Simbu-Serogruppe innerhalb der Orthobunyaviren zugerechnet, zu denen auch das Akabane-Virus gehört.

Inkubationszeit

Bei Bunyaviren der Simbu-Serogruppe können zwischen Infektion und Klinik 2–7 Tage liegen. Die Manifestation ist vom Immunstatus und Alter des Tieres und bei Feten vom Trächtigkeitsstadium abhängig.

Klinik

Beim adulten Rind kann es nach einer **horizontalen Infektion** neben einer subklinischen Verlaufsform zu Allgemeinstörungen mit Virämie kommen. Diese kann bei **adulten Milchkühen** mit einer herabgesetzten Milchleistung, Inappetenz, Diarrhö und gelegentlichem Fieber einhergehen.

Bei einer **vertikalen Infektion** können in Abhängigkeit vom Trächtigkeitsmonat Störungen der fetalen Entwicklung auftreten (Abb. 9.11). Entsprechend finden sich bei **Feten und Neugeborenen** Missbildungen wie das Arthrogrypose-Hydranenzephalie-Syndrom (AHS), Aborte, Totgeburten und perinatale Todesfälle.

Pathogenese, pathologische Befunde und Differenzialdiagnostik

Für die SBV-Infektion werden transiente klinische Veränderungen bei adulten Rindern sowie Aborte, Totgeburten und Missbildungen bei Neugeborenen kleiner und großer Wiederkäuer beschrieben.

Die SBV-Infektion-induzierten und -assoziierten intrauterinen Veränderungen sind vielfältig. Pathogenetisch stellen Neuronen die wesentlichen Zielzellen des SBV dar. Demnach ist die myofibrilläre Hypoplasie auf den zentralnervösen Schaden zurückzuführen.

Die makroskopischen und histologischen Befunde sind unter Berücksichtigung epidemiologischer Aspekte hinweisend, aber nicht beweisend für eine SBV-Infektion. **Differenzialdiagnostisch** sind andere Erkrankungen bzw. Infektionen, z. B. das Bovine Virusdiarrhö-Virus, „border disease virus", Blauzungenkrankheit, sowie Vergiftungen und nutritive Mangelsituationen zu berücksichtigen.

Die Missbildungen stellen sich als Arthrogrypose, Verkrümmungen der Wirbelsäule mit Torticollis, Lordose, Skoliose, Kyphose, Brachygnathia inferior und Muskelhypoplasie dar. Darüber hinaus weist das ZNS eine Vielzahl von Veränderungen wie Hydranenzephalie, internen Hydrozephalus, Porenzephalie sowie zerebrale, zerebelläre und spinale Hypoplasie auf. Während bei einem Teil der Tiere die makroskopischen ZNS-Veränderungen mit dezenten lichtmikroskopischen Läsionen wie Gliaknötchen einhergehen, können auch prominente perivaskuläre lymphohistiozytäre Infiltrate und Malazien vorliegen.

Diagnostik

RT-qPCR, Immunhistologie und In-situ-Hybridisierung zur Detektion von viraler RNS und Virusproteinen sowie der Nachweis spezifischer Antikörper sind diagnostische Hinweise auf eine SBV-Infektion. Der Erreger findet sich in zahlreichen Geweben und Organen.

■ Zerebellum

Zerebelläre Schädigungen (besonders bei **Katze** und **Kalb**) können unabhängig von der Ursache mit einem oft im fortgeschrittenen Krankheitsstadium verkleinerten oder nur histologisch veränderten Kleinhirn einhergehen. Ein Kleinhirngewicht von weniger als 10 % des Gesamtgehirngewichts weist auf einen Parenchymschwund hin.

Komplexe Fehlentwicklungen

Zu ihnen gehört die **Arnold-Chiari-Missbildung** von Kalb und Hund (Cavalier King Charles Spaniel). Der Kleinhirnwurm ist durch das Foramen magnum vorgefallen, die Kleinhirnschädelgrube ist deutlich verkleinert, das Tentorium inseriert weiter kaudal und okzipitales Großhirn und Pons sind unter das Tentorium geschoben.

Beim **Dandy-Walker-Syndrom** (besonders Kalb) findet sich eine Aplasie des Corpus callosum, eine flüssigkeitsgefüllte Zyste anstelle des Kleinhirnwurms und weit auseinanderliegende Kleinhirnhemisphären (Abb. 9.12).

Zerebelläre Agenesie

Das vollständige Fehlen von Kleinhirngewebe ist bei Simmentaler Kälbern beschrieben, eine selektive Agenesie des Kleinhirnwurms kommt bei Hunden vor.

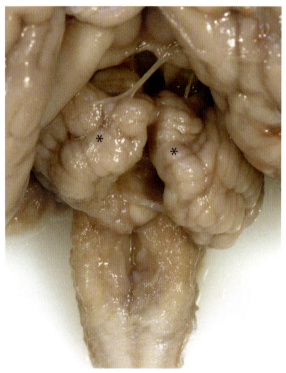

Abb. 9.12 Dandy-Walker-Syndrom bei einem Kalb; fehlender Kleinhirnwurm und weit auseinanderliegende Kleinhirnhemisphären (*; formalinfixiertes Präparat). [Quelle: Dr. Martin Peters, Chemisches und Veterinäruntersuchungsamt Westfalen, Standort Arnsberg]

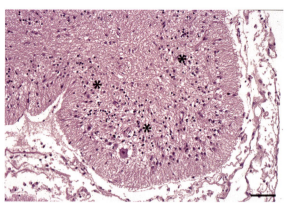

Abb. 9.13 Abiotrophie des Kleinhirns bei einer Katze mit weitgehendem Verlust der Purkinje- und inneren Körnerzellen (*); HE-Färbung, Balken = 100 µm.

Zerebelläre Hypoplasie

DEFINITION Die zerebelläre Hypoplasie ist durch eine unzureichende Entwicklung des Kleinhirns gekennzeichnet, die auf eine Schädigung der mitotisch aktiven äußeren Körnerzellschicht (Neuronenvorläuferzellen) während der letzten Phase der Trächtigkeit und den ersten postnatalen Wochen zurückzuführen ist.

Sie gehört zu den häufigsten kongenitalen Defekten. Ihr kann eine hereditäre Genese, überwiegend autosomal-rezessiv (z. B. verschiedene Rinderrassen, Araber, Gotland Pony, Chow Chow, Cocker Spaniel), eine toxische Noxe (z. B. Aufnahme des Organophosphats Trichlorfon durch trächtige Sauen) oder eine Virusinfektion, z. B. Feline Panleukopenie, BVD (Anzeigepflicht), BD und KSP (Anzeigepflicht), zugrunde liegen. Das Ausmaß der Veränderungen wird von der Art der Noxe und dem fetalen Entwicklungsstadium bestimmt. Betroffene Tiere zeigen Störungen von Gleichgewicht und Muskeltonus, Hyper- und Dysmetrie sowie Tremor. Vereinzelt wird auch Canine Parvovirus-DNS im Gehirn von Hundewelpen nachgewiesen, jedoch ist die pathogenetische Bedeutung unklar.

Zerebelläre Abiotrophie

DEFINITION Als zerebelläre Abiotrophie (Abb. 9.13; syn. Atrophie) wird eine vorzeitige oder beschleunigte Degeneration bereits ausgebildeter Strukturen, wahrscheinlich infolge intrinsischer metabolischer Prozesse bezeichnet. Es handelt sich eher um eine neurodegenerative Erkrankung als eine Missbildung.

Sie kann bereits perinatal auftreten und ist meist durch Degeneration der Purkinje-Zellen und eine sekundäre Depletion der inneren Körnerzellschicht gekennzeichnet. Für bestimmte Schafrassen (z. B. Merino) ist eine hereditäre Genese („daft lambs") bekannt, bei der das makroskopisch unveränderte Kleinhirn einen Purkinje-Zellverlust aufweist. Abiotrophien mit klinischer Manifestation im Alter von meist 3 Monaten kommen bei zahlreichen **Hunderassen** vor (z. B. Airdale und American Staffordshire Terrier, Bayerischer Gebirgsschweißhund, Beagle, Berner Sennenhund, Collie, Gordon Setter, Labrador Retriever, Rhodesian Ridgeback).

Striatonigrale und olivozerebelläre Degeneration

Die hereditäre, autosomal-rezessive striatonigrale und olivozerebelläre Degeneration des **Kerry blue Terriers** (syn. neuronale Abiotrophie) führt zu Ataxie und Dysmetrie im Alter von 9–16 Wochen. Ausgehend von den Purkinje-Zellen des Kleinhirns zeigen verschiedene Kerngebiete (u. a. Substantia nigra, Olivenregion) symmetrische degenerative Veränderungen, Neuronenverlust und im fortgeschrittenen Stadium Nekrosen. Die Beteiligung extrazerebellärer ZNS-Strukturen im Sinne einer multisystemischen neuronalen Abiotrophie findet sich beim **Merino-Schaf**.

Weitere Missbildungen

Bei der **hereditären bovinen familiären Krämpfigkeit und Ataxie** der Aberdeen-Angus- und Charolais-Rinder treten periodisch Krämpfe und progressive Ataxie auf.

Eine **olivopontozerebelläre Atrophie** ist bei jüngeren und älteren **Katzen** beschrieben.

■ Rückenmark

> **DEFINITION** Der Begriff **Myelodysplasie** bezeichnet unterschiedliche spinale Fehlentwicklungen.

Zu den Myelodysplasien zählen:
- segmentale Aplasie und Hypoplasie/Mikromyelie (besonders lumbal)
- eine vermehrte Anzahl von Zentralkanälen
- fehlende Dorsal- oder Ventralhörner (S. 290)
- Asymmetrien, Spaltbildungen mit knöchernem Septum (Diastematomyelie)
- Verdopplungen einzelner Segmente oder des gesamten Rückenmarks (Diplomyelie)

Häufig sind Myelodysplasien mit Skelettmissbildungen (z. B. Spina bifida, Rachischisis) assoziiert.

Myeloschisis bzw. **Dysraphie** sind Folge eines mangelhaften Neuralrohrschlusses.

Als **Meningomyelozele** wird der Vorfall von Hirnhäuten und Rückenmark bei Mittelliniendefekten bezeichnet.

Hydromyelie stellt eine Dilatation des Zentralkanals dar (Abb. 9.14).

Die Hydromyelie kann auch als sekundäre Veränderung im Rahmen einer erworbenen Zirkulationsstörung der Zerebrospinalflüssigkeit auftreten.

Rückenmarksveränderungen, die nicht mit Alterationen der Wirbelsäule einhergehen, sind besonders bei **Kalb** und **Lamm** mit einer Arthrogrypose infolge einer neurogenen Atrophie (S. 290) assoziiert.

Perosomus elumbis tritt besonders bei **Kalb** und **Lamm** auf. Sie bezeichnet eine lumbosakrale spinale Agenesie, bei der die Induktion zur Bildung der korrespondierenden Wirbelsäule ausbleibt.

Die **Syringomyelie** stellt eine kongenitale oder erworbene tubuläre Hohlraumbildung im Rückenmark über mehrere Segmente dar, die mit dem Zentralkanal kommunizieren kann und in diesen Bereichen eine ependymale Auskleidung besitzt (Abb. 9.14). Sie tritt beim **Weimaraner** in der lumbalen grauen Substanz im Rahmen eines familiären Syndroms in Verbindung mit Anomalien des dorsalen Septums und Zentralkanals (z. B. Fehlen, Duplikationen, Erweiterungen), throrakolumbaler Skoliose und abnormaler Haarausrichtung im dorsalen Halsbereich auf, die zu variablen neurologischen Ausfällen bis hin zum sog. „bunny hopping" führen.

■ Viral bedingte Entwicklungsstörungen im ZNS

Orthobunyaviren

Das Schmallenberg-Virus (SBV), Gattung Orthobunyavirus, Familie *Bunyaviridae*, gehört wie das Akabane-Virus (AKAV) zur Simbu-Serogruppe. Diese teratogenen Erreger traten bei **Wiederkäuern** bis 2011 nur in Afrika, Asien und Ozeanien auf.

Das **Akabane-Virus** verursacht endemisch Missbildungen (Arthrogypose, Hydranenzephalie, Mikroenzephalie, Kleinhirnhypoplasie), Aborte, Früh- oder Totgeburten bei **Hauswiederkäuern**. Bei einer diaplazentaren Infektion zwischen dem 60. und 120. Trächtigkeitstag treten beim Rind Aborte und zwischen dem 120. und 180. Tag der Gravidität fetale Missbildungen auf. Das Virus zeigt einen Neuro- (Neuronenvorläuferzellen) und Myotropismus.

Das Schmallenberg-Virus (S. 290) führt zu Aborten, Totgeburten und perinatalen Todesfällen mit Missbildungen des muskuloskelettalen Systems und des ZNS bei **Haus-** und **Wildwiederkäuern**. Sie bestehen in Arthrogrypose, Verkrümmungen der Wirbelsäule (Torticollis, Lordose, Skoliose, Kyphose), Brachygnathia inferior, Muskelhypoplasie (myofibrilläre Hypoplasie), Hydran- und Porenzephalie, Hydrocephalus internus sowie zerebraler, zerebellärer und spinaler Hypoplasie (Mikromyelie). Die Erregerübertragung erfolgt durch hämatophage Insekten (z. B. *Culicoides* spp.). In Anlehnung an die diaplazentare Akabane-Virus-Infektion entstehen ZNS-Missbildungen bei Rinderfeten vor dem 4. Trächtigkeitsmonat. Danach treten Missbildungen des muskuloskelettalen Systems auf. Beim Schaf scheint die teratogene Determinationsphase zwischen der 4. und 6. Trächtigkeitswoche zu liegen.

Andere Viren des Genus Orthobunyavirus, z. B. Aino-Virus, Cache Valley Virus, La Crosse Virus, San Angelo Virus, Main Drain Virus, können bei **Wiederkäuern** gleiche Veränderungen wie das Schmallenberg-Virus und das Akabane-Virus hervorrufen. In Japan soll das Chuzan-Virus, Familie *Reoviridae*, Akabane-Virus-ähnliche Veränderungen induzieren.

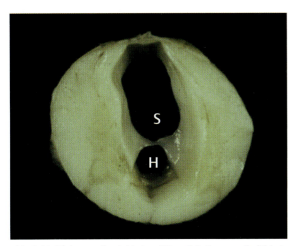

Abb. 9.14 Rückenmark mit Hydro- (H) und Syringomyelie (S) bei einem Kalb (formalinfixiertes Präparat).

Blauzungen-Virus

Feldvirus-Stämme und attenuierte Impfviren des Blauzungen-Virus (Bluetongue-Virus, BTV; Anzeigepflicht), Erreger der Blauzungenkrankheit (S. 185), Genus Orbivirus, Familie *Reoviridae*, können nach intrauteriner Infektion Hydran- und Porenzephalie bei **Kälbern** und **Lämmern** verursachen. Beim Schaf führt eine Infektion zwischen dem 50. und 55. Trächtigkeitstag zu einer nekrotisierenden Enzephalo- und Retinopathie, die sich bei der Geburt als Hydranenzephalie und retinale Dysplasie darstellen. Bei einer Infektion am 75. Tag der Gravidität kommt es beim Lamm zu einer Enzephalitis mit Porenzephalie. Infektionen nach dem 100. Trächtigkeitstag gehen mit einer ggr. Meningoenzephalitis einher.

Verschiedene ZNS-Missbildungen können auch bei Kälbern auftreten, wenngleich das Rind eher als Reservoirwirt anzusehen ist und selten erkrankt.

> **WISSENSWERTES**
>
> **„Emerging diseases" im Spannungsfeld der sich wandelnden Natur**
>
> „Global warming" und Klimawandel haben weitreichende Bedeutung für das Leben auf der Erde, aber auch für die Erkennung und Diagnose von Krankheiten. In Europa wurden in den letzten Jahren neue oder in diesen Breiten nur sehr selten oder bis dato nicht beobachtete Infektionskrankheiten festgestellt, deren Kenntnis für die Differenzialdiagnostik von Erkrankungen mit unklarer oder fraglicher Ätiologie erforderlich ist. Zu ihnen gehören Afrikanische Pferdepest, Rotz, Leishmaniose sowie Usutu-, „West Nile"-, Schmallenberg(SBV)- und Bluetongue-Virus-Infektionen (BTV).
>
> Dem Auftreten von „emerging diseases" liegen neben der globalen Vernetzung (erhöhte Reisetätigkeit, internationaler Handel) auch veränderte Umweltbedingungen zugrunde. Stechmücken hatten für seuchenhafte BTV- (2006) und SBV-Infektionen (2011) eine besondere epidemiologische Relevanz. So benötigt BTV für die Replikation in der Mücke eine Temperatur von 25 °C für ca. 2 Wochen, sodass für einen Ausbruch 3 Faktoren gewährleistet sein müssen, nämlich die Einschleppung, ein geeigneter Vektor und die permissiven Klimabedingungen für die Vermehrung. Daher ergeben sich ständig neue Herausforderungen in Diagnostik, Therapie und Prophylaxe von Infektionskrankheiten. Insbesondere für die zahlreichen, bisher in Europa nicht vorkommenden, von Insekten übertragenen Erkrankungen, deren Pathogenese und zoonotisches Potenzial nur fragmentarisch bekannt sind, ist ein „open mind" hinsichtlich der Differenzialdiagnostik erwünscht.

„Rift Valley fever"- und Wesselsbron-Virus

Besonders beim **Schaf** führen durch Mücken übertragene Infektionen mit dem Wesselsbron-, „West Nile"- und Banzi-Virus zu Aborten, Totgeburten oder ZNS-Missbildungen (Hydranenzephalie, Porenzephalie, Hydrocephalus internus). Vergleichbar mit dem Wesselsbron-Virus ist auch das „Rift Valley fever"-Virus (Anzeigepflicht) primär hepatotrop. Jedoch zeigen bestimmte Virusstämme einen Neurotropismus, der zu einem Akabane-Virus-ähnlichen Befundspektrum führt und von einem Hydrops amnii et allantoi begleitet sein kann.

Bovines Virusdiarrhö-Virus

Das Bovine Virusdiarrhö-Virus (BVDV; Anzeigepflicht), Erreger der Bovinen Virusdiarrhö (S. 72), Genus Pestivirus, Familie *Flaviviridae*, kann beim **Rind** horizontal (Magen-Darm-Trakt-Veränderungen) oder vertikal übertragen werden. Bei einer transplazentaren Infektion zwischen dem 100. und 170. Trächtigkeitstag entstehen häufig zerebelläre Hypoplasie, Hydran-, Por- und Mikroenzephalie, zystisches Septum pellucidum, Hypomyelinogenese sowie okulare Veränderungen wie Retinadysplasie und Mikrophthalmie (okulozerebelläres Syndrom).

„Border disease"-Virus

Das „border disease"-Virus (BDV), Genus Pestivirus, Familie *Flaviviridae*, hat einen BVDV-ähnlichen Pathomechanismus (transplazentare Infektion, fetale Immuntoleranz). Bei einer fetalen Infektion kleiner Wiederkäuer zwischen dem 45. und 70. Trächtigkeitstag entstehen zerebelläre Dysplasie, Por- und Hydranenzephalie, zystisches Septum pellucidum, Arthrogrypose, Alterationen des Skelettsystems (z. B. „growth-arrest lines") sowie Thymushypoplasie. Infektionen in der 1. Trächtigkeitshälfte führen auch zu Fruchttod, Abort oder Immuntoleranz und Viruspersistenz. Diese Tiere können postnatal neurologische Ausfälle oder eine Mucosal-Disease-ähnliche Erkrankung entwickeln. ==Die Hypomyelinogenese stellt den typischen ZNS-Befund nach einer Infektion in der Frühträchtigkeit dar und ist für die mit Haarkräuselung assoziierten postnatalen Krämpfe („hairy shaker") verantwortlich.== Eine Infektion in der 2. Trächtigkeitshälfte geht infolge der zellulären Immunantwort mit einer nodulären Periarteriitis einher. Infektionen von **Ziegen** mit BDV führen zu fetalem Fruchttod, Mumifikation und Abort, neurologische Veränderungen treten dagegen nicht auf.

Klassisches Schweinepest-Virus

Impfvirus-Stämme und bestimmte niedrigvirulente Feldvirusstämme des Klassischen Schweinepest-Virus (KSPV; Anzeigepflicht), Erreger der gleichnamigen Krankheit (S. 182), sind zwischen dem 10. und 100. Graviditätstag aufgrund der Hemmung der Zellproliferation besonders teratogen für Schweinefeten. Missbildungen bestehen in zerebellärer Hypo- und Dysplasie, Mikroenzephalie und v. a. spinaler Hypomyelinogenese (Ferkelzittern). Weiterhin können Totgeburten, Mumifikation, Lungenhypoplasie, Aszites, Anasarka, Hautrötungen und Arthrogrypose auftreten. Durch die Induktion einer Immuntoleranz können persistierend infizierte Ferkel geboren werden.

Felines Panleukopenievirus

Das Feline Panleukopenievirus (FPV), ein Parvovirus und Erreger der gleichnamigen Krankheit (S. 62), hat einen teratogenen Effekt auf das feline Kleinhirn um den Geburtszeitpunkt. FPV besitzt einen Tropismus für sich rasch teilende Zellen, z. B. die äußere Körnerzellschicht des Kleinhirns, die gleichzeitig den Transferrin-Rezeptor ausbilden. Die Infektion führt über eine Zytolyse zu einer Kleinhirnhypoplasie. Degenerative und nekrotische Veränderungen finden sich auch in postmitotischen Purkinje-Zellen.

> **DAS MÜSSEN SIE WISSEN**
>
> ZNS-Missbildungen sind häufig und können makroskopisch oder nur histologisch erkennbar sein. Ätiologisch kommen genetische, infektiöse und toxische Faktoren sowie Umweltfaktoren infrage.
>
> Neben Massen- und Volumenänderungen des **Zerebrums** sind auch kortikale Dysplasien und atypisch ausgebildete Hirnwindungen zu beobachten. Gehirnmissbildungen können zudem mit Fehlentwicklungen des Riechkolbens oder der Augenanlage verknüpft sein. Ein Vorfall von Gehirn und/oder Hirnhaut durch einen Defekt in der Kalotte führt zum Bild der Meningo-(enzephalo-)zele. Eine vermehrte Ansammlung von Zerebrospinalflüssigkeit in der Schädelhöhle bezeichnet man als Hydrozephalus, wohingegen bei der Hydranenzephalie ein weitgehender Verlust der Großhirnhemisphären mit einer hgr. Ansammlung von Liquor vorliegt. Letztere beruht meist auf Virusinfektionen während der frühen Fetalentwicklung, in deren Folge es zu massiven Gehirnnekrosen kommt.
>
> **Zerebelläre Schädigungen** können sich in komplexen Fehlentwicklungen sowie in fehlender, unzureichender Entwicklung oder beschleunigter Degeneration bereits ausgebildeter Strukturen äußern. Weitere Missbildungen sind zumeist speziesspezifisch und hereditär bedingt.
>
> Unter dem Begriff Myelodysplasie werden verschiedene strukturelle Fehlentwicklungen des **Rückenmarks** zusammengefasst. Myelodysplasien und Missbildungen des Zentralkanals sind häufig mit Alterationen des Skeletts assoziiert.
>
> Bei virusbedingten Malformationen des ZNS gelingt der Nachweis des auslösenden Erregers häufig nicht, da dieser zum Zeitpunkt der Geburt oft bereits eliminiert ist.

9.2.2 Speicherkrankheiten

Viele Speicherkrankheiten (**Thesaurismosen**) gehen mit Neuronenschäden einher. Neurologische Ausfälle entstehen durch die progressive Akkumulation nicht metabolisierbarer Stoffe. Prinzipiell kann jede Zelle bei einer Speicherkrankheit betroffen sein, allerdings werden besonders langlebige postmitotische Zellen geschädigt, z. B. Neuronen.

■ Hereditäre Speicherkrankheiten

Hereditären Speicherkrankheiten liegen fast immer ein autosomal-rezessiver Erbgang und eine **lysosomale Substratakkumulation** zugrunde. Außer im ZNS sind auch Neuronen des ANS und häufig auch Zellen des mononukleären Phagozytensystems sowie viszeraler Organe geschädigt, z. B. Milz, Leber (Tab. 9.1). Betroffene Zellen weisen einen geschwollenen Zellleib mit zahlreichen membrangebundenen Vakuolen auf. Die mit einer Störung der Autophagie verbundenen Speicherkrankheiten gehen ebenfalls mit einer Ablagerung von zellulären Bestandteilen in den Lysosomen einher.

Zu den **nicht lysosomalen Speicherkrankheiten** gehören einige Formen der Glykogenosen. Außerdem können mutationsbedingte Störungen der Autophagie zu neurodegenerativen, vakuolären Speicherungen führen. Eine Mutation im *ATG4D*-Gen bei Hunden der Rasse Lagotto Romagnolo führt klinisch zu einer zerebellären Ataxie mit temporärem Nystagmus und Verhaltensänderungen. Histologisch sind Vakuolisierungen von Neuronen, Sphäroide und zytoplasmatische Vakuolen in zahlreichen epithelialen und mesenchymalen Zellen nachweisbar.

Unabhängig von der Ursache finden sich bei zahlreichen ZNS-Speicherkrankheiten sekundär Myelin- und Neuronenverluste, Gliose und Axonopathien.

> **KLINISCHER BEZUG** Bei der neuronalen Ceroid-Lipofuszinose dürfen die Abbauprodukte nicht mit dem altersabhängigen Auftreten von Lipofuszin („Alterspigment") verwechselt werden. „Lafora bodies" können nicht nur bei der gleichnamigen Erkrankung, sondern vereinzelt auch als Zufallsbefund (besonders bei älteren Hunden) auftreten.

> **DAS MÜSSEN SIE WISSEN**
>
> Die exakte Identifikation einer Speicherkrankheit erfordert immer umfangreiche biochemische und molekulargenetische Untersuchungen.

■ Umweltbedingte Speicherkrankheiten

> **DEFINITION** Erworbene umweltbedingte Speicherkrankheiten entstehen durch die Aufnahme von Phytotoxinen als Inhibitoren lysosomaler Enzyme und führen zu einer intrazellulären Akkumulation von Speichermaterial. Sie kommen bei Pflanzenfressern vor.

Swainsonin, ein Pflanzenalkaloid („locoweed") der Gattungen *Astragalus*, *Swainsonin* oder *Ipomea*, kann nach längerer Aufnahme zu schweren Vergiftungen bei **landwirtschaftlichen Nutztieren** (Nord-, Südamerika, Australien, Afrika) führen. Es entwickeln sich Ataxie („Locoismus"), Orientierungs- und Verhaltensstörungen sowie bei trächtigen Tieren fetale Missbildungen und Aborte. Die Symptome ähneln einem genetischen α-Mannosidose-Defekt, da *Swainsonin* dieses Enzym reversibel hemmt und lysosomal Oligosaccharide akkumulieren.

Die **Vergiftung** durch Aufnahme von *Trachyandra* spp. bei **Pferd**, **kleinen Wiederkäuern** und **Schwein** (Südafrika, Australien) zeichnet sich durch irreversible neurologische Ausfälle sowie eine Lipofuszinose in Neuronen und Makrophagen aus.

Die **Phalaris-Vergiftung** verursacht v.a. bei **Schaf** und **Rind** (Australien, Südafrika, Nord-, Südamerika) nach Aufnahme von *Phalaris* spp. perakute Todesfälle und ein reversibles oder irreversibles „staggering"-Syndrom (Muskeltremor, tetanische Krämpfe). Bei akuten Fällen wirken verschiedene, teils kardiotoxische (Tryptamin, Indolamin), teils den Harnstoff-Zyklus (Ammonium-Vergiftung) beeinflussende Substanzen. In Neuronen und renalen Tubulusepithelzellen findet sich eine Pigmentablagerung.

Vergiftungen durch **Nachtschattengewächse** (*Solanum* spp.) führen bei **landwirtschaftlichen Nutztieren** (Afrika, Nord-, Südamerika) zu Kopfwackeln, Muskeltremor und Krämpfen infolge einer Atrophie und Vakuolisierung der Neuronen im Zerebellum.

Tab. 9.1 Hereditäre, vorwiegend das ZNS betreffende Speicherkrankheiten, ursächliche Enzymdefekte, Speichermaterial, Klinik, Pathologie sowie betroffene Spezies und Rasse.

Name der Krankheit (Eponym)	Enzymdefekt/Speichermaterial	Klinik/Pathologie	bislang beschriebene Spezies und Rassen
Glykogenspeicherkrankheiten (GSK, Glykogenosen)			
GSK Typ I	Glukose-6-Phosphatase/Glykogen	Hepatomegalie	• Hund
GSK Typ II	α-Glukosidase/Glykogen (Diastase empfindlich)	verzögertes Wachstum, Muskelschwäche, Inkoordination, Festliegen, schwerste Symptome im Alter von 1 Jahr/neuronale Akkumulation	• Katze • Hund (Lappland-Hütehund) • Rind (Shorthorn-, Brahman-Rinder) • Schaf (Corriedale) • Vogel
GSK Typ III („Cori disease")	1,6-Glukosidase/Glykogen	Schwäche, Wachstumsstörungen	• Hund (Deutscher Schäferhund)
GSK Typ IV („Andersen disease")	„glycogen branching enzyme 1" (GBE 1)	neuromuskuläre Störungen, fetale und postnatale Manifestation mit Aborten/globuläres Polysaccharid, PAS-positive Ablagerungen in der Muskulatur	• Pferd • Katze (Norwegische Waldkatze)
GSK Typ V („McArdle's disease")	Glykogen-Myophosphorylase/Glykogen	schnelle Ermüdung, Rhabdomyolyse, Muskelkrämpfe/Glykogenakkumulation in Muskelzellen	• Rind • Schaf
GSK VII	muskuläre Phosphofruktokinase/Glykogen	schnelle, belastungsassoziierte Ermüdung, Muskelkrämpfe und -atrophie, Hämolyse	• Hund
Sphingolipidosen			
Sphingomyelinose (Morbus Niemann-Pick, Typ A, B und C)	Sphingomyelinase (Typ A und B)/Sphingomyelin, Cholesterol, Ganglioside; Inaktivität des Cholesteroltransporters (Typ C)/wie bei Typ A und B	Ataxie, Tremor, Hyperkinese, Opisthotonus; Beginn mit 2–5 Monaten	• Katze (Siam-, Bali-, Hauskatze) • Hund (Boxer, Pudel)
globoidzellige Leukodystrophie (Morbus Krabbe)	β-Galaktozerebrosidase (PAS-positiv)/Galaktosylsphingosin (Psychosin = toxisch für Oligodendrozyten)	ZNS- und PNS-Störungen; Beginn mit 4 Monaten, Progression, Tod; perivaskuläre PAS-positive globoide Zellen (auch im Endoneurium = Möglichkeit der ante-mortem Diagnose)	• Hund (Cairn und West Highland White Terrier, Miniatur-Pudel, Bassett, Bluetick-Hund, Beagle) • Katze • Schaf (Polled Dorset Sheep) • Rhesusaffen
metachromatische Leukodystrophie	Arylsulfatase A/Sulfatide	Ataxie, Tremor; Beginn mit 1–4 Monaten/Speicherung in Oligodendrozyten und Schwann-Zellen	• Katze • Nerz

Tab. 9.1 Fortsetzung

Name der Krankheit (Eponym)	Enzymdefekt/Speichermaterial	Klinik/Pathologie	bislang beschriebene Spezies und Rassen
GM_1-Gangliosidose	β-Galaktosidase/GM_1-Ganglioside	ZNS-Störungen, geringe Skelettanomalien; Beginn mit 2–6 Monaten/neuronale lysosomale Speicherung	<ul><li>Hund (Alaskan Husky, Beagle, Englischer Springer Spaniel, Shiba Dog, Portugiesischer Wasserhund)</li><li>Katze (Hauskatze, Korat-Katze, Siamese)</li><li>Rind</li><li>Schaf (Suffolk)</li><li>Vogel</li><li>Mensch</li></ul>
Galaktosialidose	kombinierter Mangel an β-Galaktosidase und α-Neuraminidase/Ganglioside	„adult-onset", zerebelläre und vestibuläre Ausfälle/ zerebelläre Atrophie, Hydrozephalus	<ul><li>Hund (Schipperke)</li><li>Schaf (Suffolk)</li></ul>
GM_2-Gangliosidose, Typ 1 (Morbus Tay-Sachs)	β-Hexosaminidase A/GM_2-Ganglioside	zentralnervöse und visuelle Störungen; Beginn mit ca. 2 Monaten/neuronale lysosomale Speicherung	Vogel, Muntjak
GM_2-Gangliosidose, Typ 2 (Morbus Sandhoff)	β-Hexosaminidase B/GM_2-Ganglioside	ZNS-Störungen; Beginn mit 6 Wochen/neuronale lysosomale Speicherung	<ul><li>Katze (Korat-Katze)</li><li>Hund (Deutsch Kurzhaar, Golden Retriever)</li><li>Schwein (Yorkshire)</li></ul>
GM_2-Gangliosidose	GM_2-Aktivator-Protein-Mangel/GM_2-Ganglioside	–	Hund (Japanischer Spaniel)
Glukozerebrosidose (Morbus Gaucher)	β-Glucozerebrosidase (β-Glukosidase)/Glukozerebroside (Glukosylceramide)	ZNS-Störungen; Beginn mit ca. 4 Monaten/Speicherung in Makrophagen und Neuronen	<ul><li>Hund (Sydney Silky Terrier)</li><li>Schaf</li></ul>
Glykoproteinosen			
α-Mannosidose	α-Mannosidase/Mannose und andere Oligosaccharide	ZNS-Störungen mit Ataxie, Festliegen; Beginn mit 6–12 Monaten/neuronale lysosomale Speicherung	<ul><li>Meerschweinchen</li><li>Katze (Perser, Hauskatze)</li><li>Rind (Angus-, Galloway-Rind)</li><li>Schaf</li></ul>
β-Mannosidose	β-Mannosidase/Mannose und andere Oligosaccharide	ZNS-Störungen; Neonaten: Hydrozephalus internus mit Myelinverlust; Renomegalie	Rind (Salers-Rind), Ziege („Anglo-Nubian Goat")
α-L-Fukosidose	α-L-Fukosidase/fukosehaltige Proteine (Glykosylasparagin)	Ataxie, propriozeptive Störungen; Beginn mit 6–36 Monaten	Hund (Englischer Springer Spaniel)
Mukopolysaccharidosen (MPOS)			
MPOS I (Hurler-Syndrom)	α-L-Iduronidase/Dermatan- und Heparansulfat	Korneatrübung, progressive, nicht entzündliche Gelenkerkrankungen mit Instabilitäten, Herzversagen; Beginn mit 4–6 Monaten/neuronale Akkumulation („Zebra bodies")	<ul><li>Katze (Hauskatze)</li><li>Hund (Plott Hound, Rottweiler, Boston Terrier)</li></ul>

Tab. 9.1 Fortsetzung

Name der Krankheit (Eponym)	Enzymdefekt/Speichermaterial	Klinik/Pathologie	bislang beschriebene Spezies und Rassen
MPOS II (Hunter-Syndrom)	Iduronat-2-Sulfatase	Makrodaktylie, Korneadystrophie, Osteopenie, neurologischer Verfall/lamelläre, PAS-positive zytoplasmatische Akkumulationen (Endothel, Epithel, Makrophagen)	• Hund
MPOS III und IIIa (Sanfilippo-Syndrom)	N-Acetylglukosamin-6-Sulfatase/Heparansulfat und Ganglioside in Neuronen	Gelenk- und Skelettabnormalitäten, progressive, nicht entzündliche Knochen- und Gelenkerkrankungen, Korneatrübung, Ataxie; Beginn mit 3–6 Monaten	• Ziege (Nubische Ziege) • Hund (Schipperke, Huntaway-Hund)
MPOS VI (Maroteaux-Lamy-Syndrom)	Arylsulfatase B (syn.: N-Acetylgalactosamin-4-Sulfatase)/Dermatansulfat	Dwarfismus, faziale Dysmorphien mit epiphysärer Dysplasie; phänotypisch mit 2 Monaten manifest/lysosomale Einschlüsse in zahlreichen Organen	• Hund • Katze (Siam, Hauskatze)
MPOS VII („sly disease")	β-Glucuronidase/Heparan-, Dermatan- und Chondroitin-4- und -6-Sulfat	Dwarfismus, ZNS-Störungen, epileptiforme Anfälle; Beginn mit ca. 3 Monaten/Vakuolen in Lymphozyten, Schaumzellen in allen Organen, „Zebra bodies" in Neuronen	• Hund • Katze
neuronale Ceroid-Lipofuszinose (NCL, „batten disease")	heterogene Gruppe, nicht für alle Spezies bestimmt; neuronales Lipofuszinose-Gen bzw. Cathepsin-D-Gen; Arylsulfatase G-Gen/Untereinheit C der mitochondrialen ATP-Synthase	heterogenes Bild, langsam progrediente ZNS-Störungen; Beginn postnatal bzw. mit 7–36 Monaten oder noch später/Gehirn- und Retinatrophie, autofluoreszierendes PAS-positives Pigment in Neuronen und zahlreichen anderen Zellen inkl. Makrophagen	• Hund (Chihuahua, Dackel, Englischer Springer Spaniel, Saluki, Dalmatiner, Border Collie, Tibet-Terrier, American Staffordshire Terrier, Mischlinge) • Katze (Siam) • Rind (Devon) • Schaf (South-Hampshire, Merino) • Ziege (Nubische Ziege) • Pferd • Vogel
Mukolipidose II („inclusion cell (I-cell) disease")	N-Acetylglukosamin-1-Phosphotransferase/Makromoleküle, Mucopolysaccharide (sichtbar als lysosomale Einschlüsse = „I-cells")	fazialer Dysmorphismus, Dysostosen, große Pfoten, Steifigkeit der Haut, fehlende Beweglichkeit der Wirbelsäule, Ataxie; Beginn mit 7 Monaten	• Katze (Hauskatze)
„Lafora disease" (Myoklonusepilepsie)	Mutationen im progressiven Epilepsie-Myoklonus (EPM) 2A- und 2B-Gen (kodiert für Laforin, eine Phosphatase, und die Malin-Ubiquitinligase/Polyglukosan)	progressive Myoklonus-Epilepsie; Beginn mit 5 Monaten bis 7 Jahren/Ablagerung von Polyglukosan (Lafora bodies), besonders in Neuronen (basophile Einschlüsse in Perikaryon und Dendriten)	• Hund (Basset, Pudel, Beagle, Zwergdrahthaar-Teckel)

ATP = Adenosin-Triphosphat; EPM = Epilepsie-Myoklonus; GBE = „glycogen branching enzyme"; GM = Gangliosid-Monosialinsäure; GSK = Glykogenspeicherkrankheiten; MPOS = Mukopolysaccharidose; NCL = neuronale Ceroid-Lipofuszinose; PAS = „periodic acid schiff".

Die **Gomen-Krankheit** des **Pferdes** (Neukaledonien) stellt wahrscheinlich eine Vergiftung mit zerebellärer Degeneration und Lipofuszin-Ablagerung in Neuronen und Makrophagen dar.

> **DAS MÜSSEN SIE WISSEN**
>
> Zahlreiche Speicherkrankheiten gehen mit einer Schädigung von Neuronen einher. Die Schadwirkung beruht auf der progressiven Akkumulation nicht metabolisierbarer Stoffe in den Zellen.
>
> Mit Ausnahme einiger Glykogenosen führen hereditäre Speicherkrankheiten überwiegend zu einer lysosomalen Substratakkumulation. Gleiches gilt für umweltbedingte Speicherkrankheiten, die durch Blockade lysosomaler Enzyme durch Phytotoxine hervorgerufen werden und somit nur bei Pflanzenfressern auftreten.
>
> Die exakte Identifikation einer Speicherkrankheit erfordert immer umfangreiche biochemische und molekulargenetische Untersuchungen.

9.2.3 Kreislaufstörungen

Ödem und Blutungen

Aufgrund des nur geringen spaltförmigen Raumes zwischen ZNS, Meningen und Schädelhöhle geht jede Volumenveränderung im ZNS mit Druckalterationen einher.

Hirnödem

> **DEFINITION** Das Hirnödem stellt eine lokale oder diffuse Flüssigkeitseinlagerung dar. Es werden ein zelluläres **zytotoxisches** (hydropische Schwellung der Astrozyten, Status spongiosus) und ein extrazelluläres **vasogenes** Ödem unterschieden.

Ätiologisch kommen unterschiedliche Faktoren in Betracht, z. B.:
- Hydrozephalus
- Vitamin-A-Mangel (verstärkte Sekretion der Zerebrospinalflüssigkeit, verminderte Resorption)
- Wachstumsstörungen
- Tumoren
- Infektionen
- Traumata
- Mangelernährung
- Vergiftungen
- Entzündungen

Mögliche Komplikationen sind:
- sekundäre Malazien
- Herniation des Kleinhirnwurms in das Foramen occipitale magnum mit Kompression der Medulla oblongata, die sogar zu einer hämorrhagischen Infarzierung führen kann
- Einschnürung des Lobus occipitalis unter dem Tentorium cerebelli (Tentoriumzeichen) bei beidseitigem Hemisphärenödem
- Lateralverlagerung des Gehirns mit Deviation der Falx cerebri oder Herniation des Gyrus cinguli unter die Hirnsichel bei unilateralem Ödem

Blutungen

Traumata führen zu epiduralen, subperiostalen, ventrikulären oder parenchymatösen Blutungen. Bei septischen oder allergischen Erkrankungen treten Petechien und Ekchymosen in den Meningen und im Parenchym (Ring- oder Scheibenblutung) auf. Blutungen finden sich auch bei Malazien, z. B. Thiamin-Mangel (Hund, Katze) oder Kohlenmonoxid-Vergiftung. Hämorrhagien infolge von Bluthochdruck, z. B. renale Hypertonie, kommen im Gegensatz zum Menschen nur selten vor. Primäre Gefäßveränderungen, z. B. Teleangiektasien oder Aneurysmen, sind als Blutungsursache selten.

Ischämie und Anoxie

Neuronen und Oligodendrozyten weisen eine ausgeprägte und Astrozyten eine mäßige Empfindlichkeit gegenüber Ischämie bzw. Anoxie auf, wohingegen Mikroglia und Gefäße am wenigsten vulnerabel sind. Verschiedene Noxen (z. B. Narkosezwischenfälle, Epilepsie) gehen mit diffusen oder lokalen Hirnschäden infolge einer mangelhaften Sauerstoffversorgung einher. Im Gegensatz zum Menschen spielen ZNS-Infarkte durch Atherosklerose (z. B. Hunde mit Hypothyreose) oder Gefäßobstruktionen nur eine untergeordnete Rolle. ZNS-Infarkte entstehen gelegentlich auf embolischer (Endokarditis) und nur selten auf primär thrombotischer Basis. Pathogenetisch kommt es bei Ischämie und Anoxie zu einer hämorrhagischen Malazie und später zur Kavernenbildung mit astroglialer Demarkierung.

Postnarkotische hämorrhagische Myelopathie

Diese Veränderung, die auch als **Hämatomyelie** bezeichnet wird (**Abb. 9.15**), tritt v. a. bei jüngeren **Pferden** während längerer Operationen in Rückenlage besonders im thorakalen Rückenmark infolge spinaler Abflussstörungen mit hämorrhagischer Infarzierung auf. Als Folge werden Querschnittslähmungen in der postnarkotischen Aufwachphase beobachtet.

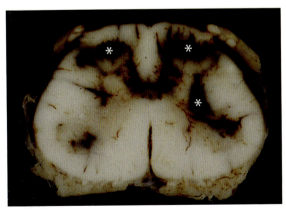

Abb. 9.15 Postnarkotische Hämatomyelie bei einem Pferd mit Einblutungen in die dorsalen Rückenmarksanteile (*; formalinfixiertes Präparat).

Embolien

Die **fibrokartilaginäre Embolie** (Abb. 9.16) verursacht im Rückenmark Infarkte (embolische Myelopathie) mit plötzlichen Bewegungsstörungen bis zur Querschnittslähmung, v. a. bei großwüchsigen **Hunderassen, Schweinen** und **Kaninchen**. Das embolische Material stammt wahrscheinlich vom metaplastisch verknorpelten Nucleus pulposus, von der Knorpelendplatte des Wirbelkörpers, vom Anulus fibrosus oder den knorpeligen Epiphysen. Es gelangt nur unter erheblicher Druckeinwirkung in die Zirkulation. Der genaue Pathomechanismus ist ungeklärt.

Bakterien- oder Parasitenemboli können zu Thrombophlebitis und Abszessbildung führen.

„Barker"-Syndrom

Fohlen mit neonatalem „maladjustment"-Syndrom („Barker"-Syndrom) zeigen ischämische laminare Nekrosen. Dies bedeutet, dass bestimmte Schichten von Neuronen in der Großhirnrinde eine prominente bandartige Nekrose vermutlich infolge einer Hypoxie durch eine plazentare Insuffizienz zeigen.

Zerebrospinale Angiopathie

Die zerebrospinale Angiopathie bei der *E. coli*-Enterotoxämie (Ödemkrankheit) des **Schweines** führt im ZNS zu fibrinoiden Gefäßwandnekrosen mit Permeabilitätsstörungen und sekundären Malazien.

Clostridium-perfringens-Typ-D-Enterotoxämie

Bei der *Clostridium-perfringens*-Typ-D-Enterotoxämie des **Schafes** entwickeln sich bilateral Ödeme und Malazien im Hirnstamm (Abb. 9.17).

Zerebrospinale Vaskulitiden

Sie kommen bei Infektionskrankheiten, z. B. Schweinepest (S. 182), Bösartiges Katarrhalfieber (S. 33), oder Autoimmunerkrankungen vor. Beim **Schwein** mit Polyarteriitis nodosa (S. 187) sind auch die zerebralen Arterien beteiligt.

Vergiftungen

Bei der **„Ryegrass"-Vergiftung** von **Schaf** und **Rind** (Australien, Südafrika) mit dem toxinproduzierenden Bakterium *Clavibacter toxicus* kommt es zu erhöhter Erregbarkeit, Gangstörungen und Krampfanfällen infolge einer erhöhten Gefäßpermeabilität.

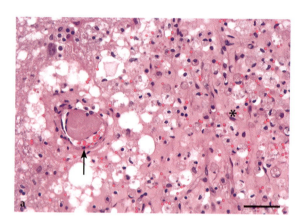
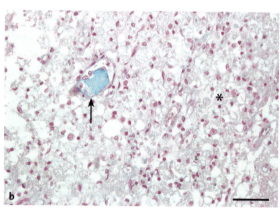

Abb. 9.16 Fibrokartilaginäre Embolie im Rückenmark bei einem Hund; Embolus (→), Myelomalazie (*) mit Axonschwellungen.
a HE-Färbung; Balken = 100 µm.
b Alcianblau-Färbung; Balken = 100 µm.

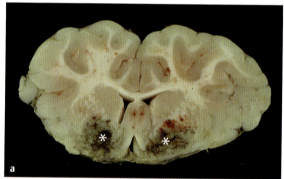
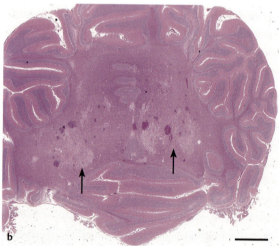

Abb. 9.17 Clostridien-Enterotoxämie bei einem Schaf.
a Transversalschnitt durch das formalinfixierte Gehirn in Höhe des parietalen Cortex cerebri; bilaterale Enzephalomalazie mit Blutungen im Globus pallidum und Putamen (*).
b Bilateral umschriebene Malazien im Kleinhirnmark (→), HE-Färbung; Balken = 500 µm.

Die **Schwefelwasserstoff-Vergiftung** des **Rindes** durch Güllegas führt zu einer zerebralen Neuronennekrose durch die H_2S-Bindung an eisenhaltige mitochondriale Enzyme.

Zyanid hemmt die Enzyme der Atmungskette, sodass nach experimenteller Vergiftung Nekrosen in grauer oder weißer Substanz auftreten können.

> **DAS MÜSSEN SIE WISSEN**
>
> Das **Hirnödem** stellt eine unspezifische Reaktion auf verschiedene Noxen dar. Es lassen sich ein zelluläres zytotoxisches und ein extrazelluläres vasogenes Ödem unterscheiden. Ödeme wie auch Blutungen gehen mit intrakranieller Druckerhöhung einher und können weitere ZNS-Alterationen hervorrufen.
>
> Vergiftungen, Infektionen, Embolien aber auch Narkosezwischenfälle können zu einer mangelhaften Sauerstoffversorgung des ZNS führen. Die **Ischämie** resultiert dabei entweder aus einer Schädigung der Gefäße oder einer direkten Hemmung der mitochondrialen Enzyme. Die Vulnerabilität von Neuronen und Oligodendrozyten gegenüber hypoxischen Zuständen ist höher als die von Astrozyten.

9.2.4 Traumatische Schädigungen

Traumatische Schädigungen des ZNS beinhalten **Commotio**, **Compressio** und **Contusio cerebri**, **Contrecoup**-Blutungen, gedeckte und offene **Schädelfrakturen** sowie **Lazerationen**. Penetrierende Fremdkörper (z. B. Geschosse), Parasiten oder Traumata (z. B. Hundebiss) kommen als direkte Ursachen infrage. Indirekt können Luxationen, Bandscheibenvorfälle sowie Frakturen der Wirbelsäule zu einer sekundären Beteiligung des Rückenmarks führen.

■ Bandscheibenvorfälle

Es werden 2 Typen von Bandscheibenvorfällen (S. 364) unterschieden (**Hansen Typ 1 und Typ 2**). Sie stellen beim **Hund** die häufigste Ursache für degenerative Schäden des Rückenmarks dar. Besonders chondrodystrophe Rassen (z. B. Dackel, Pekingese) neigen zu einer frühen kartilaginären Metaplasie des Nucleus pulposus mit dystrophischer Verkalkung und konsekutiver Protrusion (fokale Einengung im Wirbelkanal) oder projektilartigem Prolaps des Nucleus pulposus in den Wirbelkanal (Extrusion; flächige Ausbreitung des Detritus im Spatium epidurale). Diese als **Hansen Typ 1** bezeichneten Veränderungen sind v. a. im Brust- und Lendenbereich lokalisiert. Der **Hansen Typ 2** kommt überwiegend bei nicht chondrodystrophen, aber auch chondrodystrophen Hunderassen vor. Selten tritt er bei **Katzen**, **Pferden** und anderen Spezies auf. Es kommt nur an einzelnen Bandscheiben, möglicherweise durch traumatische Einwirkungen induziert, zu Zerreißungen im Anulus fibrosus und fibröser Metaplasie des Nucleus pulposus.

Der direkten („primary injury") mechanischen Schädigung folgt ein heterogenes Spektrum verzögerter Gewebealterationen („secondary injury"; Abb. 9.18). Die Patienten leiden oft unter irreparablen spinalen neurologischen Ausfällen mit Ödemen, Axonopathie, dilatierten Myelinscheiden und Nekrosen. Ältere Rückenmarksquetschungen können eine sanduhrförmige Atrophie zeigen.

> **KLINISCHER BEZUG** Traumatische ZNS-Schädigungen führen häufig zu einem pathogenetischen Teufelskreis: Kompression → verminderte Perfusion → Blutstase/Hyperämie → erhöhter hydrostatischer Druck → Ödem → Volumenzunahme → Druckerhöhung → weitere Kompression.

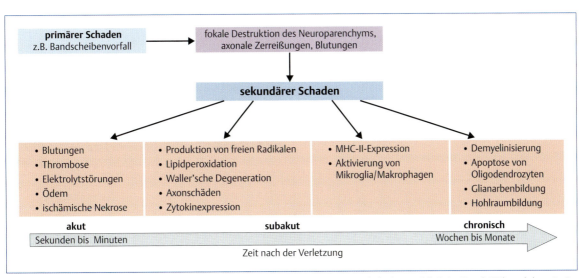

Abb. 9.18 Pathogenese und Verlauf einer Rückenmarksverletzung am Beispiel des Bandscheibenvorfalls beim Hund. Während der primäre Schaden („primary injury") meist nur vergleichsweise geringe Auswirkungen auf die Integrität des Neuroparenchyms besitzt, führen sich selbst unterhaltende autodestruktive Prozesse (sekundärer Schaden, „secondary injury") zu lang anhaltenden Veränderungen im verletzten Rückenmarksgewebe. Sie umfassen früh einsetzende vaskuläre Störungen, biochemische Prozesse und Axonschäden. Darüber hinaus kommt es zu einer pro-inflammatorischen Immunantwort mit Aktivierung von Haupthistokompatibilitätskomplex(MHC)-II-exprimierenden Mikroglia/Makrophagen. Während die primäre Verletzung einen fokalen Schaden induziert, breiten sich die Veränderungen, beginnend in der subakuten Phase, zunehmend in kranialer und kaudaler Richtung aus.

Spinale Ataxie

Die spinale Ataxie des **Pferdes** (Wobbler-Syndrom) tritt v. a. bei jüngeren Tieren mit Läsionen im 3.–7. Zervikalsegment auf. Sie kann durch eine statische Verengung des Wirbelkanals (z. B. Wirbelkörperdeformation, Kapselvorwölbung der Wirbelgelenke) oder durch Bewegung (dynamischer Wobbler; extreme Ventroflexion) zustande kommen.

> **KLINISCHER BEZUG** Die Wallersche Degeneration oberflächlicher zervikaler Bahnen (**Abb. 9.19**) verursacht eine Ataxie der Hintergliedmaßen, obwohl die Alterationen im Halsmark lokalisiert sind. Anatomie verlasse mich nie!

Zervikale Spondylomyelopathie

Dieses Krankheitsbild ist bei jungen Hunden (Dogge, Dobermann, Basset) bekannt und ähnelt morphologisch, ätiologisch und pathogenetisch der spinalen Ataxie des Pferdes.

> **DAS MÜSSEN SIE WISSEN** ✖
>
> Direkte Schädigungen des ZNS (Fremdkörper, Parasiten, Traumata) führen zu Commotio, Compressio und Contusio cerebri, zu Blutungen und evtl. zu Schädelfrakturen.
> Deformationen oder Frakturen von Wirbelkörpern, Luxationen und Bandscheibenvorfälle können sekundär das Rückenmark schädigen.

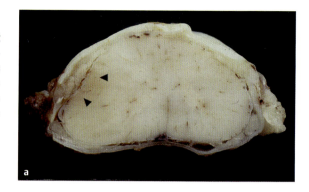

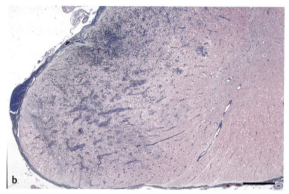

Abb. 9.19 Rückenmarksquerschnitt von einem Pferd mit unilateraler chronischer degenerativer Myelinopathie (Wobbler).
a Makroskopisch: Asymmetrie des Rückenmarks mit bräunlicher Färbung lateraler Funiculi infolge Blutungen (→; formalinfixiertes Präparat).
b Histologisch: Fibrose, Gliose und Gefäßproliferation im geschädigten Rückenmark, Azan-Färbung; Balken = 400 μm.

9.2.5 Degenerative Veränderungen

Der **postnatal erworbene** Hydrozephalus (S. 289) kann sich infolge verschiedener Prozesse entwickeln.

Altersabhängige Degenerationen

Die klinische Relevanz dieser Veränderungen hängt von ihrer Lokalisation und dem Ausmaß ab. Ggr. Manifestationen sind in der Regel ohne klinische Bedeutung.

Als Folge einer Altersatrophie des Hirngewebes kann sich ein Hydrocephalus ex vacuo (S. 289) entwickeln.

Die **Fibrose** der Leptomeninx und knöcherne (**ossäre**) **Metaplasie** der spinalen Dura mater (früher: ossifizierende Pachymeningitis) gehören zu den Altersmetamorphosen. Die Duraverknöcherung stellt besonders bei alten großwüchsigen **Hunden** (Deutscher Schäferhund, Boxer) eine Metaplasie dar, die nur selten zu Rückenmarks- oder Nervenwurzelkompressionen führt. Weiterhin werden bei alten Hunden mineralisierte, nur mikroskopisch sichtbare Knötchen in der Meninx, **Psammom-Körperchen**, eine Verknöcherung des Tentorium membranaceum cerebelli und der Falx cerebri sowie eine erhöhte Kollagenablagerung im Plexus choroideus beobachtet.

Siderokalzinosen treten bei alten **Pferden** in den Wänden meningealer und parenchymatöser Gefäße auf.

Cholesteringranulome (**Cholesteatom**; Abb. 9.20) entstehen wahrscheinlich infolge rezidivierender Blutungen und Cholesterinausfällungen mit Infiltration von Makro-

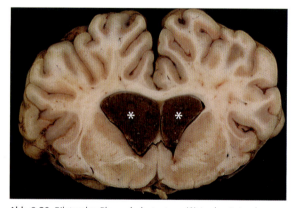

Abb. 9.20 Bilaterales Plexuscholesteatom (*) in den Lateralventrikeln eines Pferdes (formalinfixiertes Präparat).

phagen (Schaumzellen). Sie finden sich beim **Pferd** besonders im Plexus des 4. Ventrikels, aber auch der Lateralventrikel, in denen es durch Verlegung des Foramen (F.) interventriculare zu einem Hydrocephalus internus kommen kann.

Eine **Atrophie** des ZNS kann sich infolge von raumfordernden oder degenerativen Prozessen entwickeln. Die senile Atrophie des ZNS ist klinisch wahrscheinlich erst im sehr späten Stadium bzw. bei starker Ausprägung relevant. Das atrophische Gehirn ist kleiner, die Sulci sind erweitert, die Gyri schmaler und die Ventrikel erweitert (Hydrocephalus ex vacuo). Eine fokale Atrophie kann sich bei lokalkompressiven Prozessen entwickeln.

Beim **Hund** treten im Gehirn, v. a. im Hippokampus und Gyrus dentatus, ab einem Alter von 8 Jahren häufig diffuse **Plaques** (Amyloid-β-Proteinablagerungen) auf, jedoch kaum senile Plaques und keine neurofibrillären Bündel, wie sie bei der Alzheimer-Erkrankung des Menschen vorkommen.

Bei alten **Hunden**, beginnend ab dem 8. Lebensjahr, findet sich v. a. in der Meninx, aber auch in anderen Gefäßen des ZNS eine **kongophile Angiopathie** (Amyloid-β-Proteinablagerung), die nur selten mit Ringblutungen oder massiven Hämorrhagien einhergeht.

Altersabhängige Verhaltensänderungen mit alzheimerähnlicher Symptomatik beim **Hund** zeigen kein den menschlichen Patienten adäquates morphologisches Korrelat.

■ Malazie

Die Begriffe **Nekrose** und **Malazie** werden im ZNS oft synonym verwendet.

> **DEFINITION** Im engeren Sinne beschreibt Malazie eine makroskopisch erkennbare Erweichung des Nervengewebes.

Enzephalo- und Myelomalazie bezeichnen nekrotische Veränderungen in Gehirn bzw. Rückenmark. Durch die Präfixe **Polio-** oder **Leuko-** kann eine topografische Spezifikation hinsichtlich grauer oder weißer Substanz erfolgen, z. B. Polioenzephalomalazie oder Leukomyelomalazie. Malazien treten im ZNS häufig auf und es dauert bis zu 12 Stunden, bevor sie makroskopisch erkennbar werden. Unabhängig von der Noxe kommt es nach dem Gewebeuntergang (Kolliquationsnekrose) zur Abräumreaktion (mobile Resorption) und Ausheilung (Astrogliose) häufig unter Zystenbildung. Im fetalen Gehirn entstehen Hydran- und Porenzephalie. Bei einigen Erkrankungen, z. B. Thiamin-Mangel, ist die Malazie die primäre und einzige Läsion, während sie bei anderen, z. B. Krampfleiden, als Konsekutivläsion im Kontext mit anderen Schäden auftritt. Malazien können auch spontan möglicherweise infolge endogener (hepato-, nephro- und pankreatogener) und exogener Vergiftungen vorkommen.

Enzephalomalazie

Periventrikuläre Leukomalazie der Neugeborenen

Besonders bei neonatalen **Lämmern** und **Zicklein** können intraventrikuläre Blutungen, Ventrikeldilatationen und Malazien der weißen Substanz, die nicht nur auf das Zerebrum beschränkt sind, auftreten. Sie können als Hydranenzephalie oder Hydrozephalus (fehl-)diagnostiziert werden. Pathogenetisch wird eine Fragilität der periventrikulären Gefäße vermutet. Betroffene Neonaten sind kleiner und können sich normal entwickeln oder es kommt zu Totgeburten bzw. perinatalen Todesfällen.

Fokale symmetrische Enzephalomalazie

Schweine können nach Aufnahme von *Aeschynomene indica* (Unkraut auf Reisfeldern) eine fokale symmetrische Enzephalomalazie (Kleinhirnmark-, Vestibularkerne) zeigen.

Polioenzephalomalazie

Die Polioenzephalomalazie (syn. **zerebrokortikale Nekrose, CCN**) bei jüngeren **Wiederkäuern** führt zu laminaren Nekrosen juxtamedullärer Neuronen der Großhirnrinde und einer Ödematisierung des Neuropils, die zu einer diffusen Hirnschwellung führen. Die Nekrosen zeigen im unfixierten Hirngewebe unter UV-Strahlung eine gelb-weiße Autofluoreszenz der Lipidabbauprodukte (Abb. 9.21). Betroffene Tiere zeigen zentrale Blindheit, Apathie, Festliegen, Bulbärparalyse, Krämpfe, Opisthotonus und verenden innerhalb weniger Tage. Mögliche Ursachen sind:

- Imbalance von thiaminbildenden und thiamindestruierenden Keimen im Pansen zugunsten Letztgenannter mit Bildung von Thiaminase (z. B. *Bacillus thiaminolyticus*). Dies führt zu einem Thiaminmangel (Vitamin B_1).
- Störung des Thiaminstoffwechsels
- Aufnahme von Thiaminantagonisten in Pflanzen (z. B. Schachtelhalm, Sojabohnen, Flavonoide in Adlerfarn, Heidekraut, Zwiebeln, Hopfen), Antiparasitika (Tiabendazol, Pyritiamin) oder Kokzidiostatika (z. B. Amprolium)
- sulfatreiches Wasser (z. B. Kalziumsulfat) oder Futter (z. B. Melasse)
- längerer Wasserentzug und anschließend unkontrollierter Wasserzugang (ähnlich der Kochsalzvergiftung beim Schwein)

Thiamin-(Vitamin-B1-)Mangel

> **KLINISCHER BEZUG** Ein primärer Thiamin-Mangel kann bei Karnivoren vorkommen, während Herbivoren durch ihre Vormagen- und/oder Darmflora den Eigenbedarf decken. Bei Herbivoren können jedoch sekundäre Mangelsituationen auftreten.

Beispielsweise entstehen nach Adlerfarnaufnahme beim **Pferd** neurologische Störungen. Insbesondere autolytische Fische und Fischabfälle sind typische Thiaminasequellen für **Katzen** und **Pelztiere**, die zu bilateral-symmetrischer Polioenzephalomalazie (**Chastek-Paralyse**), Blutungen, Astrogliose in den paraventrikulären Kerngebieten und im kaudalen Mesenzephalon führen. Neben einem erhöhten Sulfatgehalt in der Nahrung kann bei der Fertigfutterherstellung für **Hund** und **Katze** durch Erhitzen über 100 °C ein Thiamin-Defizit auftreten.

Nigropallidale Enzephalomalazie

Die nigro-pallidale Enzephalomalazie des **Pferdes** entwickelt sich nach längerer Aufnahme von *Centaurea* spp., z. B. der Sommer-Flockenblume („yellow star thistle"). Das mutmaßliche Neurotoxin Repin führt über eine Glutathion-Depletion zu oxidativem Stress. Betroffene Pferde zeigen permanente Kaubewegungen, Inkoordination der Zun-

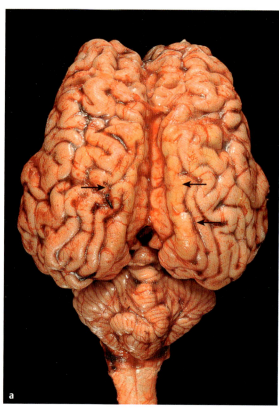
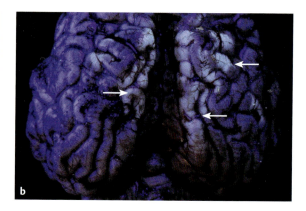
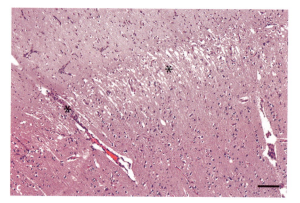

Abb. 9.21 Zerebrokortikalnekrose bei einem Rind.
a Bilaterale Gelbfärbung dorsaler Gyri (→).
b Autofluoreszenz betroffener Anteile aus **Abb. 9.21a** bei Betrachtung unter UV-Strahlen.
c Neuronale Nekrosen kortikaler Neuronen mit Status spongiosus des Neuropils in betroffenen Bereichen (*), HE-Färbung; Balken = 250 µm.

ge, gestörte Futteraufnahme sowie Nekrosen in der Substantia nigra und im Globus pallidus.

Wasserentzugsenzephalopathie

Eine Kochsalzvergiftung kann sich beim **Schwein** infolge eines erhöhten Angebots in der Nahrung bei gleichzeitig unzureichender Wasserversorgung oder bei Standardfütterung und mangelhafter Wasserversorgung (z. B. Zufrieren der Leitungen) entwickeln. Epileptiforme Anfälle, Krämpfe, Kreisbewegungen, Kopfpressen und plötzliche Todesfälle gehen mit einer laminaren Nekrose der mittleren kortikalen Neuronenschicht, perivaskulären Infiltrationen von eosinophilen Granulozyten und einem Hirnödem einher (**Abb. 9.22**). Bei **Rindern** führt eine Kochsalzvergiftung (z. B. Milchaustauscherkonzentrat) zu respiratorischen und neurologischen Störungen (Blindheit, Ataxie). Sie entwickeln nach anschließend unkontrollierter Wasseraufnahme ein tödliches Hirnödem.

Mykotoxische Leukoenzephalomalazie

Die mykotoxische Leukoenzephalomalazie beim **Pferd** („moldy corn poisoning") entwickelt sich nach Aufnahme von schimmelpilzhaltigem Mais (*Fusarium* spp.). Das Neurotoxin Fumonisin B1 verursacht Benommenheit, Seh- und Schluckstörungen sowie Nekrosen der zerebralen weißen Substanz.

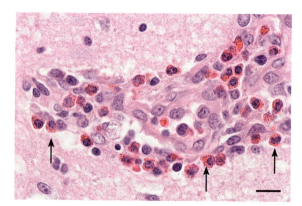

Abb. 9.22 Kochsalzvergiftung bei einem Schwein mit perivaskulären Infiltraten vorwiegend aus eosinophilen Granulozyten (→), HE-Färbung; Balken = 15 µm.

Eine Bleivergiftung (Farben, Batterien) führt v. a. beim **Rind** zu Muskeltremor und tollwutähnlichen Symptomen (Hyperästhesie, Kopfpressen, Blindheit, Krämpfe, Festliegen und rascher Tod). Bei verzögertem Krankheitsverlauf finden sich Petechien, Stauungshyperämie, aplastische Anämie, laminare zerebrale Nekrosen und in den renalen Tubulusepithelien säurefeste intranukleäre Einschlüsse. Diese sind von den bei gesunden Hunden nachweisbaren, ebenfalls säurefesten intranukleären, kristalloiden Einschlüssen in den Tubulusepithelien der Niere (finden sich

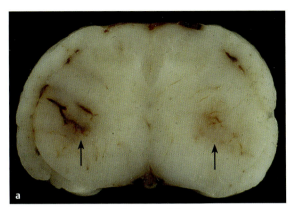
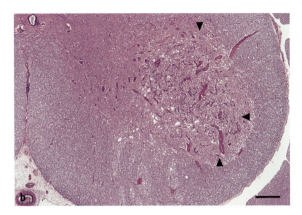

Abb. 9.23 Selenvergiftung bei einem Schwein.
a Bilaterale Poliomyelomalazie in der Intumescentia cranialis (→; formalinfixiertes Präparat).
b Histologisch: Poliomyelomalazie mit resorptiver Entzündung (▶), Gefäßproliferation und Gliose, HE-Färbung; Balken = 400 µm.

auch in der Leber; „brick inclusions") abzugrenzen. Die meist chronische Bleivergiftung beim **Pferd** geht mit laryngealer und pharyngealer Paralyse sowie Ausfällen der Kopfnervenfunktion einher.

Myelomalazie

Fokale symmetrische Poliomyelomalazie

Eine Poliomyelomalazie unbekannter Ursache und Pathogenese tritt bei **Schafen** bis 18 Monaten in Afrika in den Ventralhörnern der Intumescentia cervicalis auf. Sie führt zu Paresen oder Paralysen (Vordergliedmaßen). Eine ähnliche Erkrankung mit Läsionen in der Intumescentia lumbalis findet sich bei **Ziegen** (Kalifornien).

Selenvergiftung

Die Vergiftung verusacht beim **Schwein** Malazien in den Ventralhörnern (Abb. 9.23) der Intumescentia cervicalis und lumbalis sowie in Kerngebieten des Hirnstamms. Sie resultiert in einer spinalen Ataxie und Tetraplegie.

Poliomyelomalazie

Bei Ayrshire-Kälbern ist eine Poliomyelomalazie unklarer Ursache in der Intumescentia lumbalis beschrieben.

> **DAS MÜSSEN SIE WISSEN**
>
> Altersabhängige Degenerationen sind vielgestaltig, führen aber vergleichsweise selten und nur bei hgr. Ausprägung zu klinischen Manifestationen.
> Enzephalo- und Myelomalazie bezeichnen nekrotische Veränderungen in Gehirn bzw. Rückenmark. Durch die Präfixe Polio- oder Leuko- kann eine topografische Spezifikation hinsichtlich grauer oder weißer Substanz erfolgen. Ursächlich kommen verschiedene Toxine, ein primärer oder sekundärer Vitamin-B-Mangel und eine Vergiftung mit Kochsalz oder Selen infrage. Bei einigen Malazieformen bleibt die Pathogenese ungeklärt.

9.2.6 Neurono- und Axonopathien

> **KLINISCHER BEZUG** Neurologische Störungen müssen nicht zwangsläufig mit strukturellen Veränderungen einhergehen. Toxine, die mit einer Synapsenfunktion interferieren (z. B. Botulinum-, Tetanustoxin, Strychnin), können trotz fehlender morphologischer Alteration zu einem tödlichen Krankheitsverlauf führen.

Bestimmte Erbkrankheiten (z. B. hereditärer Myoklonus: peruanische Paso-Pferde, Poll-Hereford-Rinder) mit einem Transmitter- oder Rezeptorverlust und zahlreiche Pflanzenvergiftungen gehen ohne morphologische Befunde einher.

> **DEFINITION** Als neurodegenerative Erkrankungen werden nicht entzündliche Alterationen zusammengefasst, die entweder das gesamte Neuron (**Neuronopathie**) oder selektiv das Axon (**Axonopathie**) betreffen.

Myelinscheiden werden von Oligodendrozyten bzw. Schwann-Zellen gebildet und umgeben Axone im ZNS bzw. PNS. Funktionell besteht eine innige Interaktion zwischen Myelinscheide und Axon (Abb. 9.24). Der Myelinverlust wird als Entmarkung (syn. Demyelinisierung) bezeichnet, die primär oder sekundär sein kann. Axonopathien bezeichnen degenerative Prozesse, die durch Schwellungen, Fragmentierungen und segmentalen Verlust gekennzeichnet sind. Axonale Schwellungen entstehen durch Neurofilamentakkumulationen und werden als **Sphäroide** bezeichnet (Durchmesser > 120 µm). **Torpedos** stellen eine Sonderform der Sphäroide im proximalen Axonbereich der zerebellären Purkinje-Zellen dar.

■ Zentrale Neurono- und Axonopathien

Vitamin-A-Mangel kann zu einer Kompressionsatrophie durch eine kranielle Knochenentwicklungsstörung mit erhöhtem Hirndruck, Verlagerung des Kleinhirns in das Foramen occipitale magnum und Wallerscher Degeneration

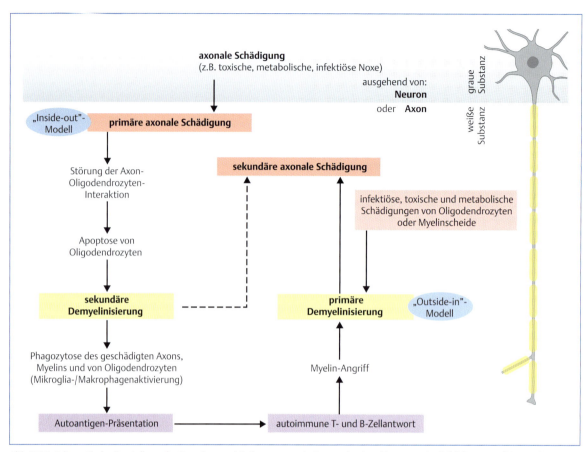

Abb. 9.24 Schematische Darstellung der Ursachen und Pathogenese primärer und sekundärer axonaler Schädigung und Demyelinisierung im zentralen Nervensystem.

Neurone, Axone und Myelinscheiden zeichnen sich durch sehr komplexe Interaktionen aus, deren Schädigung in klinischen Symptomen, z. B. Paresen und Paralysen, resultieren kann. Pathogenetisch wird sowohl beim Axon- als auch Myelinschaden eine primäre und sekundäre Genese unterschieden. Als **primäre Entmarkung** (Demyelinisierung) werden die direkte Zerstörung der Myelinscheide oder der sie bildenden Zellen bezeichnet. Diese Läsionen führen sekundär zu einem Axonschaden. Folgt einem primären Axonschaden ein Myelinverlust, spricht man von **sekundärer Entmarkung**. Die Axon-Myelin-Interaktion lässt sich anhand des „inside-out"- (primärer Axonschaden, sekundäre Entmarkung) und „outside-in"- (primäre Entmarkung, sekundärer Axonschaden) Modells darstellen. Als **„by-stander"-Entmarkung** wird ein Kollateralschaden bei einer entzündlichen Reaktion bezeichnet, z. B. durch freie Radikale, die nicht primär gegen die Myelinscheide oder diese bildende Zellen gerichtet sind.

Während eine primäre Entmarkung nur bei wenigen Erkrankungen der Haustiere vorkommt, z. B. Staupe und Visna, findet sich eine sekundäre Demyelinisierung bei zahlreichen Veränderungen. Als Ursache für eine primäre Axonschädigung kommen Virusinfektionen, Toxine, metabolische Störungen, aber auch traumatische Prozesse, z. B. Bandscheibenvorfall, infrage. Anschließend kommt es zu einer sekundären Demyelinisierung („inside-out"-Modell). Die bei einem derartigen Prozess freigesetzten Antigene können Autoimmunreaktionen („epitope spreading") initiieren. Die dadurch ausgelöste Immunantwort kann auch intaktes Myelin zerstören (primäre Demyelinisierung). Entsprechende Veränderungen können sich auch auf der Basis von Schädigung der Oligodendrozyten oder der Myelinscheide entwickeln. Nachfolgend kommt es dann zu einer Alteration des Axons („outside-in"-Modell). Häufig ist bei fortgeschrittenen Veränderungen auch eine Kombination beider Modelle feststellbar.

des N. opticus (Stenose des Canalis opticus) bei Jungtieren (Kalb, Schwein, Löwe) führen.

Eine **Vergiftung mit organischen Quecksilberverbindungen** stellt die häufigste Form des **Merkurialismus** dar. Bei der chronischen Form (Schwein, Rind) gibt es neurologische Störungen ähnlich denen der Bleivergiftung erst Wochen nach der Giftaufnahme. Es entstehen laminare Nekrosen in der Großhirnrinde, ein Ödem der weißen Substanz, eine Degeneration zerebellärer innerer Körnerzellen, fibrinoide Medianekrosen leptomeningealer Arterien sowie eine Tubulonephrose und Degeneration kardialer Purkinje-Fasern. Die Quecksilbervergiftung infolge von industriell verseuchten Fischen in Japan wird bei **Katzen, Vögeln** und Menschen als „minamata disease" bezeichnet.

Eine **akute Thalliumvergiftung** verursacht bei Hund und Katze Ataxien, Parästhesien und Erblindung. Diese sind auf eine spinale Entmarkung, Gliose und Wallersche Degeneration in den vegetativen Nerven zurückzuführen.

Palmfarne (*Cycadales*) enthalten Cycasin und β-Methyl-Amino-L-Alanin, die neben anderen Verbindungen eine Hinterhandataxie von Rindern und Schafen („Zamia staggers") infolge einer distalen axonalen Schädigung aszendierender Fasern verursachen. Gehäufte Fälle der Alzheimer- und Parkinson-Krankheit sowie der amyotrophen Lateralsklerose bei Menschen werden auf eine Vergiftung durch Palmfarn-Produkte zurückgeführt (Guam-Demenz).

Ein Pilz, *Neotyphodium lolii*, im Weidelgras („perennial rye-grass", *Lolium perenne*) produziert Lolitreme, die bei

Rind, Schaf und Pferd (Europa, Australien) eine **tremorogene Mykotoxikose** verursachen. Sie geht mit Kopfzittern, Inkoordination, tetanischen Krämpfen und axonaler Torpedo-Bildung (proximale Axonopathie) in zerebellären Purkinje-Zellen einher.

Die **equine degenerative Myeloenzephalopathie** beginnt bei **Pferden** unter 2 Jahren mit Störungen der Propriozeption und Ataxie. Eine diffuse Wallersche Degeneration mit Astrogliose findet sich v. a. in auf- und absteigenden spinalen Bahnen, weniger ausgeprägt in der Medulla oblongata und den Kleinhirnpedunkeln. Möglicherweise handelt es sich um eine primäre Axonopathie, da entsprechende Veränderungen auch im Nuc. cuneatus und Nuc. gracilis vorliegen. Als Ursachen dieser chronischen Erkrankung werden u. a. Vitamin-E-Mangel, Exposition zu Holzschutzmitteln oder Pestiziden erwogen. Bei bestimmten Rassen (Appaloosa, Lusitano, Warmblutpferd, Paso-Fino-Pferde) sind hereditäre Komponenten festgestellt worden.

Axonale Dystrophien sind für **Schaf, Pferd, Hund** und **Katze** beschrieben und durch Sphäroide in verschiedenen ZNS-Regionen gekennzeichnet. Beim Suffolk-Schaf (Kalifornien) entwickeln normal geborene Lämmer wahrscheinlich infolge eines autosomal-rezessiven Erbgangs eine progressive Ataxie mit Festliegen. Betroffen sind der Nuc. thoracicus im Rückenmark, Kerngebiete im Kleinhirnmarklager und Stammhirn (Nuc. cuneatus, Nuc. gracilis). Gleichartige progressive Gangabnormitäten sowie Sphäroide im Mittel-, Rautenhirn und Rückenmark sind für Coopworth-, Romney- und Perendale-Schafe (Neuseeland) und Merino-Schafe (Australien) beschrieben.

Equine neuroaxonale Dystrophien sind bei Morgan-Pferd, Haflinger und Quarter Horse bekannt. Morgan-Pferde zeigen Ataxie der Hintergliedmaßen und Degenerationen im Nuc. cuneatus. Haflinger erkranken progressiv mit 4 Monaten und zeigen Veränderungen im Nuc. cuneatus, gracilis, intermediomedialis und thoracicus.

Canine neuroaxonale Dystrophien sind bei vielen Rassen bekannt (z. B. Rottweiler, Collie, Englischer Cocker Spaniel, Chihuahua, Papillon, Boxer, Deutscher Schäferhund, Jack Russell Terrier, Perros de agua Español). Beim Rottweiler wird ein autosomal-rezessiver Erbgang dieser sensorischen Ataxie vermutet, die sich in Hyper- und Dysmetrie (Vordergliedmaßen), Kopftremor und später Nystagmus äußert. In den Dorsalwurzelzonen des gesamten Rückenmarks, den Vestibularkernen, dem sensorischen Anteil des Trigeminuskerns und Nuc. geniculatus lateralis et medialis dominieren Sphäroide. Auch beim Collie liegt der mit 2–4 Monaten beginnenden Ataxie vermutlich ein autosomal-rezessiver Erbgang zugrunde. Sphäroide finden sich in den Vestibularkernen und im Kleinhirnmarklager. Bei Perros de agua Español wurde eine Mutation im „tectonin beta-propeller repeat-containing protein 2"-(*TECPCR2*-)Gen festgestellt, die klinisch zu Ganganomalien und Verhaltensänderungen führt und morphologisch mit Sphäroiden in der grauen Substanz des ZNS einhergeht.

Die möglicherweise **hereditäre degenerative Radikulomyelopathie** von adulten deutschen Schäferhunden und anderen großrahmigen **Hunderassen** stellt eine langsam progressive Axonopathie von Rückenmark und selten auch Spinalnerven dar.

Die **multisystemische neuronale Degeneration** von jungen roten **Cocker Spaniels** beginnt mit progressiven Verhaltensstörungen, Ataxie, Tremor und Krämpfen. In zahlreichen Kerngebieten liegt ein bilateral-symmetrischer Verlust von Neuronen mit Sphäroiden vor.

Katzen können verschiedene Formen der **axonalen Dystrophie** mit Sphäroiden in diversen Kerngebieten aufweisen. Die Erkrankung beginnt mit einer progressiven Ataxie in der 5. Lebenswoche und führt zu Seh- und Gleichgewichtsstörungen. Es finden sich Sphäroide v. a. in Kerngebieten des Hirnstamms sowie Neuronenverluste im Hirnstamm, Kleinhirn und Spiralganglion des Innenohrs.

Die autosomal-rezessive **progressive degenerative Myeloenzephalopathie** (syn. „weaver"-Syndrom) des Rindes („Brown Swiss", Braunvieh) besteht in einer progressiven Ataxie mit Verlust der Tiefensensibilität und Festliegen. In der spinalen weißen Substanz liegen diffus Axonverluste, Sphäroide und sekundärer Myelinverlust vor.

Bei der **kongenitalen Axonopathie** der **Friesian-Holstein-Kälber** findet sich eine diffuse Wallersche Degeneration in Rückenmark, Kleinhirnarmen und Kopfnervenwurzeln.

Die neuronale „inclusion body disease" des **japanischen Braunviehs** stellt eine akute neurologische Erkrankung mit eosinophilen zytoplasmatischen Einschlusskörperchen in Neuronen von Mesenzephalon, Pons und Medulla oblongata unklarer Pathogenese dar.

■ Zentrale und periphere Neurono- und Axonopathien

Bei **kleinen Wiederkäuern** (Mittel-, Südamerika) verursachen **Phytotoxine** von Mesquite (Mimosengewächs) Unterkiefertremor, Zungenvorfall und Gewichtsverlust. Zudem entsteht eine Vakuolisierung von Neuronen des Nuc. trigeminus und oculomotorius mit Wallerscher Degeneration von Kopfnerven.

Bei **Rind** und **Schaf** können **Mykotoxine** von *Aspergillus clavatus* Ataxie und Festliegen mit Todesfolge verursachen. Neuronen von Nuc. ruber, vestibularis und Ventralhörnern zeigen zentrale Chromatolyse und spinale Funiculi eine Wallersche Degeneration.

Zu den **Chemikalienvergiftungen** gehört anorganisches Arsen, z. B. in Insektiziden oder Herbiziden, das innerhalb von 1 Tag tödlich sein kann. Protrahiert entwickeln sich Kreislaufstörungen, Durchfall und Krämpfe, die mit Blutungen und gastrointestinalen Ulzerationen einhergehen. Vergiftungen mit organischen Arsenverbindungen treten bei **Schweinen** durch p-Aminophenylarsonsäure (Arsanilsäure) oder 3-Nitro-4-Hydroxyphenylarsensäure (3-Nitro) auf. Erstgenannte führt zu Erythem, Hyperästhesie, Ataxie, Erblindung, vestibulären Symptomen und Muskelschwäche mit Ödemen in zentraler und spinaler weißer Substanz sowie Wallerscher Degeneration peripherer Nerven einschließlich des N. opticus. Letztgenannte verursacht klonische Krämpfe nach Anstrengung und Paraplegie mit Wallerscher Degeneration und distaler Axonopathie im Rückenmark.

Die **enzootische Ataxie** (Syn. „swayback", neonataler Kupfermangel) entwickelt sich auf der Basis eines maternalen bzw. fetalen primären oder sekundären Kupfermangels (oder relativer Molybdänvergiftung: Kupferantagonist) bei

Lamm, Zicklein oder Ferkel. Der Kupfermangel manifestiert sich im ZNS in utero oder in der frühen postnatalen Phase. Die enzootische Ataxie beim Lamm kann kongenital oder erst nach der ersten Lebenswoche („delayed swayback") auftreten. Die kongenitale Form weist bilateral-symmetrische Malazien oder Kavitäten in der zerebralen weißen Substanz auf, während bei der verzögerten Form lytische Läsionen in verschiedenen grauen und weißen Hirnregionen lokalisiert sind. In zahlreichen Kerngebieten finden sich neuronale Degeneration mit Chromatolyse und Zelllyse, distale Axonopathie und Wallersche Degeneration in den Abgängen der ventralen Spinalnerven und der peripheren Nerven. Bei Zicklein tritt „delayed swayback" häufiger auf. Weiterhin bestehen zerebelläre Degenerationen mit Nekrose und Dystopie von Purkinje-Zellen, Verlust der inneren Körnerzellschicht und Wallersche Degeneration. Beim Ferkel dominiert die Wallersche Degeneration.

Bei der Kupfervergiftung finden sich Alterationen in der weißen Substanz bedingt durch eine Schwellung der Makroglia.

Die degenerative Radikulomyelopathie adulter Hunde kommt bei Schäferhund, Pembroke Welsh Corgi und anderen, v. a. großrahmigen Hunderassen vor. Die idiopathische, erst im Alter einsetzende Ataxie und Paraparese geht vermutlich auf hereditäre (z. B. Mutation der Superoxiddismutase 1) und immunvermittelte Faktoren zurück. Axonopathien und Demyelinisierung finden sich im Rückenmark und Hirnstamm.

Motoneuron-Erkrankungen weisen gewisse Parallelen mit der amyotrophen Lateralsklerose (ALS) des Menschen auf und kommen bei bestimmten Rinderrassen, York- und Hampshire-Schweinen, Katzen, Pferden sowie Hunden vor. Für viele Fälle wird ein genetischer Defekt angenommen, jedoch könnte auch ein Vitamin-E-Mangel mit Bildung von freien Radikalen bedeutsam sein. Einige dieser Erkrankungen werden auch als Abiotrophien bezeichnet. Eine ähnliche, ätiologisch unklare, spontane Motoneuron-Erkrankung ist bei Mastschweinen beschrieben (Abb. 9.25). Generelle Kennzeichen sind Neuronendegenerationen und konsekutive neurogene Muskelatrophien.

Eingeteilt werden sie beim Hund in:
- Abiotrophie spinaler und bulbärer Motoneuronen (hereditäre spinale Muskelatrophie: Britischer Spaniel, Rottweiler, Englischer Pointer)
- multisystemische Abiotrophie unter Beteiligung des Kleinhirns (z. B. neuronale Abiotrophie: Schwedischer Lapphund; progressive Neuronopathie: Cairn Terrier, Berner Sennenhund, Miniatur-Pudel, Rough Coated und Border Collie)
- Abiotrophie zerebraler und spinaler Bahnen (Foxterrier, Jack Russell Terrier, Deutscher Schäferhund)

Ähnliche Erkrankungen existieren bei Doggen, Griffon Briquet Vendéens und Salukis.

Bei der hereditären Hyperoxalurie der Katze kommt es neben Nierenveränderungen (Oxalatnephrose) zu Schwellungen im proximalen Axonbereich der spinalen Motoneuronen, dorsalen Wurzelganglien und in intermuskulären Nerven.

Neugeborene Hereford-Kälber mit Stehunfähigkeit, Muskelschwäche und leichtem Tremor werden als „shaker calf" bezeichnet. Falls die Tiere nicht postnatal sterben,

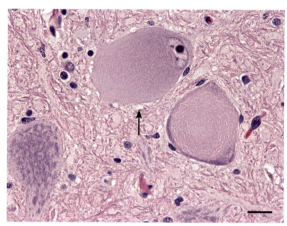

Abb. 9.25 Rückenmark eines Schweines mit spontaner Motoneuron-Erkrankung; neuronale Zellschwellung, totale Chromatolyse und periphere Lokalisation des Kerns (→); links normale Nissl-Substanz in einem unveränderten Neuron; HE-Färbung; Balken = 15 µm.

entwickelt sich eine progressive spastische Paraparese, die in Rückenmark und Hirnstamm mit geschwollenen Neuronen und Sphäroiden infolge exzessiver Akkumulation von Neurofilamenten einhergeht.

Beim erwachsenen Pferd tritt eine idiopathische progressive Erkrankung des unteren Motoneurons („lower motor neuron") mit Tetraplegie, neurogener Muskelatrophie, faszikulären Zuckungen und Abmagerung auf („equine motoneuron disease", EMND). Sie beruht auf einer ursächlich ungeklärten Degeneration (Chromatolyse, eosinophile Einschlüsse) und Verlust von Motoneuronen in Rückenmark, motorischem Kortex, Hirnstamm und peripheren Ganglien. Die Erkrankung zeigt gewisse Parallelen zur „grass-sickness" des Pferdes. Mischformen kommen vor.

DAS MÜSSEN SIE WISSEN

Als neurodegenerative Erkrankungen werden nicht entzündliche Alterationen zusammengefasst, die entweder das gesamte Neuron (Neuronopathie) oder selektiv das Axon (Axonopathie) betreffen.

Neurone, Axone und Myelinscheiden zeichnen sich durch sehr komplexe Interaktionen aus, deren Schädigung in klinischen Symptomen, z. B. Paresen und Paralysen, resultieren kann. Die Axon-Myelin-Interaktion lässt sich anhand des „inside-out"- (primärer Axonschaden, sekundäre Entmarkung) und „outside-in"- (primäre Entmarkung, sekundärer Axonschaden) Modells darstellen. Als „by-stander"-Entmarkung wird ein Kollateralschaden bei einer entzündlichen Reaktion bezeichnet, z. B. durch freie Radikale, die nicht primär gegen die Myelinscheide oder diese bildende Zellen gerichtet sind.

Neurono- und Axonopathien können überwiegend zentral oder zentral und peripher auftreten. Sie werden durch eine Vielzahl von Toxinen oder durch verschiedene Mangelerscheinungen (Vitamin A, E, Kupfer) hervorgerufen. Für tierart- und rassespezifische Verlaufsformen ist oftmals eine hereditäre Genese nachgewiesen, teilweise bleibt die genaue Pathogenese jedoch unklar.

Tab. 9.2 Typ-A- und Typ-B-Formen des porzinen kongenitalen Tremors.

Form des kongenitalen Tremors	Ursache	Pathologische Befunde
Typ A I	KSP-Virus, intrauterine Infektion im mittleren Trimester der Gravidität	Hypomyelinogenese, zerebelläre Hypoplasie
Typ A II	PCV 2 (fraglicher Kausalzusammenhang) oder atypisches Pestivirus (möglicher Kausalzusammenhang)	spinale Hypomyelinogenese
Typ A III	X-Chromosom-vermittelter Gendefekt (Landrasse und Kreuzungen); männliche Ferkel betroffen; Mutation im Proteolipid-protein-Gen	Hypomyelinogenese im ZNS
Typ A IV	autosomal-rezessiver Gendefekt des Fettsäurestoffwechsels (englisches Sattelschwein)	Hypomyelinogenese im ZNS
Typ A V	Organophosphat-Vergiftung (Trichlorfon) zwischen 45. und 63. Graviditätstag	Kleinhirnhypoplasie, Hypomyelinogenese
Typ B	idiopathisch	fehlende neuroanatomische und chemische Defekte

KSP = Klassische Schweinepest; PCV 2 = Porzines Circovirus 2

9.2.7 Myelinopathien

DEFINITION Unter **Hypomyelinogenese** versteht man eine verminderte Myelinbildung, die durch genetische Faktoren, Umwelteinflüsse oder Infektionserreger verursacht werden kann.

Die physiologische Myelinogenese beginnt etwa in der Mitte der Trächtigkeit und hält mit großen tierartlichen Unterschieden auch postnatal an. Als Hinweis auf den individuellen Entwicklungsstand ist die Steh- und Gehfähigkeit des Neugeborenen anzusehen (Nesthocker versus Nestflüchter).

Beim **Hund** sind verschiedene Syndrome der Hypomyelinogenese beschrieben. Eine schwere Verlaufsform mit Tremor findet sich bei Samoyeden, Springer Spaniels („shaking pups") und Dalmatinern. Samoyeden-Welpen zeigen generalisierten Tremor, Stehunfähigkeit und hohe Mortalität. Es wird eine fehlende Differenzierung der Oligodendrozyten vermutet. Beim Springer Spaniel handelt es sich um eine X-chromosomal vererbte Mutation des Myelin-Proteolipidproteins, das postnatal zum Tremor führt. Weniger schwere Erkrankungen sind für den Chow Chow, Lurcher Hund, Weimaraner, Berner Sennenhund und für Mischlinge beschrieben. Bei Chow-Chow- und Weimaraner-Welpen treten transiente neurologische Ausfälle mit Dysmetrie und Tremor auf, denen eine topografisch variable Hypomyelinisierung zugrunde liegt. Berner Sennenhunde zeigen Kopf- und Gliedmaßentremor mit einem Myelinverlust besonders im Rückenmark.

Eine Hypomyelinogenese bei **Siam-Katzenwelpen** wird ab dem 1. Lebensmonat mit Tremor und Verhaltensstörungen infolge eines spinalen Myelinverlusts manifest.

Bovine und ovine Hypomyelinogenesen finden sich nach intrauterinen BVDV- bzw. BDV-Infektionen. Zicklein mit einer β-Mannosidose leiden auch an einem Myelinmangel, der auf eine Hypothyreose zurückgeführt wird.

Die **porzine Hypomyelinogenese** beinhaltet das Syndrom des kongenitalen Tremors (KT; **Zitterferkel**, **Myoclonia congenita**). Kongenitaler Tremor wird in Typ A I bis A V (Myelinmangel mit bekannter Ursache) und Typ B (Myelinmangel) unterteilt (**Tab. 9.2**). Bei allen Formen des kongenitalen Tremors laufen die Tiere auf den Zehenspitzen und zeigen rhythmischen Ganzkörpertremor, der bei Aufregung verstärkt und im Schlaf vermindert ist.

Ein atypisches Pestivirus wurde bei Ferkeln mit kongenitalem Tremor und unterschiedlich prominent ausgeprägten entzündlichen und degenerativen Veränderungen im NS und anderen Organen gefunden. Das Virus wurde in Speicheldrüsen, lymphatischen Organen und im ZNS nachgewiesen,

■ Leukodystrophien

DEFINITION Der Begriff **Leukodystrophie** bezieht sich auf hereditäre Erkrankungen mit früher Krankheitsmanifestation, die symmetrische Veränderungen ohne entzündliche Reaktion und die Bildung von minderwertigem Myelin (Dysmyelinogenese) beinhalten. **Myelinolyse** bezeichnet eine Auflösung der Myelinstruktur als Vorstadium seines Abbaus.

Als **Morbus Alexander** oder „Alexander disease" wird eine **fibrinoide Leukodystrophie** bei **Hunden** (Schottisch Terrier, Labrador und Golden Retriever, Miniatur-Pudel, Berner Sennenhund, Französischer Bulldogge) und **Schafen** bezeichnet. Schwäche, Ataxie, Tetraparese und Megaösophagus beruhen auf einer spongiösen Myeloenzephalopathie in der weißen Substanz mit Astrogliose und Akkumulation von eosinophilen Strukturen (Rosenthalfasern) in den Astrozytenfortsätzen, die radiär um Gefäße, subpial und subependymal angeordnet sind (**Abb. 9.26**).

Die vermutlich autosomal-rezessive **Leukodystrophie des Dalmatiners** führt zu Gangunsicherheiten und Sehstö-

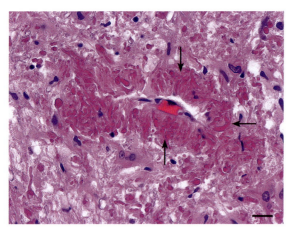

Abb. 9.26 Morbus Alexander bei einem Hund mit breiten eosinophilen perivaskulären Astrozytenfortsätzen (→), HE-Färbung; Balken = 15 μm.

Plaques in der weißen Substanz von Kleinhirn, Stammhirn, Corpus callosum und Rückenmark.

> **DAS MÜSSEN SIE WISSEN**
>
> Unter dem Begriff Myelinopathien werden verschiedene Erkrankungen zusammengefasst, die mit einer verminderten Myelinbildung (Hypomyelinogenese) oder mit der Synthese von minderwertigem Myelin (Dysmyelogenese) einhergehen. Während die Hypomyelogenese durch genetische Faktoren, Umwelteinflüsse oder Infektionserreger verursacht werden kann, ist die Dysmyelogenese zumeist erblich bedingt. Erkrankungen, die durch generelle Veränderungen der weißen Substanz mit Dysmyelogenese gekennzeichnet sind, werden als Leukodystrophien bezeichnet, wohingegen bei myelinolytischen Erkrankungen der Myelinabbau im Sinne einer primären Entmarkung im Vordergrund steht.

rungen im Alter von 3–6 Monaten. Sie entsteht infolge eines bilateralen fokalen Myelinverlusts in Centrum semiovale, Corpus callosum, Capsula interna, Nuc. caudatus, Nn. optici und im Thorakalmark, der mit bereits makroskopisch sichtbaren Kavitäten einhergehen kann.

Bei der **Myelinopathie des Afghanen** handelt es sich um eine hereditäre autosomal-rezessive Erkrankung mit Myelinolyse und Kavitätenbildung im thorakalen Rückenmark. Im Alter von 3–12 Monaten setzt eine kaudale Ataxie ein mit rascher Progression zur Paraplegie, Paralyse der Vordergliedmaßen und des Zwerchfells.

Ein ähnliches Syndrom wie beim Afghanen wurde für den **Kooiker-Hund** und **Miniaturpudel** beschrieben.

Die **Rottweiler-Leukoenzephalomyelopathie** beruht wahrscheinlich auf einem autosomal-rezessiven Erbgang und führt im Alter von 1 Jahr zu progredienter Ataxie mit Myelinverlust besonders im zervikalen Halsmark und Zerebellum.

■ Myelinolytische Erkrankungen

Bestimmte Erkrankungen mit einer nicht nachhaltigen und funktionsgerechten Myelinscheidenbildung resultieren in einem Myelinabbau im Sinne einer primären Entmarkung.

Bei der **felinen spinalen Myelinopathie** adulter **Katzen** findet ein ursächlich unklarer diffuser Myelinverlust im Rückenmark statt.

Die **progressive spinale Myelinopathie** der **Murray Grey-Rinder** (Australien) führt bei neonatalen und einjährigen Tieren zu einer spinalen Ataxie (Hintergliedmaßen!) infolge eines Myelinverlusts in lateralen spinalen Funiculi und ausgewählten Hirnregionen. Ein ähnliches Krankheitsbild gibt es bei **Simmentaler-Kälbern** und familiär gehäuft bei **Alaskan Huskies**.

Bei der **progressiven Ataxie** von **Charolais-Rindern** und **Limousin-Rind-Kreuzungen** liegt ein Nukleotid-Polymorphismus im KIF1C-Gen vor, das bei Oligodendrozyten eine Bedeutung in der Myelinummantelung von Axonen besitzt. Ataxie, Dysmetrie, Kopftremor und Festliegen bei bis zu 2-jährigen Tieren beruhen auf eosinophilen granulären

9.2.8 Spongiforme Enzephalopathien

DEFINITION Der Begriff **spongiforme Degeneration** wird für **Transmissible spongiforme Enzephalopathien** (**TSE**) verwendet.

Der Begriff der **Spongiose** oder **spongiösen Degeneration** (Status spongiosus) bezeichnet demgegenüber eine Vielzahl von nicht transmissiblen Läsionen, bei der das Nervengewebe histologisch durch Vakuolen oder Mikrokavitäten verändert ist. Das morphologische Korrelat für die Vakuolen können Myelinscheidenödem, Axon- bzw. Myelinverluste oder Zellödeme (Neuronen, Astrozyten) sein.

Problematisch für die Diagnostik ist das morphologisch gleiche Erscheinungsbild spongiöser und spongiformer Veränderungen. Leider wird die Terminologie in der Literatur nicht konsequent verwendet.

Die Spongiose kann durch eine Vielzahl von Noxen, z. B. metabolische Prozesse ausgehend von Leber und Niere oder toxische Faktoren (z. B. Hexachlorophen), verursacht werden. Sie stellt auch einen häufigen Artefakt oder eine postmortale Veränderung dar.

Weiterhin können Spongiosen als altersassoziierte Befunde v. a. bei Hunden und Rindern beobachtet werden. Gegenwärtig ist davon auszugehen, dass es sich um Prozesse ohne klinische Relevanz handelt.

■ Nicht transmissible spongiforme Enzephalopathien

Idiopathische spongiforme Myelinopathien

Hornlose (Großbritannien) und horntragende **Hereford-Kälber** (Neuseeland) können kongenital eine Vakuolisierung unklarer Ursache in der weißen Substanz aufweisen. Eine ähnliche Myelinvakuolisierung ist bei neugeborenen **Hunden** der Rasse Samoyede, Labrador Retriever und Shetland Sheepdog beschrieben.

Ähnliche spongiforme Myelinopathien sind bei Silky Terriern, Ägyptischen Maukatzen und Afrikanischen Zwergziegen bekannt.

■ Toxische und metabolische spongiforme Enzephalopathien

Hepatopathien (S. 92) können ein **hepatoenzephales Syndrom** (Leber-Hirn-Krankheit; z. B. Schweinsberger Krankheit des Pferdes) verursachen. Außer neuronalen Nekrosen in Großhirnrinde und Hippokampus finden sich blasige Astrozyten, sog. Alzheimer-Typ-2-Zellen.

Die autosomal-rezessive **Ahornsirupkrankheit** („maple syrup urine disease") von **Hereford und Shorthorn-Rindern** beruht auf einem Enzymdefekt, der zu einer Akkumulation verzweigtkettiger Aminosäuren und spongiöser Vakuolisierung im ZNS führt.

Ein autosomal-rezessiver Argininsuccinat-Synthetase-Defekt verursacht die **bovine Citrullinämie** (**Holstein-Frisian-Kälber**) mit hgr. Astrozytenödem und Status spongiosus.

Eine **neuronale vakuoläre Degeneration** von Hirnstamm-Neuronen ist bei **Angoraziegen** (Australien) beschrieben.

Eine wahrscheinlich **hereditäre fokale spongiöse Enzephalopathie** mit Hydrocephalus internus tritt bei **Hunden** der Rassen Bull Mastiff und Saluki in Kleinhirn und Hirnstamm auf. Rottweiler mit Larynxparalyse und Tetraparese weisen bilateral symmetrisch spongiöse neuronale Veränderungen in Kleinhirn, Spinalganglien und autonomen Ganglien auf.

Durch **Hexachlorophen** (Antiseptikum) oder **halogenierte Salizylanilide** (Anthelminthika) kann es zu einer spongiösen Vakuolisierung von zentralem und peripherem Myelin kommen. Myelinvakuolisierungen werden auch durch **Phytotoxine**, z. B. aus *Stypandra* spp. oder *Hemerocallis* spp. induziert. *Tylecodon welchii*, *Ornithogalum toxicarium* und *Helichrysum blandoskianum* verursachen ähnliche Neurotoxikosen bei **kleinen Wiederkäuern**.

Die **Diplodiose** (Mykotoxikose) führt bei **Rind und Schaf** zu Myelinvakuolen bei Feten.

■ Transmissible spongiforme Enzephalopathien

> **DEFINITION** Transmissible spongiforme Enzephalopathien (**TSE; Prionenkrankheiten**) stellen übertragbare, progressive, neurodegenerative Erkrankungen bei Mensch und Tier dar, die sich durch lange Inkubationszeiten und typische spongiforme Veränderungen im Neuroparenchym auszeichnen.

Die Ursache stellen Prionen dar, die in ihrer regulär konfigurierten zellulären Isoform Membran-assoziierte Proteine sind (**Pr**ion**p**rotein **c**ellular = PrP^c; Molekülmasse 33–35 kDa, α-helikale Struktur). Die Funktion dieser v. a. in Neuronen, aber auch in Zellen nicht neuronaler Gewebe (Lunge, Herz, Niere, Gastrointestinaltrakt, Muskulatur, Milchdrüse, Lymphgewebe) lokalisierten Proteine ist noch weitgehend unklar.

In einer modifizierten Molekülkonfiguration bei gleicher Primärstruktur wie PrP^c werden sie zu einem nukleinsäurefreien, krankheitsinduzierenden, infektiösen Agens, das erstmals bei der **Scrapie der Schafe** festgestellt wurde (**Pr**ion**p**rotein der **Sc**rapie = PrP^{sc}; Molekülmasse 27–30 kDa, β-Faltblattstruktur). PrP^{sc} ist sehr protease-, säure- und hitzeresistent und bildet in unlöslicher Form Amyloidfibrillen (**SAF** = „**s**crapie-**a**ssociated **f**ibrils"), die zu Plaques aggregieren können. In Zellen mit akkumulierten PrP^{sc} auf der Oberfläche besteht eine gestörte ionale Homoiostase, die in zytoplasmatischer Vakuolisierung, spongiöser Dystrophie und Zelltod resultiert. Da es sich um körpereigene Proteine handelt, fehlen entzündliche Veränderungen. In einer Kettenreaktion führt PrP^{sc} zu einer Umfaltung von PrP^c. Diese Transformation kann spontan, hereditär oder infektiös erfolgen. Letzteres stellt einen einzigartigen Infektionsmechanismus dar.

> **WISSENSWERTES**
>
> **Prionenkrankheiten beim Menschen**
>
> Beim Menschen sind 4 separate Krankheitsbilder bekannt: die **Creutzfeldt-Jakob-Krankheit** („Creutzfeldt-Jakob-disease", CJD), die überwiegend spontan, seltener hereditär und nur in Einzelfällen infektiös (z. B. hirnchirurgische Eingriffe, Transplantationen) auftritt, das hereditäre **Gerstmann-Sträussler-Scheinker-Syndrom**, **Kuru** in Neuguinea sowie die **familiäre fatale Insomnie**.

TSE werden überwiegend durch orale Aufnahme PrP^{sc}-haltigen Gewebes und gastro-intestinale Resorption übertragen. Die Dosis und Speziesherkunft des infektiösen Materials sind für die Ausbildung der Erkrankung entscheidend. Als TSE sind beim Tier folgende Erkrankungen bekannt:

- Schaf, Ziege und Mufflon: Scrapie (**Traberkrankheit**)
- Rinder und Wildwiederkäuer in menschlicher Obhut: Bovine Spongiforme Enzephalopathie (BSE, „mad cow disease")
- Hirschartige (Nordamerika, Norwegen, Südkorea): „chronic wasting disease"
- Nerz: „transmissible mink encephalopathy" (TME)
- nicht humane Primaten: spongiforme Enzephalopathie
- Katzen und Großkatzen: Feline Spongiforme Enzephalopathie (FSE)

Alle bei Tieren vorkommenden TSEs sind in Deutschland anzeigepflichtig.

Zusätzlich sind in England zeitversetzt nach dem BSE-Ausbruch zahlreiche Fälle einer wahrscheinlich infektiösen **neuen Variante der CJD** (vCJD) bei jüngeren Personen mit einer bestimmten genetischen Disposition mutmaßlich nach Verzehr von infizierten Rinderprodukten aufgetreten. Bei natürlicher Infektion gibt es „Speziesbarrieren". Auch innerhalb von Tierarten, z. B. bei **Schafen**, existieren interindividuell unterschiedliche Empfänglichkeiten infolge von Polymorphismen in PrP^c-nahen Genloci.

TSE zeichnen sich durch eine progressive neuronale vakuoläre Dystrophie, Vakuolisierung des Neuropils (Status spongiosus) und Astrogliose im Spätstadium aus. BSE und Scrapie zeigen v. a. großvakuoläre Veränderungen in Perikaryen (**Abb. 9.27**). Zusätzlich findet sich bei Scrapie der Schafe eine zerebrovaskuläre Amyloidose, Amyloidplaques im Neuropil sind jedoch selten oder fehlen. BSE ist durch Ataxien, Hypersensibilität, Übererregung und Verhaltens-

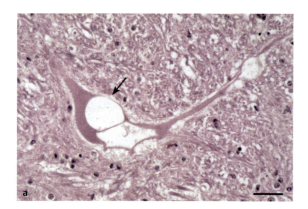

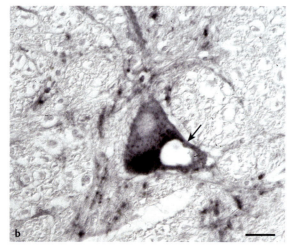

Abb. 9.27 Bovine Spongiforme Enzephalopathie bei einem Rind.
a Vakuolisierung des Perikaryons (→); HE-Färbung; Balken = 50 μm.
b Immunhistologische Markierung von PrP^{sc} mit schwarzem Präzipitat im Perikaryon einer vakuolisierten Nervenzelle (→) und in Axonen im angrenzenden Neuropil; Avidin-Biotin-Peroxidase-Komplex-Methode; Balken = 50 μm.

störungen charakterisiert. Die Läsionen finden sich v. a. im Hirnstamm (Medulla oblongata). Scrapie der Schafe äußert sich durch Ataxie (Traberkrankheit) und Juckreiz („mad itch").

> **KLINISCHER BEZUG** Sehr selten kann bei älteren Rindern, auch in Deutschland, eine spontane, als **atypische spongiforme Enzephalopathie** bezeichnete degenerative Hirnerkrankung auftreten. Epidemiologisch besteht kein Zusammenhang mit BSE.

> **WISSENSWERTES**
> **Pathomechanismus der Prionoide**
> In den vergangenen Jahren wurde bei vielen degenerativen Erkrankungen des Menschen postuliert, dass ihnen fehlerhaft gefaltete Proteine mit veränderter Konformation (Tertiärstruktur), sog. Prionoide, zugrunde liegen. Beispiele sind die Alzheimersche Erkrankung (Amyloid-β), Morbus Parkinson (α-Synuclein), die Huntingtonsche Erkrankung (syn. Veitstanz; Huntingtin), die AA-Amyloidose (Serum-Amyloid-A-Protein) und der Typ-2-Diabetes (Inselamyloid-Peptid). In Analogie zu den TSE von Mensch und Tier sollen die Konformationsänderungen von Molekül zu Molekül weitergegeben werden. Für die Freisetzung dieser Prionoide aus dem Zytoplasma in den Extrazellularraum sind verschiedene Wege möglich, z. B. durch direkte Translokation durch die Zellmembran, über Mikrovesikel oder multivesikuläre Körperchen und über Membranporen. Auf diesen Wegen kann auch eine Übertragung von Zelle zu Zelle stattfinden. Diese durch Prionoide verursachten Erkrankungen sollen auch von Individuum zu Individuum übertragbar sein. Im ZNS breiten sich die Erkrankungen in typischer Weise aus; so nehmen z. B. bei der Parkinsonschen Krankheit die neurodegenerativen Veränderungen von den Basalganglien ihren Ausgang.

> **DAS MÜSSEN SIE WISSEN**
> Die **Spongiose oder spongiöse Degeneration** ist histologisch durch das Auftreten von Vakuolen und Mikrokavitäten im Nervengewebe gekennzeichnet. Die Veränderungen können toxisch, metabolisch oder hereditär bedingt sein.
>
> Der Begriff der **spongiformen Degeneration** ist dagegen allein den übertragbaren progressiven, neurodegenerativen Erkrankungen bei Mensch und Tier vorbehalten (transmissible spongiforme Enzephalopathie, TSE). Aufgrund des gleichartigen morphologischen Erscheinungsbilds ist die Abgrenzung zwischen Spongiose und TSE schwierig.

9.2.9 Entzündungen

DEFINITION Die Entzündung des Gehirns wird als **Enzephalitis**, die des Rückenmarks als **Myelitis** bezeichnet. Sind graue und weiße Substanz beteiligt, spricht man von **Panenzephalitis**, während die **Polioenzephalitis** auf die graue Substanz und die **Leukoenzephalitis** auf die weiße Substanz beschränkt ist. Eine entsprechende Terminologie gilt auch für das Myelon. Darüber hinaus werden eine Entzündung des Ependyms (**Ependymitis**), des Adergeflechts (**Chorioiditis**) und der Hirnhäute (**Meningitis: Lepto- oder Pachymeningitis**) sowie eine Eiteransammlung im Ventrikelsystem (**Ventrikelempyem**) unterschieden.

Eine fibrinöse bzw. von neutrophilen Granulozyten dominierte Entzündung spricht zumeist für eine bakterielle Genese, während lymphohistiozytäre und plasmazelluläre Infiltrate auf virale oder protozoäre Erreger hinweisen. Weiterhin sind bei Degenerationen resorptive sowie immunpathologisch bedingte Entzündungen zu berücksichtigen. Perivaskuläre Infiltrate („cuffs") mit bis zu 10 Zelllagen aus Lymphozyten sprechen eher für ein resorptives oder immunpathologisches, während heterogene Infiltrate (Lymphozyten, Plasmazellen, Makrophagen) eher für ein infektiöses Geschehen sprechen. ZNS-Krankheiten mit primärer Entmarkung sind selten (z. B. Staupe, Visna).

Als Erregereintrittspforten kommen der direkte Weg (perforierendes Trauma oder Übergreifen von benachbarten Entzündungen) sowie hämatogene, axonale, otogene und rhinogene Invasionen infrage. Ausgehend von einer Infektion des Choroidplexus oder Ependyms kann innerhalb des ZNS eine liquorogene Streuung vorkommen.

Eine Abgrenzung infektionsbedingter entzündlicher Erkrankungen des Nervensystems von immunmediierten Prozessen kann im Einzelfall auch histologisch schwierig sein.

■ Virale Entzündungen

Virale Infektionen des ZNS können durch **neurotrope**, sich auf das ZNS beschränkende Viren oder durch **pantrope Erreger**, die sich auch in anderen Organen replizieren, verursacht werden.

> **KLINISCHER BEZUG** Bei einer neutropen Virusinfektion können folgende morphologische Befunde vorkommen:
> - nicht eitrige (lymphohistiozytäre, plasmazelluläre) Entzündung
> - perivaskuläre mononukleäre Entzündungszellinfiltrate („perivascular cuffs")
> - Vaskulitis
> - gliale Reaktionen (oligodendrogliale Degeneration, Astrozytose, Astrogliose, Mikrogliose)
> - neuronale Veränderungen (Chromatolyse, Nekrose)
> - Läsionen in weißer Substanz (Demyelinisierung)
> - mononukleäre Meningitis
> - Einschlusskörperchen

Eine nicht eitrige Entzündung schließt aber eine andere Ursache, auch eine bakterielle Infektion, nicht aus. Neutrophile Granulozyten sind besonders bei arthropodenvermittelten Virusinfektionen Teil der Entzündungsreaktion und können auch in geringer Zahl bei Herpesvirus-Infektionen im ZNS auftreten.

RNS-Viren

Rhabdoviren

Tollwut (Anzeigepflicht; Zoonose), verursacht durch das Tollwutvirus, Genus Lyssavirus, Familie *Rhabdoviridae*, kommt bei allen Säugetieren vor. Die Übertragung erfolgt meist durch den Biss eines infizierten Fleischfressers. Andere Spezies, z. B. Pflanzenfresser, spielen keine große Rolle als Überträger. Vereinzelt tritt Tollwut durch Aerosole (z. B. in Fledermaushöhlen Südamerikas), orale Aufnahme erregerhaltigen Fleisches oder iatrogen durch Transplantation (Mensch) infizierter Gewebe (z. B. Kornea) oder Organe (z. B. Lunge) auf. Nach Auftreten klinischer Symptome verläuft die Tollwut nahezu immer tödlich.

Das Virus vermehrt sich zunächst lokal in Myozyten, gelangt über die neuromuskuläre Endplatte (Acetylcholin-Rezeptor) retrograd axonal in das ZNS. Das neuronale Zelladhäsionsmolekül (NCAM) und der p75 Neurotrophin-Rezeptor (p75NTR) stellen die wesentlichen Rezeptormoleküle für den Neurotropismus des Virus dar. Nach Virusreplikation im ZNS breitet es sich zentrifugal axonal in Nebennieren, Nasenschleimhaut und Speicheldrüsen aus. Nach meist mehrwöchiger Inkubationszeit wird das Virus bereits wenige Tage vor dem Auftreten erster Symptome über die Speicheldrüsen ausgeschieden. Reservoirwirte variieren je nach Region (USA: Waschbär, Stinktier, Fledermaus; Europa: Fuchs). Besondere hämatophage Fledermausarten (*Desmodus rotundus*) sind in Süd- und Mittelamerika für Infektionen bei Rind und Mensch verantwortlich.

Nach einer **Prodromalphase** treten ein Exzitationsstadium (rasende Wut; Verhaltensänderung, Allotriophagie) mit Hydrophobie und Schluckstörungen (Beteiligung motorischer Systeme und von Vaguskernen) sowie schließlich ein **Paralyse-** oder **Depressionsstadium** (stille Wut) auf. Schädigungen des limbischen Systems verursachen die rasende oder stille Wut. Die späte Entzündung des Großhirns führt zu lang erhaltenem Bewusstsein. In vielen Fällen bestehen eine nicht eitrige Polioenzephalomyelitis, Gliaknötchen (sog. Babessche Wutknötchen), spongiforme Veränderungen der grauen Substanz, neuronale eosinophile zytoplasmatische Einschlusskörperchen (Negri-Körperchen), eine Ganglioneuritis sowie eine Sialoadenitis der Parotis mit sporadischen Negri-Körperchen in Duktepithelzellen. Einschlusskörperchen sind bei Fleischfressern im Gehirn v. a. im Hippokampus und bei Pflanzenfressern häufiger in den Purkinje-Zellen des Kleinhirns lokalisiert (**Abb. 9.28**). Entzündliche Veränderungen können sehr mild ausgeprägt sein oder sogar fehlen.

Das in Fledermäusen in Europa zirkulierende Tollwutvirus (Duvenhage-Typ) ist nicht mit dem Fuchstollwutvirus identisch und scheint keine epidemiologisch relevante Infektionsquelle für Haustiere zu sein. Es kann selten bei Menschen eine der Fuchstollwut ähnliche tödliche Erkrankung verursachen. Impfungen der Haustiere wirken kreuzprotektiv.

Coronaviren

Das **Porzine hämagglutinierende Enzephalomyelitis-Virus** (Genus *Coronavirus*, Familie *Coronaviridae*) kann ausgehend vom Respirations- oder Magen-Darm-Trakt nach einer neurogenen Virusausbreitung in das ZNS eine Erkrankung von **Saugferkeln** mit hoher Mortalität verursachen. Entweder kommt es bei 3–7 Tage alten Ferkeln zu Ganganomalien, Hyperästhesie, Parese und vereinzelt zu Krämpfen oder es tritt bei 4–14 Tage alten Tieren Erbrechen und Abmagerung auf („**vomiting and wasting disease**"). Besonders in der grauen Substanz von Medulla, Rückenmark und extra- und intramuralen Ganglien liegt eine nicht eitrige Entzündung vor.

Feline Infektiöse Peritonitis Die Infektion mit dem Coronavirus der Felinen Infektiösen Peritonitis, FIP (S. 22), kann nach Tagen bis Monaten Inkubationszeit zu einer pyogranulomatösen Meningoenzephalomyelitis und Chorioiditis mit Vaskulitis führen.

Picornaviren

Die **Porzinen Teschoviren** (PTV), Genus Teschovirus, Familie *Picornaviridae*, sind Ursache einer Enzephalomyelitis beim **Schwein**. Während das virulente PTV 1 eine oft tödliche nicht eitrige **Poliomyelitis**, Ganglioneuritis und Stammhirnenzephalitis mit Krämpfen und Nystagmus (früher „**Teschen disease**") verursacht, führen andere PTV-Serotypen zu milden Erkrankungen (früher „**Talfan disea-**

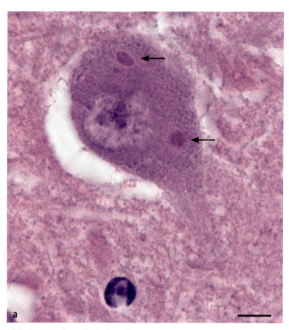 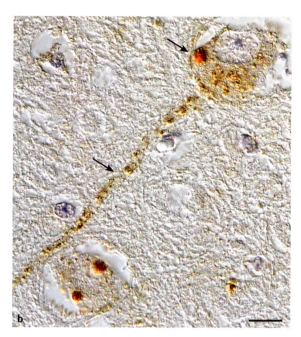

Abb. 9.28 Tollwut bei einer Ziege.
a Eosinophile zytoplasmatische Einschlusskörperchen („Negri bodies") in einer Nervenzelle (→), HE-Färbung; Balken = 10 µm.
b Immunhistologische Markierung von Tollwutvirusantigen in einer Nervenzelle und ihrem Zellfortsatz (→); Avidin-Biotin-Peroxidase-Komplex-Methode; Balken = 15 µm.

se"). Überlebende Tiere können an einer Paralyse leiden. Diese Erkrankungen ähneln sehr der **Polio** (Polioenzephalomyelitis) des Menschen, es handelt sich jedoch um andere, eng verwandte Viren ohne zoonotisches Potenzial.

Das **Porzine Sapelovirus 1** (früher: Porzines Enterovirus 8) wurde als Ursache einer mit Ataxie, Inkoordination, Parese und Paralyse einhergehenden, lymphozytär-plasmazellulären und nekrotisierenden Polioenzephalomyelitis mit Gliose bei Läuferschweinen identifiziert.

Die **vesikuläre Schweinekrankheit** („swine vesicular disease", SVD; Anzeigepflicht) wird durch das Porzine Enterovirus 9, Genus Enterovirus, Familie *Picornaviridae*, verursacht. Sie führt zu einer nicht eitrigen Meningopoliozephalomyelitis und Hautveränderungen.

Die **Enzephalomyokarditis** des **Schweines** wird durch ein gleichnamiges Virus, Genus Cardiovirus, Familie *Picornaviridae*, hervorgerufen. Das Wirtsspektrum umfasst **Elefanten**, **Nager** (vermutlich natürliche Resevoirwirte), andere **Haustiere** und Menschen (Zoonose). Während bei Nagern eine Enzephalomyelitis auftritt, entstehen beim Schwein nach wenigen Tagen Inkubationszeit Myokarditis, Körperhöhlenergüsse, Lebernekrosen und Gallenblasenbettödem.

Flaviviren

Die Infektion mit dem Virus der **Klassischen Schweinepest**, KSPV (S. 182), Genus Pestivirus, Familie *Flaviviridae*, führt regelmäßig nach 3–12 Tagen Inkubationszeit zu einer klinisch oft inapparenten, nicht eitrigen Meningopanenzephalitis mit nekrotisierender Vaskulitis, Mikrothromben und Plasmaextravasaten in der Leptomeninx.

Die ovine Enzephalomyelitis wird durch das **„louping-ill"-Virus** (LIV), Genus Flavivirus, Familie *Flaviviridae*, verursacht. Es kommt enzootisch in Großbritannien und Norwegen vor. Ähnliche Erkrankungen durch LIV-Subtypen treten bei **Schafen** und **Ziegen** in Mittelmeerländern auf. Rinder, Pferde, Schweine, Hunde und das schottische Moorschneehuhn können in Einzelfällen ebenfalls tödlich erkranken. Hauptvektor ist *Ixodes ricinus*. Nach hämatogener, möglicherweise auch rhinogener ZNS-Infektion und 5-tägiger Inkubationszeit treten Fieber, Tremor, Ataxie und Paralyse infolge einer Polioenzephalomyelitis mit neutrophilen Granulozyten auf.

Die **Frühsommer-Meningoenzephalitis**, FSME (Zoonose; Europa, Asien), wird durch das „tick-borne-encephalitis"-Virus, Genus Flavivirus, verursacht. Sie wird vorwiegend durch *Ixodes* spp. übertragen (Virusreservoir wild lebende Kleinnager). **Hunde** und **Pferde** können nach 3–14 Tagen Inkubationszeit eine, wenn auch seltene, tödliche Infektion mit Krämpfen und Ataxie infolge einer Polioenzephalomyelitis mit Neuronennekrosen entwickeln.

Das Virus der **Japan-B-Enzephalitis** (Zoonose; Asien), Genus Flavivirus, benötigt einen Stechmücken-Vogel- oder Stechmücken-Schwein-Zyklus. Nach 1–3 Wochen Inkubationszeit treten beim **Schwein** (wichtigster Amplifikator aufgrund langer Virämie) Totgeburten und Aborte auf, die Hydrozephalus, Hypomyelinogenese und zerebelläre Hypoplasie zeigen. Bei einer Infektion bis zum Alter von 6 Monaten entsteht eine nicht eitrige Polioenzephalitis. Eine vergleichbare ZNS-Entzündung kann auch beim **Pferd** vorkommen.

Die **„West Nile disease"** wird durch das „West Nile Virus" (WNV; Afrika, Australien, Asien, Amerika, Europa), Genus Flavivirus, ausgelöst. Es besitzt ein großes Wirtsspektrum (Zoonose), benötigt aber einen Vogel-Stechmücke-Vogel-Zyklus. **Wildvögel** (Krähen) stellen den Hauptamplifikator mit langer Virämie und weiter Erregerverschleppung dar. Die Übertragung von Vogel zu Vogel oder zu **Säugetieren** erfolgt v.a. durch Stechmücken (*Culex* spp.). Nach hämatogener ZNS-Infektion und 3–14 Tagen Inkubationszeit treten besonders bei **Pferden** Anorexie, Ataxie und Festliegen auf. Es können Blutungen und Malazien im Rückenmark sowie eine nicht eitrige Enzephalomyelitis, Gliose und neuronale Degenerationen nachweisbar sein.

Togaviren

Viren des Genus Alphavirus, Familie *Togaviridae*, können eine Enzephalitis mit und ohne Klinik bei **Pferden** oder anderen Tieren auslösen. Allen Erregern gemeinsam (Arboviren) ist die Übertragung durch Arthropoden (Stechmücken). Die Viren der „western equine encephalitis" (WEEV), „eastern equine encephalitis" (EEEV) und „venezuelan equine encephalitis" (VEEV) führen zu einer Enzephalitis bei Pferd und Mensch (alle Anzeigepflicht). Virusreservoire sind Vögel (WEEV, EEEV) oder Nager (VEEV). Nach hämatogener ZNS-Infektion und 1–3 Wochen Inkubationszeit zeigen sich zunächst eine transiente febrile Phase mit anschließender Erholung oder Kreisbewegungen, zentrale Blindheit und terminale Paralyse innerhalb von 2–4 Tagen. In der Großhirnrinde besteht eine Polioenzephalitis mit neutrophilen Granulozyten in der Frühphase, die von Lymphozyten und Makrophagen ersetzt werden. Begleitend sind Mikrogliose, Astrogliose und neuronale Degeneration nachweisbar. Gelegentlich werden eine nekrotisierende Vaskulitis und intranukleäre Einschlusskörperchen beobachtet. Die Infektion beim **Schwein** führt nur selten zur Enzephalitis.

Andere Alphaviren, z.B. „Highland-J"-Virus, Getah-Virus und „Semliki-forest"-Virus (Zoonose), verursachen beim Pferd Fieber. Durch „Highland-J"-Virus kann eine Enzephalitis entstehen.

Bornaviren

Erreger der **Borna-Krankheit** („Borna disease", BD) ist das „Borna disease"-Virus (BoDV-1), Genus Bornavirus, Familie *Bornaviridae*. Die Erkrankung kommt oft subklinisch v.a. bei **Pferd** und **Schaf**, aber auch zahlreichen anderen heimischen und exotischen warmblütigen Spezies in Endemiegebieten Zentraleuropas vor. Bei Katzen mit taumelndem Gang („staggering disease") wurde eine BoDV-Infektion angenommen, da Antikörper und BoDv-RNS bei vielen Patienten nachweisbar sind. Mögliches Virusreservoir sind Wildnager, insbesondere die Feldspitzmaus (*Crocidura leucodon*).

> **WISSENSWERTES** Hinweise auf Infektionen mit BoDV-1 beim Menschen sind begrenzt. In jüngster Vergangenheit wurden durch Organtransplantionen tödlich verlaufende Enzephalitiden infolge einer BoDV-1-Infektion verursacht. In einigen weiteren Fällen traten BoDV-induzierte Enzephalitiden auch unabhängig von einer Organtransplantation beim Menschen auf. Die BoDV-1-Infektion ist demnach als Zoonose einzustufen.
>
> Ein bei Bunt- und Schönhörnchen vorkommendes Bornavirus (Variegated Squirrel Bornavirus 1, VSBV-1), das sich molekularbiologisch deutlich von den bisher bekannten Bornaviren unterscheidet, kann beim Menschen in Einzelfällen auch eine tödlich verlaufende Enzephalitis verursachen. Der Infektionsmodus ist unbekannt, ein möglicher Eintritt über (Kratz- oder Biss-)Wunden kann nicht ausgeschlossen werden.

Nach wahrscheinlich rhinogener ZNS-Infektion mit axonaler Erregerausbreitung und ca. 2–6 Wochen Inkubationszeit treten meist bei Einzeltieren Verhaltensänderungen, Bewegungsstörungen sowie eine Beeinträchtigung von Sensibilität und Sensorium mit tödlichem Verlauf auf. Im Bulbus olfactorius, Hippokampus, Großhirn und kranialen Stammhirn besteht eine perivaskuläre, nicht eitrige Polioenzephalitis mit Astrogliose, Neuronophagie und intranukleären eosinophilen bis amphophilen (Joest-Degenschen) Einschlusskörperchen (**Abb. 9.29**) mit einem Halo um das Einschlusskörperchen. In Einzelfällen werden ausgeprägte Blutungen beobachtet. Pathogenetisch wird ein virusinduzierter immunmediierter Krankheitsmechanismus angenommen, bei dem $CD4^+$- und $CD8^+$-T-Zellen im Sinne einer Überempfindlichkeitsreaktion vom Typ IV eine Rolle spielen.

Retroviren

Das Virus der **Caprinen Arthritis-Enzephalitis** (CAEV) und das Virus der **Ovinen Visna/Maedi** (OVMV), Genus Lentivirus, Familie *Retroviridae*, werden als „small ruminant lentiviruses" bezeichnet. Bei **Schaf** und **Ziege** sind Syndrome (S. 316) mit Mastitis, Arthritis/Bursitis, interstitieller Pneumonie und Enzephalomyelitis zu unterscheiden. Es etabliert sich eine lebenslang persistierende Infektion mit einer Inkubationszeit von Monaten bis Jahren („slow virus infection").

Visna bezeichnet eine fast nur in Island beobachtete ZNS-Störung beim **Schaf**, selten bei der **Ziege**, die meist bei mehr als 2 Jahre alten Tieren Ataxie und Hinterhand-Paralyse verursacht. Sie ist durch eine chronische multifokale periventrikuläre, nicht eitrige Entmarkungs-Leukoenzephalomyelitis (**Abb. 9.30**) mit partieller Beteiligung der grauen Substanz und teils ausgeprägter follikulärer bis granulomatöser Chorioiditis gekennzeichnet. Die **Maedi**-Manifestation als Sonderform einer interstitiellen Pneumonie (S. 215) ist dagegen in Deutschland verbreitet.

Die **CAEV**-Infektion führt bei 2–4 Monate alten **Zicklein** zu Ataxie und Paralyse, die auf eine immunpathologisch bedingte Enzephalomyelitis vergleichbar der Visna zurückzuführen ist.

Die Viren der **Bovinen** und **Felinen Immundefizienz** (BIV, FIV), Genus Lentivirus, Familie *Retroviridae*, führen zu einer Schwächung des Immunsystems. Zudem treten ausgeprägte lymphohistiozytäre Infiltrate und eine Gliose im ZNS auf.

Arenaviren

Das bei wild lebenden Nagern verbreitete Virus der **lymphozytären Choriomeningitis** (Zoonose), Familie *Arenaviridae*, kommt vereinzelt als Ursache einer Meningoenzephalomyelitis bei Hund, Affe, Meerschweinchen und Hamster vor.

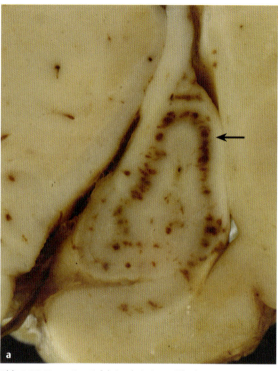
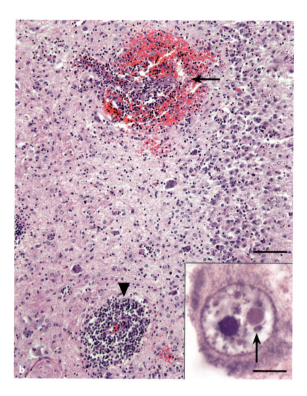

Abb. 9.29 Bornavirus-Infektion bei einem Pferd.
a Petechiale Blutungen im Hippokampus (→); formalinfixiertes Präparat.
b Blutung (→) und hgr., v. a. perivaskuläre mononukleäre Zellinfiltration (▶), HE-Färbung; Balken = 200 µm. Inset: Intranukleäres eosinophiles Einschlusskörperchen (→; Jost-Degensches Einschlusskörperchen) neben einem basophilen Nukleolus, HE-Färbung; Balken = 4 µm.

SYNOPSE: MAEDI/VISNA UND CAPRINE ARTHRITIS-ENZEPHALITIS (CAE)

Achim D. Gruber

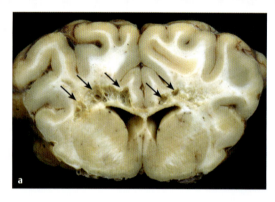
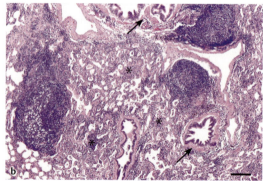

Abb. 9.30 Maedi/Visna und CAE: (a) Gehirnquerschnitt (CAE) mit zystischer Leukomalazie der weißen Substanz (→) in unmittelbarer Nähe zu den ggr. erweiterten Seitenventrikeln. (b) Histologisches Bild einer chronischen, interstitiellen Pneumonie beim Schaf (Maedi) mit erheblicher Reduktion der respiratorischen Oberfläche durch lymphozytäre Infiltration und Verbreiterung des interalveolären Interstitiums (*), Proliferation der Typ-II-Alveolarepithelzellen sowie prominente Lymphfollikel. Charakteristisch ist auch die Hypertrophie der glatten Bronchialmuskulatur (→). HE-Färbung, Balken = 200 µm.

Epidemiologie und Bedeutung

Ursprünglich isländischer Herkunft bezeichnen die Begriffe eine bei Schafen vorkommende Lungenentzündung (Maedi, isländisch für Atemnot) bzw. Gehirnentzündung (Visna, isländisch für Müdigkeit) sowie eine bei Ziegen vorkommende Gehirn-, Lungen- und Gelenksentzündung (CAE) von großer Bedeutung. Bis auf Australien und große Teile Asiens kommen Maedi und Visna auf allen Kontinenten vor, wobei sich die Verbreitungsgebiete beider Syndrome oft nicht decken. So wird die Maedi in Deutschland wesentlich häufiger beobachtet als die fast nur in Island verbreitete Visna. Dieses Phänomen wird auf unterschiedliche Virusstämme und/oder

Empfänglichkeiten der Schafrassen zurückgeführt. Das CAE-Virus ist praktisch weltweit verbreitet.

Betroffene Spezies

Wie bei den meisten Lentiviren liegt eine hohe Speziesspezifität für Schaf bzw. Ziege vor.

Ätiologie

Das Maedi-Visna-Virus und das Caprine-Arthritis-Enzephalitis-Virus sind eng verwandt. Sie gehören zu den Lentiviren („slow virus infections") der Familie *Retroviridae*.

Inkubationszeit

Für beide Krankheiten beträgt sie 2–8 Jahre, für die Enzephalitisform der CAE nur wenige Monate.

Klinik

Schafe mit **Maedi** zeigen eine langsam progressive Atemnot mit Husten. Die Symptome, die zunächst nur unter Belastung auftreten, können im Spätstadium mit schwerer Abmagerung verbunden sein. **Visna** geht dagegen mit einer langsam progressiven Ataxie der Hintergliedmaßen sowie einer fortschreitenden Reduktion von motorischer Aktivität und Sensorium einher. Im späten Verlauf können bei beiden Syndromen auch eine Mastitis mit Milchrückgang, eine Polyarthritis mit Bewegungsstörungen der Gelenke sowie eine Bursitis hinzukommen. Bei der **CAE** werden 4 Formen beobachtet, wobei bei 2–4 Monate alten Tieren typischerweise die Gehirnform (**Abb. 9.30**) auftritt und ältere Tiere die Lungen-, Euter- und Gelenkform entwickeln, jeweils einzeln oder in verschiedenen Kombinationen.

Pathogenese und pathologische Befunde

Beide Viren können mehrere Zelltypen infizieren. Sie induzieren eine zunächst schleichende, später progressive und proliferative, lymphozytär dominierte Immunantwort mit autoimmuner Komponente bei der Organzerstörung. Im Gegensatz zu anderen Lentiviren (FIV, SIV, HIV) werden keine klinisch relevanten Immunsuppressionen beobachtet.

Im Gehirn zeigt sich bei Visna und CAE im frühen Stadium eine granulomatöse Ependymitis der Ventrikel. Im weiteren Verlauf tritt eine charakteristische **periventrikuläre, lymphozytäre** und **demyelinisierende Leukoenzephalitis** und **Myelitis** mit progressivem Verlust der weißen Substanz hinzu. Im späten Verlauf folgen auch zystische Leukomalazien, die makroskopisch als Kavernen in der weißen Substanz auffallen (**Abb. 9.30**a). Atrophien der Skelettmuskulatur folgen sekundär.

In der Lunge findet sich bei der Maedi eine **interstitielle Pneumonie**. Es zeigen sich folgende Veränderungen:
– auffallend große und zahlreiche perivaskuläre und peribronchiale Lymphfollikel
– Hypertrophie der Bronchialmuskulatur
– Verbreiterung der Interalveolarsepten durch Fibrosen
– Hyperplasie der Typ-II-Pneumozyten (**Abb. 9.30**b)

Bei der CAE-induzierten Pneumonie werden die Lymphfollikel und Hypertrophien der glatten Muskulatur deutlich weniger häufig beobachtet. Die Polyarthritis beginnt oft am Karpalgelenk. Sie breitet sich aus und ist durch eine lymphozytär dominierte und zottig-villöse, **proliferative Synovialitis** gekennzeichnet, die auch an Schleimbeuteln beobachtet werden kann. Später treten evtl. auch Gelenkknorpeldefekte hinzu. Die Milchdrüsenentzündung tritt als **lymphozytäre interstitielle Mastitis** mit zunehmender Fibrose und Atrophie des Drüsenparenchyms auf.

Differenzialdiagnostik

Differenzialdiagnostisch müssen u. a. Lungenadenomatose, verminöse oder bakterielle Pneumonien, Listeriose, Swayback/Kupfermangel, septische Arthritiden und bakterielle Mastitiden abgegrenzt werden.

Diagnostik

Die makroskopischen Läsionen sind recht unspezifisch, während die Kombination der einzelnen Syndrome hinweisend sein kann. Histologisch sind die Gehirn- und Lungenveränderungen sehr charakteristisch, besonders die Leukoenzephalomyelitis bei Maedi und CAE sowie die Lungenveränderungen bei Maedi. Labordiagnostisch kommen der Komplementbindungsreaktion sowie der PCR, evtl. mit Sequenzierung, die größte Bedeutung zu.

Paramyxoviren

Das Virus der Staupe (S. 318), Genus Morbillivirus, Familie *Paramyxoviridae*, weist neben dem **Hund** ein breites Wirtsspektrum auf. Es umfasst **terrestrische Karnivoren** (z. B. Fuchs, Wolf, Marder, Nerz, Dachs, Wiesel, Skunk, Löwe, jedoch nicht Katze), **marine Säuger** (z. B. Seehund) und **Halsbandpekaris** (Neuweltschweine). Infektionen treten meist bei jungen, selten älteren Hunden auf und können subklinisch verlaufen oder sich als katarrhalische, systemische oder nervöse Form manifestieren (**Abb. 9.31**). Der Erreger kann hämatogen über virushaltige Lymphozyten, zellfrei über eine Infektion von Gefäßendothelien oder ausgehend von der Leptomeninx in das ZNS gelangen. Er breitet sich dort von Zelle zu Zelle oder über den Liquor aus.

> **KLINISCHER BEZUG** Viele Hunde mit einer systemischen Infektion sterben nach 2–4 Wochen, einige erholen sich, jedoch zeigt ein Teil dieser Tiere noch Jahre später neurologische Ausfälle („tics"). Die nervösen Symptome, z. B. Inkoordination, Tremor, Myoklonien, Konvulsionen, Paresen und Nystagmus, können auch ohne vorangegangene systemische Erkrankung, verzögert im Rahmen einer subklinischen Infektion oder nach scheinbarer Genesung auftreten.

> **SYNOPSE: STAUPE BEIM HUND**
>
> *Wolfgang Baumgärtner* 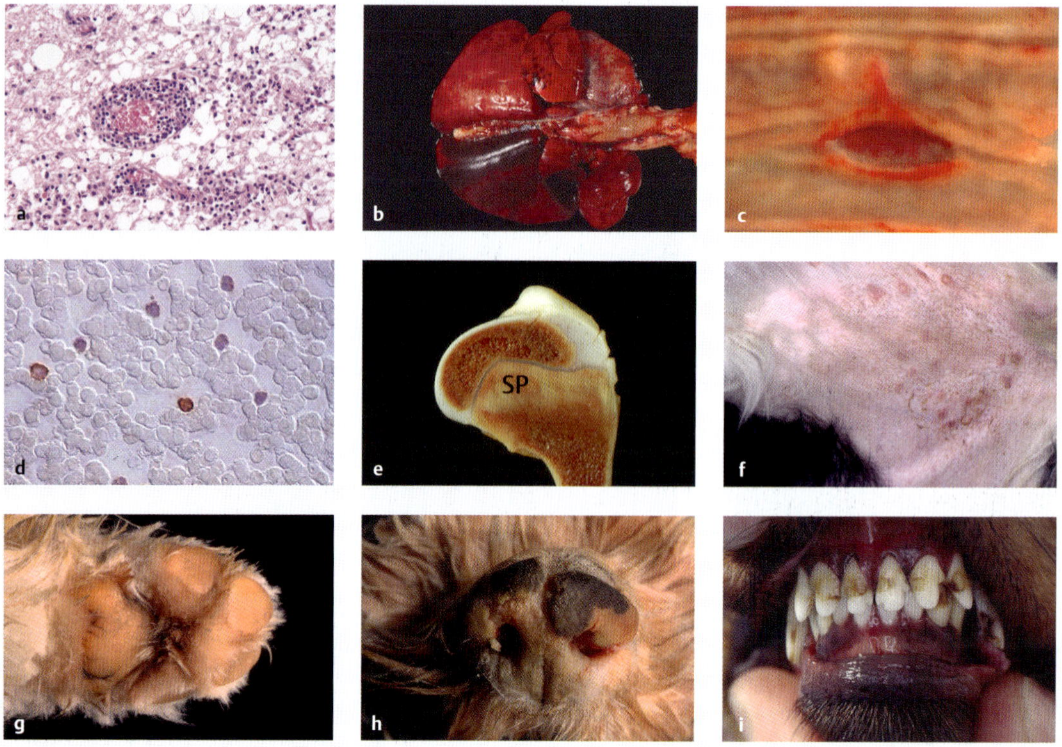
>
> **Abb. 9.31 Organübergreifende Darstellung der verschiedenen Manifestationsformen bei der caninen Staupe:** Die Staupevirusinfektion kann beim Hund mit einer Polioenzephalitis oder einer Leukoenzephalomyelitis mit Entmarkung (a, HE-Färbung) einhergehen. Weiterhin können sich eine interstitielle Pneumonie (b) und eine katarrhalische Gastroenteritis mit eingesunkenen Peyerschen Platten (c) entwickeln. In der Frühphase findet sich regelmäßig eine Virämie (d, immunhistologische Detektion von Virusantigen in Lymphozyten, brauner Farbniederschlag). Bei jungen Tieren kann es zu einer metaphysären Osteosklerose durch eine Persistenz der primären Spongiosa (e, SP = primäre Spongiosa) kommen. Weiterhin findet sich bei einem Teil der Tiere ein sog. Staupeexanthem (f). Gelegentlich kommt es zur Hartballenkrankheit mit orthokeratotischer Hyperkeratose der Sohlenballen (g) und des Nasenspiegels (h) und bei einer Infektion zum Zeitpunkt der Zahnbildung lässt sich lebenslang eine Zahnschmelzhypoplasie infolge einer zytolytischen Infektion von Ameloblasten nachweisen (i).
>
> **Epidemiologie und Bedeutung**
>
> Während die Hundestaupe früher eine gefürchtete Erkrankung in Zentraleuropa war, hat die Häufigkeit aufgrund großflächiger und konsequenter Impfungen sehr stark abgenommen. Erkrankungsfälle kommen nur noch vereinzelt vor und häufig handelt es sich um importierte Tiere. Dagegen tritt bei Wildtieren, wie z. B. Marder und Füchsen, die Staupe zyklisch in Form von Seuchenzügen regelmäßig auch in Zentraleuropa noch auf. Klinisch steht hier ein akuter Krankheitsverlauf im Vordergrund.
>
> **Betroffene Spezies**
>
> Die Erkrankung kann beim Hund und zahlreichen anderen terrestrischen Fleischfressern (z. B. Marder, Waschbär, Fuchs und Löwe, nicht jedoch Katze), aber auch bei Neuwelt-Schweinen sowie marinen Karnivoren (z. B. Seehund) auftreten.
>
> **Ätiologie**
>
> Das Canine Staupevirus, Genus Morbillivirus, Familie *Paramyxoviridae*, ist ein negativ-strängiges RNS-Virus.
>
> **Inkubationszeit**
>
> Zwischen Infektion und Klinik können 1–4 Wochen in Abhängigkeit vom Virusstamm und dem Alter sowie Immunstatus des Tieres zum Zeitpunkt der Infektion liegen.
>
> **Klinik**
>
> Anfangs fallen Lethargie, Konjunktivitis und Anorexie gefolgt von verschiedenen klinischen Symptomen in Abhängigkeit vom vorwiegend betroffenen Organ auf. Neben einem biphasischen Fieber kommt es bereits nach 3–6 Tagen zu einer Lymphopenie.
>
> Es können eine subklinische Verlaufsform oder unterschiedliche klinische Manifestationen beobachtet werden. Hierzu gehören:
> – Die **katarrhalische Form**: Affektion des Respirations- und Magen-Darm-Trakts.
> – Die **systemische Form**: Neben einer Beteiligung des Respirations- und Magen-Darm-Trakts liegt auch eine Beteiligung des zentralen Nervensystems vor.
> – Die **nervöse Form**: nur Veränderungen im ZNS. Als Spätfolge kann sich ein sog. Staupe-Tic entwickeln.

- **Sonderformen**: Hartballenkrankheit, „old dog encephalitis" oder Zahnschmelzdefekte (-hypoplasie).

Pathogenese und pathologische Befunde

Nach einer aerogenen Infektion kommt es im ortsständigen lymphatischen Gewebe des Nasopharynx, z. B. den Tonsillen, zur Virusvermehrung. 2–4 Tage nach der Infektion lässt sich eine Virämie nachweisen, die zuerst lymphatisches Gewebe und danach unterschiedliche Organe betrifft. Aufgrund des Pantropismus des Virus für zahlreiche Zellarten können morphologische Veränderungen in jedem Organ auftreten. Dem „signaling lymphocyte activation molecule" (SLAM) 150, CD 46 und nectin-4 kommen wichtige Rezeptorfunktionen zu. Im ZNS kommt es zu unterschiedlichen Veränderungen. Während sich in der Frühphase über eine Polioenzephalitis eine **Leukoenzephalomyelitis** (Abb. 9.31) als eine direkte Folge von virusvermittelten Prozessen entwickelt, spielen bei der chronischen ZNS-Form, die auch mit Myelinverlust (**Demyelinisierung**) einhergeht, immunvermittelte Mechanismen eine dominierende Rolle. Die Staupe stellt eine der wenigen Erkrankungen bei den Haustieren dar, bei der es zu einer primären Entmarkung kommt. Hierbei werden pathogenetisch ähnliche Prozesse wie bei der Multiplen Sklerose des Menschen diskutiert. Während beim Hund die mit Entmarkung einhergehende Leukoenzephalomyelitis im Vordergrund steht, findet sich bei Wildtieren häufig eine Polioenzephalitis. Letztere dominiert auch bei einigen Sonderformen des Hundes wie der „old dog encephalitis" oder post-vakzinalen Enzephalitis.

Im Rahmen der Virusinfektion kommt es auch zu einer Immunsuppression durch eine Lymphozytolyse mit hgr. **Atrophie der lymphatischen Gewebe**, die sekundäre bakterielle und parasitäre (z. B. *Toxoplasma gondii*) Infektionen begünstigt. Im Rahmen einer systemischen Infektion kann es beim jungen Hund auch zu einer **Persistenz der primären Spongiosa**, einer sog. metaphysären Osteosklerose, infolge einer virusinduzierten Osteoklastennekrose kommen.

Eine Viruspersistenz findet sich vorwiegend im ZNS.

Die Virusausscheidung erfolgt in der akuten Phase vorwiegend über oronasale Sekrete.

Histologisch sind nukleäre und zytoplasmatische Einschlusskörperchen in mesenchymalen, ektodermalen und neuroektodermalen Zellen besonders im Gehirn (Astrozyten), in der Magenschleimhaut, Bronchialschleimhaut und im Harnblasenepithel nachweisbar. **Weitere pathologische Befunde** sind eine interstitielle Pneumonie, katarrhalische Gastroenteritis, Hyperkeratose der Sohlenballen und des Nasenspiegels und das Staupeexanthem.

Differenzialdiagnostik

In Abhängigkeit von der Manifestationsform sind verschiedene infektiöse und nicht infektiöse Noxen zu bedenken. Hierzu gehören insbesondere bei der katarrhalischen Form Viren, Bakterien und Parasiten (Protozoen). Bei der nervösen Form kommen darüber hinaus auch autoimmune Krankheitsbilder und idiopathische Entitäten wie z. B. die granulomatöse Meningoenzephalomyelitis infrage. Bei der Hyperkeratose sind idiopathische oder stoffwechselbedingte Prozesse zu bedenken.

Diagnostik

Histologie, Immunhistologie, RT-PCR und Staupevirus-spezifische Antikörper. Allerdings ist die Serologie wenig hilfreich bei der Diagnostik von akuten Einzelfällen.

Als ZNS-Manifestation beim Hund tritt häufig eine demyelinisierende Leukoenzephalomyelitis (**Entmarkungsenzephalomyelitis**) und selten eine Polioenzephalomyelitis auf. Für die Pathogenese der ZNS-Läsionen sind Alter und Immunstatus des Tieres zum Zeitpunkt der Infektion und der Virusstamm bedeutsam. Bei der **subakuten bis chronischen demyelinisierenden Leukoenzephalomyelitis** (Tiermodell für Multiple Sklerose des Menschen) finden sich auch akute Veränderungen mit nur geringer lymphohistiozytärer Infiltration. In den subakuten und chronischen Herden liegt hingegen eine ausgeprägte mononukleäre Entzündungszellinfiltration mit Entmarkung vor. Letztere stellt sowohl eine primäre als auch eine sekundäre Entmarkung nach primärer Axonopathie dar (Abb. 9.24). In der Frühphase sind direkte virusvermittelte Zelllyse mit Oligodendrozytendegeneration und in der Spätphase immunvermittelte Mechanismen mit verstärkter MHC-II-Expression (Überempfindlichkeitsreaktion vom Typ II und IV) bedeutsam. Für die Staupevirus-Persistenz spielen undifferenzierte vimentinpositive Astrozyten als Zielzelle eine wichtige Rolle.

Staupe-Polioenzephalitis tritt als akute Enzephalitis, postvakzinale Staupe-Enzephalitis und Einschlusskörperchen-Polioenzephalitis auf. In diesen Formenkreis gehört auch die „old dog encephalitis". Die akute Enzephalitis ist die häufigste ZNS-Manifestation bei **Nicht-Caniden**. Die postvakzinale Staupe-Enzephalitis kann sich 1–3 Wochen nach der Impfung mit attenuierten Staupevirusstämmen entwickeln (Krankheitsverlauf 1–5 Tage). Sie beruht auf einer direkt durch das Impfvirus bedingten ZNS-Entzündung v. a. in Kerngebieten des Stamm- und Großhirns. Die „old dog encephalitis" ist eine seltene Erkrankung überwiegend **alter Hunde** und soll Folge einer Staupevirusinfektion sein. Es wird eine lange, bisher unbestätigte subklinische persistierende ZNS-Infektion eines replikationsdefekten Staupevirus postuliert.

Die **Porzine Rubulavirus-Enzephalomyelitis** („blue eye disease") wird durch das Porzine Rubulavirus (La-Piedad-Michoacan-Virus), Genus Rubulavirus, Familie *Paramyxoviridae*, verursacht. Sie geht mit Reproduktionsstörungen, Hornhauttrübung und einer nicht eitrigen ZNS-Entzündung mit Neuronophagie vorwiegend in der grauen Substanz von Großhirn, Thalamus und Mesenzephalon einher. Nach einer wahrscheinlich rhinogenen Infektion zeigen Neonaten Ataxie, Ruderbewegungen und versterben.

Die Erreger der **Nipah- und Hendravirus-Enzephalitis**, Genus Henipavirus, Familie *Paramyxoviridae*, werden von fruktivoren Flughunden (z. B. über virushaltigen Urin) übertragen (Zoonosen). Nipah-Virus führt v. a. beim **Schwein** und Hendra-Virus bevorzugt beim **Pferd** zu Meningoenzephalitis und Pneumonie. In Lunge, Gehirn, lymphatischen Organen und Niere besteht eine nekrotisierende Vaskulitis mit Riesenzellen. Neben einer lymphozytären

Meningoenzephalitis mit neutrophilen Granulozyten sind eosinophile zytoplasmatische Einschlusskörperchen in Neuronen und Endothelien nachweisbar.

In Europa existieren für das **Rind** Hinweise auf eine **Paramyxovirus-induzierte, nicht eitrige Enzephalomyelitis**.

Astroviren

Bovine Astroviren, Genus Mamastrovirus, Familie *Astroviridae*, wurden in Nordamerika und Europa vereinzelt bei **Rindern** als Ursache einer nicht eitrigen Polioenzephalitis mit Gliose und neuronalen Nekrosen identifiziert.

Bunyaviren

Viren der Simbu-Serogruppe, Genus Orthobunyavirus, Familie *Bunyaviridae*, können beim **Rind** in der späten Gestationsphase oder postnatal zu einer nicht eitrigen Meningoenzephalitis führen.

Serotypen des *California-encephalitis*-Virus, z. B. La Crosse Virus, *Snowshoe-hare*-Virus resultieren vereinzelt in einer v. a. in der Großhirnrinde lokalisierten nicht eitrigen Enzephalitis bei **Hund**, **Pferd** und Mensch (Schulkinder).

DNS-Viren

Adenoviren

Die **Hepatitis contagiosa canis** (HCC, Rubarthsche Krankheit) wird durch das Canine Adenovirus 1, Genus Mastadenovirus, Familie *Adenoviridae*, verursacht. Sie kann nach 1–6 Tagen Inkubationszeit beim Hund im ZNS mit Blutungen infolge von Gefäßwandnekrosen und basophilen intranukleären Einschlusskörperchen in Endothelien einhergehen.

> **WISSENSWERTES** Die ursprünglich als epizootische Fuchsenzephalitis benannte Erkrankung führt im Gegensatz zum Hund beim Fuchs regelmäßig zu einer nicht eitrigen Enzephalitis.

Herpesviren

Erreger der **Aujeszky-Krankheit** (Pseudowut; Anzeigepflicht) ist das Suide Herpesvirus 1, Familie *Herpesviridae*. Hauptwirt und Reservoir sind Haus- und Wildschwein. Wiederkäuer, Fleischfresser (hochempfänglich) und Pferde (hohe natürliche Resistenz) sind Fehlwirte ohne Erregerausscheidung und unterhalten die Infektionskette nicht. Der Mensch ist resistent. Der Erreger etabliert im Hauptwirt eine latente Infektion (Ganglion trigeminale, Bulbus olfactorius, Tonsillen). Die ZNS-Infektion erfolgt beim **Schwein** hämatogen und bei den übrigen Haustieren auf neurogen zentripetalem Weg, gefolgt von einer zentrifugalen Virusausbreitung in die Peripherie. **Hund** und **Katze** entwickeln typischerweise Hyperästhesien, ausgeprägten Juckreiz an der Inokulationsstelle („mad itch") und nervale Ausfälle im Kopf-Hals-Bereich (Bulbärparalyse) mit stets tödlichem Verlauf innerhalb von Stunden bis zu einer Woche. Im NS bestehen eine Ganglioneuritis sowie eine nicht eitrige Hirnstammenzephalitis bzw. Myelitis mit Neuronennekrosen und selten eosinophilen intranukleären Einschlusskörperchen. Ähnliche Läsionen treten bei **Pferd** und **Rind** auf.

Krankheitssymptome und -verlauf beim **Schwein** sind variabel und abhängig vom Alter und Infektionszeitpunkt. Saugferkel zeigen Fieber, Anorexie, ZNS-Störungen und Tod nach wenigen Tagen. Bei Absatzferkeln werden eine ähnliche, aber weniger ausgeprägte Klinik sowie Rhinitis, Dyspnoe und eine geringe Mortalität beobachtet. Respiratorische Symptome dominieren bei Mastschweinen, während bei tragenden Sauen Aborte auftreten. Bei Feten und neonatalen Ferkeln liegt neben dem Neuro- auch ein Epitheliotropismus des Virus vor und es können miliare Nekrosen in verschiedenen Organen (Leber, Milz, Lunge, Nebenniere, Plazenta, Tonsillen) nachweisbar sein. Außerdem entsteht eine nicht eitrige Panenzephalomyelitis, Ganglioneuritis und Gliose mit eosinophilen intranukleären Einschlusskörperchen in Neuronen und Astrozyten.

Von den **Bovinen Herpesviren** ist der Erreger der Bovinen-Herpesvirus-5(BHV 5)-assoziierten, nekrotisierenden Meningoenzephalitis nah verwandt mit dem Bovinen Herpesvirus 1 (BHV 1), Genus *Varicellovirus*, Familie *Herpesviridae*. Beide Erreger zeigen einen Neurotropismus und eine latente Infektion im Trigeminusganglion, die durch Stress zu einer Erreger-Reaktivierung führen kann. Für BHV 5 wird eine rhinogene ZNS-Infektion nach aerogener Erregeraufnahme und eine neurogene Virusausbreitung ausgehend vom Pharynx über den N. trigeminus und N. glossopharyngeus beschrieben. Vorwiegend in der grauen Substanz liegt eine nekrotisierende, nicht eitrige Meningoenzephalitis mit perivaskulären Infiltraten und Gliose vor. Vereinzelt finden sich intranukleäre Einschlusskörperchen in Neuronen und Astrozyten.

BHV 1, Erreger der **infektiösen Rhinotracheitis**, verursacht selten, v. a. bei Kälbern, eine nicht eitrige Enzephalomyelitis mit intranukleären Einschlusskörperchen.

Das **Bösartige Katarrhalfieber**, BKF (S. 33), kann durch das Alcelaphine Herpesvirus (Reservoir: Gnus in Afrika) und das Ovine Herpesvirus 2 (Reservoir: Schaf in vielen Ländern), seltener durch das Caprine Herpesvirus 2, Genus Macavirus, Familie *Herpesviridae*, verursacht werden. BKF tritt v. a. bei **Rindern**, selten bei anderen **Haus-**, **Wild-** und **Zootieren** auf. Beim Rind werden die perakute Form, intestinale Form und Kopf-Augen-Form unterschieden. Es dominiert eine nicht eitrige Meningoenzephalomyelitis mit Vaskulitis und fibrinoiden Gefäßwandnekrosen besonders der Arterien des perihypophysären Rete mirabile epidurale.

Durch das Canine Herpesvirus 1, Genus Varicellovirus, Familie *Herpesviridae*, wird das **infektiöse Welpensterben** bei Welpen bis zum Alter von 3 Wochen verursacht, die durch die Hypothermie der Neonaten disponiert ist. Der Virämie folgt eine Virusreplikation in Endothelien, die zu großflächigen Blutungen in Niere und Serosa des Magen-Darm-Trakts führt. Die Tiere zeigen Schreien und fehlenden Saugreflex. In diversen Organen finden sich Nekrosen mit intranukleären Einschlusskörperchen und selten liegt eine nicht eitrige Meningoenzephalomyelitis vor.

Equine Herpesviren wie EHV 1 und 4, Genus Varicellovirus, Familie *Herpesviridae*, verursachen aufgrund eines Endothelio-, Epithelio- und Neurotropismus verschiedene Syndrome beim Pferd (S. 218). EHV 1 spielt eine wichtige

Rolle als Aborterreger (**Virusabort der Stute**). Zahlreiche durch eine EHV-1-Infektion totgeborene oder perinatal verstorbene Fohlen zeigen multifokal ZNS-Nekrosen mit eosinophilen intranukleären Einschlusskörperchen. Bei erwachsenen Pferden, besonders graviden Stuten nach Aborten, kann es zu einer equinen Myeloenzephalopathie (**Equine-Herpesvirus-Myeloenzephalopathie, Equines Parese-Paralyse-Syndrom**) kommen, die vorwiegend durch neuropathogene Stämme des EHV 1 und seltener des EHV 4 verursacht wird. Die neuropathogenen Stämme weisen eine Punktmutation im Polymerase-Gen auf. Infektionswege sind Aerosole oder direkter Kontakt mit infizierten Tieren. Nach einer Leukozyten-assoziierten Virämie werden Endothelien auch im ZNS infiziert. Ataxie, Parese und Paralyse gehen mit Petechien und Ekchymosen in spinaler Leptomeninx und im Myelon einher. Es besteht eine nekrotisierend-thrombosierende Vaskulitis mit sekundärer Myeloenzephalopathie, Nekrosen und geschwollenen Axonen ohne nachweisbare Einschlusskörperchen.

Parvoviren

Hundewelpen aus Kreta mit einem „Shaker"-Syndrom zeigen eine Leukoenzephalopathie. Ob ein kausaler Zusammenhang zu einer Caninen Parvovirus-Infektion im ZNS besteht, ist unklar.

Das feline Parvovirus (Felines Panleukopenie-Virus, FPV) kann in Einzelfällen eine milde lymphohistiozytäre Meningoenzephalitis, besonders im Kleinhirn, bei Katzenwelpen verursachen. Darüber hinaus können bei jungen Katzen mit dem typischen gastrointestinalen Befundspektrum einer FPV-Infektion auch klinisch Ataxien auftreten, die mit neuronalen Vakuolisierungen im Thorakalmark und intraläsionalem Virusantigennachweis einhergehen.

Kürzlich wurde bei Schweinen mit einer nicht eitrigen Enzephalomyelitis ein porzines Bocavirus (PBoV) nachgewiesen.

Circoviren

Beim Schwein kann durch eine Circovirus-2-Infektion (S. 140) eine nekrotisierende Vaskulitis, teils mit bevorzugter Affektion des Kleinhirns, auftreten. Es sind auch Fälle mit nicht eitriger oder granulomatöser Enzephalitis in Verbindung mit gleichzeitiger porziner Parvovirus-Infektion beschrieben.

Arteriviren

Bei abortierten oder neugeborenen Schweinen kann eine durch das Virus des **Porzinen Reproduktiven und Respiratorischen Syndroms** (PRRSV) verursachte Enzephalitis auftreten. Sie ist häufig mit anderen PRRSV-Syndromen, z. B. Pneumonien, assoziiert.

■ Bakterielle Entzündungen

Neutrophile Granulozyten dominieren das Infiltrat bei akuten bakteriellen Entzündungen. In der akuten Phase besteht häufig auch eine Fibrinexsudation, während v. a. Makrophagen und Lymphozyten die subakute bis chronische Phase kennzeichnen. Im ZNS können alle Formen einer akuten oder chronischen Entzündung auftreten. Bakterien können direkt (offene Verletzung), otogen, rhinogen, hämatogen oder neurogen in das ZNS gelangen. Die otogene Infektion führt oft zu einer eitrigen Basilarmeningitis mit Vestibularsyndrom. Rhinogen aszendierende Infektionen kommen selten vor.

Entzündungen der Meningen

> **DEFINITION** Entzündungen der Dura mater heißen **Pachymeningitis** und sind im Vergleich zu denen der Pia mater (**Leptomeningitis**) selten.

Eitrige Entzündungen der Meningen zeichnen sich durch eine Trübung und Hyperämie besonders an der Hirnbasis aus. Sie entstehen meist hämatogen und werden im Epiduralraum v. a. durch Bissverletzungen (**Ferkel**, Schwanzbeißen), Schwanzamputation (Lamm) und Traumata (**Katze**) verursacht. Insbesondere bei neonatalen Wiederkäuern und Schweinen treten septische Allgemeininfektionen mit eitriger Meningitis in Verbindung mit Polyarthritis, Chorioiditis, Endophthalmitis (Kalb) und Polyserositis (Schwein) auf. Beim **Rind** liegt oft eine übergreifende bakterielle Osteomyelitis zugrunde, während beim **Hund** penetrierende Fremdkörper (z. B. Grannen) rhinogen, otogen oder über eine Osteomyelitis epidurale Abszesse verursachen können. Eine eitrige Leptomeningitis kann mit einer eitrigen Chorioiditis und Ependymitis einhergehen.

> **KLINISCHER BEZUG** Makroskopisch auffällige Meninxtrübungen können hinweisend auf eine eitrige Entzündung sein, wenngleich insbesondere bei älteren Tiere differenzialdiagnostisch eine Meninxfibrose zu berücksichtigen ist. Eine zytologische Auswertung eines Abklatschpräparates kann hilfreich für eine frühzeitige Diagnose sein.

Entzündungen des Gehirns

Die bakterielle Erregerausbreitung im Gehirn kann diffus (septisch-hämatogen) oder lokalisiert (fokaler externer Eintritt oder Embolie) sein. Mögliche Komplikationen sind **Infarkte** oder **Abszesse** (Abb. 9.32). Die Topografie der Entzündung kann auf die Erregereintrittspforte hinweisen (z. B. rhinogen, otogen).

Eine **diffuse eitrige, teils fibrinöse Meningoenzephalomyelitis** (Abb. 9.33) findet sich häufig bei Neonaten infolge einer omphalogenen Sepsis mit:
- *E. coli*: Lamm, Ferkel und Kalb, oft assoziiert mit Polyarthritis und Endophthalmitis
- *Streptococcus* spp. oder *Pasteurella* spp.: Kalb und Lamm
- *Streptococcus* spp. und *Glaesserella parasuis*: Ferkel, assoziiert mit Polyserositis/Polyarthritis
- *Actinobacillus equuli* sowie *Streptococcus equi* ssp. *zooepidemicus*: Fohlen
- *Salmonella* spp.: viele Tierarten
- *Streptococcus* spp.: viele Tierarten
- andere gramnegative Keime: Hunde-, Katzenwelpen

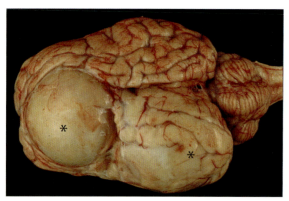

Abb. 9.32 Apostematöse Enzephalitis in der linken Großhirnhemisphäre (*) bei einer Ziege.

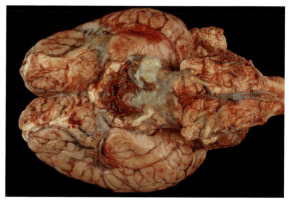

Abb. 9.33 Diffuse eitrige Leptomeningitis mit ausgeprägter Trübung der Hirnhaut bei einem Pferd.

Die ZNS-Veränderungen sind oft bei septischen Krankheitsgeschehen mit anderen Organveränderungen, z. B. Arthritis, Serositis, vergesellschaftet. Makroskopisch liegt bei dieser Entzündungsform eine Trübung der Meningen vor. Histologisch finden sich neutrophile Granulozyten und Fibrin in Meningen und ZNS.

Die **multifokale eitrige Meningoenzephalomyelitis** kommt häufiger bei älteren Tieren vor. Die Bakterienemboli stammen von Lungenabszessen und Endokarditiden. Das Erregerspektrum umfasst beim **Rind** und **anderen Wiederkäuern** *Trueperella pyogenes* und *Fusobacterium necrophorum*.

Listeriose (S. 323) wird durch *Listeria monocytogenes* verursacht und kann bei **Wiederkäuern** als Sepsis, Metritis und Enzephalitis auftreten. Beim Rind treten weiterhin eine Konjunktivitis, Endokarditis und Mastitis auf. Die Listerien-Enzephalitis kommt fast nur bei adulten Wiederkäuern nach Aufnahme von unzureichend gesäuerter Silage (begünstigt Listerienvermehrung) oder Kontamination des Futters mit Erde vor. Ausgehend von Mikroläsionen in der Mundhöhle induzieren die Listerien nach zentripetaler axonaler Ausbreitung eine fast ausschließlich im Hirnstamm lokalisierte, eitrig-nekrotisierende Entzündung mit perivaskulären, überwiegend lymphohistiozytären Infiltraten. Die neurologischen Störungen bestehen u. a. in Kopfpressen, Paralyse, Kreisbewegungen, unilateraler Paralyse des N. facialis mit herunterhängendem Augenlid (Ptosis) und Lippe sowie einer sekundären Keratitis (gestörte Lidfunktion; Irritationskeratitis; Komplikation: purulente Endophthalmitis).

Histophilus somni kann besonders bei Mastrindern und Schafen eine tödliche Sepsis oder diverse Organinfektionen verursachen. Zu ihnen gehören die **Infektiöse septikämisch-thrombosierende Meningoenzephalomyelitis** (ISTMEM), Otitis externa, Pneumonie, Tracheitis, Myokarditis, Metritis, Aborte, Arthritis, Mastitis, Orchitis und Konjunktivitis. Charakteristisch ist eine Vaskulitis mit sekundärer Thrombose. In Abhängigkeit von der Lokalisation der Läsionen treten bei ISTMEM variable neurologische Veränderungen auf. Im ZNS finden sich Blutungen, Nekrosen, Vaskulitis (oft Phlebitis) mit Thrombose und Parenchyminfiltration durch neutrophile Granulozyten. Auch eine Organinfektion ohne ZNS-Beteiligung ist möglich.

Chlamydophila (C.) pecorum verursacht die **Sporadische Bovine Enzephalomyelitis** („buss disease") von Kälbern, seltener adulten Rindern und Büffeln. Eine ähnliche Erkrankung ist auch für *Chlamydia psittaci* bekannt. Die Infektion mit *C. pecorum* kann beim Rind auch Polyarthritis, Konjunktivitis, Pneumonie und Metritis verursachen. Die markantesten Befunde bestehen in Vaskulitis, serofibrinöser Polyserositis und diffuser, von Makrophagen dominierter Meningoenzephalomyelitis mit ischämischen Sekundärläsionen.

Mehrere **Mykoplasmenarten** können v. a. bei Rind und Schwein im Rahmen einer systemischen Erkrankung oft zu einer nicht eitrigen Meningoenzephalitis führen. *Mycoplasma bovis* verursacht beim Kalb eine fibrinöse Meningitis.

Eine **granulomatöse Meningoenzephalomyelitis** kann v. a. bei Rind, Schwein und Fleischfresser im Rahmen einer **Tuberkulose** vorkommen. Primär sind häufig die Meningen der Hirnbasis (tuberkulöse Basilarmeningitis) betroffen. **Aktinomykose, Aktinobazillose, Nokardiose** und **Botryomykose** führen direkt, rhinogen oder hämatogen auch zu **pyogranulomatösen ZNS-Entzündungen**.

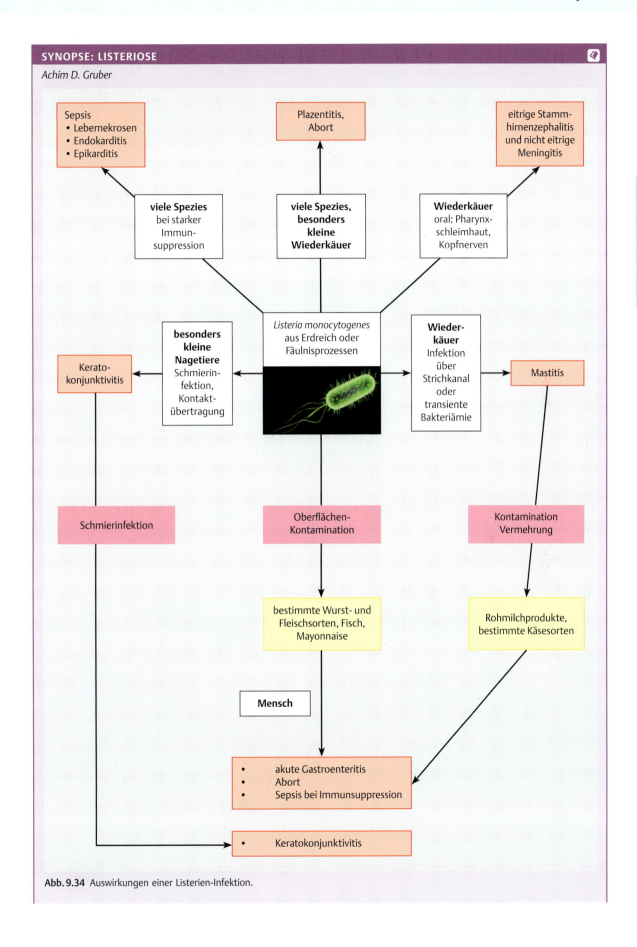

Abb. 9.34 Auswirkungen einer Listerien-Infektion.

Epidemiologie und Bedeutung

Listerien sind weltweit und ubiquitär im Erdreich und in Fäulnisprozessen vorkommende „Schmutzkeime", mit denen sich Tiere und Menschen akzidentell infizieren können (**Geonose/Sapronose**). Von größter Bedeutung ist die Infektion von Wiederkäuern mit nicht genügend gesäuerter oder verdorbener (Luftzutritt!) Silage sowie Kontaminationen mit Erde. Eine Übertragung von Tier zu Tier oder Tier zu Mensch kommt praktisch nicht vor. Es handelt sich daher um sporadische Infektionen ohne seuchenhaften Charakter.

Listeriose ist nicht als Zoonose im eigentlichen Sinne zu sehen, da die Infektion zumeist nicht direkt von Tieren auf Menschen übertragen wird. Vielmehr steht die Aufnahme von kontaminierten Lebensmitteln tierischer Herkunft im Vordergrund. Die Gefahr geht insbesondere von **Rohmilchprodukten** (u. a. Käseprodukte aus unpasteurisierter Milch) und **Butter** aus, die von Rind, Schaf oder Ziege im Zusammenhang mit einer Listerien-Mastitis stammen. Verschiedene kurz reifende Wurstsorten und Fischarten können dagegen sekundär äußerlich kontaminiert sein. Eine Anreicherung in oder auf gekühlten Lebensmitteln spielt bei Listerien aufgrund ihrer großen Kältetoleranz eine besondere Rolle (vgl. auch Kälteanreicherung als diagnostisches Verfahren).

Die Listeriose des **Menschen** tritt zumeist als akute Gastroenteritis, enzootisch gehäuftes Abortieren bei Schwangeren (regionale Rohmilchprodukte) oder als Stammhirnenzephalitis auf. Septikämische Formen werden bei stark immunsupprimierten Patienten beobachtet. Wenn eine listerieninduzierte Konjunktivitis oder Uveitis von Meerschweinchen oder Kaninchen über Schmierinfektion auf Menschen übertragen wird, handelt es sich dagegen um eine echte Zoonose.

Betroffene Spezies

Meist werden die zentralnervöse Form, Aborte, Metritis und Mastitiden bei Haus- und Wildwiederkäuern beobachtet. Die septikämische Form und die Konjunktivitis, die bei vielen weiteren Tierarten auftreten können, sind jedoch recht selten. Fleischfresser gelten als relativ resistent. Beim Menschen ist der Infektionsverlauf stark vom Immunstatus abhängig. Bei Schwangeren besteht eine hohe Abortgefahr.

Ätiologie

Listeria (L.) monocytogenes ist ein bei über 25 °C begeißeltes (motiles), fakultativ anaerobes, grampositives, stäbchenförmiges Bakterium mit 6 verschiedenen pathogenen Serotypen. *L. ivanovii* wird bei Aborten von Schafen nachgewiesen.

Inkubationszeit

Die Inkubationszeit beträgt 1–70 Tage, abhängig von Infektionsdosis, Krankheitsform und Abwehrlage. Aborte treten etwa 7 Tage nach der Infektion auf.

Klinik

Die **Gehirnform** der Wiederkäuer verursacht aufgrund der oft unilateralen Enzephalitis typischerweise eine einseitige Lähmung des N. facialis (Abb. 9.34). Sie kennzeichnet sich durch ein herabhängendes Augenlid, eine tonuslose Ohrmuschel sowie eine herabhängende Unterlippe mit unzureichendem Maulschluss und Speicheln. Letzteres kann über den Verlust von Bikarbonat und Flüssigkeit zu einer Pansenazidose und eingetrocknetem Panseninhalt führen. Reduzierte Aufmerksamkeit, Kopfschiefhaltungen sowie Manegebewegungen sind nicht selten. Eine Keratokonjunktivitis kann, muss aber nicht vorliegen.

Aborte können zuvor mit kurzen, milden Fieberschüben der tragenden Tiere einhergehen; die Nachgeburt kann eine nekrotisierende Plazentitis aufweisen.

Die **septikämische Form** führt meist zu schweren, evtl. letal verlaufenden, hoch fieberhaften Allgemeininfektionen mit gestörtem Allgemeinbefinden. Mastitiden können subklinisch oder – zumeist bei Schafen und Ziegen – mit Euterverhärtungen und Sekretveränderungen einhergehen. Bei Kaninchen und Meerschweinchen kann eine Keratokonjunktivitis oft das einzige Symptom sein.

Pathogenese und pathologische Befunde

Listerien haben die Fähigkeit, sich aktiv fortzubewegen (Begeißelung) und sich in Vakuolen in Makrophagen der Phagozytose zu entziehen. Zudem können sie an E-Cadherine binden und so in Epithelzellen und andere Zelltypen eindringen. Im Zytoplasma binden sie an Aktinfilamente. Diese polymerisieren daraufhin und können die Listerien durch die Zelle schieben. Sie erlauben über aktinverankerte „adherens junctions" einen Übertritt in Nachbarzellen. Die Blut-Hirn-Schranke sowie die Plazentaschranke können von Listerien daher leicht überschritten werden.

Bei Wiederkäuern dringen die Bakterien nach oraler Infektion über die Pharynxschleimhaut und die Kopfnerven in die ventrale Stammhirnregion ein. Sie induzieren dort eine **eitrige und nekrotisierende Stammhirnenzephalitis**, die sich bis auf die Medulla oblongata ausbreiten kann und oft einseitig dominiert. Gleichzeitig wird eine **diffuse lymphozytäre, nicht eitrige Meningitis** beobachtet, deren Entstehung ungeklärt ist. Aborte nach transienten Bakteriämien treten bei sonst offenbar gesunden Tieren und Menschen auf. Die septikämische Form mit akuten Parenchymnekrosen und Endo- und Epikarditis wird hingegen bei neugeborenen Lämmern, Zicklein und Kälbern sowie bei stark immunsupprimierten Patienten beobachtet. Sie führt zu miliaren Parenchymnekrosen, v. a. in der Leber.

Differenzialdiagnostik

Zu ähnlichen klinischen Befunden können eine Vielzahl von Gehirninfektionen führen, beispielsweise Bösartiges Katarrhalfieber und Tollwut. Weiterhin kommen degenerative Enzephalopathien wie Zerebrokortikalnekrose (CCN) in Betracht. Die histologischen Veränderungen gelten als pathognomonisch. Ohne die Komponente der nicht eitrigen Enzephalitis können auch andere bakterielle Infektionen verantwortlich sein, jedoch ist die Lokalisation im ventralen Stammhirnbereich typisch für den Listerieneintritt über die Kopfnerven aus der Maulhöhle.

Diagnostik

Makroskopische Läsionen sind bei der Gehirnform oft nicht erkennbar. Charakteristisch ist die histologische Kombination aus eitriger Stammhirnenzephalitis und nicht eitriger Meningitis bei Wiederkäuern mit grampositiven Erregern in Makrophagen und neutrophilen Granulozyten. Der direkte Erregernachweis erfolgt mittels kultureller Kälteanreicherung, Immunhistochemie im Gewebe oder molekularer Methoden. Serologischen Verfahren kommt kaum eine Bedeutung zu.

■ Mykotische Entzündungen

Die Kryptokokkose (S. 196), verursacht durch *Cryptococcus neoformans*, kann sich in Haut, Lunge und ZNS manifestieren. Bei einer systemischen Ausbreitung können auch *Candida* spp. (Soor), *Aspergillus* spp. (besonders Kalb), *Mucor* spp. und *Coccidoides immitis* Ursache einer nekrotisierenden und granulomatösen (Meningo-)Enzephalitis sein. Lokal-invasiv, ausgehend von einer rhinogenen Infektion, kommen v. a. Schimmelpilze als Ursache einer granulomatös-nekrotisierenden Meningoenzephalitis in Betracht.

■ Parasitäre Entzündungen

Parasitäre Infektionen mit einem speziellen Tropismus zum Nervensystem sind selten. Meist wird das Nervensystem bei einer systemischen Infektion oder durch Larvenwanderungen (Larva migrans) geschädigt.

Protozoen

Die Toxoplasmose (S. 326) wird durch eine Infektion mit *Toxoplasma gondii* verursacht und v. a. bei jungen **Hunden** beobachtet. Selten können bei der systemischen Toxoplasmose gelb-rötliche umschriebene Malazien mit Einblutungen ohne spezifische Topik auftreten. Solitäre oder gruppierte Tachyzoiten finden sich in Nerven- und Gliazellen wie auch frei im Gewebe und sind von einer granulomatösen Meningoenzephalomyelitis mit Nekrosen begleitet. Gelegentlich können reaktionslose, im Vergleich zu *Neospora* spp. dünnwandigere Zysten vorkommen. Bei Welpen tritt eine Polyradikuloneuritis auf. Parasiteninvasionen sind auch in Herz, Lunge, Leber, Nebenniere und Skelettmuskel zu finden. Häufig liegt eine immunsupprimierende Noxe (z. B. Hund: Parvo- oder Staupevirusinfektion) zugrunde. Bei **Katzen** tritt selten eine durch Toxoplasmen verursachte ZNS-Erkrankung (z. B. als segmentale Meningomyelitis oder fokale granulomatöse Enzephalitis) auf.

Die Neosporose (S. 326) wird durch *Neospora (N.) caninum* verursacht. Sie führt beim **Rind** zu Aborten (v. a. in der Trächtigkeitsmitte), mumifizierten sowie zentralnervös gestörten neugeborenen Kälbern (Paralyse, Ataxie) mit Plazenta-, Muskel-, Herz-, Pankreas- und Leberentzündungen sowie einer multifokalen, granulomatös-nekrotisierenden Enzephalomyelitis mit Tachyzoiten. Der Hund spielt eine wichtige Rolle als End- und Zwischenwirt. Nach transplazentarer oder perinataler Infektion werden bei Hundewelpen multifokale, granulomatös-nekrotisierende Entzündungen im ZNS und v. a. in lumbosakralen spinalen Nervenwurzeln (Polyradikuloneuritis; Hinterhandparese!) nachgewiesen, die sowohl Tachyzoiten als auch dickwandige Zysten von *N. caninum* enthalten. Tachyzoiten liegen in Nervenzellen, Gliazellen und Endothelien. Nekrotisierende Myeloenzephalitiden treten beim **Pferd** (Nordamerika) nach Infektionen mit *N. caninum* und *N. hughesi* auf.

Sarkosporidiosen werden durch *Sarcocystis* spp. hervorgerufen und können bei **Schafen** und **Rindern** auch bestandsweise zu hämorrhagisch-nekrotisierenden Enzephalomyelitiden mit Vaskulitis und Gliose führen. Schizonten (ungeschlechtliche Vermehrungsstadien) kommen in Glia- oder Endothelzellen vor. Selten sind die in der Muskulatur vorkommenden Zysten auch im Neuroparenchym lokalisiert. *Sarcocystis canis* ruft beim **Hund** (Nordamerika) eine nekrotisierende Enzephalitis hervor.

Die **Equine Protozoäre Myeloenzephalitis** (USA) wird durch *Sarcocystis neurona* (Endwirt: Opossum) verursacht. Hirnstamm, zervikales und thorakales Rückenmark der ataktischen Pferde zeigen Blutungen, die von Malazien oder granulomatös-nekrotisierenden Entzündungen mit Schizonten begleitet sind. Ähnliche Erkrankungen sind auch bei **Hunden**, **Katzen**, terrestrischen und aquatischen **Wildsäugern** beschrieben.

Die **Enzephalitozoonose** (Mikrosporidiose) wird durch *Encephalitozoon cuniculi*, einen einzelligen, sporenbildenden, intrazellulären Parasiten (Stamm *Mikrospora*) verursacht. Sie führt v. a. bei **Kaninchen**, selten bei **Hunden**, zu einer multifokalen granulomatösen Meningoenzephalomyelitis und fibrinoid-nekrotisierenden Vaskulitis mit zentralem vestibulärem Syndrom (Kopfschiefhaltung). Erreger können auch reaktionslos in intrazellulären parasitophoren Vakuolen gefunden werden. Weiterhin bestehen eine nicht eitrige interstitielle Nephritis sowie Leber- und Myokardnekrosen. Aborte bei **Pferden** durch *Encephalitozoon cuniculi* führen nicht zu Läsionen im ZNS der Feten.

> **KLINISCHER BEZUG** Der Erreger *Encephalitozoon cuniculi* kann eine positive Reaktion mit der Ziehl-Neelsen-Färbung zeigen. Daher sollte diese Reaktion nicht als das Vorliegen einer Mykobakteriose fehlinterpretiert werden.

Die **Trypanosomiasis** kann bei Haustieren neurologische Veränderungen verursachen. *Trypanosoma (T.) brucei* kann bei **Rind**, **Schaf**, **Hund** und **Schwein** zu einer diffusen perivaskulären, nicht eitrigen Meningoenzephalomyelitis führen. Vergleichbare Veränderungen werden beim Rind durch *T. congolense* sowie bei Schaf und Rind durch *T. vivax*, teils begleitet von Malazien, induziert. Eine Infektion mit *T. evansi* resultiert beim **Pferd** in einer asymmetrischen nekrotisierenden Enzephalitis mit Leukoenzephalomalazie.

Amöbeninfektionen werden durch opportunistisch pathogene, ubiquitäre Protozoen verursacht. *Acanthamoeba* spp., *Balamuthia mandrillaris* und *Naegleria fowleri* wurden als Ursache granulomatös-nekrotisierender Meningoenzephalitiden bei **Rind**, **Schaf**, **Pferd**, **Hund**, **Känguruh** und **Menschenaffe** identifiziert. Entweder liegt eine rhinogene Infektion oder eine hämatogene Invasion nach primärer pulmonaler Affektion zugrunde.

Bei **Kälbern** (Afrika, Australien, Madagaskar) können **Babesiosen** intrauterin oder perinatal durch maternales protozoenhaltiges Blut (*Babesia [B.] bovis*) verursacht werden. Akkumulationen von Babesien werden in den Hirnkapillaren angetroffen, die zu einer diffusen Rötung der Hirnrinde („cerebral flush"), fokalen Blutungen und hypoxischen Nekrosen führen. Zusätzlich treten eine hämolytische Anämie mit Ikterus auf. *B. divergens*, *B. major* und *B. bigemina* verursachen v. a. Hämolyse und Ikterus und keine zerebrale Kongestion. Vergleichbar zu *B. bovis* kommt in Südafrika eine Erkrankung bei **Hund** und **Katze** durch *B. (canis) rossi* und beim **Schaf** durch *B. ovis* vor.

SYNOPSE: NEOSPOROSE UND TOXOPLASMOSE

Achim D. Gruber

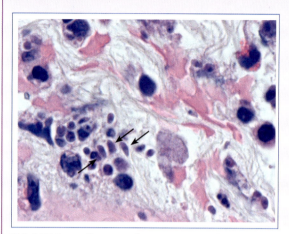

Abb. 9.35 Lanzettförmige Tachyzoiten von *Toxoplasma gondii* (→) in einer nekrotisierenden und granulomatösen Entzündung. HE-Färbung, 1000-fache Vergrößerung.

Epidemiologie und Bedeutung

Beide Krankheiten sind wahrscheinlich weltweit verbreitet und für **Aborte** bei Zwischenwirten verantwortlich. Seltener führen sie bei Zwischen- und Endwirten zu **Enzephalitiden**. Die Übertragung erfolgt durch **Oozysten** aus dem Katzenkot (Toxoplasmose), **Oozysten** aus dem Hundekot (Neosporose) oder orale Aufnahme von **Tachyzoiten** oder zystischen Dauerstadien (**Bradyzoiten**) im Gewebe der Zwischenwirte (Toxoplasmose und Neosporose).

Toxoplasmose ist eine bedeutsame **Zooanthroponose** mit hohem Abort- und Missbildungsrisiko für den menschlichen Embryo – vorausgesetzt, dass seronegative Schwangere sich während der Schwangerschaft erstmals infizieren. Das Risiko einer Gehirnmissbildung ist besonders groß. Systemische Toxoplasmosen mit letaler Enzephalitis werden sporadisch bei stark immunsupprimierten Patienten beobachtet.

Betroffene Spezies

Aborte und systemische Erkrankungen können wahrscheinlich bei allen Säugetieren auftreten. **Hund** und **Katze** zeigen als **Endwirte** jedoch keine klinischen Symptome bei Darmbefall. Sie entwickeln nur bei starker Immunsuppression die systemische Form mit Enzephalitiden. Schafe und Menschen gelten als besonders anfällig für toxoplasmainduzierte Aborte und fetale Missbildungen. Rinder hingegen sind besonders empfänglich für neosporainduzierte Aborte.

Ätiologie

Toxoplasma gondii bzw. *Neospora caninum* sind 2 eng verwandte protozoäre Parasiten im Stamm der Apikomplexa.

Inkubationszeit

Sie beträgt etwa 1–3 Wochen bei der akuten Form. Bei späterer Immunsuppression können Gewebezysten mit Bradyzoiten jedoch jederzeit wieder reaktiviert werden.

Klinik

Darminfektionen von Hunden und Katzen als Endwirte verlaufen klinisch meist inapparent. Vereinzelt können bei starkem Befall milde Durchfälle auftreten. Systemische Infektionen von **immunkompetenten** Zwischenwirten mit Ausbildungen von Gewebezysten bleiben zumeist symptomlos.

Immunsupprimierte Zwischen- und Endwirte können systemische, hoch fieberhafte, evtl. letal verlaufende Allgemeinerkrankungen zeigen mit Lymphknotenhyperplasien, zentralnervösen Symptomen, erschwerter Atmung, Kreislaufschwäche, Ikterus, Muskelschmerzen und Augenerkrankungen. Nach erstmaliger Infektion einer diaplazentar auf den Fetus übergreifenden Infektion kann es zu Aborten und Missbildungen der Neugeborenen kommen. Die Muttertiere bleiben zumeist symptomlos.

Pathogenese und pathologische Befunde

Nach erstmaliger oraler Aufnahme von Gewebe, in dem Toxoplasmenzysten mit Bradyzoiten enthalten sind, erfolgt in immunkompetenten Katzen zunächst eine ungeschlechtliche und anschließend eine geschlechtliche Vermehrung der Erreger im Darmepithel. Die Ausscheidung der infektiösen Oozysten beginnt etwa 21 Tage später, zumeist ohne pathogene Relevanz für den Wirt. Lediglich bei massivem Befall kann eine Enteritis auftreten. Bei oralen Folgeinfektionen schützt eine erworbene Immunität zumeist vor weiteren Infektionen. Nehmen Katzen sporulierte Oozysten mit infektiösen Sporozoiten auf, dringen die Erreger grundsätzlich in extraintestinale Organe ein und durchlaufen einen Vermehrungszyklus wie bei einem Zwischenwirt. Anschließend gelangen bei ca. 10–20 % der Katzen die Toxoplasmen wieder in den Darm zurück und führen nach einer geschlechtlichen Vermehrung zur Bildung von Oozysten, die fäkal ausgeschieden werden. Zwischenwirte infizieren sich durch Aufnahme infektiöser sporulierter Oozysten (z. B. kontaminierte Nahrung oder Wasser) oder durch Karnivorismus (Aufnahme von zystenhaltigem Gewebe, z. B. rohes Schweinefleisch).

Bei der Neosporose erfolgt im Endwirt Hund einerseits eine vertikale intrauterine Infektion, die zur Enzephalomyelitis und Polyradikuloneuritis bei Welpen führt, andererseits infizieren sich Hunde auch horizontal durch Aufnahme von zystenhaltigen Geweben (z. B. Plazenta, fetale Organe) von Zwischenwirten (z. B. Rind). Nach Vermehrung im Darmepithel erfolgt eine Ausscheidung von Oozysten über den Kot. Die Zwischenwirte infizieren sich über die Nahrung, die mit sporulierten Oozysten kontaminiert ist.

Bei beiden Protozoonosen erfolgt nach systemischer kurzzeitiger Ausbreitung der Tachyzoiten eine Zystenbildung zumeist im Gehirn oder in der Muskulatur mit Übergang in Bradyzoiten. Dieses Stadium hat keine pathogene Relevanz. Die dabei ausgebildete Immunreaktion führt zur Serokonversion und zumeist lebenslang belastbaren Immunität. Die **Zysten persistieren** jedoch reaktionslos und lebenslang im Gewebe. Erfolgt eine Erstinfektion von tragenden Zwischenwirten oder Schwangeren, infiziert sich die schutzlose Frucht transplazentar. Die Tachyzoiten verursachen dabei schwere Gewebeschädigungen, die zum **Fruchttod mit Abort** (meist schwere Gehirnmalazien), **Missbildungen** oder **Organschädigungen** bei der Geburt führen können.

Folgende Veränderungen treten auf:
- Missbildungen des Gehirns
  - Hydrozephalus
  - Kleinhirnhypoplasien
  - Gefäßmineralisierungen u. a.
- Missbildungen der Augen
- Schädigungen von Herz, Lunge oder Leber
- Myositis (bei Junghunden)

Bei Infektion **immunschwacher Zwischen- und Endwirte** entwickelt sich nach Aufnahme von sporulierten Oozysten oder zystenhaltigem Gewebe (z. B. Muskulatur, Gehirn) eine systemische Protozoonose mit Ausbreitung von Tachyzoiten. Diese Erregerstrukturen können praktisch alle teilungsfähigen Körperzellen infizieren und zerstören (Nekrosen). Bei heftigen Infektionen werden Akute-Phase-Reaktionen beobachtet. Nach vielfacher Vermehrung der Tachyzoiten können alle Organe befallen werden. Es kommt zu **granulomatösen nekrotisierenden Entzündungsreaktionen** mit gelegentlicher Beteiligung von eosinophilen Granulozyten, deren Verlauf und Effizienz wesentlich von der (Rest-)Immunkompetenz des Wirtes abhängen. Im Vordergrund stehen **Enzephalitiden, interstitielle Pneumonien, Hepatitiden** und **Myositiden**. Dabei können ebenfalls Gewebezysten mit Bradyzoiten als ruhende Dauerstadien ausgebildet werden. Hgr. Enzephalitiden, Myokarditiden oder Multiorganversagen können zum Tod führen.

Derartig schwere systemische Toxoplasmosen können auch beim Hund mit immunsuppressiven Grundkrankheiten wie Staupe oder bei der Katze mit FIV- oder FeLV-Infektionen auftreten. Ebenso sind sie nach diaplazentarer Infektion oder Erstinfektion in den ersten Lebenstagen möglich.

Differenzialdiagnostik
Die Differenzialdiagnosen werden in **Tab. 9.3** genannt.

Tab. 9.3 Mögliche Differenzialdiagnosen.

Wirt	Erkrankung
Hund	Staupe
	Tollwut
	Aujeszky-Krankheit (AK)
	andere Enzephalitiden, z. B. granulomatöse Meningoenzephalitis (GME)
Katze	Feline Infektiöse Peritonitis (FIP)
	Leukose
Zwischenwirte	andere Abortauslöser

Diagnostik
Die Tachyzoiten in der granulomatösen Entzündung (**Abb. 9.35**) sowie die Zysten mit Bradyzoiten im Gewebe sind bei 400-facher Vergrößerung gut zu erkennen. Dabei sind die Erreger nur elektronenmikroskopisch (unterschiedliche Zystenwanddicke, dünnere Wandung bei *T. gondii*), immunhistologisch, serologisch oder molekularbiologisch eindeutig zu differenzieren. Für den klinischen Nachweis sind serologische Tests von größter Bedeutung.

In Afrika gibt es v. a. beim **Rind** eine als „**turning sickness**" (Ostküstenfieber) bezeichnete **zerebrale Theileriose** durch *Theileria (Th.) parva parva*. Im Gehirn bestehen hämorrhagische Infarkte (Enzephalomalazie) mit resorptiven Entzündungen und Hämosiderose. In den zahlreichen intravaskulären Lymphozyten sind als diagnostisch relevanter Befund sog. Kochsche Körperchen vorhanden. Die Ursache schwerer klinischer Verlaufsformen beruht wahrscheinlich auf immunsupprimierenden Toxinen der braunen Ohrzecke *Rhipicephalus appendiculatus*. Ähnliche Läsionen können bei der meist milder verlaufenden **tropischen Theileriose** (Mittelmeerfieber) durch *Th. annulata* vorkommen.

Zestoden

Die **Zönurose** (Drehkrankheit, Blasenwurmkrankheit) wird v. a. bei **Schafen**, **Ziegen** und **Wildwiederkäuern** durch das Finnenstadium *Coenurus cerebralis* des Hundebandwurms *Taenia multiceps* verursacht. Die wandernden Finnen verursachen initial in Gehirn und Rückenmark eine lokale eitrig-nekrotisierende Meningoenzephalitis und später granulomatöse Entzündungen. Die bis zu 5 cm großen Finnenblasen resultieren in einer Druckatrophie des Neuroparenchyms.

Echinococcus hydatidosus, das Finnenstadium des Hundebandwurms *Echinococcus granulosus*, ist Erreger der zystischen **Echinokokkose** der **Hauswiederkäuer**. Die Finnen- oder Hydatidenblasen führen zur Druckatrophie des ZNS und des angrenzenden Knochens.

Die **Zystizerkose** tritt v. a. beim **Schwein** auf. Zystizerkose wird durch die Bandwurmfinne *Cysticercus cellulosae* des Schweinebandwurms *Taenia solium* des Menschen verursacht, die normalerweise in Skelett- und Herzmuskel lokalisiert ist, aber selten auch im ZNS oder den Meningen angetroffen wird. In Einzelfällen können auch *Cysticercus bovis (inermis)* beim **Rind** (*Taenia saginata*, Rinderbandwurm des Menschen) und *Cysticercus pisiformis* beim **Hund** (*Taenia pisiformis* des Hundes) eine zentralnervöse Zystizerkose verursachen.

Trematoden

Trematoden verursachen nur selten neurologische Schäden. Aberrante Troglotremen aus der Nasennebenhöhle führen bei **Hunden** selten zu fokalen nekrotisierenden Entzündungen. Hämatogen können Eier von *Paragonimus westermani* in das ZNS gelangen.

Nematoden

Zerebrospinale Nematodiasis

> **DEFINITION** Das Auftreten wandernder aberranter Nematoden im ZNS führt zu Malazien, Blutungen, regressiven und resorptiven Prozessen mit eosinophilen Granulozyten und wird als zerebrospinale Nematodiasis (Larva migrans) bezeichnet.

Larven von *Parastrongylus (Angiostrongylus) cantonensis* (Lungenwurm der Ratte) verursachen v. a. bei **Hunden** nach hämatogener Einschwemmung bevorzugt eine granulomatöse, teils eosinophile Myelitis.

Aberrante Larven von *Angiostrongylus vasorum* („Französischer Herzwurm"), *Stephanurus dentatus*, *Strongylus vulgaris*, *Strongyloides* spp., *Toxocara canis*, *Toxocara mystax* u. a. gehen mit granulomatös-nekrotisierenden Enzephalomyelitiden und Blutungen einher. Durch Larven von *Angiostrongylus vasorum* sind tödliche zerebrale Blutungen beim **Hund** möglich. Bei **Pferden** und **Eseln** führt die Wanderung von Strongyliden-Larven zu Bohrgängen mit Einblutungen im ZNS und zentralnervösen Störungen, während bei **Hunden** Wurmgranulome mit zentralem Parasitenanschnitt meist ohne klinische Erscheinungen beobachtet werden.

Schafe und **Lamas** können eine granulomatöse Meningomyelitis als Fehlwirte für Larven von *Parelaphostrongylus tenuis* (Parasit des Weißwedelhirsches; Nordamerika) entwickeln. Eine zerebrospinale Nematodiasis durch *Elaphostrongylus cervi* ist bei Ziegen beschrieben. Ischämische Gehirn- und Rückenmarksnekrosen sind durch Filarien von *Elaeophora schneideri* bei **Wiederkäuern** möglich.

Halicephalobus gingivalis (früher *Micronema deletrix*; Zoonose) ist ein fakultativ parasitischer saprophytärer Erdnematode. Er verursacht beim **Pferd** eosinophile und granulomatöse Entzündungen in ZNS (Abb. 9.36), Nervenwurzeln, Hypophyse, Herz, Niere, Präputium, Knochen und Lymphknoten. Pathogenetisch liegt wahrscheinlich eine Wundinfektion vor.

Gurltia paralysans wurde in Rückenmarksvenen der **Katze** nachgewiesen und soll ätiologisch für Paralysen verantwortlich sein.

Larven von *Baylisascaris procyonis* (Nematode des Waschbären, Zoonose) können granulomatös-nekrotisierende Entzündungen im ZNS und Auge von Haustieren verursachen.

Setariose

In osteuropäischen und asiatischen Ländern werden die Larven (Mikrofilarien) von Setarien durch Stechmücken aus Hautkapillaren aufgenommen und auf nicht adäquate Wirte übertragen. Dort wandern sie entlang der Nerven zum Auge und ZNS und verursachen das Krankheitsbild der epizootischen zerebrospinalen Nematodiasis. *Setaria* (*S.*) *digitata* (Rind = adäquater Wirt) und *S. labiatopapillosa* (syn. *S. cervi*; Bison, Rotwild = adäquate Wirte) verursachen bei **Pferden** und **kleinen Wiederkäuern** eine nekrotisierende Enzephalomyelitis (Kumri = lumbale Paralyse). Vergleichbare Läsionen werden beim **Schaf** in Russland durch *S. marshalli* oder durch den im Bindegewebe lebenden Nematoden *Onchocerca flexuosa* ausgelöst.

Arthropoden

Bei der **Hypodermose** gelangen Larven der Dasselfliege *Hypoderma bovis* über die Haut in den extraduralen Raum des Wirbelkanals und verursachen eigentlich keine Rückenmarksschäden. Sterben die Dassellarven aber spontan

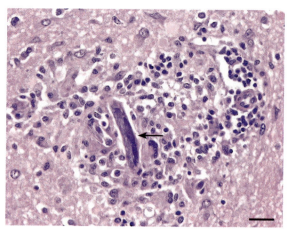

Abb. 9.36 Granulomatöse Enzephalitis durch *Halicephalobus gingivalis* (früher: *Micronema deletrix*; →) bei einem Pferd; HE-Färbung; Balken = 25 µm.

oder nach chemischer Bekämpfung ab, können sie im Wirbelkanal infolge einer raumfordernden Meningitis zu einer Kompression des Rückenmarks mit neurologischen Ausfällen führen. Bei **Hund** und **Katze** (Nordamerika) können aberrante Fliegenmaden von *Cuterebra* spp. rhinogen die Leptomeninx erreichen und durch Toxine Blutungen sowie (selten) letale bilaterale asymmetrische ischämische Malazien in verschiedenen Hirnregionen auslösen (**Feline Ischämische Enzephalopathie**). *Oestrus ovis* kann rhinogen in das Gehirn gelangen.

■ Entzündungen durch Fremdkörper

Auch Fremdkörper, die in das ZNS eindringen, können zu Nekrosen (Malazien) sowie granulomatösen Entzündungen führen. Typische Beispiele sind Getreidegrannen oder andere Pflanzenpartikel, die rhinogen oder otogen in das Gehirn gelangen können. Oft liegt gleichzeitig eine begleitende bakterielle Infektion vor, die jedoch vom Körper meist effektiver bekämpft werden kann als die Fremdpartikel selbst. Diese werden dann chronisch granulomatös demarkiert und können je nach Lage und Größe auch zu Organschädigungen und Funktionsausfällen führen.

■ Idiopathische Entzündungen

Bestimmte Entzündungen im ZNS sind auf keine spezifische Ursache zurückzuführen. Sie werden daher als idiopathisch unter Verwendung einer deskriptiven Diagnose bezeichnet. Der fehlende Erregernachweis könnte auf eine unzureichende Sensitivität der Detektionssysteme oder eine erfolgreiche Elimination des Erregers zurückzuführen sein. Entzündungen können im NS nach einem sich selbst unterhaltenden Automatismus ablaufen. Daher stellen diese Erkankungen mögliche Folgen einer Infektion dar, bei der das Agens als Auslöser („trigger") wirkt und eine Entzündungsreaktion initiiert, die auch nach Elimination des Erregers persistiert. Dabei spielen sekundäre immunvermittelte oder immunpathologische Prozesse auf der Basis von molekularer Mimikry und „epitope spreading" eine essenzielle Rolle.

WISSENSWERTES Bei Menschen mit nicht infektiöser, ätiologisch unklarer Enzephalitis wurde in den letzten Jahren ein pathogenetisch wahrscheinlich wichtiger autoimmuner Mechanismus nachgewiesen. Die Patienten zeigen hohe Antikörpertiter gegen den N-Methyl-D-Aspartat-(NMDA-)Rezeptor, einen Glutamat-Rezeptor, der für die Signalübertragung im ZNS bedeutsam ist. Ob dieser autoaggressive Mechanismus auch bei Enzephalitiden der Haus- oder Zootiere eine Rolle spielt, ist noch unklar.

Die **Granulomatöse Meningoenzephalomyelitis**, GME, ist die häufigste idiopathische ZNS-Erkrankung von meist mittelalten kleinrassigen **Hunden**, selten bei **Katze**, **Pferd**, **Rind**. Insbesondere Hirnstammsymptome (z. B. Vestibularsyndrom), aber auch Ataxie, Paralyse, Manegebewegungen und Krämpfe weisen auf eine fokale (z. B. spinal, zerebral), oligofokale oder disseminierte Verteilung im ZNS hin. Die perivaskulären Entzündungszellen finden sich vorwiegend in der weißen Substanz von Hirnstamm, Zerebellum und Rückenmark. Zu Beginn liegen wahrscheinlich geringe Infiltrate aus Lymphozyten, Plasmazellen und einzelnen, meist nesterartig aggregierten Makrophagen vor, während die vermutlich chronischen Veränderungen von Makrophagen und Epitheloidzellen dominiert werden.

Die ätiologisch ungeklärte **feline Polioenzephalomyelitis** kommt bei **Katzen** unterschiedlichen Alters vor. Sie verursacht Ataxie, Tremor, Hypermetrie und neuronale Degeneration mit Begleitentzündung. Bei **Großkatzen** ist eine ähnliche Erkrankung bekannt.

Eine mögliche Bornavirus-Ätiologie der **felinen nicht eitrigen Meningoenzephalomyelitis** („staggering disease") ist bislang nicht ausreichend bewiesen. Zunächst tritt schwankender Gang („staggering"), später Parese und akustische Hypersensibilität auf. Besonders im Hippokampus, Di- und Mesenzephalon besteht eine perivaskuläre Entzündung.

Die **canine nekrotisierende Meningoenzephalitis**, NME, kommt beim **Mops** („pug dog encephalitis") und anderen **kleinen Hunderassen** (z. B. Malteser, Shih-Tzu, Zwergpinscher, Papillon) vor. Eine ähnliche Erkrankung bei **Hunden** der Rassen Yorkshire Terrier und Französische Bulldogge wird als **Nekrotisierende Leukoenzephalitis**, NLE, bezeichnet. Die Ursache ist bisher ungeklärt, hereditäre und immunpathologische Faktoren sind wahrscheinlich. Bei der NME finden sich asymmetrisch malazische Herde mit mononukleären Infiltraten und Kavitäten vorwiegend in Groß- (**Abb. 9.37**) und Zwischenhirn, während bei der NLE die weiße Substanz von Zerebrum und Hirnstamm betroffen ist.

Die **Steroidresponsive Meningitis-Arteriitis**, SRMA, ist eine wahrscheinlich immunvermittelte Polyarteriitis, die bei vielen **Hunderassen**, z. B. Beagle („Beagle pain syndrome"), Berner Sennenhund, Petit Basset Griffon Vendéen, Boxer und Deutsch Kurzhaar vorkommt. Fieber, Hyperästhesie und Schmerzäußerungen gehen mit leptomeningealen Blutungen an Hirnstamm und Zervikalmark einher. Kleine bis mittelgroße zerebrale und spinale Arterien der Leptomeninx, aber auch anderer Organe (Myokard!) weisen fibrinoide Wandnekrosen mit Thrombosen, muralen und perivaskulären gemischten Infiltraten auf.

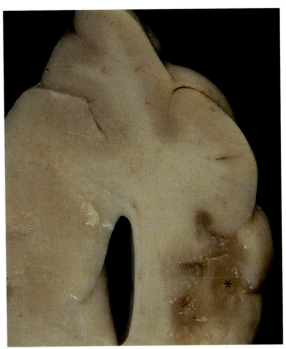

Abb. 9.37 Nekrotisierende Meningoenzephalitis und fokale Malazie der kortikalen grauen Substanz (*) bei einem Hund (Mops; „pug dog encephalitis").

Die **„shaker dog disease"** ist durch eine nicht eitrige, diffuse Enzephalomyelitis mit Tremor gekennzeichnet, der sich durch Aufregung verstärkt.

Die **postvakzinale, allergische** oder **post-infektiöse Enzephalomyelitis** stellt eine seltene Erkrankung dar, die entweder durch das Staupe-Impfvirus (S. 318) oder durch direkte oder indirekte erregerinduzierte immunvermittelte Prozesse ausgelöst wird. Im Zusammenhang mit früheren Tollwutvakzinen aus aufbereitetem Nervengewebe trat beim **Hund** eine nicht eitrige Leukoenzephalomyelitis auf. Vergleichbares findet sich auch bei der experimentellen allergischen Enzephalomyelitis.

Die **Idiopathische eosinophile Meningoenzephalitis** wurde bei bestimmten **Hunderassen** (z. B. Rottweiler, Golden Retriever) und einer **Katze** mit Festliegen beobachtet.

Die **Meningoenzephalitis junger Greyhounds** zeichnet sich durch Gliose, mononukleäre perivaskuläre Infiltrate v. a. in der grauen Substanz (Großhirn, kranialer Hirnstamm) aus.

> **WISSENSWERTES**
>
> **Epilepsie – Ursache, Einteilung und Pathologie**
>
> Die Epilepsie kann als fokales oder generalisiertes Anfallsleiden auftreten und zeigt beim Hund eine dem Menschen ähnliche Symptomatik und Häufigkeit. Mit einer Prävalenz von 0,5–5 % sind Hunde mit deutlicher Rassedisposition (u. a. Beagle, Britischer Schäferhund, Keeshund, Golden und Labrador Retriever) am häufigsten betroffen, gefolgt von Katzen und den übrigen Haustieren.
>
> Die Epilepsie stellt die häufigste Gehirnerkrankung des Hundes dar, die in eine symptomatische (ursächlich strukturelle Gehirnerkrankungen), idiopathische (genetisch bedingte) und kryptogene (vermutete, aber nicht nachweisbare strukturelle Ursache) Form unterteilt wird. Während sich die symptomatischen Epilep-

sien oft als Folge von Hirntraumata, Infektionen oder Tumoren entwickeln, basieren die idiopathischen Formen meist auf Gendefekten. Die symptomatische Epilepsie ist beim Menschen mit ca. 65 % die häufigste Form. Zu einem ähnlichen Ergebnis kamen Studien beim Hund, wenngleich die idiopathische Epilepsie die häufigste Variante bei Tieren unter 5 Jahren darstellt. Bei der idiopathischen Form sind möglicherweise funktionelle Dysregulationen (z. B. Ionenkanalveränderungen) oder eine mikrogliale Imbalance von Matrix-Metalloproteinasen (MMP) und ihren Inhibitoren (TIMP) einhergehend mit einer TIMP-2-Aufregulierung pathogenetisch von Bedeutung. Bei allen Epilepsieformen können sekundäre Veränderungen, z. B. Neuronennekrosen und Astrogliose in Großhirn, Mandelkern und Hippokampus (bevorzugt Sommerscher Sektor) auftreten.

9.2.10 Mitochondriale Enzephalopathien

DEFINITION Mitochondriale Enzephalopathien stellen eine heterogene Gruppe von erworbenen oder angeborenen degenerativen Erkrankungen dar, die auf strukturelle, funktionelle (biochemische) oder genetische Störungen von Mitochondrienfunktionen zurückzuführen sind.

Betroffen sind zumeist Gewebe mit hohem Energieumsatz:
- Gehirn
- PNS
- Muskulatur
- andere Organsysteme, z. B. Herz, Leber, Magen-Darm-Trakt

Daher handelt es sich häufig um eine Multisystemerkrankung. Sie können sporadisch oder familiär gehäuft auftreten und werden dabei rein maternal vererbt.

Die **subakute nekrotisierende Enzephalopathie** (Leigh-ähnliches-Syndrom) wurde bei verschiedenen **Hunderassen** (z. B. Alaskan Husky, Yorkshire Terrier) beschrieben. Ursächlich wird ein hereditärer Defekt der mitochondrialen Atmungskette vermutet. In Abhängigkeit von der Rasse treten Ataxie, Sehstörungen und Krämpfe auf. Im Zwischen-, Klein- und Stammhirn liegen bilateral symmetrisch Kavitäten mit Nekrosen und spongiösen Veränderungen v. a. in der grauen Substanz vor. Ein ähnliches Krankheitsbild wurde bei **Kälbern** der Rasse Simmentaler, Limousin und Aberdeen Angus mit rassespezifischer Topik beschrieben. Limousin- und Aberdeen-Angus-Rinder leiden im 1. Lebensmonat an Blindheit, Dysmetrie, selten an Krämpfen und Opisthotonus. Simmentaler-Rinder sind erst mit 5–8 Monaten durch Ataxie und Gewichtsverlust auffällig.

Die **hereditäre Polioenzephalomyelopathie** junger **Australian Cattledogs** ist wahrscheinlich eine mitochondriale Stoffwechselerkrankung mit Vakuolen in Neuronen, Neuropil und Astrozyten (Rückenmark, Kleinhirn, Hirnstamm).

Bei der **mitochondrialen Myo- und Enzephalopathie** jung-adulter **Englischer Springer Spaniels** kommt es zu Dysmetrie, Sehstörungen und Verhaltensänderungen. Im Stammhirn liegen spongiöse Veränderungen vor.

> **DAS MÜSSEN SIE WISSEN**
>
> Entzündungen des Gehirns werden je nach betroffener Struktur als Enzephalitis (Gehirn), Myelitis (Rückenmark), Ependymitis (Ependym), Chorioiditis (Adergeflecht) oder Meningitis (Hirnhäute) bezeichnet. Sie werden durch Bakterien, Viren, Pilze und Parasiten hervorgerufen. Eine fibrinöse bzw. von neutrophilen Granulozyten dominierte Entzündung spricht zumeist für eine bakterielle Genese, während lymphohistiozytäre und plasmazelluläre Infiltrate auf virale oder protozoäre Erreger hinweisen. Weiterhin sind bei Degenerationen resorptive sowie immunpathologisch bedingte Entzündungen zu berücksichtigen.
>
> Als idiopathische Entzündungen werden Erkrankungen bezeichnet, bei denen sich keine spezifische Ursache mehr nachweisen lässt. Sie gelten als mögliche Folgen einer Infektion, bei der das Agens als Auslöser („trigger") wirkt und eine Entzündungsreaktion initiiert, die auch nach Elimination des Erregers persistiert.

9.3 Peripheres Nervensystem

DEFINITION Als peripheres Nervensystem (PNS) bezeichnet man den Teil des NS, der außerhalb von Gehirn und Rückenmark liegt. Es umfasst die Nerven, Spinalganglien und das autonome NS. Die Neuronen der sensorischen Nerven liegen in den Nervenknoten (Ganglien, Dorsalwurzelganglien). Im Falle eines Verlusts von Neuronen in den Ganglien kann es zu einer fokalen Proliferation von Satellitenzellen kommen, die als **Nageotte-Knötchen** bezeichnet werden.

In den Nerven des PNS treten atrophische, degenerative, entzündliche und neoplastische Veränderungen auf. Man unterscheidet:
- Neuropathien
- Radikuloneuropathien (Ganglioneuropathien)
- Mono-, Oligo- und Poly-(radikulo-)neuropathien

Einerseits werden axonale, demyelinisierende und gemischte, andererseits entzündliche und nicht entzündliche Neuropathien unterschieden. Proximale Axonopathien beschränken sich auf den proximalen Abschnitt des Neuriten, der zur Ausbildung von **Torpedos** führt (z. B. Mykotoxikose auf Weiden mit hohem Anteil an Weidegras, *Lolium perenne*; bestimmte Speicherkrankheiten). Distale Axonopathien (z. B. chronische Vergiftungen) betreffen v. a. die langen Axone (z. B. lange motorische oder propriozeptive Fasern, N. laryngeus recurrens) und sind durch **Sphäroide** gekennzeichnet. Funktionell kann es sich um sensible, motorische, sensomotorische und autonome Nervenfasern handeln. Die ätiologische Klärung von PNS-Erkrankungen kann im Einzelfall schwierig sein.

9.3.1 Hereditäre Neuropathien

Erblich bedingte Neuropathien kommen als gemischte (motorische und sensorische; „inherited motor and sensory neuropathy"), selten als sensorische und autonome („inherited sensory and autonomic neuropathy") Form vor. Diesen Erkrankungen stehen die sporadischen, nicht hereditären Varianten („sporadic motor and sensory neuropathy") gegenüber. Es können auch die durch systemische erbliche Stoffwechselstörungen verursachten Schäden des PNS zu diesem Formenkreis gezählt werden. Hereditäre Neuropathien betreffen entweder nur das PNS (proximale und/oder distale Axonopathien) oder auch das ZNS (zentral-periphere distale Axonopathie). Die primären Schäden im PNS sind entweder im peripheren Axon oder in der von den Schwann-Zellen gebildeten Myelinscheide lokalisiert.

Sensorische Polyneuropathien zeichnen sich durch einen fokalen oder generalisierten Verlust von Nozi- und Propriozeption bei erhaltenem Muskeltonus aus. Die Automutilation variiert hinsichtlich Lokalisation und Schweregrad. In peripheren und zentralen Leitungsbahnen liegt ein Verlust myelinisierter Axone vor und in den Spinalganglien besteht eine progressive Neuronenatrophie. Bei **Pointern** (Kurzhaar-, Englischer Pointer) manifestiert sie sich als rasch progressive akrale Mutilation. Bei jungen **Langhaardackeln** bestehen zusätzlich spinale Hypo- oder Areflexie, Harninkontinenz und eine Reduktion des Querschnitts distaler Anteile großer Nervenfasern. Ähnliche Erkrankungen gibt es bei Jack Russell und Scotch Terrier, Golden Retriever, Rough-Coated und Border Collie, Dobermann, Sibirischem Husky und Vorstehhund.

Die gemischten **sensomotorischen Neuropathien** werden in distale sensomotorische Neuropathien, Myelin-assoziierte Polyneuropathien und zentral-periphere distale Axonopathien eingeteilt.

Die bei zahlreichen **Hunderassen** dokumentierten **distalen sensomotorischen Neuropathien** zeigen klinisch-morphologisch Ähnlichkeiten mit der Charcot-Marie-Tooth-Erkrankung des Menschen. Beim Greyhound wurde eine analoge Deletion im *NDRG*1-Gen nachgewiesen. Dänische Doggen können eine neurogene Muskelatrophie an Kehlkopf und distalen Extremitäten zeigen. In den Nervenfasern sind eine retrograde axonale Degeneration (Wallersche Degeneration) mit Untergang der zugehörigen Ganglienzellen („dying-back"-Phänomen) und eine Schwann-Zellproliferation (sog. Büngnersche Bänder) zu finden, die als Bandfaserstrukturen den aussprossenden Axonen als Leitschiene dienen. Funktionell bestehen oft Störungen der Kehlkopfmuskulatur unter Beteiligung des linken N. laryngeus recurrens.

Weitere Erkrankungen dieses Formenkreises sind die sensomotorische Neuropathie des Alaskan Malamute, die „dancing doberman disease", die familiäre Neuropathie des Deutschen Schäferhundes, die Leonberger-Polyneuropathie, die distale sensomotorische Neuropathie des Rottweilers.

Eine familiäre Hinterhandataxie und -parese bei Gelbvieh-**Kälbern** geht mit einer Degeneration peripherer motorischer Nerven, dorsaler und ventraler Spinalnervenwurzeln, dorsaler spinaler Faszikel sowie einer Glomerulopathie und Muskeldegeneration einher.

Myelin-assoziierte hereditäre Polyneuropathien stellen entweder hypertrophische Neuropathien oder mit Hypomyelinisierung einhergehende Erkrankungen dar. Die autosomal-rezessive Neuropathie beim jungen **Tibetanischen Mastiff** führt zu einer progressiven muskulären Hypotonie und Atrophie, Hypo- und Areflexie sowie Dysphonie. Die gestörten Nervenfasermyelinisierungen stellen sich als zwiebelschalenförmige Fehlregenerate („onion bulbs") der Schwannschen Scheiden mit Fibrose dar. Eine vergleichbare hypertrophische Erkrankung existiert bei der **Katze**. Bei jungen **Golden Retrievern** tritt in Gliedmaßennerven eine hereditäre Neuropathie mit Hypomyelinisierung auf, die zu einer hasenartigen Fortbewegung führt („bunny hopping"). Eine hypotrophe Neuropathie wird bei neonatalen **Dorset-Schafen** mit intermittierendem Tremor und Inkoordination als „congenital hypomyelination neuropathy" bezeichnet. Ein Laminin$_{\alpha 2}$-Defizit bei Siam- und Britischen **Kurzhaarkatzen** verursacht eine Myelin-assoziierte Polyneuropathie mit Para- und Tetraparese, Trismus, Kontraktur der Streckmuskulatur und Muskelatrophie.

Als zentral-peripher-distale axonale Neuropathie ist beim **Deutschen Schäferhund** die „canine giant axonal neuropathy" (GAN) bekannt. Sie führt im 2. Lebensjahr zu einem reduzierten Tonus der Hintergliedmaßenmuskulatur (plantigrade Fußung), einer progressiven Paraparese und Ataxie, Megaösophagus, Verlust spinaler Reflexe, Muskelatrophie sowie Defiziten der Nozi- und Propriozeption. Insbesondere in den intramuskulären Nervenästen, aber auch in den vegetativen Fasern (z. B. Plexus myentericus) sowie in bestimmten Funiculi des Rückenmarks (Fasciculus gracilis, Tractus spinocerebralis dorsalis), optischen Fasern, Thalamus und der Kleinhirnrinde sind Sphäroide zu finden. Die autosomal-rezessive Erkrankung könnte auf einem Defekt im axonalen Transportsystem beruhen.

Die autosomal-rezessive progressive **Axonopathie** des **Boxers** ist durch Ataxie, Paresen und defizitäre Propriozeption (ab 8. Lebenswoche) sowie Sphäroide in peripheren Nerven, spinalen Faserbündeln und kaudalem Hirnstamm mit sekundärer Demyelinisierung gekennzeichnet. Eine zentral-periphere Axonopathie gibt es auch bei der **Birma-Katze**. Beim **Tiroler Graurind-Kalb** ist eine hereditäre symmetrische, zentrale und periphere Axonopathie mit Ataxie beschrieben.

Die **distale motorische Neuropathie** beim **Englischen Pointer** ist durch Degeneration peripherer motorischer Nerven und Akkumulation von Lipiden in spinalen Motoneuronen charakterisiert.

Hereditäre Stoffwechselerkrankungen wie beispielsweise die Hyperoxalurie (Hauskatze) oder die Hyperchylomikronämie (Haus-, Himalaya-, Perser-, Siamkatze) sowie Speicherkrankheiten können auch mit Veränderungen im PNS einhergehen.

9.3.2 Kreislaufstörungen (vaskuläre Neuropathien)

Insbesondere bei **Katzen** treten häufig bei hypertrophen Kardiomyopathien thrombembolisch-ischämische Neuromyopathien (Verlegung von Aortenaufzweigung, A. iliaca) mit Nekrosen zentraler Anteile von Nervenfaszikeln des Plexus lumbosacralis auf, da den zentralen im Gegensatz zu peripheren Faszikelanteilen eine Kollateralversorgung fehlt.

Betroffene Tiere zeigen:
- uni- oder bilaterale schmerzhafte und verhärtete Mm. gastrocnemii und tibiales
- zyanotische Ballenpolster
- plantigrade Fußung
- Abkühlung (Minderdurchblutung) der Hintergliedmaßen
- Femoralispuls fehlend oder schwach
- Parese bis Paralyse

9.3.3 Toxische Neuropathien

> **KLINISCHER BEZUG** Toxische Neuropathien manifestieren sich in Form distaler peripherer Axonopathien mit Entmarkung und Sphäroiden und werden durch zahlreiche biotische, abiotische und xenobiotische Substanzen verursacht.

Zu diesen Stoffen gehören:
- **Pflanzentoxine** (z. B. bei Ziegen Tullidinol in *Karwinskia humboldtiana*, Kreuzdorngewächs in Nord- und Mittelamerika; Coyotillo Poisoning)
- **Medikamente** (z. B. Vincristin bei Hund und Katze; Nitrofurantoin, Pyridoxin und Cisplatin beim Hund; Salinomycin bei der Katze)
- **Schwermetalle** (z. B. Quecksilber, Blei, Thallium)
- andere **chemische Verbindungen** (z. B. Tri-ortho-cresyl-Phosphat, Chlorpyriphos, Hexacarbon bei der Katze, Trimethylphosphat beim Hund, halogenierte Salizylanilide bei kleinen Wiederkäuern)

Organophosphate inaktivieren Esterasen, z. B. Acetylcholinesterase, und verursachen eine akute oder nach 1–2 Wochen einsetzende Neurotoxizität. Ataxie und Paralyse bei **Rindern** und **Schweinen** sowie Aphonie bei **Pferden** beruhen auf einer Schädigung der distalen Axonabschnitte langer aszendierender und deszendierender Bahnen einschließlich des N. laryngeus gefolgt von Myelinverlust.

9.3.4 Stoffwechselstörungen

Defizite der Vitamine B_1, B_2, B_6, B_{12}, C, E und Biotin können zu PNS-Schäden führen. Pantothensäuremangel verursacht beim **Schwein** eine Atrophie spinaler Nerven und Nervenwurzeln, die mit Parademarsch-ähnlichem Gang einhergeht. Die Veränderungen könnten auch mit einer gestörten Entwicklung der Wirbelknochen im Zusammenhang stehen.

Metabolische Entgleisungen gehen z. B. bei Hepato- oder Nephropathien mit einer chronischen axonalen Polyneuropathie geringen Ausmaßes einher.

9.3.5 Idiopathische und paraneoplastische Neuropathien

Idiopathische Neuropathien kommen bei verschiedenen Tierarten vor. Jung-adulte, besonders männliche **Pferde** können an einer idiopathischen degenerativen sensorischen Axonopathie des N. maxillaris (**Abb. 9.38**) leiden („equine head shaking"), die sich in anfallsartigem Kopfschlagen äußert. Bei **Hund** und **Katze** kommt eine idiopathische Automutilation (Leckdermatitis) vor. Bei laktierenden **Schafen** in Neuseeland wurde eine idiopathische bilaterale degenerative Axonopathie des N. radialis mit känguruhartigem Gangbild beschrieben.

Bei bestimmten Neoplasien, z. B. malignes Lymphom und Insulinom, können beim **Hund** als **paraneoplastisches Syndrom** periphere Neuropathien mit segmentalen Demyelinisierungen, Remyelinisierungen und axonalen Degenerationen auftreten.

9.3.6 Endokrin bedingte Neuropathien

Die **diabetische Polyneuropathie** von **Hund** und **Katze** führt zu gestörter Propriozeption und selten zu Hypo- oder Hyperästhesien mit axonalen De- und Regenerationen sowie De- und Remyelinisierungen in distalen Nervenabschnitten. Die Ursache liegt in der energetischen Unterversorgung und folgenden Degeneration, aber auch in einer toxischen Schädigung der Myelinscheide durch die chronische Hyperglykämie.

Die **hypoglykämische Neuropathie** des **Hundes** wird zu den distalen Axonopathien gerechnet und zeichnet sich durch sensomotorische Defizite aus.

Die **Cushing-Neuropathie** des **Hundes** führt zu einer Destabilisierung der Myelinscheide mit primärer Demyelinisierung und konsekutiver neurogener Muskelatrophie und -schwäche v. a. in proximalen Extremitätenabschnitten.

Bei der **hypothyreotischen Neuropathie** können Degenerationen von Axon, Myelinscheide oder Nerveninterstitium vorkommen. Sie führen zu Muskelschwäche, -atrophie, Hyporeflexie, Propriozeptionsdefiziten, Fazialisparesen und ventrolateralem Strabismus.

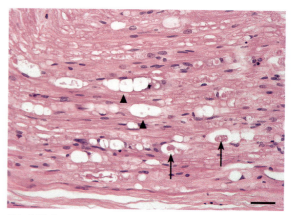

Abb. 9.38 Degenerative Neuropathie des N. infraorbitalis bei einem Pferd („head shaker") mit Myelinscheidenödemen (Pfeilspitzen), axonaler Fragmentation und Schwellung (→), HE-Färbung; Balken = 40 µm.

9.3.7 Mechanisch-traumatische Neuropathien

Unterschiedliche Erkrankungen von Skelett, Wirbelgelenken und Bandscheiben, Neoplasien, Entzündungen und Blutungen können durch **Kompressionen** zu reversiblen oder irreversiblen Schäden sowie Funktionsbeeinträchtigungen von isolierten Nerven und Nervenwurzeln führen, z. B. Kompression der Nn. optici durch eine Hyperosteose bei Hypovitaminose A. Ob es sich bei der **equinen suprakapulären Neuropathie** des N. suprascapularis um eine exogene, traumatisch induzierte Degeneration oder um die Folge einer perinervalen sehnenartigen Bindegewebszubildung handelt, ist nicht geklärt.

Irreversible **Kontinuitätsunterbrechungen** sind nach traumatischen Insulten, z. B. in Form eines **Abrisses** (Avulsion) des Plexus brachialis, seltener des Plexus lumbosacralis (**Pferd**), feststellbar. Infolge von Kollisionen mit Kraftfahrzeugen treten beim **Hund** meist unilaterale, komplette oder inkomplette Ab- oder Ausrisse der den Plexus brachialis bildenden Zervikal- und Thorakalnervenwurzeln (C 6–8 und Th 1) auf (**Abb. 9.39**). Eine chirurgische Adaptation der Nerven, die entweder extradural in Höhe des Foramen intervertebrale oder intradural unmittelbar am Rückenmark ausgerissen sind, gelingt in den wenigsten Fällen, da sich der distale Anteil einschließlich des Spinalganglions zu weit vom Foramen intervertebrale entfernt.

> **KLINISCHER BEZUG** Als Folge vergeblicher Regenerationsversuche nach Kontinuitätsunterbrechungen entwickeln sich an der ventralen, efferent-motorischen Spinalnervenwurzel „Amputationsneurome", die sich tumorartig intra- und extradural platten- oder pilzartig ausbreiten.

Die korrespondierenden Motoneurone im Ventralhorn sind infolge eines „dying back" zahlenmäßig reduziert oder weisen eine regeneratorische Aktivität als Folge einer axonalen neuronalen Reaktion (zentrale Chromatolyse, primäre Reizung) auf. Die ipsilaterale Dorsalwurzel hat gleichfalls ihre Kontinuität zum Spinalganglion verloren und aufgrund der Unmöglichkeit einer Regeneration kommt es zu einer vollständigen Atrophie unter Einbeziehung der zugehörigen Nervenbahnen im Fasciculus cuneatus des Tractus spinobulbaris. Die Plexusavulsion resultiert in einer neurogenen Atrophie der nicht mehr innervierten Gliedmaßen- und Halsmuskulatur. Vereinzelt können trophoneurotische Hautläsionen (z. B. Pigmentatrophie) auftreten.

9.3.8 Entzündungen

> **DEFINITION** Die Entzündung der Nervenwurzel wird als **Radikulitis**, die der Nerven als **Neuritis** bezeichnet. Man spricht von **Ganglioneuritis** oder **Radikuloneuritis**, wenn das Ganglion respektive die Nervenwurzel in den Prozess einbezogen ist.

Entsprechend der Anzahl betroffener Nerven werden eine Mono-, Oligo- und Polyneuritis unterschieden. Der Charakter der meisten entzündlichen Veränderungen ist lymphohistiozytär und plasmazellulär. Der Verlauf kann akut, chronisch oder rezidivierend sein. Spezielle Erkrankungen, z. B. Toxoplasmose und Neosporose (S. 326), werden an anderer Stelle dargestellt.

Die **Polyneuritis equi** (syn. **Neuritis caudae equinae**, NCE, Hammelschwanzsyndrom) ist eine Entzündung der Cauda equina, die fast ausschließlich bei **Wallachen** und **Stuten** (2–12 Jahre) auftritt. Sie ist durch eine progressive sensomotorische Innervationsstörung der Muskulatur von Schweif (Hypo- oder Atonie), kaudalen Kruppenanteilen (Hyp- oder Analgesie) sowie der Anal- und Harnblasensphinkteren gekennzeichnet.

Die Nerven der Cauda equina, selten auch des N. facialis und der zervikalen und thorakalen Spinalnerven, zeigen noduläre Verdickungen, ein Ödem und petechiale Blutungen. Neben einer neurogenen Muskelatrophie liegt eine chronische granulomatöse Polyneuritis mit progredienter Destruktion der Myelinscheiden vor. Die atrophischen Spinalganglien und Nervenwurzelfasern werden fibrosiert und von Granulomen mit Riesenzellen durchsetzt (granulomatöse Radikuloganglioneuritis). Im ZNS treten konsekutiv Faseratrophien im Fasciculus gracilis und retrograde axonale neuronale Reaktionen auf. Aufgrund zeitlicher Zusammenhänge mit respiratorischen Erkrankungen wird die NCE zu den allergischen Polyneuritiden, wie z. B. das Guillan-Barré-Landry-Strohl-Syndrom des Menschen, ge-

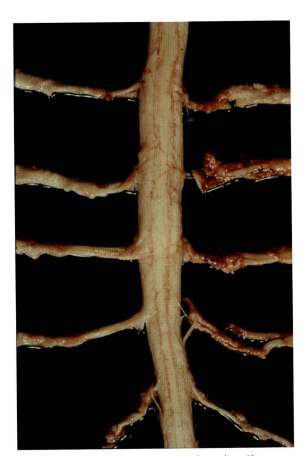

Abb. 9.39 Traumatisch bedingte Avulsion des rechten Plexus brachialis (Dorsalansicht) bei einem Hund, links intakte abgehende Nerven.

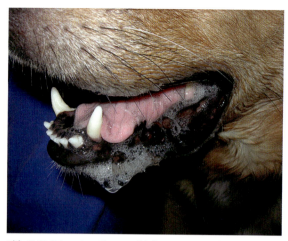

Abb. 9.40 Trigeminus-Neuropathie bei einem Hund mit Tonusherabsetzung in der Ober- und Unterlippe, linksseitigem Vorfall der Zunge und Salivation. [Quelle: Prof. Dr. Andrea Tipold, Stiftung Tierärztliche Hochschule Hannover]

rechnet. Wahrscheinlich liegen der Veränderung komplexe Autoimmunreaktionen zugrunde, die initial möglicherweise durch Infektionen mit EHV 1 (S. 218), dem Equinen Adenovirus 1 oder *Halicephalobus gingivalis* verursacht werden.

In Nordamerika tritt bei Coonhounds eine akute Polyradikuloneuritis in efferent-motorischen Ventralwurzeln mit retrograder axonaler neuronaler Reaktion der Ganglien in den Ventralhörnern auf (**Coonhound-Paralyse**). Ausgehend von einer Hinterhandparalyse entwickelt sich eine Tetraplegie mit neurogener Muskelatrophie, in Einzelfällen sogar eine Lähmung der Atmungsmuskulatur. Es soll ein Zusammenhang mit Biss- oder Kratzverletzungen von Waschbären existieren.

Trypanosoma (T.) equiperdum verursacht im Rahmen der **Dourine** (Anzeigepflicht) eine Fazialisparalyse.

Die intermittierende und oft selbstlimitierende **chronische inflammatorische demyelinisierende Polyneuropathie** von **Hund** und **Katze** beginnt schleichend. Sie führt zu Lahmheit, Para- und Tetraparese, Hyporeflexie, plantigradem Gang (Katze) und Muskelatrophie. Sie beruht auf einer Autoimmunerkrankung mit histiozytärer Zerstörung der Myelinscheide in den proximalen Anteilen der Nerven.

Weitere **idiopathische, wahrscheinlich allergisch-entzündliche Neuropathien**:
- vakzinationsassoziierte Polyneuritis des Hundes
- seltene Neuritis der Cauda equina beim Golden Retriever und Yorkshire-Terrier
- Trigeminus-Neuritis von Hund (**Abb. 9.40**) und Katze
- bilaterale hypertrophe Neuritis des Plexus brachialis der Katze
- Die Pathogenese des „equine headshaking" ist noch ungeklärt, allerdings wird ein degenerativer Prozess unklarer Ursache des N. trigeminus bzw. N. maxillaris und Ganglion trigeminale diskutiert. Insbesondere nicht infektiöse Prozesse sollten bedacht werden.

9.3.9 Neuropathien der Pars motorica des N. vagus

■ Störungen der Schlundmotorik

Motorische Störungen des Schlundes werden nach morphologisch-funktionellen Aspekten folgendermaßen eingeteilt:
- **Chalasie**: atonische Ektasie des gesamten Ösophagus
- **Achalasie**: spastische Kontraktionen des magennahen Ösophagusanteils bzw. der Kardia mit Ektasie der prästenotischen Abschnitte
- **krikopharyngeale Dysphagie** (früher krikopharyngeale Achalasie): Spasmus und Hypertrophie des M. cricopharyngeus

Störungen der Schlundmotorik treten bei **Hund** und **Katze** oft als angeborene Defekte auf (hereditäre Genese noch nicht hinreichend bewiesen).

Chalasien und Achalasien gehen stets mit einem **Megaösophagus** einher und zeigen neben mononukleären Zellinfiltraten gelegentlich Hypertrophie, Degeneration und Atrophie der quergestreiften Muskulatur des Ösophagus. Ob auch Degenerationen im Plexus myentericus für die Innervation der glatten Muskulatur der Kardia oder Insuffizienzen spezieller Relaxationsmechanismen eine Rolle spielen, ist unklar.

Sowohl bei der angeborenen (autosomal-rezessiv; z.B. Jack Russell Terrier, Glatthaar Foxterrier, Springer Spaniel) als auch bei der erworbenen **Myasthenia gravis** (z.B. beim Thymom) wird regelmäßig ein Megaösophagus beobachtet, der pathogenetisch auf einer durch Autoantikörper verursachten Blockade von Acetylcholin-Rezeptoren an der motorischen Endplatte der quergestreiften Ösophagusmuskulatur beruht.

Die krikopharyngeale Dysphagie wird auf eine Innervationsstörung des N. laryngeus cranialis der Pars cervicalis des motorischen Anteils des N. vagus zurückgeführt.

Ein **Megaösophagus** kann beim **Hund** durch eine Vergiftung mit Phosphorsäureestern (Parathion) oder mit Thallium (Thalliumazetat) in Verbindung mit Aphonie verursacht werden. Weiterhin kann Schlangengift (Australische Tigerschlange) beim Hund und eine Bleivergiftung bei der **Katze** zum Megaösophagus führen.

■ Larynxparalyse

Die Ursache der kontinuierlich bzw. rezidivierend-progredienten Atrophie von Nervenfasern des linken N. laryngeus recurrens beim Pferd, die zur klinischen Erkrankung des **Kehlkopfpfeifens** (Hemiplegia laryngis, Recurrenslähmung, Rohren, „roaring") führt, ist noch nicht geklärt. Eine genetische Disposition wird diskutiert. Die Erkrankung tritt bevorzugt bei frohwüchsigen, langhalsigen **Pferden** auf, sodass eine mechanisch-traumatische Ursache favorisiert wird. Die Nervenfasern zeigen eine Wallersche Degeneration mit Regeneraten und Regenerationsversuchen. Am Kehlkopf besteht eine neurogene ipsilaterale, irreversible, numerische Atrophie infolge der Schädigung der Nn. laryngei recurrentes der motorischen Anteile der Pars thoracica des N. vagus. Der M. cricothyreoideus wird vom Ramus externus der Pars cervicalis des motorischen Anteils des N. vagus innerviert und bleibt unverändert.

Beim **Pferd** ist eine ätiologisch unklare, zunächst linksseitige, später auch rechtsseitige Recurrenslähmung als Bestandteil einer **systemischen, distal-axonalen Neuropathie** mit regionaler Häufung bekannt. Betroffene Pferde zeigen auch Hyperreflexionen der Hintergliedmaßen („equine stringhalt"). Sporadische Fälle werden auf Traumatisierungen, epizootisches Vorkommen mit einer möglichen Aufnahme von Ferkelkraut (*Hypochaeris radicata*) in Zusammenhang gebracht (Australian stinghalt).

Der **Larynxparalyse-Polyneuropathie-Komplex** des **Hundes** (Dalmatiner, Rottweiler, Pyrenäenhunde) geht mit einer Faseratrophie einher und verursacht im chronischen Stadium Atembeschwerden und laryngealen Stridor. Die Erkrankung wird beim Bouvier Belge des Flandres autosomal-dominant vererbt (Abiotrophie im Nuc. ambiguus); bei Sibirischem Husky, Leonberger und weißem Schäferhund wird ein ähnlicher Erbgang vermutet.

Eine erworbene **idiopathische Larynxparalyse** ist bei mittelalten **Hunden** (Labrador Retriever, Afghane, Irish Setter, Pudel, Bernhardiner, Mischlinge, kleine bis mittelgroße Rassen) und **Katzen** beschrieben. Recurrenslähmungen ohne seitenspezifische Topik kommen auch nach mechanisch-traumatischen Insulten und raumfordernden Prozessen, z. B. Schilddrüsentumoren oder perilaryngealen Abszessen, vor.

9.3.10 Idiopathische Gesichtslähmung

Die idiopathische Gesichtslähmung ist eine Mononeuropathie des N. facialis adulter Hunde (Cocker Spaniel, Pembroke Welsh Corgi, Boxer, Englischer Setter) und Europäischer Kurzhaar-Katzen. Die Degeneration myelinisierter Fasern führt zu Hyporeflexie, exzessiver Salivation und gestörter Futteraufnahme. Bei Kälbern tritt selten eine ätiologisch unklare Fazialisparalyse infolge einer granulomatösen Radikulitis des VII. und VIII. Gehirnnervs auf.

> **DAS MÜSSEN SIE WISSEN**
>
> In den Nerven des PNS treten atrophische, degenerative, entzündliche und neoplastische Veränderungen auf. Man unterscheidet Neuropathien, Radikuloneuropathien (Ganglioneuropathien) sowie Mono-, Oligo- und Poly-(radikulo-)neuropathien.
>
> Erblich bedingte **Neuropathien** kommen als gemischte (motorische und sensorische), selten als sensorische und autonome Form vor. Hereditäre Neuropathien betreffen entweder nur das PNS (proximale und/oder distale Axonopathien) oder auch das ZNS (zentral-periphere distale Axonopathie). Die primären Schäden im PNS sind entweder im peripheren Axon oder in der von den Schwann-Zellen gebildeten Myelinscheide lokalisiert. Des Weiteren können Neuropathien vaskulär (thrombembolische Verlegung der Aortenaufzweigung oder A. iliaca bei Katzen mit hypertropher Kardiomyopathie), toxisch (v. a. distaler peripherer Axonopathien mit Entmarkung und Sphäroiden), metabolisch (Vitamin-Mangel, Hepato-, Nephropathie), endokrin (Diabetes, M. Cushing, Hypothyreose, Hypoglykämie) oder mechanisch-traumatisch bedingt sein sowie im Rahmen eines paraneoplastischen Syndroms (malignes Lymphom des Hundes) auftreten. Auch idiopathische Neuropathien kommen bei verschiedenen Tierarten vor („equine head shaking", Leckdermatitis bei Hund und Katze).
>
> **Entzündungen** können die Nerven (Neuritis) oder die Nervenwurzel (Radikulitis) betreffen oder in gemischter Form auftreten (Radikuloneuritis, Ganglioneuritis). Sie sind meist Folge von Infektionen, Autoimmunerkrankungen und allergisch-entzündlicher Prozesse. Der Charakter der meisten entzündlichen Veränderungen ist lymphohistiozytär und plasmazellulär. Der Verlauf kann akut, chronisch oder rezidivierend sein.
>
> Neuropathien der Pars motorica des **N. vagus** äußern sich in Störungen der Schlundmotorik und Larynxparalyse. Die idiopathische Gesichtslähmung adulter Hunde beruht dagegen auf einer Mononeuropathie des **N. facialis** aus noch ungeklärter Ursache.

9.4 Vegetatives Nervensystem

9.4.1 Missbildungen

Bei Overo-Schecken von Amerikanischen Paint Horses tritt eine autosomal-rezessiv vererbte **Aganglionose** („lethal white foal syndrome") auf. Sie beruht auf einer Mutation im Endothelin-Rezeptor B, der eng mit dem Merkmal Overo-Scheckung in Verbindung steht und zusammen mit diesem vererbt wird. Bei reinerbigen Tieren kommt es zu einer gestörten Entwicklung der Neuralleistenzellen während der embryonalen Entwicklung, die mit einer angeborenen Fehlinnervation bestimmter Darmabschnitte und ausgeprägtem Fehlen muraler Ganglien (intestinale Aganglionose) einhergeht. Aufgrund der gestörten Darmmotorik verenden die betroffenen Fohlen innerhalb der ersten Lebenstage unter starken Koliksymptomen.

9.4.2 Funktionelle Magenstenose des Rindes

> **DEFINITION** Als **Hoflund-Syndrom** wird eine funktionelle Störung der Vor- und Labmagenmotorik infolge einer Schädigung des N. vagus verstanden, die zu rezidivierenden Tympanien besonders bei **Milchkühen** führt (funktionelle Magenstenose des Rindes).

Eine rechtsseitige Labmagenverlagerung kann z. B. zu einer Dehnung des Nervs führen, die innerhalb weniger Tage in ein Hoflund-Syndrom mündet. Eine fremdkörperbedingte Retikulo-Peritonitis oder andere Entzündungen in der kranialen Bauch- oder in der Brusthöhle können den N. vagus einbeziehen und schädigen. Der überladene Pansen erkrankter Tiere enthält eine große Gasblase. Durch die Zwerchfellverlagerung nach kranial werden Zirkulationsstörungen verursacht, die sich in Hyperämie und Blutungen in den Kopf- und Halslymphknoten sowie im Epikard und oberen Respirationstrakt äußern. Die Lunge weist Kompressionen und bronchiale Blutungen auf. Der zervikale Abschnitt des Ösophagus ist hgr. hyperämisch, während der thorakale Anteil mit relativ scharfer Demarkation („bloat line") blutleer ist. Die Leber ist infolge der Kompression blutarm.

9.4.3 Dysautonomien

> **DEFINITION** Als Dysautonomie bezeichnet man eine Funktionsstörung sympathischer und parasympathischer Ganglien in verschiedenen Organsystemen, die durch eine Degeneration und Nekrose von autonomen Ganglien und teils auch von parasympathischen Kerngebieten im Hirnstamm verursacht wird.

Dysautonomien kommen bei **Pferd**, **Katze** und **Hund**, selten beim Feldhasen, Kaninchen und Lama vor.

■ Equine Dysautonomie (Graskrankheit)

Die Schädigung autonomer Ganglien führt v. a. zu einer neurogenen Obstruktion des Verdauungstrakts mit meist perakutem bis akutem Verlauf, da insbesondere die sympathischen Ganglien und intramuralen Plexus des Verdauungsapparats sowie teils auch die parasympathischen Kerngebiete im Hirnstamm und die Spinalganglien betroffen sind. Die Ganglienzellen weisen eine totale Chromatolyse (Abb. 9.41) mit neuronalen Nekrosen (Karyopyknose) und axonalen Degenerationen postganglionärer sympathischer Nervenfasern auf (besonders Ganglion mesenterium craniale).

> **KLINISCHER BEZUG** Von der equinen Dysautonomie sind besonders **junge Pferde** während des Frühjahrs betroffen. Sie zeigen Kolik, Tympanie, Dysphagie (Schluckstörungen), Salivation, Muskelzittern und Schwitzen (Schulterregion).

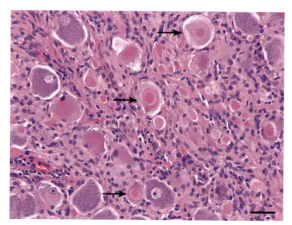

Abb. 9.41 Dysautonomie (Graskrankheit) bei einem Pferd mit zahlreichen chromatolytischen Ganglienzellen, teils mit peripherer Aufhellung („target structure"; →), HE-Färbung; Balken = 40 µm.

Im Ösophagus können Erosionen und Ulzerationen bestehen, der Magen enthält meist reichlich wässrigen Inhalt. Im Dünndarm liegen Wandödeme und selten blutige Ingesta sowie im Dickdarm reichlich eingetrockneter Inhalt vor. Ursächlich wird eine neurotoxische Noxe, insbesondere Toxine von *Clostridium botulinum* Typ C oder dem kriechenden Hahnenfuß (*Ranunculus repens*), angenommen. Gelegentlich kommt es zu Mischformen, die Veränderungen aufweisen, wie sie im Zusammenhang mit Graskrankheit und „equiner motoneuron disease" beobachtet werden können.

■ Feline und Canine Dysautonomie

Katzen mit akutem **Key-Gaskell-Syndrom** (feline Dysautonomie) zeigen klinisch:
- bilateral Mydriasis
- trockene Schleimhäute
- Vorfall des 3. Augenlids
- reduzierten Tränenfluss
- Megaösophagus
- Obstipation
- Vomitus
- Dehydratation
- Degenerationen sind in Neuronen autonomer Ganglien und myelinisierter und nicht myelinisierter autonomer Nerven nachweisbar. Auch die Kerngebiete des 3., 5., 7. und 12. Gehirnnerven, des Nuc. ambiguus und die motorischen Kernanteile des N. vagus sind beteiligt. Geringe Degenerationen sind meist in den Dorsalwurzelganglien sowie in ventralen und intermediolateralen Anteilen der spinalen grauen Substanz nachzuweisen. Chronische Fälle zeigen einen Neuronenverlust mit reaktiver Gliose. Auch bei **Katzen** könnte es sich um eine Toxikoinfektion mit *Clostridium botulinum* Typ C handeln (Direktnachweis, Serologie). Der Erreger und sein Toxin wurden auch im Futter betroffener Tiere festgestellt.

Beim **Hund** sind v. a. autonome Ganglien in der Beckenhöhle, im Mesenterium und das retrobulbäre Ganglion ciliare betroffen.

■ Horner-Syndrom

> **DEFINITION** Das Horner-Syndrom wird durch eine Schädigung der sympathischen Nervenfasern des Hirnstamms, des kranialen Rückenmarks, des Plexus brachialis oder der peripheren prä- und postganglionären sympathischen Nervenfasern verursacht.

In der Regel dominiert unilateral, selten bilateral, folgende Symptomentrias (Abb. 9.42):
- Pupillenverengung (Miosis)
- Herabhängen des oberen Augenlids (Ptosis)
- Retraktion des Bulbus in die Orbita (Enophthalmus)

Zusätzlich sind ein Herabhängen des unteren Augenlids, ein Vorfall des dritten Augenlids und eine vermehrte Durchblutung des periokulären Hautareals (Schwitzen, vermehrte Wärme) möglich.

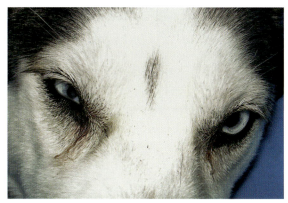

Abb. 9.42 Horner-Syndrom bei einem Hund mit asymmetrisch geöffneten Pupillen. [Quelle: Prof. Dr. Andrea Tipold, Stiftung Tierärztliche Hochschule Hannover]

Ursachen sind:
- Traumata (Kopf, Hals, Brust)
- Diskusprotrusionen
- Plexusavulsionen
- iatrogene Eingriffe (z. B. Mittelohr-, Halswirbelsäulen-, Schilddrüsenoperationen)
- Kreislaufstörungen durch zervikale fibrokartilaginäre Emboli
- Neoplasien entlang des Verlaufs des N. sympathicus (malignes Lymphom, Leiomyosarkom, Thymom, Schilddrüsen-, Speicheldrüsenkarzinom, Metastasen)
- Neoplasien des N. trigeminus
- retrobulbäre Tumoren, z. B. Plattenepithelkarzinome
- Entzündungen (granulomatöse Meningoenzephalitis, Trigeminusneuritis, Otitis media/interna)
- Infektionen (z. B. Toxoplasmose)

Die Hälfte der Fälle bei **Hund** und **Katze** ist idiopathisch.

> **DAS MÜSSEN SIE WISSEN**
>
> Schädigungen des N. vagus können beim Rind zu Störungen der Vor- und Labmagenmotorik und konsekutiv zu rezidivierenden Tympanien führen (Hoflund-Syndrom). Weiterhin sind die durch Degeneration und Nekrose autonomer Ganglien bedingten Dysautonomien bei Pferd (Graskrankheit), Katze und Hund (Horner-Syndrom, Key-Gaskell-Syndrom) von Bedeutung.

9.5 Tumorähnliche Veränderungen und Tumoren des Nervensystems und seiner Hüllen

9.5.1 Tumorähnliche Veränderungen

Bei der **Meningoangiomatose** und **meningozerebralen Angiomatose** handelt sich um seltene plaqueartige, proliferative Umfangsvermehrungen aus zahlreichen dünnwandigen Gefäßen, umgeben von proliferierten Meningothelzellen.

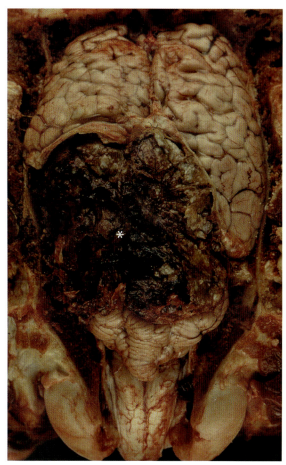

Abb. 9.43 Intrakranielle Epidermoidzyste in der Mittellinie zwischen Klein- und Großhirn (*) bei einem Pferd.

Vaskuläre Hamartome kommen v. a. beim Hund im Neuroparenchym vor.

Epidermoidzysten gehen von versprengtem Ektoderm aus und sind bevorzugt am zerebellopontinen Winkel (Hund, „pearl tumour"), in der Medianen rostral des Kleinhirns (Pferd, **Abb. 9.43**) und am Rückenmark (Maus, Ratte) lokalisiert. Die Zysten bestehen aus Hohlräumen mit Plattenepithelauskleidung und zentralen Keratinakkumulationen.

Cholesteringranulome, auch **Cholesteatome** (S.302) genannt, stellen sich gleichfalls als ventrikuläre tumorähnliche Umfangsvermehrungen dar.

Hypophysenzysten treten beim **Hund** auf. Sie sind als Residuen des kraniopharyngealen Ganges in der Pars distalis und tuberalis der Hypophyse lokalisiert und von einem zilierten Epithel ausgekleidet.

Die **Arachnoidalzysten** von **Hund** und **Katze** stellen lokale Ausweitungen der Arachnoidea mit Ansammlung von Liquor dar.

Bei **Synovialzysten** handelt es sich um Aussackungen der Synovialis der Wirbelgelenke.

Ausführungen zu den **Dermoidzysten** finden sich bei den tumorartigen epithelialen Veränderungen der Haut (S.424).

Unter **diskalen Zysten** versteht man extradurale zystische, bindegewebig begrenzte Neubildungen beim **Hund** mit seröser bis serosanguinöser Flüssigkeit, die mit der Bandscheibe in geweblicher Verbindung stehen.

Bei den sog. **„Amputationsneuromen"** handelt es sich um einen regenerativen Prozess ausgehend von geschädigten peripheren Nerven, z. B. nach Schwanzabriss oder -amputation.

9.5.2 Tumoren des ZNS

■ **Neuroektodermale Tumoren**

Astrozytäre Tumoren

Astrozytäre Tumoren treten v. a. bei adulten **Hunden** brachyzephaler Rassen (Boxer, Boston Terrier) im Zerebrum, Thalamus, Hypothalamus und Hirnstamm auf. Das histologische Erscheinungsbild ist sehr variabel.

Das gut differenzierte **Astrozytom** („low grade") kann als fibrilläre (wenig schmales, elongiertes Zytoplasma), protoplasmatische (wenige kurze Zytoplasmafortsätze) oder gemistozytäre Variante (reichlich Zytoplasma, exzentrischer Kern) vorkommen. Mit Ausnahme des letztgenannten Typs handelt es sich um unscharf demarkierte, gelbliche bis grau-weiße Neubildungen (**Abb. 9.44**). Darüber hinaus sind auch vereinzelt pilozytäre Astrozytome und subependymale großzellige Astrozytome beschrieben.

Anaplastische Astrozytome („medium grade") zeichnen sich durch eine erhöhte Zelldichte, Zellpleomorphie, **Zellatypien, Riesenzellen und vermehrt Mitosen aus.**

Das Glioblastom (**Glioblastoma multiforme**) ist die bösartigste Variante („high grade"), die als rötliche weiche Neubildung aus einer zell- und mitosereichen pleomorphen Zellpopulation besteht. Sie weist multinukleäre Zellen, flächige Nekrosen mit Pseudopalisaden, Blutungen und besonders in der Tumorperipherie glomeruloide Gefäßproliferationen auf. Selten tritt eine riesenzellige Variante („giant cell glioblastoma") auf.

Oligodendrogliale Tumoren

 Oligodendrogliome werden v. a. bei adulten männlichen brachyzephalen **Hunden** (Boxer, Boston Terrier, Bulldoggen) periventrikulär in den Großhirnhemisphären und im Dienzephalon beobachtet. Die scharf demarkierten, graublauen bis rosafarbenen Neoplasien besitzen eine gelatinöse bis mukoide Konsistenz (**Abb. 9.45**). Sie bestehen aus soliden Proliferationen unimorpher kleiner Zellen mit deutlichen Zellgrenzen und oft honigwabenartiger Gestalt. In größeren Tumoren finden sich zentral zystische, teils mukoide Degenerationen und peripher girlandenförmige (glomeruloide) Kapillarproliferationen.

Anaplastische Oligodendrogliome zeigen eine deutliche Zellpleomorphie, erhöhte Zelldichte und Mitoseaktivität.

Andere neuroektodermale Tumoren

Das **gemischte Gliom** wird auch als Oligoastrozytom bezeichnet und setzt sich aus astrozytären und oligodendroglialen Anteilen zusammen. Es tritt auch als anaplastische Variante auf.

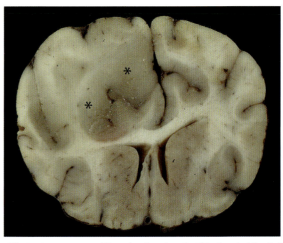

Abb. 9.44 Astrozytom (*) in der dorsalen Großhirnhemisphäre bei einem Hund mit grauer Farbe und fließendem Übergang in unverändertes Gewebe (formalinfixiertes Präparat).

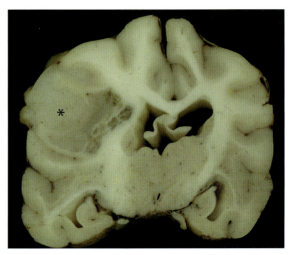

Abb. 9.45 Oligodendrogliom (*) in der dorsolateralen Großhirnhemisphäre bei einem Hund mit gelatinöser Beschaffenheit (formalinfixiertes Präparat).

Bei der **Gliomatosis cerebri** handelt es sich um eine bei brachyzephalen Hunderassen bevorzugt auftretende, diffuse Proliferation elongierter Zellen in Gehirn und Rückenmark.

Selten kommen **Gliosarkome**, die sich aus einem anaplastischen Gliom und sarkomatösen Komponenten (z. B. Fibrosarkom, Angiosarkom) zusammensetzen, und **Spongioblastome** aus palisadenartig angeordneten Zellen vor.

Primäre Melanome können in Leptomeninx, Neuroparenchym oder Nervenwurzeln lokalisiert sein. Aufgrund der liquorogenen Metastasierung lassen sie sich von hämatogenen Melanommetastasen unterscheiden.

Ependymale Tumoren

Die relativ seltenen ependymalen Tumoren (**Hund, Katze, Rind, Pferd**) stammen von den Ependymzellen der Ventrikel oder des Zentralkanals ab. Die gut umschriebenen, weichen grau-roten Neubildungen weisen eine granuläre Oberfläche auf.

Ependymome stellen zellreiche Tumoren dar, die perivaskuläre Pseudorosetten und um ein Lumen angeordnete echte Rosetten bilden. Es sind papilläre, zelluläre und klarzellige Varianten beschrieben.

Die pleomorphen **anaplastischen Ependymome** wachsen infiltrativ, haben weitgehend die Rosettenbildung verloren und können Zirkulationsstörungen des Liquors verursachen.

Tumoren des Plexus choroideus

Ihren Ausgang nehmen diese meist benignen Tumoren von den Epithelzellen des Plexus choroideus der 4 Hirnventrikel (bes. bei **Hund**, **Katze**, **Pferd**, **Rind**).

Choroid-Plexuspapillome sind grau-weiße, teils rötliche, brüchige, exophytische Umfangsvermehrungen mit zerklüfteter Oberfläche (**Abb. 9.46**). Einreihig angeordnete kuboidale bis hochprismatische Zellen sitzen einem papillären fibrovaskulären Grundstock auf.

Choroid-Plexuskarzinome zeigen ein lokal-invasives Wachstum und metastasieren liquorogen in andere Ventrikel oder über das Foramen Luschkae in den Subarachnoidalraum. Je nach Ausreifung der Zellen werden gut differenzierte und anaplastische Plexuskarzinome unterschieden. Differenzialdiagnostisch sind beim Pferd granulomatöse Entzündungen (Plexuscholesteatom) abzugrenzen.

Neuronale und gemischte glioneuronale Tumoren

Gangliozytome treten bei **Hund**, **Rind** und **Pferd** auf. Sie stellen gutartige, aus reifen Ganglienzellen bestehende Tumoren dar, die aus pyramidalen, teils bi- oder multinukleären neuronalen Zellen bestehen.

Gangliogliome sind extrem seltene benigne Tumoren und enthalten neben neuronalen auch gliale Komponenten.

Das **Ästhesioneuroblastom** (olfaktorisches Neuroblastom) tritt v. a. bei **Hund** und **Katze** auf. Es stammt von primitiven nasalen Riechepithelien ab, einer spezialisierten Zellpopulation, die eine regeneratorische Fähigkeit besitzt und somit nach Exposition zu einer kanzerogenen Noxe neoplastisch transformiert werden kann. Der Tumor besteht aus unreifen neuronalen Zellen mit Rosettenbildung und kann aus der Nasenhöhle entlang der Fila olfactoria durch das Siebbein den Lobus frontalis infiltrieren. Bei Katzen könnte ein ursächlicher Zusammenhang mit einer FeLV-Infektion bestehen.

Embryonale Tumoren

Die embryonalen ZNS-Tumoren stammen von einer neuroepithelialen germinativen Ausgangszelle mit glialem, neuronalem, ependymalem und sogar mesenchymalem Differenzierungspotenzial.

Primitive neuroektodermale Tumoren (PNET) gehen von Vorläuferzellen mit unterschiedlichem Differenzierungspotenzial aus. Sie können im Kleinhirn (zerebellärer PNET; Hund, Katze, Rind) oder extrazerebellär lokalisiert sein. Die Tumoren im Kleinhirn werden auch als **Medulloblastom** bezeichnet. Sie nehmen wahrscheinlich ihren Ausgang von verbliebenen Zellen der äußeren Körnerzell-

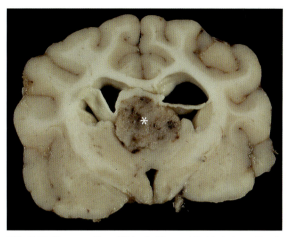

Abb. 9.46 Plexuspapillom (*) im 3. Hirnventrikel bei einem Hund (formalinfixiertes Präparat).

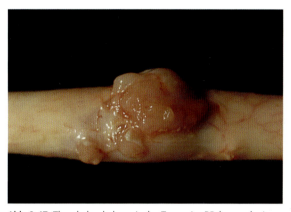

Abb. 9.47 Thorakolumbaler spinaler Tumor im Rückenmark eines jungen Hundes.

schicht. Diese gut begrenzten malignen Tumoren besitzen eine weiche Konsistenz, eine grau-rötliche Farbe und zeichnen sich durch bandartig angeordnete, dicht gelagerte blastoide Zellen mit gelegentlicher Pseudo- und Rosettenbildung (Homer-Wright und Flexner-Wintersteiner) aus.

Maligne Neuroblastome des Hundes zeigen eine neuronale Differenzierung und können im zentralen und vegetativen Nervensystem auftreten.

Die sehr seltenen **Ependymoblastome** bestehen aus primitiven ependymalen Zellen.

Bei jungen Hunden (Schäferhund, Retriever) kommt ein **thorakolumbaler spinaler Tumor** (früher: Ependymom, Medulloepitheliom oder Neuroepitheliom) vor, der auch als **ektopisches Nephroblastom** (Wilms-Tumor) bezeichnet wird (**Abb. 9.47**). Der Tumor entwickelt sich aus ektopischem metanephrogenem Gewebe (Choristom), das zwischen der Dura mater und dem sich entwickelnden Rückenmark eingeschlossen wurde. Er liegt somit innerhalb des Duraschlauchs und außerhalb des Rückenmarks (**Abb. 9.47**), häufig jedoch auch intramedullär. Neben gebündelten spindelförmigen Tumorzellen bilden epitheliale Zellen Tubulusformationen, selten lassen sich glomeruloide Strukturen beobachten. Immunhistologisch kann das auch beim Menschen für eine definitive Diagnose relevante Antigen, das Wilms-Tumorgenprodukt (WT-1), nachgewiesen werden.

Tumoren der Glandula pinealis

Die bei Haustieren sehr seltenen Tumoren der Zirbeldrüse werden in benigne **Pineozytome**, ausgehend von pinealen Parenchymzellen, und maligne **Pineoblastome**, die wahrscheinlich in pinealen Stammzellen ihren Ursprung haben, eingeteilt.

■ Meningeale Tumoren

Meningotheliale Tumoren

Meningotheliale Tumoren (**Meningeome**) gehören bei Hunden (besonders dolichozephale Rassen) und insbesondere bei Katzen zu den häufigsten intrakraniellen und intraspinalen Neoplasien. Sie leiten sich von der Meningothelzelle (Neurothel- oder Arachnoidalzelle) ab. Im Falle einer Lokalisation in der Pachymeninx werden die Arachnoidalzotten als Ausgangsgewebe angesehen. Meningeome sind überwiegend intrakraniell, selten intraspinal oder retrobulbär lokalisiert. Sie können in der Falx cerebri (Falx-Meningeom), parasagittal, an der Großhirnkonvexität (**Abb. 9.48**), in einem Sulcus, in der Olfactoriusrinne, der Sella, an den Keilbeinflügeln, an der übrigen basalen Meninx oder spinal gelegen sein. Es werden kugelige, gelappte oder knollige und flächige Formen mit fester, granulärer, oft lobulierter grau-gelber Beschaffenheit unterschieden.

Die meist expansiv wachsende Neoplasie führt zu einer Kompression des Neuroparenchyms mit verschiedenen Masseneffekten (u. a. Falxdeviation, Neuroparenchym- oder Ventrikelkompression, Kleinhirnherniation, Nekrosen, Blutungen). Nur selten erfolgt eine Infiltration in das Neuroparenchym (**malignes anaplastisches Meningeom**). Man unterscheidet nach vorherrschendem histologischem Bild meningotheliomatöse (epitheloide), fibröse, transitionelle oder gemischte, psammomatöse, angiomatöse, papilläre, granularzellige, myxoide und anaplastische Varianten. Selten sind auch mikrozystische, atypische, lipomatöse und osteomatöse Formen beschrieben.

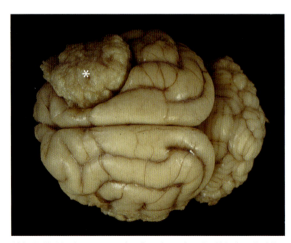

Abb. 9.48 Meningeom an der dorsolateralen Großhirnhemisphäre bei einer Katze mit Kompression des benachbarten Neuroparenchyms (*, formalinfixiertes Präparat).

Paranasale Meningeome (Hund, Pferd) entwickeln sich aus meningealen Arachnoidalzellen, die während der ontogenetischen Entwicklung in den Bereich der Kopfknochen gelangt sind.

Mesenchymale, nicht meningotheliale Tumoren

Lipome kommen vereinzelt bei Haustieren in den Meningen vor.

Meningeale Sarkome (Fibrosarkom, diffuse meningeale Sarkomatose) gehen als fokale oder diffuse Neoplasien vom Meninxmesenchym (Fibroblasten, Perizyten, retikuloendotheliale Zellen) aus und infiltrieren das Neuroparenchym.

Primäre Lymphome des ZNS treten bei Hund, Katze und Wiederkäuer auf. Sie besitzen ein feingranuläres, graues, intraparenchymatöses, meist angiozentrisches (perivaskuläres) Wachstum und sind oft vom T-Zelltyp. Primäre Plasmozytome und histiozytäre Sarkome sind extrem selten.

Bei dem sog. „**non-B, non-T-Zell-Lymphom**" handelt es sich um einen malignen primären ZNS-Tumor (besonders **Hund**), der früher als neoplastische Retikulose bezeichnet wurde. Er tritt solitär oder multipel bevorzugt in der zerebralen weißen Substanz als gut demarkierter grauer Knoten auf. Der Tumor besteht aus histiozytoiden angiozentrischen Zellen mit zahlreichen Lymphozyten, Riesenzellen und Makrophagen. Die Abgrenzung zur GME (früher: entzündliche Retikulose) kann im Einzelfall schwierig sein.

Die **Mikrogliomatose** stellt eine nicht angiozentrische Neoplasie bei älteren Hunden in der weißen Substanz von Großhirnhemisphären, Hirnstamm und Kleinhirn dar.

■ Selläre Tumoren

Der suprasselläre Keimzelltumor geht von ektopischem Keimzellepithel aus und ist in der Medianen in Höhe der Sella turcica bei jungen bis mittelalten **Hunden** (Disposition: Dobermann) anzutreffen. Die grau-weiße Umfangsvermehrung besteht aus germinativen (seminomähnlichen), hepatoiden und epithelialen, tubuloazinär angeordneten Tumorzellen.

Das **Hypophysenadenom/-karzinom** ist im Kapitel Endokrine Organe unter Adenome (S. 441) und Karzinome (S. 442) näher beschrieben.

Ausgehend vom embryonalen Hypophysengang (Rathkesche Tasche) entwickelt sich selten v. a. bei brachyzephalen **Hunden** (z. B. Bullterrier) ein **Kraniopharyngeom**. Es besteht aus zystischen bis tubulären epithelialen, teils squamös differenzierten Anteilen.

■ Sekundäre Tumoren

Tumoren extraneuralen Ursprungs werden v. a. beim **Hund** angetroffen. Dazu zählen besonders Mammakarzinome (**Abb. 9.49**), Hämangiosarkome, maligne Lymphome, disseminierte histiozytäre Sarkome und maligne Melanome.

Tumoren, die nicht direkt im ZNS entstehen, aber von Geweben der unmittelbaren Nachbarschaft ihren Ausgang nehmen und meist klinisch durch zentralnervöse Störun-

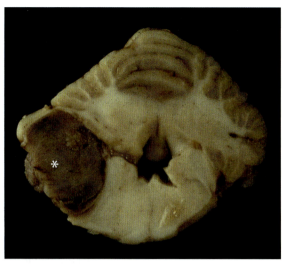

Abb. 9.49 Metastase eines Mammakarzinoms im Hirnstamm (*) eines Hundes (formalinfixiertes Präparat).

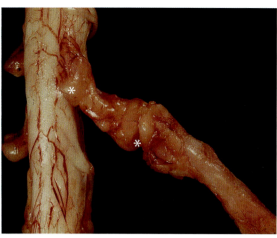

Abb. 9.50 Neurofibrom bei einem Hund an der Nervenwurzel eines Spinalnervs (*).

gen auffallen, umfassen Osteosarkome, nasale Karzinome, Ästhesioneuroblastome und Chordome.

Besonders bei **Nerzen** und **Frettchen** treten sakrokokzygeal **Chordome** als proliferierende Residuen des Notochords auf, die sich als gelatinöse, graue, lobulierte Knoten aus Nestern großer, blasiger Hauptzellen (physaliforme Zellen) darstellen.

9.5.3 Tumoren des PNS

Tumoren des PNS können von Schwann-Zellen und/oder perinervalen Fibroblasten ihren Ausgang nehmen. Sie werden als **benigne** (alte WHO: Schwannom = Neurinom, Neurofibrom) oder als **maligne periphere Nervenscheidentumoren** (alte WHO: Neurofibrosarkome) bezeichnet. Sie finden sich an Hirn- (z. B. Trigeminus-Neurinom oder Kleinhirn-Brückenwinkeltumor) und Spinalnervenwurzeln (**Abb. 9.50**), seltener an peripheren Nerven.

Die benigne Variante tritt v. a. bei alten Rindern multipel im epikardialen und brachialen Plexus, den Interkostal- und Mediastinalnerven, dem sympathischen Ganglion coeliacum auf (Neurofibromatose, benigne Schwannomatose). Kongenital sind benigne Nervenscheidentumoren beim Ferkel an Rüsselscheibe und Rücken beschrieben. Maligne Nervenscheidentumoren (Hund, Katze) sind häufig am brachialen oder lumbalen Plexus und selten an den Kopfnerven lokalisiert. Periphere Nervenscheidentumoren werden auch regelmäßig in der Haut der Gliedmaßen bei Hunden beobachtet. Differenzialdiagnostisch sind diese von Spindelzelltumoren anderer Genese schwer abzugrenzen, aber sie zeichnen sich durch eine gleichartige Prognose aus.

9.5.4 Tumoren des VNS

Diese sehr seltenen solitären oder multiplen Neoplasien vegetativer Ganglien werden entsprechend ihrer Ausreifung sowie der Ausbildung eines Schwann-Zell-artigen Stromas in benigne **Ganglioneurome**, **Ganglioneuroblastome** und maligne **Neuroblastome** (Sympathikoblastome) unterteilt. Sie treten bei Hund, Katze, Schwein, Rind und Pferd auf. Bei älteren Rindern können gehäuft Neurofibrome im Ganglion coeliacum vorkommen.

Tumoren der Paraganglien (**Paragangliome**) beinhalten **Phäochromozytome** und **Phäochromoblastome** des Nebennierenmarks sowie die Tumoren des Glomus caroticum und Glomus aorticum (**Chemodektome**; Disposition: Boxer). Letztere können als maligne Varianten das Myokard infiltrieren und metastasieren. Differenzialdiagnostisch sind Metastasen, mediastinale Abszesse, mediastinale Lymphadenitis, ektopisches Schilddrüsengewebe und ein malignes Lymphom zu berücksichtigen.

> **DAS MÜSSEN SIE WISSEN**
>
> Primäre Neoplasien des Nervensystems sind mit Ausnahme von Hund und Katze bei Haustieren relativ selten. Die Tumoren werden auf der Basis der WHO-Klassifikation nach zytologischen und histologischen Parametern, Wachstumskriterien und Differenzierungsgrad eingeteilt. Histogenetisch können sie neuroektodermalen oder mesenchymalen Ursprungs sein. Extraneurale Metastasen und sekundäre Tumoren im Nervensystem sind selten. Neurologische Störungen resultieren aus dem raumfordernden Prozess und/oder der Destruktion des Nervengewebes.
>
> Eine histogenetische Klassifizierung von Tumoren des NS ist in vielen Fällen nur durch eine immunhistologische Phänotypisierung der Tumorzellen möglich. Allerdings erlaubt der Einsatz der „tissue microarray"-Technologie die Untersuchung von größeren Kohorten unter vergleichenden und standardisierten Bedingungen. Im Gegensatz zum Menschen sind die molekularen Grundlagen der einzelnen Tumorentitäten sowie die individuellen Dispositionen bei Haustieren noch weitgehend ungeklärt. Die eng verwandten Hunderassen Boxer, Boston Terrier und Bulldoggen sowie Golden Retriever besitzen für ZNS-Tumoren ähnlich wie für endokrine Neoplasien eine erbliche Disposition.

10 Stütz- und Bewegungsapparat

Wolfgang Baumgärtner, Reiner Ulrich

10.1 Knochen

10.1.1 Missbildungen

■ **Generalisierte Dysplasien**

Chondrodysplasien

> **DEFINITION** Generalisierte Chondrodysplasien stellen eine Gruppe von Erbkrankheiten dar, bei denen eine systemische Störung der Knorpelbildung vorliegt. Hierbei sind alle Knochen betroffen, die sich durch enchondrale Ossifikation bilden, was in der Regel zu einem **unproportionierten Zwergwuchs** führt (Abb. 10.1).

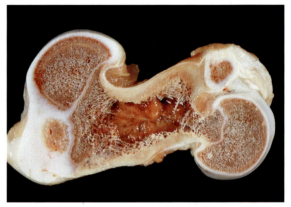

Abb. 10.1 Verkürzter und dysproportionierter Humerus eines juvenilen Deutsch Schwarzbunten Rindes mit generalisierter Chondrodysplasie

Chondrodysplasien kommen häufiger bei Rindern und Schafen vor, werden aber auch für verschiedene Hunderassen wie den Alaskan Malamute, Norwegischen Elchhund, Englischen Pointer, Pyrenäenhund, Zwergpudel, Beagle, Schottischen Hirschhund, Labrador Retriever und Samoyede sowie für Schweine, Katzen und Pferde beschrieben.

Pathogenetisch weisen chondrodystrophe Hunderassen aufgrund eines zusätzlichen Fibroblasten-Wachstumsfaktor-4-(FGF4)-Retrogens eine höhere Fgf4-Expression auf, welche neben dem Längenwachstum der Gliedmaßen auch die Zusammensetzung des Nukleus pulposus der Bandscheiben beeinflußt. Differenzialdiagnostisch sind erworbene Störungen der enchondralen Ossifikation auszuschließen, wie sie z. B. durch Manganmangel, Kupfermangel und Lupinenvergiftung induziert werden.

Bei **Dexter-Rindern** kommt die **Bulldog-Form** der Chondrodysplasie vor. Ätiologisch beruht sie auf einer autosomal-dominanten Mutation des Aggrecan-Gens (extrazelluläres Matrixmolekül, Bestandteil des hyalinen Knorpels) mit variabler Expressivität, die bei den heterozygoten Trägern zu dysproportioniertem Zwergwuchs mit kurzen Gliedmaßen führt. Diese Mutation ist für die homozygoten Merkmalsträger ein Letalfaktor, wobei die schwer missgebildeten Feten häufig vor dem 7. Trächtigkeitsmonat abortiert werden. Diese auch als Bulldogkälber bezeichnete Missbildung kennzeichnet sich durch:
- extrem dysproportionierten Zwergwuchs
- sehr kurze verformte Gliedmaßen
- einen kugelförmigen Kopf
- eine verbogene Schnauze
- eine Gaumenspalte
- eine ventrale abdominale Hernie

Morphologisch ähnliche Missbildungen mit autosomal-rezessivem Erbgang werden bei Holstein-Rindern beobachtet. Weitere familiär gehäuft auftretende Chondrodysplasien bei Rindern sind:

- der Telemark-Typ
- der brachyzephale „snorter"-Typ
- der dolichozephale Typ
- der „rhizomelic"-Typ

Die häufigste Form von Chondrodysplasie beim **Schaf** stellt das **„spider lamb"-Syndrom** dar, das bei Suffolk- und Hampshire-Schafen auftritt. Ätiologisch liegt eine autosomal-rezessive Mutation im Fibroblasten-Wachstumsfaktor-Rezeptor 3 (FGF-R3) vor. Makroskopisch kennzeichnen sich die meist lebend geborenen Lämmer v. a. durch:
- überproportional lange und verbogene Gliedmaßen
- Skoliose
- Kyphose
- Ramsnase
- Brachygnathie
- schwere degenerative Arthropathien

Zusätzlich werden bei Schafen selten Chondrodysplasien mit unproportioniertem Zwergwuchs wie z. B. die Mikromelie bei Ancon-Schafen oder eine Variante mit Varusstellung der Vordergliedmaßen bei Texelschafen beschrieben.

Der **proportionierte Zwergwuchs**, wie er für **Pferde** und **Hunde** vereinzelt beschrieben wird, kann durch einen rezessiv vererbten Wachstumshormonmangel entstehen. Ein vermutlich autosomal-dominanter familiärer proportionierter Zwergwuchs wird beim Charolais-Rind beschrieben. Bei Hypothyreose, z. B. in endemischen Jodmangelgebieten bei Rind und Schaf, kann ebenfalls ein proportionierter Zwergwuchs, meist im Zusammenhang mit Myxödem und Anämie beobachtet werden.

Weitere generalisierte Dysplasien

Bei der Glasknochenkrankheit (**Osteogenesis imperfecta**) handelt es sich um eine selten bei Rind, Schaf, Hunden der

Rassen Golden Retriever, Beagle und Pudel sowie Katzen vorkommende hereditäre Erkrankung des Bindegewebes. Ursächlich werden v. a. verschiedene Kollagen-Typ-I-Gendefekte beschrieben. Bei Holstein-, Charolais- und Hereford-**Rindern** sowie Romney-**Schafen** liegt ein autosomal-dominanter Erbgang vor. Als Besonderheit liegt beim Dackel ein autosomal-rezessiver Serpin-H1-Gendefekt (Protease-Inhibitor) vor. Klinisch und makroskopisch finden sich aufgrund der erhöhten Fragilität des Knochengewebes teils schon intrauterin entstandene Veränderungen, wie:

- pathologische Frakturen
- Infraktionen
- Osteopenie
- reduzierte Menge an sekundärer Spongiosa
- normal dicke, aber poröse Kortikalis
- Gelenkinstabilität
- blau verfärbte Skleren
- pink-graue brüchige Zähne infolge einer Dysplasie des Dentins

Pathogenetisch kommt es durch eine mangelhafte Ausreifung der Kollagenfasern zu einer Persistenz des primären Geflechtknochens und fehlender Umwandlung in Lamellenknochen.

Die bei Barbados-Blackbelly-**Schafen** vorkommende milde Form der Osteogenesis imperfecta ohne Zahnveränderungen wird autosomal-rezessiv vererbt. Bei **Rindern** der Rasse Weißblaue Belgier mit einer defekten Prokollagen-N-Peptidase kommen neben Dermatosparaxie auch Osteogenesis-imperfecta-ähnliche Knochenläsionen vor.

Das bovine **Arachnomelie-Syndrom** wird durch eine autosomal-rezessive, letale Mutation im Sulfitoxidase-Gen beim Braunvieh und im Molybdän-Cofaktor-Synthese (MOCS)-1-Gen beim Fleckvieh verursacht. Makroskopisch findet man:

- abnorm lange und verkrümmte Gliedmaßen
- erhöhte Knochenbrüchigkeit
- Arthrogryposen
- Verbiegungen der Wirbelsäule
- Brachygnathia inferior

Die Marmorknochenkrankheit (**Osteopetrose**) entsteht durch eine gestörte Knochenresorption infolge eines Defekts der Osteoklasten mit Persistenz der primären Spongiosa („growth retardation lattices"). Die genetisch bedingte Osteopetrose kommt bei Rindern (Angus, Hereford und Fleckvieh), Pferden (Peruanisches Paso und Appaloosa), Hunden (Dackel, Australische Schäferhunde, Pekingesen), Schafen und Katzen vor. Für die Mehrzahl der Fälle wird eine genetische Ursache mit autosomal-rezessivem Erbgang und letalem Phänotyp angenommen. Makroskopisch finden sich in variablem Ausmaß:

- kürzer als normale, brüchige Gliedmaßenknochen
- große Mengen keilförmig von den Wachstumsfugen in die Meta- und Diaphyse hereinragende primäre Spongiosa
- Brachygnathia inferior
- zusammengepresste Molaren
- eine heraushängende Zunge
- hypoplastische Sehnerven
- abgeflachte Großhirnhemisphären
- eine Kleinhirnherniation

Differenzialdiagnostisch müssen als nicht genetische Ursachen für eine Persistenz der primären Spongiosa insbesondere teratogene Substanzen, Hypervitaminose D, Bleivergiftung, Bovines Virusdiarrhö-Virus, Schweinepest-Virus, Canines Staupevirus und Felines Leukämie-Virus berücksichtigt werden.

Die **kongenitale Hyperostose** stellt eine seltene Erkrankung beim **Schwein** dar. Betroffene Ferkel werden entweder tot geboren oder sterben wenige Tage nach der Geburt. Makroskopisch findet sich eine prominente periosteale Knochenzubildung an den Diaphysen der Gliedmaßenknochen.

Bei der **idiopathischen multifokalen Osteopathie** des **Schottischen Terriers** fehlen Knochen in verschiedenen Körperregionen.

■ Lokalisierte Dysplasien

> **DEFINITION** Als **lokalisierte Dysplasie** bezeichnet man die Fehlbildung eines Organs oder Organteils. Dysplasien können als genetisch fixierte Erbkrankheiten, aber auch infolge intrauterin wirkender teratogener Noxen (Toxine, Infektionen, Hyperthermie, Sauerstoffmangel) als spontane kongenitale Einzeltiererkrankung entstehen.

Dysplasien des Gliedmaßenskeletts

Die vielfältigen lokalisierten Dysplasien können an einer Gliedmaße, bilateral symmetrisch oder an allen Gliedmaßen vorkommen und mit weiteren Missbildungen assoziiert sein.

Unter **Amelie** versteht man das vollständige Fehlen einer, mehrerer oder aller Gliedmaßen.

Hypoplastische Gliedmaßen werden als **Mikromelie** bezeichnet.

Unter **Peromelie** versteht man das Fehlen distaler Gliedmaßenanteile. Hierbei kann – in Abhängigkeit bis zu welcher Höhe die distalen Gliedmaßenanteile fehlen – eine genauere Einteilung in **Aphalangie, Adaktylie** und **Hemimelie** vorgenommen werden. Diese Erkrankung kommt z. B. als autosomal-rezessives Erbleiden bei Angoraziegen vor.

Die **Phokomelie** stellt eine Fehlbildung der Gliedmaßen mit A- oder Hypoplasie von Stylo- und Zeugopodium dar. Verschiedene Formen wurden beim Menschen neben anderen Dysmelien auch durch Thalidomid (Contergan®) induziert.

Als **Adaktylie** bezeichnet man das Fehlen der Phalangen eines Gliedmaßenstrahls.

Die **Polydaktylie** bezeichnet das Vorliegen zusätzlicher Phalangen in akzessorischen Gliedmaßenstrahlen. Polydaktylie kommt bei Hunden und Katzen häufig vor, z. B. die rassetypisch einfach oder doppelt ausgeprägte **Wolfskralle** an den Hinterläufen von Leonbergern, Pyrenäenhunden, Beaucerons und Briards. Vereinzelt findet sich diese Fehlbildung auch beim Pferd (**Abb. 10.2**) und anderen Tierarten.

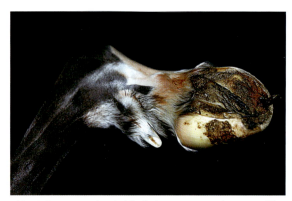

Abb. 10.2 Kongenitale Polydaktylie bei einem neugeborenen Fohlen.

Die **Syndaktylie** („mule foot") bezeichnet das teilweise oder vollständige Fehlen der Auftrennung der Phalangen. Sie wird in Form verschiedener autosomal-rezessiver Mutationen des „low density lipoprotein receptor-related protein"(LRP)-4-Gens bei Rindern beschrieben.

Unter Ektrodaktylie versteht man die paraxialen longitudinalen Spaltbildungen des Weichgewebes der Gliedmaßenspitzen, die mit Hypoplasien und Aplasien der Phalangen und Fußwurzelknochen einhergehen können. Sie wurde als autosomal-dominante Erbkrankheit bei Hund und Katze beschrieben.

Dysplasien des Schädels

Zu den häufigeren Dysplasien des Schädels zählen die **Brachygnathia inferior**, eine Verkürzung des Unterkiefers, und **Brachygnathia superior**, eine Verkürzung des Oberkiefers.

Bei praktisch allen Tierarten können Kiefer- oder Gaumenspalten (**Gnatho- oder Palatoschisis**) sporadisch auftreten. Es werden zahlreiche Kombinationsmöglichkeiten beobachtet, die durch eine ausbleibende mediane Fusion verschiedener Segmente der Kiefer- bzw. Gaumenknochen im Sinne einer Hemmungsmissbildung entstehen. Eine Lippenspalte (**Cheiloschisis**) tritt meist zusammen mit einer Gnathoschisis auf. Lippen-Kiefer-Gaumenspalten (**Cheilognathopalatoschisis**) sind bei Hereford- und Charolais-Rindern im Rahmen eines autosomal-rezessiven Erbgangs beschrieben worden.

Zu den **weiteren Missbildungen** der Schädelknochen, die auch in Kombination auftreten können, zählen:
- **Agnathie**: Fehlen des Ober- bzw. Unterkiefers.
- **Aprosopie**: Fehlen des Gesichts.
- **Arhinenzephalie**: Aplasie des Riechhirns; teils assoziiert mit dem Fehlen verschiedener Schädelknochen und anderen Gehirnentwicklungsstörungen
- **Zyklopie**: charakteristisch ist einzige zentrale Augenanlage; meist zusammen mit Fehlentwicklungen verschiedener Schädelknochen und des Gehirns.
- **Meningo-(enzephalo-)zele**: mediane Hemmungsmissbildung mit fehlendem Schluss der Schädelknochen mit Vorfall von Hirnhäuten mit oder ohne Gehirnanteilen
- **Turmschädel**: ausgeprägtes Höhenwachstum des Hirnschädels, welches zumeist mit einem kongenitalen Hydrozephalus vergesellschaftet ist (zumeist angezüchtet bei Toy-Hunderassen)

Dysplasien der Wirbelsäule

Die **Lordose** ist eine auch als Senkrücken bezeichnete Verkrümmung, die durch eine ventralkonkave Abweichung charakterisiert ist. Die **Kyphose** stellt eine auch als Buckel bezeichnete dorsalkonvexe Verkrümmung dar. Bei der **Skoliose** liegt eine seitliche Verkrümmung vor. Die Ursache können sowohl angeborene als auch erworbene Deformationen der knöchernen Wirbelkörper sein.

Als Ursache von **Keil- und Halbwirbeln** finden sich bei einem Teil der Fälle, v. a. bei Kälbern und chondrodystrophen Hunden, partielle oder komplette Wirbelkörperdefekte. Ein Keilwirbel ist ein zu einer Seite hin keilförmig verschmälerter Wirbel. Ein Halbwirbel ist ein nur zur Hälfte bzw. nur auf einer Körperseite ausgebildeter Wirbelkörper.

Durch embryonale Segmentationsstörungen kann es auch zu einseitigen oder beidseitigen Fusionen zweier benachbarter Wirbelkörper kommen (**Blockwirbel**; Abb. 10.3). Eine Fusion multipler Wirbelkörper ist auch die pathogenetische Grundlage des durch eine autosomal-rezessive Mutation des FANCI-Gens (DNA-Reparaturgen) ausgelösten **Brachyspina Syndroms** bei Holstein Rindern.

Durch eine fokale Persistenz der Chorda dorsalis entstehen die für Hunde der Rassen Bulldogge, Mops und Boston Terrier beschriebenen **Schmetterlingswirbel**.

Bei **Übergangswirbeln** handelt es sich um Transdifferenzierungen der Wirbelkörper, bei der meist einzelne Wirbelkörper die Morphologie des angrenzenden Wirbelsäulenabschnitts annehmen.

Bei Hunden, insbesondere Deutschen Schäferhunden, kommen gehäuft lumbosakrale Übergangswirbel vor. Bei einem Teil der Fälle kann es zur Stenose und Kompression des Rückenmarks (Cauda-equina-Syndrom) kommen.

Die **vertebrospinale Dysplasie** ist eine mit thorakaler Differenzierung des 7. Wirbelkörpers, Brachyurie, Knickschwänzen und Rückenmarksdefekten einhergehende autosomal-dominante Erkrankung infolge einer Mutation des T-Box-Transkriptionsfaktor-T-Gens (TBXT) bei Holstein-Rindern.

Eine als **Perokormus** bezeichnete Verkürzung der Wirbelsäule infolge von Aplasien multipler Wirbelkörper wird bei **Rindern** als autosomal-rezessive letale Missbildung (Elchkälber, „short spine lethal syndrome") beschrieben.

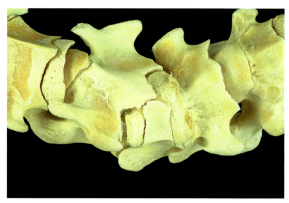

Abb. 10.3 Skoliose der Halswirbelsäule infolge einer Blockwirbelbildung des 4.–6. Halswirbelkörpers mit Halbwirbelbildung des 5. Halswirbels bei einem 5 Monate alten Pony. Mazerationspräparat.

Eine **sakrokokzygeale Agenesie** infolge eines bei homozygoten Trägern letalen autosomal-dominanten Gendefekts des TBXT ist bei der Manx-Katze rassetypisch. Aufgrund der Haploinsuffizienz zeigen die heterozygoten Anlageträger einen variablen, stummelschwänzigen bis schwanzlosen Phänotyp.

Eine kongenitale Stummelschwänzigkeit (**Brachyurie**) oder Schwanzlosigkeit (**Anurie**) wird bei Rindern, Schafen, Katzen und Hunden beschrieben. Sie ist häufig mit weiteren Missbildungen von Anus, Rektum und Urogenitaltrakt assoziiert (kaudorektourogenitales Syndrom).

Spina bifida wird bei Manx-Katzen als autosomal-rezessive Erkrankung und bei Rindern beschrieben. Dabei fehlen entweder nur die dorsalen Anteile des Wirbelkörpers (Spina bifida occulta) oder auch die darübergelegenen Bereiche der Weichgewebe einschließlich der Haut (Spina bifida aperta), wodurch eine Meningo(myelo)zele entstehen kann.

Eine Agenesie von lumbosakraler Wirbelsäule und Rückenmark (**Perosomus elumbis**), die mit einer Arthrygrypose und muskulären Hypoplasie der Hintergliedmaßen assoziiert ist, kommt bei Rindern vor. Seltener sind Schafe, Schweine, Pferde und Hunde betroffen.

Malformationen können auch an Sternum und Rippen beobachtet werden. Das bei **Rindern** und **Schweinen** vorkommende **Schistosoma reflexum** ist durch einen kongenitalen Schließungsdefekt der Brust- und Bauchwand (thorakoabdominale Hernie) mit Vorfall der Bauch- und Brustorgane und massiver Lordose der Wirbelsäule gekennzeichnet.

Eine **komplexe vertebrale Malformation** kommt bei Holstein Rindern infolge eines letalen autosomal-rezessiven Defekts des „solute carrier family 35 (UDP-N-acetylglucosamine [UDP-GlcNAc] transporter) member 3"(SLC 35A3)-Gens vor. Makroskopisch findet man eine Verkürzung und Verbiegung der Wirbelsäule mit multiplen Halbwirbeln sowie weitere Missbildungen der Gliedmaßen, Schädelknochen und des Herzens sowie eine Wachstumsverzögerung.

Die zervikale vertebrale Myelopathie (**Wobbler-Syndrom**) kommt bei jungen Vollblut- und Quarter-Horse-Pferden, Hunden, insbesondere Dobermännern und Doggen, sowie vermutlich auch Schafen vor. Als uni- oder multikausale Ursachen werden genetische, angeborene, erworbene und nutritive Faktoren diskutiert. Die Veränderungen finden sich häufiger bei männlichen, schnellwüchsigen Tieren.

KLINISCHER BEZUG Pathogenetisch können beim Wobbler-Syndrom 2 Formen unterschieden werden: die häufigere **zervikale vertebrale Instabilität**, die bei 8–18 Monate alten Pferden auftritt und bei Beugung des Halses durch eine Subluxation meist im Bereich C 3–C 5 verursacht wird, und die seltenere **zervikale statische Stenose**, die mit einem absolut zu engen Wirbelkanal meist zwischen C 2–C 3 oder C 5–Th 1 einhergeht (**Abb. 10.4**). In beiden Fällen kommt es zu einer Kompression und Schädigung des Rückenmarks.

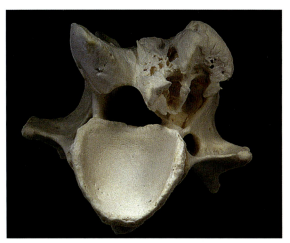

Abb. 10.4 Rechtsseitige degenerative Arthropathie eines kleinen Wirbelgelenks des 6. Halswirbelkörpers mit Stenose des Wirbelkanals, die zu einer zervikalen vertebralen Myelopathie (Wobbler-Syndrom) bei einem 1 Jahr alten Hannoveraner-Wallach führt.

WISSENSWERTES

Wobbler-Syndrom

Die zentrale Veränderung bei betroffenen Tieren stellt eine Stenose des Wirbelkanals dar, die die gesamte Halswirbelsäule und die ersten Brustwirbel betreffen kann. Hierbei sind die absoluten (statischen) Stenosen, die unmittelbar zur Kompression des Rückenmarks führen, und die relativen (Instabililtät) Stenosen zu unterscheiden.

Bei der absoluten Stenose kommt es durch zu enge Wirbelbögen oder Gelenkfortsätze zu einer dorsolateralen Kompression des Rückenmarks, wobei diese ossären Veränderungen sowohl durch kongenitale Missbildungen einschließlich Osteochondrose als auch degenerative Arthropathien der Wirbelgelenke entstehen können.

Bei einer relativen Stenose können mehrere anatomische Entwicklungsstörungen vorliegen. So können eine Hypertrophie des Ligamentum flavum oder Gelenkaussackungen zu einer ventralen Kompression des Rückenmarks führen. Als weitere Ursache der relativen Stenose sind auch dynamische Läsionen zu berücksichtigen. Diese sind von der Stellung der Halswirbelsäule, knöchernen Veränderungen der Wirbelkörper oder Formabweichungen des Wirbelkanals sowie Gelenkinstabilitäten mit erhöhter lateraler Beweglichkeit abhängig. Dadurch können bei der Streckung oder Beugung der Halswirbelsäule Rückenmarksanteile eingeengt werden.

Interessanterweise zeigen betroffene Tiere Ataxien der Hintergliedmaßen, obwohl die Läsion im Halsbereich lokalisiert ist. Für die Disparität zwischen Läsionslokalisation und Klinik ist die oberflächlich-laterale Lokalisation der Nervenbahnen für die Hintergliedmaßen im Rückenmark verantwortlich, wohingegen die Stränge für die Vordergliedmaßen weiter zentral gelegen sind.

■ Lysosomale Speicherkrankheiten

Zahlreiche systemische metabolische Erkrankungen, die einen genetischen Defekt der lysosomalen Enzyme als Ursache haben, betreffen auch den Knochen (erbliche metabolische Erkrankungen). Diesen sog. lysosomalen Speicherkrankheiten ist eine vermehrte lysosomale Speicherung von Metaboliten gemeinsam. Von den zahlreichen Speicherkrankheiten kommt es nur bei den Mukopolysaccharidosen und Gangliosidosen zu Veränderungen des Skelettsystems. Allerdings sind die Veränderungen in anderen Organen, wie z. B. im ZNS, von größerer klinischer Bedeutung.

Die **GM₁-Gangliosidose** kommt bei Hunden, Katzen, Rindern und Schafen vor. Bei bestimmten Hunderassen, wie z. B. beim Alaskan Husky, kommt es neben zentralnervösen Störungen zu einer verzögerten enchondralen Ossifikation und Zwergwuchs.

Bei der bei verschiedenen Tierarten beschriebenen **Mukopolysaccharidose (MPOS)** (Tab. 9.1) werden verschiedene Typen unterschieden. Bei der Mukopolysaccharidose (MPOS) vom Typ I, die bei der Katze wie auch beim Deutschen Schäferhund und Plott-Hound vorkommt, liegt ein Mangel an α-L-Iduronidase (Speichermaterial: Dermatan- und Heparansulfat) vor. Bei der MPOS vom Typ VI, die bei Siamkatzen und Hunden vorkommt, findet sich ein Mangel an Arylsulfatase B (Speichermaterial: Dermatansulfat). Bei der MPOS vom Typ VII, die beim Deutschen Schäferhund und der Katze vorkommt, liegt ein Mangel an β-Glucuronidase vor (Speichermaterial: Heparan-, Dermatan- und Chondroitin-4- und -6-Sulfat). In Abhängigkeit von der Art des abgelagerten Mukopolysaccharids kommt es zu Störungen des Zentralnerven- und des Skelettsystems einschließlich variablen Dysplasien, Osteopenie und degenerativer Arthropathie.

■ Gliedmaßenfehlstellungen

> **DEFINITION** Formal werden Gliedmaßenfehlstellungen distal der betroffenen Wachstumsfuge nach lateral als **Valgus-Fehlstellung** (X-Bein) und solche nach medial als **Varus-Fehlstellung** (O-Bein) bezeichnet.

Gliedmaßenfehlstellungen kommen häufig bei Jungtieren vor. Als mono- oder multikausale Ursache kommen genetische Dispositionen, traumatische Einflüsse, Überbelastungen der Wachstumsfugen, schnelles Wachstum und diätetische Faktoren in Betracht. Kongenitale Veränderungen können im Laufe des Wachstums wieder verschwinden. Andererseits bilden sich v. a. die traumatisch induzierten Läsionen erst mit der Zeit verstärkt aus. Bei der Beurteilung von Veränderungen im Knochen und deren Interpretation sind die anatomischen Strukturen wie die Lokalisation der Alteration zu berücksichtigen (Abb. 10.5).

Fehlstellungen bei Hunden

Insbesondere bei großen, schnell wachsenden Rassen wird häufig ein vermindertes oder fehlendes Wachstum in der für traumatische Verletzungen besonders disponierten distalen Wachstumsfuge der Ulna beobachtet, wodurch es zu folgenden Fehlstellungen kommen kann:
- „short-ulna"-Syndrom: Verkürzung der Ulna
- **Radius curvus**: kraniomediale Verbiegung des Radius
- **Carpus valgus**: Instabilität und Fehlstellung des Karpalgelenks
- Inkongruenz des Ellenbogengelenks

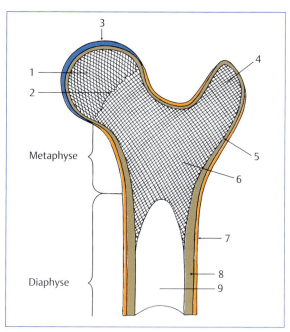

Abb. 10.5 Anatomie des Knochens.
Röhrenknochen bestehen zumeist aus **Gelenkknorpel** (3), **Epiphyse** (1), **Epihysenfuge** (2), **Metaphyse**, evtl. einer Apophyse (4) **und Diaphyse**. Die Apophyse, die zumeist der Insertion von Muskeln oder Sehnen dient, stellt einen Knochenfortsatz mit eigenem Ossifikationszentrum und eigener Wachstumszone dar, der mit der Epiphyse verschmilzt, teilweise aber auch selbstständig bleibt. Die Plattenknochen des Kopfes dagegen besitzen nicht die für Gelenkstrukturen erforderlichen Knorpelanteile sowie Epiphysen, Epiphysenfugen oder Apophysen. Die 3 wesentlichen Schichten der meisten Knochen umfassen von außen nach innen **Periost** (7), **Kortikalis** (8) (bzw. Kompakta 5 und 8) und **Spongiosa** (6). Im Gegensatz zur dichten Kortikalis weist die innen liegende Spongiosa ein schwammartiges, aus Trabekeln bestehendes Gerüstwerk auf, zwischen dem sich das Knochenmark in der Markhöhle (9) befindet. Bei adulten Säugetieren bestehen sowohl Kortikalis als auch Spongiosa aus **Lamellenknochen**. Dagegen wird frisch zugebildeter Knochen (Wachstum, Frakturheilung) als **Geflechtknochen** bezeichnet, bevor er durch Remodellierung in Lamellenknochen übergeht.

Bei Skye Terriern kommt eine ähnliche Fehlstellung als autosomal-dominante Erbkrankheit vor.

Seltener wird ebenfalls bei großen Hunderassen und meist nach einer Fraktur vom Salter-Harris-Typ 5 (Abb. 10.8) ein unzureichendes Wachstum der distalen Wachstumsfuge des Radius beobachtet, wodurch es zu folgenden Fehlstellungen kommen kann:
- „short radius"-Syndrom: Verkürzung des Radius
- **Carpus varus**: Instabilität und Fehlstellung des Karpalgelenks
- Inkongruenz des Ellenbogengelenks

Fehlstellungen bei Pferden und Rindern

Bei Pferden werden sowohl kongenitale als auch postnatal erworbene Gliedmaßenfehlstellungen v. a. in den Karpal-, Tarsal- und Fesselgelenken beobachtet. Bei der **kongenitalen Durchtrittigkeit** und der bärenfüßigen Stellung sind die Beugesehnen relativ zu lang. Es liegt eine Hyperextension im Fesselgelenk mit Fußung auf dem Ballen bzw. der Sohlenfläche vor.

Beim **Stelzfuß**, der auch bei Rindern vorkommen kann, sind die Beugesehnen relativ zu kurz. Es kommt zu einer steileren Stellung einzelner bis aller Zehenknochen. Die Ursache des kongenitalen Sehnenstelzfußes, bei dem es im Extremfall zu einer Fußung auf der Dorsalfläche des Fesselgelenks kommt, ist unklar. Der erworbene Sehnenstelzfuß, der mit Bockhufbildung (sehr steil gestellter Huf, gebrochene Huf-Fessel-Achse) einhergehen kann, entsteht bei wachsenden Pferden durch ein ungleichmäßiges Wachstum von Knochen, Sehnen und Muskulatur. Bei ausgewachsenen Pferden entsteht der Stelzfuß durch Erkrankungen der Sehnen oder Gelenke.

Fehlstellungen bei Schafen/Ziegen

Bei diesen Tierarten wird ein als **„bent leg"** oder **„bowie"** bezeichnetes Syndrom mit vermehrter Inzidenz bei Bocklämmern nach energiereicher Fütterung beobachtet. Makroskopisch findet man unilaterale oder bilaterale, meist die Vordergliedmaßen betreffende Deviationen nach lateral oder medial.

> **DAS MÜSSEN SIE WISSEN**
>
> **Gliedmaßenfehlstellungen** sind bei Jungtieren ein häufiger Befund. Als mono- oder multikausale Ursache kommen genetische Dispositionen, traumatische Einflüsse, Überbelastungen der Wachstumsfugen, schnelles Wachstum und diätetische Faktoren in Betracht. Besonders betroffen sind Hunde, Pferde, Rinder und kleine Wiederkäuer.
>
> Hereditär bedingte generalisierte **Chondrodysplasien** sind weniger häufig zu beobachten, kommen aber bei allen Haus- und Nutztieren vor, wobei tierart- und rassespezifische Genmutationen zugrunde liegen. Die systemische Störung der Knorpelbildung geht mit einer Fehlentwicklung aller Knochen einher, die sich durch enchondrale Ossifikation bilden (disproportionierter Zwergwuchs). Weitere generalisierte Dysplasien wie Glasknochenkrankheit (Osteogenesis imperfecta), Marmorknochenkrankheit (Osteopetrose), das bovine Arachnomelie-Syndrom oder die Hyperostose der Ferkel zählen zu den seltenen Missbildungen.
>
> **Fehlbildungen einzelner Anteile** des Gliedmaßen- und Schädelskeletts wie auch der Wirbelsäule treten dagegen durchaus häufiger auf. Sie können selten als Erbkrankheit infolge von klar definierten Gendefekten auftreten. Darüber hinaus kann eine Vielzahl von teratogen wirkenden Noxen, einschließlich Infektionen, Toxinen, Hyperthermie und Sauerstoffmangel, zu spontanen kongenitalen, aber nicht erblichen Einzeltiererkrankungen führen.

10.1.2 Knochenveränderungen infolge eines Traumas

■ Fraktur

Frakturen infolge mechanisch-traumatischer Einflüsse kommen häufig bei Haustieren vor, insbesondere bei Hund und Katze.

Liegt ein primärer, die natürliche Knochenfestigkeit reduzierender Krankheitsprozess vor, kann es auch bei physiologischen oder weniger massiven Einwirkungen zu **pathologischen Frakturen** kommen. Typische Ursachen sind Osteoporose, Osteomalazie/Rachitis, Osteodystrophia fibrosa, Osteogenesis imperfecta, Osteomyelitis oder Tumorwachstum im Knochen.

Frakturen werden nach ihrer Pathomorphologie als Quer-, Schräg-, Längs- (Sagittal-), Torsions-, eingestauchte oder Kompressionsfrakturen bezeichnet (**Abb. 10.6**). **Einfache Frakturen** weisen 2 Fragmente auf, **Mehrfachfrakturen** 3–6 Fragmente und **Trümmerfrakturen** mehr als 6 Fragmente (**Abb. 10.7**). Weiterhin kann man zwischen direkten Frakturen am Ort der Krafteinwirkung und indirekten Frakturen, z. B. durch Torsions-, Biegungs-, Scher- und Stauchungskräfte, Frakturen mit und ohne Gelenkbeteiligung sowie offenen und geschlossenen Frakturen unterscheiden.

Neben den makroskopisch feststellbaren Frakturen gibt es auch nur histologisch nachweisbare **Mikrofrakturen**.

Eine serienmäßige Mikrofraktur der primären Spongiosa in der Metaphyse ohne Verlagerung der Knochenenden wird als **Infraktion** bezeichnet.

Unvollständige feine Haarrisse in der Kortikalis werden als **Fissuren** bezeichnet.

Bei der typischerweise an den unreifen Knochen von Jungtieren auftretenden **Grünholzfraktur** kommt es durch Biegekräfte auf der dem Zug ausgesetzten Seite eines Knochens zu einer partiellen Fraktur der Kortikalis mit Zerreißung des Periosts. Die dem Druck ausgesetzte Seite des Knochens bleibt hingegen intakt (**Abb. 10.8**).

Die **Stress-** oder **Ermüdungsfraktur** entsteht durch übersteigerte Belastungen, die zu einem lokalen Knochenumbau und bei weiterer starker Beanspruchung zu einer Fraktur führen. Stress- oder Ermüdungsfrakturen kommen häufig am distalen medialen Griffelbein beim **Pferd** vor. Die proximalen und lateralen Griffelbeinfrakturen entstehen hingegen üblicherweise durch Traumata.

> **WISSENSWERTES** Knochen ist ein dynamisches Gewebe, dessen kontinuierliche Umstrukturierung (Remodellierung) in Abhängigkeit von den einwirkenden mechanischen Kräften durch das **Wolffsche Gesetz** beschrieben wird. Demnach wird Knochen dort aufbaut und nimmt an Festigkeit zu, wo er belastet wird. Andersherum wird Knochen in den Regionen abgebaut, in denen er nicht oder nur wenig belastet wird. Folglich stellt körperliche Aktivität neben anderen Faktoren eine wichtige Osteoporose-Prophylaxe beim Menschen dar.

10 Bewegungsapparat

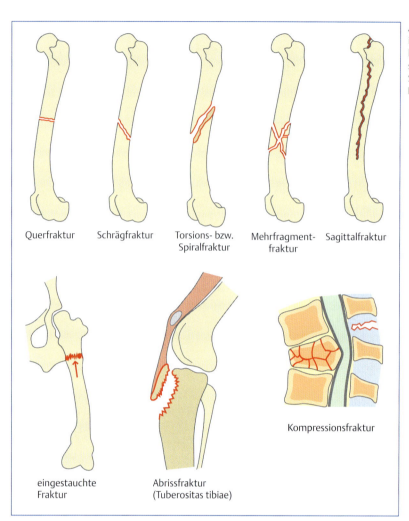

Abb. 10.6 Einteilung der Frakturen anhand ihrer Pathomorphologie. Grundsätzlich besteht ein enger Zusammenhang zwischen Typ, Angriffspunkt, Richtung und Stärke der auf den Knochen einwirkenden Kraft und der resultierenden Frakturform.

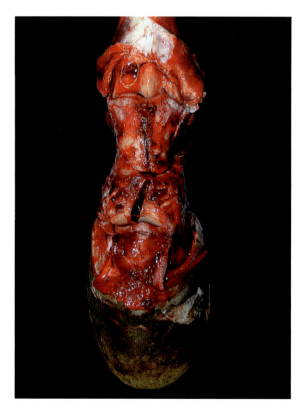

Abb. 10.7 Trümmerfraktur des Fesselbeins mit Sagittal- und Querfraktur sowie Beteiligung des Fessel- und Krongelenks bei einem 9 Jahre alten Hengst.

Bei der Heilung von Fissuren (Knochenriss) und Frakturen wird zwischen primärer bzw. sekundärer Heilung unterschieden. Die **primäre Heilung** kommt nur bei eng und unverschieblich zueinander fixierten Bruchenden und erhaltenem Periost vor und läuft ohne äußere Kallusbildung ab. Sie kann weiter unterteilt werden in **Kontaktheilung** durch direkt einwachsende Osteone bei spaltloser Adaptation und **Spaltheilung** bei Frakturspalten von weniger als 1 mm Breite. Hierbei entsteht ein Granulationsgewebe innerhalb des Frakturspalts, das innerhalb von 1 Woche durch lamellären Knochen ersetzt wird, der wiederum in den folgenden 3 Wochen in seine ursprüngliche Konformation remodelliert wird. Demgegenüber verläuft die **sekundäre Frakturheilung** über einen Zeitraum von mindestens 6 Wochen und über folgende Schritte ab:

- Frakturhämatom
- einwachsendes Granulationsgewebe (bindegewebiger Kallus)
- Knorpelbildung (knorpeliger Kallus)
- Geflechtknochenbildung (knöcherner Kallus) innerhalb und als „Knochenmanschette" außerhalb des Frakturspalts
- Die ausgebildete Menge an Kallus ist dabei abhängig vom Ausmaß der Beweglichkeit und dem Abstand zwischen den Frakturenden.
- „Kallushärtung": Mineralisation der Grundsubstanz
- Frühestens ab der 6. Woche beginnt der Umbau von Geflecht- in Lamellenknochen und die Wiederherstellung der ursprünglichen Knochenkontur und des Markraums („remodelling").

■ Schädigungen der Wachstumsfugen

Junge wachsende Haustiere weisen an den langen Röhrenknochen noch offene Physenfugen (Wachstumsfugen) auf, die eine Schwachstelle für Frakturen darstellen (**Abb. 10.5**). Die Physenfrakturen werden nach **Salter und Harris** in 5 Typen eingeteilt (**Abb. 10.8**).

Bei der **Epiphysiolyse** handelt es sich um eine vollständige Abtrennung durch die Wachstumsfuge. Sie kann am Femurkopf von **Kälbern**, **Fohlen**, **Hunde-** und **Katzenwelpen** als Folge eines Geburtstraumas oder bei Osteomalazie oder Osteochondrose (Rind und Schwein) beobachtet werden. Differenzialdiagnostisch sind Femurhalsfrakturen und bei Hunden die Legg-Calvé-Perthes-Krankheit abzugrenzen.

Die pathogenetisch ähnliche **Apophysiolyse** wird am häufigsten am Tuber olecrani der Ulna, Trochanter major des Femurs und der Tuberositas tibiae bei schnell wachsenden Jungtieren beobachtet. Eine Apophysiolyse des Tuber ischiadicum kann bei jungen Zuchtsauen auftreten.

Traumatische Schädigungen der Physenfugen können zu einem lokalen Wachstumsstopp bei gleichzeitig kontinuierlichem Längenwachstum nicht betroffener Regionen und in der Folge zur Ausbildung von **Fehlstellungen** („angular limb deformity") führen.

■ Veränderungen des Periosts

Traumatische periostale Schädigungen können zur Bildung von als **Exostosen** bezeichneten reaktiven Geflechtknochenzubildungen führen, die mikroskopisch zumeist radiär nach außen gerichtete Trabekelstrukturen aufweisen. Exostosen können persistieren, durch Umbauvorgänge in Lamellenknochen umgewandelt oder abgebaut werden.

> **KLINISCHER BEZUG** Im Einzelfall kann es schwierig sein, die makroskopisch und klinisch auffällige Exostose von einer neoplastischen Umfangsvermehrung abzugrenzen bzw. tumoröses Wachstum kann eine sekundäre reaktive Knochenveränderung induzieren, daher sind entsprechende histologische Befunde immer im Kontext mit dem Gesamterscheinungsbild der Läsion zu interpretieren.

Besondere Bedeutung haben Exostosen (Überbeine) im Mittelfußbereich des **Pferdes**. Neben den traumatischen Überbeinen kommen vorwiegend am medialen Griffel- und Röhrbein der Vordergliedmaße auch durch Überbelastung induzierte spontane Überbeine an den Band- und Sehneninsertionsstellen vor. Diese können je nach Lage zu einer dauerhaften Reizung des Fesselträgers führen. Weitere durch **Insertionsdesmopathien** ausgelöste reaktive periostale Knochenzubildungen werden beim Pferd an der

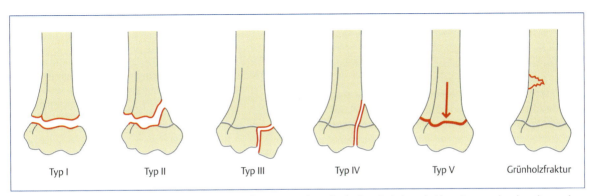

Abb. 10.8 Besondere Frakturformen am wachsenden Skelett. Die Epiphysenfugen (grau) sind nur bei Jungtieren vorhanden, dienen dem Längenwachstum der Knochen und stellen bei diesen eine besondere Schwachstelle für Verletzungen dar. Frakturen mit Beteiligung der Epiphysenfugen werden nach Salter und Harris in 5 Typen eingeteilt. Bei Typ I verläuft die Frakturlinie durch die Epiphysenfuge, bei Typ II–IV sind Epi- und/oder Metaphyse in unterschiedlichem Ausmaß beteiligt und bei Typ V kommt es durch eine axial einwirkende Kraft zu einer Kompressionsfraktur mit Schädigung der Wachstumszone der Epiphysenfuge. Im Gegensatz zum adulten Knochen ist das juvenile Skelett elastischer und lässt sich stärker verformen, bevor ein Knochen bricht. Deshalb treten auch vermehrt inkomplette Frakturen wie die Grünholzfraktur auf.

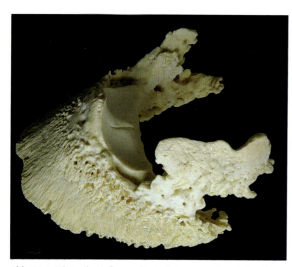

Abb. 10.9 Bilaterale Hufknorpelverknöcherung mit reaktiver intrachondraler und periostaler Knochenzubildung an den Insertionsstellen der Hufknorpelbänder (Insertionsdesmopathie) beim Pferd. Diese Veränderungen gehen mit einer Beeinträchtigung des Hufmechanismus einher. Mazerationspräparat.

Hinterfläche des Fesselbeins (**Leist**) beobachtet. Sie spielen vermutlich auch bei der Hufknorpelverknöcherung eine Rolle (Abb. 10.9).

Beim **„kissing spine"-Syndrom** des Pferdes kommt es meist im thorakolumbalen Bereich durch den Kontakt der Dornfortsätze benachbarter Wirbelkörper zu einer mechanischen Reizung des Periosts. Diese kann zu einer reaktiven periostalen Knochenzubildung und damit zu einer Selbstverstärkung der Veränderungen führen.

Bei jungen Rennpferden mit **Schienbeinerkrankung** („bucked shins") am Röhrbein handelt es sich vermutlich um eine dem **Wolffschen Gesetz** folgende reaktive periostale Knochenzubildung aufgrund der hohen Druckbelastung entlang der Dorsalseite des Röhrbeins. Ein Teil der betroffenen Tiere entwickelt im Nachhinein bei weiterer Belastung Stressfrakturen.

> **DAS MÜSSEN SIE WISSEN**
>
> **Zusammenhangstrennungen von Knochen** aufgrund mechanisch-traumatischer Einflüsse kommen insbesondere bei Hund und Katze häufig vor. Je nach Ursache und Pathomorphologie lassen sich verschiedene Frakturformen unterscheiden. Die Heilung von Frakturen erfolgt meist sekundär mit Kallusbildung.
>
> **Frakturen mit Beteiligung der Epiphysenfugen** werden nach Salter und Harris in 5 Typen eingeteilt. Sie können zu einem lokalen Wachstumsstopp bei gleichzeitig kontinuierlichem Längenwachstum nicht betroffener Regionen und in der Folge zur Ausbildung von Fehlstellungen führen.
>
> Traumatische periostale Schädigungen und Überbelastung führen zu reaktiven periostalen Knochenzubildungen (**Exostosen**). Diese sind insbesondere beim Pferd von Bedeutung, da sie mit einer Reizung benachbarter Strukturen (Sehnen, Bänder) einhergehen und Lahmheiten verursachen können.

10.1.3 Kreislaufstörungen und Nekrose

Eine **Osteonekrose (Osteosis)** entwickelt sich bei Haustieren häufig infolge einer traumatischen, entzündlichen, kreislaufbedingten oder neoplastischen Ischämie. Kleinere nekrotische Knochenstücke werden resorbiert. Größere, dann als **Sequester** bezeichnete nekrotische Knochenfragmente werden hingegen von Granulationsgewebe und neu gebildetem Knochen (**Involucrum**, Totenlade) demarkiert.

Bei der **Legg-Calvé-Perthes-Krankheit** handelt es sich um eine bei Jungtieren kleinwüchsiger **Hunderassen** wie Zwergpudel, West Highland White und Yorkshire Terrier beschriebene, möglicherweise autosomal-rezessive Erkrankung. Diese geht mit einer uni- oder bilateralen avaskulären Nekrose des Femurkopfes einher. Pathogenetisch wird eine fehlerhafte Ausbildung von intraossären Gefäßkanälen, die zu ischämischen subchondralen Nekrosen führt, vermutet. Makroskopisch kann eine pathologische Fraktur bzw. Abflachung des Femurkopfs vorliegen.

10.1.4 Stoffwechselstörungen

■ Pigmentablagerungen

Bei der **kongenitalen erythropoetischen Porphyrie** handelt es sich um einen autosomal-rezessiven Gendefekt der Uroporphyrin-3-Cosynthetase. Dieser Defekt tritt gehäuft bei Hereford-, Holstein-, Ayrshire- und Shorthorn-Rindern auf. Makroskopisch findet sich eine rot-braune Verfärbung der Zähne und Knochen und evtl. eine fotodynamische Dermatitis. Eine genetisch bedingte Porphyrie unklarer Genese ist für **Katzen** und Duroc-**Schweine** beschrieben.

Fälle von **erworbener Porphyrie** mit rosa Verfärbung der Knochen werden beim Schaf nach Exposition von chlorierte Kohlenwasserstoffe enthaltenden Insektiziden beschrieben.

Tetrazykline lagern sich in den wachsenden Knochen und Zähnen ein und führen hier zu einer Gelbfärbung und unter UV-Licht zu einer prominenten gelblich-grünen Autofluoreszenz. Die Verfärbungen gehen nicht mit funktionellen Veränderungen einher.

Bei der **Melanosis maculosa** des Kalbes kann es zu pathologisch unbedeutenden Melanin-Pigmentablagerungen im Periost kommen.

■ Nutritive Skelettwachstumsstörungen

Verschiedene **Mangelernährungen** können bereits intrauterin sowie bei wachsenden Jungtieren zu einem verminderten Längenwachstum der langen Röhrenknochen führen. Häufig liegt gleichzeitig eine Osteoporose und bei Kachexie eine seröse Atrophie des Knochenmarks vor.

> WISSENSWERTES **Mangelernährung** kann mit einer verschmälerten Wachstumsfuge und der Ausbildung einer parallel zur Wachstumsfuge ausgerichteten Knochenlamelle an ihrer metaphysären Seite einhergehen. Bei einer Behebung der Mangelsituation kommt es zu einem erneuten Wachstum mit Verlagerung dieser transversalen Knochenlamelle (**„growth arrest line"**) in die Metaphyse.

Überernährung, Übergewicht sowie eine nutritive Überversorgung bei wachsenden Jungtieren, z. B. mit Kalzium, werden als mögliche Ursachen zahlreicher dysplastischer und orthopädischer Erkrankungen angenommen.

Spurenelementimbalancen

Manganmangel kann bei trächtigen Rindern und anderen landwirtschaftlichen Nutztieren zu Skelettveränderungen bei den Neonaten führen. Pathogenetisch kommt es aufgrund des Fehlens von Mangan als Kofaktor der Xylosyltransferase zu einer gestörten Knorpelmatrixsynthese, die v. a. jene Knochen betrifft, die durch enchondrale Ossifikation gebildet werden. Makroskopisch finden sich:
- kongenital verkürzte und verkrümmte Gliedmaßenknochen
- Arthrogrypose
- teils auch spinale Stenosen mit Myelomalazie

Kupfermangel führt bei wachsenden Jungtieren zu Veränderungen der Wachstumsfugen und ist an der Pathogenese der Osteoporose beteiligt (**Abb. 10.10**). Pathogenetisch kommt es aufgrund des Fehlens von Kupfer als Kofaktor der Lysyloxidase zu einer gestörten Ausreifung neu gebildeter Kollagenfasern und einer reduzierten Aktivität der Osteoblasten. Makroskopisch finden sich:
- persistierende hypertrophe Knorpelzapfen, die von den Wachstumsfugen in die Metaphysen hereinragen
- eine erhöhte Brüchigkeit der Knochen
- Osteopenie

Differenzialdiagnostisch sind Osteochondrose sowie Vitamin-C- und -D-Mangel zu berücksichtigen.

Eine Molybdän-Vergiftung (**Molybdenose**) kann bei Schafen zu einer Epiphysiolyse des Trochanter major und subperiostalen Blutungen an den langen Röhrenknochen führen.

Eine chronische Fluor-Vergiftung (**Fluorose**) wird besonders häufig bei **Herbivoren** beobachtet. Fluor wird hierbei in die Matrix der Knochen und Zähne eingebaut. Geringe Fluorkonzentrationen stimulieren die Osteoblasten. Die fluorhaltigen Hydroxylapatitkristalle sind abbauresistenter. Höhere Fluor-Konzentrationen sind vermutlich toxisch für Osteoblasten, wodurch es zu einer Osteopenie mit reaktiver periostaler Hyperostose und Schmelzhypoplasie kommt. Makroskopisch finden sich an den Knochen diffuse periostale Knochenzubildungen. Zähne, die während des Wachstums Fluor exponiert waren, weisen gelbbraunen bröckeligen Zahnschmelz auf.

Vitaminimbalancen

Ein alimentärer **Vitamin-A-Mangel** wird bei Rindern, Schweinen und Hunden beschrieben. Vitamin A stimuliert die Aktivität von Osteoklasten, induziert die Differenzierung von Epithelzellen und ist für den Sehvorgang notwendig. Infolge des gestörten Knochenumbaus kommt es bei wachsenden Tieren (z. B. auch bei Großkatzen) v. a. zu einer asynchronen Entwicklung der Schädelknochen und des Gehirns. Durch die Kompression kann es zu folgenden Veränderungen kommen:
- Hydrozephalus
- Kleinhirnherniation
- Sehnerven-, Kopfnerven- und Spinalnervendegeneration
- pathologische Formveränderungen am Mittel- und Innenohr

Bei der **Vitamin-A-Vergiftung** kann es in Abhängigkeit von Spezies, Alter, Dosis und Zeit zu verschiedenen Manifestationen einschließlich verschmälerten Wachstumsfugen, Osteoporose und Osteophytenbildungen kommen. Makroskopisch findet man bei Ferkeln und Katzenwelpen verkürzte Gliedmaßen. Bei Kälbern wird ein Zwergwuchs mit relativ zu kleinen Hintergliedmaßen (Hyänenkrankheit) beobachtet. Bei adulten Katzen kann sich auf der Basis einer Fehlernährung, zumeist einseitiger Fütterung roher Leber, eine **deformierende zervikale Spondylose** entwickeln. Dabei kommt es zu massiven, ventral beginnenden Exostosen und Ankylosen der Hals- und Brustwirbelsäule.

Im Gegensatz zum Menschen spielt ein **Vitamin-D-Mangel** (typische Ursache der **Rachitis**) bei Tieren eine sehr untergeordnete Rolle. Dabei kann es ebenso zu einer reduzierten Mineralisierung der Knochen mit Neigung zu pathologischen Frakturen kommen. Als **rachitischen Rosenkranz** bezeichnet man eine Verbreiterung der Wachstumsfuge am Knorpel-Knochen-Übergang der Rippen, vermutlich infolge der Instabilität. Näheres dazu siehe unter Rachitis (S. 353).

Eine **Vitamin-D-Vergiftung** kann bei Pflanzenfressern durch die Aufnahme von Vitamin-D-Analoga enthaltenden Pflanzen wie Wiesen-Goldhafer (*Trisetum flavescens*) sowie *Solanum malacoxylon* und *Cestrum diurnum* aus der Familie der Nachschattengewächse oder iatrogen erfolgen. Beim **Hund** spielen iatrogene und alimentäre Ursachen die wichtigere Rolle. Pathogenetisch kommt es zu einer Hyperkalzämie, Hyperphosphatämie und zu metastatischen Weichgewebsverkalkungen in zahlreichen Organen. Die Knochenläsionen sind für das Krankheitsbild eher unbedeutend, wobei sowohl Osteosklerose als auch Knochenschwund beobachtet werden können.

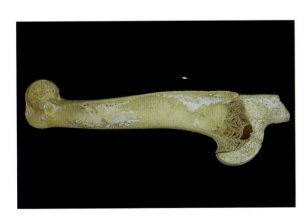

Abb. 10.10 Osteoporose mit prominenter Osteopenie (Humerus, längs gesägt) mit dünner Kortikalis und deutlichem Verlust an metaphysärer Spongiosa infolge eines Kupfermangels bei einer zwergwüchsigen Ziege. Das relative Gewicht des Humerus war um ca. 25 % reduziert. Bei einer Veraschung zeigte sich ein unveränderter Kalzium- und Phosphorgehalt bezogen auf die Trockensubstanz. Mazerationspräparat (Weißverfärbung stellt Mazerationsartefakt dar).

Ein alimentärer **Vitamin-C-Mangel** kommt bei den meisten Haussäugetieren nicht vor. Allerdings fehlt anderen Spezies wie **Primaten, Meerschweinchen** und **Flughunden** die für die endogene Vitamin-C-Synthese wichtige L-Glukonolaktonoxidase. Bei Schweinen wird ein autosomal-rezessiver Gendefekt beschrieben.

Pathogenetisch kommt es zu einer gestörten Ausreifung neu gebildeter Kollagenfasern und einer gestörten osteoblastischen Differenzierung. Makroskopisch finden sich bei der als **Skorbut** bezeichneten Erkrankung:

- subperiostale, periartikuläre und metaphysäre Blutungen
- Unterhaut- und Schleimhautblutungen
- lockere Zähne

Bei wachsenden Individuen finden sich darüber hinaus (Morbus Möller-Barlow):

- verschmälerte hypertrophe Knorpelzonen der Wachstumsfugen
- in die Metaphyse hineinragende persistierende mineralisierte Knorpelzapfen (**„scorbutic lattice"**)
- eine verminderte metaphysäre Trabekeldichte
- Mikrofrakturen
- abgelöste Epiphysen

Andere Vergiftungen

Die Aufnahme von **Kalifornischem Germer** (*Veratrum californicum*) durch trächtige Wiederkäuer kann folgende Missbildungen der Frucht auslösen:

- Zyklopie
- Knochenverkürzung
- Arthrogrypose
- laryngeale und tracheale Stenose
- Gaumenspalte
- Brachygnathie
- Brachyurie
- Syndaktylie
- Abort

Bei trächtigen Rindern, die verschiedene **wilde Lupinenarten** gefressen haben, wird eine als **„crooked-calf"-Syndrom** bezeichnete kongenitale Missbildung beschrieben. Makroskopisch finden sich:

- Arthrogrypose
- Tortikollis
- Skoliose
- Kyphose
- Palatoschisis
- Brachygnathia superior

Die Aufnahme von **geflecktem Schierling** (*Conium maculatum*) durch trächtige Rinder, Schafe, Pferde und Schweine induziert:

- kongenitale Arthrogrypose
- Wirbelsäulendeformation
- Gaumenspalte

Auch die Aufnahme **weiterer Pflanzen** wie Virginia-Tabak (*Nicotiana tabacum*), Blau-grünem Tabak (*Nicotiana glauca*), Gemeinem Stechapfel (*Datura stramonium*), Spätblühender Traubenkirsche (*Prunus serotina*), Sudangras (*Sorghum sudanense*), Duftender Platterbse (*Lathyrus odoratus*),

Trachymene spp., *Astragalus* spp. und *Oxytropis* spp. durch trächtige Tiere verschiedener Arten wird mit kongenitalen Missbildungen des Skeletts in Verbindung gebracht.

Das Anthelminthikum **Parbendazol** induziert nach Überdosierung bei trächtigen Schafen kongenitale Wirbelsäulen- und Rippenmissbildungen sowie Aplasie verschiedener Gliedmaßenknochen.

Eine alimentäre **Nitrat-Vergiftung** bei trächtigen Schafen kann zu kongenital deformierten Gliedmaßen, Arthrogrypose und Brachygnathia inferior führen.

Bei **Bleivergiftung** dominieren in der Regel die zentralnervösen Symptome. Darüber hinaus kann es bei wachsenden Jungtieren durch eine gestörte Osteoklastenfunktion zu einer Persistenz der primären Spongiosa kommen. Makroskopisch findet man eine bandartige metaphysäre Osteosklerose („lead line").

■ Osteoporose

> **DEFINITION** Osteoporose ist eine metabolische Skeletterkrankung mit Verminderung der Knochenmasse und ausgedünnter Mikroarchitektur, die eine erhöhte Frakturanfälligkeit zur Folge hat.

Bei der **Osteoporose**, die mit Knochenschwund einhergeht, findet sich morphologisch eine verminderte Knochenmasse **(Osteopenie)**, wenngleich das vorhandene Knochengewebe äußerlich unverändert und regulär mineralisiert erscheint (Abb. 10.10).

Die pathologisch relevanten Osteoporosen bei Tieren entstehen meist infolge von Abmagerung, Kachexie, massivem Parasitenbefall, Mangel an spezifischen Nährstoffen wie Kalzium, Phosphor oder Kupfer. Darüber hinaus entsteht eine Osteoporose vermutlich auch aufgrund von Kortisontherapien, Antikonvulsiva, chronischer metabolischer Azidose, Vitamin-A-Vergiftung, Hyperthyreoidismus oder Inaktivität.

Makroskopisch findet man:

- eine dünne Knochenkortex
- eine verminderte Anzahl dünner Trabekel in der Spongiosa
- relativ große Knochenmarkhöhlen
- häufig pathologische Frakturen

Insbesondere bei wachsenden Jungtieren kann es durch Mangelernährung zu schweren Osteoporosen kommen. Diese können zusätzlich mit einer Verschmälerung der hypertrophen Knorpelzone und einem Schluss der Wachstumsfugen durch transversale Knochenlamellen einhergehen.

Bei der laktationsinduzierten Osteoporose bei Sauen kommt es durch **Kalziummangel** und erhöhtem Parathormonspiegel zu gesteigerter Knochenresorption. **Phosphormangel** induziert klassischerweise Osteomalazie bei erwachsenen bzw. Rachitis bei jungen Tieren, kann aber unter ungeklärten Umständen auch zur Osteoporose führen. Eine durch **Kupfermangel** bedingte Osteoporose kommt bei Rindern, Schafen, Ziegen, Schweinen und Hunden vor.

WISSENSWERTES Eine verminderte Knochenmasse ist Bestandteil eines normalen Alterungsprozesses bei Mensch und Tier, wobei jedoch bei Tieren kein natürliches Äquivalent für die **postmenopausale Osteoporose** der Frau vorkommt. Pathogenetisch liegt ein verstärkter Knochenabbau bei erhaltener Knochenbildung vor. Bei der **senilen Osteoporose** der Haustiere entstehen selten pathologische Frakturen.

■ Osteomalazie und Rachitis

> **DEFINITION** **Osteomalazie/Rachitis** ist eine metabolische Knochenerkrankung, bei der es aufgrund eines mangelhaften Einbaus von Mineralstoffen in die normal oder überschießend gebildete Knochenmatrix zu einer erhöhten Weichheit und Verbiegungstendenz der Knochen kommt.

Als **Osteomalazie** wird die bei adulten Tieren vorkommende Erkrankungsform bezeichnet. Hierbei liegt eine gestörte Mineralisation der im Rahmen der kontinuierlichen Remodellierung neu synthetisierten Osteoidmatrix vor. Während beim **Rind** Frakturen der Rippen, des Beckens und der langen Röhrenknochen auftreten, sind beim **Schwein** vorwiegend die Wirbelkörper betroffen. Weiterhin können sich Kyphose oder Lordose entwickeln.

Als **Rachitis** wird die bei wachsenden Jungtieren auftretende Form bezeichnet. Dabei kommt es zu einer reduzierten Mineralisation in den Wachstumsfugen und in der Folge zur Knorpelpersistenz, fehlendem Knochenumbau und Rückbildung in der Metaphyse (fehlende „cut back"-Zone, Abb. 10.11). Makroskopisch finden sich verbreiterte Wachstumsfugen und Metaphysen, die insbesondere im Bereich der Knochen-Knorpel-Grenze der Rippen als **rachitischer Rosenkranz** sichtbar werden. Pathologische Frakturen können die Folge sein.

Ursache ist in der Regel ein Vitamin-D- oder Phosphormangel. Weiterhin können auch hohe Konzentrationen von Eisen, Aluminium oder Kalzium die alimentäre Phosphoraufnahme stören. Eine Fluorvergiftung sowie chronische Niereninsuffizienz rufen gleichartige Mineralisationsstörungen hervor.

Vitamin-D-Mangel kommt infolge nutritiver Unterversorgung bei **Schweinen**, **Rindern**, **Hunden** und **Katzen** vor. Insbesondere bei Schafen, Rindern und anderen Herbivoren kann er sich häufig auf der Basis einer inadäquaten UV-B-abhängigen Synthese von Cholecalciferol (Prävitamin D) aus 7-Dehydroxycholesterol in der Haut in den Wintermonaten entwickeln. Das Cholecalciferol wird anschließend einmal in der Leber und nachfolgend in den Nieren zum biologisch aktiven 1,25-Dihydroxycholecalciferol (Calcitriol) hydroxyliert. Calcitriol stimuliert die intestinale Kalziumaufnahme, renale Kalziumrückresorption, Mineralisierung neu gebildeter Knochenmatrix und indirekt auch die Osteoklastenaktivität.

Obwohl **Phosphormangel** als Ursache für Rachitis und Osteomalazie bei Rindern, Schafen und gelegentlich auch Pferden beschrieben wird, ist der genaue Pathomechanismus unklar.

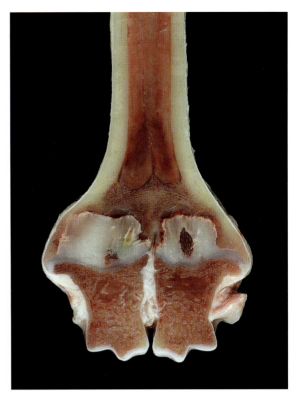

Abb. 10.11 Rachitis (distales Röhrbein) mit verbreiterter Metaphyse und verlängerten Wachstumsfugen infolge fehlender Mineralisation beim Damwild.

Eine Besonderheit stellt der bei **Schweinen** beschriebene, autosomal-rezessive **1α-Hydroxylase**-Gendefekt dar, der zu Rachitis führt.

■ Osteodystrophia fibrosa

> **DEFINITION** **Osteodystrophia fibrosa** ist eine metabolische Knochenerkrankung, die durch eine Osteopenie aufgrund eines gesteigerten osteoklastischen Kochenabbaus und einen Ersatz durch kollagenes Bindegewebe charakterisiert ist.

Die Osteodystrophia fibrosa (fibröse Osteodystrophie) ist eine durch **Osteopenie** und **bindegewebigen Ersatz** gekennzeichnete systemische Knochenerkrankung. Sie wird relativ häufig bei Pferden, Schweinen, Hunden, Katzen, Ziegen, Frettchen, Reptilien und Primaten, selten bei Schafen und Rindern beobachtet.

Ätiologisch liegt eine länger anhaltende **Erhöhung der Parathormon-(PTH-)Konzentration** im Blutplasma vor. Dieses wirkt sich auf mehrere Zielgewebe mit pleiotropen Effekten einschließlich Freisetzung von Kalzium und Phosphat aus den Knochen, indirekter Stimulierung der Osteoklasten, Aktivierung der renalen Phosphatausscheidung, gesteigerter Kalziumresorption im Darm, vermehrter renaler Kalziumrückresorption sowie vermehrter Calcitriol (1,25-Dihydroxy-Vitamin-D_3)-Synthese aus.

Makroskopisch können betroffene Knochen
- in Form und Größe normal erscheinen,
- bei der Sektion schneidbar sein,
- umfangsvermehrt und verformt sein (insbesondere das Schulterblatt),
- deformiert sein (insbesondere die Wirbelsäule),
- pathologische Frakturen aufweisen.

Es kann eine **hypoosteotische Form**, die häufig mit einer erhöhten Verbiegbarkeit insbesondere der Kieferknochen einhergeht („rubber jaw"), von der **hyperosteotischen Form** unterschieden werden (Abb. 10.12). Bei Letzterer kommt es zu einer Größenzunahme der betroffenen Knochen (Nilpferdkopf, „big head" bei noch wachsenden Tieren). Wenngleich prinzipiell alle Knochen betroffen sein können (z. B. auch Wirbelknochen), finden sich Veränderungen neben den Kopfknochen auch häufig an den Rippen. Diese weisen zudem oftmals eine erhöhte Biegsamkeit auf.

Pathogenetisch kann zwischen einem primären, sekundären oder tertiären Hyperparathyreoidismus sowie einem Pseudohyperparathyreoidismus unterschieden werden. Beim Sekundären werden eine renale und nutritive Pathogenese unterschieden (siehe unten). In allen Fällen kommt es zu einer vermehrten Knochenresorption, Osteopenie, bindegewebigem Ersatz und der Bildung von unreifem, schlecht mineralisiertem Geflechtknochen.

Der selten auftretende **primäre Hyperparathyreoidismus** wird für Hunde, Pferde und Rinder infolge von endokrin aktiven Hyperplasien, Adenomen und Adenokarzinomen der Nebenschilddrüse beschrieben. Beim Deutschen Schäferhund wird eine hereditäre Hyperplasie der Nebenschilddrüse beschrieben.

Der bei älteren Katzen und Hunden häufige **sekundäre renale Hyperparathyreoidismus** entsteht infolge von chronischen Nierenerkrankungen und geht mit einer Phosphatretention im Serum und konsekutiver Stimulation der Nebenschilddrüse einher.

Der insbesondere bei **Pferden**, aber auch **Schweinen** und **Ziegen** beschriebene **sekundäre nutritive Hyperparathyreoidismus** entsteht durch einen alimentären Kalziummangel oder Phosphorüberschuss, z. B. bei unausgewogenen Mischungen aus Getreide und Kleie oder hohem Oxalatgehalt der Futterpflanzen wie *Setaria sphacelata*, *Cenchrus ciliaris*, *Brachiaria mutica*, *Digitaria decumbens* und *Panicum* ssp. Bei Hunden und Katzen kann er infolge einer reinen Fleischfütterung entstehen.

Der seltene **tertiäre Hyperparathyreoidismus** entsteht, wenn es im Verlauf eines sekundären Hyperparathyreoidismus durch unklare Prozesse zu einer nicht mehr den normalen Regelkreisen unterliegenden autonomen und kontinuierlich hohen PTH-Sekretion durch die Nebenschilddrüse kommt.

Der **Pseudohyperparathyreoidismus** ist ein beim Hund im Zusammenhang mit malignen Lymphomen und Adenokarzinomen der apokrinen Drüsen des Analbeutels vorkommendes paraneoplastisches Syndrom. Es beruht auf der Produktion eines PTH-ähnlichen Proteins (PTHrP) durch die Tumorzellen.

> **DAS MÜSSEN SIE WISSEN**
>
> **Pigmentablagerungen** in Knochen können auf hereditär bedingten oder erworbenen Störungen des Pigmentstoffwechsels beruhen und bleiben zumeist ohne pathologische Bedeutung.
>
> **Spurenelemente** (Kofaktoren verschiedener Enzymsysteme) und **Vitamine** (Steuerung von Knochenaufbau und -umbau) übernehmen wichtige Funktionen im Knochenstoffwechsel. Fehlversorgungen können bereits intrauterin sowie bei wachsenden Jungtieren zu einem verminderten Längenwachstum der langen Röhrenknochen führen. Die Aufnahme bestimmter Pflanzen, Giftstoffe und Medikamente während der Trächtigkeit führt zu **kongenitalen Missbildungen des Skeletts** beim Fetus.
>
> **Osteoporose** (Verminderung der Knochenmasse mit ausgedünnter Mikroarchitektur), **Osteomalazie** und **Rachitis** (mangelhafter Einbau von Mineralstoffen in die normal oder überschießend gebildete Knochenmatrix) und **Osteodystrophia fibrosa** (gesteigerter osteoklastischer Kochenabbau und Ersatz durch kollagenes Bindegewebe) zählen zu den metabolischen Knochenerkrankungen und betreffen mit Ausnahme der Rachitis erwachsene Tiere.
>
> Stoffwechselstörungen des Knochens erfordern häufig einen breitgefächerten Untersuchungsansatz. Neben makroskopischer und histologischer Befunderhebung sind insbesondere bildgebende Verfahren wie auch die Ergebnisse der Knochen-Veraschung bei der Erstellung der Diagnose unbedingt zu berücksichtigen.

10.1.5 Entzündungen

> **DEFINITION** Entzündungen des Knochens werden als **Ostitis** bezeichnet. Eine Entzündung ist die lokale Reaktion des Gefäßbindegewebes sowie von Leukozyten und humoralen Faktoren auf einen potenziell schädlichen Reiz. Da die entzündlichen Reaktionen deshalb überwiegend in den stark vaskularisierten Bereichen wie Knochenmark oder Periost ablaufen, liegt zumeist eine **Osteomyelitis** oder **Periostitis** vor.

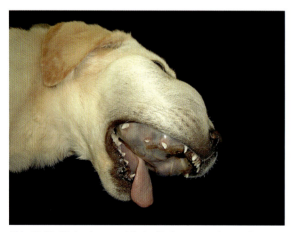

Abb. 10.12 Bilateral-symmetrische Umfangsvermehrung der Kopfknochen eines 5 Monate alten Labrador-Retriever-Welpen (Nilpferdkopf, „big head"). Insbesondere der Oberkiefer ist dabei betroffen.

Bakterielle Infektionen

Bakterielle Osteomyelitiden

Sie kommen besonders häufig bei jungen **Pferden** und landwirtschaftlichen **Nutztieren** vor (**Abb. 10.13**). Pathogenetisch entstehen sie meist durch hämatogene Erregerstreuung. Zu den häufigsten Erregereintrittsstellen zählen der Nabel, der Respirations- oder der Magen-Darm-Trakt. Oft liegt gleichzeitig eine Polyarthritis vor oder es betehen Infektionen anderer Organe. Die fenestrierten Kapillarschlingen der aktiven enchondralen Ossifikationszentren stellen Prädilektionsstellen für die Ansiedelung bakterieller Erreger dar. Bakterielle Osteomyelitiden sind daher meist im Bereich der Epi- und Metaphysen sowie in den Wachstumsfugen (**Physitis**) der Gliedmaßenknochen, aber auch im Bereich der Wirbelkörper lokalisiert. Durch die bakterielle Infektion entsteht meist eine akute eitrige Entzündung und Nekrose, in deren Folge es zu Abszedierung, Sequestrierung, Granulationsgewebsbildung, Geflechtknochenproliferation, pathologischen Frakturen und lokaler Ausbreitung in die benachbarten Gelenke hinein kommen kann.

Fohlen sind meist in einem Alter von bis zu 4 Monaten betroffen, wobei die Osteomyelitis vorwiegend in den Epiphysen lokalisiert ist. Als Erreger spielen *Streptococcus* spp., *E. coli*, *Salmonella* spp., *Klebsiella* spp. und *Rhodococcus equi* eine wichtige Rolle.

Beim **Rind** sind häufig die Meta- und Epiphysen betroffen. Bei Kälbern bis zu einem Alter von 3 Monaten werden häufig *Salmonella* spp. (Anzeigepflicht) nachgewiesen. Bei Rindern, die älter als 6 Monate sind, wird vermehrt *Trueperella pyogenes* nachgewiesen.

Bei **Ferkeln** und **Lämmern** kommt es neben der hämatogenen Erregerausbreitung v. a. auch durch Schwanzbeißen und -kupieren zu einem lokalen Erregereintritt mit Osteomyelitis der Wirbelkörper. Häufigster Erreger ist *Trueperella pyogenes*.

Bei **Hunden** und **Katzen** entstehen bakterielle Osteomyelitiden meist durch direktes Eindringen der Erreger infolge von offenen Frakturen, Biss- oder Schussverletzungen, bei Hunden auch durch perforierende und wandernde Grannen. Häufig beteiligte Erreger sind *Staphylococcus* spp., *Streptococcus* spp., *E. coli* und *Proteus* spp.

Bakterielle Periostitiden

Sie entwickeln sich in der Regel als fokal von den angrenzenden Geweben fortgeleitete Prozesse, z. B. nach perforierenden Traumata/Verletzungen, bei Dekubitalstellen, Krallenbettentzündungen, Paradontitis, Phlegmonen und Abszessen.

Die **Rhinitis atrophicans** beim Schwein entsteht durch eine Infektion mit toxinbildenden *Pasteurella multocida* Typ D (progressive Rhinitis atrophicans) oder *Bordetella bronchiseptica* (nicht progressive Rhinitis atrophicans). Das Toxin stimuliert die Bildung von Osteoklasten und hemmt die Funktion der Osteoblasten. Es kommt somit zu einer lokalen Resorption, Atrophie und Verformung bis hin zum vollständigen Verlust von Nasenmuscheln und -septum.

Bei den durch *Fusobacterium necrophorum* beim Rind ausgelösten nekrotisierenden Entzündungen der Maulhöhle (**Kälberdiphtheroid**) und der Klauen kann es zur Periostitis und Osteomyelitis der Kieferknochen bzw. des Klauenbeins kommen.

Die **Aktinomykose** ist eine durch *Actinomyces bovis* ausgelöste und meist im Unterkiefer vorkommende chronische herdförmige, pyogranulomatöse, nekrotisierende und proliferative Osteomyelitis (**Abb. 10.14**). Sie tritt häufig bei Rindern, seltener auch bei Pferden, Schweinen und

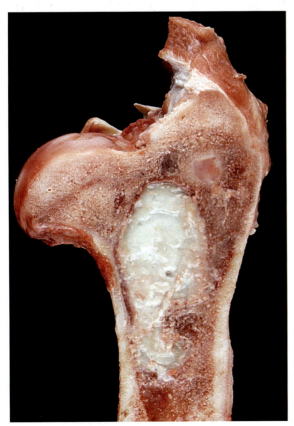

Abb. 10.13 Eitrig-abszedierende Osteomyelitis in der proximalen Humerusmetaphyse beim Schwein. Der grau-weiße Abszess wird von einem dünnen rötlichen Randsaum begrenzt (längs gesägtes Präparat).

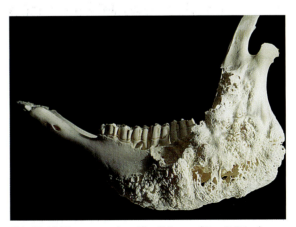

Abb. 10.14 Die pyogranulomatöse Osteomyelitis mit Osteolyse und reaktiver Knochenzubildung führte zu einer unilateralen, asymmetrischen, schwammartigen Auftreibung des Unterkiefers beim Rind. Die Veränderung ist Folge einer Infektion mit *Actinomyces bovis*. Mazerationspräparat. [Quelle: Dr. Kernt Köhler, Justus-Liebig-Universität Gießen]

Schafen auf. Die Erreger gelangen vom meist vorgeschädigten Periodontium aus über Lymphgefäße in den Kieferknochen und lösen eine aus konfluierenden pyogranulomatösen Herden mit zentraler Gewebseinschmelzung und peripherer Geflechtknochenproliferation bestehende Osteomyelitis aus. Makroskopisch findet man unregelmäßige, asymmetrische, schwammartige Auftreibungen der Kieferknochen, die mit Abszessen durchsetzt sind.

Eine ätiologisch nicht eindeutig geklärte, morphologisch jedoch ähnliche Erkrankung infolge lokaler bakterieller Infektion findet sich beim Rehwild und Känguruh („lumpy jaw").

Bei der durch *Mycobacterium bovis* ausgelösten **bovinen Tuberkulose** (Anzeigepflicht) kann es bei Rindern, aber auch Schweinen und Pferden durch hämatogene Erregerstreuung (Generalisation) zu einer meist in den Wirbelkörpern lokalisierten granulomatösen Osteomyelitis kommen (**Knochentuberkulose**).

■ Mykotische Infektionen

Pilzinfektionen der Knochen sind bei den Haussäugetieren eher selten. Bei Hunden und **Katzen** können durch **Systemmykosen** folgender Erreger durch hämatogene Streuung auch pyogranulomatöse Osteomyelitiden entstehen:
- *Coccidioides immitis*
- *Blastomyces dermatitidis*
- *Cryptococcus neoformans* (S. 196)
- *Histoplasma capsulatum*
- *Paecilomyces* spp.
- *Aspergillus* spp.

Bei der durch *Pithium insidiosum* beim Pferd ausgelösten kutanen **Pythidiose** kann es zu einer lokalen Ausbreitung der pyogranulomatösen nodulären Dermatitis in die Knochen hinein kommen.

■ Virale Infektionen

Virale Infektionen des Knochens spielen bei den Haussäugetieren eher eine untergeordnete Rolle. Bei Infektionen von **wachsenden Jungtieren** mit dem Bovinen Virusdiarrhö-Virus (Anzeigepflicht), Schweinepest-Virus (Anzeigepflicht) und dem Caninen Staupevirus kann es zu einer virusinduzierten Zerstörung der Osteoklasten kommen. Dadurch entsteht eine Persistenz der primären Spongiosa in den Metaphysen, die sich als bandartige **metaphysäre Osteosklerose** („growth retardation lattices") darstellt.

Bei Infektionen von Hundewelpen mit dem Caninen Adenovirus 1 können auch **metaphysäre Blutungen** entstehen. Das Feline Herpesvirus kann bei experimentellen Infektionen Nekrosen in den Nasenmuscheln und Metaphysen induzieren. Bei Felinen Leukämie-Virus-Infektionen können **medulläre Sklerosen** entstehen.

■ Entzündungen unklarer Ursache

Bei der **metaphysären Osteopathie** handelt es sich um eine bei 3–8 Monate alten Hunden großwüchsiger Rassen, insbesondere Weimaranern vorkommende entzündliche Knochenerkrankung, die auch als **hypertrophische Osteodystrophie** (HOD) bezeichnet wird. Ätiologisch entspricht das Gesamtbild der Veränderungen am ehesten einer eitrigen Osteomyelitis und Periostitis der Metaphysen der langen Gliedmaßenknochen, v. a. des distalen Radius und der Ulna. Sie tritt möglicherweise infolge einer bisher nicht abgeklärten hämatogen gestreuten bakteriellen Infektion auf.

Differenzialdiagnostisch wurden Überernährung, Vitamin- und Mineralstoffimbalancen und eine Staupevirusinfektion diskutiert. Auch wurde ein Zusammenhang mit dem Morbus-Möller-Barlow-ähnlichen Syndrom (Vitamin-C-Mangel) vermutet.

Makroskopisch findet man bei akuten Fällen:
- Infraktionen
- Nekrosen
- Blutungen in der Spongiosa der Metaphysen

In fortgeschrittenen Fällen dominiert eine periostale, meist bilateral-symmetrische Geflechtknochenbildung.

Die **canine Panostitis** (**Enostose, eosinophile Panostitis**) ist eine bei 5–12 Monate alten **Hunden** großwüchsiger Rassen, insbesondere beim Deutschen Schäferhund vorkommende Erkrankung. Es handelt sich um eine ätiologisch ungeklärte, meist spontan abheilende und teils sehr schmerzhafte Erkrankung. In der Mehrzahl der Fälle können keine entzündlichen Zellinfiltrate nachgewiesen werden. Eine Eosinophilie des Blutes liegt inkonstant vor. Makroskopisch findet sich im Bereich der Diaphyse eines oder mehrerer langer Röhrenknochen, zumeist der Vordergliedmaßen, eine medulläre und periostale Granulationsgewebs- und Geflechtknochenzubildung.

> **DAS MÜSSEN SIE WISSEN**
>
> Entzündungen des Knochens (Ostitis) können bakteriell, viral oder mykotisch bedingt sein, hinsichtlich des Erregerspektrums bestehen tierartliche Unterschiede. Bei der metaphysären Osteopathie sowie der Panostits der Hunde ist die Ätiologie ungeklärt. Da die entzündlichen Reaktionen überwiegend in den stark vaskularisierten Bereichen wie Knochenmark oder Periost ablaufen, liegt zumeist eine Osteomyelitis oder Periostitis vor.

10.1.6 Hyperostosen

Die **kraniomandibuläre Osteopathie** kommt als autosomal-rezessives Erbleiden bei Hunden der Rassen West Highland White und Schottischer Terrier vor. Zudem tritt sie auch ätiologisch ungeklärt bei multiplen anderen Hunderassen im Alter von 4–7 Monaten auf. Es handelt sich um eine bilateral-symmetrische, vorwiegend periostale Knochenproliferation, die rezidivierend oder selbstlimitierend verläuft. Sie ist v. a. an Unterkiefer, Bulla tympanica wie auch Os occipitale und Os temporale nachweisbar.

Die **hypertrophe Osteopathie** (Akropachie) ist gekennzeichnet durch eine periostale Geflechtknochenzubildung an den Diaphysen und Metaphysen der langen Röhrenknochen der distalen Gliedmaßen und wird gelegentlich bei Hunden und anderen Spezies beschrieben. In der Regel liegen gleichzeitig Entzündungen oder Neoplasien im Brustraum, ein embryonales Rhabdomyosarkom der Harnblase bei Hunden oder Ovartumoren beim Pferd vor. Die Pathogenese ist bisher nicht geklärt. Neben kreislaufbedingten Zusammenhängen werden auch neurogene und humorale paraneoplastische Mechanismen diskutiert.

Die **canine diffuse idiopathische Hyperostose** findet sich bei Hunden großwüchsiger Rassen. Pathogenetisch wird eine auch als ossifizierende Diathese bezeichnete überschießende Geflechtknochenzubildung auf variable, schwache Noxen hin vermutet. Makroskopisch finden sich v. a. an den Bandansatzstellen beginnende Geflechtknochenproliferationen (**Enthesiophyten**). Diese können an den Wirbelkörpern unabhängig von degenerativen Prozessen der Zwischenwirbelscheiben zu massiven Ankylosen führen. Gleichartige Veränderungen können auch an den Hüftknochen, dem Femur sowie paraartikulär an den Gliedmaßengelenken vorliegen.

Bei der **caninen Hepatozoonose** handelt es sich um eine durch *Hepatozoon americanum* ausgelöste Myositis. Durch ungeklärte Mechanismen kommt es dabei zu einer periostalen Geflechtknochenproliferation an den Diaphysen der langen Röhrenknochen.

10.1.7 Tumorähnliche Veränderungen und Tumoren

■ Tumorähnliche Veränderungen

Bei den **fibrösen Dysplasien** handelt es sich um eine selten bei jungen **Pferden, Hunden und Katzen** vorkommende fokale oder multifokale Fibroblastenproliferation und Geflechtknochenzubildung im Knochen, vermutlich im Sinne eines Hamartoms.

Knochenzysten stellen eine bei **jungen Hunden**, insbesondere beim Dobermann vorkommende fokale oder multifokale Zubildung dar, die in den Metaphysen langer Röhrenknochen vorkommt. Die Zyste ist mit klarer oder serosanguinöser Flüssigkeit gefüllt und von einer bindegewebigen Kapsel begrenzt.

Juxtakortikale (subchondrale) Knochenzysten kommen in den Phalangen von jungen **Pferden** und **Schweinen** vor. Pathogenetisch zählen sie zum Formenkreis der Osteochondrose.

Bei etwa 2- bis 4-jährigen **Pferden** können ventral an den Unterkieferästen, seltener lateral am Oberkiefer, angrenzend an Zahnwurzelspitzen beulenartige, schmerzhafte und vermehrt warme Hyperostosen beobachtet werden. Diese werden als **Knäste** oder „bumps" bezeichnet und entstehen infolge eines verzögerten Zahnwechsels durch lokalen Druck der Zahnanlage. Nach erfolgreichem Zahnwechsel bilden sie sich zumeist folgenlos zurück.

Die **Epidermoidzyste** ist eine selten bei **Hunden** in der distalen Phalanx vorkommende zystische Umfangsvermehrung, die von einem verhornenden Plattenepithel ausgekleidet ist. Ursächlich wird eine Implantation von Epidermisanteilen in den darunterliegenden Knochen nach einem penetrierenden Trauma angenommen sowie eine embryonale Gewebeversprengung (Ektopie).

■ Primäre Tumoren

Knochentumoren sind mesenchymale Neoplasien, die aufgrund ihres biologischen Verhaltens in Osteome (gutartige) und Osteosarkome (bösartige) eingeteilt werden. Die malignen Knochentumoren werden in zentrale, innerhalb des Knochens entstehende, und in periphere, im Periost entstehende Neoplasien unterteilt. Aufgrund ihres unterschiedlichen Verhaltens wird insbesondere beim Hund zwischen appendikulären (Gliedmaßenknochen) und nicht appendikulären (z. B. Schädel) Osteosarkomen unterschieden. Weiterhin werden in Abhängigkeit von der gebildeten extrazellulären Matrix (Bindegewebe, Knorpel, Knochen) weitere Unterkategorien unterschieden (**Tab. 10.1**). Bei der Diagnostik sind neben den histologischen Erhebungen auch die klinischen und insbesondere die Befunde der bildgebenden Verfahren zu berücksichtigen.

Gutartige Tumoren

Osteome sind selten bei Pferd, Rind und Schaf im Kopfbereich auftretende Tumoren, die aus gut differenziertem Knochen bestehen.

Bei **ossifizierenden Fibromen** handelt es sich um seltene, bei jungen Pferden im Kopfbereich, aber auch bei Katzen, Hunden, Schafen und Rindern auftretende Tumoren. Histologisch stellen sie sich als Fibrom mit knöcherner Metaplasie dar.

Das **Myxom des Kiefers** stellt einen selten bei Großtieren im Kiefer vorkommenden Tumor dar, der aus einem retikulären Maschenwerk von Spindelzellen in einer charakteristischen myxoiden Matrix besteht.

Das **Osteochondrom (multiple knorpelige Exostosen, Osteochondromatose)** ist eine bei jungen Hunden und Pferden vorkommende, autosomal-dominant vererbte, monoostotisch oder polyostotisch auftretende gutartige Zubildung. Sie ist an den Physen der Gliedmaßenknochen, an Becken, Rippen, Schulterblatt und Wirbelkörpern lokalisiert. Vermutlich handelt es sich um eine Dysplasie, die allerdings historisch zu den Tumoren gerechnet wird. Histologisch besteht das Osteochondrom aus senkrecht zur Längsachse der Knochen orientierten, teils ossifizierenden Proliferationen mit einem kappenartigen Überzug aus hyalinem Knorpel. Bei älteren Tieren wird gelegentlich eine maligne Transformation beobachtet.

Die histologisch ähnliche **feline Osteochondromatose** wird im Zusammenhang mit einer Felinen Leukämie-Virus-/Sarkom-Virus-Infektion bei adulten Katzen beobachtet. Dabei finden sich multiple Umfangsvermehrungen an verschiedenen Lokalisationen des Skeletts, einschließlich der Schädelknochen. Diese Tumoren neigen deutlich häufiger zu einer malignen Progression als bei Hund und Pferd.

Das **Chondrom** ist ein selten bei Schafen, Hunden, Katzen und Rindern in den Plattenknochen und Rippen lokalisierter gutartiger Tumor. Dieser besteht aus gut differenziertem hyalinem Knorpel.

Tab. 10.1 Tumorähnliche Veränderungen und Tumoren des Knochens (WHO-Klassifikation).#L

Tumorähnliche Veränderungen	Gutartige Tumoren	Maligne Tumoren
<ul><li>fibröse Dysplasie</li><li>solitäre Knochenzyste</li><li>aneurysmale Knochenzyste</li><li>juxtakortikale (subchondrale) Knochenzyste</li><li>Epidermoidzyste der Phalanx</li><li>Myositis ossificans</li><li>überschießende Frakturkallusbildung</li></ul>	<ul><li>Osteom</li><li>ossifizierendes Fibrom</li><li>Myxom des Kiefers</li><li>Osteochondrom</li><li>feline Osteochondromatose</li><li>Chondrom</li><li>Hämangiom, zentral</li></ul>	**zentral** <ul><li>Osteosarkom<ul><li>schlecht differenziert</li><li>osteoblastisch (produktive und nicht produktive Variante)</li><li>chondroblastisch</li><li>fibroblastisch</li><li>teleangiektatisch</li><li>Riesenzellvariante</li></ul></li><li>Chondrosarkom</li><li>Fibrosarkom</li><li>Hämangiosarkom</li><li>Riesenzelltumor des Knochens</li><li>multilobulärer Tumor des Knochens</li></ul>**peripher** <ul><li>periostales Chondrosarkom</li><li>periostales Fibrosarkom</li><li>maxilläres Fibrosarkom beim Hund</li><li>periostales Osteosarkom</li><li>parostales Osteosarkom</li></ul>**Tumoren des Knochenmarks (Beispiele)** <ul><li>Myelom (Plasmozytom)</li><li>malignes Lymphom</li></ul>**sonstige Tumoren** <ul><li>malignes Mesenchymom</li><li>Liposarkom</li></ul>

Bösartige Tumoren

Das **Osteosarkom** ist der häufigste Knochentumor bei adulten Hunden, v. a. mittelgroßer und großer Rassen, mit leicht erhöhter Inzidenz bei männlichen Tieren. Er kommt auch bei Katzen, seltener bei Pferden, Rindern und Schafen vor.

Bei **Hunden** liegt meist ein **zentrales Osteosarkom** in den Metaphysen der langen Gliedmaßenknochen, seltener im Achsenskelett vor (**Abb. 10.15**). Histologisch sind immer variable Mengen an Osteoblasten und Osteoid nachweisbar, daneben je nach Subtyp auch Bindegewebe, Knorpel, Riesenzellen und Blutgefäße. Osteosarkome zeichnen sich durch ein lokal aggressives Wachstum und pathologische Frakturen aus. **Appendikuläre Osteosarkome** der Gliedmaßenknochen neigen stark zu einer frühen Metastasierung in die Lunge, wogegen **nicht appendikuläre Osteosarkome** (z. B. Schädelknochen) zwar auch zu lokalen Invasionen, nicht jedoch zu Fernmetastasen neigen. Von den verschiedenen Subtypen des Osteosarkoms weist das **teleangiektatische Osteosarkom** eine besonders schlechte Prognose auf.

Osteosarkome neigen bei **Katzen** generell deutlich weniger zu fernmetastatischer Ausbreitung.

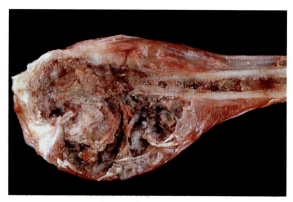

Abb. 10.15 Infiltrativ und expansiv wachsendes Osteosarkom mit Osteolyse und pathologischer Fraktur in der distalen Meta- und Epiphyse des Radius beim Hund (längs gesägtes Präparat).

KLINISCHER BEZUG Das Osteosarkom der langen Gliedmaßenknochen zählt bei großen Hunderassen zu den bedrohlichsten Tumoren, da sie zum Zeitpunkt der Diagnosestellung zumeist bereits metastasiert haben.

Das **Chondrosarkom** ist der häufigste Knochentumor bei Schafen und der zweithäufigste Knochentumor bei Hunden. Es ist ein maligner Tumor, der sich de novo im Knochen entwickelt. Er kann auch durch maligne Transformation aus einer benignen chondroiden Neoplasie hervorgehen und ist histologisch durch Knorpelbildung gekennzeichnet, nicht jedoch durch Bildung von Knochengewebe bzw. Osteoid. Metastasen werden erst spät und meist in der Lunge ausgebildet.

Die zentralen und peripheren **Fibrosarkome** bestehen aus Spindelzellen in einer kollagenfaserhaltigen Matrix und bilden weder Osteoid noch Knorpel. Das **maxilläre Fibrosarkom des Hundes** stellt aufgrund seines lokal aggressiven infiltrativen Wachstums trotz seines histologisch an ein Fibrom erinnernden, gut differenzierten Erscheinungsbilds eine besonders maligne Entität bei älteren Hunden dar.

Osteosarkome, Chondrosarkome und Fibrosarkome können auch peripher am Knochen, also ausgehend vom Periost auftreten. Tumoren in dieser Lokalisation zeichnen sich durch ein langsameres Wachstum und weniger malignes Verhalten aus.

Der **Riesenzelltumor des Knochens** ist eine sehr selten bei Hunden und Katzen vorkommende maligne Neoplasie. Sie hat große Ähnlichkeiten zum malignen fibrösen Histiozytom der Weichgewebe, einschließlich osteoklastenähnlicher Riesenzellen, und bildet niemals Osteoid.

Der **multilobuläre Knochentumor** ist ein beim Hund und selten bei Katze und Pferd in den Schädelknochen entstehender maligner Tumor, der seltener fernmetastasiert als appendikuläre Osteosarkome. Der charakteristische multilobuläre Aufbau ist durch Inseln aus Knochenzellen gekennzeichnet, die von einem Saum aus Knorpel umgeben und durch Septen aus Spindelzellen separiert sind.

Das medulläre Myelom (S. 129) bzw. Plasmozytom und das maligne Lymphom (S. 129) sind häufig bei älteren Hunden, aber auch bei anderen Tierarten im Knochenmark vorkommende maligne Neoplasien des hämatopoetischen Systems. Beide gehen mit einer progressiven Osteolyse einher.

■ Sekundäre Tumoren

Sekundäre Knochentumoren können metastasierende (Adeno-)Karzinome sowie Sarkome verschiedener primärer Entstehungsorte darstellen. Beim **Hund** kommen sie v. a. in den Wirbelkörpern und im Humerus vor und es handelt sich zumeist um Metastasen von Adenokarzinomen der Milchdrüse sowie der Prostata. Für Letztere ist eine schnelle, organspezifische Metastasierung in Beckenknochen, lange Röhrenknochen und Wirbelknochen typisch. Bei der **Katze** metastasieren besonders bronchiale Adenokarzinome in die distalen Zehenknochen.

Zu den lokal in den Knochen infiltrativ wachsenden Tumoren gehören das Plattenepithelzellkarzinom sowie das maligne Melanom an der Zehe beim **Hund** und in der Maulhöhle bei **Hund** und **Katze**. Auch Fibrosarkome der langen Röhrenknochen und des Kopfes können in angrenzende Knochen osteolytisch einwachsen.

> **DAS MÜSSEN SIE WISSEN**
>
> **Tumorähnliche Veränderungen** sind überwiegend zystischer Natur. Eine Besonderheit stellen die durch einen verzögerten Zahnwechsel bedingten Hyperostosen an den Zahnwurzelspitzen von Pferden dar (Knäste, bumps).
>
> **Knochentumoren** sind mesenchymale Neoplasien, die sich aufgrund ihres biologischen Verhaltens in Osteome (gutartige) und Osteosarkome (bösartige) einteilen lassen. Die malignen Knochentumoren werden je nach betroffenen Strukturen, Lage im Knochen und gebildeter extrazellulärer Matrix in weitere Unterkategorien eingeteilt. Osteosarkome der langen Gliedmaßenknochen neigen stark zu einer frühen Metastasierung in die Lunge und zählen bei großen Hunderassen zu den Tumoren mit besonders schlechter Prognose.
>
> Neoplasien anderer Organe zeigen bei Hund und Katze teilweise eine organspezifische **Metastasierung** in bestimmte Knochen.
>
> Die histologische **Diagnostik** von Knochentumoren kann sich im Einzelfall komplex darstellen, da das neoplastische Wachstum mit reaktiven (Geflechtknochen) und regressiven Veränderungen (Nekrose) einhergeht, daher sind entsprechende Befunde vorsichtig und im Kontext mit den klinischen Ergebnissen zu interpretieren. Im Zweifelsfall ist oft eine Zweitbiopsie unumgänglich.

10.2 Gelenke

10.2.1 Entwicklungsbedingte Störungen

■ Osteochondrose

> **DEFINITION** Die **Osteochondrose** ist eine polygen prädisponierte, an Gelenken oder Wachstumsfugen vorkommende Störung der enchondralen Ossifikation. Sie ist durch umschriebene nekrotische Defekte im subchondralen Knochen, teils gefolgt von einer Ablösung des darübergelegenen Gelenkknorpels charakterisiert und kann zu sekundärer degenerativer Arthropathie führen.

Die **Osteochondrose (OC)** kommt bei vielen Haustieren, besonders aber beim Schwein, Pferd und großwüchsigen Hunderassen vor. Sie betrifft sowohl den Gelenkknorpel als auch die Wachstumsfuge. Die OC wird häufiger bei männlichen als bei weiblichen Individuen beobachtet. Ätiologisch liegt der OC ein multifaktorielles Geschehen zugrunde, wobei neben einer polygenen Prädisposition auch folgende Faktoren beteiligt sein können.

- schnelles Wachstum
- anatomische Konfiguration
- Traumata
- nutritive und hormonelle Imbalancen
- Kreislaufstörungen

Pathogenetisch nimmt man ein Missverhältnis aus Wachstum, Belastung und Versorgung des wachsenden Gelenk- und Wachstumsfugenknorpels an. Dadurch kann es zu einer fokalen, teils transienten, ischämischen Nekrose des Knorpels (**Osteochondrosis latens**), einer Störung der enchondralen Ossifikation (**Osteochondrosis manifesta**) und evtl. einer Spaltbildung in den unteren Knorpelschichten und dem angrenzenden subchondralen Knochen (**Osteochondrosis dissecans**) kommen. Die Gelenkveränderungen sind häufig bilateral-symmetrisch und betreffen v. a. die gewichttragenden Anteile.

> **WISSENSWERTES** Im Gegensatz zu den im Regelfall in den gewichttragenden Gelenkanteilen vorliegenden osteochondrotischen Veränderungen finden sich besonders bei **Rind**, **Schwein** und **Pferd** physiologisch auftretende Knorpelkavitäten an nicht gewichttragenden Gelenkoberflächenanteilen. Diese werden als **Fossae synoviales** bezeichnet und beinhalten zumeist verstärkte Ansammlungen von Synovialisdeckzellen.

Die oberhalb der Spalten gelegenen Gelenkknorpelanteile können einsinken, partiell abreißen, wobei sich ein sog. „flap" ausbildet, oder sich komplett ablösen (**Abb. 10.16**). Durch die Ablösung entstehen **Corpora libera** (Gelenkmäuse). Diese bestehen aus vitalem Knorpel, der an Größe zu- oder abnehmen, ossifizieren, resorbiert werden und sogar an der Gelenkkapsel anwachsen kann. Als Folge einer OC entsteht häufig eine degenerative Arthropathie. Im Gegensatz zu den Veränderungen am Gelenkknorpel-Epiphysen-Übergang stellen sich die Veränderungen an den Wachstumsfugen als **metaphysäre kartilaginäre Dysplasie** dar. Makroskopisch findet sich eine unregelmäßige Wachstumsfugen-Metaphysengrenze mit fokal in die Metaphyse hineinreichenden Knorpelzapfen.

Die OC tritt beim **Schwein** am häufigsten an den medialen Kondylen von Humerus und Femur auf. Sie kommt aber auch in zahlreichen anderen Gelenken der Gliedmaßen und der Wirbelsäule vor. Darüber hinaus wird beim Schwein eine Beteiligung der OC an der Epiphysiolyse von Femurkopf und Lendenwirbelkörpern sowie der Apophysiolyse des Sitzbeinhöckers angenommen.

Die klassische Manifestation der OC beim **Hund** sind bilaterale Veränderungen am kaudalen Humeruskopf bei heranwachsenden Hunden großwüchsiger Rassen. Gleichartige Veränderungen können aber auch in anderen großen Gelenken auftreten. Insbesondere wird eine Beteiligung der OC an der Ellenbogendysplasie angenommen.

Die Prädilektionsstellen für eine OC beim **Pferd** sind Schulter-, Knie-, Sprung- und Fesselgelenk sowie die Wirbelgelenke der Halswirbelsäule. Zusätzlich treten beim Pferd als Folge oder Manifestation einer Osteochondrose subchondrale Zysten (**Abb. 10.17**), Physitis, „angular limb deformities" oder auch das Wobbler-Syndrom auf.

■ Ellenbogendysplasie (ED)

Dieses klinisch bedeutsame Syndrom wird häufig als bilaterale Erkrankung bei jungen, überwiegend männlichen **Hunden** der Rassen Labrador und Golden Retriever, Deutscher Schäferhund, Rottweiler, Berner Sennenhund, Neufundländer, Chow-Chow und Bordeaux-Dogge beobachtet. Die Ellenbogendysplasie kann pathogenetisch dem Formenkreis der Osteochondrose zugerechnet werden.

Zum Ellenbogendysplasiekomplex zählen:
- fragmentierter Processus coronoideus medialis der Ulna
- isolierter Processus anconaeus des Olecranons der Ulna
- Osteochondrose des medialen Kondylus des Humerus
- Inkongruenz des Ellenbogengelenks

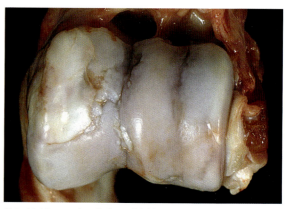

Abb. 10.16 Intrachondrale Spaltbildungen mit Knorpelverlust und Faserknorpelbildung als Folge einer Osteochondrosis dissecans an der Trochlea humeri beim Schwein. Die Faserknorpelbildung erscheint grau-weiß und nicht bläulich wie hyaliner Gelenkknorpel.

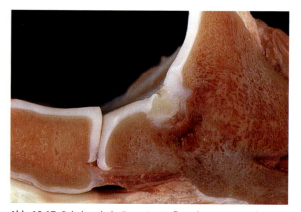

Abb. 10.17 Subchondrale Zyste im Hufbein bei einer OC des Pferdes (längs gesägtes Präparat).

Möglicherweise handelt es sich um ätiologisch separiert zu betrachtende multifaktorielle Erkrankungen mit voneinander unabhängiger genetischer Disposition. An der Pathogenese können Osteochondrose, „short radius"- oder „short ulna"-Syndrom sowie nutritive Imbalancen beteiligt sein. Als Folge entwickelt sich oft eine degenerative Arthropathie.

■ Hüftgelenksdysplasie

> **DEFINITION** Die **Hüftgelenksdysplasie** ist eine polygen prädisponierte Fehlentwicklung des Hüftgelenks, die durch eine Inkongruenz von Gelenkpfanne und -kopf charakterisiert ist und zu Instabilität und sekundärer degenerativer Arthropathie führt.

Die Hüftgelenksdysplasie (**HD**) kommt besonders häufig bei großwüchsigen Hunderassen, darüber hinaus aber auch bei Katzen, Rindern und Pferden vor. Bei Hunden liegt eine polygene Disposition vor. Es sind beide Geschlechter betroffen, v. a. Rassen wie Deutscher Schäferhund und Bernhardiner. Die Hüftgelenksdysplasie entwickelt sich in der Regel erst im Laufe der Skelettentwicklung, wobei schnelles Wachstum, Übergewicht, vermehrte Belastung und nutritive Imbalancen Einfluss zu nehmen scheinen. Pathogenetisch liegt eine Fehlanpassung zwischen Femurkopf und Azetabulum vor, die mit einer mangelhaften Gelenkstabilität einhergeht. Makroskopisch erscheint das Azetabulum relativ zu flach und es kann eine Subluxation bzw. Luxation des deformierten Femurkopfs infolge abweichender Winkelungen der Belastungsachse vorliegen. Bei fortgeschrittenem Verlauf dominieren die für degenerative Arthropathien typischen Veränderungen sowie eine Muskelatrophie infolge (mutmaßlich auch schmerzassoziierter) Inaktivität.

■ Kongenitale Luxationen und Subluxationen

Kongenitale Luxationen wie die **atlantoaxiale Subluxation**, die für **Hund, Ziege, Rind und Pferd** beschrieben ist, kommen äußerst selten vor. Pathogenetisch liegt bei Hunden eine fehlende Fusion des Dens axis mit dem Wirbelkörper und bei Kälbern eine A- oder Hypoplasie des Dens axis vor. Bei Pferden gibt es eine möglicherweise erbliche Form bei Araberfohlen sowie auch sporadische Fälle unklarer Genese bei anderen Rassen, die mit einer atlantookzipitalen Fusion einhergehen.

Die habituelle oder permanente **Patellaluxation** kommt häufig beim **Hund** und selten beim **Pferd** oder anderen Haustieren vor. Bei Hunden gibt es eine polygene Disposition und eine erhöhte Inzidenz bei weiblichen Tieren. Etwa ¾ aller Luxationen kommen bei kleinwüchsigen Hunderassen vor und sind nach medial gerichtet. Großwüchsige Hunderassen weisen eher Luxationen nach lateral auf. Bei **Pferden** ist die Patellaluxation vermutlich auch erblich und in der Regel nach lateral gerichtet. Sie ist mit einer Hypoplasie des lateralen Rollkamms des Femurs assoziiert.

Eine X-Chromosom-gebundene rezessive **Subluxation des Karpus** wurde in einer **Hunde**kolonie im Zusammenhang mit einer Hämophilie A beschrieben. Die Subluxation trat sekundär zu traumatischen Einwirkungen auf.

Die **kongenitale temporomandibuläre Luxation** wird für **Hunde** der Rassen Basset und Irish Setter beschrieben. Die Luxation zeichnet sich durch einen fehlenden Kieferschluss aus, der vermutlich infolge einer Fehlentwicklung im Kiefergelenk entsteht.

■ Arthrogrypose

> **DEFINITION** Eine **Arthrogrypose** ist eine angeborene, mit Kontraktur verbundene Gelenksteife, meist ohne eine primäre Veränderung der Gelenke selbst. Sie tritt häufig bilateral-symmetrisch und in Kombination mit weiteren angeborenen Veränderungen auf.

Pathogenetisch nimmt man an, dass es infolge einer mangelnden neurogenen Stimulation der Muskulatur zu deren Atrophie und fibrösen Verkürzung kommt, wobei meist auch Sehnen betroffen sind. Eigentliche Ursachen sind zumeist degenerative oder entzündliche Veränderungen im Zentralnervensystem. Arthrogryposen werden häufig bei Kälbern nach einer intrauterinen Virusinfektion – z. B. Bovines Virusdiarrhö-Virus, Bluetongue-Virus, Akabane-Virus, Schmallenberg-Virus (S. 290) –, einer Lupinenvergiftung, aber auch aufgrund genetischer oder unbekannter Ursachen beobachtet.

> **DAS MÜSSEN SIE WISSEN**
> Während die Osteochondrose als polygen prädisponierte, an Gelenken oder Wachstumsfugen vorkommende Störung der enchondralen Ossifikation bei vielen Haustieren an tierartlich unterschiedlichen Prädilektionsstellen auftritt, sind von der Hüftgelenks- und Ellenbogendysplasie vorrangig großwüchsige Hunderassen betroffen. Kongenitale Luxationen sind extrem selten, wohingegen die habituelle oder permanente Patellaluxation einen häufiger Befund bei kleinen bis mittelgroßen Hunden darstellt. Die angeborene, mit Kontraktur verbundene Gelenksteife (Arthrogrypose) ist zumeist durch degenerative oder entzündliche Veränderungen im Zentralnervensystem bedingt.

10.2.2 Traumatisch bedingte Veränderungen

Eine **Verstauchung (Distorsion)** entsteht infolge einer kurzzeitigen Subluxation eines Gelenks mit unmittelbarer spontaner Reposition. Dabei entstehen Weichteilschäden im Bereich der Gelenkkapsel und Bänder. Es ist zu vermuten, dass Distorsionen bei allen Haussäugetieren infolge von Ausrutschen, Vertreten, Fallen oder Springen aus größeren Höhen häufig vorkommen und für den überwiegenden Anteil der unkompliziert ausheilenden Lahmheiten verantwortlich sind.

> **WISSENSWERTES** Da die bei Distorsionen entstehenden primären, makroskopisch in der Regel nicht sichtbaren Kollagenfaserzerreißungen im Gegensatz zu den sekundären Entzündungserscheinungen sowohl bei der klinischen Untersuchung als auch der Sektion nicht sicher erfasst werden können, wird üblicherweise eine posttraumatische Arthritis diagnostiziert.

Bei stärkeren Distorsionen, Frakturen mit Gelenkbeteiligung, spitzen und stumpfen Traumata, aber auch bei Blutungsneigungen kann es zu Einblutungen in die Gelenkhöhle (**Hämarthros**) kommen.

Stärkere traumatische Einwirkungen können auch zu einer vollständigen Zerreißung der Gelenk-Seitenbänder (Bänderriss) führen. Eine **Kreuzbandruptur** wird häufig im Kniegelenk bei **Hunden** beobachtet. Dafür liegen jedoch zumeist primär degenerative Gelenkerkrankungen vor (verschiedene Formen einer Gonarthrose oder Gonarthritis). Auch können rasseabhängige anatomische Konformationen und Übergewicht Einfluss nehmen. In der Regel reißt das vordere, sehr selten das hintere Kreuzband bei einer plötzlichen starken mechanischen Belastung. Durch die Kreuzbandruptur kommt es zu einer Instabilität des Kniegelenks mit posttraumatischer Arthritis und degenerativer Arthropathie, oft auch mit Meniskusschädigungen.

Einen vollständigen und dauerhaften Kontaktverlust von 2 Gelenkflächen infolge einer unphysiologischen Stellung der gelenkbildenden Knochen bezeichnet man als **Luxation (Dislokation)**. Luxationen induzieren schwerwiegende Funktionseinschränkungen der Gelenke, können jedoch bei schneller Reposition oft wieder ausheilen. Wenn sie jedoch über längere Zeit bestehen, kann es zu schweren sekundären Fibrosen und Ummodellierungen der beteiligten Gelenk- und Knochenstrukturen kommen.

Eine **Subluxation** geht mit einem nur unvollständigen Kontaktverlust einher und wird zumeist schnell reponiert.

10.2.3 Degenerative Veränderungen

■ Arthrose und degenerative Arthropathie

DEFINITION Degenerative Gelenkerkrankungen im Sinne eines primär nicht entzündlichen Prozesses mit einem das altersübliche Maß überschreitenden Verschleiß und klinischer Symptomatik werden auch als **(primäre) Arthrose** bezeichnet. Sie finden sich überwiegend bei älteren Tieren. Demgegenüber werden durch primär andersartige spezifische Grunderkrankungen (Osteochondrose, Dysplasien, Distorsion, Fraktur, Arthritis) hervorgerufene degenerative Veränderungen auch als **sekundäre Arthrose** bezeichnet.

Pathogenetisch spielen sowohl bei der Initiation wie auch der Progression der degenerativen Arthropathie die mechanische Belastung sowie die primären und sekundären entzündlichen Prozesse die wichtigste Rolle (Abb. 10.18). Stellungsanomalien und erbliche Dispositionen können krankheitsbegünstigend wirken. Eine übermäßige mechanische Belastung kann einen initialen degenerativen Schaden auslösen. Bei einem vorgeschädigten Gelenk reicht hingegen schon eine normale Belastung, um den Krankheitsprozess voranzutreiben. Zerfallsprodukte der Knorpelmatrix sowie von den Chondrozyten ausgeschüttete Zytokine locken Entzündungszellen an. Sowohl Entzündungszellen als auch die wiederum durch diese stimulierten Chondrozyten sezernieren vermehrt proteolytische Enzyme, welche wiederum die Knorpelmatrix angreifen und abbauen.

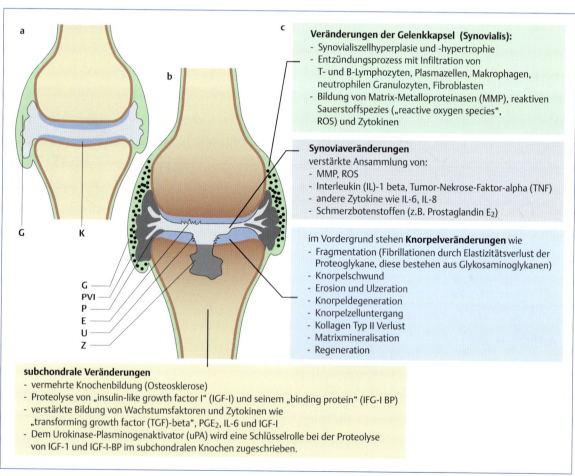

Abb. 10.18 Zusammenfassende Darstellung der degenerativen Arthropathie (Arthropathia deformans, „degenerative joint disease"). Normales Gelenk (a), Schema eines Gelenks mit chronischen degenerativen Veränderungen (b) und Pathogenese der degenerativen Arthropathie (c). Das normale Gelenk (a) besitzt eine dünne Gelenkkapsel (G), unveränderten Gelenkknorpel (K) und unauffällige Synovialis. Eine degenerative Arthropathie (b) kann sich auf der Basis eines primär degenerativen oder entzündlichen Geschehens entwickeln. Vorherrschend kommt es zu einer Verdickung der Gelenkkapsel (G) mit zottenartigen, in den Gelenkspalt hineinragenden Synovialisproliferationen. Assoziiert lassen sich vorwiegend perivaskuläre (PVI), teils interstitielle Entzündungszellinfiltrate, subsynovial bestehend aus Lymphozyten, Makrophagen, Plasmazellen und einem variablen Gehalt an neutrophilen Granulozyten in Abhängigkeit von der Ursache und dem Erkrankungsstadium nachweisen. Bei bestimmten Erkrankungen, z.B. der rheumatoiden Arthritis, können auch follikelartige Lymphozytenansammlungen vorliegen. Weiterhin kommt es zu Pannusbildung (P, granulationsgewebeartige suprachondrale Proliferation), Knorpelerosionen (E) und -ulzerationen (U) sowie subchondraler Fibrose, Sklerose (Knochenbildung) bzw. Zystenbildung (Z). Im fortgeschrittenen Stadium ist ein Rückschluss auf die primäre Ursache oft nicht mehr möglich.

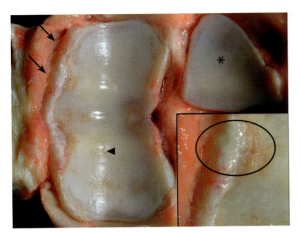

Abb. 10.19 Degenerative Gelenkveränderungen (degenerative Arthropathie) im Fesselgelenk beim Pferd mit Erosionen und Schliffusuren des Gelenkknorpels (▶) sowie Knorpelverlust mit assoziierter Granulationsgewebe (Pannus)- und Geflechtknochenzubildung (Osteophyten) am Dorsalrand des Fesselbeins sowie eine villöse proliferative Synovialitis in der dorsalen proximalen Gelenkaussackung (→) im linken Bildausschnitt. Oben normaler Gelenkanteil (Sesambein,*). Die Ausschnittsvergrößerung (rechts unten) zeigt den Dorsalrand des Fesselbeins mit Randwulstbildung und destruierend in den Gelenkknorpel einwachsendem Granulationsgewebe (Pannus, ○).

WISSENSWERTES Da es sich bei degenerativen Gelenkerkrankungen um ein von unterschiedlichen Ätiologien ausgelöstes Endstadium handelt, bei dem in der Regel kein eindeutiger Rückschluss auf die Ursache möglich ist, wird in der veterinärpathologischen Diagnostik meist der deskriptive Terminus **degenerative Arthropathie** (Arthropathia deformans, „degenerative joint disease") für alle Gelenkveränderungen mit chronischem, degenerativ-reparativem Charakter bevorzugt.

Makroskopisch können Erosionen, Fissuren, Pannus, Schliffusuren und Ulzerationen des Knorpels beobachtet werden (**Abb. 10.19**). Der Knochen weist eine zunehmende subchondrale Sklerose auf und erscheint bei vollständiger Ulzeration des Knorpels oberflächlich glattpoliert (**Eburnation**). Weiterhin können häufig ausgeprägte, auch als Osteophyten bezeichnete reaktive Knochenzubildungen im Knochen-Knorpel-Grenzbereich (**Pommersche Randwülste**) sowie als **Enthesiophyten** bezeichnete reaktive Knochenzubildungen an den Gelenkkapsel-, Band- und Sehnenansatzstellen vorliegen. Die Gelenkkapsel kann vermehrt Synovia mit reduzierter Viskosität enthalten (seröser Erguss, Hydrops) und verdickt sein. Die Synovialis zeigt dabei häufig eine villöse, zottenartige Proliferation. Die reaktiven Bindegewebs- und Knochenzubildungen können so stark ausgeprägt sein, dass es zu einer fibrösen oder knöchernen Fusion der angrenzenden Knochen kommt, die eine Versteifung des Gelenks (**Ankylose**) verursacht.

KLINISCHER BEZUG Die Beurteilung der pathologischen Relevanz degenerativer Gelenkveränderungen ist bei ggr. und mgr. Veränderungen häufig nur im Zusammenhang mit weiteren klinischen Angaben möglich.

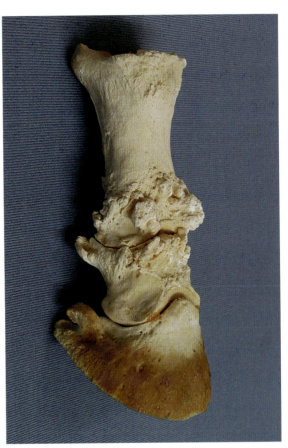

Abb. 10.20 Krongelenksschale mit einer prominenten multifokalen, teils konfluierenden Geflechtknochenzubildung (Osteophyten) im Bereich des Gelenkkapselansatzes beim Pferd. Mazerationspräparat. [Quelle: Dr. Florian Geburek, Klinik für Pferde, Stiftung Tierärztliche Hochschule Hannover]

Primäre Arthrosen kommen beim **Pferd** häufig an den straffen Intertarsalgelenken (**Spat**), Fesselgelenken, Gleichbeinen (**Sesamoidose**), Krongelenk (Krongelenks-**Schale**, **Abb. 10.20**), Hufgelenk (Hufgelenks-**Schale**) und am Strahlbein in Verbindung mit Veränderungen des Hufrollenschleimbeutels und der tiefen Beugesehne (**Podotrochlose**, „**Hufrollenerkrankung**") vor.

Bei **Hunden** sind v. a. die Schulter- und Kniegelenke von der primären Arthrose betroffen, bei **Rindern** insbesondere die Knie- und Sprunggelenke (**Spat**). Für Holstein- und Jersey-Rinder wird eine möglicherweise erbliche degenerative Arthropathie der Kniegelenke beschrieben. Bei Anguskälbern gibt es ein kongenitales letales Syndrom mit generalisierter degenerativer Arthropathie und Brachygnatia superior.

■ **Pseudogicht und Gicht**

Bei älteren Hunden wird die Pseudogicht oder **Kalziumkristall-assoziierte Arthropathie** (**Chondrokalzinose**) beschrieben, die durch die Ablagerung von Kalziumpyrophosphatdihydrat-Kristallen im Gelenk und paraartikulären Gewebe gekennzeichnet ist. Die bei der Gicht von Menschen, Vögeln und Reptilien auftretenden intraartikulären kristallinen Uratablagerungen (**Tophi**) kommen bei den Haussäugetieren praktisch nicht vor.

Diskopathien

Bandscheibenvorfälle

> **DEFINITION** Ein **Bandscheibenvorfall** ist eine Erkrankung der Wirbelsäule, bei der Teile der Bandscheibe in den Rückenmarkskanal vortreten und das Rückenmark traumatisieren. Abhängig davon, ob die Kontinuität des Anulus fibrosus von dem degenerierten Nukleus pulposus-Material durchbrochen oder nur vorgewölbt wird spricht man von einem **Prolaps (Synonym: Extrusion; Hansen Typ 1)** oder einer **Protrusion (Hansen Typ 2)**.

Bandscheibenvorfälle (**Diskushernien**) stellen die häufigste Ursache für Paresen und Paralysen bei **Hunden** dar. Meist fallen die Bandscheiben nach dorsal in den Wirbelkanal vor und können hier durch Kompression des Rückenmarks bis zur Querschnittslähmung führen. Dabei sind v. a. der thorakolumbale Übergang und die Halswirbelsäule betroffen.

Es werden 2 Typen von Bandscheibenvorfällen unterschieden. Der **Hansen Typ 1** kommt nahezu ausschließlich bei den für Bandscheibenvorfälle besonders disponierten chondrodystrophen Hunderassen wie Dackel, Pekingese, Pudel, Beagle und Cocker Spaniel in einem Alter von 3–7 Jahren vor. Pathogenetisch weisen chondrodystrophe Hunde aufgrund eines zusätzlichen Fibroblasten-Wachstumsfaktor-4-(FGF4)-Retrogens eine höhere Fgf4-Expression auf, welche neben dem Längenwachstum der Gliedmaßen auch die Zusammensetzung des Nucleus pulposus der Bandscheiben beeinflußt. Bei den betroffenen Hunderassen enthält der Nucleus pulposus deutlich mehr Kollagen und weniger Proteoglykan und degeneriert und verkalkt meist schon im Laufe des ersten Lebensjahres. In der Folge kann es zu einem plötzlichen **Prolaps** mit einer massiven **Extrusion** des körnig-pastösen degenerierten Nucleus-pulposus-Materials durch den Anulus fibrosus und entweder lateral des dorsalen longitudinalen Ligamentums oder durch dieses hindurch in den Rückenmarkskanal kommen (Abb. 10.21). Die plötzliche mechanische Kompression kann zu einer schweren Myelomalazie mit Blutungen und Paraplegie führen.

Der **Hansen Typ 2** kommt überwiegend bei nicht chondrodystrophen, aber auch chondrodystrophen Hunderassen in einem Alter von 6–8 Jahren vor. Selten tritt er bei **Katzen**, **Pferden** und anderen Spezies auf. Bei nicht chondrodystrophen Hunden kommt es nur an einzelnen Bandscheiben, möglicherweise durch traumatische Einwirkungen induziert, zu Zerreißungen im Anulus fibrosus und fibröser Metaplasie des Nucleus pulposus. In der Folge kann es v. a. bei mechanischer Belastung zu einem protrahierten Vorfall vom Typ 2 kommen, wobei es durch eine meist nur partielle **Protrusion** des Nucleus pulposus zu einer Vorwölbung des Anulus fibrosus und des dorsalen longitudinalen Ligaments in den Wirbelkanal hinein kommt. Hierbei sind die Schäden an Rückenmark und Spinalnervenwurzeln in der Regel deutlich geringer als beim Vorfall vom Typ 1.

Als **Schmorl-Knötchen** bezeichnet man die v. a. im Rahmen des Morbus Scheuermann des Menschen, aber auch bei Hunden beschriebene Verlagerung (Herniation) von Bandscheibengewebe in den Wirbelkörper.

Cauda-equina-Syndrom

Dieses Syndrom kommt häufig bei älteren großwüchsigen **Hunde**rassen vor. Es kann im weitesten Sinne den degenerativen Gelenkerkrankungen zugerechnet werden. Die neurologischen Probleme entwickeln sich infolge einer Stenose des lumbosakralen (L 7–S 1) Abschnitts des Wirbelkanals bzw. assoziierter Foramina intervertebralia. Ursächlich liegen degenerative Prozesse der Bandscheiben, Wirbelgelenke oder des Bandapparats (z. B. Ligamentum flavum) vor, in deren Folge es zu Spondylosen, exzessiver Knochenproliferation und schließlich Okklusion der intervertebralen Nervenkanäle mit Nervenquetschungen kommt. Klinisch stehen Lähmungen der Hintergliedmaßen im Vordergrund, wobei auch sog. After-Blasen-Schwanzlähmungen auftreten können, abhängig von der Lokalisation der Veränderung und dem Versorgungsgebiet des alterierten Nervenstrangs.

Rückenmarksinfarkt

Ein Rückenmarksinfarkt mit ischämischer Myelomalazie infolge eines **fibrokartilaginären Embolus** wird gelegentlich bei Hunden großwüchsiger Rassen, Kaninchen, aber auch anderen Tierarten beobachtet. Der Mechanismus, wie das Bandscheibenmaterial in das Gefäßsystem des Rückenmarks gelangt, ist ungeklärt.

Spondylose und Spondylarthrose

Die Spondylose (**Spondylosis deformans**) kommt häufig an der lumbalen und lumbosakralen Wirbelsäule bei adulten **Hunden**, an der thorakolumbalen Wirbelsäule bei **Bullen** und der lumbalen Wirbelsäule bei **Ebern** und **Sauen** vor. Pathogenetisch wird bei der Spondylose eine initiale degenerative Veränderung des Anulus fibrosus, möglicherweise ausgehend von einem Trauma vermutet. Daraufhin erfolgt im ventralen Anulus fibrosus sowie dem Periost der angrenzenden Ventral- und Lateralflächen der Wirbelkörper eine reaktive Knochenzubildung (**Exostotische Hyperostose**). Hierdurch können im Endstadium benachbarte

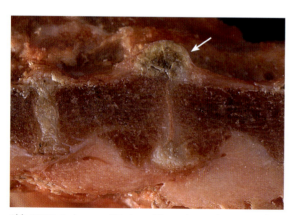

Abb. 10.21 Prolaps von körnig-pastösem degeneriertem Bandscheibenmaterial in den Rückenmarkskanal (→, Hansen Typ 1) mit Schmälerung des Bandscheibenspalts im Vergleich zur benachbarten unveränderten Bandscheibe beim Hund.

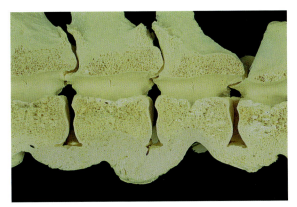

Abb. 10.22 Hgr. Spondylose mit ventraler Ankylose beim Hund, längs gesägtes Mazerationspräparat.

Wirbelkörper miteinander fusionieren (**Ankylose**), was als Brückenbildung bezeichnet wird (**Abb. 10.22**). Durch die knöchernen Zubildungen kann es auch zu Quetschungen abgehender Nerven mit Lähmungen und Schmerzen kommen.

Bei der **Spondylarthrose** liegt eine Arthrose der kleinen Wirbelgelenke, häufig infolge einer fortgeschrittenen Bandscheibendegeneration vor.

DAS MÜSSEN SIE WISSEN

Der große Formenkreis der degenerativen Gelenkveränderungen umfasst primäre und sekundäre Arthrosen, Diskopathien sowie Spondylosen und Spondylarthrosen und ist von großer tiermedizinischer Bedeutung.

Degenerative Gelenkerkrankungen im Sinne eines primär nicht entzündlichen Prozesses mit einem das altersübliche Maß überschreitenden Verschleiß und klinischer Symptomatik werden auch als (primäre) **Arthrose** bezeichnet. Da bei chronisch degenerativen Erkrankungen meist kein Rückschluss auf die zugrunde liegende Ursache möglich ist, spricht man rein deskriptiv von **degenerativer Arthropathie**. Eine degenerative Arthropathie kann sich auf der Basis eines primär degenerativen oder entzündlichen Geschehens entwickeln. Die reaktiven Bindegewebs- und Knochenzubildungen sind teilweise so stark ausgeprägt, dass es zu einer fibrösen oder knöchernen Fusion der angrenzenden Knochen mit Versteifung des Gelenks (Ankylose) kommt.

Bandscheibenvorfälle (Diskushernien) stellen die häufigste Ursache für Paresen und Paralysen bei Hunden dar. Meist fallen die Bandscheiben nach dorsal in den Wirbelkanal vor und können hier durch Kompression des Rückenmarks bis zur Querschnittslähmung führen. Es werden 2 Typen von Bandscheibenvorfällen unterschieden (Hansen Typ 1 und 2).

Während die **Spondylose** durch degenerative Veränderungen des Anulus fibrosus hervorgerufen wird und durch reaktive Zubildungen an den Lateral- und Ventralflächen der Wirbel gekennzeichnet ist, kommt es bei der **Spondylarthrose** aufgrund einer fortgeschrittenen Bandscheibendegeneration zur Arthrose der kleinen Wirbelgelenke.

10.2.4 Entzündungen

DEFINITION Gelenkentzündungen werden als **Arthritis** bezeichnet. Hierbei kann zwischen Mono- und Polyarthritis unterschieden werden. Die Entzündung stellt eine lokale Reaktion des Gefäßbindegewebes sowie von Leukozyten und humoralen Faktoren auf einen potenziell schädlichen Reiz dar. Da der reife Gelenkknorpel keine Gefäße enthält, sind die primären entzündlichen Veränderungen in der Synovialmembran zu beobachten, was als **Synovialitis** bezeichnet wird.

■ Bakterielle Infektionen

Bakterielle Arthritiden (**Tab. 10.2**) kommen besonders häufig bei jungen landwirtschaftlichen Nutztieren und Pferden vor. Sie entstehen meist durch **hämatogene Streuung**, z. B. ausgehend von einer Omphalophlebitis, einer Magen-Darm- oder auch Lungenentzündung.

Bakterielle Gelenkinfektionen infolge einer lokalen Ausbreitung von Erkrankungen der benachbarten Weichgewebe sind aufgrund der starken Barriereeigenschaft der fibrösen Gelenkkapsel selten. Ein direktes Eindringen von Bakterien in ein Gelenk, z. B. durch perforierende Bissverletzungen, stellt die häufigste Eintrittspforte für bakterielle Arthritiden bei **Hunden** und **Katzen** dar.

Bei adulten **Pferden** und **Rindern** kann es gelegentlich durch Nageltritt oder ein verkompliziertes Rusterholzsches Sohlengeschwür zu einer bakteriellen Arthritis des Huf- bzw. Klauengelenks kommen.

KLINISCHER BEZUG Häufigste Arthritis-Erreger beim **Fohlen** sind *Actinobacillus equuli* (Frühlähme) und *Streptococcus equi* ssp. *zooepidemicus* (Spätlähme) und bei **Kälbern** *E. coli* oder *Trueperella pyogenes* (**Abb. 10.23**). Die Kapillaren der Synovialmembranen sowie der Wachstumsfugen stellen eine Prädilektionsstelle für die Absiedelung hämatogen streuender Erreger dar, sodass häufig auch gleichzeitig Osteomyelitiden vorliegen. Häufig liegt eine Polyarthritis mit eitrigem oder fibrinös-eitrigem Exsudat in der Gelenkhöhle (**Empyem**) vor.

Rotlauf

Erysipelothrix rhusiopathiae wird zumeist aus dem Erdreich aufgenommen und verursacht v. a. beim **Schwein**, aber auch bei Schafen und anderen Säugetieren und Vögeln **Rotlauf** (Zoonose). Die perakute Verlaufsform beim Schwein ist eine hochfieberhafte Septikämie ohne spezifische Läsionen. Beim akuten Verlauf kann es neben den ischämischen Hautnekrosen zu Endokarditis und fibrinöser Polyarthritis kommen. Weiterhin können beetartig erhabene, rautenförmige, gerötete Hautbezirke (**Backsteinblattern**) infolge lokaler Mikroinfarkte von thrombotisch verlegten Blutgefäßen der Haut auftreten. Der chronische Verlauf ist durch eine valvuläre Endokarditis und prolifera-

Tab. 10.2 Häufige Erreger von infektiösen Arthritiden bei Haussäugetieren.

Tierart	Erreger
Pferd	*Actinobacillus equuli*
	Streptococcus equi ssp. *zooepidemicus*
	Escherichia coli
	Klebsiella spp.
	Rhodococcus equi
	Salmonella spp.
Rind	*Trueperella pyogenes*
	Chlamydophila pecorum
	Escherichia coli
	Histophilus somni
	Mycoplasma bovis
	Salmonella spp. (Anzeigepflicht)
	Streptococcus spp.
Schwein	*Erysipelothrix rhusiopathiae*
	Glaesserella parasuis
	Mycoplasma spp.
	Streptococcus suis Typ 1 und 2
	Streptococcus spp.
	Trueperella pyogenes
	Staphylococcus aureus
	Staphylococcus hyicus spp. *hyicus*
	Salmonella spp.
	Actinobacillus suis
	Brucella suis (Anzeigepflicht)
	Escherichia coli
Schaf	*Chlamydophila pecorum*
	Corynebacterium pseudotuberculosis
	Erysipelothrix rhusiopathiae
	Escherichia coli
	Histophilus somni
	Mycoplasma spp.
	Maedi/Visna-Virus
	Staphylococcus spp.
	Streptococcus spp.
	Trueperella pyogenes
Ziege	*Mycoplasma* spp.
	Caprines Arthritis-Enzephalitis-Virus
Hund, Katze	*Borrelia burgdorferi*
	Blastomyces dermatidis
	Ehrlichia ewingii
	Escherichia coli
	Staphylococcus spp.
	Streptococcus spp.

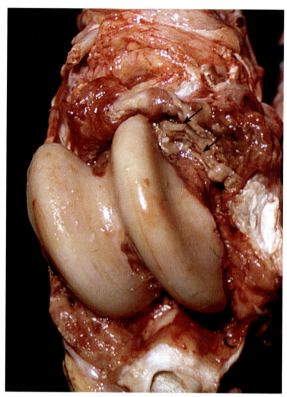

Abb. 10.23 Fibrinös-eitrige Arthritis mit hyperämischer Synovialis und ablösbaren membranartigen gelb-bräunlichen Fibrinmassen in der dorsolateralen Gelenkaussackung (→) im Sprunggelenk eines Pferdes.

tive Arthritis mit Pannusbildung gekennzeichnet. Hierbei sind vermutlich auch immunvermittelte Prozesse beteiligt. Bei Schafen wird in der akuten Phase eine Bakteriämie und fibrinöse Polyarthritis beobachtet. In der chronischen Phase liegt neben einer Polyarthritis auch eine Amyloidose von Milz und Leber, Glomerulonephritis und Degeneration des ZNS vor.

Ein häufiger Erreger von fibrinös-eitrigen Polyarthritiden und Meningitiden bei Saugferkeln ist ***Streptococcus suis*** Typ 1. *Streptococcus suis* Typ 2 betrifft eher ältere Tiere und befällt häufig noch zusätzliche Lokalisationen im Sinne einer Polyserositis (Zoonose).

Als **Glässersche Krankheit** (Syn. serofibrinöse Serosen- und Gelenkentzündung) wird eine fibrinöse Polyserositis, Polyarthritis und Meningitis bei **Absatz-** und **Mastschweinen** bezeichnet. Sie wird durch *Glaesserella parasuis* verursacht. Gleichartige Krankheitsbilder können durch *Streptococcus suis* und *Mycoplasma hyorhinis* hervorgerufen werden.

Borreliose

In Europa sind die hier v. a. durch den Holzbock (*Ixodes ricinus*) übertragenen **Borrelien** (Zoonose) mit den 3 pathogenen Subspezies vertreten:
- *Borrelia (B.) burgdorferi sensu strictu (s.s.)*
- *B. garinii*
- *B. afzelii*

Diese können bei Hunden, Katzen, Rindern und Pferden als mögliche Auslöser einer Polyarthritis angesehen werden. Häufig kommt es erst zu einer Monarthritis im Einzugsgebiet der Bissstelle. Es ist zu beachten, dass es wesentlich mehr seropositive als erkrankte Tiere gibt. Der direkte Erregernachweis ist schwierig und nicht in jedem Fall möglich, wobei möglicherweise auch sekundäre immunvermittelte Prozesse an der Pathogenese beteiligt sind. Bei **Hunden**, der am häufigsten unter den Haustieren betroffenen Spezies, kann neben einer lymphoplasmazellulären auch eine teils fibrinös-eitrige Arthritis vorkommen. Diese kann ein oder mehrere Gelenke betreffen sowie eine Hyperplasie der Lymphknoten, eine Dermatitis an der Eintrittsstelle sowie möglicherweise auch eine Nephritis und/oder Myokarditis auslösen. **Pferde** gelten als weitgehend resistent, allerdings wird eine seltene Beteiligung bei Arthritis, Uveitis, Enzephalitis, Meningoradikuloneuritis und lokaler Dermatitis an der Eintrittsstelle vermutet.

> **WISSENSWERTES**
> **Borreliose**
> Die Borreliose geht beim Menschen mit einer lokalen oder systemischen sowie subakuten oder chronischen Erkrankung (Lyme-Borreliose) einher. In deren Verlauf können in variablem Ausmaß eine Dermatitis an der Eintrittsstelle (*Erythema chronicum migrans*, Wanderröte), Fieber, grippeähnliche Symptome, chronische Arthritis einzelner oder multipler Gelenke, Myalgien, Myokarderkrankungen, Entzündungen des peripheren sowie des zentralen Nervensystems (Neuroborreliose im ZNS und PNS) auftreten.
> Der Erreger der Lyme-Borreliose, *B. burgdorferi*, wurde erstmals 1981 von Willy Burgdorfer beschrieben. Mittlerweile sind weltweit 19 Genospezies bekannt, die als *Borrelia-burgdorferi-sensu-lato(s. l.)*-Komplex bezeichnet werden. Neben *B. burgdorferi sensu strictu (s. s.)*, *B. garinii* und *B. afzelii* gelten mittlerweile auch *B. spielmanii* und *B. bavariensis* als in Europa vorkommende Zoonoseerreger. Während in den nördlichen Bundesländern Deutschlands eine Durchseuchungsrate von 5–25 % aller Zecken der Gattung *Ixodes ricinus* mit Borrelien nachweisbar ist, liegt die Infektionsrate bei Zecken in Süddeutschland deutlich höher.
> Die in Europa vorkommenden Mitglieder des *B.-burgdorferi-s. l.*-Komplexes persistieren in einem Wildtier-Zecken-Zyklus, wobei u. a. Mäuse und Vögel das Erregerreservoir darstellen. Die Empfänglichkeit und die Höhe der im Blut vorliegenden Erregermenge scheinen vom wirtsspeziesspezifischen Grad der antikörperunabhängigen Komplementaktivierung durch die Erreger abhängig zu sein. Dabei scheinen Wildwiederkäuer und Rinder trotz teils hohem Zeckenbefall keine Rolle als Erregerreservoir zu spielen. Darüber hinaus ist auch eine transovarielle Infektion von adulten weiblichen Zecken auf die Larven möglich.
> Nicht jeder Biss z. B. eines Menschen durch eine infizierte Zecke führt zu einer Infektion, wobei die Übertragungswahrscheinlichkeit gegen Ende des Saugakts nach ca. 24 Stunden stark zunimmt. Im Frühstadium sollte bei klinischem Verdacht frühzeitig antibiotisch therapiert werden. Bezüglich der wirtsspeziesspezifischen Pathogenität der verschiedenen Genospezies besteht noch erheblicher Forschungsbedarf.

Mycoplasma spp.

Mycoplasma hyorhinis induziert eine akute serofibrinöse Polyarthritis und -serositis bei Absatzferkeln. Dagegen verursacht *Mycoplasma hyosynoviae* eine akute serofibrinöse Polyarthritis bei älteren Schweinen, an die sich chronisch-entzündliche, möglicherweise autoimmun vermittelte Erkrankungsbilder anschließen können.

Ein **Sepsis-Arthritis-Syndrom**, verursacht durch *Mycoplasma mycoides* subsp. *mycoides*, „large colony type" oder *Mycoplasma capricolum* subsp. *capricolum*, wird für die Ziege beschrieben. *Mycoplasma capricolum* subsp. *capricolum* verursacht eine gleichartige Erkrankung bei Schaflämmern.

Mycoplasma bovis ist ein wichtiger Erreger von Pneumonien beim Rind, kann darüber hinaus aber auch eine Mastitis und akute fibrinöse sowie chronische proliferative und erosive Polyarthritiden verursachen.

■ Virale Infektionen

Das Caprine Arthritis-Enzephalitis-Virus (CAEV) verursacht bei **Ziegen** die **Caprine Arthritis-Enzephalitis** (CAE). Sie geht mit Entzündungen im ZNS (S. 315), in den Gelenken, der Lunge und der Milchdrüse einher. Die bedeutendste Ansteckungsquelle mit dem CAEV ist das mütterliche Kolostrum. Das Virus persistiert lebenslänglich, wobei nur bei einem Teil der infizierten Tiere klinisch bedeutsame Veränderungen zu beobachen sind. CAE kann bei Ziegenlämmern meist mit einer Enzephalomyelitis, seltener einer Arthritis einhergehen. Im Gegensatz dazu stellt bei adulten Ziegen eine chronische lymphohistioplasmazelluläre und proliferative Arthritis, Mastitis, Tendovaginitis und Bursitis mit charakteristischen Hygromen der präkarpalen Schleimbeutel das klassische Erscheinungsbild dar.

Auch das nahe verwandte **Maedi-Visna-Virus**, MVV (S. 316), der **Schafe** kann als Begleiterscheinung der durch Enzephalomyelitis oder interstitielle Pneumonie geprägten Pathologie eine Mastitis und auch Arthritis auslösen.

Bei der **Katze** kann als seltene Begleiterscheinung einer Infektion mit dem **Felinen Calicivirus** (FCV) sowie einige Tage nach der Impfung mit FCV-Lebendimpfstoffen eine akute Arthritis auftreten.

■ Mykotische und parasitäre Infektionen

Die durch *Blastomyces dermatitidis*, *Histoplasma capsulatum*, *Coccidioides immitis*, Cryptococcus neoformans (S. 196) und *Sporothrix schenkii* hervorgerufenen **Systemmykosen** können mit einer begleitenden, üblicherweise pyogranulomatösen (Poly-)Arthritis einhergehen. Auch im Rahmen der viszeralen Leishmaniose (S. 143) kann beim Hund eine proliferative Arthritis auftreten (Zoonose).

■ Posttraumatische Arthritis

Die posttraumatische Arthritis wird bei allen Tierarten sehr häufig beobachtet. Es handelt sich formal pathogenetisch um eine sekundäre Entzündung infolge von primären Distorsionen. Meist ist nur ein einzelnes Gelenk betroffen. Das Gelenk kann eine Umfangsvermehrung infolge einer vermehrten Füllung mit einem serösen oder serofibrinösen, evtl. auch blutigen Entzündungsexsudat aufweisen. Akute posttraumatische sterile Arthritiden können vollständig ausheilen. Besonders bei fortgesetzter mechanischer Belastung kann sich aber eine **chronische Arthritis** mit degenerativen Gelenkveränderungen (deformierende Arthropathie) entwickeln. Andererseits können auch bei degenerativen Arthropathien durch mechanische Belastung akute entzündliche Schübe ausgelöst werden (**aktivierte Arthrose**).

■ Immunpathologische Arthritis

Die seltenen immunpathologischen Arthritiden manifestieren sich oft als Polyarthritis. Sie werden vorwiegend bei **Hund** und **Katze** beobachtet. Seltener treten sie bei Pferden auf. Pathogenetisch sind erosive und nicht erosive Formen zu unterscheiden.

Erosive immunpathologische Arthritiden

Dabei liegt das vom Immunsystem angegriffene Antigen primär innerhalb der betroffenen Gelenke vor. In der Mehrzahl der Fälle ist nicht geklärt, ob es sich um persistierende Erregerstrukturen oder um endogene Antigene (Autoimmunität) wie Immunglobulin G (IgG), Kollagen oder Glykosaminoglykane handelt (Überempfindlichkeitsreaktion vom Typ II, III, IV). An der Pathogenese können vermutlich eine polygenetische Disposition, die Aktivierung von Th 17-Lymphozyten, Kollateralschäden einer primär gegen infektiöse Erreger gerichteten Immunantwort (molekulare Mimikry), die zur Freisetzung von potenziellen Autoantigenen führt („epitope spreading"), eine Immunkomplexbildung und Komplementaktivierung beteiligt sein.

Eine **rheumatoide Arthritis** kommt selten bei **Zwerghunden** und **kleinen Hunderassen** an den kleinen Gliedmaßengelenken sowie vereinzelt bei **Katzen** vor. Bei einem Teil der betroffenen Hunde werden Antikörper gegen IgG (Rheumafaktoren), Kollagen Typ 2 oder Canines Staupevirus nachgewiesen. Typischerweise liegt meist eine lymphohistioplasmazelluläre, lymphofollikuläre und proliferative Polyarthritis mit Beteiligung von neutrophilen Granulozyten, verdickten, braun verfärbten Gelenkkapseln, villöser Synovialitis, Pannusbildung und Gelenkknorpeldestruktion vor. Pannus ist ein vom Gelenkrand her destruierend in den Knorpel eindringendes Granulationsgewebe. In der Folge können Ankylosen und Subluxationen entstehen.

Die morphologisch ähnliche **Polyarthritis der Greyhounds** hat möglicherweise keine immunpathologische Genese.

Bei der **felinen chronischen progressiven Polyarthritis** werden eine erosive und eine periostal-proliferative Form unterschieden. Erstere zeigt große Ähnlichkeit mit der rheumatoiden Arthritis des Hundes. Die periostal-proliferative Variante findet sich bei Katzen im Alter von 2–5 Jahren. Bei einem hohen Prozentsatz der Tiere liegt eine Infektion mit dem Felinen Leukämie-Virus und dem Felinen Spuma-Virus vor.

Die bei Schweinen und auch Schafen zu beobachtenden Gelenkveränderungen im Rahmen des chronischen Rotlaufs können in ihrer Morphologie den erosiven immunvermittelten Arthritiden entsprechen.

Nicht erosive immunpathologische Arthritis

Hierbei liegt das angegriffene Antigen primär außerhalb der Gelenke vor. Das Gelenk wird über hämatogen in die Gelenkkapsel eingeschwemmte und hier abgelagerte Immunkomplexe in das Krankheitsgeschehen mit einbezogen. Die makroskopischen Veränderungen sind deutlich milder als bei den erosiven Formen. Insbesondere entsteht kein Pannus und somit auch eine deutlich geringere Knorpeldegeneration.

Bei **Hunden** gibt es unterschiedliche nicht erosive Polyarthritiden, wobei Deutsche Schäferhunde, Irish Setter, Shetland Sheepdogs, Cocker und Springer Spaniel eine Disposition aufweisen. Während die idiopathische canine Polyarthritis eine Ausschlussdiagnose darstellt, finden sich beim **systemischen Lupus erythematodes** häufig auch Veränderungen in Niere und Haut. Bei der medikamenteninduzierten Arthritis werden z. B. Sulfonamide als auslösendes Agens angenommen. Weitere, sehr seltene morphologisch verwandte Erkrankungen sind z. B. das nicht erosive Polyarthritis-Polymyositis-Syndrom beim Hund und die lymphoplasmazelluläre Arthritis, die bei kleinen und mittelgroßen Hunderassen vorkommen kann.

Die seltene Polyarthritis/Polysynovitis des **Pferdes**, die neben den Gelenken auch die Sehnenscheiden und Schleimbeutel betreffen kann, wird bei Fohlen im Zusammenhang mit einem lupusähnlichen Syndrom und oft auch durch *Rhodococcus equi* verursachten Lungenveränderungen beobachtet. Bei adulten Pferden wird eine sehr seltene, ätiologisch unklare, nicht erosive Polyarthritis mit fieberhafter Allgemeinerkrankung beschrieben.

■ Bursitis und Diskospondylitis

Die chronische proliferative Schleimbeutelentzündung (**Bursitis**) ist häufig traumatischer Genese. Sie geht mit einer vermehrten serösen bis serofibrinösen Flüssigkeitsansammlung einher. Diese wird als **Hygrom**, **Hydrops** oder **Galle** bezeichnet. Beim Rind werden entsprechende Veränderungen des präkarpalen Schleimbeutels als Karpalbeule oder **Knieschwamm** und Veränderungen am Tarsalgelenk als **Liegebeule** bezeichnet. Gleichartige Veränderungen können auch an anderen Schleimbeuteln und bei allen Spezies beobachtet werden, v. a. über markanten Knochenpunkten. Hierzu gehören die Sehnenscheidengallen im Bereich der Karpal-, Tarsal- und Fesselgelenke sowie die Ellenbogenbeule (Piephacke) beim Pferd. Bei Ziegen ist häufig eine CAEV-Infektion, bei Rindern sehr selten eine *Brucella-abortus*-Infektion (Anzeigepflicht) ursächlich verantwortlich.

Eitrige Bursitiden werden gelegentlich bei bakteriämisch streuenden Erkrankungen beobachtet. Eine Besonderheit beim **Pferd** stellt die eitrige bis granulomatöse Entzündung des vorderen (Genickbeule, Talpa) oder hinteren Genickschleimbeutels dar. Pathogenetisch handelt es sich in der Mehrzahl der Fälle vermutlich um eine traumatisch induzierte Entzündung mit sekundärer bakterieller Infektion. In der Folge kann der Prozess nach außen aufbrechen, wodurch sich eine Genickfistel bildet.

Eine Entzündung der Bandscheibe (**Diskospondylitis**) ist häufig mit einer Osteomyelitis der angrenzenden Wirbelkörper assoziiert. Sie entsteht durch bakteriämische Erregerstreuung, bei **Hunden** wohl auch selten durch aus dem Darm stammende, wandernde Grannen. Die Diskospondylitis kommt gelegentlich bei Hunden in der lumbosakralen Wirbelsäule im Zusammenhang mit *Staphylococcus-aureus-*, *Brucella-canis-* und *Aspergillus*-spp.-Infektionen vor, bei Schweinen in der thorakolumbalen Wirbelsäule im Zusammenhang mit *Erysipelothrix-rhusiopathiae-*, *Trueperella-pyogenes-*, *Staphylococcus-aureus-* und *Brucella-suis*-Infektionen und bei Pferden in der Halswirbelsäule.

> **DAS MÜSSEN SIE WISSEN**
>
> Gelenkentzündungen können posttraumatisch, infektiös oder immunpathologisch bedingt sein und ein oder mehrere Gelenke betreffen.
>
> Bakterielle Arthritiden entstehen durch hämatogene Streuung oder perforierende Verletzungen. Zudem gehen einige bakteriell oder viral bedingte systemische **Infektionskrankheiten** mit einer Polyarthritis einher. Pilze und Parasiten verursachen typischerweise pyogranulomatöse Arthritiden.
>
> **Immunpathologische Arthritiden** treten v. a. bei Hund und Katze und auch hier insgesamt sehr selten auf. Je nachdem, ob das angegriffene Antigen innerhalb oder außerhalb des Gelenks lokalisiert ist, wird der Gelenkknorpel mehr oder weniger stark in das immunologische Geschehen einbezogen (erosive und nicht erosive Verlaufsform).
>
> Chronische proliferative Schleimbeutelentzündungen (**Bursitis**) sind zumeist traumatischer Genese. Eine Entzündung der Bandscheibe (**Diskospondylitis**) ist dagegen häufig mit einer Osteomyelitis der angrenzenden Wirbelkörper nach bakteriämischer Erregerstreuung assoziiert.

10.2.5 Tumorähnliche Veränderungen und Tumoren

Neoplastische Gelenkveränderungen sind bei allen Haussäugetieren selten.

Die **villonoduläre Synovitis** gehört zu den tumorähnlichen Prozessen bei **Hund** und **Pferd**. Vermutlich handelt es sich um eine posttraumatische, proliferative Veränderung, die mit einer nodulären villösen Hyperplasie der Synovialis und Hämosiderose einhergeht.

Die lokalisierte noduläre Tendosynovitis kommt gelegentlich beim **Hund** in den Sehnenscheiden der Beuge- und Strecksehen vor.

Die **synoviale Chondromatose** (synoviale Osteochondromatose) stellt eine vermutlich metaplastische multifokale Einlagerung von kugeligen Knorpelstrukturen in Gelenkkapseln dar, mutmaßlich ausgehend von Synovialiszellen. Sie entsteht möglicherweise infolge einer chronischen Reizung, häufig ist die Ursache jedoch unklar. Möglicherweise können morphologisch gleichartige Veränderungen auch über das Wiederanwachsen abgesprengter Gelenkknorpelanteile entstehen.

Beim **Synovialissarkom** handelt es sich um einen seltenen malignen mesenchymalen Tumor der Gelenke oder der Sehnenscheiden, dessen Histogenese teils kritisch diskutiert wird. Er weist histologisch ein biphasisches, bei **Hunden** überwiegend spindelzelliges, teils aber auch epitheliales Erscheinungsbild auf. Es sind überwiegend großwüchsige Hunderassen aller Altersklassen und vorwiegend die Gliedmaßengelenke betroffen. Synoviale Sarkome metastasieren häufig in die regionalen Lymphknoten und die Lunge.

Das von den dendritischen Zellen ausgehende **histiozytäre Sarkom** entsteht u. a. in der Haut, der Milz und seltener den Gelenkkapseln. Histologisch besteht er aus spindelzelligen bis polygonalen histiozytären Zellen und multinukleären Riesenzellen. Es handelt sich um einen schnell wachsenden, lokal-aggressiven Tumor, der in der Mehrzahl der Fälle in die regionalen Lymphknoten und die Lunge metastasiert.

10.3 Muskulatur

10.3.1 Missbildungen

■ Erbliche Myopathien

> **DEFINITION** Unter dem sehr weit gefassten Begriff der **Myopathie** werden alle mit strukturellen Veränderungen oder funktionellen Beeinträchtigungen der Muskulatur einhergehenden Erkrankungen der Skelettmuskulatur (teils auch mit Beteiligung der Herzmuskulatur) zusammengefasst, die keine neuronalen Ursachen haben und sich klinisch durch eine Schwäche des betroffenen Muskels auszeichnen. Grundsätzlich werden die Subkategorien primäre Myopathien (kongenitale Myopathie, Muskeldystrophie, mitochondriale Myopathie, Myotonie), entzündliche Myopathien (Myositis), Myopathien bei anderen Grunderkrankungen und sonstige Myopathien unterschieden.

Bei der **myofibrillären Hypoplasie** (Spreizbeinigkeit, „splayleg") des **Schweines** liegt ein kongenitales oder sich in den ersten Lebenstagen entwickelndes seitliches Ausgrätschen der Hintergliedmaßen vor. Bei schweren Formen tritt es auch an den Vordergliedmaßen auf. Die Erkrankung kann bei einigen der verschiedenen Formen spontan ausheilen. Ursächlich werden eine genetische Disposition, nutritive, infektiöse und toxische Faktoren diskutiert, die zu einer verzögerten Ausreifung der Skelettmuskulatur führen. Bei **Hund** und **Katze** wird ein ähnliches Syndrom (**Schwimmer-Welpen**) beobachtet.

Eine kongenitale **muskuläre Hyperplasie** (Doppellender) wird bei **Rindern** der Rassen Blauweiße Belgier, Charolais, Piedmontese und Angus sowie seltener bei **Schafen** beschrieben. Bei Rindern ist eine autosomal-rezessive Mutation des Myostatin-Gens als Ursache bekannt, wodurch es zu einer absoluten Zunahme an Muskelfasern vom Typ 2b kommt.

Eine kongenitale **Zwerchfellhernie** kann als seltene Hemmungsmissbildung bei praktisch allen Tierarten vorkommen. Insbesondere bei **Katzen** werden im ventralen Bereich am Übergang zum Sternum unvollständige Schließungen des Muskelspiegels beobachtet, die nur mit Bauch- und Brustfell abgedeckt sind. Differenzialdiagnostisch sind erworbene, meist traumatisch bedingte Zwerchfelldefekte zu berücksichtigen. In Abhängigkeit von der Größe der Zusammenhangstrennung kann es spontan oder traumatisch zum Vorfall von Baucheingeweiden in die Brusthöhle mit teils erheblicher Beeinträchtigung der Atmungs- und Herzfunktion kommen (**Abb. 1.2**).

Bei der **muskulären Dystrophie** (**Duchennsche Muskeldystrophie**) kommt es zu einer progressiven Degeneration, Nekrose sowie Regeneration der quer gestreiften Muskelfasern. Die Erkrankung tritt bei jungen **Hunden** verschiedener Rassen, insbesondere Golden Retrievern, und **Katzen** auf. Die Ursache der chronisch progressiven Erkrankung ist eine X-chromosomale rezessive Mutation des Dystrophin-Gens. Während bei den meisten Hunderassen makroskopisch eine systemische Atrophie und weiße Streifung der Skelettmuskulatur zu beobachten ist, findet sich bei der Katze eine Hypertrophie. Die Herzmuskulatur kann ebenfalls betroffen sein. Bei der erblichen progressiven Muskeldystrophie des **Merinoschafs** liegt ein autosomal-rezessiver Erbgang vor.

Die familiär gehäuft auftretenden **caninen Myopathien** sind ätiologisch meist ungeklärte, möglicherweise erbliche degenerative Erkrankungen. Beim Labrador Retriever tritt die Erkrankung meist innerhalb der ersten 6 Lebensmonate auf, wobei eine Muskelatrophie insbesondere der Temporalismuskulatur und ein Megaösophagus beobachtet wird. Dagegen tritt die Myopathie beim Bouvier des Flandres erst im Alter von ca. 2 Jahren auf. Sie betrifft vorwiegend die Ösophagus- und Schluckmuskulatur.

Die **canine Dermatomyositis** findet sich beim Shetland Sheepdog und Collie sowie verwandten Hunderassen. Die Erkrankung ist durch eine krustöse Hautentzündung und lymphohistioplasmazelluläre Myositis mit Atrophie der Temporalis- und Massetermuskulatur gekennzeichnet. Pathogenetisch wird eine autosomal-dominante Prädisposition für eine Autoimmunreaktion angenommen.

Die „**juvenile-onset distal myopathy**" zählt zu den seltenen familiären caninen Myopathien. Die Erkrankung tritt bei Hunden der Rasse Rottweiler auf. Ebenfalls zu den seltenen familiären caninen Myopathien zählt die Polymyopathie bei Hunden der Rasse Englische Springer Spaniel.

Die **felinen Myopathien** wie die Nemaline-Myopathie, feline Hyperästhesie und myopathische Spastizität bei Devon-Rex-Katzen kommen nur sehr selten vor.

Myopathien des Zwerchfells werden bei Rindern der Rasse Meuse-Rhine-Yssel und Holstein als autosomal-rezessive Erkrankung beschrieben. Die Tiere zeigen im Alter von 2–10 Jahren eine blasse, geschwollene und fibrotische Zwerchfell- und Interkostalmuskulatur. Weitere seltene Myopathien sind für Braunvieh, Gelbvieh und Holstein-Rinder beschrieben.

Ursache der bei **Schwein**, **Hund** und **Pferd** auftretenden autosomal-dominanten **malignen Hyperthermie** ist ein Kalziumkanal-Gendefekt (Ryanodinrezeptor). Bei Anlageträgern kann durch bestimmte Inhalationsanästhetika wie z. B. Halothan, aber auch durch Stress eine akute systemische, unbehandelt oft tödlich verlaufende Rhabdomyolyse ausgelöst werden. Diese gleicht morphologisch einer Belastungsmyopathie.

Einzelne Formen der maternal vererbten Defekte mitochondrialer Gene können auch zu schweren Stoffwechselstörungen der Muskulatur führen (**mitochondriale Myopathie**). Eine solche Myopathie wurde für Araberpferde als Folge einer defekten Nicotinamid-Adenin-Dinukleotid (NADH)-Dehydrogenase beschrieben.

Bei der **Myasthenia gravis** werden eine kongenitale nicht immunvermittelte und eine erworbene immunvermittelte Form unterschieden. Die kongenitale Manifestation ist für **Hunde** der Rasse Jack Russell Terrier, Glatthaar Foxterrier und Springer Spaniel beschrieben. Bei den betroffenen Jungtieren ist die Zahl der Acetylcholin-Rezeptoren an der neuromuskulären Endplatte vermindert. Bei der erworbenen Form finden sich Autoantikörper, die gegen die Acetylcholinrezeptoren der motorischen Endplatten der Muskulatur gerichtet sind. Hierdurch kommt es zu einer Rezeptorblockade und progressiven schlaffen Lähmung und generalisierten Muskelatrophie. Bei einem Teil der Patienten ist die Krankheit mit einer Hyperplasie bzw. Tumoren des Thymus vergesellschaftet, jedoch ohne bekannten Mechanismus.

> **DEFINITION** Die **Myotonie** stellt einen klinisch definierten pathologischen Kontraktionszustand der Skelettmuskelfasern dar (Gangstörungen, Muskelzittern und Spasmen, „bunny hopping"). Dieser kann erworben oder vererbt sein. Ätiologisch werden meist Veränderungen an Ionenkanälen vermutet. Mit histologischen Routinemethoden lassen sich bei den Myotonien keine spezifischen morphologischen Veränderungen feststellen.

Autosomal-rezessive **Myotonien** werden für **Hunde** der Rasse Chow Chow, Staffordshire Terrier und Zwergschnauzer beschrieben. Myotonien sind auch bei der **Katze** bekannt. Hierbei spielt eine kaliumreiche Fütterung eine wichtige Rolle als Auslöser. Die kongenitale Myotonie der **Ziege** (Ohnmachtsziegen) beruht auf einer autosomal-dominanten Mutation in einem Chloridkanal („chloride channel protein 1", CLCN1). Ursache der hyperkaliämischen periodischen Paralyse bei **Pferden** der Rasse Quarter Horse ist eine autosomal-dominante Mutation in einem Natriumkanal („alpha subunit des sodium channel, voltage-gated, type IV"; SCN4A).

Myotonische dystrophieähnliche Erkrankungen wurden bei Hunden und Pferden beschrieben. Die Klinik spricht für einen angeborenen, möglicherweise hereditären Defekt. Sie gehen mit degenerativen Veränderungen in der Skelettmuskulatur einher.

Verschiedene ätiologisch ungeklärte, möglicherweise hereditär bedingte und mit verstärkter Spastizität einhergehende Erkrankungen (**spastische Syndrome**) sind für **Hunde** der Rassen Schottische Terrier („scotty cramp"), Cavalier King Charles Spaniel, Dobermann („dancing" Dobermann) und **Rinder** beschrieben. Hierzu gehört auch die spastische Parese des Rindes (**Elso-Hacke**), die mit einer Kontraktur der Achillessehne einhergeht.

▪ Speicherkrankheiten

Zahlreiche systemische metabolische Erkrankungen, die einen genetischen Defekt des Glykogenstoffwechsels als Ursache haben, betreffen auch die Skelettmuskulatur. Den meisten Speicherkrankheiten ist eine vermehrte lysosomale Speicherung von Metaboliten gemeinsam.

Die Ursachen der verschiedenen Formen der **equinen Polysaccharid-Speicher-Myopathien** („polysaccharide storage myopathy", **PSSM**) sind uneinheitlich und nur begrenzt bekannt. Bei der Mehrzahl der betroffenen Kaltblutpferde und Quarter Horses sowie einem geringeren Teil der Warmblutpferde liegt ein autosomal-dominanter Defekt der Glykogen-Synthase 1 vor. Es kommt zu einer charakteristischen zytoplasmatischen Ablagerung von amylaseresistenten komplexen Polysacchariden und Glykogen in Typ-2-Muskelfasern. Die PSSM gilt als eine häufige Ursache für chronisch-progressive degenerative Muskelerkrankungen sowie akute Belastungsmyopathien. Allerdings ist nicht bei allen Pferden mit einem charakteristischen histologischen Befund eine entsprechende Klinik feststellbar, sodass die Bedeutung der Veränderungen im Einzelfall unklar bleiben kann.

Bei Lapplandhund, Rindern und Schafen ist ein saure-α-Glucosidase-Mangel (Glykogenspeicherkrankheit vom **Typ II**) beschrieben. Bei Norwegischen Waldkatzen und Pferden ist ein Mangel des 1,4-α-Glucan-verzweigenden Enzyms (Speicherkrankheit vom **Typ IV**) bekannt. Für Rinder und Schafe wird ein Myophosphorylase-Defekt beschrieben (Speicherkrankheit vom **Typ V**). Bei Hunden der Rasse Englischer Springer und Amerikanischer Cocker Spaniel ist ein Phosphofruktokinase-Mangel bekannt (Glykogenose vom **Typ VII**).

> **DAS MÜSSEN SIE WISSEN**
>
> Hereditäre Missbildungen der Muskulatur können in kongenitale und mitochondriale Myopathien, Muskeldystrophien sowie Myotonien unterschieden werden und repräsentieren in ihrer Gesamtheit den Formenkreis der primären Myopathien. Dazu zählen auch verschiedene Speicherkrankheiten.
>
> Während der Begriff **Myopathie** alle mit strukturellen Veränderungen oder funktionellen Beeinträchtigungen der Muskulatur einhergehenden Erkrankungen der Skelettmuskulatur umfasst, beschreibt die **Myotonie** einen klinisch definierten pathologischen Kontraktionszustand der Skelettmuskelfasern. Kongenitale Myopathien und Myotonien gibt es in einer Vielzahl tierart- und rassespezifischer Ausprägungen, die mit unterschiedlicher Häufigkeit auftreten.
>
> Die **equine Polysaccharid-Speicherkrankheit (PSSM)** ist eine in vielen Pferderassen vorkommende und häufig subklinische Erkrankung, die mit einer zytoplasmatischen Glykogenspeicherung einhergeht und eine wichtige Prädisposition für eine z. B. durch Belastung induzierte Rhabdomyolyse darstellt.

10.3.2 Traumatische und kreislaufbedingte Störungen

Durch traumatische Einwirkungen, aber auch überhöhte mechanische Belastungen können in Abhängigkeit von der Art der einwirkenden Kraft folgende Schäden entstehen:
- Zerrungen (**Distensionen**)
- Zerreißungen (**Lazerationen**)
- Quetschungen (**Kontusionen**)
- Abrisse und Zusammenhangstrennungen der Muskulatur mit Einblutungen

In der Folge kommt es entweder zur **Regeneration** (z. B. bei noch intaktem Sarkolemm) oder bei größeren Gewebeuntergängen zur **Reparation** mit bindegewebigem Ersatz (Fibrose), Narbenkontraktion und funktioneller Verkürzung (**Kontraktur**) der betroffenen Muskeln.

Bei den Haustieren kommt es besonders häufig beim **Rind** durch Ausgrätschen zum beidseitigen Adduktorenabriss.

Eine **fibrotische Myopathie** kommt v. a. im M. semitendinosus von Pferden, Hunden und Katzen vor. Es handelt sich um eine unspezifische Veränderung infolge verschiedener Prozesse wie z. B. einer intramuskulären Injektion oder primären Myopathie.

Die bei Hund, Katze, Pferd und Schwein vorkommende **Myositis ossificans** (syn. **ossifizierende Fibrodysplasie**) geht mit heterotoper Fibrose, Mineralisierung sowie knorpeligen und knöchernen Metaplasien im Bindegewebe des Muskels einher. Sie kann lokalisiert oder systemisch (**ossifizierende progressive Fibrodysplasie**) auftreten. Die lokalisierte Form findet sich häufiger bei Hund und Pferd. Zumindest beim Hund wird meist eine traumatische Ursache vermutet.

In Muskeln, die durch starke Sehnenplatten oder Knochen begrenzt werden, kann es bei starker Belastung aufgrund erhöhten Blutzuflusses sowie der Akkumulation von Extrazellulärflüssigkeit zu einer Schwellung der Muskulatur und einer Kompression erst der dünnwandigen Venen, später aber auch der Arterien kommen. In der Folge entsteht ein ischämischer Gewebsuntergang im Sinne eines **Kompartment-Syndroms**.

Beim **Downer-Syndrom** handelt es sich um eine ischämische Muskelschädigung, die durch das eigene Körpergewicht z. B. auf eine eingeklemmte Gliedmaße oder äußeren Druck von Objekten entsteht. Es wird häufig als sekundäre Veränderung bei festliegenden **Rindern** beobachtet.

Der Verschluss eines großen arteriellen Gefäßes durch eine Thrombose kann zu einer ischämischen Muskeldegeneration führen (**ischämische Atrophie**, „vascular occlusive syndrome"). Es wird gelegentlich bei **Katzen** und **Pferden** mit einer Thrombose der abdominalen Aortenaufzweigung in der Muskulatur der Hintergliedmaßen (**intermittierendes Hinken**) sowie bei hochträchtigen Schafen im inneren schiefen Bauchmuskel beobachtet.

Die häufig bei Pferden zu beobachtende **postanästhetische Myopathie** stellt offenbar ein multifaktorielles Geschehen dar. Neben Kompartment- und Downer-Syndrom-ähnlichen Prozessen spielen dabei auch ein anästhesie-induzierter Blutdruckabfall, Schädigungen der peripheren Nerven und disponierende Muskelerkrankungen wie die equine Polysaccharid-Speicher-Myopathie eine Rolle.

10.3.3 Degenerative Myopathien

> **DEFINITION** **Degenerative Muskelerkrankungen** sind durch eine Störung des intrazellulären Muskelstoffwechsels durch primär nicht entzündliche Schädigungen charakterisiert. Sie weisen meist sehr ähnliche makroskopische und histologische Veränderungen im Sinne einer **Rhabdomyolyse** bzw. **hyalinscholligen Muskeldegeneration** (Zenkersche Degeneration) auf. Diese erlauben ohne weitergehende Untersuchungen zumeist keine Aussage über die jeweils vorliegende Ursache.

Ausgehend vom räumlichen und zeitlichen Verteilungsmuster unterscheidet man zwischen:
- fokalen monophasischen Degenerationen (z. B. Trauma)
- multifokalen monophasischen Degenerationen (z. B. Ionophorenvergiftung, Monensin®)
- fokalen polyphasischen Degenerationen (z. B. wiederholte Traumata)
- multifokalen polyphasischen Degenerationen (z. B. kongenitale Myopathien, nutritive Myopathien)

> **WISSENSWERTES** Rhabdomyolysen gehen mit einer charakteristischen Erhöhung von Muskelenzymen wie Creatinkinase (CK) und Lactatdehydrogenase (LDH) im Blut einher. Bei schwereren Fällen kommt es zu einer durch portweinfarbene (rot-braune) Urinfärbung gekennzeichneten Myoglobinurie.

Die Skelettmuskelfasern selbst zählen zu den terminal differenzierten Geweben (irreversibel postmitotisch). Eine Regeneration ist jedoch bei Erhalt der Basalmembranen und der als Satellitenzellen bezeichneten intramuskulären adulten Stammzellen über als Myotuben bezeichnete Zwischenstadien prinzipiell möglich. Bei schwereren Schädigungen erfolgt jedoch nur eine fibröse Reparation, häufig mit Ausbildung von Vakatfettwucherungen (Lipomatosis musculorum).

■ Nutritive Myopathien

Die nutritive Myopathie (**Weißmuskelkrankheit**) tritt besonders bei folgenden Tierarten auf:
- Neonaten und Jungtieren landwirtschaftlicher Nutztiere
- exotischen Herbivoren
- Pferden

Sporadisch kann sie jedoch auch bei anderen, zumeist adulten Herbivoren auftreten. Pathogenetisch steht eine durch Vitamin-E- und/oder Selen-Mangel ausgelöste und durch freie Radikale vermittelte Peroxidation von Zellbestandteilen, die v. a. die oxidativen Typ-1-Fasern betrifft, im Vordergrund. Bei Ferkeln können auch Eiseninjektionen an der Pathogenese beteiligt sein.

Nur bei einem geringen Teil der Fälle können bereits makroskopisch eine helle Querstreifung in der Skelett- und/oder Herzmuskulatur sowie eine chromoproteinämische Nephrose und Myoglobinurie beobachtet werden (**Abb. 10.24**). Bei Neonaten ist v. a. die Zwerchfell-, Interkostal- und Herzmuskulatur betroffen. Bei noch nicht abgesetzten Jungtieren ist die Zungen- und Nackenmuskulatur, aber auch die Schultergürtel- und Oberschenkelmuskulatur betroffen.

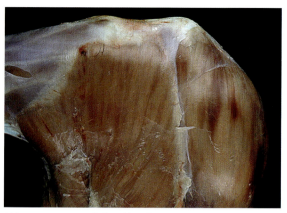

Abb. 10.24 Weißmuskelkrankheit beim Schaf mit bereits makroskopisch erkennbarer konfluierender streifiger Aufhellung der Hüft- und Kruppenmuskulatur infolge der durch einen Vitamin-E- und/oder Selen-Mangel bedingten hyalinscholligen Muskelfaserdegeneration.

Eine Besonderheit bei Schweinen ist, dass meist die Maulbeerherzkrankheit (diätische Mikroangiopathie) oder die Hepatosis diaetetica, seltener aber eine reine hyalinschollige Skelettmuskelfaserdegeneration zu beobachten ist.

■ Belastungsmyopathien

Beim **Schwein** kann eine Belastungsmyopathie im Rahmen des **Porzinen Stress-Syndroms (PSS)** auftreten. Neben einer polygenetischen Disposition bei stark bemuskelten Schweinerassen wie Pietrain, Belgische Landrasse und damit erzeugten Hybriden ist als weitere genetische Ursache eine Mutation im Ryanodinrezeptor bekannt, siehe dazu maligne Hyperthermie (S. 369). Als Stressfaktoren kommen z. B. Transport oder auch Rangkämpfe innerhalb der Gruppe infrage. Makroskopisch sind die betroffenen Skelettmuskelpartien hell, weich und ödematisiert („pale, soft and exsudative", PSE-Fleisch). Weiterhin kann sich PSS in Form einer **akuten Rückenmuskelnekrose** manifestieren. Diese Form wird auch als **Bananenkrankheit** bezeichnet, weil die Tiere durch die einseitig geschwollenen und später fibrosierten Rückenmuskelpartien oft bananenartig gekrümmt erscheinen. Pathogenetisch kommt es v. a. in Typ-2b-faserreichen Muskeln wie dem M. longissimus dorsi und M. semitendinosus zu Dauerkontraktionen und hyalinscholliger Muskelfaserdegeneration und -nekrose. Durch die bei der akuten Rhabdomyolyse entstehenden Stoffwechsel- und Zerfallsprodukte entsteht häufig ein tödlicher Schock (Herzarrhythmie durch massive Kaliumfreisetzung; plötzlicher Herztod des Schweines). Überlebende Tiere entwickeln zumeist eine myoglobinurische Nephrose.

Beim **Pferd** und anderen **Equiden** wird die schwerwiegendste Form der Belastungsmyopathie als **Kreuzverschlag** (paralytische Myoglobinurie, Feiertagskrankheit, „exertional myopathy", Rhabdomyolyse) bezeichnet. Kreuzverschlag kommt v. a. bei Kaltblütern, aber auch anderen Rassen vor, wobei bei einem Teil der Tiere eine genetische Disposition in Form der equinen Polysaccharid-Speicher-Myopathie, PSSM (S. 371), besteht. Die Erkrankung tritt häufig bei körperlicher Belastung nach einer längeren Ruhephase mit unverändert energiereicher Fütterung auf. Vorrangig betroffen sind die Typ-2-faserreichen Anteile der Glutäen-, Lenden- und Oberschenkelmuskulatur. Makroskopisch zeigt sich eine geschwollene, ödematisierte, hell-gestreifte Muskulatur mit Einblutungen sowie eine chromoproteinämische Nephrose mit Myoglobinurie, sofern die Tiere nicht perakut durch Hyperkaliämie an Herzversagen sterben.

Bei **Sportpferden** wird häufig eine belastungsinduzierte, prinzipiell ähnliche, jedoch mildere Myopathie ohne Nephrose und Myoglobinurie beobachtet, die als **latente equine Rhabdomyolyse** (Rennbahnkrankheit, „tying up"-Syndrom) bezeichnet wird.

Ähnliche Belastungsmyopathien werden auch bei Greyhounds und Schlittenhunden bei Hunderennen („**exertional rhabdomyolysis**") sowie Wildtieren, zumeist Wiederkäuern, nach langem Hetzen, beim Einfangen oder bei Immobilisation („**capture myopathy**") beobachtet.

■ Toxische Myopathien

Die Gruppe der ionophoren Antibiotika, z. B. Monensin®, Lasalocid®, Narasin und Maduramicin, werden bei Geflügel und anderen Tierarten als Kokzidiostatika und bei Rindern als Leistungsförderer eingesetzt. Sie können insbesondere bei **Pferden** und anderen **Equiden** eine **akute Rhabdomyolyse** induzieren. Auch Inhaltsstoffe bestimmter Pflanzenarten wie Kaffee-Kassie (*Senna occidentalis*), Runzeliger Wasserdost (*Ageratina altissima*), Fuchsbohne (*Thermopsis* spp.), Wasserschierling (*Cicuta* spp.), Coyotillo (*Karwinskia humboldtiana*) und das aus Baumwollsamen stammende Gossypol können gleichartige Myopathien hervorrufen.

Die **atypische Weidemyoglobinurie** des **Pferdes** tritt zumeist spontan bei Robustpferden, die im Freien auf einer Weide gehalten werden, in den ersten Frostnächten im Herbst bzw. Winter auf, seltener zu anderen Jahreszeiten ohne diesen Zusammenhang. Es wird vermutet, dass es sich um eine Vergiftung durch den Ahorninhaltsstoff Hypoglycin A (aus *Acer pseudoplantanus, Acer negundo*) handelt. Das klinische Bild und die Pathologie sind dem Kreuzverschlag sehr ähnlich.

■ Endokrine Myopathien und Elektrolytimbalancen

Bei **Hunden** kann es bei einer Hypothyreose oder einem Hyperadrenokortizismus zu einer begleitenden Muskelatrophie (endokrine Atrophie) kommen.

Auch bei **Katzen** mit Hyperthyreose können unspezifische Muskelfaserdegenerationen auftreten. Die beim Morbus Addison durch die Hyperkaliämie ausgelöste Muskelschwäche geht ohne morphologische Veränderungen einher. Bei Katzen wird ein hypokaliämisches Polymyopathie-Nephropathie-Syndrom sowie eine autosomal-rezessive periodische hypokaliämische Myopathie bei Birmakatzen beschrieben.

Bei **Rindern** kann es zu einer Ketose-assoziierten Hypokaliämie kommen, die mit Muskelveränderungen einhergeht. Darüber hinaus können Myopathien im Zusammenhang mit einer Hypernatriämie oder Hypophosphatämie auftreten.

■ Atrophie

Als Atrophie der Skelettmuskulatur wird sowohl eine makroskopisch sichtbare Reduktion des Muskelvolumens als auch die nur histologisch nachweisbare Reduktion der Querschnittfläche von einzelnen Muskelfasern bezeichnet.

Man unterscheidet verschiedene Formen der Atrophie:
- neurogene Atrophie
- Mangelernährungsatrophie
- Inaktivitätsatrophie
- Kompressionsatrophie
- ischämische Atrophie
- endokrine Atrophie
- Altersatrophie
- Myopathie-assoziierte Atrophie

Eine neurogene Atrophie kommt häufig infolge einer Schädigung der unteren motorischen Neurone (z. B. „equine motoneuron disease", EMND) oder der peripheren Nerven vor (z. B. Kehlkopfpfeifen, Fazialisparese, Abriss des Plexus brachialis). Bei der Mangelernährungsatrophie oder schweren zehrenden Erkrankungen kommt es durch die katabole Stoffwechsellage zu einem durch Autophagie vermittelten Abbau der kontraktilen Zellelemente. Die Inaktivitätsatrophie entsteht z. B. infolge einer Fraktur. Die endokrin bedingte Muskelatrophie wird typischerweise beim Hyperadrenokortizismus (Cushing) beim Hund beobachtet.

> **DAS MÜSSEN SIE WISSEN**
>
> Degenerative Muskelerkrankungen werden durch eine Störung des intrazellulären Muskelstoffwechsels durch primär nicht entzündliche Schädigungen verursacht und zeigen ein einheitliches Erscheinungsbild (Rhabdomyolyse, hyalinschollige Muskeldegeneration), das keinen Rückschluss auf die zugrunde liegende Ursache erlaubt. Ätiologisch kommen nutritive, belastungsinduzierte und toxische Faktoren in Betracht. Auch endokrine Störungen und Elektrolytimbalancen bewirken unspezifische Muskeldegenerationen. Eine makroskopisch sichtbare Reduktion des Muskelvolumens wie auch die nur histologisch nachweisbare Reduktion der Querschnittfläche von einzelnen Muskelfasern wird als Atrophie bezeichnet. Je nach Ursache lassen sich verschiedene Formen differenzieren.

10.3.4 Entzündungen

> **DEFINITION** Als **Myositis** bezeichnet man eine entzündliche Erkrankung der Skelettmuskulatur. Myositiden können infektiöser, traumatischer sowie immunpathologischer Ätiologie, ggf. mit genetischer Prädisposition sein.

■ Virale Myositiden

Die Skelettmuskulatur kann bei systemischen Virusinfektionen mitbetroffen sein, z. B. bei:
- Blauzungenkrankheit (Anzeigepflicht)
- Akabane-Virus-Infektion
- Maul- und Klauenseuche (Anzeigepflicht)
- Enzephalomyelitis der Schweine durch porzine Teschoviren

■ Bakterielle Myositiden

Eitrige Myositiden

Sie entstehen meistens durch eine bakterielle Infektion infolge einer lokalen traumatischen Inokulation und neigen zur Abszedierung. Folgende Erreger sind des Öfteren beteiligt:
- *Trueperella pyogenes* (Rind und Schwein)
- *Corynebacterium pseudotuberculosis* (Schaf und Ziege)
- *Streptococcus equi* subsp. *zooepidemicus* (Pferd)

Gangräneszierende Myositiden

Rauschbrand

Rauschbrand („blackleg", Anzeigepflicht) entsteht als Folge einer Infektion mit *Clostridium chauvoei*. Die Erkrankung ist hauptsächlich beim **Rind** und gelegentlich beim **Schaf**, selten bei anderen Spezies anzutreffen. Die eigentliche Infektion findet über den Magen-Darm-Trakt statt. Die aufgenommenen Sporen können über längere Zeit inaktiv in Phagozyten innerhalb der Skelettmuskulatur verweilen. Lokale stumpfe, zumeist nicht perforierende Traumata können vermutlich über eine lokale Hypoxie im Gewebe die Sporen aktivieren. Durch die Toxine der proliferierenden Clostridien entsteht eine gangränöse Myositis.

Makroskopisch finden sich in der Skelettmuskulatur, den Faszien sowie der Unterhaut:
- entzündliche Ödeme
- Blutungen
- Emphyseme (Gasbildung und knisternde Konsistenz, emphysematöses Gangrän)
- Nekrosen
- ein typischer, an ranzige Butter erinnernder Geruch

Beim Rauschbrand kommt es durch systemisch wirkende Toxine auch zu einer massiven Schädigung u. a. von Leber und Nieren mit häufig letalem Ausgang.

Pararauschbrand

Das **maligne Ödem** entwickelt sich dagegen nach lokaler perforierender Verletzung und Infektion mit *Clostridium (C.) septicum*, *C. perfringens* oder *C. novyi*. Es kann bei allen Haustieren auftreten, insbesondere aber bei den **landwirtschaftlichen Nutztieren**. Ausgehend von einer Wundinfektion (Wund- oder Geburtspararauschbrand) kommt es zu einer lokalen gangränösen, nekrotisierenden Cellulitis und Myositis mit entzündlichen Ödemen, Blutungen und Emphysem (**Gasbrand**, Abb. 10.25). Auch beim Pararauschbrand kommt es durch systemisch wirkende Toxine zu einer massiven Schädigung u. a. von Leber und Nieren mit häufig letalem Ausgang.

Granulomatöse Myositiden

Diese werden im Zusammenhang mit Tuberkulose (Anzeigepflicht), Aktinobazillose, Aktinomykose oder Botryomykose beobachtet.

Botryomykose ist eine häufiger bei Pferden in der Brustmuskulatur (**Bugbeule**), aber auch bei Schweinen anzutreffende Infektion mit *Staphylococcus aureus*. Im Zentrum der pyogranulomatösen Herde können typische traubenartige Erregerkolonien mit Splendore-Hoeppli-Material beobachtet werden.

Das **Roecklsche Granulom** stellt eine ätiologisch ungeklärte noduläre, granulomatöse Veränderung in der Muskulatur beim Rind dar. Ähnliche Veränderungen können auch in Leber, Lunge und anderen Organen auftreten.

■ Parasitäre Myositiden

Verschiedene **Muskel-Sarkosporidiosen** kommen bei **landwirtschaftlichen Nutztieren** und seltener bei **anderen Haustieren** als häufig makroskopisch kaum sichtbare, etwa 2–10 mm große, reaktionslose und mit Bradyzoiten gefüllte Zysten im Zytoplasma von Muskelfasern vor (**Abb. 10.26**). Selten kommt es zu entzündlichen Veränderungen um degenerierte Zysten herum. Als Ursache für die eosinophile Myositis der Rinder und Schafe werden degenerierte *Sarcocystis*-spp.-Zysten angenommen.

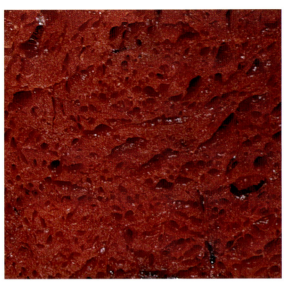

Abb. 10.25 Pararauschbrand: Gangränöse und nekrotisierende Myositis mit malignem Ödem und Emphysem (Gasbrand) in der Hintergliedmaßenmuskulatur beim Rind infolge einer Wundinfektion durch *Clostridium (C.) septicum*.

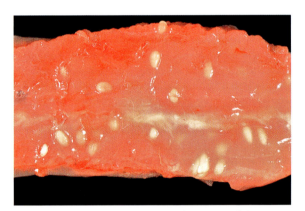

Abb. 10.26 Nur bei wenigen Sarkosporidienarten sind die intramuskulären Gewebezysten makroskopisch so gut zu sehen wie bei *Sarcocystis gigantea* (2 × 7 mm) im Ösophagus beim Schaf (Zwischenwirt: Schaf; Endwirt: Katze).

Der Endwirt von **Toxoplasma gondii** ist die **Katze**. Zwischenwirte können sehr viele andere Tierarten sein, wobei v. a. klinisch inapparent infizierte **Schweine** zahlreiche intramuskuläre, bis ca. 100 μm große, mit Merozoiten gefüllte Zysten beherbergen können. Erkrankungen infolge von *Toxoplasma-gondii*-Infektionen finden sich selten bei immungeschwächten **Hunde-** und **Katzenwelpen** wie auch anderen Haustieren und dem Menschen (Zoonose). Häufig ist die Myositis, die im Gegensatz zu anderen infizierten Organen (bes. Gehirn, Lunge, Leber) eher selten auftritt, mit einer Polyradikuloneuritis vergesellschaftet.

Eine Infektion mit **Neospora caninum** findet sich häufig beim Hund, der End- und Zwischenwirt zugleich sein kann. Während beim **Rind** Aborte verursacht werden, finden sich bei etwas älteren **Hundewelpen**, selten auch bei der **Katze**, eine Myositis und Radikuloneuritis.

Als weitere in Europa seltene protozoeninduzierte Myositiden werden bei **Hunden** Infektionen mit *Hepatozoon americanum* (**Hepatozoonose**) und *Trypanosoma cruzi* (**Chagas-Krankheit**) beschrieben.

Die Infektion mit **Trichinen** (in Europa v. a. *Trichinella (T.) spiralis, T. nativa, T. britovi*) erfolgt durch die alimentäre Aufnahme von infiziertem Muskelgewebe (Zoonose). Die Trichinellose wird am häufigsten beim **Schwein** und bei **Karnivoren**, aber auch bei **Ratten**, **Mäusen**, **Dachsen**, **Pferden** und **Vögeln** beobachtet. Die Nematoden reifen im Duodenum zu geschlechtsreifen, 2–4 mm langen adulten Stadien heran. Durch hämatogene Streuung gelangen die Nematoden-Larven in die Skelettmuskulatur, wobei am häufigsten Zunge, Kaumuskulatur, Zwerchfell, Zwischenrippenmuskulatur und die extraokulären Augenmuskeln betroffen sind. ==In der Frühphase kommt es zu einer eosinophilen Myositis. Im Spätstadium finden sich hingegen abgekapselte, reaktionslose, ca. 8 × 100 μm große, eingerollte Larven im Sarkoplasma von Muskelfasern. Diese können mehr als 20 Jahre lang überleben.==

> **WISSENSWERTES**
> **Trichinen**
> Die Bekämpfung der **Trichinellose** ist einer der Grundsteine der Veterinärmedizin. Auf eine Empfehlung von Rudolph Virchow hin wurde in Preußen bereits im 18. Jh. die regelmäßige Untersuchung von Schlachtschweinen auf Trichinen per Gesetz eingeführt. Auch wenn heute Trichinen in Deutschland bei Haus- und Wildschweinen weitgehend eradiziert sind (8 Fälle von 1996–2015), gibt es immer noch ein sylvatisches Reservoir, z. B. in Füchsen (einer aktuellen Studie zufolge sind in Polen ca. 10 % aller Füchse infiziert).

Bei der **Muskelzystizerkose** finden sich die Larvenstadien (**Finnen**) von Zestoden in der Muskulatur der Zwischenwirte. Hierzu gehören die:

- 5 × 20 mm großen, rundlichen Finnen von *Cysticercus cellulosae* beim Schwein (Bandwurm: *Taenia solium*; Endwirt: Mensch)
- bis 10 × 4,5 mm großen Finnen von *Cysticercus bovis* beim Rind (Bandwurm: *Taenia saginata*; Endwirt: Mensch, **Abb. 10.27**)
- bis 10 × 5 mm großen Finnen von *Cysticercus ovis* bei Schaf und Ziege (Bandwurm: *Taenia ovis*; Endwirt: Hund)

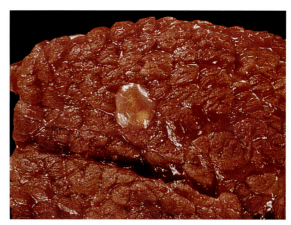

Abb. 10.27 Intramuskuläre Bandwurmfinne (*Cysticercus bovis*) des „Rinderbandwurms" *Taenia saginata* des Menschen in der Muskulatur bei einem Rind (Anschnitt). Diese finden sich häufig in der bovinen Masseter-, Zungen-, Herz- und Zwerchfellmuskulatur. Sie bestehen aus einer dünnwandigen, flüssigkeitsgefüllten Zyste (ca. 7 mm im Durchmesser), in die sich von der Wand her ein einziger Scolex einstülpt.

Die ca. 1 mm großen, von Bindegewebe abgekapselten Mesozerkarien des **Trematoden** *Alaria alata* (**Dunkerscher Muskelegel**) können im Fett- und Skelettmuskelgewebe von paratenischen Wirten (nicht obligate zusätzliche Zwischenwirte) wie **Schweinen**, insbesondere Wildschweinen, aber auch zahlreichen anderen **Wirbeltieren** vorliegen. Endwirte sind **Fleischfresser**, bei denen die ca. 3–6 × 1– 2 mm großen adulten Trematoden im Dünndarm vorkommen. Erster Zwischenwirt sind Süßwasserschnecken, zweiter Zwischenwirt sind Kaulquappen und Frösche, durch deren alimentäre Aufnahme sich wiederum der Endwirt oder die paratenischen Wirte infizieren können.

Im Gegensatz zu Trichinen kommt der Dunkersche Muskelegel in Deutschland in mehreren Regionen vor, wird jedoch mit den Routinemethoden der Fleischbeschau nicht sicher erfasst.

■ Immunpathologische Myositiden

Sie sind pathogenetisch sehr unterschiedlich, weisen eine überwiegend lymphohistiozytäre Zellinfiltration auf, können verschiedene Muskeln betreffen und treten v. a. bei **Hunden** auf. Hierbei sind allerdings große rassespezifische unterschiedliche Manifestationsformen zu unterscheiden. Bei **Katze** und **Pferd** sind immunpathologische Myositiden sehr selten.

Die **eosinophile Myositis der Kaumuskulatur** kommt beim **Hund**, insbesondere beim Deutschen Schäferhund vor. Bei den erkrankten Tieren kommt es zu einer progressiven, auf die Kaumuskulatur begrenzten, lymphohistioplasmazellulären und eosinophilen Myositis, welche im chronischen Stadium in eine Fibrose und Muskelatrophie übergeht. ==Bei den Patienten sind Autoantikörper gegen die kaumuskelspezifische Typ-2M-Isoform des Myosins nachweisbar.==

Die **T-Zell(CD8⁺)-vermittelte Polymyositis** findet sich häufig beim Hund, insbesondere bei Deutschen Schäferhunden und Neufundländern. Makroskopisch können eine generalisierte Muskelatrophie und eine Ösophagusdilatation festgestellt werden.

Die bilaterale **Polymyositis der extraokulären Augenmuskeln** wird insbesondere bei jungen Golden Retrievern beschrieben.

> **DAS MÜSSEN SIE WISSEN**
>
> Entzündungen der Muskulatur (Myositis) können infektiöser, traumatischer sowie immunpathologischer Ätiologie, ggf. mit genetischer Prädisposition sein.
>
> Viral bedingte Myositiden treten insbesondere im Zusammenhang mit systemischen Virusinfektionen auf.
>
> Bie bakteriellen Infektionen unterscheidet man je nach Entzündungscharakter eitrige, gangräneszierende oder granulomatöse Myositiden.
>
> Für die Fleischbeschau von Bedeutung sind insbesondere parasitär bedingte Myositiden bei Nutztieren. Erreger wie Toxoplasmen und *Neospora caninum* führen bei Hund und Katze zu Myositis und Radikuloneuritis.
>
> Immunpathologische Myositiden sind pathogenetisch uneinheitlich und betreffen fast ausschließlich Hunde.

10.3.5 Tumorähnliche Verändungen und Tumoren

Im Allgemeinen sind Neoplasien der Skelettmuskulatur bei allen Haussäugetieren sehr selten. Die Tumoren mit Skelettmuskeldifferenzierung gehen meist von pluripotenten mesenchymalen Stammzellen und selten von Satellitenzellen aus. Bei Haussäugetieren kommen sowohl die extrem seltenen **Rhabdomyome** als auch die seltenen **Rhabdomyosarkome** bereits bei Neugeborenen und Jungtieren, aber in der Mehrzahl der Fälle bei älteren Tieren vor (Abb. 10.28).

Rhabdomyome werden gehäuft im Herzen neonataler oder juveniler Schweine sowie am Kehlkopf von Hunden beschrieben.

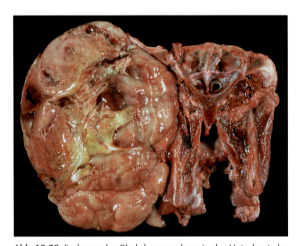

Abb. 10.28 Embryonales Rhabdomyosarkom in der Unterhaut des Kopfes mit Kompressionsatrophie der benachbarten Weichgewebe und Schädelknochen bei einem 2 Wochen alten Kalb (Schädelquerschnitt).

Rhabdomyosarkome treten v. a. in der Kopf- und Nackenregion von Hunden, Katzen, Schafen, Rindern, Schweinen und Pferden auf. Speziell beim Hund können sie auch als in der Submukosa der Harnblase lokalisiertes **embryonales (botryoides) Rhabdomyosarkom** entstehen. Letzteres findet sich bei jungen Hunden großwüchsiger Rassen, wie z. B. dem Berner Sennenhund. Neben wenig differenzierten heteromorphen Zellen ist immer ein variabler, aber charakteristischer Anteil an Zellen nachweisbar, die den embryonalen Vorläuferzellen der Skelettmuskulatur ähneln („spiderweb cells", „tadpole cells", „strap cells", „racquet cells") und eine Querstreifung aufweisen können.

Zu den nicht vom Muskelgewebe ausgehenden, jedoch **im Muskel entstehenden Tumoren** zählen Riesenzellsarkome, Hämangiosarkome und maligne Lymphome wie auch sekundäre Skelettmuskeltumoren. Zu Letzteren gehört auch das infiltrativ wachsende Lipom. Metastasen von Primärtumoren in einem anderen Organ werden in der Muskulatur nur sehr selten beobachtet, und dann im Stadium einer weit fortgeschrittenen Progression.

10.4 Sehnen und Sehnenscheiden

Insbesondere an Stellen, an denen die Sehnen erhöhten Druckbelastungen ausgesetzt sind, weisen sie teils altersabhängige Veränderungen wie knorpelige Metaplasien, Fibroblastenproliferationen, Zysten, Nekrosen oder Verkalkungen mit variierender pathologischer Relevanz auf.

Beim **Fesselringbandsyndrom** handelt es sich um ein durch Traumata oder Infektionen ausgelöstes Kompartmentsyndrom beim Pferd. Dabei kommt es zu einer Einschnürung der oberflächlichen Beugesehne und ihrer Sehnenscheide durch das Fesselringband, wodurch lokale ischämische Schäden entstehen.

Sehnenluxationen entwickeln sich auf der Basis einer Störung im Halteapparat, wie etwa bei der Perosis des Geflügels.

Sehnenrupturen werden im Zusammenhang mit Verletzungen oder chronisch-degenerativen Tendopathien beobachtet.

Eine **sekundäre aseptische Tendinitis** betrifft beim Pferd häufig die oberflächliche Beugesehne sowie den sehnigen M. interosseus medius (Fesselträger) überwiegend an den Vordergliedmaßen. Seltener ist die tiefe Beugesehne an den Hintergliedmaßen betroffen. Pathogenetisch entstehen durch mechanische Überbelastung Zerreißungen einzelner Fibrillen, ganzer Bündel oder der ganzen Sehne mit Einblutungen. Sehnengewebe heilt nur langsam und nur über lang anhaltende Reparationen, die erst sehr spät oder gar nicht in eine Regeneration mit vollständiger Restitutio ad integrum übergehen. Das zunächst gebildete kollagenfaserreiche Narbengewebe weist einen andersartigen feingeweblichen Aufbau mit schlechteren mechanischen Eigenschaften auf.

Infektionsbedingte Entzündungen betreffen häufiger die Sehnenscheiden, nur selten die Sehne. Entzündungen der Sehnenscheiden (**Tendovaginitis**) und Schleimbeutel (**Bursitis**) weisen ätiologisch und morphologisch große Übereinstimmungen mit den Arthritiden auf.

Verschiedene **Parasiten** des Genus *Onchocerca*, deren ca. 300 µm große Larven auch als **Mikrofilarien** bezeichnet werden, weisen eine Affinität zum Sehnengewebe auf. Beispiele für Parasiten, die degenerative und entzündliche Prozesse auslösen, sind:

- die etwa 20–75 cm langen adulten *Onchocerca (O.) reticulata* im M. interosseus und Beugesehnenbereich beim Pferd
- die etwa 7–30 cm langen adulten *O. cervicalis* im Nackenband beim Pferd
- die etwa 3–60 cm langen adulten *O. gutturosa* im Nackenband bei Rind und Pferd
- die etwa 3–60 cm langen adulten *O. lienalis* im Magen-Milz-Band beim Rind

Äußerst selten kommen die **folgenden tumorähnlichen Veränderungen und Tumoren** an Sehnen vor:

- Als **Fibromatose** (desmoides Fibrom) wird eine progressive, infiltrative, nicht metastasierende, von Fibroblasten dominierte, neoplastische oder tumorähnliche Veränderung bezeichnet. Sie kommt selten beim Pferd vor.
- Die **„musculoaponeurotic fibromatosis"** betrifft vorwiegend die Aponeurosen der Brustkorbregion beim Pferd.
- Die **ossifizierende progressive Fibrodysplasie** (progressive ossifizierende Myositis) ist eine bei Katzen beschriebene, mit einer generalisierten progressiven Fibrose und Knorpel- und Knochenzubildung einhergehende Verdickung der Sehnen und Aponeurosen.
- Der gutartige **Riesenzelltumor** der Sehne und Sehnenscheide geht vermutlich von den Synovioblasten der Sehnenoberfläche aus und weist zahlreiche multinukleäre Riesenzellen auf.

11 Haut

Peter Wohlsein, Wolfgang Baumgärtner, Marion Hewicker-Trautwein

11.1 Postmortale Veränderungen

Leichenerscheinungen der Haut werden v. a. bei wenig pigmentierten **Schweinen** beobachtet. Sie beinhalten:
- Totenblässe (Palor mortis)
- Totenflecken (Livores)
- postmortale Kapillarrupturen (Vibices)
- Grünfärbung (Sulfmethämoglobin- und Eisensulfidbildung), fäulnisbedingtes „Durchschlagen" der kutanen Venennetze
- Gasbildung
- Tierfraß
- Bei **Mumifizierung** wird die Haut fest, lederartig und braun. **Wasserleichen** können eine Ablösung von Epidermis und Horngebilden zeigen. Unterhautfettgewebe kann sich in Fettwachs (Adipocire) umbilden.

11.2 Effloreszenzen

DEFINITION Die verschiedenen makroskopischen Formen von Hautveränderungen können in primäre und sekundäre Effloreszenzen („Hautblüten") eingeteilt werden und dienen als diagnostisch relevante Muster von Hauterkrankungen. **Primäre Effloreszenzen** werden direkt vom zugrunde liegenden Krankheitsprozess verursacht (Abb. 11.1). **Sekundäre Effloreszenzen** entwickeln sich im Anschluss an primäre Effloreszenzen. Sie entstehen meist durch selbst zugefügte Traumata, Sekundärinfektionen, medizinische Behandlungen oder andere Faktoren bzw. Komplikationen (Abb. 11.2).

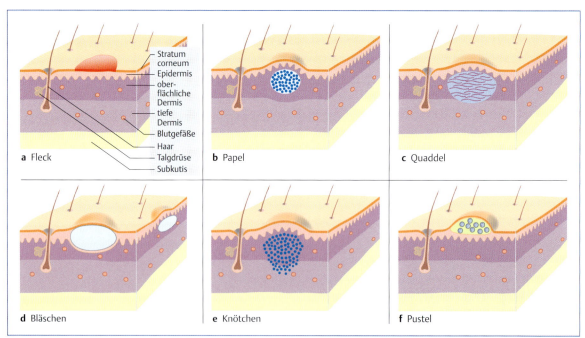

Abb. 11.1 Primäreffloreszenzen.
- **a Fleck (Macula, Makel):** umschriebene, nicht erhabene Farbabweichung der Haut (< 1 cm); z. B. Erythem, Blutung, Talerfleck, Lentigo.
- **b Papel (Papula):** umschriebene, beetartige, solide (blaue Punkte symbolisieren zelluläre Infiltrate) oder zystische Erhabenheit der Haut (< 1 cm); oft vergesellschaftet mit intra- und subepidermalem Ödem oder epidermaler Hyperplasie; z. B. Papillom, Insektenstich.
- **c Quaddel (Urtica):** umschriebenes Ödem in der Dermis (Korium) mit Auseinanderweichen der Kollagenfasern infolge der Flüssigkeitseinlagerung; palpatorisch teigig-weiche Erhabenheit, evtl. mit Juckreiz; z. B. Insektenstich, Urtikaria (Nesselsucht), allergische Arzneimittelüberempfindlichkeit.
- **d Bläschen (Vesicula):** umschriebene Erhabenheit infolge einer intra- (links) und/oder subepidermalen (rechts) Hohlraumbildung (< 1 cm) mit Ansammlung von seröser Flüssigkeit ohne oder nur mit wenigen Zellen; z. B. Pemphigus-Komplex, Herpes labialis.
  Blase (**Bulla**; synonym **Aphthe**: intraepidermale Bulla bei MKS): > 1 cm; z. B. Brandblase, Epidermolysis bullosa, bullöses Pemphigoid.
- **e Knötchen (Nodulus):** umschriebene, feste erhabene Läsion (< 1 cm), die sich meist in tiefere Hautschichten ausdehnt (blaue Punkte symbolisieren Zellen oder azelluläre Ablagerungen); z. B. Calcinosis circumscripta, granulomatöse Entzündung.
  Knoten: umschriebene, solide Läsion > 1 cm; oberflächlicher Knoten = **Tuber**; tiefer Knoten = **Nodus**;
  z. B. Botryomykose, Dasselbeule; Neoplasien.
- **f Pustel (Pustula):** umschriebene Erhabenheit mit intraepidermaler Hohlraumbildung und Ansammlung von Exsudat (gelb) und neutrophilen Granulozyten (blaue Symbole); z. B. Impetigo, Pyodermie.
  Sonderform **Vesiko-Pustel:** intraepidermale Hohlraumbildung mit Ansammlung seröser Flüssigkeit und neutrophilen Granulozyten.

Einige Effloreszenzen können sowohl primärer als auch sekundärer Natur sein (**Abb. 11.3**), beispielsweise kann eine Alopezie primär endokrin oder sekundär durch Benagen infolge Pruritus verursacht sein. Der nicht eindeutig in der Veterinärdermatologie definierte Begriff **„Ekzem"** steht für eine entzündliche Hauterkrankung (Dermatitis), die aber nicht unbedingt eine infektiöse Genese haben muss.

Für die Diagnostik von Hauterkrankungen ist die morphologische Untersuchung zur Identifikation der diagnoserelevanten Primäreffloreszenzen von essenzieller Bedeutung.

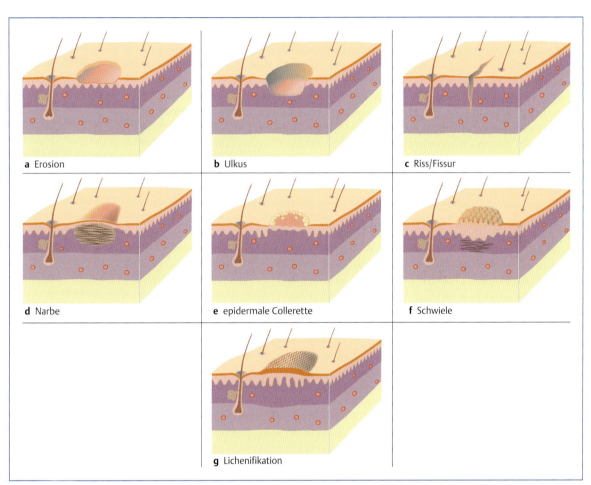

Abb. 11.2 Sekundäreffloreszenzen.
- **a Erosion (Erosio):** umschriebener flacher Epidermisverlust mit erhaltener Basalmembran; z. B. Pemphigus foliaceus, diskoider Lupus. **Excoriatio, Abrasio (Abschürfung):** wie Erosion, jedoch mechanisch verursacht.
- **b Ulkus (syn. Ulzeration; Ulceratio):** umschriebener Verlust der Epidermis einschließlich der Basalmembran; z. B. Dekubitus, ischämische Nekrose nach Vaskulitis.
- **c Riss/Fissur (Fissura, Rhagade):** linearer Spalt durch die Epidermis bis in die Dermis hinein; z. B. hepatokutanes Syndrom, digitale Hyperkeratose.
- **d Narbe (Cicatrix):** chronisches Granulationsgewebe mit vermehrtem Kollagenfasergehalt (braune Striche) und einzelnen, senkrecht zur Oberfläche verlaufenden Gefäßen im Bereich einer ausgeheilten Hautläsion, meist mit Verlust der Adnexe; z. B. ausgeheilte Wunde.
- **e epidermale Collerette:** zirkuläre Läsion (hellbrauner Bereich) mit ringförmiger, nach zentral gerichteter Schuppenbildung (gelbe Punkte) sowie epidermaler Spongiose und Akanthose; Folge vesikulärer/pustulöser Läsionen; z. B. Pyodermie, Pityriasis rosea, Pilzinfektionen.
- **f Schwiele (Callus):** plaqueartiger, rauer, verfestigter Hautbereich mit epidermaler Hyperplasie, Hyperkeratose (symbolisiert durch noduläre Oberflächenstruktur) und Koriumfibrose (braune Striche) besonders an mechanisch exponierten Stellen; z. B. Knochenvorsprünge.
- **g Lichenifikation (Lichenificatio):** prominentes Oberflächenrelief der Haut infolge epidermaler Hyperplasie und Hyperkeratose; z. B. chronische Dermatitis, chronische mechanische Reizung.

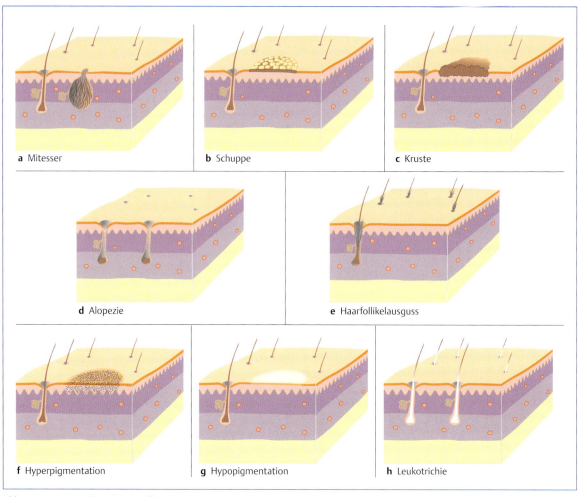

Abb. 11.3 Primär- oder Sekundäreffloreszenzen.
- **a Mitesser (Comedo):** dilatierter Haarfollikel mit Verlust des Haarschaftes, akkumuliertem Talg und keratinisiertem Zelldetritus; z. B. Hyperadrenokortizismus, canine Akne.
- **b Schuppe (Squama):** kleieartige, orthokeratotisch verhornte Epithelzellverbände (gelbe Strukturen) zwischen den Haaren auf der Hautoberfläche; z. B. Ichthyosis, Seborrhö, Cheyletiellose, Dermatophytose.
- **c Kruste (Crusta):** eingetrocknetes Exsudat auf der Hautoberfläche bestehend aus Serum, Blut und Zellen, meist neutrophilen Granulozyten, sowie Zelldetritus; z. B. Pyodermie, Pechräude, Pemphigus foliaceus.
- **d Alopezie:** Haarverlust, oft mit Verdünnung der Epidermis einhergehend; z. B. primär: endokrine Dermatose; sekundär: durch Belecken/Benagen.
- **e Haarfollikelausguss:** Ansammlung von keratinisiertem Zelldetritus am Haarschaft, der aus der Haarfollikelöffnung herausragt oder beim Herausziehen der Haare an diesen haftet; z. B. idiopathische Seborrhö, Sebadenitis, Dermatophytose.
- **f Hyperpigmentation:** Zunahme der epidermalen Melanineinlagerung; z. B. Lentigo, Acanthosis nigricans.
- **g Hypopigmentation:** Abnahme der epidermalen Melanineinlagerung (Leukoderma); z. B. diskoider Lupus, hereditäre Genese.
- **h Leukotrichie:** Verlust des Haarpigmentes; z. B. altersbedingtes Ergrauen, autoimmune Erkrankungen, Beschälseuche.

WISSENSWERTES

„Pattern"-Analyse – ein diagnostischer Ansatz in der Dermatopathologie

Auch in der Veterinärdermatologie hat sich in den letzten Jahrzehnten infolge zunehmender Spezialisierung ein umfangreiches Fachvokabular angesammelt, das für die Kommunikation zwischen Experten unverzichtbar ist. Zu diesem gehört eine Vielzahl von organtypischen Begriffen zur Beschreibung bestimmter Veränderungen. Hautläsionen lassen sich in Primär- und Sekundäreffloreszenzen unterteilen. Das Erkennen von Primäreffloreszenzen ist bedeutsam, da diese sich als unmittelbare Folge der zugrunde liegenden Erkrankung oder der einwirkenden Noxe entwickeln und somit in vielen Fällen eine ätiologische Diagnose bzw. Erkenntnisse über die Pathogenese erlauben. Aus didaktischen Gründen werden die Hauterkrankungen nach ätiopathogenetischen Aspekten (z. B. genetische, physikalische, belebte Ursachen etc.) eingeteilt. Allerdings hat sich aus dermatopathologisch-diagnostischer Sicht v. a. für entzündliche Hautveränderungen die histologische Muster-Analyse („pattern analysis") bewährt. Das Verteilungsmuster der Läsionen muss zwar nicht charakteristisch für ein bestimmtes Krankheitsbild sein, gibt aber Hinweise auf die mögliche Ursache oder Pathogenese der Erkrankung. Allerdings bleibt zu berücksichtigen, dass sich einerseits Hautveränderungen im Verlauf einer Erkrankung ändern können („live of lesions") und andererseits verschiedene Ursachen gleiche Muster verursachen können.

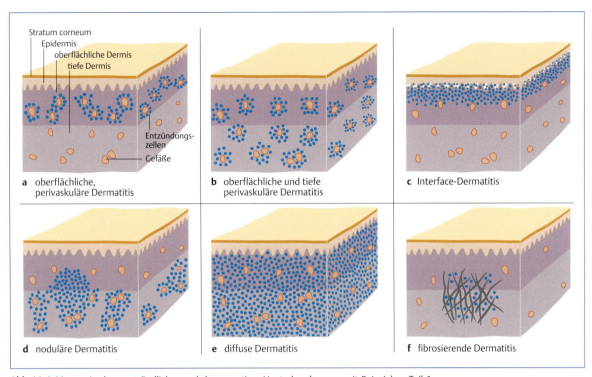

Abb. 11.4 Muster-Analyse entzündlicher und degenerativer Hauterkrankungen mit Beispielen, Teil 1.
Die Entzündungszellen in den dargestellten Mustern variieren je nach Art der Erkrankung in Abhängigkeit von der Ursache und der Dauer der Erkrankung.
a **Oberflächliche perivaskuläre Dermatitis:** in der oberflächlichen Dermis (Korium) Infiltration von Entzündungszellen um postkapilläre Venulen; z. B. Impetigo, Urtikaria, Kontaktdermatitis.
b **Oberflächliche und tiefe perivaskuläre Dermatitis:** in der oberflächlichen und tiefen Dermis (Korium) Infiltration von Entzündungszellen um postkapilläre Venulen; z. B. Stephanofilariose.
c **Interface-Dermatitis (Grenzflächendermatitis):** Infiltration von meist mononukleären Entzündungszellen am dermoepidermalen Übergang; Manifestation mit hydropischer Degeneration von Basalzellen (weiße Punkte) und/oder bandartiger (lichenoider) Entzündungszellinfiltration (blaue Punkte); z. B. diskoider Lupus, bullöses Pemphigoid, Erythema multiforme.
d **Noduläre Dermatitis:** in oberflächlicher und tiefer Dermis umschriebene Entzündungszellinfiltration; z. B. Botryomykose, Leishmaniose, Fremdkörperreaktion.
e **Diffuse Dermatitis:** in oberflächlicher und tiefer Dermis flächenhafte Entzündungszellinfiltration; z. B. Pilzinfektionen, plasmazelluläre Pododermatitis.
f **Fibrosierende Dermatitis:** in oberflächlicher und tiefer Dermis (Korium) chronische Entzündung (blaue Punkte) mit prominenter Zubildung kollagenfaserreichen Bindegewebes (braune Striche); z. B. Granulationsgewebe, Narbe.

Hautveränderungen werden nach der Muster-Analyse in folgende histologische Gruppen eingeteilt (**Abb. 11.4** und **Abb. 11.5**):
- perivaskuläre Dermatitis
- „Interface"(Grenzflächen)-Dermatitis
- Vaskulitis
- noduläre bzw. diffuse Dermatitis
- fibrosierende Dermatitis
- intraepidermale vesikuläre bzw. pustulöse Dermatitis
- subepidermale vesikuläre Dermatitis
- Perifollikulitis
- Follikulitis
- Talgdrüsenentzündung (Sebadenitis)
- Pannikulitis
- atrophische Dermatose

Diese Gruppen können auf ein spezifisches Krankheitsbild hinweisend sein. Je nach Stadium können Erkrankungen verschiedene Muster aufweisen und unterschiedliche Ursachen zu gleichen Mustern führen. Die Vorteile der Muster-Analyse liegen darin, dass ähnliche pathogenetische Prozesse erkannt und eine einheitliche Nomenklatur verwendet werden.

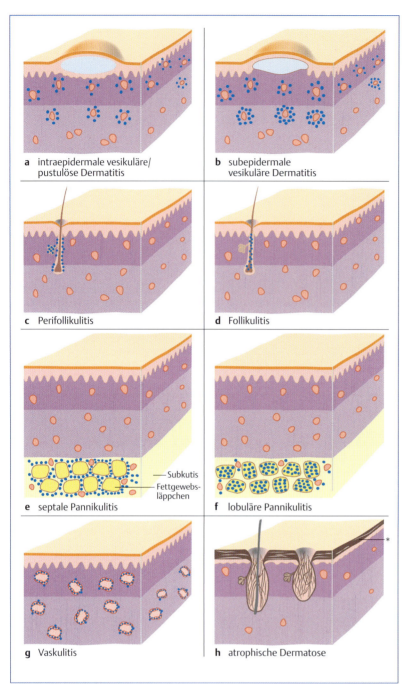

Abb. 11.5 Muster-Analyse entzündlicher und degenerativer Hauterkrankungen mit Beispielen, Teil 2.
a Intraepidermale vesikuläre, vesikopustulöse oder pustulöse Dermatitis: intraepidermale Hohlraumbildung (Vesikel oder Vesiko-Pustel) und vorwiegend oberflächliche perivaskuläre Dermatitis; z. B. Pemphigus-Komplex, Pyodermie.
b Subepidermale vesikuläre Dermatitis: subepidermale vesikelähnliche Hohlraumbildung und vorwiegend oberflächliche perivaskuläre Dermatitis; z. B. bullöses Pemphigoid, Epidermolysis bullosa.
c Perifollikulitis/Sebadenitis: Entzündungszellinfiltration in unmittelbarer Nachbarschaft zum Haarfollikel mit Exozytose in das Haarfollikelepithel sowie Infiltration der Talgdrüse; z. B. Demodikose, Dermatophytose, akrales Leckgranulom.
d Follikulitis: Infiltration und Akkumulation von Entzündungszellen im Haarfollikelepithel und im -lumen; z. B. Demodikose, Dermatophytose, akrales Leckgranulom.
e Septale Pannikulitis: überwiegende Infiltration von Entzündungszellen in den interlobulären Bindegewebssepten des subkutanen Fettgewebes; z. B. Pannikulitis bei systemischem Lupus erythematodes.
f Lobuläre Pannikulitis: Infiltration von Entzündungszellen im subkutanen Fettgewebe und den interlobulären Bindegewebssepten; z. B. Phlegmone, posttraumatisch.
g Vaskulitis: in der Gefäßwand und im perivaskulären Gewebe Infiltration von Entzündungszellen; z. B. porzines Dermatitis-Nephropathie-Syndrom, systemischer Lupus erythematodes.
h Atrophische Dermatose: Kennzeichen sind: überwiegend orthokeratotische Hyperkeratose der Epidermis (*), epidermale Atrophie, Telogenisierung der Haarfollikel, Haarfollikeldilatation mit Akkumulation von Keratinlamellen, Atrophie der Talgdrüsen; z. B. endogene (Endokrinopathien) und exogene Ursachen (Intoxikationen).

11.3 Missbildungen

11.3.1 Defekte der Epidermis

■ **Epitheliogenesis imperfecta**

> **DEFINITION** Als Epitheliogenesis imperfecta bezeichnet man das fokale Fehlen von Plattenepithel in der Haut und kutanen Schleimhäuten.

Die Epitheliogenesis imperfecta (**Perodermie**; Aplasia cutis congenita) wird v. a. bei Kälbern, Ferkeln, Fohlen und Lämmern beobachtet. Diese autosomal-rezessive Anomalie ist durch Fehlen der Epidermis besonders an Kopf und Gliedmaßen (**Abb. 11.6**) sowie der Schleimhaut in der Maulhöhle gekennzeichnet. Betroffene Areale sind rot gefärbt und scharf von der normalen Haut bzw. Schleimhaut abgesetzt. Vereinzelt liegen zusätzlich folgende Veränderungen vor:

- adnexale Dysplasie
- Anonychie (Huf- oder Klauenlosigkeit)
- Anotie (Fehlen der Ohren)
- missgebildete Zähne
- Brachygnathia inferior (Unterkieferverkürzung)
- Atresia ani (fehlende Anusöffnung)
- Arthrogrypose (Gelenksteife)

11.3 Missbildungen

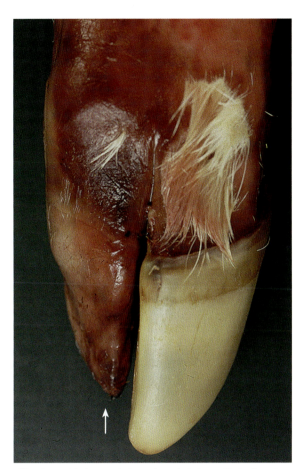

Abb. 11.6 Epitheliogenesis imperfecta bei einem Rind mit weitgehendem Fehlen der Epidermis und Verlust eines Klauenschuhs (→).

Merkmalsträger dieser Missbildungen werden tot geboren oder verenden perinatal. Differenzialdiagnostisch muss die Epidermolysa bullosa abgegrenzt werden.

■ Ichthyose

DEFINITION Hereditäre Ichthyose umfasst eine heterogene Gruppe von kongenitalen und/oder hereditären Verhornungsstörungen, die durch Hyperkeratose (Schuppenbildung) gekennzeichnet ist.

Die beim **Kalb** vorkommende Ichthyosis congenita gravis (Harlekin-Ichthyose) ist durch eine übermäßig verhornte Epidermis (Hyperkeratosis fetalis) mit zahlreichen Rissen charakterisiert. Die Erkrankung führt zu einem fischschuppenähnlichen Oberflächenrelief (**Fischschuppenkrankheit**). Betroffene Tiere werden abortiert, tot geboren oder versterben perinatal. Angeborene Ichthyose tritt auch bei verschiedenen Hunderassen (z.B. Norfolk Terrier, Golden Retriever, Amerikanische Bulldoggen, Jack Russel Terrier) auf. Dabei werden mit Vakuolen und Lyse von Keratinozyten im Stratum spinosum und granulosum einhergehende, epidermolytische und nicht epidermolytische Formen unterschieden. Bei betroffenen Kälbern und Hunden liegt überwiegend ein autosomal-rezessiver Vererbungsmodus vor.

KLINISCHER BEZUG Dem klinisch heterogenen, durch Schuppenbildung charakterisierten Krankheitsbild der Ichthyose bei Haustieren liegt, ähnlich wie beim Menschen, häufig ein autosomal-rezessiv vererbter, zu Verhornungsstörungen der Epidermis führender Gendefekt zugrunde. Für eine spezifische Diagnosestellung einer hereditären Erkrankung sind in der Regel, außer einer sorgfältigen klinischen Befunderhebung, umfassende Stammbaum-Analysen in Verbindung mit pathomorphologischen (histologischen, elektronenmikroskopischen), biochemischen und populationsgenetischen Untersuchungen erforderlich. Auf diese Weise konnten z. B. bei mehreren disponierten Hunderassen verschiedene Ichthyose-Formen charakterisiert und mittels molekulargenetischer Methoden auf bestimmte Genmutationen zurückgeführt werden.

■ Zinkmalabsorptionssyndrom

DEFINITION Das autosomal-rezessive Zinkmalabsorptionssyndrom (**erbliche Parakeratose**) verschiedener **Rinderrassen** beruht auf einer autosomal-rezessiv vererbten Störung der intestinalen Zinkabsorption und zeichnet sich histologisch durch eine diffuse parakeratotische Hyperkeratose aus.

Der Defekt geht auf den Holländisch-Friesen-Bullen „Adema 21" („Adema disease", Letalfaktor A46) zurück. Erkrankte Kälber zeigen neben einer Thymushypoplasie und Diarrhö besonders an mechanisch exponierten Körperarealen (Umgebung von Maul und Nasenlöchern, Nacken, Ohrgrund, Achsel, Kniefalten, Leiste, Karpal- und Tarsalbeuge) starke Schuppenbildung, borkig-schmierige Hautbeläge, Krustenbildung und Haarausfall. Der autosomal-rezessiven, durch Parakeratose, Wachstumsverzögerung und Thymushypoplasie (Immunsuppression) gekennzeichneten **letalen Akrodermatitis der Bullterrier** liegt vermutlich ebenso eine Störung im Zinkstoffwechsel zugrunde.

■ Epidermolysis bullosa congenita

DEFINITION Die hereditäre kongenitale Epidermolysis bullosa (EBC) umfasst eine Gruppe heterogener hereditärer Hautkrankheiten, denen die Ausbildung von Blasen in der Haut und kutanen Schleimhaut nach minimalen Traumata (**mechanobullöse Hautkrankheit**) gemeinsam ist.

Im Gegensatz zur erworbenen Epidermolysis bullosa (EB acquisita, EBA), die im Laufe des Lebens infolge einer immunpathologischen Störung entsteht, ist die Gruppe der EBC zumeist monogenetisch bedingt und die Läsionen sind bei oder kurz nach der Geburt vorhanden. Ursächlich sind Mutationen von verschiedenen Genen verantwortlich, die für Verankerungsstrukturen (Hemidesmosomen) am dermoepidermalen Übergang (z.B. Laminin 5 bei EBJ oder Kollagen VII bei EBD) kodieren.

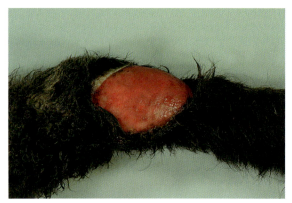

Abb. 11.7 Epidermolysis bullosa mit fokal flächigem Hautdefekt dorsal am Karpalgelenk bei einem Schaf.

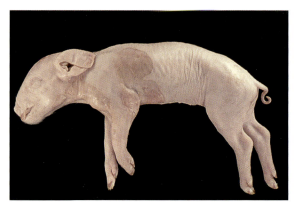

Abb. 11.8 Kongenitale Hypotrichose bei einem Schwein.

Bei an EBC erkrankten Rindern, Schafen, Pferden, Hunden und Katzen treten postnatal Blasen und Ulzerationen in der Haut (Abb. 11.7), an mukokutanen Übergängen und in hautnahen Schleimhäuten auf. Bei Pferden und Wiederkäuern kommt es auch zum Ausschuhen. Ultrastrukturell bestehen Spaltbildungen im dermoepidermalen Übergang (Basalmembranzone). Je nach Lokalisation der Spalten werden EB simplex (EBS), EB junctionalis (EBJ) und EB dystrophica (EBD) unterschieden.

■ Erbliche akantholytische Dermatose

Bei Englischen Settern ist eine erbliche, autosomal-dominante Dermatose bekannt, die durch umschriebene, haarlose, erythematöse, hyperplastische Hautareale am ventralen Thorax, Kopf und Knie mit ausgeprägter Akantholyse in suprabasalen und oberen Schichten der Epidermis und des Haarfollikelepithels gekennzeichnet ist und dem Bild der Darier-Krankheit des Menschen ähnlich ist. Eine ähnliche Erkrankung ist bei Angus-Kälbern in Neuseeland und Wasserbüffeln in Brasilien beschrieben worden.

■ Letale Acrodermatitis (LAD)

Beim Bullterrier und Miniatur-Bullterrier ist seit den 1980er-Jahren eine monogen autosomal-rezessiv vererbte Krankheit bekannt, die bei Welpen auftritt und durch entzündliche Veränderungen der Pfoten, Schuppen und ein verzögertes Wachstum gekennzeichnet ist. Später leiden die betroffenen Hunde an schweren Infektionen sowie Veränderungen der Krallen. Aufgrund des schwerwiegenden Verlaufs werden betroffene Hunde normalerweise eingeschläfert. Das klinische Bild der LAD hat im Anfangsstadium viele Ähnlichkeiten mit einem Zinkmangel.

11.3.2 Defekte der Haare und Hautanhangsdrüsen

■ Haarlosigkeit

Bestimmte Haustierrassen (Chinesischer und Mexikanischer Nackthund, Chihuahua, Sphinx-Katze, Large-White-Ulster-Schweine) zeigen eine rassetypische angeborene Haarlosigkeit (**Atrichie** als Zuchtziel).

Eine Behaarungsstörung variiert vom partiellen Fehlen der Behaarung (**Hypotrichosis congenita**, Abb. 11.8) bis zur völligen Haarlosigkeit (**Atrichosis congenita**).

Beim **Kalb** tritt Hypotrichose häufig als vitale oder letale Form in Kombination mit anderen angeborenen Anomalien auf (Brachygnathie, Störungen der Zahnentwicklung, Fehlbildungen endokriner Organe oder der Geschlechtsorgane).

Bei **Hereford-Kälbern** ist eine vermutlich autosomal-dominante kongenitale Hypotrichie mit starker Haarkräuselung („curly hair") am Kopf, Hypotrichie oder völliger Haarlosigkeit und letaler, erblicher dilatativer Kardiomyopathie beschrieben. Weiterhin gibt es bei Hereford-Kälbern eine progressive Alopezie mit kongenitaler Dyskeratose (Apoptose von Keratinozyten) und nicht regenerativer Anämie. Autosomal-rezessive Haarkräuselung tritt auch bei anderen Rinderrassen auf.

■ Alopezie

> **DEFINITION** Als Alopezie bezeichnet man einen partiellen oder vollständigen Haarausfall, bei dem im Gegensatz zur Atrichie die Haaranlagen vorhanden sind.

Angeborene Alopezie (Alopecia congenita) wird z.B. bei **Rinderfeten** mit durch Jodmangel verursachtem Myxödem (S. 444) und nach intrauteriner BVDV-Infektion beobachtet.

Besonders bei **Hunden** kommt eine **generalisierte oder fokale Alopezie** infolge einer mit Pigmentierungsanomalien assoziierten **Follikeldysplasie** vor. So tritt bei bestimmten Hunderassen mit ursprünglich schwarzem oder braunem Fell (z.B. Dobermann, Irish Setter, Teckel, Chow-Chow, Weimaraner, Yorkshire Terrier), die auf blaue oder falbfarbene Pigmentaufhellung gezüchtet wurden, eine als Alopezie der Farbmutanten („colour dilution alopecia") bezeichnete Hypotrichose mit Haarfollikelfragmentierung, Melaninverklumpung und perifollikulären Melanomakrophagen auf. Ähnliche Veränderungen wurden bei bestimmten **Kreuzungsrindern** beobachtet. Bei verschiedenen **Hunderassen** (z.B. Basset, Beagle, Bearded Collie, Airedale Terrier) und **Holstein Rindern** ist eine morphologisch ähnliche, angeborene Follikeldysplasie schwarzpigmentierter Haare bekannt. Die Tiere entwickeln kurz nach der Geburt in schwarz behaarten Arealen eine Hypotrichose. Zur Schablonenalopezie zählen z. B. symmetrische Haarlosigkeit an den kaudalen Oberschenkeln beim Greyhound, hinter den Ohrmuscheln sowie am ventralen Hals und Bauch bei Dackeln und anderen Hunderassen sowie die Alopezie am ventralen Hals, an den Oberschenkeln und am Schwanz beim Portugiesischen Wasserhund.

■ Angeborene Langhaarigkeit

Kongenitale Langhaarigkeit (**Hypertrichose; Hirsutismus**) stellt beispielsweise beim Schottischen Hochlandrind ein Rassemerkmal dar. Bei Holstein-Friesian-**Rindern** kann hingegen eine abnorme autosomal-dominante Langhaarigkeit auftreten. **Lämmer** mit „border disease" infolge einer transplazentaren Pestivirus-Infektion können von Geburt an ein abnormes raues, haariges Vlies sowie tonisch-klonische Krämpfe zeigen („hairy shaker disease"). Angeborene Hypertrichose kommt auch bei Ferkeln und Fohlen vor. Beim **Pferd** muss die angeborene von erworbener Langhaarigkeit infolge ACTH-produzierender Hypophysentumoren abgegrenzt werden.

11.3.3 Pigmentierungsstörungen
■ Hypomelanose

> **DEFINITION** Eine hereditäre Hypopigmentierung (Hypomelanose) ist durch eine verminderte oder fehlende Melanineinlagerung in Haare, Haut und Augen gekennzeichnet und wird in melanozytopenische (Fehlen von Melanozyten) und melanopenische (Funktionsstörung in vorhandenen Melanozyten) Hypomelanose unterteilt.

Melanozytopenische Hypomelanose

Die melanozytopenische Hypomelanose kann durch eine ausbleibende Melanoblastenwanderung von der Neuralleiste in die Haut oder durch Untergang von Melanoblasten in der Haut entstehen. Zur melanozytopenischen Hypomelanose gehören das Waardenburg-Syndrom, der Piebaldismus und Vitiligo. Katzen, Hunde, Pferde und Kaninchen mit **Waardenburg-Syndrom** besitzen ein weißes Haarkleid, eine blaue oder heterochromatische Iris und sind taub. Der durch eine Mutation im c-KIT-Gen (Tyrosinkinase-Rezeptor) oder im Stammzellfaktor-Gen verursachte **Piebaldismus** ist bei Pferden, Hunden (z. B. Dalmatiner), Katzen und Rindern durch nicht pigmentierte weiße Hautflecken charakterisiert. **Vitiligo** beruht auf einer möglicherweise autosomal-rezessiv vererbten Destruktion von Melanozyten. Sie ist durch weiße Haut- und Schleimhautflecken (**Weißfleckenkrankheit**) gekennzeichnet, die es bei Hund (z. B. Rottweiler, Deutscher Schäferhund, Neufundländer, Teckel, Deutsch Kurzhaar), Siamkatze, Rind und Pferd („Arabian fading syndrome") gibt.

Melanopenische Hypomelanose

Bei der hereditären melanopenischen Hypomelanose sind funktionsdefekte Melanozyten vorhanden. Albinismus kann partiell (Scheckung) oder total (Fehlen von Melanin auch in Iris, Chorioidea und Retina; okulokutaner Albinismus) auftreten. Beim autosomal-rezessiven Chédiak-Higashi-Syndrom (u. a. Rind, Perserkatze, Nerz) finden sich eine hellere Fellfärbung (Pseudoalbinismus) infolge Riesenmelanosombildung, Augenveränderungen (Katarakt), Blutungsneigung und eine Infektanfälligkeit.

Canine zyklische Neutropenie

Die zyklische Neutropenie (zyklische Hämatopoese) ist eine letale, autosomal-rezessive Krankheit des **Grauen Collies** („grey Collie syndrome"). Die Hunde weisen eine Störung der Neutrophilenproduktion und eine abnorme Haarpigmentierung infolge einer verminderten Melaninbildung auf.

Primäre Leukopathie

Die erworbene Hypo- oder Depigmentierung (**Hypomelanose**) der Haut bzw. Haare (**Leukoderma** bzw. **Leukotrichia acquisita**) können zusammen oder unabhängig voneinander vorkommen. Beim Uveitis-Vitiligo-Poliosis-Syndrom des Hundes (Prädisposition von arktischen Rassen wie Akita Inu, Sibirischer Husky, Samoyede, Alaskan Malamute), auch uveodermatologisches Syndrom genannt, handelt es sich um eine seltene primäre, erworbene Hypopigmentierung. Sie entsteht, wie es auch für das Vogt-Koyanagi-Harada-Syndrom des Menschen angenommen wird, möglicherweise durch eine zellvermittelte Autoimmunreaktion gegen Melanozyten. Eine bilaterale kutane Depigmentierung (Leukoderma; besonders Lippen, Nasenspiegel, Augenlider, Perianalregion, Vulva, Skrotum, Fußballen), Poliosis (Ergrauen der Haare, **Abb. 11.9a**) und überwiegend histiozytäre lichenoide „Interface"-Dermatitis treten in Verbindung mit einer Panuveitis und Retinaablösung auf.

Sekundäre Leukopathien

Im Gegensatz zu primären Leukopathien werden die nach anderen Krankheiten auftretenden sekundären Leukopathien wesentlich häufiger beobachtet. Sie manifestieren sich meist als fleckenförmige Depigmentierungen. Sie kommen besonders bei **Pferd** und **Rind** nach dauerndem Druck (Sattel, Geschirr, Ketten der Anbindevorrichtungen, Ohrmarken) im Anschluss an Hautwunden (Narben; **Abb. 11.9b**), nach Entzündungen, Injektionen, Röntgenbestrahlungen und Strahlenkrankheit vor. Die bei der Beschälseuche der **Pferde** (Anzeigepflicht) auftretenden Depigmentierungen werden je nach Größe als **Kröten**- oder **Talerflecken** bezeichnet. Altersbedingtes Ergrauen (Canities senilis) der Haare tritt bei älteren **Pferden** und **Hunden** am Kopf (Augenbögen, Stirn, Lippen, orale Unterkiefergegend) auf. Kupfermangel führt bei **Rindern** und **Schafen** zur Depigmentierung der Haare. **Rinder** mit schwarzem Fell werden rostbraun und bekommen weiße Haare um die Augenbögen („Brillen"). Bei **Schafen** mit schwarzem

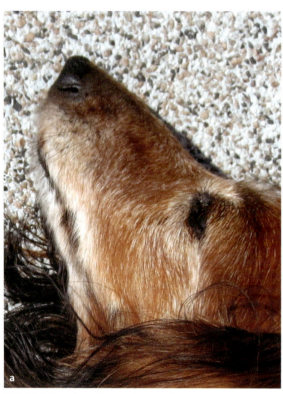
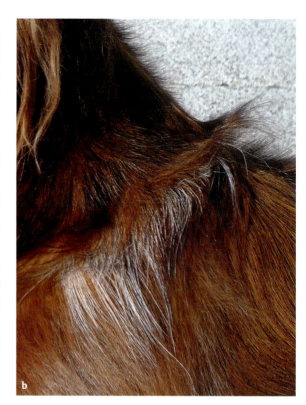

Abb. 11.9 Erworbene Pigmentierungsstörung.
a Altersergrauen der Haare an der Schnauze eines Hundes.
b Leukotrichia acquisita nach einer Verletzung am Hals eines Hundes. [Quelle: Dr. Vanja Paltian]

Vlies kommt es zur streifenförmigen Depigmentierung der Wolle („banded wool"). Durch eine gleichzeitige Keratinisierungsstörung werden die Haare struppig, strähnig und verlieren ihre Elastizität und Kräuselung („steely wool").

■ Hyperpigmentierung

Eine **erworbene Hyperpigmentierung** der Haut (**Hypermelanose**) bzw. Haare (**Melanoderma** bzw. **Melanotrichie**) tritt häufig nach atrophischen Prozessen, nach Hautentzündungen und bei endokrin bedingten Hautkrankheiten (z. B. Hypothyreoidismus) auf. Eine wahrscheinlich hormonell bedingte Hyperpigmentierung kann bei **Hunden** und **Katzen** auf der dorsalen Schwanzseite im Bereich der Violschen Drüse vorkommen.

Bei der **Lentigo simplex** handelt es sich um eine makuläre Melanose ohne Krankheitswert, die jedoch differenzialdiagnostisch mit einem Melanom oder pigmentiertem Hamartom verwechselt werden kann. Sie tritt bei **Hunden** und besonders bei roten, creme- und 3-farbigen **Katzen** in Form linsengroßer, rund-ovaler braunschwarzer Pigmentflecken auf. Dabei kommt sie v. a. an den mukokutanen Übergängen des Kopfes und an den Ballen vor.

> **DEFINITION** Die Acanthosis nigricans des **Hundes** (v. a. Teckel unter 1 Jahr) ist eine idiopathische Erkrankung mit progressiver Hyperpigmentierung, Alopezie und Lichenifikation.

Die **canine Acanthosis nigricans** beginnt bilateral im Achselbereich, breitet sich auf Gliedmaßen, ventrales Abdomen, Nacken und Inguinalregion aus. Sie muss von sekundären Hyperpigmentierungen abgegrenzt werden. Beim Dalmatiner ist eine braungelbe Färbung der Haare in Verbindung mit Juckreiz und Alopezie unklarer Ursache beschrieben (Bronzekrankheit).

Der **Akromelanismus** (Kälteschwärzung) ist eine dunkle Färbung der Haare bestimmter Körperareale (Kopf, Beine, Schwanz) als Reaktion auf kühle Umgebungstemperaturen. Er beruht auf der Wärmeempfindlichkeit der Tyrosinase, sodass in den Haaren in Arealen nahe dem wärmeren Körperkern weniger oder gar kein Melaninpigment (Teilalbinismus) gebildet wird (z. B. Point-Katze, Siamkatze, Himalaya-Katze, Russenkaninchen, Englische Parkrinder).

11.3.4 Bindegewebsdefekte
■ Dermatosparaxie

> **DEFINITION** Die Dermatosparaxie (**Fibrodysplasia elastica; Cutis laxa; kutane Asthenie**) umfasst eine Gruppe hereditärer Kollagenfaserdysplasien, die durch eine übermäßige Dehnbarkeit, verminderte Elastizität und Zerreißbarkeit der Haut charakterisiert sind.

Die Defekte weisen Ähnlichkeiten mit bestimmten Formen des **Ehlers-Danlos-Syndroms** des Menschen auf und sind bislang für Rind, Schaf, Hund (**Abb. 11.10**), Katze, Pferd,

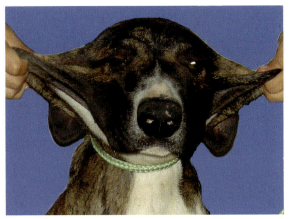

Abb. 11.10 Dermatosparaxie (kutane Asthenie) bei einem Hund. [Quelle: Kristel Kegler, Hannover]

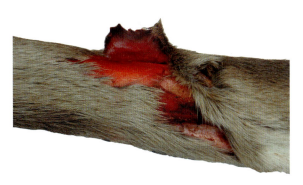

Abb. 11.11 Aufriss und Ablösung der fragilen Haut (dermale Asthenie) an der Gliedmaße bei einem neugeborenen Warmblutfohlen mit Homozygotie im Lysylhydroxylase-1(LH1)-Gen, dem autosomal-rezessiv vererbten »warmblood fragile foal syndrome« (WFFS).

Nerz und Kaninchen beschrieben. Sie beruhen auf Störungen von verschiedenen Enzymen der Kollagenfasersynthese.

Beim Pferd gibt es zwei hereditäre, dem Ehlers-Danlos-Syndrom ähnliche Krankheitsbilder. Bei der **hereditären equinen regionalen dermalen Asthenie** („hereditary equine regional dermal asthenia", HERDA) handelt es sich um eine autosomal-rezessiv vererbte Erkrankung, die beim Quarter Horse und verwandten Blutlinien ab einem Alter von 6–18 Monaten auftritt. Dabei zeigen die Pferde eine dehnbare, in ihrer Stabilität reduzierte Haut. Die Krankheit wird durch einen Defekt im *Peptidylprolyl Isomerase B* (*PPIB*)-Gen verursacht. Eine durch ähnliche Symptome gekennzeichnete, bereits bei neonatalen Warmblutfohlen auftretende Erkrankung („**warmblood fragile foal syndrome**", WFFS) wird durch einen Defekt im *Prokollagen-Lysin, 2-Oxoglutarat-5-Dioxygenase 1* (*PLOD1*)-Gen (*Lysyl hydroxylase 1* (*LH1*)-Gen) hervorgerufen. Durch die Genmutation kommt es zu einer fehlerhaften Kollagensynthese mit reduzierter Stabilität desselben, sodass die Haut eine erhöhte Zerreißbarkeit aufweist (Abb. 11.11).

KLINISCHER BEZUG Die Diagnostik einer Kollagenfaserdysplasie beruht zum einen auf typischen klinischen Befunden, zum anderen auf biochemischen, molekularbiologischen und v. a. ultrastrukturellen Untersuchungen. Lichtmikroskopisch ist eine Diagnose nur verdachtsweise in Einzelfällen möglich.

■ Weitere Bindegewebsdefekte

Nur vereinzelt treten angeborene Abnormitäten von elastischen Fasern und Grundsubstanzkomponenten auf, z. B. die bei Kreuzungsferkeln („Large White" und „Essex pigs") beschriebene **Cutis hyperelastica** mit hgr. Vermehrung elastischer Fasern in der Haut.

Ein dem **Marfan-Syndrom** des Menschen ähnlicher Defekt in der Struktur und Funktion von Mikrofibrillen (Fibrillopathien) wird nur selten bei Tieren beobachtet, z. B. bei Rindern. Die dabei auftretende Instabilität des Bindegewebes betrifft neben der Haut v. a. große Gefäßwände, Herzklappen, Ziliarkörper des Auges sowie Skelett (Verformungen) und Gelenke (Überstreckbarkeit, Hyperlaxität). Ursache ist ein Defekt im Fibrillin-1-Gen.

Ein genetisch bedingter **Proteoglykanmangel** (Dermatansulfat) wurde bei einem Holstein-Friesian-Kalb mit dermatosparaxieähnlichen Befunden festgestellt.

Bei der vererbten **kutanen Muzinose** des chinesischen Shar-Pei-Hundes liegt eine exzessive Ablagerung von stark wasserbindendem Muzin in der Haut vor (Hautfaltenbildung). Die Ursache ist eine Mutation im *Hyaluronsäure Synthase 2* (*HAS2*)-Gen.

Bei der **Dermatosis vegetans** handelt es sich um eine autosomal-rezessive, letale Krankheit junger Schweine (Landrasse). Papeln, Plaques und zerklüftete, papillomartige Läsionen sind entweder angeboren oder entwickeln sich während der ersten Lebenswochen. Die klumpfußartigen Zehen sind bei der Geburt vorhanden und durch geschwollene und gerötete, schmierige Koronarregionen und verdickte Klauenwände mit Rillen gekennzeichnet. Überlebende Tiere zeigen eine Rückbildung der Haut- und Kronsaumveränderungen sowie eine interstitielle Pneumonie mit mehrkernigen Riesenzellen.

11.3.5 Defekte komplexer Strukturen

DEFINITION Bei einem **Dermoidsinus** handelt es sich um eine angeborene, sanduhrförmige Einziehung der behaarten Haut, die unterschiedlich tief in die Subkutis und auch tiefer reichen kann.

Der Dermoidsinus wird in verschiedenen Form- und Größenvarianten beobachtet. Er tritt besonders häufig bei Hunderassen mit Aalstrich entlang der dorsalen Mittellinie auf (Ridgeback-Rassen), kann jedoch sporadisch auch bei anderen Tierarten vorkommen. Bei der Dermoidzyste (S. 424) handelt es sich um eine vollständig kugelig abgeschnürte Variante dieser Missbildung, die in ihrer Wand alle Anteile der behaarten Haut inkl. adnexaler Drüsen aufweist. Beide Formen liegen zumeist angeboren vor, können sich jedoch aufgrund eines nur langsamen Größenwachstums durch Akkumulation von Keratin und Drüsensekret erst nach mehreren Jahren bemerkbar machen. Im Gegensatz zur oft sterilen Dermoidzyste können sich im Dermoidsinus leicht bakterielle, mykotische und parasitäre Infektionen manifestieren.

11.3.6 Dermatomyositis

Die autosomal-dominante Dermatomyositis tritt bei **Hunden** der Rassen Collie und Shetland Sheepdog auf. Sie ist durch eine vesikulopustulöse bis ulzerative Dermatitis, Vaskulitis in Haut und Muskulatur sowie Myositis gekennzeichnet. Der Krankheitsverlauf ist mit dem Vorkommen von IgG-Hypergammaglobulinämie und zirkulierenden IgG-haltigen Immunkomplexen assoziiert.

> **DAS MÜSSEN SIE WISSEN**
>
> Kongenitale Hauterkrankungen sind bereits bei der Geburt vorhanden. In den meisten Fällen handelt es sich um hereditäre Defekte, die sich an verschiedenen Strukturelementen der Haut (z. B. Epidermis, Haaranlagen) manifestieren.
>
> **Hereditäre Defekte der Epidermis** äußern sich durch das fokale Fehlen von Plattenepithel in Haut und Schleimhäuten (Epitheliogenesis imperfecta), in Verhornungsstörungen mit Hyperkeratose (Ichthyose), in einer diffusen parakeratotischen Hyperkeratose (Zinkmalabsorptionssyndrom) und durch die Ausbildung von Blasen in Haut und Schleimhaut nach Mikrotraumata (hereditäre kongenitale Epidermolysis bullosa).
>
> Eine **Behaarungsstörung** variiert vom partiellen Fehlen der Behaarung (Hypotrichosis congenita) bis zur völligen Haarlosigkeit (Atrichosis congenita). Im Gegensatz zur Atrichie sind bei der Alopezie die Haaranlagen vorhanden, es kommt jedoch zu partiellem oder vollständigem Haarausfall. Die kongenitale Langhaarigkeit kann Rassemerkmal oder eine hereditäre Störung der Behaarung darstellen bzw. als Folge intrauteriner Virusinfektionen auftreten. Beim Pferd muss die angeborene von erworbener Langhaarigkeit infolge ACTH-produzierender Hypophysentumoren abgegrenzt werden.
>
> Eine hereditäre **Hypopigmentierung** (Hypomelanose) ist durch eine verminderte oder fehlende Melanineinlagerung in Haare, Haut und Augen gekennzeichnet und wird in melanozytopenische (Fehlen von Melanozyten) und melanopenische (Funktionsstörung in vorhandenen Melanozyten) Hypomelanose unterteilt. Sie sind z. T. mit Missbildungen weiterer Organsysteme verknüpft. Erworbene Hypo- oder Depigmentierungen können immunpathologisch (primäre Leukopathie), durch andere Grunderkrankungen (sekundäre Leukopathie) oder auch einfach durch den Alterungsprozess bedingt sein. Eine erworbene **Hyperpigmentierung** der Haut (Hypermelanose) bzw. Haare (Melanoderma bzw. Melanotrichie) tritt häufig nach atrophischen Prozessen, nach Hautentzündungen und bei endokrin bedingten Hautkrankheiten (z. B. Hypothyreoidismus) auf, wohingegen die Acanthosis nigricans des Hundes idiopathischer Genese ist.
>
> Kongenitale **Defekte des Bindegewebes** beruhen zumeist auf Störungen von verschiedenen Enzymen der Kollagenfasersynthese und äußern sich durch eine übermäßige Dehnbarkeit, verminderte Elastizität und Zerreißbarkeit der Haut (Dermatosparaxie). Insbesondere beim Pferd sind verschieden Formen beschrieben. Weitere Bindegewebsdefekte treten nur sehr selten und nur bei bestimmten Rassen auf.
>
> **Defekte komplexer Strukturen** umfassen den Dermoidsinus und die Dermoidzyste.
>
> Die autosomal-dominante **Dermatomyositis** ist immunpathologisch bedingt.

11.4 Stoffwechselstörungen

> **DEFINITION** Stoffwechselstörungen der Haut stellen primär nicht entzündliche, degenerative, angeborene oder erworbene Erkrankungen dar, die auch als **Dermatosen** bezeichnet werden. Sie können mit funktionellen und strukturellen Abweichungen einhergehen.

11.4.1 Atrophie und Alopezie

Eine **Atrophie** epidermaler und/oder dermaler Strukturkomponenten tritt bei angeborenen Missbildungen (z. B. Dermatosparaxie), hormonellen Störungen und autoimmunen Hautkrankheiten auf. Anzeichen für senile Atrophie der Haut mit Verdünnung, Elastizitätsverlust und Haarausfall sind bei alten **Hunden** an Unterbauch, Schenkelinnenseiten und Skrotum zu finden.

Bei der **Alopezie** werden in Abhängigkeit vom Schädigungsgrad der Haarfollikel permanente und temporäre Formen unterschieden. **Permanente Alopezien** treten nach hgr. Dermatitiden, Narbenbildung und Strahlenschäden auf. **Temporäre Alopezien** sind ursächlich vielschichtig und teilweise ätiologisch ungeklärt. Man findet sie bei:

- Vergiftungen (z. B. durch Quecksilber, Thallium, Selen, Arsen)
- individueller Überempfindlichkeit gegenüber bestimmten Futtermitteln (z. B. Kartoffeln, Rüben, Rohrzucker)
- individueller Überempfindlichkeit gegenüber Arzneimitteln (Arzneimittelexanthem)
- Strahlenschäden
- Mangelernährung
- autoimmunen Hautkrankheiten
- hormonellen Störungen (z. B. unter Androgeneinfluss Alopezie im Bereich der Violschen Drüse; Hund: syn. Pecaudalorgan; Katze: syn. suprakaudale Drüse)
- Infektionskrankheiten (z. B. Druse, Morbus maculosus, Staupe, Salmonellose, Demodikose)

Die **saisonale Alopezie** (saisonale oder zyklische Flankenalopezie) der Flankengegend (canine saisonale Flankenalopezie) kommt am häufigsten bei **Hunden** der Rasse Boxer,

Englische Bulldogge, Airedale Terrier und Schnauzer vor. Die bilaterale Alopezie mit dilatierten, atrophischen Haarfollikeln und akkumulierten Keratinlamellen an den Flanken ist wiederkehrend oder saisonal auftretend feststellbar. Innerhalb von 3–8 Monaten wächst das Haar spontan wieder nach. Einige Hunde zeigen nach jeder Episode ein progressives Nachlassen des Haarwachstums. Einzelfälle machen nur eine Episode der Alopezie durch. ==Eine **nicht saisonale**, nicht an die Fellfarbe gekoppelte, symmetrische Haarfollikeldysplasie mit Melaninverklumpung und Haarverlust ist u. a. bei jungen Huskies, Doberman-Pinschern, Airdale Terriern und Boxern beschrieben.==

Die im Achsel-, Innenschenkel- und Rückenbereich lokalisierte **psychogene Alopezie** der **Katze** wird durch ständiges Lecken und Kratzen verursacht. Bei Katzen im Spätstadium von Pankreas- und Gallengangskarzinomen kann eine **paraneoplastische Alopezie** mit symmetrischem Haarverlust an Bauch und Innenschenkeln auftreten.

11.4.2 Störungen der Verhornung

■ Hyperkeratose

> **DEFINITION** Eine übermäßige Verhornung der Haut wird Hyperkeratose genannt. Sie wird bei regelhafter Verhornung (Zellen des Stratum corneum kernlos) als orthokeratotisch (**Orthokeratose**), bei unzureichender Hornreifung (Stratum-corneum-Zellen kernhaltig) als parakeratotisch bezeichnet (**Parakeratose**, Abb. 11.12).

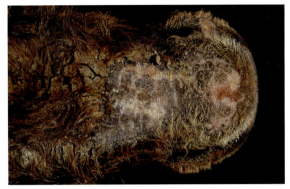

Abb. 11.12 Parakeratose und Haarverlust am Unterkiefer bei einem Rind.

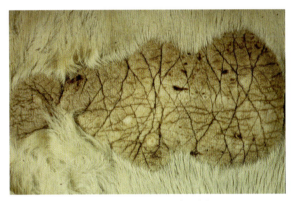

Abb. 11.13 Handgroßes Tyloma (Liegeschwiele) am Sternum eines Rindes.

Der Hyperkeratose liegt eine erhöhte Proliferation der Basalzellen zugrunde, die zu einer Verbreiterung des Stratum spinosum (Akanthose) und des Stratum corneum führt (**Proliferationskeratose**). Ursächlich kommen vermehrte mechanische Belastungen bestimmter Hautlokalisationen (Schwielen, Tyloma, Callus) in Betracht. Dies sind z. B. die Sattel- und Geschirrlage von **Pferden**, die Karpalgelenke und das Sternum von **Rindern** (Abb. 11.13) sowie die Ellbogen- und Fersenhöcker von **Hunden**.

Die **canine nasodigitale Hyperkeratose** ist durch eine verstärkte Verhornung am Nasenspiegel und/oder an den Pfotenballen charakterisiert. Sie kann als senile Veränderung oder bei folgenden Erkrankungen auftreten:
- Staupe („hard pad disease")
- autoimmune Hautkrankheiten (Pemphigus, systemischer oder diskoider Lupus)
- Zink-responsive Dermatosen
- oberflächliche nekrolytische Dermatitis

Bei bestimmten **Hunderassen** kennt man eine hereditäre digitale (z. B. Irish Terrier, Bordeaux Dogge, Kromforländer) oder nasale (jüngere Labrador Retriever) Hyperkeratose mit ortho- und/oder parakeratotischer Hyperkeratose und epidermaler Hyperplasie.

Bei Bengalkatzen und ägyptischen Mau-**Katzen** kann sich innerhalb des ersten Lebensjahres eine mutmaßlich erbliche **nasale parakeratotische Hyperkeratose** manifestieren, die durch Krusten, Fissuren, Erosionen und Ulzerationen ausschließlich am Nasenspiegel charakterisiert ist (Abb. 11.14).

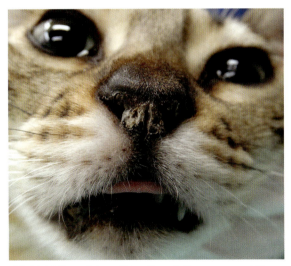

Abb. 11.14 Bengalkatze mit krustösen Auflagerungen und Rissen auf dem Nasenspiegel. [Quelle: Prof. Dr. Petra Roosje, Universität Bern]

Keratosen

DEFINITION Unter Keratosen versteht man feste, erhabene Areale exzessiver Keratinbildung.

Zu ihnen zählen:
- equine lineare Alopezie (lineare Keratose) besonders beim Quarter Horse in Form einer unilateralen, linearen Läsion an Hals, Schulter oder lateralem Thorax mit muraler Follikulitis
- equine Röhrbeinkeratose in Form bilateraler, linearer epidermaler Hyperplasie, Hyperkeratose und perivaskulärer Dermatitis
- canine seborrhoische Keratose in Form überwiegend papillärer Akanthose und Hyperkeratose
- lichenoide Keratosen an der Innenfläche der Ohren bei Hunden mit epidermaler Hyperplasie, Hyperkeratose und lichenoidem Entzündungszellinfiltrat
- lineare epidermale Naevi bei Pferden (Belgiern) und Hunden

Ohrranddermatose

Die an den Ohrrändern lokalisierte Ohrranddermatose manifestiert sich meist bereits im jugendlichen Alter. Sie tritt bevorzugt bei Teckeln, aber auch bei anderen **Hunderassen** mit Hängeohren auf. Die Erkrankung ist durch Schuppenbildung, Alopezie („pattern baldness") sowie Ansammlungen von Keratin und Talg gekennzeichnet.

Exfoliative Dermatose

Die exfoliative Dermatose (exfoliative Erythrodermie) kann entweder idiopathisch oder mit verschiedenen Krankheiten (meist Thymom, kutanes Lymphom, maligne Neoplasien innerer Organe, „drug reactions") assoziiert sein. Sie ist durch Parakeratose, Hyperplasie, Exozytose und eine perivaskuläre bis lichenoide Entzündung charakterisiert.

Hyperplastische Dermatose

Die hyperplastische Dermatose der West Highland White Terrier (früher: epidermale Dysplasie) beginnt bereits im jugendlichen Alter am Rumpf (besonders Achsel- und Inguinalregion) mit Erythem, Schuppenbildung und Juckreiz und breitet sich später auf den gesamten Körper aus. In chronischen Fällen zeigt die Haut Lichenifikation, Alopezie, Hyperpigmentierung und eine schmierige Beschaffenheit infolge parakeratotischer Hyperkeratose. Oft sind eine sekundäre Pyodermie und/oder eine Infektion mit *Malassezia* spp. festzustellen. Es wird vermutet, dass die hyperplastische Dermatose eine ungewöhnlich schwere Manifestation einer allergischen Hautkrankheit und einer Infektion mit *Malassezia* spp. und/oder Staphylokokken darstellt.

Pityriasis rosea

Pityriasis rosea ist eine ätiologisch unklare, wahrscheinlich teils hereditär disponierte, sporadisch auftretende Hauterkrankung vor allem bei Absatzferkeln, die durch expandierende, erythematöse, ringförmige Papeln mit zentraler Schuppenbildung gekennzeichnet ist. Die Läsionen sind vor allem an ventralem Abdomen und den Innenschenkeln lokalisiert.

Dystrophie des equinen Koronarbands

Als Dystrophie des equinen Koronarbands wird eine durch Verdickung, Krusten- und Schuppenbildung an den Kronsäumen aller 4 Gliedmaßen gekennzeichnete Krankheit bezeichnet. Selten betrifft sie auch die Kastanien und Sporne.

Warzenmauke

Bei der Warzenmauke handelt es sich um eine ätiologisch bislang ungeklärte chronische und fast nur bei **Kaltblutpferden** vorkommende Hautkrankheit, die sich auf den gesamten Fußbereich erstrecken kann (**Abb. 11.15**). Die verschiedenen Stadien umfassen anfängliche Schuppenbildung, borken- bis höckerartige Auflagerungen und schließlich warzenartige Umfangsvermehrungen mit zerklüfteter und oft ulzerierter Oberfläche. Eine bei „Shire" und „Clydesdale Horses" sowie beim Belgischen Kaltblut beschriebene ähnliche Hautkrankheit ist im angloamerikanischen Schrifttum als **„chronic progressive lymphoedema"** bekannt.

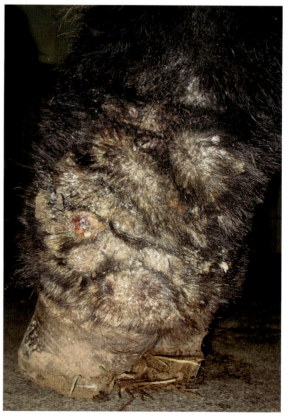

Abb. 11.15 Warzenmauke in der Fesselbeuge eines Kaltblutpferdes. [Quelle: Dr. Florian Geburek, Klinik für Pferde, Stiftung Tierärztliche Hochschule Hannover]

11.4.3 Störungen der Bindegewebsbildung

Elephantiasis oder **Pachydermie** stellt eine erhebliche Verdickung und Verfestigung der Haut infolge Zubildung dermalen Bindegewebes dar. Sie tritt v. a. nach chronischen, entzündlichen und nicht entzündlichen Stauungsprozessen in Blut- und Lymphgefäßen auf. Beispielsweise kommt sie bei chronisch rezidivierenden Phlegmonen, Botryomykose, Aktinomykose und -bazillose, chronischem Hautrotz oder Filariose vor.

Bei älteren **Hunden** kann es nach wiederholten Traumen und bakteriellen Infektionen zur Elephantiasis scroti kommen. Der Zwischenklauenwulst (Limax) tritt bei schweren **Rindern** auf und besteht aus einer derben bis gänseeigroßen bindegewebigen Proliferation. Durch anhaltende mechanische Irritationen einer Wunde kann es v. a. beim **Pferd** zu überschießender Narbengewebsbildung kommen (**Caro luxurians**, **wildes Fleisch**, **„proud flesh"**, **Keloid**).

11.4.4 Diätetisch bedingte Hautveränderungen

Ein **Vitamin-A-Mangel** tritt selten auf und kann zu tierartspezifischen Veränderungen führen:
- Rind: übermäßige Keratinisierung (Schuppenbildung) und struppig-gelichtetes Haarkleid
- Schwein: follikuläre Hyperkeratose
- Hund: verdickte, hyperpigmentierte Haut mit Alopezie und follikuläre Hyperkeratose
- Katze: Schuppenbildung, Haarfollikelausgüsse und Alopezie

Eine **Vitamin-A-responsive Dermatose** tritt infolge genetischer Disposition fast ausschließlich beim adulten Cocker Spaniel auf. Sie ist durch Seborrhö, Otitis externa und sekundäre Pyodermie gekennzeichnet. Die **lichenoid-psoriasiforme Dermatose** junger Springer-Spaniel-Hunde ist durch symmetrische hyperkeratotische, erythematöse Papeln großer Körperareale mit epidermaler Hyperplasie, ortho- und/oder parakeratotische Hyperkeratose und eine lichenoide Dermatitis gekennzeichnet.

Vitamin-B$_2$- und Nikotinsäureamidmangel Ein **Vitamin-B$_2$-Mangel** (Riboflavin) kann folgende Veränderungen verursachen:
- Schwein: Hyperkeratose und ulzerative Dermatitis
- Hund: Erythem, Hyperkeratose und stumpfes Haarkleid
- Kalb (bei Riboflavinmangel im Milchaustauscher): Erythem an Lippe, Flotzmaul, bukkaler Mukosa; Diarrhö, Gewichtsverlust, generalisierte Alopezie

Der **Mangel an Nikotinsäureamid** (Niacin) führt zu **Pellagra**. Dabei zeigen sich tierartspezifische Veränderungen:
- Schwein: Alopezie und krustöse Dermatitis
- Hund: Hyperämie und Ulzerationen der Maulhöhlenschleimhaut; Eytheme, Schuppenbildung, raues Haarkleid, nekrotisierende Stomatitis und Glossitis („black tongue")

Pantothensäuremangel führt beim **Schwein** zu Alopezie mit Dermatitis und Ulzerationen sowie „Parademarsch"-artigen Bewegungen der Hintergliedmaßen.

Der seltene spontane **Biotinmangel** ist beim **Schwein** durch Alopezie, pustulöse Dermatitis und sprödes Klauenhorn und beim **Hund** durch Alopezie am Kopf gekennzeichnet.

Beim **Schwein** und **Kalb** verursacht **Vitamin-C-Mangel** gelegentlich Hautblutungen, Ulzerationen und Ausfallen der Borsten bei leichtem Zug infolge einer gestörten Kollagenfasersynthese.

Vitamin-E-Mangel verursacht eine Oxidation des Depotfetts mit Nekrosen und eitriger bis granulomatöser Steatitis (Pannikulitis), Ablagerungen von Ceroid-Pigment in Makrophagen und dadurch Gelbfärbung des Fettgewebes. Bei Fohlen und Nerzen kann die Pannikulitis mit degenerativen Muskelveränderungen und bei Schweinen mit Magenulzera sowie Muskel- und Leberdegenerationen (Hepatosis diaetetica) assoziiert sein.

Die Gelbfettkrankheit („yellow fat disease", „nutritional panniculitis", „steatitis") tritt bei Schwein, Katze, Nerz und Fohlen auf, wenn reichlich fischreiches Futter, ranziger Lebertran oder Futter mit vielen ungesättigten Fettsäuren aufgenommen wird.

Die **Parakeratosis diaetetica** ist eine auf Zinkgaben ansprechende Erkrankung von **Mastschweinen (zinkabhängige Dermatose)**. Sie wird auf eine Störung im Kalzium-, Phosphor- und Zinkstoffwechsel zurückgeführt und tritt v. a. bei Trockenfütterung von Getreide (Phytinsäure) in Kombination mit größeren Mengen an Eiweißkonzentraten (Sojaschrot, Fisch- oder Knochenmehl) und Kalzium (Schlemmkreide) auf. Initial finden sich Erytheme, kleine Knötchen, Juckreiz und Durchfall. Später kommen schmierige Hautbeläge (Seborrhö), Krusten und an mechanisch beanspruchten Stellen Rhagaden mit serös-eitrigem Exsudat hinzu.

Beim **Hund** werden 2 Formen zinkabhängiger Dermatosen unterschieden. Die eine Variante tritt fast nur beim Sibirischen Husky und Alaskan Malamute auf. Sie manifestiert sich meist bereits im 1. Lebensjahr in Form von Schuppenbildung, krustöser Dermatitis und sekundärer Pyodermie insbesondere am Kopf (periokular, Lippen, Nase) und an den Ballen. Ursache ist vermutlich eine die Zinkabsorption oder den Zinkmetabolismus betreffende Störung. Eine 2. Form kommt v. a. bei schnellwüchsigen Welpen aller Rassen vor, deren Futter einen hohen Gehalt an Phytinsäure und/oder Kalzium und einen relativen Mangel an Zink enthält. Sie zeigen qualitativ ähnliche generalisierte Hautveränderungen mit starker Schwellung und Rhagadenbildung.

11.4.5 Nekrose

> **DEFINITION** Die Nekrose kann sich als trockener oder feuchter Brand (Gangrän) manifestieren.

Eine Hautnekrose kann z. B. entstehen als Folge von:
- dauerndem Druck (Festliegen)
- fehlerhaft angelegten Verbänden (Abb. 11.16)
- Einwirkung starker Säuren und Laugen
- schweren Verbrennungen
- Strahlenschäden, auch schwerem Sonnenbrand
- Erfrierungen 3. Grades
- Vergiftungen (Ergotamin, Schwingelgras, Fusarientoxine, Aflatoxine, Trichothecen-Toxine von *Stachybotrys* spp.)
- Infektionskrankheiten

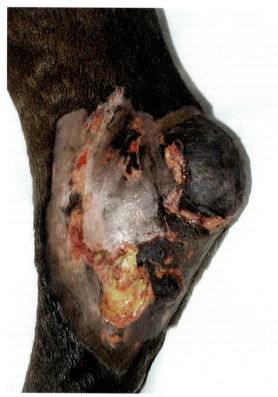

Abb. 11.16 Hautgangrän am Tarsus eines Pferdes. [Quelle: Dr. Florian Geburek, Klinik für Pferde, Stiftung Tierärztliche Hochschule Hannover]

Bei **Infektionskrankheiten** treten Hautnekrosen durch entzündlich-thrombotische Gefäßverschlüsse besonders an Ohren, Schwanz und über Knochenvorsprüngen auf. Dies ist z. B. bei folgenden Krankheiten der Fall:
- Rotlauf
- Eperythrozoonose (infektiöse Anämie des Schweines; *Mycoplasma suis*, früher als *Eperythrozoon suis* bezeichnet)
- Salmonellose (Rind, Anzeigepflicht)
- Schweinepest (Anzeigepflicht)
- Porzines-Circovirus-Typ-2-assoziiertes Dermatitis-Nephropathie-Syndrom (S. 140)

Bei **Jagdhunden** (besonders Deutsch Kurzhaar) kommt eine erblich bedingte neurotropische Pfotennekrose vor.

Fokale, meist nur die Epidermis betreffende Nekrosen können viele Ursachen haben, z. B.:
- Selbsttraumatisierung
- Arzneimittelexanthem
- nicht allergische Kontaktdermatitis
- lichenoide Dermatosen
- Erythema multiforme
- toxische epidermale Nekrolyse
- hepatokutanes Syndrom

KLINISCHER BEZUG Die beim Schwein häufig beobachtete Ohrspitzenrandnekrose bleibt trotz zahlreicher Untersuchungen ätiologisch ungeklärt. Neben infektiösen und traumatischen Prozessen sind auch kreislaufbedingte Störungen zu berücksichtigen.

11.4.6 Funktionsstörungen der Talg- und Schweißdrüsen

■ Seborrhö

DEFINITION Der Begriff Seborrhö (vermehrter Talgfluss) wird klinisch für Veränderungen verschiedener Ursachen verwendet, die sich durch ein trocken-schuppiges (**Seborrhoea sicca**) oder ein ölig-schuppiges (**Seborrhoea oleosa**), von Krusten und Alopezie begleitetes Erscheinungsbild der Haut auszeichnen. Seborrhö wird durch eine gestörte Keratinisierung (Verhornungsdefekt) mit oder ohne Störung der Talgdrüsenfunktion hervorgerufen.

Primäre Seborrhö tritt idiopathisch mit genetischer Disposition v. a. beim Hund (u. a. Cocker und Springer Spaniel, West Highland White Terrier, Deutscher Schäferhund) auf.

Sekundäre Seborrhö kann Folge vieler Krankheiten sein:
- hormonelle Störungen
- Ekto- und Endoparasitenbefall
- Pilzinfektionen
- Allergien
- Fettstoffwechselstörungen
- Zink-, Vitamin-A- oder Fettsäuremangel
- autoimmune Hautkrankheiten
- Tumoren

■ Sebadenitis

DEFINITION Die Sebadenitis stellt eine auf die Talgdrüsen beschränkte, granulomatöse bis pyogranulomatöse, wahrscheinlich immunpathologische Entzündung dar.

Sie tritt besonders bei **Hunden** der Rassen Großpudel, Akita Inu, Viszla und Chow-Chow auf (Abb. 11.17). und ist durch Schuppenbildung und Alopezie an Ohren und Rücken gekennzeichnet. Sie breitet sich bei kurzhaarigen Hunden auf Kopf und Rumpf aus. Für Großpudel und Akita Inus wird ein autosomal-rezessiver Erbgang vermutet. Langhaarige Hunde zeigen zunächst ein schütteres Fell und anschließend eine symmetrische, multifokale bis generalisierte Alopezie.

■ Hyperhidrosis

Übermäßiges Schwitzen wird oft durch eine Schädigung peripherer Nerven, des N. sympathicus oder des Rückenmarks hervorgerufen. Als Symptom einer Allgemeinkrankheit tritt Hyperhidrosis bei Kolik, fieberhaften Krankheiten, Myopathien (Myoglobinämie des **Pferdes**, Weißmuskelkrankheit der **Kälber**) und ACTH-produzierenden Hypophysentumoren beim **Pferd** auf.

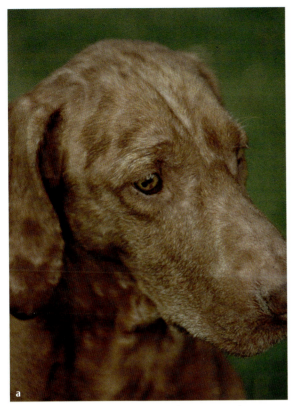
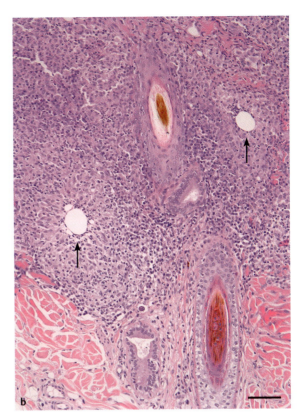

Abb. 11.17 Granulomatöse Sebadenitis bei einem Viszla.
a Irregulärer Haarverlust am Kopf mit Depigmentierung. [Quelle: Dr. Anke Strothmann-Lüerssen, Hemmingen]
b Granulomatöse Entzündung und vollständige Destruktion der Talgdrüsen (→), HE-Färbung, Balken = 120 µm.

11.4.7 Endokrin bedingte Hautveränderungen

Hormonelle Störungen führen häufig beim **Hund** zu Hautveränderungen, die sich durch ein trockenes, stumpfes Fell, Hyperpigmentierung, Hypotrichose und eine oft bilateralsymmetrische Alopezie auszeichnen. Sie beginnen meist an mechanisch exponierten Arealen (Vorderbrust, Bauch, Rumpfseiten, Vordergliedmaßen, Nasenrücken).

> **KLINISCHER BEZUG** Gemeinsame Merkmale endokriner Dermatosen sind orthokeratotische Hyperkeratose, epidermale Hyperpigmentierung und Atrophie sowie Haarfollikelläsionen (Atrophie, Keratose, Dilatation, fehlende Haarschäfte, vermehrt telogene Haarfollikel).

Häufig kommt es besonders bei Hypothyreose zur sekundären Pyodermie und Seborrhö, seltener zu Myxödemen. Diese Befunde sind zwar auf eine endokrine Störung hinweisend, ohne jedoch für eine spezifische Endokrinopathie pathognomonisch zu sein.

Eine Schilddrüsenunterfunktion (**Hypothyreoidismus/ Hypothyreose**) ist die häufigste Ursache für endokrine Dermatosen und wird typischerweise beim **Hund** beobachtet, ist aber auch für andere Tierarten bekannt. Sie wird in fast allen Fällen durch eine primäre lymphozytäre Thyreoiditis oder eine idiopathische Schilddrüsenatrophie verursacht. Durch hereditäre Defekte kommt es bei Merinoschafen und Saanen-Zwergziegen-Kreuzungen zum Hypothyreoidismus mit symmetrischer Hypotrichose und Myxödemen.

Eine Nebennierenrindenüberfunktion (**Hyperadrenokortizismus**) führt besonders beim **Hund** v. a. am Rumpf zur bilateralen, symmetrischen Hypotrichose oder Alopezie, Elastizitätsverlust der Haut, Hyperpigmentierung, Schuppenbildung, Komedonen und Calcinosis cutis (**Abb. 11.18**). Letztere wird als pathognomonisch angesehen und tritt fast nur nach iatrogen bedingtem Hyperadrenokortizismus auf. **Katzen** sind selten betroffen (meist keine Calcinosis cutis). Oft liegt gleichzeitig ein Diabetes mellitus und eine Abnahme dermalen Kollagens (Brüchigkeit der Haut, „feline skin fragility syndrome") vor. Beim **Pferd** wird Hyperadrenokortizismus fast nur bei ACTH-produzierenden Hypophysentumoren der Pars intermedia gesehen. Die Erkrankung ist durch Hirsutismus, Seborrhö, Hyperhidrosis, Wundheilungsstörungen und sekundäre Infektionen (v. a. *Dermatophilus congolensis*) gekennzeichnet.

Die durch eine verminderte Produktion von Wachstumshormon (Somatotropin; **Hyposomatotropismus**) gekennzeichnete Erkrankung tritt bei jungen Hunden mit kongenitalem hypophysären Zwergwuchs infolge von Hypophysenzysten auf. Sie ist durch ein Welpenfell und eine Alopezie charakterisiert. Bei adulten Hunden mit gestörter Sekretion von Wachstumshormonen finden sich eine bilateral symmetrische Alopezie, Hyperpigmentierung, Verlust von dermalen Retikulinfasern und Seborrhö.

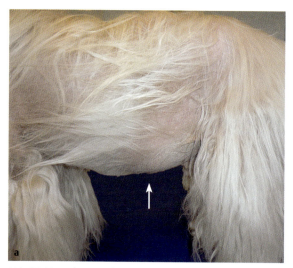 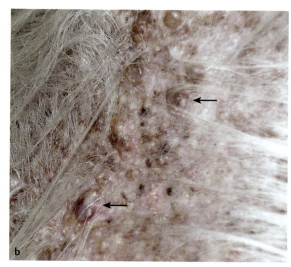

Abb. 11.18 Cushing-Syndrom bei einem Hund.
a Schütteres Haarkleid und ggr. Stammfettsucht (→) bei einem Hund mit Cushing-Syndrom. [Quelle: Dr. Vanja Paltian]
b Multiple noduläre Verkalkungen (→) in der Haut eines Hundes mit Cushing-Syndrom. [Quelle: Dr. Vanja Paltian]

Der sehr seltene **Hypersomatotropismus** (Akromegalie) beim Hund wird durch eine exzessive Produktion von Somatotropin hervorgerufen. Die Erkrankung ist bei der intakten Hündin hormonell assoziiert. Die Haut, besonders von Kopf, Nacken und distalen Extremitäten, ist durch verstärkte Produktion von Kollagen und Glukosaminoglykanen verdickt, faltig und zeigt bei etwa jedem dritten betroffenen Patienten ein Myxödem.

Beim **Rüden** kann **Hyperöstrogenismus** mit östrogenproduzierenden Hodentumoren (meist Sertolizelltumor, selten Leydigzelltumor oder Seminom) assoziiert sein. Aber auch atrophische Hodenveränderungen und Kryptorchismus können zu Hautveränderungen führen. Bei der **Hündin** tritt Hyperöstrogenismus bei polyzystischen Ovarien, funktionell aktiven Ovartumoren oder nach Östrogenapplikation auf. Die Haut zeigt eine sich nach kranial auf den Rumpf ausbreitende symmetrische Hypotrichose oder Alopezie in der Perineal- und Genitalregion mit Hyperpigmentierung, stumpfem Haarkleid sowie leicht ausziehbaren Haaren.

Hunde mit Diabetes mellitus können an Pfoten und Interdigitalhaut eine oberflächliche nekrolytische Dermatitis infolge einer **Hyperglukagonämie** entwickeln. Qualitativ ähnliche Veränderungen an anderen Körperstellen (z. B. Abdomen, Schwanz) sind bei **Hunden** und **Katzen** mit Glukagon-produzierenden Tumoren bekannt.

Eine als „**Alopecia X**" bezeichnete Erkrankung tritt bei jungadulten und adulten **Hunden** beider Geschlechter v. a. nordischer Rassen mit normaler Schilddrüsen- und Nebennierenfunktion auf. Die meist symmetrischen, hyperpigmentierten, nicht entzündlichen, scharf begrenzten Areale mit Haarfollikelatrophie und Alopezie beschränken sich auf Rumpf, Perineum, kaudale Oberschenkel und Nacken. Die Ursache dieses Krankheitsbilds (syn. Hyposomatotropismus adulter Hunde, Pseudo-Cushing-Syndrom, Testosteron-/Östrogen-responsive Dermatose) ist unbekannt. Es wird eine Störung der komplexen Interaktion von Hormonen, Zytokinen, Wachstumsfaktoren und Rezeptorexpression diskutiert. Die Tiere zeigen dabei auch einen Mangel oder eine Störung der Sexual- und/oder Wachstumshormone.

11.4.8 Einlagerungen in Dermis und Subkutis

Hunde und **Katzen** mit kutanen extramedullären Plasmozytomen können eine assoziierte Amyloidose (**kutane Amyloidose**) aufweisen. Bei Hunden mit monoklonaler Gammopathie (medulläres Plasmozytom) kommen Amyloidablagerungen in der Dermis und in Blutgefäßwänden vor. AL-Amyloidose (Amyloidprotein mit Sequenzen der Immunglobulinleichtketten) der Unterhaut und Muskulatur wurde auch beim **Pferd** mit multiplem medullärem Myelom beschrieben. Pferde zeigen wahrscheinlich infolge einer Sensibilisierung nach wiederholten Insektenstichen Ablagerungen von AL. Diese treten als multiple derbe Papeln, Knoten oder Plaques meist an Kopf, Nacken, Schultern und Vorderbrust auf. Selten finden sie sich auch in Nasenschleimhaut und in regionären Lymphknoten, die sich als noduläre bis diffuse granulomatöse Dermatitis und Pannikulitis darstellen.

Xanthome stellen gelblich-weiße, solitäre oder multiple, plane, papuläre oder tuberöse Hautveränderungen dar. Sie bestehen vorwiegend aus extrazellulären Lipoid- und Schaumzellansammlungen (besonders **Katzen**). Sie sind entweder idiopathisch oder treten bei Stoffwechselstörungen (z. B. Diabetes mellitus, Hyperlipidämie) auf. **Watanabe-Kaninchen** entwickeln kutane Xanthome aufgrund einer hereditären Hypercholesterinämie.

Die erworbene **kutane Muzinose** mit fokalen perifollikulären oder diffusen dermalen Muzineinlagerungen tritt bei **Hunden** und selten bei **Katzen** auf. Sie entsteht idiopathisch oder im Zusammenhang mit folgenden Erkrankungen:

11.4 Stoffwechselstörungen

- Hypothyreose
- Hypersomatotropismus
- systemischer Lupus erythematodes
- Dermatomyositis
- Mycosis fungoides

Die bei **Hund** und **Katze** seltene **follikuläre Muzinose (Alopecia mucinosa)** ist durch eine muzinöse Degeneration des Epithels der äußeren Haarwurzelscheide und der Talgdrüsen mit fokaler Alopezie und Schuppenbildung gekennzeichnet.

Im Anschluss an dystrophische Verkalkungen in Narben, Hämatomen, Bruchsäcken, Dermoid- und Epidermoidzysten, bei der Calcinosis cutis infolge Hyperadrenokortizismus sowie im Pilomatrikom können sich sekundäre metaplastische **Verknöcherungen** entwickeln. Primäre hyperplastische Verknöcherungen (Choristome) entstehen aus versprengten embryonalen Gewebsresten.

Lokale oder generalisierte **Emphyseme** der Haut treten auf, wenn Luft oder andere Gase von außen (Hautverletzungen) oder vom Körperinneren (Zusammenhangstrennungen im Atmungs- und Verdauungstrakt) in das Unterhautbindegewebe gelangen. Hautemphyseme kommen besonders beim **Rind** vor (Komplikation eines interstitiellen Lungenemphysems, Laparotomien). Bakterielle Infektionen mit gasbildenden Bakterien (z. B. Rauschbrand [Anzeigepflicht], Pararauschbrand) sind von postmortalen Emphysemen differenzialdiagnostisch abzugrenzen.

Eine Vielzahl unterschiedlicher Prozesse kann eine **Einlagerung von Kalziumsalzen** in die Haut verursachen. Hierzu zählen:

- **metastatische Verkalkungen:** Sie treten bei chronischer Niereninsuffizienz meist an den Pfoten und der Interdigitalhaut auf. Dabei werden die Mineralsalze in erster Linie entlang von dermalen elastischen Fasern, Kollagenfasern sowie Basalmembranen der Haarfollikel abgelagert. In schweren Fällen können dadurch auch granulomatöse Entzündungsreaktionen mit Demarkationsversuchen ausgelöst werden.
- **Calcinosis circumscripta:** Die Calcinosis circumscripta (Kalkgicht, Kalzinogranulom) tritt besonders bei **Hunden** (Deutscher Schäferhund) auf (Abb. 11.19). Die derben, rundlichen, ca. 0,5–10 cm im Durchmesser großen Zubildungen sind an Zehen- und Sohlenballen, in der Unterhaut der Fersen- und Ellbogenhöcker sowie der Zunge lokalisiert. Sie enthalten eine zähe, kreidige Masse und entstehen meist nach traumatischen Insulten mit Nekrosen und dystrophischer Verkalkung. Calcinosis circumscripta tritt besonders bei jungen Hunden mit erhöhtem Blutkalziumwert aufgrund von Darm-, Nieren- oder Knochenerkrankungen sowie nach subkutanen Injektionen (z. B. Gestagene) auf.
- **disseminierte Calcinosis cutis:** Disseminierte Kalkeinlagerungen in die Haut werden häufig bei spontanem oder iatrogenem Hyperkortizismus beobachtet. Feste, oftmals brüchige, gelb-weiße, sekundär ulzerierte Knoten oder Plaques werden besonders am Rücken und an den Innenseiten der Gliedmaßen festgestellt. Pathogenetisch handelt es sich wahrscheinlich um eine dystrophische Verkalkung.
- **dystrophische prästernale Verkalkungen:** Bei Rindern und Schafen kommen dystrophische prästernale Verkalkungen des über dem Brustbein befindlichen Fett- und Bindegewebspolsters vor. Sie sind traumatischer Genese (Liegen auf hartem Boden).

> **DAS MÜSSEN SIE WISSEN**
>
> Eine **Atrophie** epidermaler und/oder dermaler Strukturkomponenten tritt bei angeborenen Missbildungen (z. B. Dermatosparaxie), hormonellen Störungen und autoimmunen Hautkrankheiten auf. Eine hgr. Schädigung der Haut führt zu permanenter **Alopezie**, die Ursachen der temporären Alopezie sind vielschichtig und teilweise nicht vollständig geklärt.
>
> **Hyperkeratosen** beruhen auf mechanischen Belastungen und können mit regelhafter oder unzureichender Hornreifung einhergehen (Ortho- bzw. Parakeratose). Keratosen kommen v. a. bei Pferden und Hunden an spezifischen Prädilektionsstellen vor. Die Dystrophie des equinen Koronarbands und Warzenmauke der Pferde sind gleichfalls durch Verhornungsstörungen charakterisiert.
>
> **Störungen der Bindegewebsbildung** treten v. a. bei anhaltenden Irritationen von Haut (Limax) und Wundheilung (Caro luxurians) sowie nach chronischen Stauungsprozessen in Blut- und Lymphbahnen auf (Elephantiasis).
>
> Der Mangel an verschiedenen Vitaminen und Zink kann zu tierartspezifischen Hautveränderungen führen.
>
> **Hautnekrosen** entstehen infolge mechanischer, thermischer, aktinischer und toxischer Noxen sowie im Rahmen von Infektionskrankheiten durch entzündlich-thrombotische Gefäßverschlüsse und können sich als trockener oder feuchter Brand manifestieren.
>
> **Störungen der Talgdrüsenfunktion** treten meist sekundär zu vielen verschiedenen Erkrankungen auf und äußern sich durch ein schuppiges, von Krusten und Alopezie begleitetes Erscheinungsbild der Haut (Seborrhö). Die (pyo-)granulomatöse Sebadenitis ist immunpathologisch bedingt und geht gleichfalls mit Schuppenbildung und Alopezie einher. Eine Überfunktion der Schweißdrüsen beim Pferd kann auf ACTH-produzierende Hypophysentumoren hinweisen.

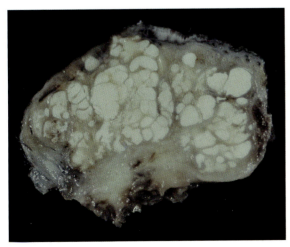

Abb. 11.19 Calcinosis circumscripta in der Haut der Zehe eines einjährigen Hundes.

Gemeinsame Merkmale **endokriner Dermatosen** sind orthokeratotische Hyperkeratose, epidermale Hyperpigmentierung und Atrophie sowie Haarfollikelläsionen. Diese Befunde sind zwar auf eine endokrine Störung hinweisend, ohne jedoch für eine spezifische Endokrinopathie pathognomonisch zu sein. Differenzialdiagnostisch abzuklären sind Hypothyreose, Hyperadrenokortizismus, Hyposomatotropismus und Hyperöstrogenismus. Ein Zusammenhang mit endokrinen Störungen wird auch für die Alopecia X vermutet.

Die **Einlagerung** von Kalziumsalzen in Dermis und Subkutis ist Ausdruck von Störungen des Kalziumstoffwechsels aufgrund systemischer Erkrankungen. Die kutane Amyloidose und Muzinose wie auch Xanthome können gleichfalls im Zusammenhang mit einer Allgemeinerkrankung stehen oder idiopathisch auftreten. Unterhautemphyseme sind meist Folge eines massiven interstitiellen Lungenemphysems, während Verknöcherungen nach dystrophischer Verkalkung überwiegend verletzungsassoziiert auftreten.

11.5 Kreislaufstörungen

Sowohl bei Entzündungen in der Haut (z. B. Rotlauferythem des Schweines) als auch nach kurzer Ischämie (z. B. Erfrierung ersten Grades) entwickelt sich eine **aktive Hyperämie** mit Rötung. Die **passive Hyperämie** äußert sich durch eine bläulich-rote Färbung (Zyanose).

Das **Hautödem** entsteht durch Transsudation und Akkumulation von Blut- und Lymphflüssigkeit in Korium und Subkutis.

> **DEFINITION** Unter Rehe versteht man eine v. a. bei **Pferd** und **Rind** vorkommende Durchblutungsstörung der Huf- bzw. Klauenlederhaut mit Ödembildung und aseptischer Entzündung des Wandhornbindegewebes.

Die **akute Rehe** (Pododermatitis aseptica diffusa acuta) kann bei schwerem Verlauf zur partiellen oder vollständigen Ablösung des Hornschuhs (Ausschuhen) führen. Als Ursachen kommen zahlreiche Faktoren in Betracht, z. B.:
- Überbelastung (Marschrehe)
- diätetische Faktoren (Futterrehe)
- starke Wasseraufnahme
- Pansenazidose (metabolische Azidose, Toxinämien)
- schwere Organentzündungen (z. B. Mastitis)
- Geburt
- Vergiftungen
- Medikamente

Bei der **chronischen Rehe** (Pododermatitis aseptica diffusa chronica) stehen die Kreislaufveränderungen dagegen nicht (mehr) im Vordergrund. In diesem Stadium kommt es zu einer Huf- oder Klauenbeinrotation sowie zu Wandhornveränderungen und ggf. auch zum Durchbruch der Huf- oder Klauenbeinspitze durch die Sohle.

Ein die gesamte Haut betreffendes Ödem (**Anasarka**) kann im Zusammenhang mit einem allgemeinen Ganzkörperödem vereinzelt bei abortierten oder missgebildeten Früchten beobachtet werden (**kongenitales Hautödem, Hydrops universalis congenitus**). Typische Beispiele sind Chondodystrophia (Chondrodysplasia) fetalis bei Ferkeln und Kälbern sowie eine letale Erbkrankheit bei Kaninchen (fetale Erythroblastose Nachtsheim).

Bei einem **Myxödem** handelt es sich um eine starke, mukusähnlich erscheinende Flüssigkeitseinlagerung der Haut und Unterhaut. Es tritt bei hypothyreoten Ferkeln mit kongenitaler Kropfbildung auf. Angeborene, durch Jodmangel oder Enzymdefekte hervorgerufene Hypothyreosen führen zu diffusen Unterhautödemen bei meist tot geborenen Hundewelpen.

Entzündliche Hautödeme treten z. B. auf bei:
- Clostridieninfektionen, z. B. Rauschbrand (Anzeigepflicht), Pararauschbrand
- Hautmilzbrand von Schwein und Pferd (Anzeigepflicht)
- Blauzungenkrankheit der Schafe (Anzeigepflicht)
- Fotodermatitis
- Insektenstichen
- Mykotoxikosen
- allergischen Reaktionen

Diapedesisblutungen zeigen sich als Petechien und Ekchymosen bei Infektionskrankheiten, Intoxikationen und autoimmunen Krankheitsprozessen.

Bei antikoagulativ wirkenden Rodentiziden, z. B. Dikumarol-, oder Furazolidon- und Sulfoquinoxalinvergiftungen sowie bei Hämophilie (Hund, Schwein) sind **hämorrhagische Diathesen** oft zusätzlich mit subkutanen Sugillationen und Hämatomen vergesellschaftet.

Thrombozytopenische Purpura werden durch Alloantikörper gegen Thrombozyten ausgelöst und treten bei Schwein, Pferd, Hund und Katze auf. Das Krankheitsbild wird bei autoimmuner hämolytischer Anämie, Lupus erythematodes oder malignen Lymphomen beobachtet. Beim Saugferkel liegen der Erkrankung thrombozytenagglutinierende Antikörper zugrunde. Diese sind differenzialdiagnostisch von einer viral bedingten Gerinnungsstörung abzugrenzen.

Traumatische Insulte führen zu **Rhexisblutungen** mit Sugillationen und Hämatomen. Nach starkem Befall mit Kriebelmücken treten an wenig behaarten Hautstellen (Ohren, Euter) Blutungen auf.

Durch primäre Gefäßdysplasien entstehende **Teleangiektasien** von Venulen sowie durch mechanische und thermische Noxen verursachte **Varizen** großer Hautvenen kommen am Skrotum des Hundes vor. Sie führen nach Ulzerationen zu rezidivierenden Blutungen.

11.6 Immunpathologische Hauterkrankungen

11.6.1 Kutane Überempfindlichkeitsreaktionen

> **DEFINITION** Der Kontakt mit einem exogenen Antigen führt zur Induktion einer protektiven immunologischen Reaktion; führt diese Immunreaktion jedoch zu einer Gewebeschädigung, spricht man von einer allergischen oder Überempfindlichkeitsreaktion.

Hypersensitivitätsreaktionen der Haut basieren meist auf einer einzelnen oder auf einer Kombination mehrerer Überempfindlichkeitsreaktionen (Typen I–IV). Die zugrunde liegenden immunpathologischen Mechanismen sind im Lehrbuch der „Allgemeinen Pathologie" dargestellt.

■ Urtikaria

Urtikaria (Nesselsucht) und das häufig gleichzeitig vorkommende **Angioödem** (Quincke-Ödem; früher angioneurotisches Ödem) entstehen v. a. durch Mastzelldegranulation. Sie werden aber auch durch andere, die Gefäßpermeabilität steigernde Mechanismen verursacht. Pathogenetisch können immunologische Stimuli (Typ I oder III Hypersensitivität) oder andere nicht immunologische Faktoren (z. B. Sonnenlicht, exzessive Hitze oder Kälte, Östrus) beteiligt sein. Urtikaria kommt besonders beim **Pferd** vor und ist durch lokale oder generalisierte, kurzzeitige, oft rezidivierende Quaddeln und diffuse Hautödeme charakterisiert. Die scharf begrenzten, unterschiedlich großen, erythematösen, halbkugeligen oder beetartigen Quaddeln mit gesträubten Haaren können zu größeren Flecken, Streifen, geschlängelten oder ringartigen Formen konfluieren. Oberflächlich können sich Bläschen bilden, platzen und nässende Stellen hinterlassen. Bei ausgeprägter Urtikaria sind häufig auch Schleimhäute (Konjunktiven, Nase, Pharynx, Lippen, Vulva, Vagina) ödematisiert. Das Ödem des Koriums zeigt eine perivaskuläre Infiltration vorwiegend mit eosinophilen Granulozyten und Mastzellen.

Das **Angioödem** ist außer durch Quaddeln, die meist größer als bei Urtikaria sind (Riesenquaddeln), durch ein auch die Subkutis bzw. Submukosa betreffendes Ödem gekennzeichnet.

■ Atopische Dermatitis

> **DEFINITION** Die atopische Dermatitis ist eine komplexe multifaktorielle Hauterkrankung mit genetischer Disposition, der meist eine kombinierte kutane IgE-vermittelte Sofort- und zellvermittelte Spätreaktion gegenüber verschiedenen perkutan oder oral aufgenommenen sowie inhalierten Umweltantigenen (z. B. Hausstaubmilben, Pollen, Hefen wie z. B. *Malassezia pachydermatis*) zugrunde liegt.

Sie tritt bei **Hunden** (Disposition besonders beim West Highland White Terrier, aber auch bei Golden Retriever, Setter, Cocker Spaniel, Boxer, Bulldogge, Dalmatiner u. a.), **Katzen**, **Pferden**, **Schafen** und **Ziegen** auf.

Meist wird die atopische Dermatitis beim **Hund** unter 3 Jahren klinisch manifest und ist durch die Trias Juckreiz, Erythem und Ödem von Gesichtshaut, Pfoten sowie ventralem Inguinal- und Axillarbereich gekennzeichnet. Sekundär treten nässendes Ekzem, Krusten, Hyperpigmentierung, Alopezie, Pyodermie, Otitis externa oder Konjunktivitis auf. **Katzen** zeigen ein sehr variables Krankheitsbild. ==Unter **feliner miliarer Dermatitis** werden zahlreiche kleine erythematöse, von Krusten bedeckte Papeln verstanden, die bei Atopie, aber auch bei Parasitosen, Futter- und Arzneimittelallergien auftreten können.== Ihnen liegt eine perivaskuläre bis diffuse Infiltration mit Mastzellen und eosinophilen Granulozyten sowie sekundär eine Infiltration mit neutrophilen Granulozyten, Makrophagen und Lymphozyten zugrunde (Typ I und/oder Typ IV Hypersensitivität).

> **KLINISCHER BEZUG** Die Diagnose einer atopischen Dermatitis erfolgt klinisch anhand anamnestischer Befunde, makroskopischer Veränderungen sowie des Ausschlusses anderer allergischer Erkrankungen (z. B. Flohbissallergie, Futtermittelallergie).

■ Futtermittelallergie

Sie kommt oft bei **Hund** und **Katze** vor. Futtermittelallergien können sich im Gastrointestinaltrakt und/oder häufiger in der Haut manifestieren, besonders im Inguinal-, Zwischenschenkel- und Unterbauchbereich. Teilweise kann eine zusätzliche oder auch ausschließliche Beteiligung der Pfoten und/oder äußeren Gehörgänge (Otitis externa) vorliegen. Erytheme und Quaddeln mit Juckreiz sind oft durch Sekundärinfektionen (z. B. Hefen, Bakterien, Demodexmilben) kompliziert. Oft entstehen auch Ulzerationen mit Krusten an Pfoten, Ohren, periokulär, ventralem Abdomen sowie im Achsel- und Perianalbereich.

> **KLINISCHER BEZUG** Bei allergischen Hauterkrankungen ist immer eine umfassende Anamnese einschließlich der Fütterung zu erheben.

■ Allergische Kontaktdermatitis (Kontaktallergie)

Die allergische Kontaktdermatitis (**Hund**, **Katze**, **Pferd**) kann sich bei Hunden lokal (z. B. am Hals nach wiederholtem Anlegen von Flohhalsbändern oder an Lippen und Nasenspiegel durch Plastikfutternäpfe) oder generalisiert (z. B. durch Shampoos) entwickeln. Im akuten Stadium sind Juckreiz, Hyperämie, Schwellung und kleinste Papeln bzw. Papulovesikel vorhanden (Typ I Hypersensitivität). Im subakuten bis chronischen Stadium steht eine hyperplastische Dermatitis mit Krusten, Hyperkeratose und perivaskulären lymphohistiozytären Infiltraten im Vordergrund (Typ IV Hypersensitivität).

■ Parasitär bedingte Allergien

Beim **Hund** zeigen sich bei einer **Flohallergie** vorrangig Juckreiz, Erytheme (Typ I Hypersensitivität) und durch Selbsttraumatisierung ausgelöste Hautveränderungen. In vielen Fällen sind auch Typ IV Hypersensitivitätskomponenten beteiligt. Diese sind besonders am Schwanzansatz, Rücken sowie an der Schenkelinnenfläche und am Hals lokalisiert. Im chronischen Stadium kommt es zu Alopezie und faltenartiger Hautverdickung. Bei **Katzen** treten variable Hautveränderungen auf, von denen die sog. feline miliare Dermatitis am häufigsten gesehen wird. **Pferde** zeigen als häufigste allergische Hauterkrankung eine Typ I und IV Hypersensitivität gegenüber *Culicoides* spp.

■ Hormonelle Hypersensitivität

Eine hormonell bedingte Hypersensitivität gegenüber endogenen Sexualhormonen tritt sehr selten bei intakten **Hündinnen** mit irregulärem Östrus oder wiederholten Scheinträchtigkeiten in Form von starkem Juckreiz auf. Zunächst sind bilateral-symmetrische Erytheme und verkrustete Papeln (Lumbosakral-, Perineal-, Genitalbereich und kaudomediale Oberschenkel) zu finden. Diese breiten sich nach kranial aus und führen im chronischen Stadium zu Alopezie und Lichenifikation.

11.6.2 Autoimmune Hautkrankheiten

Die Pathomechanismen autoimmuner Hauterkrankungen werden im Lehrbuch „Allgemeine Pathologie" ausführlich dargestellt. Autoimmune Hauterkrankungen zeigen meist charakteristische histologische Veränderungen, die in Verbindung mit dem klinischen Bild eine spezifische Diagnosestellung erlauben.

> **KLINISCHER BEZUG** Ausschlaggebend für eine zielführende Diagnose bei Autoimmunerkrankungen der Haut ist die Biopsie vollständig entwickelter Primäreffloreszenzen.

■ Autoimmune intraepitheliale bullöse Dermatosen

> **DEFINITION** Erkrankungen des **Pemphigus-Komplexes** sind durch primäre Effloreszenzen in Form von intraepithelial lokalisierten Vesikeln, Pusteln oder Blasen gekennzeichnet.

Die Autoantikörper beim Pemphigus-Komplex binden unter Beteiligung von Komplementfaktoren an transmembranöse Adhäsionsmoleküle (Familie der Cadherine) in den Desmosomen der Keratinozyten und verursachen einen Kohäsionsverlust der Stratum-spinosum-Zellen mit Lockerung des epithelialen Zellverbands (Akantholyse).
Der **Pemphigus foliaceus** (Auto-Antigen: hauptsächlich Desmocollin 1 und, wenn auch weniger prominent, Desmoglein 1) ist die häufigste Form bei Haustieren (**Hund, Katze, Pferd, Ziege, Barbary-Schaf**). Die Erkrankung verläuft lokalisiert oder generalisiert und ist bilateral symmetrisch durch subkorneale Vesiko-Pusteln gekennzeichnet, in denen freie Keratinozyten (Akanthozyten) und neutrophile oder eosinophile (besonders beim Pferd) Granulozyten enthalten sind (**Abb. 11.20**). Aus Pusteln entwickeln

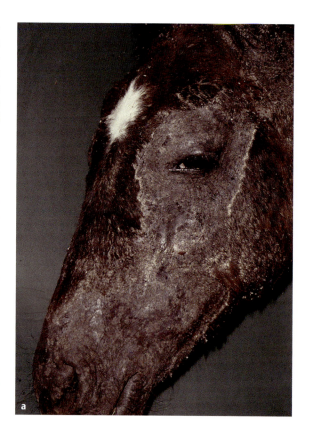

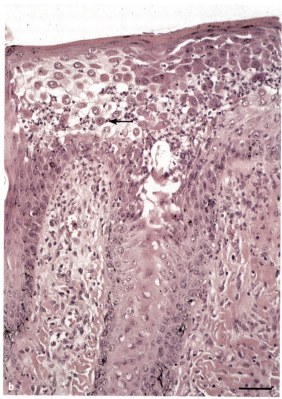

Abb. 11.20 Pemphigus foliaceus beim Pferd.
a Hgr. exfoliative Dermatitis. [Quelle: Baumgärtner W, Gruber AD. Allgemeine Pathologie für die Tiermedizin. Stuttgart: Enke; 2015]
b Subkorneale Vesikelbildung mit Akanthozyten (→) und ggr. Infiltration von neutrophilen Granulozyten. [Quelle: Baumgärtner W, Gruber AD. Allgemeine Pathologie für die Tiermedizin. Stuttgart: Enke; 2015]

sich Erosionen, Krusten, Schuppen und Alopezie. Meist sind Nase und Pfoten (Krallenbett) betroffen. Von dort findet eine Ausbreitung periorbital auf Ohren, Nacken und auf das ventrale Abdomen statt. Beim **Pferd** sind oft zuerst der Kopf und die Gliedmaßen betroffen.

Unter dem **panepidermalen pustulösen Pemphigus** versteht man eine Variante des Pemphigus foliaceus beim **Hund** mit Merkmalen des Pemphigus foliaceus, des Pemphigus erythematodes sowie des Pemphigus vegetans. Die intraepithelialen Vesiko-Pusteln befinden sich in verschiedenen Schichten der Epidermis.

Der **Pemphigus erythematodes** wird als eine auf den Kopf beschränkte fotosensitive Variante des Pemphigus foliaceus angesehen. Neben einer netzartigen Bindung von Autoantikörpern zwischen den Keratinozyten werden auch lineare Immunglobulin-Ablagerungen mit oder ohne Komplementbeteiligung an der Basalmembran nachgewiesen.

Der **Pemphigus vulgaris** (Auto-Antigen: Desmoglein 3) ist in 90 % der Fälle durch Ulzerationen der Maulschleimhaut, anderer Schleimhäute, der mukokutanen Übergänge und auch der Haut (Nagelbett) gekennzeichnet. Es finden sich suprabasale, d. h. über dem Stratum basale gelegene Blasen mit intakten basalen Keratinozyten an der Basalmembran (**Abb. 11.21**).

Der therapieresistente paraneoplastische **Pemphigus** tritt assoziiert mit Tumorerkrankungen (z. B. Thymom, Sarkom) auf und ähnelt dem Pemphigus vulgaris.

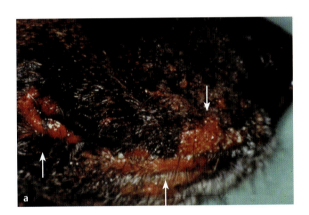

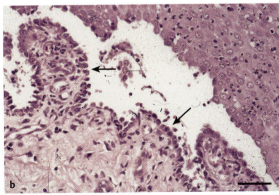

Abb. 11.21 Pemphigus vulgaris beim Hund.
a Hgr. erosive Dermatitis und Cheilitis.
b Suprabasale Vesikelbildung mit kopfsteinpflasterähnlichen Basalzellen (→); HE-Färbung, Balken = 100 µm.

■ Autoimmune subepidermale bullöse Dermatosen

> **DEFINITION** Morphologisches Kennzeichen der autoimmunen subepidermalen bullösen Dermatosen ist eine Spaltbildung unterhalb der Epidermis oder des Schleimhautepithels.

Subepidermale bullöse Dermatosen

Bei den **subepidermalen bullösen Dermatosen** reagieren Autoantikörper mit Antigenen der Basalmembran und führen zu subepidermalen Spaltbildungen.

Beim seltenen **bullösen Pemphigoid** (Hund, Katze, Pferd, Schwein) binden die Autoantikörper an das bullöse Pemphigoidantigen 1 (BPAg 1 = Desmoplakin) und BPAg 2 (Kollagen Typ XVII). Im Vergleich zum Pemphigus vulgaris zeigt die Erkrankung aber einen milderen Verlauf. Dermoepidermal sind lineare Ablagerungen meist von IgG und Komplement nachweisbar.

Zu den subepidermalen bullösen Dermatosen gehören auch die beim **Hund** vorkommenden Krankheiten:
- Epidermolysis bullosa acquisita (EBA, Autoantigen Kollagen VII)
- lineare IgA-Dermatose (Autoantigen „linear immunglobulin A Dermatosis" [LAD]-1)
- Pemphigoid der Schleimhäute (Autoantigen 97 kiloDalton, vermutlich bullöses Pemphigoid-Antigen [BPAg] II und Laminin 5 der Basalmembran)
- bullöser systemischer Lupus erythematodes (Autoantigen Kollagen VII)

Kutaner Lupus erythematodes

Beim kutanen Lupus erythematodes („cutaneous lupus erythematosus", CLE; Hund, Pferd, Katze) treten lokalisierte Veränderungen an Haut, Nase und/oder mukokutanen Übergängen auf. CLE kommt insbesondere beim Hund vor. Bestimmte Rassen (Collies, Shetland Sheepdog, Sibirischer Husky, Deutsch Kurzhaar, Magyar Viszla, Deutscher Schäferhund, Chinese crested dog) zeigen eine Disposition. Bei Katze und Pferd tritt kutaner Lupus erythematodes selten auf.

Beim caninen CLE werden 5 Formen unterschieden, zu denen 2 Formen des diskoiden Lupus erythematodes (DLE) gehören:
- vesikulärer CLE (VCLE)
- exfoliativer CLE (ECLE)
- mukokutaner CLE (MCLE)
- fazialer DLE (FDLE)
- generalisierter DLE (GDLE)

Klinisch ist der kutane Lupus erythematodes, je nach Form, durch Erytheme, Pigmentierungsstörungen, Schuppen- und Krustenbildung, Alopezie sowie Erosionen und Ulzerationen gekennzeichnet. Durch Sonnenlicht kommt es bei bestimmten Formen des caninen CLE (VCLE, FDLE, GDLE) sowie beim kutanen Lupus erythematodes bei Katze und Pferd zur Exazerbation der Krankheit. Es besteht eine lichenoide „Interface"-Dermatitis mit hydropischer Degeneration basaler Keratinozyten, Apoptose basaler und teilweise auch suprabasaler Keratinozyten sowie Phagozytose von Melanin durch dermale Makrophagen (Pigmentinkontinenz). In den meisten Fällen sind Ablagerungen von IgG, seltener IgM oder IgA und Komplement in der Basalmembranzone nachweisbar.

Systemischer Lupus erythematodes

Der systemische Lupus erythematodes (SLE) entsteht infolge einer fehlerhaften Elimination autoreaktiver Th 2-Lymphozyten und B-Zellen, woraus eine Vielzahl von Plasmazellklonen resultiert, die Antikörper gegen ein weites Spektrum körpereigener Antigene produzieren (polyklonale Gammopathie).

In der Folge kommt es zu zahlreichen Immunkomplex- und Autoantikörper-vermittelten Alterationen in verschiedenen Organen (u. a. Gelenke, Nieren, Haut). Die sehr variablen Hautläsionen sind oft durch Eryheme, Ulzerationen und eine exfoliative Dermatitis im Angesicht, an den Ohren oder an den Extremitäten charakterisiert. Neben einer lymphozytär-plasmazellulären „Interface"-Dermatitis mit Vakuolisierung und Nekrosen basaler Zellen der Epidermis finden sich oft eine Pannikulitis und Vaskulitis mit fibrinoiden Gefäßwandnekrosen.

11.6.3 Weitere immunvermittelte Hautkrankheiten

DEFINITION Als „drug eruptions" bezeichnet man abnorme Reaktionen der Haut auf Arzneimittel (Arzneimittelexanthem), die oral, topisch, per Injektion oder Inhalation appliziert worden sind. Die Erkrankung äußert sich in Form eines **Erythema multiforme**, einer **toxischen epidermalen Nekrolyse** oder einer **Vaskulitis**.

Das **Erythema multiforme** tritt bei **Hund, Katze, Pferd** und **Rind** auf. Es wird meist durch Arzneimittel (u. a. Levamisol, Cephalexin, Trimethoprim-Sulfonamide, Gentamycin, Penicillin) oder Infektionen mit Bakterien (Staphylokokken), Viren oder Pilzen hervorgerufen. Es kann aber auch bei Neoplasien oder idiopathisch auftreten. Pathogenetisch werden Hypersensitivitätsreaktionen (Typen III und IV), aber auch nicht immunvermittelte, zur Apoptose von Keratinozyten führende Prozesse angenommen.

Das **Erythema multiforme minor** ist durch akute symmetrische erythematöse Maculae und Papeln gekennzeichnet, v. a. am ventralen Rumpf und den proximalen Extremitäten. Diese breiten sich peripher aus, konfluieren zu irregulären, ring- oder bogenförmigen Effloreszenzen und bilden zirkuläre Erytheme mit hellem Zentrum („target lesions"), urtikariaähnliche Plaques und vesikulobullöse Läsionen.

Beim **Erythema multiforme major** (**Stevens-Johnson-Syndrom**) tritt an den Schleimhäuten eine nekrotisierende „Interface"-Dermatitis mit vesikulobullösen Läsionen und Anzeichen einer systemischen Krankheit (Schmerzen, Lethargie, Fieber, Anorexie) auf.

KLINISCHER BEZUG Beim Pferd kann durch das Equine Herpesvirus 5 (EHV5) eine dem Erythema multiforme ähnliche Dermatitis verursacht werden.

Die **toxische epidermale Nekrolyse (TEN; Hund, Katze, Kalb)** ist durch ein generalisiertes Erythem sowie eine Koagulationsnekrose der Epidermis und der Schleimhäute charakterisiert. Sie verläuft oft tödlich. Die möglicherweise durch zellvermittelte Immunmechanismen verursachte Krankheit führt zu Ulzerationen, epidermalen Colleretten, Krusten, Schuppen und sekundärer Pyodermie. Sie tritt meist nach der Gabe von Medikamenten (Penicillin, Cephalosporin, Levamisol, 5-Fluorocytosin) oder in Assoziation mit Infektionen oder Neoplasien auf, ist jedoch in vielen Fällen idiopathisch.

Die **symmetrische lupoide Onychodystrophie** ist durch eine lichenoide Entzündung des Krallenbetts mit Krallendeformationen und Ablösen zahlreicher Krallen, v. a. bei jungen bis mittelalten, großrahmigen Hunden, gekennzeichnet. Als Ursache wird eine autoimmune Pathogenese angenommen.

Kutane Vaskulitiden treten besonders bei Hund und Pferd auf. Die Vaskulitiden können idiopathisch oder mit immunpathologischen Reaktionen assoziiert sein sowie sekundär nach Arzneimittelgabe, bei systemischen Bindegewebskrankheiten, Infektionen, Impfungen, Neoplasien oder bei Vergiftungen auftreten. Oft handelt es sich um immunkomplexvermittelte Vaskulitiden, z. B. beim SLE. Erythematöse Plaques oder Maculae, Purpura, hämorrhagische Bullae, Ödem, Nekrose und Ulzerationen können mit einer Verschorfung und Ablösung der Haut oder der distalen Extremitätenenden infolge ischämischer Nekrose assoziiert sein. Häufig sind Pfoten, Ohren, Lippen, Schwanz und die Maulschleimhaut betroffen.

Bei **Greyhounds** in den USA tritt eine idiopathische Vaskulopathie („Alabama rot", „greentrack disease") auf, die Haut und Nieren (S. 230) betrifft.

Kutane Vaskulitis bei Schweinen ist oft mit Infektionen durch Porzines Circovirus 2 (S. 140) oder *Erysipelothrix rhusiopathiae* assoziiert. Bei **Pferden** werden Vaskulitiden der Haut bei Infektionen z. B. mit folgenden Erregern beobachtet:

- Streptokokken
- Influenza A-Virus
- Equines Arteriitis-Virus
- Equines Infektiöse Anämie-Virus (Anzeigepflicht)
- *Rhodococcus equi*
- *Corynebacterium pseudotuberculosis*

Der **Equinen hämorrhagischen Purpura** liegt eine meist bei Streptokokkeninfektionen (Druse) auftretende leukozytoklastische Vaskulitis zugrunde. Diese manifestiert sich als Urtikaria und Ödem distal an Beinen, Bauchunterseite und Kopf.

Die möglicherweise durch Medikamente bedingte, hyperergische oder fotodynamisch aktivierte kutane Vaskulitis des Pferdes („pastern leukocytoclastic vasculitis") manifestiert sich an unpigmentierter, dem Sonnenlicht ausgesetzter Haut der distalen Gliedmaßen in Form von Krusten, Erosionen oder Ulzerationen.

Beim Schwein tritt eine leukozytoklastische Vaskulitis (Hypersensitivitätsreaktion Typ III) in der Haut von Ohren, Beinen, Abdomen, Thorax und Perineum auf, bei der ein Zusammenhang mit einer PCV-2-Infektion (S. 140) angenommen wird (**Circovirus-Typ-2-assoziiertes Dermatitis-Nephropathie-Syndrom**). Die oft schweren hämorrhagischen Maculae und Papeln erinnern stark an die Hautveränderungen bei Klassischer und Afrikanischer Schweinepest, u. U. auch Rotlauf.

Bei **Hunden** (besonders Pudel, Yorkshire und Silky Terrier) kann Monate nach einer Tollwutschutzimpfung an der Impfstelle eine ischämisch bedingte Atrophie der Haut mit Alopezie und Hyperpigmentierung auftreten (**„Rabies vaccine-induced vasculitis and alopecia"**). Diese zeichnet sich durch eine lymphozytäre und selten leukozytoklastische Vaskulitis aus.

Die seltenen **Kryopathien** werden durch Kälteagglutinine (Kryoglobuline), also Antikörper, die bei tieferen Temperaturen Erythrozyten agglutinieren, verursacht. Sie führen im Bereich von Pfoten, Ohren, Nase und Schwanzspitze zu folgenden Veränderungen:
- Gefäßthrombosen
- Erytheme
- Purpura
- Zyanosen
- Nekrosen
- Ulzera

Kryoglobuline treten bei Hunden, Katzen, Schafen, Pferden und Schweinen im Zusammenhang mit multiplem Myelom (Paraproteine), Leukämie oder Lymphom, SLE oder bei systemischen Infektionen auf.

Die „**graft-versus-host-disease**" kommt als Komplikation nach Knochenmarkstransplantation bei Mensch, Hund, Katze und Pferd vor. Dabei zeigt die Haut zunächst Erytheme, Maculae, Alopezie und eine ulzerative Dermatitis. Später entwickeln sich Hyperpigmentierung, Fibrose, Atrophie und Alopezie.

Die **Plasmazell-Pododermatitis** ist eine seltene, vermutlich immunpathologische Krankheit der Katzen (**Abb. 11.22**) mit zunächst weichen, progressiven Schwellungen besonders der Zentralballen an Vorder- und Hintergliedmaßen. Diese entwickeln im weiteren Verlauf Schuppenbildungen mit feinen grau-weißen netzartigen Zeichnungen und gelegentlichen Ulzerationen. Spontane Remission oder saisonales Wiederkehren der Läsionen sind möglich. Ein Teil der Tiere ist serologisch positiv für das FIV-Virus und manche Katzen leiden zudem an Nierenamyloidose, plasmazellulärer Stomatitis, Glomerulonephritis oder Coombs-Test-positiver Anämie.

Der **Alopecia areata** (**Hunde, Katzen, Pferde, Rinder**) liegt eine Autoimmunreaktion gegen Haarfollikel zugrunde. Sie ist durch fokale, multifokale oder generalisierte, teils bilateral symmetrische Alopezie (meist Kopf, Nacken, Rumpf) und oftmals Hyperpigmentierung gekennzeichnet. Bei Pferden sind oft Mähne und Schweif betroffen. Initial liegt eine peri- und intrabulbäre lymphozytäre Follikulitis anagener Haarfollikel mit Follikelatrophie vor. ==Die nur ggr. nachweisbaren T-Zellinfiltrate erfordern oft eine immunhistologische Bestätigung.==

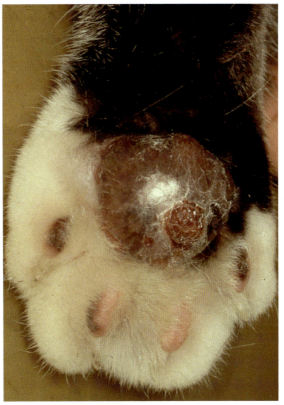

Abb. 11.22 Plasmazelluläre Pododermatitis im Zentralballen bei einer Katze.

Ätiologisch liegt dem **felinen Eosinophilen Granulom-Komplex** wahrscheinlich eine Immunpathogenese zugrunde. In den meisten Fällen wird eine allergische Reaktion (Typ I Hypersensitivität), insbesondere auf Umwelt- und Futtermittelantigene sowie Insektenstiche und Flöhe, angenommen. Des Weiteren wird vermutet, dass Autoallergene (möglicherweise „*Felis domesticus allergen I*", Feld I) bzw. IgE-Antikörper, die infolge Automutilation entstehen, für die chronische entzündliche Reaktion verantwortlich sind. Gegen eine allergische Genese spricht jedoch das Auftreten von Fällen mit Spontanremission ohne Rezidive. Da die eosinophile Plaque und das eosinophile Ulkus in Einzelfällen nach alleiniger Antibiotikagabe heilen, ist die Beteiligung bakterieller Erreger möglicherweise ein wichtiger Faktor. Bei Gruppen miteinander verwandter Katzen wurde in Läsionen (Maul, Lippe) Fremdmaterial (Insekten, Pflanzen) festgestellt, weshalb eine hereditäre Dysregulation von eosinophilen Granulozyten angenommen wird. Zum Eosinophilen Granulom-Komplex der **Katze** zählen 3 Krankheitsbilder, die teilweise überlappende histologische Merkmale zeigen:

- Die **feline eosinophile Plaque** tritt bei 2–6-jährigen Katzen auf. Wegen des starken Juckreizes lecken sich die Tiere häufig (felines Leckgranulom). Die ulzerierten, scharf begrenzten Hautverdickungen (Plaques) finden sich besonders an Bauch und Rücken, teils auch an Extremitäten, Lippen, Gesicht und Hals. Sie sind durch eine von eosinophilen Granulozyten dominierte Dermatitis gekennzeichnet.

- Das **feline eosinophile Granulom** (felines kollagenolytisches Granulom, lineares Granulom) tritt meist bei bis zu 1 Jahr alten Katzen auf. Lineare Veränderungen kommen häufig kaudal und medial an den Oberschenkeln vor, während noduläre Läsionen oft an Unterlippe, Kinn, Maulhöhle und Gesicht auftreten. Neben einer diffusen, überwiegend eosinophilen Infiltration finden sich fokale Kollagenfaserdegenerationen mit zahlreichen eosinophilen Granulozyten („flame figures"), Mastzellen, einzelnen Makrophagen und Riesenzellen.
- Das **feline eosinophile Ulkus** („indolent ulcer", „rodent ulcer") tritt bei **Katzen** bis zu 9 Jahren auf. Es ist durch uni- oder bilaterale, an der Oberlippe nahe dem Philtrum gelegene Defekte mit aufgeworfenen Rändern ohne Schmerzhaftigkeit oder Juckreiz gekennzeichnet. Zunächst liegen diffuse Infiltrate aus eosinophilen und neutrophilen Granulozyten, Mastzellen und Makrophagen vor. Später sind mehrheitlich Lymphozyten, Plasmazellen, Makrophagen, neutrophile Granulozyten und eine Fibrose zu finden.

Das seltene, ätiologisch ungeklärte **canine eosinophile Granulom** ist dem felinen eosinophilen Granulom weitgehend ähnlich. Es betrifft besonders junge männliche **Hunde** der Rassen Sibirischer Husky und Cavalier King Charles Spaniel. Pathogenetisch wird eine Hypersensitivitätsreaktion angenommen. Noduläre Läsionen oder Plaques sind meist in der Maulhöhle (Zunge) oder multipel in der Haut (selten im äußeren Gehörgang) lokalisiert.

Das **equine eosinophile Granulom** (**kollagenolytisches Granulom**) tritt in Form solitärer oder multipler Knoten meist an Widerrist und Rücken oder generalisiert auf. Herdförmige Kollagenfaserdegenerationen („flame figures") sind von einer granulomatösen Entzündungsreaktion mit vielen eosinophilen Granulozyten umgeben. Als mögliche Ursache wird eine allergische Reaktion auf Insektenstiche, Futtermittelallergie, lokales Trauma (Sattel-, Geschirrlage) und auf Injektionen mit Silikon-beschichteten Kanülen angenommen. Zu den seltenen, durch eosinophile Granulozyten dominierten Hautentzündungen des Pferdes gehören folgende Erkrankungen:
- axilläre noduläre Nekrose
- unilaterale papuläre Dermatose
- multisystemische eosinophile epitheliotrope Krankheit

Die **sterile eosinophile Follikulitis und Furunkulose** tritt bei Hund, Katze, Pferd und Rind auf. Sie beruht vermutlich auf einer Hypersensitivitätsreaktion gegenüber Insektenstichen.

Die ätiologisch ungeklärte **equine Sarkoidose**, auch als equine idiopathic granulomatous disease bezeichnet, ist in der Haut durch granulomatöse Entzündungen mit exfoliativer Dermatitis und Alopezie gekennzeichnet. Die Erkrankung kann multisystemisch mit Beteiligung von anderen Organen auftreten. Ähnliche Veränderungen werden auch für das Rind beschrieben.

Hairy-vetch-Vergiftungen (*Vicia villosa*, Zottige Wicke) sind für das Rind und Pferd beschrieben. Neben einer Hautmanifestation mit Alopezie und granulomatöser Entzündung können zahlreiche innere Organe betroffen sein.

Pathogenetisch wird auch eine hyperergische Reaktion diskutiert.

Das **porzine ulzerative Dermatitis-Syndrom (PUDS)** stellt eine möglicherweise immunpathologische Hauterkrankung bei Sauen dar, die durch großflächige Hautdefekte an Perineum, Hintergliedmaßen, Abdomen, Schultern, Nacken, Angesicht und Ohrmuscheln charakterisiert ist. Histologisch findet sich bei einigen Fällen in der Nähe der Ulzera eine leukozytoklastische Vaskulitis.

> **DAS MÜSSEN SIE WISSEN**
>
> **Hypersensitivitätsreaktionen** der Haut basieren meist auf einer einzelnen oder auf einer Kombination mehrerer Überempfindlichkeitsreaktionen (Typen I–IV). So entstehen Urtikaria v. a. durch Mastzelldegranulation, die Atopische Dermatitis als kombinierte kutane IgE-vermittelte Sofort- und zellvermittelte Spätreaktion und die Futtermittelallergie überwiegend als Typ-I-, aber auch als Typ-III-Reaktion. Bei der allergischen Kontaktdermatitis liegen in der frühen Phase eine Typ-I-Hypersensitivität, im subakuten bis chronischen Stadium dagegen eine Typ IV Hypersensitivität vor. Weitere Überempfindlichkeitsreaktionen treten gegen Parasiten und (selten) gegen endogene Sexualhormone auf.
>
> Zu den **autoimmunen Hautkrankheiten** zählen der Pemphigus-Komplex sowie der kutane und der systemische Lupus erythematodes. Erkrankungen des Pemphigus-Komplexes sind durch primäre Effloreszenzen in Form von intraepithelial lokalisierten Vesikeln, Pusteln oder Blasen gekennzeichnet. Die Autoantikörper richten sich gegen transmembranöse Adhäsionsmoleküle in den Desmosomen der Keratinozyten mit konsekutiver Lockerung des epithelialen Zellverbands. Bei den subepidermalen bullösen Dermatosen, zu denen auch der kutane und der systemische Lupus erythematodes zählen, binden die Antikörper dagegen an Bestandteile der Basalmembran, wodurch es zu einer Spaltbildung unterhalb der Epidermis oder des Schleimhautepithels kommt.
>
> Als „**drug eruptions**" bezeichnet man abnorme Reaktionen der Haut auf Arzneimittel (Arzneimittelexanthem), die oral, topisch, per Injektion oder Inhalation appliziert worden sind. Die Erkrankung äußert sich in Form eines Erythema multiforme, einer toxischen epidermalen Nekrolyse oder einer Vaskulitis. Kutane Vaskulitiden können aber auch in Zusammenhang mit verschiedenen Erregern stehen und kommen als solche insbesondere bei Schweinen und Pferden vor. Dem felinen eosinophilen Granulom-Komplex wie auch dem equinen eosinophilen Granulom liegt ätiologisch wahrscheinlich eine Typ I Hypersensitivität auf verschiedene Umwelt- und Futtermittelantigene sowie Insektenstiche und Flöhe zugrunde.
>
> Zur Absicherung der Diagnose und Differenzierung der verschiedenen autoimmunen Hautkrankheiten müssen histologische sowie immunfluoreszenzmikroskopische oder immunhistochemische Biopsieuntersuchungen im Zusammenhang mit den klinischen und teils labordiagnostischen Daten herangezogen werden.

11.7 Physikalisch oder chemisch verursachte Hautkrankheiten

11.7.1 Mechanische Ursachen

Mechanische Krafteinwirkungen können zu penetrierenden oder nicht penetrierenden Gewebsverlusten und Zusammenhangstrennungen der Haut führen.

Stumpfe Traumata:
- Abschürfungen (Exkoriation, Abrasion)
- Decollement (Ablösung der Haut von Unterhaut oder Faszien)
- Aufsplitterung von Krallen (bei Katzen oft nach Kollisionen mit Kraftfahrzeugen)
- Ablösung der Krallentüte oder des Hornschuhs (Onychomadese)
- Quetsch-, Prell- und Risswunden sowie deren Kombinationen (Platzwunde)

Scharfe oder halbscharfe Gewalteinwirkungen beinhalten z. B. Stich-, Schnitt-, Biss-, Schuss- und Pfählungswunden. Bei dauerhafter stumpfer Krafteinwirkung können sich Erosionen, Ulzerationen, epidermale Hyperplasien (kutane Kallusbildung, Hornschwiele, z. B. an Ellenbogen oder Sternum; sog. Leckdermatitis [idiopathische Automutilation] an distalen Extremitäten beim Hund sowie an Bauch, Rücken, Innenschenkeln bei der Katze), Furunkulose, Koriumfibrose oder Ulzerationen infolge einer lokalen Ischämie entwickeln.

Die meist an exponierten Knochenpunkten auftretenden, durch druckbedingte, mangelhafte Durchblutung verursachten Ulzera bei festliegenden Tieren bezeichnet man als **Dekubitus**.

Durch permanenten Druck können kutane, mit blutiger oder muzinöser Flüssigkeit gefüllte und von Granulationsgewebe begrenzte Zysten (**Hygrome**) entstehen.

Eine Vielzahl von **Fremdkörpern** können die Haut penetrieren, beispielsweise eingewachsene Krallen oder Haare, chirurgisches Nahtmaterial. Fremdkörper führen oft zu granulomatösen Entzündungen, die im Fall von zusätzlichen bakteriellen Infektionen auch pyogranulomatöse Entzündungen verursachen.

Die auch als „hot spot" bezeichnete **pyotraumatische Dermatitis** stellt eine häufige Komplikation allergischer Entzündungen infolge selbst verursachter Traumata („itch-scratch cycle") dar.

Als **Intertrigo** bezeichnet man eine lokalisierte Entzündung der Haut infolge mechanischer Irritation, mangelhaften Luftzutritts in Kombination mit bakteriellen und ggf. mykotischen Infektionen. Beim festliegenden **Rind** entwickelt es sich typisch im Zwischenschenkelbereich. Beim **Hund** zeigt der Shar-Pei aufgrund der stark faltigen Haut eine besondere Rassedisposition (Lefzen, Vulva, Schwanzansatz).

Beim Rind tritt an den lateralen Klauen der Hintergliedmaßen infolge fehlender oder fehlerhafter Klauenpflege (Stalklauen) in Verbindung mit genetischen und umweltbedingten Faktoren eine Quetschung der Sohlenlederhaut im kaudalen Teil des Klauenbeins auf. Der damit verbundene Druck führt zu Blutungen, Lederhautnekrose und einer fehlerhaften Hornbildung, sodass es im chronischen Fall zum Durchbruch des Klauenbeins durch die Klauensohle kommt, die konsekutiv eine bakterielle Pododermatitis (**Rusterholzsches Sohlengeschwür**; Pododermatitis septica circumscripta) nach sich zieht.

11.7.2 Thermische Ursachen

Lokale **Wärmeschäden** werden als **Verbrennung** (Combustio; Feuer; heiße, feste Körper; Strahlungshitze) oder **Verbrühung** (heiße Flüssigkeit oder Gas) bezeichnet. Sie werden in 4 Grade eingeteilt:
- Verbrennung 1. Grades (Combustio erythematosa): Erythem, Ödem und Nekrose oberflächlicher epidermaler Zellen
- Verbrennung 2. Grades (Combustio bullosa): serumhaltige Brandblasen, oberflächliche Nekrose, Koriumödem
- Verbrennung 3. Grades (Combustio escharotica): tief reichende Nekrose der Dermis
- Verbrennung 4. Grades (Combustio carbonisata): vollständige Verkohlung, evtl. auch unter Einbeziehung von Muskulatur und Knochen

WISSENSWERTES Traditionell werden Pferde durch Heißbrand mit einem rassespezifischen Symbol und einem zweistelligen Nummernbrand gekennzeichnet. Dabei treten Verbrennungen dritten Grades auf. Während das rassespezifische Symbol von drei unabhängigen Beobachtern in 84 % identifiziert wurde, gelang die korrekte Identifikation des Nummernbrandes in weniger als 40 %.

Lokale **Kälteschäden** beruhen auf direkten Zellschäden durch Eiskristallbildungen oder indirekt durch gefäßbedingte Perfusionsstörungen (Ischämie). **Erfrierungen** (Congelatio) werden unterteilt in:
- Erfrierung 1. Grades (Congelatio erythematosa): Erythem und Schwellung nach Wiedererwärmung
- Erfrierung 2. Grades (Congelatio bullosa): serumhaltige Blasen, Frostbeulen (Perniones)
- Erfrierung 3. Grades (Congelatio escharotica s. gangraenosa): Frostgangrän, ischämische Gewebe- und Gefäßnekrosen mit Thrombosen
- Erfrierung 4. Grades: Totalvereisung

11.7.3 Aktinische Ursachen

Der **Sonnenbrand** (Dermatitis solaris) mit Erythem, Exsudation und Krustenbildung tritt nur selten bei Tieren mit geringer Pigmentierung von Fell und Haut auf (z. B. weiße Katzen an Ohrmuschelrändern, Nase; beim Hereford-Rind periokular). Intensive ultraviolette Strahlung (UV-B) kann zur Karzinogenese (Mutationen in Protoonkogenen und Tumorsuppressorgenen) führen. Die bei Tieren seltene „**solare Elastose**" führt zu frühzeitigem Altern der Haut mit Verdünnung und pergamentartiger Struktur infolge einer Schädigung der extrazellulären Matrix, insbesondere der elastischen Fasern durch UV-B-Strahlen („photo-aggravated dermatoses" s. „pastern leukocytoclastic vasculitis", kutaner Lupus erythematodes).

Ionisierende Strahlen (z. B. Strahlentherapie) können lokal als akute Schädigung zu einer Abschilferung von Keratinlamellen, Depigmentierung von Haut und Haaren sowie einer Alopezie führen. Chronisch entwickeln sich vermutlich auf der Basis von Gefäßschäden Hyperplasie, Hyperpigmentierung, Ulzera und eine dermale Fibrose, vereinzelt auch Basalzell- und Plattenepithelkarzinome.

Die **Fotosensibilität** tritt an wenig pigmentierten, unbehaarten oder schwach behaarten Stellen (Flotzmaul, Nasenspiegel, Augenlider, Ohren, Euter, weiße Abzeichen etc.) auf. Dabei wird bei Exposition zu Sonnenlicht infolge der Einlagerung von fotodynamischen Substanzen eine Entzündung mit Erythem und Ödem induziert. In ausgeprägten Fällen kommt es zu Exsudation, Nekrose, Epidermisverlust, Ulzeration und Allgemeinstörung.

Die **primäre Fotosensibilität** (Pflanzenfresser, Schwein) entsteht durch die Aufnahme exogener fotodynamischer Stoffe (z. B. Tetrazyklin, Sulfonamide, Hyperizin aus Johanniskraut [*Hypericum perforatum*], Fagopyrin aus Buchweizen [*Fagopyrum esculentum*]).

Die **endogene Fotosensibilität** (Katze, Rind) beruht auf einer genetischen Störung des Porphyrinstoffwechsels. Sie geht mit einer rötlichen Färbung der Zähne („pink tooth disease") und Braunfärbung der Knochen einher.

Die **hepatogene Fotosensibilität** tritt nur bei **Wiederkäuern** mit einer Lebererkrankung (z. B. chronischer Kupfervergiftung, Faszoliose) und konsekutiver Retention und Ablagerung von Phylloerythrin in der Haut auf. Aufgrund unterschiedlicher hepatotoxischer Primärnoxen unterscheidet man:
- „Geeldikkop" (gelber dicker Kopf, Tribulosis ovis) bei **Schafen** in Südafrika
- das faziale Ekzem bei **Schafen** und **Rindern** in Neuseeland und Australien durch das Mykotoxin Sporidesmin (Pilz *Pithomyces chartarum*)
- „big head" durch texanisches Bärengras (*Nolina texana*) in Mittel- und Nordamerika u. a.

Bei Mutant-Southdown-Schafen liegt eine hereditäre Stoffwechselstörung mit Retention von Phylloerythrin vor.

Die pathogenetisch ungeklärte **idiopathische Fotosensibilität** wird sporadisch v. a. bei **Wiederkäuern** nach Aufnahme bestimmter Pflanzen (z. B. Luzerne, Rot- und Schwedenklee, Wicken und Raps) beobachtet.

11.7.4 Elektrizität

Ein Stromkontakt auf trockener Haut (hoher elektrischer Widerstand) führt zu einer lokalen Verbrennung in Form einer grauweißen, zentral eingesunkenen Verhärtung (**Strommarke**). Auch epidermale Blasenbildungen und Koagulationsnekrosen sind möglich. Starkstromunfälle führen zu Verkohlungen an den Ein- und Austrittsstellen.

Blitzmarken können nach einem Blitzschlag als Verbrennungen unterschiedlichen Grades besonders am Kronsaum vorkommen. Selten werden **Blitzfiguren** als hellrote verzweigte Erytheme gefunden.

11.7.5 Chemische Ursachen

Chemische Stoffe können über das Blut oder durch direkten Kontakt zu Hautveränderungen (Kontaktdermatitis) führen. Pathogenetisch wirken sie entweder direkt reizend oder allergen.

Exogen wirksame Reizstoffe sind:
- Säuren (Koagulationsnekrosen)
- Laugen (Kolliquationsnekrosen)
- Gase (Hyperämie, Nekrosen oder Metaplasien)
- Seifen
- Detergentien
- lokal applizierte Arzneimittel (z. B. Flohhalsband)
- Lösungsmittel
- bestimmte Schlangen- und Spinnengifte

Bei **endogenen** chemischen Ursachen (z. B. Arzneimittelexanthem, Futtermittel) liegt akut meist eine generalisierte exsudative Dermatitis mit Blasen bzw. Pusteln und chronisch eine Hyperkeratose vor:
- Das Antibiotikum Tiamulin kann beim Schwein eine tödlich verlaufende nekrolytische Dermatitis verursachen.
- Bei chronischer Thalliumvergiftung (ca. 7–10 Tage nach der Aufnahme) treten mit einer gewissen Variabilität der Symptome leicht ausziehbare Haare, Alopezie, Schuppenbildung, Erytheme sowie Erosionen und Ulzerationen an den Fußballen auf.
- Arsen verursacht bei direktem Kontakt oder chronischer niedrigdosierter Aufnahme Erytheme und Ulzera.
- Selenvergiftungen (Wiederkäuer, Schwein) resultieren in Kronsaumentzündungen mit Ausschuhen.
- Chlornaphthalin (Bestandteil von Ölprodukten, z. B. Schmiermittel, Holzkonservierungsstoffe) führt beim Rind zu Alopezie, Lichenifikation und Hyperkeratose am Rumpf (X-disease), während sich bei Katzen eine bilaterale periokulare Alopezie entwickeln kann.
- Mimosin (Blattbestandteil einiger tropischer und subtropischer Leguminosen) führt zu Alopezie, ulzerativer Stomatitis und Struma bei Wiederkäuern.

> **DAS MÜSSEN SIE WISSEN**
>
> Mechanische Krafteinwirkungen können zu penetrierenden oder nicht penetrierenden Gewebsverlusten und Zusammenhangstrennungen der Haut führen. Man unterscheidet stumpfe, halbscharfe und scharfe Traumata.
>
> Verbrennungen und Erfrierungen erzeugen ähnliche Reaktionsmuster der Haut, die sich je nach Schwere der Veränderungen in Gad 1–4 unterteilen lassen.
>
> Aktinische Dermatosen können nach Einwirkung von UV-Strahlung (Sonnenbrand), ionisierender Strahlung (Strahlentherapie) und durch Einlagerung fotodynamischer Substanzen auftreten.
>
> Der Kontakt zu Elektrizität zeigt sich als lokale Verbrennung in Form von Strom- oder Blitzmarken.
>
> Chemische Substanzen können entweder als exogen oder endogen wirksame Reizstoffe zu Hautveränderungen führen.

11.8 Belebte Ursachen

11.8.1 Virale Hauterkrankungen

Hautveränderungen können aufgrund eines Epitheliotropismus eines bestimmten Erregers die dominierende Manifestation bei Virusinfektionen sein. Bei systemischen Virusinfektionen können Hautläsionen (z. B. petechiale Blutungen, Entzündungen, Vaskulitiden) hingegen ein Teilphänomen einer Vielzahl von Gewebeschäden darstellen.

■ **Pockenviren**

> **DEFINITION** Pockenviren, **Familie Poxviridae,** sind epitheliotrope Viren, die kutane oder systemische Infektionen bei Vögeln, wild lebenden und domestizierten Tieren wie auch beim Menschen verursachen können (**Tab. 11.1**).

Terminologisch besagt beispielsweise der Begriff Schweinepocken nur, dass eine Pockeninfektion bei dieser Tierart vorliegt. Jedoch bleibt es unklar, ob es sich um einen tierartspezifischen oder nicht wirtsspezifischen Erreger handelt. Pockenviren können wirtsspezifisch (originär) sein oder zahlreiche Spezies infizieren, z. B. Vaccinia- und Kuhpockenvirus.

Ausgehend von einer erythematösen Macula (örtlich umschriebene Rötung durch entzündliche Hyperämie) entwickeln sich aus den virusinfizierten und dadurch proliferationsaktivierten Epidermiszellen Papeln, die nach Degeneration zu Vesikeln konfluieren. Diese können zentral einsinken, sodass ein- oder mehrkammerige „Pocken" entstehen. Nach ihrer Ruptur kommt es durch Exsudataustritt und -eintrocknung zu serokrustösen Auflagerungen. In Abhängigkeit vom Krankheitsverlauf können verschiedene Stadien gleichzeitig vorkommen. Histologisch dominiert eine Dermatitis mit multifokaler epidermaler Hyperplasie und hydropischer Degeneration mit **eosinophilen zytoplasmatischen Einschlusskörperchen** in Keratinozyten. Die Abheilung erfolgt meist unter Narbenbildung.

Bei bestimmten Pockenviren kommt es zusätzlich zu einer Ödematisierung der unterhalb der infizierten Epidermiszellen gelegenen Lederhaut, sodass die Veränderungen einen teigigen Charakter annehmen (z. B. Myxomatose des Kaninchens). Wieder andere Pockenviren können auch zur Lederhautödematisierung durch Infektion von Fibroblasten führen (z. B. Schafpocken).

Orthopockenviren

Das **Kuhpocken-Virus** (Zoonose) sowie Kuhpocken-ähnliche Viren sind vom Vaccinia-Virus unterscheidbar. Das Kuhpocken-Virus kann alle Haus- sowie Zoo- und Wildtiere, insbesondere Großkatzen, als auch Nager infizieren. Farb(Bunt)- und Futterratten können den Erreger auf Katzen oder Menschen übertragen (**Abb. 11.23**). Für das Kuhpocken-Virus stellen subklinisch infizierte kleine Wildnager das Virusreservoir dar.

Tab. 11.1 Ausgewählte Genera aus der Unterfamilie *Chordopoxvirinae* der Familie *Poxviridae* mit Vertretern bei verschiedenen Spezies.

Genus	Spezies
Orthopoxvirus	Variola- (Mensch), Kamel-, Waschbär-, Elefanten-, Kuh-, Ektromelie(Maus)-, Affenpocken- und Vaccinia-Virus
Parapoxvirus	Bovines Stomatitis-papulosa-, Orf- (kleine Wiederkäuer), Pseudokuhpocken(Parapoxvirus bovis 2; Melkerknoten)-, Parapoxvirus beim Pferd und Parapockenvirus der Rothirsche
Avipoxvirus	zahlreiche Geflügelarten, zumeist speziesspezifisch (z. B. Hühnerpocken-, Taubenpockenvirus)
Capripoxvirus	Ziegenpocken-, Schafpocken- und „lumpy skin disease"-Virus
Leporipoxvirus	Myxomatose- und Kaninchenfibrom(Shope)-Virus
Suipoxvirus	Schweinepocken-Virus
Yatapoxvirus	Yaba-Affentumor- und Tanapocken-Virus
Molluscipoxvirus	Molluscum-contagiosum-Virus (Mensch)

Bei der Felinen Pockenvirus-Infektion (Zoonose), verursacht durch das Kuhpocken-Virus, sind bei Katzen vorwiegend an Kopf und Vordergliedmaßen Hautläsionen zu finden, die wahrscheinlich auf Nagerbisse zurückzuführen sind. Diese heilen in wenigen Tagen ab. Nach 1–2 Wochen finden sich multiple Papeln mit hyperplastischer Epidermis, ballonierend degenerierten Keratinozyten und zytoplasmatischen eosinophilen Einschlusskörperchen. Vereinzelt kommt es zu einer systemischen Ausbreitung (z. B. nach Immunsuppression durch Kortikosteroidtherapie oder virusbedingter Immunsuppression) mit Manifestation im Respirationstrakt.

Das **Vaccinia-Virus** kann Infektionen bei Pferden, Rindern, Schweinen und Menschen verursachen. Die Läsionen beim Rind sind identisch wie beim Kuhpocken-Virus und beim Schwein wie beim Schweinepocken-Virus.

Das **Büffelpocken-Virus** (Zoonose) verursacht bei domestizierten Büffeln in Asien Veränderungen vorwiegend am Euter, an der medialen Innenfläche der Hintergliedmaßen und am Kopf.

Kamelpocken verlaufen bei adulten Altweltkameliden mild, bei Jungtieren mit relativ hoher Mortalität.

Bei der zeitlich limitierten **equinen papulösen Dermatitis** wurde ein bisher noch nicht vollständig charakterisiertes Orthopocken-Virus, wahrscheinlich eine Variante des Pferdepocken-Virus, isoliert. Ein Orthopocken-Virus wurde auch bei der in Kenia auftretenden Uasin-Gishu-Krankheit nachgewiesen.

Bei der als **equines Molluscum contagiosum** bezeichneten Erkrankung wird als Erreger ein der gleichnamigen humanen Erkrankung nah verwandtes Pockenvirus angenommen. Es führt beim Pferd zu einer limitierten, milden, proliferativen Erkrankung im Urogenital-, Inguinal- und Kopfbereich.

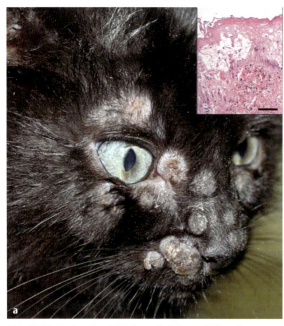
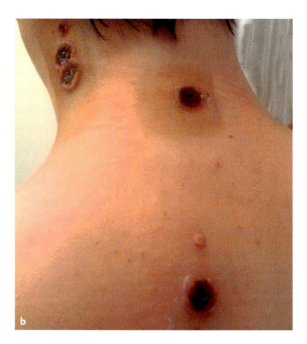

Abb. 11.23 Pockenvirus-Infektionen bei Tier und Mensch.
a Pocken-Infektion bei einer Katze: multifokale, proliferative, teils ulzerierende Dermatitis; Inset: hyperplastische Dermatitis mit Vesikelbildung; HE-Färbung, Balken = 150 µm.
b Ulzerierte Pocken beim Menschen nach Kontakt mit infizierter Farbratte. [Quelle: Dr. Gerhard Staudacher, Tierärztliche Klinik, Aachen]

> **WISSENSWERTES**
>
> **Hauterkrankungen bei Tieren – oft Gefahr von Zoonosen!**
>
> Eine Vielzahl von Hauterkrankungen bei Haustieren besitzt für Kontaktpersonen ein nicht zu unterschätzendes zoonotisches Potenzial. Unter diesem Aspekt sollte der Umgang mit dermatologischen Patienten entsprechend umsichtig erfolgen und möglichst immer eine ätiologische Diagnostik angestrebt werden. So verursachen beispielsweise Pocken, Parapocken, Rotlauf, Mykobakteriosen oder Mykosen, insbesondere Trichophytie und Mikrosporie, auch Hauterkrankungen beim Menschen. Hautmykosen können durch direkten Kontakt, Arthropoden oder auch über kontaminierte Gegenstände übertragen werden.
>
> Kuhpocken-Virus-Infektionen von Katzen oder Farbratten können ähnliche Infektionen beim Menschen verursachen. Bei unkompliziertem Verlauf handelt es sich um eine umschriebene kutane Läsion, die jedoch oft von ausgeprägten Allgemeinsymptomen wie Fieber, Abgeschlagenheit sowie gelegentlich Gliederschmerzen und Lymphadenopathie begleitet ist. Schmierinfektionen können zu schweren konjunktivalen Manifestationen führen. Bei immunsupprimierten Personen sind auch Todesfälle beschrieben. Da Farbratten häufig von Kindern, Jugendlichen oder jungen Erwachsenen gehalten werden und meist ein enger Kontakt zu den Tieren besteht, liegt oft ein hohes Infektionsrisiko vor. Gerade in der genannten Haltergruppe ist davon auszugehen, dass kein Impfschutz vorhanden ist, da die auch bei Kuhpocken protektive Pockenschutzimpfung in Deutschland seit den frühen 1980er-Jahren nicht mehr üblich ist.

Parapoxviren

Lippengrind wird auch als Orf, kontagiöse pustulöse Dermatitis oder Ecthyma contagiosum (Zoonose) bezeichnet und tritt vorwiegend bei jungen **kleinen Wiederkäuern** auf. In einer empfänglichen Population können die Morbidität bei 90 % und die Mortalität bei 1 % liegen. Die Erkrankung manifestiert sich durch Bläschen und Pusteln mit epidermaler Proliferation und Krusten an Lippen (**Abb. 11.24**), Mundwinkeln, Nasenspiegel, Augenregion, Ohren, äußeren Genitalien, Klauen und Maulhöhle (labiale, podale, genitale und maligne Form). Komplikationen durch

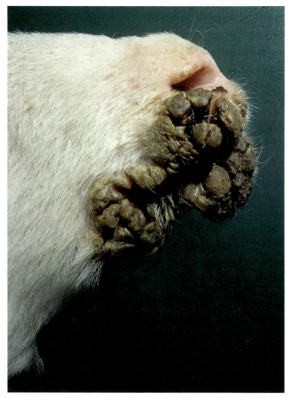

Abb. 11.24 Lippengrind bei einem Schaf. [Quelle: Prof. Dr. Martin Ganter, Stiftung Tierärztliche Hochschule Hannover]

bakterielle Sekundärinfektionen sind häufig. Die Keratinozyten zeigen eine ballonierende Degeneration und zytoplasmatische Einschlusskörperchen.

Beim Schaf ist eine **ulzerative Dermatose** an Kopf, Gliedmaßen und Genitalien vermutlich infolge einer Infektion mit einem Orf-Virus-ähnlichen Erreger beschrieben.

Die **Bovine Stomatitis papulosa** (Zoonose) geht mit Papeln und Ulzerationen in der Maulhöhle, im Ösophagus, an Flotzmaul, Euter und Zitzen einher.

Pseudokuhpocken, die Erreger der ökonomisch bedeutsamen Euterpocken (Zoonose) führt zu Veränderungen vorwiegend an Zitzen, Euter und Perineum. Die Morbidität beträgt bis 100 %. Oft sind nur 10 % einer Herde gleichzeitig betroffen. Die Übertragung findet mechanisch beim Melken, Saugen oder durch Fliegen statt.

Capripoxvirus

Schaf- und Ziegenpocken kommen in Afrika, Asien und im Nahen Osten vor. Die Mortalität beträgt bei Jungtieren bis zu 80 %. Die systemische Erkrankung beginnt häufig mit einer Infektion des Respirationstrakts, gefolgt von einer Erkrankung verschiedener Organe, besonders der Haut, in der Vesikel auftreten.

Die „**lumpy skin disease**", eine von Insekten übertragene Capripoxvirus-Infektion, ist bei **Rind**, **Büffel** und **wild lebenden Klauentieren** in Afrika endemisch. Die systemische Erkrankung (Anzeigepflicht) verursacht generalisiert bis zu 5 cm im Durchmesser große Hautknoten, die bis in die Subkutis ausstrahlen, nekrotisch werden oder bindegewebig indurieren und zu einer Lymphoadenopathie führen (Abb. 11.25). Knoten und Ulzera können auch im Respirations- und Magen-Darm-Trakt auftreten.

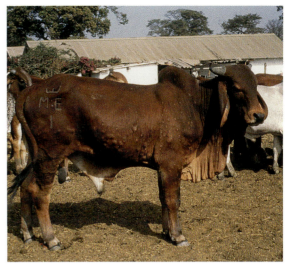

Abb. 11.25 „Lumpy skin disease" bei einem Rind. [Quelle: Prof. Dr. JAW Koos Coetzer, University of Pretoria, Onderstepoort, Südafrika]

Leporipoxvirus

Die **Myxomatose** ist eine verlustreiche Seuche bei **Haus-** und **Wildkaninchen**. Sie kennzeichnet sich durch Blepharitis und Konjunktivitis, noduläre Hautveränderungen im Kopf- (sog. Löwenkopf) und im Urogenitalbereich sowie (nur bei einigen Virusvarianten) durch eine Pneumonie im Endstadium. Epidermale und dermale Zellen sind proliferiert und die extrazelluläre Matrix der Haut ist myxomatös ödematisiert.

Suipoxvirus

Das **Schweinepocken-Virus** kann direkt, diaplazentar oder durch die Schweinelaus, *Haematopinus suis*, übertragen werden. Die bei Ferkeln teils gering, teils stark ausgeprägten Veränderungen finden sich vorrangig am ventralen Abdomen und an den Vorder- und Hintergliedmaßen. Schwere Krankheitsverläufe können zu einer systemischen Erkrankung führen.

■ Herpesviren

Die „**pseudo lumpy skin disease**" entsteht infolge einer Bovinen-Herpesvirus-2-Infektion. Sie verursacht oberflächliche Hautknoten, die ohne Narbenbildung abheilen.

Die durch den gleichen Erreger (BHV 2) hervorgerufene **ulzerative Mammilitis (Bovine Herpes-Mammilitis)** tritt vorwiegend bei Milchkühen auf. Mikrotraumen durch Melkmaschine oder Arthropoden stellen disponierende Läsionen für den Erregereintritt dar. Plaquartige schmerzhafte Erytheme mit Vesikeln und Ulzerationen finden sich an den Zitzen, seltener am Euter oder Perineum, die mit Schorfbildung einhergehen.

Euterveränderungen können sich bei Milchkühen auch durch eine Infektion mit dem **Bovinen Herpesvirus 4**, dem Erreger der **pustulösen Mammadermatitis**, entwickeln. Diese ist durch Vesikel, Pusteln und Ulzerationen gekennzeichnet. Die Zitzen sind nicht betroffen.

Eine **Feline-Herpesvirus-1-Infektion** kann zu vesikulären bis ulzerativen, oft bilateral-symmetrischen Veränderungen am Kopf führen, zumeist im Gesicht. Diese entstehen durch ein Übergreifen der Virusinfektion aus lokalen Ganglien, ähnlich wie bei der Gürtelrose des Menschen.

Weitere Herpesviren Andere Herpesviren gehen ebenfalls mit Vesikeln und Ulzerationen einher, z. B.:
- Ovines Herpesvirus 2 (S. 33): Bösartiges Katarrhalfieber
- Bovines Herpesvirus 1: Infektiöse Bovine Rhinotracheitis (Anzeigepflicht)
- Equines Herpesvirus 3 und 5 (S. 218): hyperplastische, pustulöse „Interface"-Dermatitis mit Einschlusskörperchen
- Suides Herpesvirus 1: Aujeszky-Krankheit (Anzeigepflicht)

■ Retroviren

Hautveränderungen können nach einer **FeLV-** oder **FIV-Infektion** von **Katzen** auftreten. Bei der FeLV-Infektion sind Keratinozyten virushaltig und führen zu Schuppenbildung sowie vereinzelt zu Ulzerationen. Die durch beide Erreger induzierte Immunsuppression ist wahrscheinlich Ursache für zahlreiche sekundäre bakterielle oder parasitäre Infektionen.

Parvo-, Corona- und Staupevirus

Die **porzine Parvovirus-Infektion** geht selten mit vesikulären und ulzerativen Dermatitiden einher, die Ähnlichkeit mit der exsudativen Epidermitis besitzen.

Bei der **Felinen Infektiösen Peritonitis** (FIP) können nicht juckende intradermale Papeln im Nackenbereich und an der seitlichen Brustwand vorkommen.

Während der akuten Phase der katarrhalischen Staupe (S. 318) des **Hundes** lässt sich das sog. Staupeexanthem insbesondere an den weniger behaarten Körperregionen nachweisen. Es geht mit Pusteln und Krusten sowie einem Virusnachweis in epidermalen und adnexalen Zellen einher. Als ungewöhnliche Manifestation der chronischen Staupe gilt die Hartballenkrankheit („hard pad disease"). Sie ist durch eine orthokeratotische Hyperkeratose und Akanthose der Sohlenballen und des Nasenspiegels mit vereinzelten Einschlusskörperchen im Stratum basale oder spinosum charakterisiert. Gleichartige Befunde können am Nasenspiegel auch bei **Frettchen** und **Nerzen** mit Staupe beobachtet werden.

Papillomaviren und andere Viren

Papillomaviren können bei zahlreichen Spezies Tumoren (S. 426) (Papillome) von Haut und Schleimhäuten auslösen.

Hautveränderungen können bei einer Vielzahl weiterer **Virusinfektionen** als Begleitveränderung auftreten, beispielsweise bei:
- Rinderpest (Anzeigepflicht)
- Peste des petits ruminants (Anzeigepflicht)
- Mucosal Disease (Anzeigepflicht)
- Maul- und Klauenseuche (Anzeigepflicht)
- Blauzungenkrankheit (Anzeigepflicht)
- Schweinepest (Anzeigepflicht)
- Porzine Circovirus-Typ-2-Infektion (S. 140)
- Porzine Circovirus-Typ-3-Infektion (PDNS-ähnliches morphologisches Krankheitsbild)

11.8.2 Bakterielle Hauterkrankungen

WISSENSWERTES Die normale Hautflora stellt neben physikalischen und chemischen Faktoren einen wichtigen Schutzmechanismus der Haut dar, der das Eindringen von anderen Bakterien verhindert. Zentrale Störfaktoren dieses Mikromilieus sind Feuchtigkeit, ungünstige Temperaturen und Traumata. Zur normalen Hautflora z. B. des **Hundes** zählen:
- Koagulase-negative Staphylokokken
- *Staphylococcus pseudointermedius* (Koagulase-positiv)
- Streptokokken
- *Micrococcus* spp.
- *Acinetobacter* spp.
- *Enterococcus* spp.

Bakterielle Hautinfektionen führen meist zu einer eitrigen Entzündung (Pyodermie). Dabei werden primäre und sekundäre sowie oberflächliche und tiefe Pyodermien unterschieden. Die sekundäre, wahrscheinlich häufigste Manifestation einer Pyodermie wird durch chemisch-physikalische, endokrine oder immunpathologische Grunderkrankungen disponierend verursacht. Dabei sind tierartlich unterschiedlich meist folgende Pyodermie-Erreger von Bedeutung:
- **Hund:** *Staphylococcus* (*Staph.*) *intermedius* und *pseudointermedius* (fakultativ pathogene Keime)
- **Pferd und Ziege:** *Staph. aureus* und *Staph. intermedius*
- **Rind und Schaf:** *Staph. aureus*
- **Ferkel:** *Staph. hyicus*

DEFINITION Als **Paronychie** bezeichnet man eine meist durch Bakterien verursachte Entzündung des Nagel- oder Krallenbetts und des umgebenden Weichgewebes.

Als **Strahlfäule** wird eine bakterielle Infektion des Hufstrahls bezeichnet.

Unter dem Begriff **Hufkrebs** wird eine chronische proliferative (verruköse) Pododermatitis verschiedener Anteile der Hauflederhaut (z. B. Strahlkrebs) mit einhergehender Parakeratose verstanden. Der Begriff ist historisch begründet, es handelt sich jedoch nicht um eine Neoplasie.

Oberflächliche Pyodermie

KLINISCHER BEZUG Die oberflächliche Pyodermie weist Veränderungen in der Epidermis und im oberflächlichen Korium auf. Sie ist meist von kurzer Dauer, ohne systemische Beteiligung und heilt im Sinne einer Restitutio ad integrum ab. Pusteln, krustöse Auflagerungen, Alopezie und bei chronischem Verlauf Lichenifikationen sind begleitet von einer perivaskulären, dominierend neutrophilen Entzündung bzw. Follikulitis mit Pusteln.

Impetigo beschreibt eine oberflächliche Dermatitis, besonders bei Hundewelpen, mit kleinen erythematösen Papeln und Pusteln, jedoch ohne Beteiligung der Haarfollikel, die meist durch Koagulase-positive Staphylokokken verursacht wird. Bei Hundewelpen sind die Axillar- und Inguinalregion und bei Katzen vorwiegend Hals und Rücken betroffen. Disponierend sind Umweltfaktoren oder Endokrinopathien, z. B. Diabetes mellitus, Hypothyreose oder Hyperkortizismus.

Bei der **mukokutanen Pyodermie** handelt es sich um eine ätiologisch unklare, oberflächliche **Entzündung der Haut** im Lippen- und peroralen Bereich. Vorwiegend kommt sie beim Deutschen Schäferhund vor. Sie ist durch Schwellung, Erythem und Krusten in Verbindung mit einer lichenoiden Infiltration von Lymphozyten, Plasmazellen und neutrophilen Granulozyten gekennzeichnet.

Die häufig beim Hund vorkommende **oberflächliche bakterielle Follikulitis** betrifft den oberflächlichen Teil des Haarfollikels und wird vorwiegend durch *Staph. pseudintermedius* verursacht. Pathogenetisch spielen lokale Traumata eine wichtige Rolle.

Bei der **exsudativen Epidermitis** oder **Pechräude** („greasy pig disease", Abb. 11.26) handelt es sich um eine akute oberflächliche Pyodermie bei **Ferkeln**, die durch *Staph. hyicus* verursacht wird. Sie tritt vorwiegend bei Ferkeln im Alter von 5–35 Tagen auf und führt zu einer Morbidität und Mortalität von 10–90 %. Bei der **perakuten**

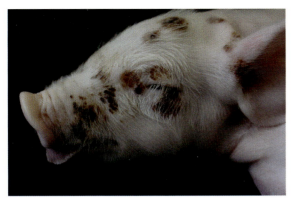

Abb. 11.26 Pechräude (*Staphylococcus-hyicus*-Infektion) bei einem Schwein. [Quelle: Dr. Martin Peters, Chemisches und Veterinäruntersuchungsamt Westfalen, Standort Arnsberg]

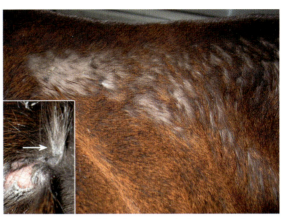

Abb. 11.27 Dermatophilose bei einem Pferd. Inset: pinselartige Verklumpung der Haare durch eingetrocknetes Exsudat (→). [Quelle: Dr. Florian Geburek, Klinik für Pferde, Stiftung Tierärztliche Hochschule Hannover]

Form zeigen neonatale Ferkel ein schmieriges dunkelbraunes Exsudat zunächst am Kopf und anschließend am gesamten Körper. Sie sterben meist innerhalb von 3–5 Tagen infolge von Exsikkose und Sepsis. Die **akute Form** zeigt bei ähnlicher Symptomatik einen protrahierten Krankheitsverlauf. Die **subakute Variante** findet sich vorwiegend bei älteren Tieren mit Beschränkung auf den Kopf. Zusätzlich treten Lymphadenopathie, Hydroureteren und Hydronephrose auf. Für die Pathogenese der Pechräude sind die Bildung von Exotoxinen (wahrscheinlich Metalloproteinasen, die Desmoglein 1 spalten) und disponierende Faktoren (Haltung, Traumata, Diät) von Bedeutung.

Die als **faziale Nekrose** bei Saugferkeln bekannte Erkrankung ist durch eine eitrig-nekrotisierende Dermatitis und Pannikulitis im Angesichtsbereich mit blauvioletter Hautfärbung gekennzeichnet und wird durch *Pasteurella multocida* Typ F verursacht.

Beim **Ferkelruß** liegt eine squamös-krustöse Dermatitis vor. Sie tritt bei kümmernden Ferkeln an Kopf, Nacken und Rücken im Zusammenhang mit unterschiedlichen Erkrankungen auf, z. B. einer Salmonellose, Pneumonie oder Anämie. Eine Verwechslung mit der exsudativen Epidermitis (Pechräude) ist leicht möglich.

Beim **Ferkelruß** liegt eine squamös-krustöse Dermatitis vor. Sie tritt bei kümmernden Ferkeln an Kopf, Nacken und Rücken im Zusammenhang mit unterschiedlichen Erkrankungen auf, z. B. einer Salmonellose, Pneumonie oder Anämie. Eine Verwechslung mit der exsudativen Epidermitis (Pechräude) ist leicht möglich.

Die **Dermatophilose** (kutane Streptotrichose) stellt eine durch *Dermatophilus congolensis* verursachte oberflächliche, exsudative Dermatitis dar. Sie kommt in tropischen und subtropischen, aber auch gemäßigten Regionen insbesondere bei Hauswiederkäuern, aber auch Pferden vor. An Kruppe, Rücken, Gliedmaßen und Nasenrücken entsteht eine perivaskuläre Entzündung mit neutrophilen Granulozyten, Epidermishyperplasie sowie lamellärer Para- und Orthokeratose. Die Krusten verkleben die Haare zu typischen pinselförmigen Haarbüscheln („paint brush", Abb. 11.27). Die grampositiven Erreger finden sich in den Krusten als verzweigte, mehrreihige, longitudinal und transversal septierte Ketten („railroad tracks"). Als disponierende Faktoren spielen eine gestörte Abwehrfunktion der Haut, Verletzungen und v. a. klimatische Einflüsse, die den normalen Hautschutz reduzieren (z. B. längere Regenperioden), eine Rolle.

Die sog. **Vließfäule** beim Schaf kann bei anhaltender Feuchtigkeit der Wolle über mindestens 6 Tage auftreten, wird durch *Pseudomonas* spp. verursacht und führt zu einer oberflächlichen Pyodermie, Verklebung der Wolle durch Exsudat und Verfärbung durch bakterielle Chromogene.

■ Tiefe Pyodermie

KLINISCHER BEZUG Die tiefe Pyodermie ist durch eine Entzündung der Haarfollikel sowie tieferer Anteile der Dermis und/oder Subkutis charakterisiert. Sie verläuft meist chronisch mit Lymphadenopathie und heilt unter Narbenbildung ab. Sie kann sich als Follikulitis, Furunkulose, noduläre Entzündung, Abszess oder Pannikulitis darstellen.

Häufige Ursachen der tiefen **Follikulitis** sind Staphylokokken, seltener Streptokokken, *Bacillus* spp. oder Pseudomonaden. Beim Hund sind *Staph. intermedius* und *pseudintermedius* oft die primär pathogenen Keime. Die Follikulitis kann zu einer Ruptur des Haarfollikels führen (**Furunkel**). Neben follikulären Pusteln und Ulzerationen können fleckenförmige Alopezien auftreten. Die Veränderungen sind an den Lippen (canine Akne bei kurzhaarigen jungen Hunden, **Abb. 11.28**), am Nasenrücken oder an den distalen Gliedmaßen lokalisiert. Die **pyotraumatische Follikulitis und Furunkulose** stellt eine weitere Variante mit bevorzugter Manifestation im seitlichen Kopf- und Nackenbereich beim Hund dar.

Die auch als Follikulitis, Furunkulose und Cellulitis bezeichnete **Pyodermie des Deutschen Schäferhundes** beruht pathogenetisch vermutlich auf einer Dysregulation des Immunsystems und ist durch Juckreiz und Läsionen in der Lumbosakralregion, am kaudalen Abdomen und den Schenkelinnenflächen gekennzeichnet. Es finden sich initial Papeln, Pusteln, Erosionen und Krusten. Im chro-

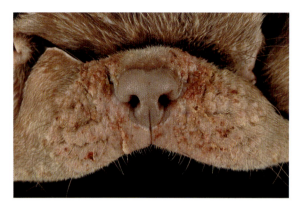

Abb. 11.28 Pyodermie und Follikulitis bei einem Hundewelpen. Haut präpariert.

nischen Stadium liegen Ulzerationen, Furunkulose, Alopezie und Hyperpigmentierung vor.

Bei der **perianalen Pyodermie und analen Furunkulose** handelt es sich um eine tiefe bakterielle Infektion des Perianalgewebes und des mukokutanen Übergangs mit Ulzerationen und tiefen Fistelgängen, die nahezu ausschließlich bei Schäferhunden auftritt.

Die solitären oder multiplen **akralen Leckgranulome** weisen eine hyperplastische Epidermis, orthokeratotische Hyperkeratose, dermale Fibrose und einen Verlust der Adnexe auf. Pathogenetisch liegen eine Automutilation sowie entzündliche, oftmals allergische Reaktionen zugrunde.

Der **Abszess** stellt eine abgekapselte Eiteransammlung dar, während bei der **Phlegmone** (im angloamerikanischen Sprachraum auch als **Cellulitis** bezeichnet) eine diffuse Infiltration neutrophiler Granulozyten vorliegt. Bei Beteiligung gasbildender Bakterien können zusätzlich emphysematöse Veränderungen auftreten. Abszesse und Phlegmonen werden häufig bei Katzen nach Bissverletzungen festgestellt. Ätiologisch kommen u. a. Staphylokokken, *Trueperella pyogenes*, Clostridien (malignes Ödem), Pasteurellen oder *Corynebacterium pseudotuberculosis* (Abszess bei Pferd, Schaf, Ziege; verkäsende Lymphadenitis beim Schaf) und selten *Rhodococcus equi* in Betracht.

Die **nekrotisierende Fasziitis** (NF) stellt eine lebensbedrohende bakterielle Infektion dar, die durch eine sich rasch ausbreitende, flächenhafte Nekrose von Subkutis, oberflächlicher Faszie und Dermis gekennzeichnet ist. Im Vergleich zum Menschen kommt bei Hund und Katze selten der Typ I der NF vor. Dieser ist durch eine bakterielle Mischinfektion mit Staphylokokken, *E. coli*, Enterokokken und anderen Bakterien gekennzeichnet. Häufiger wird der Typ II der NF beobachtet, der durch eine Monoinfektion mit *Streptococcus canis* verursacht wird. Aufgrund von Endotoxinbildung und Zytokinausschüttung können bereits innerhalb von Stunden ein kardiovaskulärer Schock und ein Multiorganversagen auftreten.

Die **Staphylomykose** kommt bei Kaninchen und Hasen vor. Sie wird durch eine Infektion mit *Staph. aureus* hervorgerufen und verursacht Abszesse in der Haut und gelegentlich auch in inneren Organen. Bei der Staphylomykose handelt es sich nicht um eine Mykose!

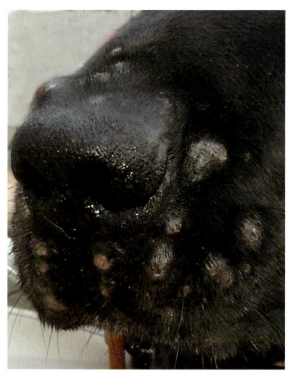

Abb. 11.29 Sterile idiopathische granulomatöse Dermatitis bei einem Hund. [Quelle: Dr. Martin Peters, Chemisches und Veterinäruntersuchungsamt Westfalen, Standort Arnsberg]

Granulomatöse Dermatitis

KLINISCHER BEZUG Granulomatöse, pyogranulomatöse oder granulomatös-nekrotisierende Entzündungen werden vorwiegend durch verschiedene Bakterien verursacht, die traumatisch in das Korium oder die Unterhaut gelangen und zu diffusen oder nodulären, langsam progressiven Entzündungen führen. Differenzialdiagnostisch sind nicht infektiöse, hyperergische Prozesse zu bedenken.

Bei **Hunden**, selten bei **Katzen**, ist differenzialdiagnostisch die sterile (pyo-)granulomatöse Dermatitis (Kopf, Pfoten) mit Alopezie und Ulzera abzugrenzen (Abb. 11.29).

Mykobakteriosen

Hautinfektionen mit Erregern des *Mycobacterium (M.) tuberculosis*-Komplexes (MTC), z. B. *M. tuberculosis* oder *M. bovis* (Zoonosen), können bei einer systemischen Infektion auftreten. Bei Infektionen durch saprophytäre Mykobakterien liegt häufig eine Hautverletzung zugrunde. Die kutane Mykobakteriose (besonders Katzen) ist durch eine granulomatöse bis pyogranulomatöse Dermatitis bzw. Pannikulitis charakterisiert.

Die Feline Lepra (Zoonose) oder **Katzenlepra** ist eine seltene lokalisierte Infektion mit *M. lepraemurium* nach Bissverletzungen, Kontakt mit Nagern oder Bodenkontamination. **Katzen** im Alter von 1–3 Jahren weisen meist in der Haut und Unterhaut von Kopf und Gliedmaßen tiefe, bis zu 3–4 cm große granulomatöse Entzündungsherde mit und ohne Alopezie auf.

Verschiedene Saprophyten, z. B. *M. chelonae, M. fortuitum, M. phlei, M. smegmatis, M. xenopi,* werden auch als **opportunistische** oder **atypische Mykobakterien** bezeichnet. Sie dringen über penetrierende Verletzungen in die Haut v. a. von **Katzen** ein (atypisches mykobakterielles Granulom). Schnell wachsende Mykobakterien führen zu einer granulomatösen bis pyogranulomatösen Dermatitis und Pannikulitis in der Inguinalregion, die sich progressiv über die ventrale Bauchwand ausdehnt. Infektionen mit langsam wachsenden Mykobakterien, z. B. der *M. avium intracellulare*-Komplex, sind häufig mit einer systemischen Infektion assoziiert und bestehen aus solitären oder multiplen, teils fistelnden, teils ulzerierten Knoten.

Bei frei laufenden, jagenden **Katzen** in England ist das **feline Tuberkulose-Syndrom** beschrieben, das vermutlich durch ein *M. tuberculosis-* und *M. bovis*-ähnliches Mykobakterium in Bisswunden verursacht wird. Es führt zu einer nodulären, pyogranulomatösen Dermatitis und Pannikulitis mit Lymphadenopathie. Selten führt es zu einer systemischen Manifestation.

Das **canine leproide Granulom-Syndrom** wird in Australien, Afrika und Nord-Amerika gehäuft beim Boxer und verwandten Rassen in Form einer multifokalen, granulomatösen Dermatitis vorwiegend am Kopf beobachtet. Es wird wahrscheinlich durch eine bisher nicht identifizierte saprophytäre Myokobakterien-Art verursacht.

Weitere Erreger

Die **kutane Aktinomykose** ist eine seltene knotige oder diffuse, pyogranulomatöse Erkrankung infolge von Bissverletzungen (Gesäuge, **Schwein**) oder penetrierenden Fremdkörpern.

Die **Nokardiose (Hund, Katze, Pferd, Rind)** wird am häufigsten durch *Nocardia asteroides* verursacht. Sie tritt meist nach Trauma auf. Kutane Läsionen sind auch bei Infektionen der Pleural- oder Peritonealhöhle möglich.

Die kutane **Botryomykose** (Abb. 11.30, Traubenpilzkrankheit) wird meist durch *Staph. aureus* und selten durch andere Bakterien verursacht. Pathogenetisch spielen Wundkontamination und Trauma eine wichtige Rolle. Beim **Pferd** sind Geschirrlage, Fesselgegend und Kastrationswunden (Samenstrangfistel) besonders betroffen.

Die nodulären Pyogranulome bei Aktinomykose, Nokardiose und Botryomykose können je nach Begleitflora zu Abszessen, Phlegmonen, Fistel- und Granulationsgewebsbildungen führen. Im Zentrum der Knoten finden sich Erregerdrusen („sulfur granules"), die meist von Splendore-Hoeppli-Material umgeben sind.

■ Andere lokale und systemische bakterielle Infektionen

Lokale Infektionen

Bei der **Klauenfäule** (Moderhinke) handelt es sich um eine weltweit verbreitete, hochansteckende bakterielle Infektion der Klauen, v. a. beim **Schaf** (engl. „footrot"). In Verbindung mit disponierenden Umweltfaktoren (z. B. schlechte Klauenpflege, morastiger Boden) und genetischen Einflüssen verursacht primär der anaerobe Keim *Dichelobacter nodosus* durch keratinolytische Proteasen eine Erweichung des Klauenhorns. Im Synergismus mit dem essenziellen Sekundärerreger *Fusobacterium necrophorum* entwickelt sich eine interdigitale Dermatitis (gutartige Form) oder eine eitrig-nekrotisierende Pododermatitis mit Ausschuhen (bösartige Form, Abb. 11.31). Bei **Rind** und **Ziege** finden sich meist milde Verlaufsformen.

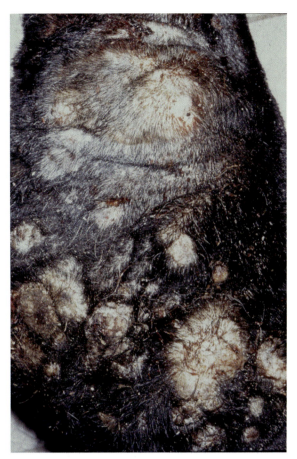

Abb. 11.30 Botryomykose mit nodulären Hautverdickungen bei einem Pferd.

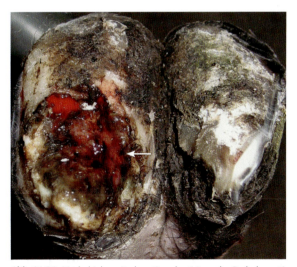

Abb. 11.31 Moderhinke mit ulzerativ-nekrotisierender Pododermatitis (→) bei einem Schaf (Ansicht der Sohlenfläche). [Quelle: Prof. Dr. Martin Ganter, Stiftung Tierärztliche Hochschule Hannover]

Eine ulzerativ-eitrige Pododermatitis kann beim **Schwein** durch methicillinresistente Staphylokokken verursacht werden.

Die **papillomatöse digitale Dermatitis** ist eine kontagiöse Dermatitis der interdigitalen Haut und manifestiert sich beim Rind besonders an den Hintergliedmaßen (**Mortellarosche Erkrankung**). Sie geht mit knotigen, von übel riechendem nekrotischem Material bedeckten Granulationsgewebsbildungen einher. Ursächlich handelt es sich um bakterielle Mischinfektionen unter Beteiligung treponemenartiger Spirochäten.

Der **Hautmilzbrand** (Anzeigepflicht) tritt entweder als lokale Infektion oder als embolisch-metastatischer Prozess auf. Er ist durch ein entzündlich-hämorrhagisches Ödem oder Milzbrandkarbunkel (konfluierende Furunkel) mit Nekrose charakterisiert.

Eine Hautinfektion mit *Burkholderia mallei*, dem Erreger des **Rotzes** (Anzeigepflicht), erfolgt häufig hämatogen. Seltener erfolgt die Infektion durch direkten Kontakt. Sie ist durch solitäre oder multiple pyogranulomatöse bis nekrotisierende Knoten und Ulzera gekennzeichnet, die häufig perlschnurartig entlang der Lymphgefäße angeordnet sind.

Der auch also **Melioidose** bezeichnete, durch *Burkholderia pseudomallei* verursachte **Pseudorotz** tritt bei Haustieren nach Inhalation, Arthropodenbiss oder Wundkontamination auf. Der im Erdboden lebende Saprophyt (Geonose) führt in der Haut zu Abszessen, die zur Fistelbildung neigen. Auch in inneren Organen können apostematöse Entzündungen entstehen.

Der **Pararauschbrand**, auch malignes Ödem genannt, entwickelt sich infolge einer lokalen exogenen Wundinfektion (z. B. nach der Schur beim Schaf) mit *Clostridium (Cl.) septicum* und häufig unter Beteiligung von anderen Clostridien (*Cl. perfringens*, *Cl. novyi*). Die Unterhaut wie auch sekundär die Muskulatur zeigen ein gasdurchsetztes, oft blutiges Ödem und eine diffuse nekrotisierende Entzündung. Der **Geburtsrauschbrand** stellt eine Sonderform dar und wird meist bei Rind und Schaf nach Geburtsverletzungen beobachtet.

Der **echte Rauschbrand** (Anzeigepflicht) entsteht beim Rind, selten beim Schaf, nach einer Infektion mit *Cl. chauvoei* und besonderer Pathogenese: Der im Darm vorkommende Erreger besiedelt hämatogen die exogen-traumatisch vorgeschädigten Muskelpartien, Faszien und das (Unterhaut-)Bindegewebe. Dort entstehen sich lokal ausbreitende trockene bis ödematöse, übel riechende, auch teils hämorrhagische Nekrosen mit Gasbildung (Gasbrand), die über eine Clostridientoxinbelastung zum Tode führen können. Die Aufnahme der Kadaver durch andere Tiere führt zur Verbreitung der Infektion. Der Erreger kann über Jahrzehnte im Boden infektiös bleiben (Sporen).

Systemische Infektionen

Hautveränderungen werden bei vielen systemischen bakteriellen Infektionen meist auf der Basis einer Vaskulitis oder Thrombose beobachtet.

Der **Rotlauf** des Schweines (Zoonose) wird durch *Erysipelothrix rhusiopathiae* ausgelöst. Dabei finden sich in der Haut, ausgehend von einer Sepsis, großflächige Nekrosen oder die sog. **Backsteinblattern** als rhomboide, leicht erhabene rötliche Flecken mit adnexaler Entzündung und neutrophiler Vaskulitis. Sie heilen entweder ab oder werden nekrotisch demarkiert.

Hautmanifestationen in Form von Thrombosen finden sich auch bei der **Salmonellose** (Akrengangrän durch *Salmonella dublin* beim Rind; Anzeigepflicht) und **Pasteurellose**.

Die **Ödemkrankheit** des Schweines führt infolge einer Vaskulopathie zu einem Ödem der Haut und Unterhaut, besonders am Nasenrücken und an den Konjunktiven.

Das durch Rickettsien verursachte **„Rocky Mountain spotted fever"** des Hundes ist v. a. an den Schleimhäuten durch Ödeme, Petechien und Ekchymosen infolge einer Vaskulitis gekennzeichnet.

Infektionen mit **Bartonellen** werden durch blutsaugende Arthropoden übertragen. Bei Hunden kann eine noduläre, pyogranulomatöse Dermatitis und Pannikulitis durch *Bartonella vinsonii* ssp. *berkhoffi* in Verbindung mit einer pyogranulomatösen Meningoradikuloneuritis auftreten.

Eine fokale transiente Hautrötung lässt sich bei der **Lyme-Borreliose** nach lokaler Infektion durch *Borrelia burgdorferi* feststellen (Zeckenbiss). Sie ist jedoch bei Haustieren nicht so deutlich ausgeprägt wie das Erythema migrans beim Menschen und spielt klinisch/diagnostisch kaum eine Rolle.

11.8.3 Mykotische Hauterkrankungen

Von den zahlreichen in der Umwelt vorkommenden Pilzen sind nur wenige human- oder tierpathogen. Die obligat pathogenen Pilze rufen direkt eine Erkrankung hervor, während die fakultativ pathogenen oder opportunistischen Pilze nur unter bestimmten Bedingungen, z. B. bei immungeschwächten Individuen, zu Erkrankungen führen. Pilzinfektionen der Haut können als oberflächliche, tiefe oder als Teil einer systemischen Infektion auftreten.

> **KLINISCHER BEZUG** Bei **oberflächlichen Hautmykosen** beschränkt sich die Invasion der Erreger auf oberflächliche Anteile, teils ausschließlich auf die keratinisierten Anteile der Haut und Haare (Dermatophytose). Die **tiefen Hautmykosen** sind durch eine Invasion der Pilze (häufig saprophytäre Erreger) in dermale und subkutane Strukturen gekennzeichnet. Sie entwickeln sich meist nach einem penetrierenden Trauma. Bei **systemischen Mykosen** entstehen Hautalterationen nach einer hämatogenen Streuung ausgehend von einer Infektion innerer Organe (z. B. Blastomykose, Kryptokokkose, Kokzidioidomykose).

Da sich Pilzinfektionen makroskopisch oft wie eine tumoröse Umfangsvermehrung darstellen, erfordert die Diagnose unabdingbar eine histologische Abklärung.

Oberflächliche Hautmykosen

Dermatophytose

Das Ausmaß einer Dermatophytose („ringworm") ist von der Virulenz des Erregers, der Immunantwort des Wirts und disponierenden Faktoren (z. B. feucht-warmes Milieu) abhängig.

> **WISSENSWERTES** Die normale Haut ist aufgrund ihres niedrigen Feuchtigkeitsgehalts, antimykotischer Substanzen im Oberflächenfilm und der normalen bakteriellen Flora kein geeignetes Wachstumssubstrat für Pilze.

Folgende Erreger verursachen Erkrankungen:
- *Microsporum* spp. (*canis, felis* etc.)
- *Trichophyton* spp.
- *Epidermophyton* spp.

Anthropophile Erreger, z. B. *Trichophyton (T.) rubrum* und *T. mentagrophytes* (Reservoir Nager), infizieren vorwiegend Menschen, während es bei **geophilen Spezies** wie *Microsporum gypseum* zu einer Infektion von Mensch (Gärtnerflechte) und Tier kommen kann. Zu den **zoophilen Pilzen** gehören *Microsporum canis* bei der Katze und *T. equinum* beim Pferd, die beim adaptierten Wirt eine weniger ausgeprägte Entzündung hervorrufen, während weniger gut adaptierte Erreger eine heftige entzündliche Reaktion provozieren.

Die Erreger der **Trichophytie** und **Mikrosporie** besitzen zoonotisches Potenzial, während *Epidermophyton floccosum* fast ausschließlich Menschen infiziert. Die Übertragung erfolgt durch direkten Kontakt mit erkrankten Tieren oder infizierten Hautbestandteilen und führt zu Follikulitis und Furunkulose mit Hyphen in den Haarschäften. Arthrosporen lassen sich entweder an der Haaraußenseite (ektothrix, z. B. bei der Mikrosporie) oder -innenseite (endothrix) oder in beiden Lokalisationen nachweisen. Eine Infektion des Krallenbetts (**Onychomykose**) ist durch brüchige, deformierte oder gespaltene Krallen gekennzeichnet.

Beim dermatophytischen **Pseudomyzetom** handelt es sich um eine seltene, durch *Microsporum canis* verursachte granulomatöse Entzündung der Haut und Unterhaut von Perserkatzen.

Als **Kerion** wird eine durch *Microsporum gypseum* hervorgerufene noduläre, erhabene Hautentzündung mit Furunkulose am Kopf und den Vordergliedmaßen von **Hunden** bezeichnet, die häufig im Boden graben.

Im Gegensatz zu **Schwein**, **Ziege** und **Schaf** kommt die Dermatophytose häufig beim **Kalb**, verursacht durch *T. verrucosum* (Zoonose), vor. Runde haarlose Stellen mit krustösen Auflagerungen finden sich an Kopf, Nacken, Ohr und Becken (sog. Borkenflechte, Abb. 11.32).

Beim **Pferd** kommt eine Vielzahl von Erregern der Dermatophytose vor.

Hunde sind häufig mit *Microsporum canis* infiziert und zeigen zunächst am Kopf und an den Vordergliedmaßen anuläre Alopezie mit krustösen Auflagerungen und Hyperkeratose (sog. scherende Flechte).

Dermatophytosen sind bei der **Katze** häufig ebenfalls am Kopf und an den Vordergliedmaßen lokalisiert und meist durch *Microsporum canis* verursacht.

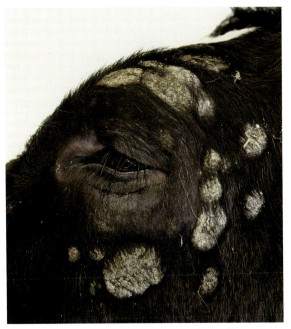

Abb. 11.32 Trichophytie bei einem Rind mit fleckenförmigen, asbestartigen, haarlosen Hautarealen. [Quelle: Dr. Martin Peters, Chemisches und Veterinäruntersuchungsamt Westfalen, Standort Arnsberg]

Candida- und Malassezia-Infektionen

Die **Candidiasis** stellt eine seltene opportunistische Infektion von Haut, mukokutanen Übergängen, äußerem Gehörgang und Krallenbett dar, die durch Mikrotraumen und Immunsuppression disponiert wird. Kutane *Candida*-Infektionen kommen bei fast allen Haustieren vor und gehen mit einer eitrigen Entzündung einher.

Malassezia pachydermatis gehört zwar zur normalen Haut- und Schleimhautflora bei **Hund** und **Katze**. Der Erreger verursacht aber häufig eine Otitis externa ceruminosa sowie Erythem, Alopezie, schmierige Beläge, Lichenifikation und Hyperpigmentierung. Bei vielen Hunden mit einer **Malassezia-Dermatitis** liegt primär eine allergische oder atopische Hauterkrankung (z. B. West Highland White Terrier), Seborrhö oder Pyodermie vor. Darüber hinaus disponiert eine lange Kortison- bzw. Antibiotikagabe.

Tiefe Hautmykosen

Tiefe Hautmykosen (**Dermatomykosen**) entstehen als lokale Infektion mit verschiedenen saprophytären Erregern nach perforierender Verletzung.

Myzetome (früher Maduromykose) sind durch die Trias Schwellung infolge einer chronischen, eitrigen bis pyogranulomatösen Dermatitis/Pannikulitis, Fistelgänge und Erregerdrusen mit Splendore-Hoeppli-Material („grains" im Exsudat) gekennzeichnet. Sie werden durch Aktinomyzeten (aktinomykotisches Myzetom) oder Pilze (eumykotisches Myzetom) verursacht.

Phaeohyphomykose und **Chromomykose** werden durch Schwärzepilze verursacht. Die Phaeohyphomykose kann als subkutane, systemische oder zerebrale Form nach perforierenden Hautverletzungen oder nasaler Infektion auftreten. Vergleichbare Veränderungen können durch zahlreiche andere Pilze (z. B. *Alternaria alternata*, *Cladosporium* spp.) hervorgerufen werden.

Die **Sporotrichose** (Zoonose) wird durch den saprophytären Pilz *Sporothrix schenckii* verursacht (v. a. Pferd, Katze, Hund). Es werden eine primäre kutane, eine kutan-lymphatische und eine extrakutane/disseminierte Form unterschieden. Nach einer Infektion über perforierende Wunden entsteht eine granulomatöse bis pyogranulomatöse Entzündung. Die kutane Variante ist durch multiple, teils ulzerierte Knoten mit Alopezie gekennzeichnet. Bei der kutan-lymphatischen Form (besonders Pferd) sind sowohl Haut, Unterhaut als auch Lymphgefäße und regionäre Lymphknoten betroffen.

Doe **kutane Oomykose** wird durch die im Brackwasser vorkommenden *Pythium insidiosum* oder *Lagenidium* spp. verursacht.

Die **Pythiose** stellt eine chronische kutane, gastrointestinale oder systemische, granulomatöse Infektion dar. Die kutane Form (besonders Pferd) manifestiert sich an Gliedmaßen und ventraler Bauchwand.

Die **kutane Lagenidiose** weist viele Gemeinsamkeiten mit der Pythiose auf.

Bei der seltenen **Zygomykose** werden kutane, subkutane, gastrointestinale, pulmonale, urogenitale, systemische oder rhinozerebrale Infektionen unterschieden. Alle beteiligten Pilze besitzen ungewöhnlich breite unpigmentierte Hyphen (z. B. deutlich größer als *Aspergillus* spp.). Die Klasse der ubiquitären Zygomyzeten beinhaltet die folgenden Ordnungen:

- *Mucorales* (Genera: *Rhizopus*, *Mucor*, *Absidia*, *Mortierella* und *Rhizomucor*)
- *Entomophthorales* (Genera: *Basidiobolus* und *Conidiobolus*)

Erreger der Ordnung *Mucorales* zeichnen sich durch ein angioinvasives Wachstumsverhalten mit konsekutiver systemischer Ausbreitung aus. Die Entomophthoromykose geht häufig mit lokalisierten subkutanen Granulomen einher. Bei der Conidiobolus-Infektion sind die Veränderungen im Bereich der Nase lokalisiert.

Die **kutane Hyalohyphomykose** wird durch *Acremonium* und *Fusarium* spp. verursacht und kommt bei Hund und Katze vor.

Kutane Manifestationen einer **Aspergillose** sind selten.

Die **Geotrichose** (*Geotrichum candidum*) kann zu Hautveränderungen bei Hund und Pferd führen.

Die **Paecilomykose** stellt eine seltene subkutane oder disseminierte Infektion bei Hund und Katze infolge einer Infektion mit *Paecilomyces* spp. dar.

***Trichosporon*-Hefen** verursachen bei zahlreichen Spezies kutane Läsionen.

■ Kutane Veränderungen bei Systemmykosen

Bei der **Histoplasmose** durch *Histoplasma capsulatum* liegt eine primäre Erkrankung von Lunge oder Magen-Darm-Trakt vor. Vereinzelt wurden jedoch Fälle mit kutaner Manifestation beim **Dachs** in Deutschland festgestellt.

Die durch *Histoplasma capsulatum* var. *farciminosum* verursachte **Lymphangitis epizootica** der **Einhufer** geht meist von Wundinfektionen an den Gliedmaßen aus. Sie führt zu eitrig-ulzerierenden Veränderungen entlang der Lymphgefäße, die lokal begrenzt bleiben oder sich systemisch ausbreiten.

Blastomykose und Kryptokokkose (S. 196) können bei kutaner Manifestation über eine Hautbiopsie diagnostiziert werden.

11.8.4 Kutane Algeninfektionen

Durch *Prototheca zopfii* und seltener *Prototheca wickerhamii* werden selten kutane und subkutane, granulomatöse bis nekrotisierende Infektionen bei **Hund** und **Katze** verursacht. Beide sind ubiquitär in organischen Materialien und im Wasser lebende, fakultativ pathogene Algen.

11.8.5 Parasitäre Hauterkrankungen
■ Protozoäre Hauterkrankungen

Hautveränderungen können bei systemischen Infektionen mit Protozoen auftreten, die am häufigsten beim **Hund** zu beobachten sind. Auf die Haut begrenzte Protozoeninfektionen sind generell selten.

Leishmaniose

In den mediterranen Anrainergebieten, aber auch autochthon in gemäßigten Gebieten Europas einschließlich Deutschlands ist die Leishmaniose (S. 143) infolge einer Infektion mit *Leishmania (L.) infantum* die wichtigste kutane Protozoonose des **Hundes**. **Katzen**, **Rinder** und **Equiden** sind nur selten betroffen. Auch in Afrika, Asien und Südamerika gibt es z. B. durch *L. donovani*, *L. tropica*, *L. braziliensis* verursachte Hautleishmaniosen.

Der durch Sandmücken (*Phlebotomus* spp., *Lutzomyia* spp.) übertragene Erreger verursacht eine systemische Infektion von Zellen des mononukleären Phagozytensystems (amastigote Parasiten, v. a. in Makrophagen). In Abhängigkeit von der Immunkompetenz des Wirtes kann sich eine symmetrische Haarlosigkeit entwickeln. Diese ist besonders periorbital (Brillenbildung, Lunetten), am Nasenrücken, den Ohren und in Gelenknähe ausgebildet. Zudem können lokale oder generalisierte granulomatöse Dermatitiden mit trockenen Schuppen, Krusten sowie knotige Veränderungen oder Ulzera mit Blutungen entstehen. Hyperkeratosen an Ballen sowie Krallenbettinfektionen mit übermäßigem, deformiertem Wachstum und brüchiger Hornqualität (Onychogrypose, Onychorrhexis) werden beobachtet.

Trypanosomiasis

Die **Beschälseuche** (Dourine) der **Einhufer** (Anzeigepflicht) kommt in Asien, Südamerika, Süd- und Osteuropa vor. Sie wird durch *Trypanosoma equiperdum* verursacht. Initial entstehen Ödeme und Ulzera an den äußeren Genitalorganen. Später entwickeln sich infolge einer Parasitämie Urtikaria an Hals, Schulter, Unterbrust und Kruppe. Die bis zu 20 cm großen Quaddeln sind rund oder ringförmig (Talerflecken). Konsekutiv entstehen kleine Knötchen mit Krusten, die eine Depigmentierung der Haut und Haare (Leukodermie, Leukotrichie) zeigen. Sie sind den in der Anogenitalregion vorkommenden sog. Krötenflecken sehr ähnlich und entstehen wahrscheinlich infolge einer Einbeziehung der Nervenfasern der entsprechenden Hautbezirke in die Entzündungsprozesse (trophoneurotische Pigmentatrophie). In tropischen und subtropischen Gebieten kommen Infektionen mit anderen Spezies (*Trypanosoma brucei, evansi* oder *equinum*) vor.

Trypanosoma congolense führt bei **Wiederkäuern** vereinzelt zu umschriebenen, zunächst eitrigen, später lymphozytär-plasmazellulären Dermatitiden oder Ödemen von Korium und Unterhaut (auch Schanker genannt). Sie stellen das erste Symptom der ostafrikanischen **Nagana** dar.

Besnoitiose

Es handelt sich um eine in subtropischen Ländern Afrikas, Asiens, Südamerikas sowie in Südeuropa (bes. Südfrankreich) heimische und sporadisch auch in Süddeutschland nachgewiesene Erkrankung. Die Besnoitiose (Hautglobidiose, Elefantenhautkrankheit, Hautsarkosporidiose) tritt v. a. beim **Rind** (*Besnoitia besnoiti*, Familie *Sarcocystidae*), aber auch bei Equiden (*Besnoitia bennetti*) und kleinen Hauswiederkäuern (*Besnoitia caprae*) auf. Eine Übertragung durch blutsaugende Insekten beim Rind gilt als gesichert. Akut treten subkutane Ödeme, insbesondere am Triel und den Gliedmaßen, Pneumonien und eine Lymphadenopathie auf. Im chronischen Stadium finden sich Dermatitis (**Abb. 11.33**), Lichenifikation, Alopezie, Hyperkeratose, bindegewebige Indurationen (Sklerodermie, besonders am Skrotum) und Rhagadenbildungen sowie multiple miliare weißliche Herde in den Schleimhäuten, besonders an den Konjunktiven. In Dermis, Subkutis und Schleimhäuten sind bis zu 600 µm große Gewebezysten (bradyzoitenhaltige Zysten in Fibroblasten) nachweisbar. Diese können von einer eosinophilen und granulozytären, teils granulomatösen Entzündung umgeben sein. Bullen können infolge einer Orchitis steril werden. Säugetiere sind die Zwischenwirte; Endwirt und Entwicklungszyklus sind unbekannt.

Infektionen mit *Besnoitia bennetti* führen bei **Einhufern** zu ähnlichen chronischen Läsionen an Kopf, Hals, Skrotum und Gliedmaßen.

Weitere Protozoonosen

Das Kokzidium **Caryospora** (*C. bigenetica*) ist ein Parasit von **Reptilien** und **Raubvögeln**. Es kann jedoch auch bei **Hundewelpen** eine pyogranulomatöse Dermatitis hervorrufen.

Neosporose (S. 326), verursacht durch *Neospora caninum*, kann bei immunsupprimierten adulten **Hunden** vorkommen. Es entsteht eine multifokale bis generalisierte, ulzerative und noduläre, pyogranulomatöse und eosinophile, teils hämorrhagisch-nekrotisierende Dermatitis mit Tachyzoiten in Makrophagen, Keratinozyten und neutrophilen Granulozyten.

Ein nicht näher identifiziertes **sarcocystisähnliches Protozoon** wurde bei einem **Hund** mit multiplen kutanen Abszessen, Nekrosen und Blutungen nachgewiesen.

■ Helminthen

Die Haut stellt für viele metazoäre Parasiten, deren eigentliches Habitat der Gastrointestinaltrakt ist, die Eintrittspforte in den Organismus dar. Die meisten der perkutan eindringenden infektiösen Larven sind nicht wirtsspezifisch, sodass eine Vielzahl aberranter Wirte einschließlich des Menschen infiziert werden kann.

Kutane Habronematose

Durch Drittlarven verschiedener Arten der im Magen von **Pferden** parasitierenden Gattungen Habronema (*H. muscae, H. majus* syn. *H. microstoma*) und Draschia (*Draschia megastoma*) werden bei Equiden nur im Sommer exsudative Dermatitiden verursacht (Sommerwunden des Pferdes).

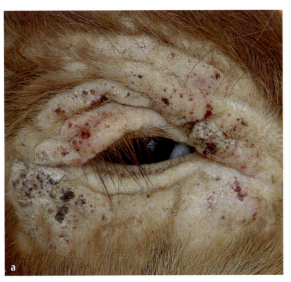
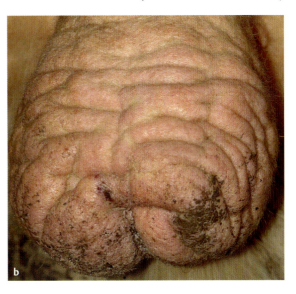

Abb. 11.33 Besnoitiose bei einem Rind.
a Periokuläre Sklerodermie mit prominenten, teils borkigen Hautfalten. [Quelle: Dr. Benjamin Schade, Tiergesundheitsdienst Bayern e. V.]
b Skrotale Sklerodermie. [Quelle: Dr. Benjamin Schade, Tiergesundheitsdienst Bayern e. V.]

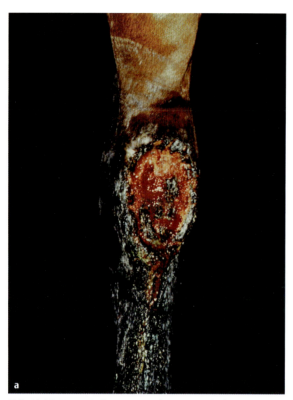 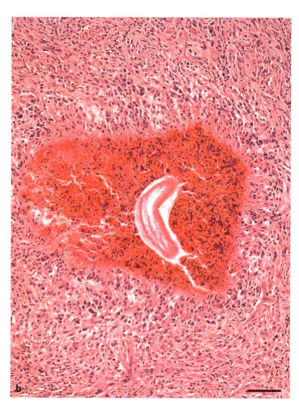

Abb. 11.34 Kutane Habronematose bei einem Pferd.
a Ulzeration an der Gliedmaße. [Quelle: Prof. Dr. Aniceto Méndez Sánchez, Departamento de Patologia, Universidad de Cordoba, Spanien]
b Granulomatöse Entzündung mit Larve, Histologie, HE-Färbung, Balken = 150 µm. [Quelle: Prof. Dr. Aniceto Méndez Sánchez, Departamento de Patologia, Universidad de Cordoba, Spanien]

Habronema parasitiert im Mukus des Magens, *Draschia megastoma* in der Magenwand. Gelangen ihre mit dem Kot ausgeschiedenen Larven mithilfe bestimmter Fliegenarten (*Musca domestica*, *Stomoxys calcitrans* u. a.) in kleine Hautwunden, sterben sie ab und induzieren eine eosinophile granulomatöse Dermatitis (**Hauthabronematose**; selten auch bei **Hund** und **Rind**).

Die solitären oder multiplen Läsionen sind beim **Pferd** bevorzugt an Kopf, Lippen, Augenlidern, Konjunktiven, distalen Extremitäten (**Abb. 11.34**), Sattellage, Penis und Präputium lokalisiert. Auf ihrer Schnittfläche sind kleine gelbweiße käsige Granulome zu sehen. Es werden auch ulzerierende Hautwunden mit ausgeprägten Granulationsgewebsproliferationen beobachtet. Bakterielle Sekundärinfektionen können zu Phlegmonen führen. Die Ausheilung erfolgt meist unter Narben- oder Keloidbildung. Bei Einbeziehung des Tränennasenkanals entstehen ca. 2–3 cm unterhalb des medialen Augenwinkels kreisrunde Effloreszenzen. Ist die Konjunktiva beteiligt (**Augenhabronematose**), zeigen die Tiere Fotophobie, Chemosis und vermehrten Tränenfluss. Entzündungen am Präputium können den Vorfall des Processus urethrae und eine erschwerte Blasenentleerung (Dysurie) induzieren. Selten kann auch eine **Lungenhabronematose** vorkommen.

Parafilariose

Im Sommer wird bei **Einhufern** in Süd- und Osteuropa, Nordafrika, Ost- und Mittelasien sowie Südamerika eine durch *Parafilaroides multipapillosa* verursachte Hauterkrankung beobachtet (**Sommerräude**, sog. Blutschwitzen, hämorrhagische Filariose). Die Erreger leben in der Subkutis, im intermuskulären Bindegewebe und in den Faszien der Hautmuskulatur. Sie finden sich bevorzugt ventral an Hals, Schulter, seitlichem Thorax, Widerrist und Rücken (**Abb. 11.35**). Dort bilden sie bis zu 2 cm große blutgefüllte fistelnde Zysten oder Granulome mit Mikrofilarien, die von *Haematobia atripalpis* oder *Musca* spp. aufgenommen und übertragen werden.

Bei **Rindern** in Afrika, Indien, Osteuropa, Westasien, seltener in Zentraleuropa, wird im subkutanen Bindegewebe von Hals, Schulter, Kruppe und Extremitäten durch *Parafilaroides bovicola* eine noduläre tiefe Dermatitis, Pannikulitis und Myositis mit Zystenbildung verursacht. Die Parafilaria-Weibchen durchbohren die bluthaltigen Blasen, um an der Hautoberfläche die Eier abzulegen (sog. **Sommerbluten der Rinder**).

Stephanofilariose

Die Stephanofilariose wird auch als **Sommerwunde**, **Fliegenfraß** oder **Sommerausschlag** bezeichnet. Durch Mikrofilarien von *Stephanofilaria* spp. (Spirurida: Familie *Setariidae*) werden bei **Weiderindern** in Europa, Asien und in den USA je nach geografischer Verbreitung und bevorzugtem Sitz der Erreger unterschiedliche morphologische Hautveränderungen verursacht. Die adulten Parasiten leben in perifollikulären Zysten und setzen lebende Larven ab, die entweder direkt oder lymphohämatogen an die Hautoberfläche gelangen. Fliegen (*Haematobia irritans*,

11.8 Belebte Ursachen

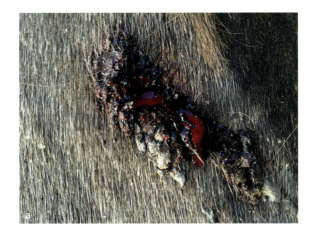

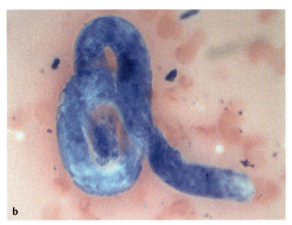

Abb. 11.35 Parafilariose bei einem Esel. [Quelle: Dr. Martin Peters, Chemisches und Veterinäruntersuchungsamt Westfalen, Standort Arnsberg]
a Blutende Hautwunde.
b Im austretenden Blut nachweisbare Filarie; Pappenheim-Färbung; Balken = 10 µm.

Musca conducens) inokulieren als Zwischenwirte invasionsfähige Larven in die Haut oder legen sie in Hautwunden ab.

Bei adulten heimischen Rindern treten von Mai bis Oktober bevorzugt an Euter, Unterbauch („Voreuterekzem"), Kniefalte und seltener Achsel und Augenwinkel zunächst noduläre exsudative, teils auch ulzerierende, perivaskuläre eosinophile Entzündungen mit Juckreiz und Alopezie auf. Diese gehen später in haarlose, verdickte Plaques mit Lichenifikation und Granulationsgewebe über. Bakterielle Infektionen oder Fliegenmadenbefall (**Myiasis**) führen oft zu schwerwiegenden Komplikationen. In der kälteren Jahreszeit entwickelt sich eine narbig indurierte haarlose Stelle oder eine papillomartige Proliferation, in der bis zu 150 µm lange Mikrofilarien nachweisbar sind. Im kommenden Jahr können die Hautveränderungen rezidivieren oder an anderen Lokalisationen auftreten.

Onchozerkose

In verschiedenen Regionen Afrikas, Australiens und Mittelamerikas kommen Onchozerken (Spirurida: Familie *Onchocercidae*) bei **Hauswiederkäuern, Equiden** und selten Hunden vor. Sie parasitieren frei in den Sehnen, Sehnenscheiden, Bändern (z. B. Nackenband), Aponeurosen, Schleimbeuteln und im subkutanen Bindegewebe, ohne entzündliche Reaktionen zu provozieren. Die Übertragung erfolgt über Mücken (Simuliidae, Culicoides) und Gnitzen (Ceratopogonidae).

Bei **Pferden** in Nordamerika kommt *Onchocerca (O.) cervicalis* v. a. im Ligamentum nuchae vor. *O. reticulata* findet sich in Sehnen und Bändern der Vordergliedmaßen von Pferden in Europa und Asien. Individuelle Hypersensitivitätsreaktionen auf die Mikrofilarien führen zu Hautläsionen an Kopf, Nacken (Mähnenansatz), medialen Vordergliedmaßen, ventralem Thorax und Abdomen. Haarlosigkeit, Schuppen, Krusten und Leukodermie gehen mit einer perivaskulären, lymphozytären und eosinophilen Dermatitis einher. Durch Juckreiz entstehen infolge Selbsttraumatisierung ulzerierende Veränderungen.

Beim **Rind** sind je nach geografischer Lage verschiedene Onchozerkenarten bekannt (*O. gutturosa, O. gibsoni, O. armillata*). Die Mikrofilarien liegen reaktionslos in der Dermis besonders von Triel, Kniefalte und Hüfte. Abgestorbene Mikrofilarien provozieren eine heftige pyogranulomatöse Entzündung mit Mineralisation und Fibrose.

Beim **Hund** wurde eine Onchozerkose in Form einer periokulären pyogranulomatösen Entzündung beobachtet.

Elaeophorose

Diese Dermatitis wird beim **Schaf** in Nordamerika („filarial dermatitis") durch *Elaeophora schneideri*, dem Erreger der „clear-eyed-blindness" beim amerikanischen Maultierhirsch, hervorgerufen. Die vesikuläre bis pustulöse Dermatitis geht mit Haarausfall und Krustenbildung einher. Sie ist bevorzugt am Kopf, auch unter Einbeziehung der Kornea, Mund- und Nasenschleimhaut, sowie am Widerrist zu finden. Seltener tritt sie am Abdomen und an den Gliedmaßen auf.

Kutane Strongyloidose (Peloderose)

Die Larven des Erdnematoden *Pelodera* (syn. *Rhabditis*) *strongyloides* führen besonders beim **Hund** nach einem Eindringen über die Haarfollikel zu punktförmigen Blutungen. Anschließend entsteht eine meist bakteriell komplizierte Dermatitis (Pfoten, ventrales Abdomen) mit Alopezie, Schuppen- und Pustelbildung sowie Follikulitis und Perifollikulitis (Pelodera-Dermatitis).

Bei **Kälbern** und **Jungrindern** können Drittlarven von *Strongyloides papillosus* nach perkutaner Infektion an Bauch und Schenkelinnenflächen zu juckenden Entzündungen und bei **älteren Rindern** zu Erythemen und Pusteln führen. Die über die Haut in den Wirt eindringenden Larven von im Darm parasitierenden Strongyloides-Arten verursachen keine oder nur geringe Hautveränderungen.

Hakenwurm-Dermatitis

Nach perkutaner Infektion können die Larven von im Darm parasitierenden Hakenwürmern (*Ancylostoma caninum, Uncinaria stenocephala*) als **Larva migrans cutanea** beim **Hund** eine papulöse Dermatitis mit Juckreiz (ventrales Abdomen, Interdigitalbereich) auslösen (Ankylostomatidose).

Im chronischen Stadium sind eine Verdickung der Haut, Krallenbettentzündungen (Paronychie) und Krallendeformationen möglich.

Dracunculose

Die Dracunculose (Südsudan) wird durch Weibchen von *Dracunculus medinensis* (Medina-, Guineawurm; Familie *Dracunculidae*; Länge meist ca. 1m) als subkutane fistelnde Entzündung vorwiegend bei Mensch und **Hund** hervorgerufen. Am Vorderende des Wurms bildet sich intraepidermal eine Blase, die ulzeriert und bei Wasserkontakt Larven (Zwischenwirt Flohkrebse, Familie *Crustaceae*) freisetzt. Nach oraler Aufnahme wandern Larven im Endwirt in die Subkutis ein, wo sie in ca. 1 Jahr zu adulten Würmern heranreifen.

Der in Nordamerika bei **Hund** und **Wildkarnivoren** vorkommende *Dracunculus insignis* (Zwischenwirt: Frösche) erreicht eine Länge von 20–30 cm. Er verursacht Hautveränderungen ähnlich dem Medinawurm.

Weitere Helminthosen

Die **Parelaphostrongylose** wird bei **Ziegen** durch *Parelaphostrongylus tenuis* verursacht. Der Parasit kommt v. a. bei Weißwedelhirschen (Nordamerika) in den Meningen vor. Er führt zu einseitigen, meist senkrecht linear verlaufenden krustösen und ulzerierenden Dermatitiden an Schulter, Brust und Flanken. Diese beruhen möglicherweise auf einer Ganglioneuritis und der daraus resultierenden Irritation von Dermatomen. Zentralnervöse Schädigungen im Rahmen der Wanderung werden für das Lama beschrieben.

Oxyuris equi ist ein Dickdarmparasit von **Pferden**, der seine Eier perianal ablegt. Durch Juckreiz verursacht der Erreger Exkoriationen und Alopezie.

Mikrofilarien von *Dirofilaria immitis* können bei **Hunden** (mediterraner Raum, USA) mit adulten Herzwürmern eine der Räude ähnliche papulöse bis noduläre Dermatitis mit Ulzera und Pruritus verursachen. *Dirofilaria repens* kommt auch in Deutschland vor und kann bei Hunden sporadisch subkutane, schmerzlose Granulome mit Mikrofilarien und adulten Parasiten auslösen, die klinisch zunächst oft für Hauttumoren gehalten werden.

Die Filarienspezies *Acanthocheilonema* (früher: *Dipetalonema*) kommt v. a. im südlichen Europa bei **Hund** und **Katze** vor. Sie verursacht nur selten juckende Hautentzündungen mit Mikrogranulomen.

Bei **Katzen** wurde gelegentlich eine subkutane pyogranulomatöse Entzündung durch *Gordius robustus*, einem frei lebenden Nematoden, beschrieben.

Suifilaria suis ist die Ursache für subkutane oder intermuskuläre Knoten beim **Schwein** in Südafrika.

■ Arthropoden

Die tiermedizinisch bedeutsamen Arthropoden gehören zu den Klassen der Insekten (Insecta) und Spinnentiere (Arachnida). Bei den **Insekten** haben v. a. die Ordnungen der Zweiflügler (Diptera mit den Unterordnungen der Fliegen und Mücken), Flöhe (Siphonaptera) und Tierläuse (Phthiraptera) tiermedizinisch relevante Spezies. Die Ordnung der Acarina aus der Klasse der **Spinnentiere** beinhaltet die Milben und Zecken.

Arthropoden können nicht nur für sich allein eine pathogene Bedeutung besitzen, sondern spielen auch als mechanische oder biologische **Vektoren** für Viren, Bakterien, Protozoen und Helminthen eine bedeutsame epidemiologische Rolle.

Diptera (Zweiflügler)

Fliegen

Fliegen (Familie *Muscidae*) der Gattungen *Musca*, *Lyperosia*, *Siphona* und *Stomoxys* (Stechfliegen) können zu einer starken Beunruhigung von **Weidetieren** („fly worry") sowie bei Massenbefall auch zur Anämie führen. Stechende Fliegen können auch durch die Inokulation von Antigenen allergische Reaktionen mit fokalen Ödemen, Quaddeln und Papeln induzieren. Diese können durch Selbsttrauma ulzerieren und sich bakteriell infizieren, siehe „aural plaques" (S. 485).

Die kleine Weidestechfliege (*Haematobia irritans*) kann zu erheblichen Irritationen und zahlreichen blutenden Stichwunden (Anämie) bei **Weiderindern** führen. Sie befällt v. a. Hornbasis, Flanken und Rücken, nimmt bis zu 40 Blutmahlzeiten pro Tag auf und kann *Stephanofilaria stilesi* übertragen. Beim **Pferd** verursacht sie eine Dermatitis entlang des ventralen Rumpfes. Die große Weidestechfliege (*Haematobia stimulans*) führt ebenfalls zu Unruhe in **Rinderherden** und zum Blutverlust. Fliegen stellen zudem mögliche Überträger für Würmer dar (*Musca domestica* und *Stomoxys calcitrans* für die Magenwürmer; *Habronema muscae* und *Draschia megastoma* von Pferden).

Gold- und Schmeißfliegen, Fleischfliegen

Die Gattungen *Calliphora* (Schmeißfliege), *Chrysomya* und *Lucilia* (Goldfliegen), *Cochliomyia* (Neuwelt-Schraubenwurmfliege) als auch *Sarcophaga* (Fleischfliege) und andere legen ihre Eier in nässende oder ulzerierte Hautwunden sowie in Maul-, Nasen- Augen- und Afteröffnungen (bevorzugt in kot- und harnverschmutzten Bereichen) ab.

In Abhängigkeit von der geografischen Verbreitung besiedeln häufig mehrere unterschiedliche Fliegenpopulationen in bestimmter zeitlicher Abfolge einen Wirt. Dies ist mit den unterschiedlichen Wellen verschiedener Insektenpopulationen vergleichbar, die einen verwesenden Kadaver besiedeln. Primär finden sich *Lucilia*- und *Calliphora*-Arten, die bakterienhaltige, feuchte Hautstellen bevorzugen. Ihre Maden führen zu einer exsudativen Dermatitis, die durch Nekrose und spezifisch riechende Exkremente andere Fliegen, besonders *Chrysomya*-Arten, anlocken. Deren Maden verstärken die Entzündung, verursachen großflächige ulzerierende Wunden und treiben unterminierende Bohrgänge in angrenzendes vitales Gewebe. Diese besonders in warmen Ländern bei **Schafen** (Merino) auftretende Fliegenmadenkrankheit wird als **Myiasis** bezeichnet. Schock, völlige Entkräftung, Toxinämie oder bakterielle Sepsis können zum Tode (Mortalität bis zu 10 %) führen.

Während die meisten dieser Fliegen fakultativ parasitische Maden haben, stellt die Schraubenwurmfliege *Coch-*

liomyia (Callitroga) hominivorax, der Erreger der Schraubenwurmkrankheit (**Rind**, **Pferd**, **Schwein**), einen obligaten Parasiten dar. Seine Larven benötigen lebendes Gewebe. Eine vergleichbare Erkrankung wird in Amerika durch *Callitroga macellaria* und in Afrika und Südostasien durch *Chrysomya bezziana* ausgelöst.

Die Larven der aufgeführten Arten parasitieren in vorgeschädigter Haut, während *Booponus intonsus* („foot maggot") auf den Philippinen bei **Wiederkäuern** durch die intakte Haut dringt. Ähnlich verhält sich *Cordylobia anthropophaga*, die sog. Tumbu-Fliege (**Hund**, **Kaninchen**, Mensch).

Lausfliegen

Die flügellose blutsaugende **Schaflausfliege** (*Melophagus ovinus*, Familie *Hippoboscidae*) führt bei Schafen zur perivaskulären eosinophilen Dermatitis mit starkem Juckreiz, sekundären bakteriellen Infektionen und zu Wollschäden. Die **Pferdelausfliege** (*Hippobosca equina*) sticht an wenig behaarten Stellen und führt zu stark juckenden Quaddeln. Die **Hirschlausfliege** (*Lipoptena cervi*) kann bei Haus- und Wildwiederkäuern besonders am Ohrgrund Dermatitiden mit Haarausfall, Juckreiz und Borkenbildung auslösen.

Dasseln

Dasselfliegen (Familie *Oestridae*) der Gattung *Hypoderma* und *Przhevalskiana* (Mittelmeerländer) sind besonders bei **Rindern** und **Wildwiederkäuern** anzutreffen. In Asien und Europa handelt es sich um *Hypoderma bovis* (große Dasselfliege), *Hypoderma lineatum* (kleine Dasselfliege) und *Hypoderma sinense*. Nach Eiablage an den Gliedmaßen dringt die Larve I bei nur minimaler Schädigung in die Haut. Sie wandert zum epiduralen Fettgewebe von Thorax und Lende (*Hypoderma bovis*) oder zur Submukosa des Ösophagus (*Hypoderma lineatum*). Bei **Pferden** ist häufig die Sattellage betroffen. Im Frühjahr gelangen die Larven in das subkutane Fettgewebe, bilden dort bis zu 3 cm große Umfangsvermehrungen (sog. Dasselbeulen). Phlegmonen durch bakterielle Sekundärinfektionen und allergische Reaktionen stellen Komplikationen dar. Die Wanderungswege der Larven sind infolge der Infiltration mit eosinophilen Granulozyten grünlich-gelatinös („butcher's jelly"). Die Hautdasseln sind von einem Granulationsgewebe mit eosinophilen Granulozyten demarkiert. Reste der Parasitenkutikula induzieren eine granulomatöse Entzündung. Nach Schlupf der Larve wird das Granulom bindegewebig durchbaut. Die Schadwirkung der Dasselfliegen beruht auf der Irritation der Weidetiere (sog. Biesen) beim Anflug zur Eiablage und der Wertminderung des Schlachtkörpers (Wanderungswege) und des Leders durch die Bohrgänge.

Am Kopf von **Pferden** wird durch Larven der „Backenbremse" (Familie *Ostridae*; *Gasterophilus inermis*) das **Sommerstreifenekzem** hervorgerufen. Nach Eiablage an den Seitenflächen des Kopfes gelangen die Larven intradermal bis zu den Mundwinkeln. An den Bohrgängen entwickelt sich eine durch mechanische Irritation und Toxine verursachte Entzündung mit Alopezie.

Mücken

Die **Stechmücken** (Familie *Culicidae*) können besonders bei sensibilisierten **Katzen** durch die Inokulation von Speichel allergische Hautentzündungen (Typ I, IV) verursachen. Es entwickeln sich Erytheme, Quaddeln, Papeln mit Blutungen (sog. Miliardermatitis), v. a. an wenig behaarter Haut, sowie durch Juckreiz bedingte Ulzerationen. Diese gehen mit einer perivaskulären eosinophilen Entzündung, Perifollikulitis, Follikulitis, Furunkulose sowie fokalen eosinophilen Granulomen mit Kollagenfaserdegenerationen einher. Weiterhin spielen Mücken als Überträger von Krankheiten wie Malaria, Dirofilariose, Equine Infektiöse Anämie (Anzeigepflicht) und Myxomatose eine Rolle (Gattungen *Culex, Aedes, Anopheles*).

Das **Sommerekzem des Pferdes** (Sommerräude, „sweet itch", „Queensland itch", Kasen) wird durch Stiche von Mücken (besonders *Culicoides* spp.) in Verbindung mit einer Überempfindlichkeitsreaktion ausgelöst. Entweder dorsal (Kopf, Nacken, Ohren, Widerrist, Rücken, Schweifansatz) oder überwiegend ventral (Gliedmaßen, Unterbrust und -bauch), selten generalisiert bilden sich erbsengroße Papeln mit gesträubten Haaren. Sie entwickeln sich zu Pusteln mit Schuppen und Alopezie. Juckreiz führt zur Selbsttraumatisierung.

Kriebelmücken

Die Kriebelmücken (Familie *Simuliidae*) verschiedener Untergattungen (*Simulium, Wilhelmia, Boophthora* u. a.) führen bei **Weiderindern** und selten bei **Pferden** an dünn behaarten Hautarealen zu Petechien und Ödemen. Bei einem Massenbefall kann durch Toxininokulation ein Herz- und Kreislaufversagen mit Atemstillstand eintreten (Simuliotoxikose).

Bremsen

Bremsen (Familie *Tabanidae*) der Gattungen *Chrysops, Tabanus* oder *Haematopota* sind hämatophage Insekten. Sie führen aufgrund eines gerinnungshemmenden Sekrets zu schmerzhaften nachblutenden Stichwunden mit deutlicher Quaddelbildung. Bremsen können zahlreiche Krankheitserreger übertragen, so z. B. die Infektiöse Anämie der Einhufer (Anzeigepflicht), Trypanosomiasis, Anaplasmose, Tularämie, Borreliose und Leptospirose.

Flöhe

Flöhe (Ordnung Siphonaptera) parasitieren temporär auf der Haut, ernähren sich vom Blut der Wirte und stellen die häufigsten Ektoparasiten bei Hund und Katze dar. Neben starkem Juckreiz kann Massenbefall zu Anämie, Abmagerung und allergischen Dermatitiden führen, v. a. bei **Hunde-** und **Katzenwelpen**. Flohspeichel kann schon bei geringem Befall heftige allergische Hautreaktionen auslösen. Die häufig wirtsspeziesangepassten Floharten können temporär auch andere Spezies befallen, auch den Menschen (Zoonose).

Sowohl der Katzenfloh, *Ctenocephalides felis*, als auch der Hundefloh, *Ctenocephalides canis*, können Vektoren sein (z. B. Hundebandwurm, *Dipylidium caninum*). Außerdem können Flöhe Schweinepocken, Tularämie, Pest und Myxomatose übertragen.

Tierläuse

Innerhalb der Tierläuse (Ordnung Phthiraptera) werden mehrere Taxa unterschieden, von denen eines die **Anoplura** (Echte Tierläuse) umfasst. Die Amblycera und die Ischnocera werden in einem Taxon namens **Mallophaga** (Haarlinge und Federlinge, auch als *unechte Tierläuse* bezeichnet) zusammengefasst.

Die bei Haustieren relevanten, stationär lebenden, überwiegend wirtsspezifischen Gattungen von **Tierläusen** (Taxon Anoplura) beinhalten *Haematopinus*, *Linognathus*, *Solenopotes*, *Ratemia*, *Trichodectes* und *Haemodipsus*. Läusebefall (Pedikulose) führt bei Jungtieren (z. B. Kälber) zur Anämie und sekundär durch Scheuern und Kratzen zu räudeähnlichen Dermatitiden mit Krusten und Alopezie. Massenbefall kann auf eine disponierende Grunderkrankung oder schlechtes Haltungs- und Fütterungsmanagement hinweisen. Die Schweinelaus, *Haematopinus suis*, kann Überträger von Schweinepocken, Afrikanischer Schweinepest (Anzeigepflicht) und Mykoplasmose (*Mycoplasma suis*, früher *Eperythrozoon suis*) sein. *Trichodectes canis* kann Zwischenwirt des Hundebandwurms *Dipylidium caninum* sein.

Bei Haustieren parasitieren zahlreiche Gattungen von **Haarlingen** (Taxon Mallophaga, Gattungen *Bovicola*, *Werneckiella*, *Trichodectes*, *Felicola*, *Holakartikos*, *Lepikentron*, *Trimenopon*, *Gyropus*, *Gliricola*), die durch mechanische Irritation der Haut Juckreiz auslösen. Dieser führt sekundär durch Scheuern und Kratzen zu Alopezie und erosiv-ulzerierenden Hautveränderungen.

Milben

Die für Haustiere relevanten Milben (Ordnung Acari), Erreger der Räude (Skabies, Krätze), gehören zu den Familien *Sarcoptidae* (Gattungen *Notoedres*, *Sarcoptes*) und *Psoroptidae* (Gattungen *Psoroptes*, *Chorioptes*, *Otodectes*). Die Wirtsspezifität der einzelnen, durch direkten Kontakt übertragenen Arten ist unterschiedlich. Bei wirtsfremden Individuen entsteht, insbesondere bei Vertretern der *Sarcoptidae*, eine meist harmlose **Trug-** oder **Scheinräude**. Die Lebens- und Vermehrungsweise der Räudemilben bestimmt im Wesentlichen die Pathogenese der einzelnen Räudeformen. Latent infizierte Individuen besitzen eine wichtige epidemiologische Bedeutung. Durch bakterielle Sekundärinfektionen sowie allergische und mechanisch-traumatische Schäden (Kratzen, Scheuern) wird das Erscheinungsbild der Veränderungen oft modifiziert. Milben können Krankheitserreger (z. B. *Francisella* spp.) übertragen.

Sarkoptes-Räude

Die Räude (Grabmilben; Familie *Sarcoptidae*) kommt bei allen Haustieren vor. Sie ist hochkontagiös und geht mit extremem Juckreiz und selten Abmagerung, Anämie und Tod einher. Sarkoptes-Milben bohren zur Eiablage Gänge in die Epidermis. Die epidermalen Schäden führen reaktiv zu einer Hyper- und Parakeratose sowie zur epidermalen Hyperplasie mit Alopezie. Zusätzlich können leukozytäre Exozytose, serozelluläre Krusten und gelegentlich intraepidermale eosinophile Granulozyten beobachtet werden. Dermal besteht eine perivaskuläre Entzündung mit Lymphozyten, Makrophagen und eosinophilen Granulozyten. Pathogenetisch spielen auch die Exkretionsprodukte der Milben und allergische Reaktionen eine Rolle.

Es bestehen tierartspezifische Unterschiede in der Lokalisation der Beschwerden:

- Bei **Pferd** (*Sarcoptes scabiei* var. *equi*) und **Rind** (*Sarcoptes scabiei* var. *bovis*) zeigen zunächst der Kopf (**Kopfräude**), später auch der gesamte Körper Erytheme, Haarausfall und Schuppen. In späteren Erkrankungsphasen finden sich Hautverdickung und Krusten.
- **Kleine Wiederkäuer** (*Sarcoptes scabiei* var. *ovis*, *Sarcoptes scabiei* var. *rupicapra*) einschließlich **Gämse** weisen ebenfalls besonders am Kopf Veränderungen auf.
- Kopf, Ohren und Gehörgang sowie ventrales Abdomen, Hüfthöcker und Extremitäten sind beim **Schwein** (*Sarcoptes scabiei* var. *suis*) betroffen. Die häufigste Form basiert auf einer Hypersensitivitätsreaktion bei jungen, noch wachsenden Schweinen und führt zu Erythemen, Papeln, Schuppen, Krusten und Exkoriationen mit ausgeprägtem Juckreiz. Die zweite, chronische, hyperkeratotische Form wird v. a. bei alten Sauen und entkräfteten Tieren in Form dicker, borkiger Krusten an Ohrmuscheln, Kopf, Nacken und Gliedmaßen beobachtet (Abb. 11.36). **Saugferkel** weisen urtikariaähnliche Veränderungen an Ohren und ventralem Rumpf auf.

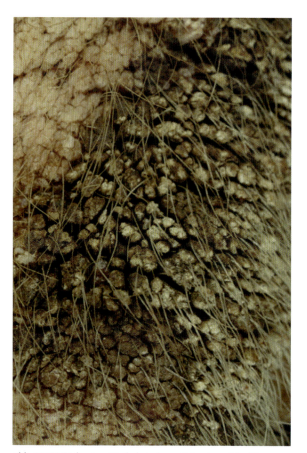

Abb. 11.36 Sarkoptes-Räude bei einem Schwein mit borkiger Hautverdickung.

- Beim **Hund** (*Sarcoptes scabiei* var. *canis*) und **Rotfuchs** treten bevorzugt an lateralen Ellbogen, Sprunggelenk, ventralem Thorax und Ohrrändern umschriebene Entzündungen und Knötchen oder eine vermehrte Schuppenbildung auf.
- **Katzen** sind selten am Kopf von Sarkoptes-Milben befallen.

> **KLINISCHER BEZUG** Für die Räudediagnostik werden tiefe Hautgeschabsel zur Lösung der Keratinschuppen für 1–2 Stunden in 10%ige Kalilauge gelegt und anschließend mikroskopisch untersucht. Bei oberflächlich lebenden Parasiten ist eine Erregerdiagnostik auch mittels eines Tesafilmklebestreifens möglich.

Notoedres-Räude

Die auch als **Kopfräude** bezeichnete hochkontagiöse, mit erheblichem Juckreiz einhergehende Erkrankung wird bei **Katzen** durch *Notoedres cati* verursacht. Sie tritt selten bei **Kaninchen** und **Hunden** auf. Sie manifestiert sich an Ohrrändern, Kopf, Hals und im chronischen Stadium auch an den Pfoten und im Perinealbereich (Pflegeverhalten) mit borkig-krustigen, faltigen, haarlosen Hautveränderungen.

Psoroptes-Räude

Psoroptesmilben (Familie *Psoroptidae*) sind **Saugmilben**. Sie ernähren sich von Lipiden des Stratum corneum sowie von Lymphe aus der oberflächlichen Dermis und serösen bis hämorrhagischen Exsudationen entzündlicher Veränderungen. Die Räude führt zu starkem Pruritus und chronischen Hypersensitivitätsreaktionen mit perivaskulärer eosinophiler Entzündung.

Es zeigen sich tierartspezifische Unterschiede der klinischen Veränderungen:

- *Psoroptes* (*P.*) *equi* verursacht beim **Pferd** die sog. Steißräude mit umschriebenen, großen, knotigen, zerklüfteten Borken.
- Bei **Schaf** und **Rind** (*P. ovis*) finden sich nässende, krustöse, teils faltige Hautverdickungen sowie Haar-/Wollverlust am Schwanz (Schwanzräude), seltener an Kopf und Hals.
- *P. natalensis* infiziert **Rinder** in Südafrika, Südamerika und Europa.
- *P. cuniculi* verursacht die Ohrräude beim **Kaninchen** mit typischen blätterteigähnlichen Schuppen in den Ohrmuscheln. Bei **Pferden**, **Eseln** und **kleinen Wiederkäuern** führt der Erreger zu einer Verstopfung der äußeren Gehörgänge durch talgige braune Massen und führt zu heftigem Kopfschlagen.

Chorioptes-Räude

Chorioptesmilben (Nagemilben; Familie *Psoroptidae*) verursachen v. a. bei **Kaltblütern** die Fußräude (*Chorioptes bovis*) in der Fesselbeuge, seltener in der Karpal- und Tarsalbeuge oder an der Schweifrübe. Das klinische Bild ist durch Hautverdickung, Borken und tiefe Rhagaden gekennzeichnet. Beim **Rind** (*Chorioptes bovis*) tritt sie als juckende Fußräude und Steißräude mit kleieartigen Belägen auf. **Schafe** (*Chorioptes bovis*) sind vorwiegend an den Fesseln (Fußräude, Kötengrind) und **Ziegen** selten an Hals, Rücken und Schwanzwurzel betroffen.

Otodectes-Räude

Otodectes cynotis (Familie *Psoroptidae*) ist Ursache der Ohrräude bei **Hund** und **Katze**, die auf den äußeren Gehörgang und die innere Ohrmuschel beschränkt bleibt. Hunde mit halbaufgestellten Ohren sind bevorzugt betroffen. Ausgeprägte Exsudat- und Sekretansammlungen mit Erythemen und Haarverlust können zu heftigem Kopfschlagen, Othämatomen und Rupturen des Trommelfells, Mittelohrentzündungen und Taubheit führen.

Cheyletiella-Räude

Raubmilben (Familie *Cheyletiellidae*; Zoonose) verursachen besonders bei jungen oder geschwächten **Hunden** (*Cheyletiella* [*Ch.*] *yasguri*), **Katzen** (*Ch. blakei*) und **Kaninchen** (*Ch. parasitovorax*) eine sich meist von kaudal nach kranial ausdehnende Hauterkrankung. Diese ist v. a. am Rücken lokalisiert. Je nach Befallsstärke treten trockene, schuppende Hyperkeratosen mit Haarausfall und unterschiedlich stark ausgeprägtem Juckreiz auf. Besonders bei Katzen, bei denen auch der Kopf betroffen ist, kommen fokale oder generalisierte Papeln sowie Krusten vor.

Psorergates-Räude

Psorergates ovis verursacht bei **Schafen** in Australien, Neuseeland, Südafrika und Südamerika insbesondere am Rücken stark juckende, schuppende Hautveränderungen. Diese werden durch Selbsttraumatisierung infolge von Bisswunden und Wollverlusten kompliziert. *Psorergates bos* wurde in Amerika, Australien und Neuseeland bei **Rindern** mit schuppenden, haarlosen Hautläsionen isoliert.

Demodex-Räude

Haarbalgmilben kommen als wirtsspezifische, stationäre, obligate Parasiten bei allen Haustieren vor, die zur normalen Hautfauna gehören. Demodikose entwickelt sich bei Störungen des Wirt-Parasit-Verhältnisses. Besondere Bedeutung besitzt die Demodexmilbe (*Demodex* [*D.*] *canis* und *D. injai*) beim **Hund** (Demodikose, Akarusräude). Bei Katzen (*D. cati*, *D. gatoi*) tritt sie nur selten klinisch in Erscheinung, zumeist nach Immunsuppression. Aber auch bei **Schaf** (*D. ovis*) und **Rind** (*D. bovis*, *D. ghanensis*, *D. tauri*) kann sie Woll- und Lederschäden verursachen.

Ein bei manchen Rassen des **Hundes** genetisch verankerter selektiver Defekt in der zellulären Immunabwehr mit verminderter IL 2-Produktion und Rezeptorexpression scheint eine wesentliche pathogenetische Bedeutung für die *D. canis*-Infestation zu haben. Aber auch resistenzmindernde Faktoren (Haltungsmängel, Virusinfektionen, Endoparasitosen, Zahnwechsel) können das Auftreten der Demodikose begünstigen.

Der Parasit befällt die Haarbälge (bis zu 200 Milben in einem Haarfollikel) und seltener die Talgdrüsen und führt zu:

- muraler „Interface"-Follikulitis
- Perifollikulitis mit follikulärer Hyperkeratose
- nodulärer Dermatitis
- eitriger Follikulitis
- Furunkulose

Sekundärinfektionen mit Bakterien (Staphylokokken, Pseudomonaden) führen oft zur Pyodermie.

Die **klinische Manifestation** erfolgt meist erst nach dem Absetzen und erfasst oft den ganzen Wurf. Zunächst sind die Hautpartien betroffen, die beim Saugen Kontakt mit der Mutter hatten (Oberlippe, Augenlider, Nasenrücken, Stirn, Ohren und Pfoten). Bei geringer Ausprägung können nur Augenlider und periorbitale Haut vom Haarausfall betroffen sein (Brillenbildung). Progressiv breiten sich die Veränderungen auf Hals, Brust, Bauch und Schenkelflächen aus.

Man unterscheidet squamöse und pustulöse Verlaufsformen mit lokaler oder generalisierter Ausbreitung:

- Die **squamöse Form** kann sich bei mildem Verlauf nur durch Alopezie an Kopf und distalen Extremitätenabschnitten (Pododemodikose, Abb. 11.37) mit leichter Schuppenbildung darstellen. Bei starker Milbenvermehrung entwickelt sich eine Dermatitis mit grau-bläulichen Schuppen, Hautverdickung und zunächst fokalem, später ausgedehntem Haarausfall. Infolge bakterieller Sekundärinfektion entwickelt sich oft eine pustulöse Variante mit Papeln, Pusteln, Ulzerationen, Ödemen und flohstichartigen perifollikulären Hyperpigmentierungen. Schließlich wird die Haut faltig, verdickt (Lichenifikation), haarlos, schuppig und blaurot („Rote Räude").
- Die **pustulöse Form** kann zur Septikämie, Kachexie und zum Tod führen. Durch Ruptur der Haarfollikel (Furunkulose) entsteht eine granulomatöse Dermatitis, und Milben können mit der Lymphe in regionäre Lymphknoten gelangen.
- Die **lokale Demodikose** tritt bei juvenilen **Hunden** zwischen 3–10 Monaten an Kopf und/oder Pfoten auf. In ca. 10% dieser Fälle entsteht meist aufgrund einer rassespezifischen familiären Disposition eine **generalisierte Form** (juvenile Manifestation). Der Demodikose bei adulten Tieren (> 12–18 Monate) liegt meist keine Rassedisposition, sondern eine andere disponierende Grunderkrankung (z.B. Hyperkortizismus, Kortikosteroidtherapie, Hypothyreose, Chemotherapie) zugrunde.

Shih Tzu, West Highland White und Drahthaar-Terrier sind für eine Infestation von *D. injai* disponiert. Es zeigen sich v.a. im Angesicht und am Rücken ein Erythem, Hyperpigmentierung und Komedonen. Vereinzelt ist eine Otitis externa beschrieben.

Bei der **Katze** parasitieren *D. cati* in Haarfollikeln und *D. gatoi* im Stratum corneum der Epidermis. Sie führen zu multifokalen umschriebenen, haarlosen, schuppigen Hautbezirken mit Papeln und Pusteln.

Beim **Rind** verursacht die Demodikose meist an Triel, Hals, Schulter und Vorderbrust haarlose Knötchen mit dilatierten Haarfollikeln. Sie enthalten zahllose Milben, Entzündungszellen, Drüsensekret und Zelldetritus. Dadurch kann das Leder minderwertig oder wertlos werden. Bei der Gelatineproduktion aus Rinderspalthäuten besitzt ein starker Demodexbefall lebensmittelrechtliche Bedeutung.

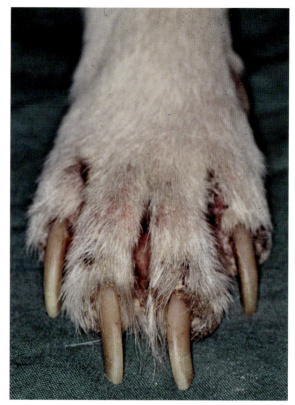

Abb. 11.37 Pododemodikose bei einem Hund. [Quelle: Prof. Dr. Michael Fehr, Stiftung Tierärztliche Hochschule Hannover]

Beim **Schaf** verläuft die Demodikose (*D. ovis*) meist symptomlos mit bevorzugter Infektion der Meibomschen Drüsen, der Haut der Augenlider sowie der Talgdrüsen von Präputium und Vulva (*D. aries*).

Demodex-Infektionen kommen bei **Schwein** (*D. suis, D. phylloides*), **Ziege** (*D. caprae*) und **Pferd** (*D. equi, D. caballi*) nur sehr selten vor.

Trombiculidose

Die Trombiculidose (**Herbstgrasmilbenbefall**; Herbstbeiße, Heukrätze) tritt v.a. bei **Hund** und **Katze** auf. Nur Arten der Gattung *Trombicula* (syn. *Neotrombicula*) sind tiermedizinisch relevant. In Europa wird die zu starkem Juckreiz führende Erkrankung durch Larven von *Neotrombicula autumnalis* verursacht (Zoonose). Die orange-roten Larven der im Erdboden lebenden Milben befallen Säugetiere. Die allergische Reaktion auf Speichelbestandteile der Milben wird als **Trombidiose** bezeichnet.

Beim **Rind** finden sich die Veränderungen an den Schenkelinnenflächen und der Schwanzunterseite, bei **Ziegen** bevorzugt an den Ohren, bei **Schafen** am Nasenrücken, bei **Pferden** an Kopf, Schenkelinnenflächen und Fesseln („heel-bug"). **Hund** und **Katze** zeigen bevorzugt an dünnhäutigen Hautpartien (Zwischenzehenhaut, Kopf, Schwanzspitze) miliare bis linsengroße erythematöse Papeln mit intraepidermalen Milbenanschnitten.

Andere Milbenerkrankungen

Die rote Vogelmilbe (*Dermanyssus gallinae*) kann auch beim **Säugetier** Dermatitiden mit Juckreiz verursachen. *Lynxacarus radovsky* („cat fur mite") verursacht bei **Katzen** in Amerika und Australien eine trockene Seborrhö an Schwanz und Perineum.

Zecken

Insbesondere in tropischen und subtropischen, aber auch in gemäßigten europäischen Ländern kommt den periodisch-stationären blutsaugenden Zecken (Ixodida) eine Bedeutung als Ursache lokaler Dermatitiden zu. Sie spielen aber auch epidemiologisch als Überträger von zahlreichen Infektionskrankheiten eine Rolle, z. B. von
- Tularämie,
- Q-Fieber,
- Rickettsiose, Babesiose,
- Borreliose und
- Frühsommer-Meningoenzephalitis (FSME).

Bei Verdacht auf eine Infektion durch Zeckenbefall bei Mensch oder Tier ist eine Untersuchung von Zecken auf Infektionserreger, z. B. Borrelien oder FSME-Virus, nicht abschließend aussagekräftig, da ein positiver Nachweis nicht unbedingt für eine erfolgte Infektion spricht.

Die tiermedizinisch relevanten Zecken der gemäßigten Breiten gehören den Familien *Argasidae* (Lederzecken; Gattungen: *Argas*, *Ornithodorus*, *Otobius*) und *Ixodidae* (Schildzecken; Gattungen: *Ixodes*, *Amblyomma*, *Boophilus*, *Dermacentor*, *Haemaphysalis*, *Hyalomma*, *Rhipicephalus*) an. Der Befall der Haut führt zu:
- Pruritus
- lokalen Entzündungen mit Hyperhidrosis („sweating disease" der Kälber und Schweine in Südafrika durch *Hyalomma transiens*)
- Ulzerationen
- Alopezie
- allergischen Reaktionen

Weiterhin können Anämie, Gewichtsverluste, Milchrückgang sowie durch Neurotoxine der Zecken verursachte Lähmungen (Zeckenparalyse) auftreten.

> **DAS MÜSSEN SIE WISSEN**
>
> **Viral** bedingte Hautveränderungen können entweder im Rahmen einer systemischen Virusinfektion (FeLV, FIV, FIP, Staupe) oder, bedingt durch den Epitheliotropismus bestimmter Viren (Pockenviren, Papillomaviren, Herpesviren), als eigenständige Erkrankung auftreten.
>
> **Bakterielle** Hautinfektionen führen meist zu einer eitrigen Entzündung (Pyodermie). Dabei werden primäre und sekundäre sowie oberflächliche und tiefe Pyodermien unterschieden. Bei der oberflächlichen Pyodermie bleiben die Veränderungen auf die Epidermis und das superfiziale Korium beschränkt, bei der tiefen reichen sie bis in die Dermis inkl. Haarfollikel und Subkutis. Granulomatöse, pyogranulomatöse oder granulomatös-nekrotisierende Entzündungen werden vorwiegend durch Bakterien (Mykobakterien, *Actinomyces* spp., *Nocardia asteroides*, *Staphylococcus aureus*) verursacht, die traumatisch in das Korium oder die Unterhaut gelangen und zu diffusen oder nodulären, langsam progressiven Entzündungen führen. Daneben gibt es noch eine Vielzahl tierartlich unterschiedlicher lokaler und systemischer Infektionen mit Beteiligung der Haut.
>
> Auch bei **Pilz-Infektionen** unterscheidet man zwischen oberflächlichen (Dermatophytose, Candidiasis, Malassezia-Dermatitis) und tiefen (Sporotrichose, Myzetome, Phaeohyphomykose u. a.) Hautmykosen. Bei systemischen Mykosen entstehen Hautalterationen nach einer hämatogenen Streuung ausgehend von einer Infektion innerer Organe (z. B. Blastomykose, Kryptokokkose, Kokzidioidomykose, Histoplasmose, Lymphangitis epizootica).
>
> Parasitär bedingte Hautveränderungen können bei systemischen Infektionen mit **Protozoen** auftreten (Leishmaniose, Beschälseuche des Pferdes, Besnoitose, Neosporose). Auf die Haut begrenzte Protozoeninfektionen sind generell selten.
>
> Die Haut stellt für viele **metazoäre Parasiten**, deren eigentliches Habitat der Gastrointestinaltrakt ist, die Eintrittspforte in den Organismus dar (Habronematose, Hakenwurm-Dermatitis, Dirofilariose). Daneben gibt es aber auch eine Vielzahl von Helminthen, die primär in der Haut parasitieren (z. B. Parafilariose, Stephanofilariose, Dracunculose).
>
> Die tiermedizinisch bedeutsamen Arthropoden gehören zu den Klassen der **Insekten** (Fliegen, Mücken, Flöhe, Läuse) und **Spinnentiere** (Milben, Zecken). Blutsaugende Arten können neben der Beunruhigung der Tiere durch die Inokulation von Antigenen zu allergischen Reaktionen, bei Massenbefall auch zu Anämien führen. Die Maden von Gold-, Schmeiß- und Fleischfliegen leben fakultativ parasitisch, das Zusammenwirken verschiedener Arten führt zur Fliegenmadenkrankheit (Myiasis). Die Schadwirkung der Dasselfliegen beruht auf der Irritation der Weidetiere (sog. Biesen) beim Anflug zur Eiablage und der Wertminderung des Schlachtkörpers (Wanderungswege) und des Leders durch die Bohrgänge. Milben sind die Erreger der verschiedenen Formen von Räude, während Zecken insbesondere als Überträger zahlreicher Infektionskrankheiten von Bedeutung sind. Grundsätzlich gilt aber für alle Arthropoden, dass sie nicht nur für sich allein eine pathogene Bedeutung besitzen, sondern auch als mechanische oder biologische Vektoren für Viren, Bakterien, Protozoen und Helminthen eine bedeutsame epidemiologische Rolle spielen.

11.9 Tumorähnliche Veränderungen und Tumoren

Neoplasien der Haut werden bei allen Haustieren in unterschiedlicher Häufigkeit angetroffen. Die größte Bedeutung haben sie jedoch bei **Hund**, **Katze** und **Pferd**. Zur Abgrenzung einer Schwellung (lat. „tumor") anderer Genese, z. B. durch eine Entzündung oder eine nicht neoplastische Umfangsvermehrung, ist eine zytologische oder besser histologische Untersuchung erforderlich.

Die Klassifikation tumoröser Neubildungen der Haut basiert auf der dominierenden histogenetischen Differenzierung und der Dignität unter Berücksichtigung prognostischer Kriterien. Sie ist in der aktuellen WHO-Klassifikation niedergelegt.

Entsprechend der komplexen Struktur der Haut können **primäre Tumoren** von den Epithelzellen der Epidermis oder der Adnexe (Haarfollikel, Schweiß- und Talgdrüsen sowie ihren Modifikationen) wie auch von zahlreichen mesenchymalen Elementen, beispielsweise Bindegewebe, Fettgewebe, Nervengewebe oder Blut- und Lymphgefäßen, ihren Ausgang nehmen. Weiterhin finden sich primäre kutane Neoplasien ausgehend von hämatopoetischen Zellen und neuroektodermalen pigmentbildenden Zellen sowie selten auch von neuroendokrinen Zellen (Merkelzellen), neuronalen Zellen (z. B. Ganglienzellen) oder mesenchymalen Hartgeweben. Die Haut kann auch bei systemisch auftretenden Tumoren, z. B. malignen Lymphomen, beteiligt sein. **Sekundäre Hauttumoren** stellen Metastasen von Neoplasien mit anderem Primärsitz dar.

> **WISSENSWERTES**
>
> **Diagnostik von Hauterkrankungen: Zytologie oder Histologie?**
>
> Die histologische Untersuchung einer Exzisions- oder Stanzbiopsie ermöglicht es, verändertes Gewebe im Zellverband und in Bezug zum Nachbargewebe zu untersuchen. So kann beispielsweise beurteilt werden, ob und wie tief ein Tumor in das gesunde Gewebe eingedrungen ist und ob er bereits in Lymph- oder Blutgefäße infiltriert und daher mit Metastasen zu rechnen ist. Weiterhin bieten Exzisionspräparate die Möglichkeit, den Exzisionsrand hinsichtlich einer vollständigen Tumorentfernung zu beurteilen. Dieses Kriterium hat eine wesentliche Bedeutung für die weitere postoperative Nachsorge und die Prognose hinsichtlich des Auftretens von Rezidiven oder Metastasen im Falle von malignen Blastomen.
>
> Die histologische Untersuchung von Tumorgewebeproben führt in den meisten Fällen zu einer sicheren Tumoridentifikation, ggf. einer Gradeinteilung und prognostischen Beurteilung. Entzündliche, reaktive und degenerative Erkrankungen können mit relativ hoher Sicherheit differenziert werden.
>
> Bei der zytologischen Untersuchung von Aspiraten aus Flüssigkeiten oder Geweben werden dagegen Einzelzellen oder kleinere Zellverbände beurteilt. Diese Präparate können ohne größeren Aufwand (keine Lokalanästhesie) gewonnen und relativ umgehend nach einer monochromatischen Färbung untersucht werden. Man erhält aber keine Informationen zum Gesamtaufbau des Gewebes, sodass in vielen Fällen eine relativ hohe diagnostische Unsicherheit bleibt. Für das Vorliegen bestimmter Erkrankungen (z. B. Melanom, Lipom, Mastozytom) können zytologische Präparate jedoch wichtige Erkenntnisse liefern und im Einzelfall eine umsichtige Operationsplanung zum Wohle des Patienten ermöglichen.

11.9.1 Tumorähnliche und tumoröse epitheliale Umfangsvermehrungen

Epitheliale Tumoren der Haut umfassen Tumoren der Epidermis, der Haarfollikel und der adnexalen Drüsen. Differenzialdiagnostisch sind nicht tumoröse epitheliale Neubildungen, beispielsweise diverse Zysten, abzugrenzen.

■ Tumorähnliche epitheliale Veränderungen

Zysten der Haarfollikel

Die bei Haustieren häufigen Haarfollikelzysten entstehen durch Verlegungen ihrer Mündung. Sie enthalten Haare, Keratin und Talg. Entsprechend ihrer Größe bezeichnet man sie als Milium, Komedo (bei Zwergschnauzern gehäuft am Rücken) oder Retentionsatherom. Sie werden unterschiedlich eingeteilt.

Die **infundibuläre Zyste** (Epidermoidzyste, epidermale Zyste, epidermale Einschlusszyste) wird besonders oft in der Dermis beim **Hund** an Kopf, Hals oder in Höhe des Kreuzbeins angetroffen. Sie tritt solitär oder multipel auf und ist von einem verhornenden Plattenepithel ausgekleidet. Eine Ruptur der Zystenwand führt zu einer lokalen pyogranulomatösen Entzündung. Pathogenetisch liegen entweder eine versprengte Anlage, traumatisch in die Dermis verlagerte Epithelzellen oder erworbene Obstruktionen der Haarfollikelostien zugrunde.

Unter **„dilated pore of Winer"** wird eine infundibuläre Zyste bei der **Katze** an Kopf und Hals mit einem dilatierten Porus, akkumuliertem Keratin und einem hyperplastischen infundibulären Epithel verstanden.

Die **Isthmuszyste** besitzt eine epitheliale Auskleidung, die dem mittleren Segment des anagenen und dem unteren Segment des katagenen Haarfollikels entspricht und kein Stratum granulosum aufweist.

Die **panfollikuläre (trichoepitheliomatöse) Zyste** enthält epitheliale Komponenten der infundibulären Zyste und der Isthmuszyste sowie nesterartig unreife basaloide Zellen mit abrupter Keratinisierung und Bildung sog. „ghost cells". Eine Progression zum Trichoepitheliom ist möglich.

Bei **Dermoidzysten und Dermoidsinus** handelt es sich um kongenitale dermale und/oder subkutane, selten bis zur Dura mater des Rückenmarks reichende Zysten bzw. von der Haut in die Tiefe ziehende Gänge, siehe auch Kapitel Missbildungen (S. 387). Sie treten besonders häufig bei **Hunde**rassen mit einem Aalstrich (v. a. Rhodesian-Ridgeback), aber auch sporadisch bei **Katzen**, **Pferden** und **Rindern** auf. Infolge einer unvollständigen Trennung des Ekto- und des Neuroektoderms während der Embryonalentwicklung sind sie meist entlang der dorsalen Rückenlinie lokalisiert. Die Wand besteht aus verhornendem Plattenepithel und adnexalen Hautstrukturen (Haarfollikel, Talgdrüsen). Im Lumen finden sich akkumuliertes Keratin und Talg und über einen Porus kann eine Verbindung nach außen bestehen.

Weitere Zysten

Als **Keratom** (Hornzyste, Keratinzyste) bezeichnet man eine wahrscheinlich traumatisch bedingte keratingefüllte große Zyste (bis 5 cm Durchmesser) am Kronsaum von **Huf- und Klauentieren**.

Apokrine Zysten stellen Retentionszysten von Schweißdrüsen dar und entstehen durch Verlegungen von Ausführungsgängen. Treten zahlreiche derartige Zysten auf, spricht man auch von **apokriner Zystomatose**.

Die zilierte Zyste ist eine in der Dermis lokalisierte Kaverne mit einem zilierten kuboidalen bis hochprismatischen Epithelbesatz. Bei Katzen tritt sie im lateralen Halsbereich („lateral neck cyst") auf und stellt offenbar einen Atavismus von Kiemenbogenstrukturen dar.

Die subunguale epitheliale Einschlusszyste gleicht morphologisch einer infundibulären Zyste im Knochen der Phalanx distalis und verursacht gelegentlich bei **Hunden** durch Druck eine Osteolyse. Pathogenetisch handelt es sich vermutlich um traumatisch versprengte Epithelien.

Hamartome

> **DEFINITION** Unter Hamartomen versteht man überschießend proliferiertes, desorganisiertes, ortstypisches Gewebe, das keine Neoplasie, sondern meist eine kongenitale Zubildung darstellt.

Der pigmentierte epidermale Naevus (**epidermales Hamartom**) ist durch eine plaqueartige Hyperplasie, Hyperkeratose, Akanthose und Pigmentierung charakterisiert.

Das **follikuläre Hamartom** setzt sich aus Gruppen von vergrößerten dilatierten Primärhaarfollikeln zusammen, die von normalen oder hyperplastischen Talgdrüsen umgeben sind.

Das **Talgdrüsenhamartom** kennzeichnet sich durch eine Proliferation ausgereifter Talgdrüsenstrukturen, oft in Verbindung mit normalen oder hypoplastischen Haarfollikeln.

Fokal proliferierte apokrine Drüsen in der Dermis und/oder im Panniculus adiposus werden als **apokrines Hamartom** bezeichnet.

Das **fibroadnexale Hamartom** (adnexaler Naevus, fokale adnexale Dysplasie, Hamartom des Follikels und der Talgdrüse) ist durch eine irreguläre Proliferation von Haarfollikel- und Talgdrüsenstrukturen innerhalb eines faserreichen, meist entzündlich infiltrierten Stromas gekennzeichnet. Ein kongenitaler Ursprung ist zwar möglich, jedoch liegt meist eine traumatische Genese zugrunde.

Weitere tumorähnliche epitheliale Veränderungen

Die nicht viral bedingten, umschriebenen Proliferationen von Plattenepithelien werden als Plattenepithelpapillome oder **squamöse Papillome** (Warzen) bezeichnet.

Unter einem **Hauthorn** (Abb. 11.38; besonders **Wiederkäuer** und **Vögel**) versteht man eine exophytische, zylindrische, hornähnliche Ansammlung von kompakten Keratinlamellen bis zu einer Länge von mehreren Zentimetern. Ihre Entstehung wird in Zusammenhang mit Hautmissbildungen (Dermoid- und Epidermoidzysten), Narben (Kastration, Brandwunden), Infektionen (Papillomvirus-Infektionen, Tuberkulose, Aktinomykose, Dermatophilose), Tumoren (Basalzelltumoren, Plattenepithelkarzinome), chemischen und mechanischen Reizen (schlecht sitzende Ohrmarken) gebracht. Bei **Katzen** sind sie an den Pfoten in Assoziation mit einer FeLV-Infektion beschrieben worden.

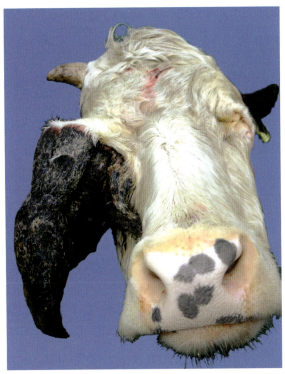

Abb. 11.38 Hauthorn bei einem Rind. [Quelle: Dr. Michael Brügmann, Niedersächsisches Landesamt für Verbraucherschutz und Lebensmittelsicherheit, Oldenburg]

Die **Talgdrüsenhyperplasie** (senile noduläre Talgdrüsenhyperplasie) stellt eine exophytische Umfangsvermehrung bei alten **Hunden** dar. Sie entsteht durch eine Vergrößerung von Talgdrüsenläppchen um einen keratinisierten Ausführungsgang.

Ein **fibroepithelialer Polyp** (kutanes Anhangsgebilde, Akrochordon, „skin tag") tritt als solitäre oder multiple exophytische, haarlose Umfangsvermehrung auf. Diese setzt sich aus hyperplastischer Epidermis und faserreicher, prominenter Dermis mit wenigen oder fehlenden adnexalen Strukturen zusammen. Man findet die Umfangsvermehrung v. a. bei mittelalten und alten **Hunden** an mechanisch beanspruchten Körperstellen (Sternum, Gliedmaßen).

Nach chronischen lokalen Entzündungen (Stich- oder Bissverletzungen, Ektoparasitosen etc.) kann es besonders beim Hund durch lokale überschießende Vernarbungen zu einer Obstruktion und Hyperplasie von Haarfollikeln mit adnexalen Drüsen (**fibroadnexale Hyperplasie**) kommen.

Epitheliale Tumoren ohne squamöse oder adnexale Differenzierung

Neoplasien, die den epidermalen Basalzellen morphologisch ähnlich sind und keine squamöse oder adnexale Differenzierung aufweisen, werden als **Basalzelltumoren** (Basalzellepitheliome) bezeichnet. Ein Teil der früher als Basalzelltumoren (Basaliome) beim **Hund** und als spindelzellige Variante des Basalzelltumors bei der **Katze** bezeichneten Neoplasien wurde als **Trichoblastom** reklassifiziert.

Benigne Basalzelltumoren (Basaliome) zählen zu den häufigsten Hauttumoren der **Katze** und kommen vorzugsweise an Kopf und Hals vor. Sie stellen expansive umschriebene Proliferationen unimorpher, basaloider Zellen dar, die von den Basalzellen ausgehen und multifokal mit der Epidermis in Kontakt stehen. Die Tumorzellen können eine rege Mitoseaktivität zeigen, pigmentiert sein und weisen zentral oft zystische Degenerationen auf. Das maligne Pendant bei der Katze, das **Basalzellkarzinom**, neigt zu tiefeninvasiver Ausbreitung, nicht jedoch zur Metastasierung. Es tritt ebenso vermehrt an Kopf und Nacken auf und kann als „klarzelliges Basalzellkarzinom" in Erscheinung treten.

Tumoren der Epidermis
Benigne Tumoren

Zu den gutartigen Tumoren der Epidermis zählt das **exophytische virale Papillom**, das je nach Ausbildung eines fibrovaskulären Grundstocks auch als **Fibropapillom** (besonders Vulva von Rindern, Penis von Pferden) bezeichnet wird. Je nach Immunkompetenz des Patienten kann die Papillomvirus-Infektion auch zur Multiplizität der Papillome mit lokalen oder fernen Ausbreitungen führen, jedoch zumeist nicht zu einer malignen Progression. Histologisch besteht das Papillom aus blumenkohlartig strukturiertem, zumeist stark verhornendem Plattenepithel. Zellen des Stratum spinosum oder granulosum können eine ballonierende Degeneration aufweisen (sog. Koilozyten). Die endophytisch wachsende Variante mit zentraler kraterförmiger Einziehung wird als **inverses (invertiertes) Papillom** und ein multiples Auftreten als **Papillomatose** bezeichnet.

Im Gegensatz zum squamösen Papillom, das zu den tumorähnlichen Epithelproliferationen gehört, werden Papillome (**virale Papillome**) durch wirtsspezifische, teils sogar lokalisationsspezifische Papillomviren, Familie *Papovaviridae*, verursacht. Sie können mit intranukleären basophilen Einschlusskörperchen einhergehen. Sie kommen insbesondere bei jüngeren Haustieren in der Haut (Kopf, Hals, Rücken, Euter, Vulva, Penis) und Schleimhaut (Ösophagus, Pansen, Harnblase) vor und können spontan Regression zeigen (besonders Rind, Pferd, Hund). Rezidive bzw. Reinfektionen mit Tumorneubildungen sind nach chirurgischer Entfernung nicht selten. Bei Schafen und Ziegen besteht eine Tendenz zur malignen Transformation (Plattenepithelkarzinom). Bei Katzen ist die Neigung zur malignen Progression abhängig von der Virusvariante, die zu invasiven Plattenepithelkarzinomen führen kann.

Pferde, Schweine und Rinder können **kongenitale Papillome** ohne virale Ätiologie ausbilden, die zu den Hamartomen gerechnet werden.

Maligne Tumoren

Die aktinische Keratose nach UV-Strahlenexposition und das multizentrische Plattenepithelkarzinom in situ (Papillomvirus) werden als präkanzeröse Läsionen angesehen, d. h., sie neigen zur malignen Progression.

Die **aktinische Keratose** (syn. solare Keratose, solare Dermatose, aktinisches Carcinoma in situ) tritt bei **Hunden** und **Katzen** meist solitär an Ohrmuscheln, Nasenspiegeln oder Augenlidern auf. Sie kann nach längerer Exposition gegenüber ultravioletten Strahlen (besonders UV-B) entstehen. Die zunächst erythematösen Hautefloreszenzen zeigen sekundär Erosionen und Ulzerationen. Eine Progression zum Plattenepithelkarzinom ist möglich. Es finden sich Zellatypien, epidermale Hyperplasie mit Hyperkeratose und/oder Parakeratose sowie eine Degeneration dermaler elastischer Fasern.

Das **multizentrische Plattenepithelkarzinom in situ** besitzt Ähnlichkeit mit der Bowenschen Erkrankung des Menschen und tritt v. a. bei älteren **Katzen** infolge Infektion mit dem Felinen Papillomavirus 2 auf. Die geschichtete Architektur des Plattenepithels ist weitgehend aufgehoben (Dysplasie). Die Tumorzellen zeigen Malignitätsmerkmale, jedoch durchbrechen sie die Basalmembran nicht (in situ). Eine Progression zum Plattenepithelkarzinom ist häufig.

Das **Plattenepithelkarzinom** kommt vorzugsweise bei älteren Individuen aller Haustiere relativ häufig vor und kann in allen Hautregionen auftreten. Der Tumor besteht aus invasiv und destruierend wachsenden Proliferationen von Plattenepithelzellverbänden. Im Vergleich zu Plattenepithelkarzinomen der Schleimhäute und der Zehe wird seine Malignität als geringer und zumeist ohne fernmetastatisches Potenzial eingestuft. Makroskopisch handelt es sich um oft ulzerierte, feste, weiße, schlecht demarkierte, in die Dermis infiltrierende Gewebezubildungen. Gut differenzierte Tumoren zeigen in den Tumorzellinseln eine zentrale Keratinisierung („Hornperlen"), während bei schlecht differenzierten Varianten nur wenige squamöse Anteile erkennbar sind und eine Abgrenzung gegenüber spindelzelligen Karzinomen, Basalzellkarzinomen oder Sarkomen schwierig sein kann.

Pathogenetisch spielt bei wenig oder unpigmentierten Tieren eine intensive Exposition zu UV-Strahlen eine Rolle. Plattenepithelkarzinome entstehen an tierartlich unterschiedlichen Lokalisationen:
- Pferd: Penis, Kornea und drittes Augenlid
- Rind:
  - Hereford- oder Simmental-Rinder: Auge („cancer eye "; Beteiligung von Papillomviren)
  - Ayreshire-Rind: Vulva
- Angoraziege (Afrika) und Schafe (Australien): Perineum und Ohrmuscheln (Beteiligung von Papillomviren)
- Katze: Ränder der Ohrmuscheln, Konjunktiva und Nasenspiegel

Physikalische Noxen (z. B. mechanische Irritationen wie Ohrmarken oder das Einspießen von Grassamen) oder thermische Einflüsse (Gefrier- und Heißbrand bei Rindern und Schafen) können auch zum Plattenepithelkarzinom disponieren.

Als Varianten kommen das **akantholytische Plattenepithelkarzinom** mit zentraler Pseudozystenbildung und das **spindelzellige Plattenepithelkarzinom** vor.

Das **basosquamöse Karzinom** stellt einen lokal-invasiv wachsenden epithelialen Tumor bei **Hunden und Katzen** mit epidermaler oder infundibulärer Differenzierung und zentral abrupter Keratinisierung dar. Der Tumor tritt bevorzugt an Kopf, Nacken und Hintergliedmaßen auf und besitzt trotz reger Mitoseaktivität einen niedrigen Malignitätsgrad.

■ Tumoren mit adnexaler Differenzierung

Haarfollikeltumoren

Haarfollikeltumoren kommen bei **Hunden** (besonders Schäferhunde, Terrier, Pekingesen, Norwegische Elchhunde) häufig vor und stellen überwiegend benigne Neoplasien dar.

Das auch als sog. **intrakutan verhornendes Epitheliom** bezeichnete **infundibuläre keratinisierende Akanthom** stellt einen intradermalen umschriebenen benignen Tumor ausgehend vom Infundibulum der Haarfollikel dar. Er tritt v. a. dorsal an Hals und Rumpf auf. Der Tumor besitzt an der Oberfläche meist einen Porus, durch den man in einen mit Keratin gefüllten Hohlraum gelangt. Dieser ist von einem verhornenden Plattenepithel gesäumt.

Beim **Trichoepitheliom** handelt es sich um einen benignen Tumor, der durch eine variable Expression von Differenzierungsmerkmalen aller 3 Segmente des Haarfollikels (innere und äußere Wurzelscheide, Matrix) und eine unvollständige Trichogenese gekennzeichnet ist. Er kommt besonders häufig bei **Hunden** vor, und zwar am Rücken und an den seitlichen Körperwänden. Diese Neoplasie stellt sich als weiße feste, multilobulierte und demarkierte Neubildung dar. Sie besteht aus Tumorzellinseln aus mehrschichtigen basaloiden Epithelzellen mit zentraler multifokaler, perlenartiger Verhornung. Im Zentrum können Keratinlamellen, nekrotische Epithelzellen (sog. Schattenzellen, „ghost cells"), Zelldetritus und Cholesterinkristalle akkumulieren. Starke Pigmentierung kann zu einer Verwechselung mit Melanomen führen.

Selten kommt ein **malignes Trichoepitheliom** (Matrixkarzinom) vor. Es zeichnet sich durch erhöhte Mitoserate, Nekrosen, lokal-infiltratives Wachstum mit Einbruch in Lymphgefäße (Lymphangiosis carcinomatosa), Lymphknoten- und selten auch Lungenmetastasen aus.

Das **Tricholemmom** ist ein relativ seltener gutartiger Haarfollikeltumor. Dieser weist eine Differenzierung entsprechend des unteren Segments der äußeren Haarwurzelscheide (inferiores Tricholemmon) oder des Isthmusteils des Haarfollikels auf.

Häufig bei **Meerschweinchen** und sehr selten beim Hund wird intradermal ein **Trichofollikulom** nachgewiesen. Es besitzt in seiner epidermisähnlichen Wand radiär angeordnete Primär- und verzweigte Sekundärhaarfollikel mit adnexalen Drüsen.

Das bei **Hund** und **Katze** relativ häufige **Trichoblastom** stammt von primitiven Keimzellen der Haaranlage ab. Es ist v. a. am Kopf und Hals lokalisiert. Die meist gut begrenzten und ulzerierten Tumoren besitzen keinen Bezug zur Epidermis. Sie können über die Oberfläche erhaben sein und eine variable Pigmentierung zeigen. Aufgrund zahlreicher histologischer Phänotypen unterscheidet man je nach dominierender Wuchsform girlandenartige, medusoide und trabekuläre Varianten mit oftmals palisadenartiger Anordnung der Tumorzellen. Zusätzlich gibt es eine granularzellige Form und bei der Katze häufig auch eine spindelzellige Variante.

Das intrakutan **nekrotisierende und kalzifizierende Epitheliom** (Pilomatrikom, Pilomatrixom, Epithelioma Malherbe) geht von den germinativen Zellen der Haarmatrix aus. Es kommt fast ausschließlich bei **Hunden** vor, insbesondere bei Rassen mit einem kontinuierlich wachsenden Fell und überwiegend anagenen Haarfollikeln (z. B. Kerry Blue Terrier, Standard-Pudel).

Hauptsitz sind tieferes Korium oder Subkutis von proximalen Extremitäten und Rumpf. Die feste bis harte, umschriebene Neubildung kann auf der Schnittfläche eine kreidige oder auch knöcherne Beschaffenheit haben (Abb. 11.39). Das multilobulierte Tumorgewebe besitzt in der Peripherie mehrreihig basaloide Epithelzellen, die eine abrupte Verhornung aufweisen. Im Zentrum finden sich großlumige Zysten mit teils kalzifizierten, nekrotischen Epithelzellverbänden („ghost cells").

Pilomatrikome können pigmentiert sein und durch Desintegration der Tumorzellverbände können peri- und intratumorös granulomatöse Entzündungen entstehen. Es

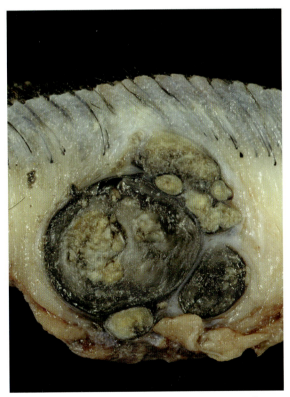

Abb. 11.39 Pilomatrikom mit akzidenteller Pigmentierung bei einem Hund (formalinfixiertes Hautexzidat).

sind auch Fälle von **malignen Pilomatrikomen** bekannt, die in regionäre Lymphknoten, Knochen und Lunge metastasierten.

> **KLINISCHER BEZUG** Pilomatrikome werden klinisch häufig fälschlicherweise als Atherome oder Grützbeutel bezeichnet.

Tumoren des Krallenbetts

Das vom Epithel des Krallenbetts ausgehende **subunguale Keratoakanthom** (Keratoakanthom des Krallenbetts) kommt beim **Hund** vor. Es entspricht dem infundibulären keratinisierenden Akanthom mit zentral käsigen Keratinakkumulationen. Der Tumor wächst expansiv und destruiert durch Kompression das Krallenbein, seltener das Krallengelenk. Ulzerationen und perifokale entzündliche Reaktionen sind regelmäßig anzutreffen.

Das **subunguale Plattenepithelkarzinom** (Plattenepithelkarzinom des Krallenbetts) kann synchron oder metachron an mehreren Zehen vorkommen. Es besteht eine starke Disposition für Riesenschnauzer und andere großrahmige **Hunde**rassen. Eine tumorbedingte Osteolyse des Krallenbeins ist regelmäßig zu beobachten. Im Vergleich zu Plattenepithelkarzinomen an anderen Hautlokalisationen besitzt diese Neoplasie eine höhere Malignität mit Metastasen in regionären Lymphknoten bei ca. 30 % der Patienten, jedoch selten darüber hinaus (< 5 %).

Tumoren der Talgdrüsen und modifizierten Talgdrüsen

Beim **Talgdrüsenadenom** handelt es sich um solitär oder multipel vorkommende umschriebene, erhabene oder papilläre Umfangsvermehrungen mit gelber bis schwarzgelber Schnittfläche. Sie treten bei alten, bevorzugt männlichen **Hunden** (Disposition für Terrier und Cocker Spaniel) meist an Kopf und Gliedmaßen auf. Die expansiven Neubildungen setzen sich aus überwiegend ausgereiften Sebozyten zusammen. Das **duktale Talgdrüsenadenom** ist durch eine dominierende Proliferation irregulär angeordneter Ausführungsgänge gekennzeichnet.

Das **Talgdrüsenepitheliom** besteht aus basaloiden Reservezellen, zwischen denen sich nur selten reife Talgdrüsenepithelien befinden. Die basaloiden Zellen weisen eine deutliche Mitoseaktivität auf und geben dem Tumor damit ein niedriges Malignitätspotenzial. Vergleichbare Tumoren der Lidranddrüsen (Meibomsche Drüsen) bezeichnet man als:
- Meibomsches Adenom
- duktales Meibomsches Adenom
- Meibomsches Epitheliom
- Meibomsches Karzinom

Talgdrüsenadenokarzinome treten bei adulten **Hunden** und **Katzen** vorzugsweise am Kopf auf. Die Tumoren zeigen trotz des lokal-invasiven Wachstums nur selten Fernmetastasen.

In der Haut perifokal des Anus, ventral am Schwanzansatz, an Präputium, Vulva, seltener auch am kaudalen Rumpf, an den Hintergliedmaßen und am Kopf wird vorzugsweise bei intakten Rüden das **Adenom der hepatoiden Drüsen** beobachtet. Es leitet sich von den merokrinen Zirkumanaldrüsen ab (Perianaldrüsentumor). Die expansive noduläre oder multinoduläre, oftmals ulzerierte, auf der Schnittfläche bräunliche Umfangsvermehrung besteht aus anastomosierenden Inseln regelhaft strukturierter Drüsenläppchen mit peripheren basaloiden Reservezellen und gut differenzierten hepatoiden Drüsenzellen. Die maligne Variante wird deutlich seltener beobachtet.

Das **Epitheliom der hepatoiden Drüsen** ist dominierend aus basaloiden Reservezellen aufgebaut und prognostisch vorsichtiger einzustufen als das Adenom der hepatoiden Drüsen.

Das **Adenokarzinom der hepatoiden Drüsen** ist ein seltener Tumor und besteht aus pleomorphen, variabel ausdifferenzierten Epithelzellen mit lokal Invasions- und Metastasierungspotenzial.

> **KLINISCHER BEZUG** Tumoren der hepatoiden Drüsen, umgangssprachlich auch als Perianaltumoren bezeichnet, sind androgenabhängig (teils assoziiert mit Leydigzelltumoren), sodass eine frühzeitige Kastration die Entstehung dieser Neoplasien reduzieren kann.

Tumoren der apokrinen, modifizierten apokrinen und ekkrinen Drüsen

Die Tumoren der Milchdrüse – einer modifizierten apokrinen Hautanhangsdrüse – werden im Kapitel Geschlechtsorgane (S. 274) dargestellt.

Tumoren der apokrinen Drüsen sind bei Haustieren generell selten und treten hauptsächlich beim **Hund** auf. Das meist **solitäre einfache apokrine Adenom** geht von den sekretorischen Epithelzellen der Schweißdrüse aus. Es kann papilläre oder zystische Wuchsformen zeigen und findet sich bevorzugt an Kopf, Nacken und dorsalem Rumpf. Das **komplexe apokrine Adenom** weist neben epithelialen Anteilen auch myoepitheliale Zellkomponenten auf. **Mischtumoren** können muzinöse, knorpelige oder knöcherne Metaplasien enthalten. Das **apokrine duktuläre Adenom** setzt sich aus dicht gepackten tubulären Strukturen doppellagiger Zellen zusammen, die dem Aufbau eines basaloiden Adenoms der Mamma entsprechen. Es gibt auch Varianten mit teils soliden, teils zystischen Anteilen.

Hohe Rezidivraten und eine Neigung zur Metastasierung zeigen die malignen Formen:
- einfaches apokrines Adenokarzinom
- komplexes apokrines Adenokarzinom
- apokrines duktuläres Adenokarzinom (apokrines Duktkarzinom)

Auch die **Zeruminaldrüsen** (modifizierte apokrine Drüsen) des äußeren Gehörgangs können in Form einfacher und komplexer **Adenome** oder **Adenokarzinome** entarten.

Das relativ seltene **Adenom der Analbeuteldrüsen** (Adenom der apokrinen Drüsen des Analbeutels) entsteht in der Wand des Analbeutels und besteht aus kleinen Inseln von kuboidalen Drüsenepithelzellen. Das **Adenokarzinom** der Analbeuteldrüsen (Adenokarzinom der apokrinen Drüsen des Analbeutels) ist die häufigste maligne Neoplasie des Perianalbereichs bei Hunden und wird besonders

bei kastrierten Rüden beobachtet. Es kann in verschiedenen morphologischen Varianten auftreten:
- solider Typ (unimorphe, in Strängen angeordnete Tumorzellen)
- Rosettentyp (zirkuläre Verbände mit zentral akkumuliertem eosinophilem Sekret)
- tubulärer Typ (Tubulusstrukturen mit luminaler Sekretansammlung)

KLINISCHER BEZUG Das Adenokarzinom der apokrinen Drüsen des Analbeutels wächst lokal-invasiv und zeigt eine rasche lymphogene Metastasierung in die inneren Darmbeinlymphknoten und darüber hinaus. In vielen Fällen tritt eine humorale Hyperkalzämie mit metaplastischen Weichgewebsmineralisierungen als paraneoplastisches Syndrom auf.

Als Tumoren kommen das **Adenom ekkriner Drüsen** (ekkrines Adenom), das extrem selten an der Pfote von Hund und Katze beschrieben wurde, sowie das **Adenokarzinom** ekkriner Drüsen (ekkrines Adenokarzinom) vor. Eine Abgrenzung zum apokrinen Adenokarzinom kann im Einzelfall sehr schwierig sein. Differenzialdiagnostisch sind Adenokarzinommetastasen zu berücksichtigen, beispielsweise eines Lungen- oder Mammatumors.

11.9.2 Tumorähnliche und tumoröse mesenchymale Umfangsvermehrungen

■ Tumorähnliche Veränderungen und Hamartome von Bindegewebe und Gefäßen

Die **generalisierte noduläre Dermatofibrose** ist eine v. a. bei weiblichen Schäferhunden und wenigen anderen großen Hunderassen autosomal-dominant vererbte tumorartige Veränderung. In Haut und Subkutis, besonders der Gliedmaßen, finden sich multiple, große, derbe Umfangsvermehrungen reifen Bindegewebes. Zusätzlich bestehen meist bilateral renale Zysten, Adenome oder Karzinome, bei Hündinnen auch uterine Leiomyome. Die Umfangsvermehrungen in der Haut stellen die Folge eines paraneoplastischen Syndroms dar („transforming growth factor-β, TGF-β"), nicht jedoch neoplastische Entartungen.

Ein **kollagenes Hamartom** (kollagener Nävus) ist ein haarloser, erhabener Knoten aus einer zellarmen, fokalen Akkumulation von dermalem Kollagen mit Verlust der Adnexe. Er tritt meist solitär bei Hunden und multipel besonders häufig bei mittelalten männlichen Kaninchen auf.

In der Skrotalhaut von **Hunden** können multinodulär proliferierte, kleinkalibrige Gefäße vorkommen, die als **skrotales vaskuläres Hamartom** bezeichnet werden.

Unter **boviner kutaner Angiomatose** versteht man eine multinoduläre, oft ulzerierte und blutende vaskuläre Proliferation mit entzündetem stromalem Bindegewebe am Rücken von Rindern.

Die **digitale progressive Angiomatose** ist eine nicht neoplastische Proliferation und tritt bei jungen und mittelalten Hunden sowie Katzen an den Zehen auf. Vergleichbare Veränderungen sind auch an Kopf, Zunge, Nacken und in der Axillarregion beschrieben. An den Zehen kann es zu einer Osteolyse der distalen Phalangen kommen. Die dunkelroten Knoten zeigen oft blutende Ulzerationen. Sie sind aus Gefäßen unterschiedlichen Kalibers zusammengesetzt, die von weitgehend regulär strukturierten Endothelzellen ausgekleidet sind.

Bei jungen **Pferden** treten an den distalen Extremitäten nesterartige Proliferationen von kapillären und venösen Gefäßen (in der Literatur auch als **„verruköse Hämangiome"** oder lobuläre, kapilläre Hämangiome bezeichnet) mit hoher Rezidivneigung auf, die auch als Hamartome angesehen werden.

Bei der **Lymphangiomatose** handelt es sich um eine Entwicklungsstörung, die durch dilatierte Lymphgefäße in Haut, Knochen und verschiedenen Parenchymen gekennzeichnet ist.

Das **traumatische Neurom** stellt keinen Tumor im engeren Sinn dar, sondern ist eine Hyperplasie von Nervenfasern. Es entwickelt sich im Anschluss an traumatische Insulte (z. B. Schwanzamputation beim Hund).

■ Tumoren des Bindegewebes

Benigne Tumoren

Das benigne **Fibrom** tritt gelegentlich bei adulten **Hunden** und **Katzen**, selten bei anderen Haustieren auf. Beim Hund sind Kopf und Gliedmaßen häufig betroffen. Entsprechend dem Faser- und Zellgehalt wird das **Fibroma durum** (faserreich, zellarm) vom **Fibroma molle** (faserarm und zellreich) unterschieden. Fibrome sind im Gegensatz zum kollagenen Nävus in der tieferen Dermis lokalisiert. Sie sind zellreicher und zeigen ein expansives Wachstum. Sie neigen nicht zur malignen Progression und stellen kein Vorläuferstadium des Fibrosarkoms dar.

Das **Myxom** (Myxofibrom) geht von Bindegewebszellen oder primitiven mesenchymalen Zellen aus. Die Tumoren finden sich selten bei älteren Haustieren und sind durch einen erhöhten Gehalt an faserarmer extrazellulärer Matrix mit reichlich wasserbindenden Glykosaminoglykanen gekennzeichnet.

Maligne Tumoren

Maligne Tumoren ausgehend von den Fibroblasten werden als **Fibrosarkome** bezeichnet. Rumpf, Zwischenschulterblattbereich, seitliche Brustwand und Gliedmaßen sind bei Hund und Katze bevorzugt betroffen.

Bei jungen **Katzen** (unter 5 Jahren) kann ein kausaler Zusammenhang zwischen einer Infektion mit dem replikationsdefekten Felinen Sarkomvirus (FeSV) und dem Auftreten multipler Fibrosarkome bestehen. Bei alten Katzen sind Fibrosarkome hingegen als solitäre Neubildungen häufig. Außerdem treten im Anschluss an chronische injektionsassoziierte Entzündungen bei Katzen Fibrosarkome und andere maligne mesenchymale Neoplasien, beispielsweise Myxo-, Chondro- und Rhabdomyosarkome („injection site sarcoma") auf. Pathogenetisch spielt wahrscheinlich eine tierartspezifische, genetisch bestimmte abnormale Reaktion auf eine chronische Entzündung eine Rolle.

Bei großrahmigen **Hunden** können häufig im Oberkiefer histologisch gut differenzierte **maxilläre Fibrosarkome** mit einem ausgeprägten, lokal destruktiven Wachstum vorkommen („histologically low grade", „biologically high grade fibrosarcoma").

Fibrosarkome setzen sich aus ineinander verwobenen Strängen spindelförmiger Zellelemente und Kollagenfasern zusammen. Aufgrund lokal-invasiven Wachstums treten Rezidive häufig auf, jedoch werden Metastasen selten beobachtet.

Ähnlich wie die gutartige Variante nimmt das **Myxosarkom** seinen Ausgang von dermalen Fibrozyten oder einer primitiven mesenchymalen Ausgangszelle. Kennzeichnend sind eine infiltrativ wachsende Spindelzellproliferation mit ausgeprägter Produktion von Muzin, i. e. hyaluronsäurereiche (Alcianblau-positive) saure Mukopolysaccharide.

Das überwiegend spindelzellige **equine Sarkoid** kommt bei Pferden, Eseln und Zebras vor und wird durch eine nicht produktive Infektion von dermalen Fibroblasten mit Bovinen Papillomviren 1 oder 2 hervorgerufen. Der semimaligne Tumor wächst lokal-invasiv, metastasiert nicht und tritt meist bei Pferden unter 7 Jahren solitär oder multipel auf. Prädilektionsstellen sind überwiegend mechanisch belastete Bereiche an Kopf (periokulär, Ohrmuscheln, Lippenkommissur), Nacken, Gliedmaßen und ventralem Rumpf (**Abb. 11.40**). Aufgrund seines Aussehens werden verruköse, fibroblastische (fleischartige), gemischte und flache (okkulte) Varianten unterschieden, die jedoch keinen Einfluss auf klinisches Verhalten nehmen. Die nicht demarkierte Proliferation dermaler Fibroblasten reicht meist bis an die Epidermis heran und ist oft von einer epidermalen Hyperplasie (Reteleistenbildung) und Ulzeration begleitet.

Bei meist jungen Katzen ist ein dem equinen Sarkoid ähnlicher Tumor beschrieben, der besonders an Nase und Maulregion, seltener an Gliedmaßen und ventralem Rumpf vorkommt (**felines Sarkoid**). Ätiologisch besteht auch eine Assoziation mit einem bovinen Papillomavirus, das jedoch nicht mit den bei Pferden verantwortlichen Typen identisch ist.

> **WISSENSWERTES** Beim „Hämangioperizytom" handelt sich um einen historischen Tumorbegriff, der aber immer noch Anwendung in der diagnostischen Pathologie findet. Histogenetische Untersuchungen von Hämangioperizytomen haben gezeigt, dass es sich um ein Spektrum von Tumoren ausgehend von unterschiedlichen Zellen der perivaskulären Wand und der Adventitia handelt (Hämangioperizytom, Myoperizytom, Angioleiomyom, Angiomyofibroblastom, Angiofibrom). Mittlerweile wird der Sammelbegriff „perivaskulärer Wandtumor" in der Literatur weitgehend für diese Tumoren akzeptiert.

Perivaskuläre Wandtumoren stellen relativ häufige spindelzellige Tumoren von niedriger Malignität dar. Typischerweise treten sie in der Dermis und Subkutis an den Gliedmaßen älterer großrahmiger Hunde auf (**canines Hämangioperizytom**). Die Neoplasien treten als solitäre, multilobulierte, lokal-infiltrative, feste Umfangsvermehrungen in Erscheinung. Die Stränge oder Wirbel aus plumpen Spindelzellen, die sich teilweise konzentrisch um Gefäße anordnen, variieren in ihren Gehalten an Kollagenfasern oder myxomatösen Arealen.

Das seltene **maligne fibröse Histiozytom** (syn. Riesenzelltumor des Weichgewebes, extraskelettaler Riesenzelltumor) zeigt ein invasives, destruierendes Wachstum mit hoher Rezidivrate. Es zeigt eine Proliferation von fibroblastoiden, vakuolisierten histiozytoiden Zellen und pleomorphen multinukleären Zellen in einem kollagenfaserhaltigen entzündeten Stroma.

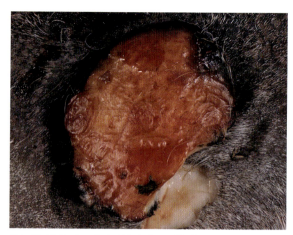

Abb. 11.40 Equines Sarkoid bei einem Pferd.

■ Tumoren des Fettgewebes

Das **Lipom** stellt eine gutartige expansive Neoplasie aus ausgereiften Adipozyten dar, die v. a. subkutan am Thorax und an den Oberschenkeln von Hunden vorkommt. Große Tumoren können zentral Nekrosen und dystrophische Verkalkungen aufweisen. Ein tief in der Dermis oder Subkutis von proximalen Gliedmaßen und Rumpf lokalisierter, histologisch ähnlicher, aber lokal-infiltrativ wachsender Tumor mit hoher Rezidivrate wird als **infiltratives Lipom** bezeichnet. Gelegentlich werden Fibro-, Angio- und Chondrolipome bei Haustieren beobachtet.

Das seltene **Liposarkom** zeichnet sich durch ein invasives, teils auch metastasierendes Wachstum und eine graduell variable Zelldifferenzierung (gut differenzierte und pleomorphe Subtypen) aus. Myxoide Liposarkome sind durch eine muzinöse extrazelluläre Matrix gekennzeichnet. Ätiologisch wird bei **Katzen** eine Infektion mit FeLV oder ein Zusammenhang mit Impfungen/Injektionen und bei **Hunden** eine Reizung durch eingespießte Fremdkörper (Glassplitter, Asbestkristalle) angenommen.

■ Tumoren des Muskelgewebes

Tumoren der glatten Muskulatur der Gefäßwände (**Angioleiomyom**) oder der Haarbalgmuskeln (**Piloleiomyom**) sowie ihre malignen Varianten kommen selten bei Hunden und Katzen, v. a. dorsal am Rumpf vor.

Kutane Tumoren der Skelettmuskulatur (**Rhabdomyom/Rhabdomyosarkom**) sind extrem selten und kommen v. a. bei der Katze als „injection site"-Tumoren vor.

■ Tumoren der Blut- und Lymphgefäße

Kutane **Hämangiome** sind gutartige Tumoren, die nicht zu Hämangiosarkomen transformieren. Sie gehen von den Endothelzellen dermaler oder subkutaner Blutgefäße aus und treten v. a. beim **Hund** auf. Entsprechend der Größe der endothelausgekleideten Hohlräume werden kapilläre oder kavernöse Varianten (**Haemangioma cavernosum**) unterschieden. Sie stellen sich als solitäre, weiche bis fluktuierende, dunkelblau-rote umschriebene Knoten dar. Aufgrund der dunklen Erscheinung geben sie oft Anlass zur Verwechslung

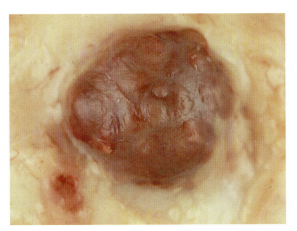

Abb. 11.41 Kutanes Hämangiosarkom als noduläre rote Neubildung im dermalen Fettgewebe bei einem Hund.

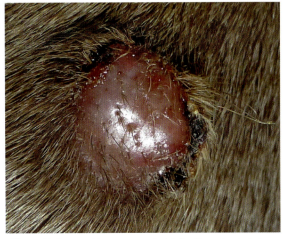

Abb. 11.42 Kutanes Mastozytom mit fokaler Ulzeration bei einem Hund. [Quelle: Prof. Dr. Andreas Moritz, Justus-Liebig-Universität Gießen]

mit Melanomen. Bei **Rindern** und **Pferden** ist auch ein kongenitales Auftreten beschrieben. Das in der oberflächlichen Dermis lokalisierte **Angiokeratom** ist von den Reteleisten einer hyperplastischen Epidermis durchzogen.

Hämangiome sind als echte Tumoren nicht mit Blutschwämmchen zu verwechseln. Bei Letzteren handelt es sich um Hamartome bei Neugeborenen und Jungtieren.

Ausgehend von Endothelzellen kutaner oder subkutaner Gefäße wird das primär maligne **Hämangiosarkom** als kutaner Primärtumor bevorzugt an Kopf und Rumpf bei adulten **Hunden** und **Katzen** angetroffen (Abb. 11.41). Es setzt sich aus kapillär oder solide angeordneten plumpen Endothelzellen entlang kollagenfaserhaltiger Trabekel zusammen. Diese Tumoren neigen zu aggressiven Tiefeninvasionen mit hohem Rezidivrisiko nach chirurgischer Entfernung, Fernmetastasen und Ausbildung von Hämatomen.

Differenzialdiagnostisch ist eine kutane Metastase eines primär viszeralen Hämangiosarkoms (bes. mit Milz als möglicher Primärsitz) zu berücksichtigen.

Die seltenen Tumoren der Lymphgefäße (**Lymphangiom, Lymphangiosarkom**) können bereits kongenital oder im Jungtieralter vorkommen. Sie stellen sich besonders am kaudalen ventralen Abdomen als fluktuierende, unscharf demarkierte, aus zahlreichen Vesikeln zusammengesetzte Umfangsvermehrungen mit klarer bis milchiger Flüssigkeit dar.

Bei der älteren **Katze** existiert eine speziesspezifische Variante im kaudalen bis inguinalen Unterbauchbereich, die sich ähnlich einem Fibrosarkom durch aggressive Invasionen auszeichnet, nicht jedoch durch fernmetastatisches Potenzial. Dieser früher als subkutanes Lymphangiosarkom bezeichnete Tumor wird heute als **inguinales Angiosarkom der Katze** bezeichnet, da die Tumorzellen neben Lymphgefäßendotheleigenschaften auch Blutgefäßendotheleigenschaften aufweisen.

■ Tumoren des Nervengewebes

Die kutanen Tumoren nervalen Ursprungs werden aufgrund ihrer heterogenen Zusammensetzung aus Axonen, Schwann-Zellen und perineuralen Fibroblasten als benigne oder maligne **periphere Nervenscheidentumoren** zusammengefasst, da ihr histogenetischer Ursprung im Einzelnen noch nicht genau bekannt ist. Da die meisten Tumoren aus Schwann-Zellen bestehen, wird häufig der Begriff **Schwannom** verwendet. Bei **Rindern** aller Altersgruppen tritt selten eine auch kongenital vorkommende Neurofibromatose auf, die jedoch nur selten die Haut betrifft. Neurofibrome und Neurofibrosarkome setzen sich aus Schwann-Zellen und perineuralen Zellen zusammen.

Bei der „devil facial tumor disease" handelt es sich um einen übertragbaren malignen, vermutlich von Schwann-Zellen ausgehenden Tumor beim Tasmanischen Teufel (*Sarcophilus harrisii*).

Granularzelltumoren kommen typischerweise in der Zunge von Hunden und in der Lunge von Pferden vor. Sie zeigen ein immunhistologisches Expressionsmuster, das einen Ursprung von den peripheren Nerven nahelegt.

Der von sensorischen Zellen ausgehende **Merkelzelltumor** wurde bislang nur selten bei Hunden und Pferden nachgewiesen. Die runden Tumorzellen sind in der Dermis in soliden Nestern angeordnet und durch ein feines fibröses Stroma septiert.

■ Tumoren der Mastzellen

Mastzelltumoren (syn. **Mastozytome**) zählen bei älteren **Hunden** (Disposition für Boxer, Boston Terrier, Retriever, Teckel, Beagle, Schnauzer, Berner Sennenhund) zu den häufigsten Neoplasien der Haut. Canine Mastzelltumoren zeichnen sich durch ein unberechenbares biologisches Verhalten aus. Sie sind beim Hund unabhängig vom Differenzierungsgrad aufgrund des hohen Rezidiv- und Metastasierungsrisikos als potenziell maligne anzusehen. Bevorzugte Lokalisationen sind die Dermis und Subkutis von Gliedmaßen (Abb. 11.42), Rumpf, Kopf, Perineum, Skrotum und Vulva. Bei einem Teil der Patienten treten gleichzeitig mehrere Tumoren auf (primäre Multiplizität, histohomologe Metastasierung).

Das Grading caniner kutaner Mastzelltumoren beruht auf der Zelldifferenzierung und lokalen Invasion (gegenwärtig werden am häufigsten 2 Gradingsysteme verwendet, die entweder eine 3er- oder 2er-Gradeinteilung gestatten):

- Mastzelltumoren vom **Grad I** beschränken sich auf die oberflächliche Dermis und zeigen eine unimorphe, ausgereifte Zelldifferenzierung ohne Mitosen. Die Metastasierungsrate liegt bei unter 10% und mehr als 90% der Patienten haben eine mittlere Überlebenszeit von mehr als 4 Jahren.
- Mastzelltumoren vom **Grad II** befinden sich auch in der tieferen Dermis und Subkutis. Die Zelldifferenzierung ist schlechter, die Pleomorphie der Tumorzellen größer und es lassen sich 0–2 Mitosen pro Gesichtsfeld bei hoher Vergrößerung beobachten. Metastasen kommen häufiger vor und ca. 55% der Patienten haben eine mittlere Überlebenszeit von 3,5 Jahren.
- Die schlecht differenzierten (anaplastischen) Mastzelltumoren (**Grad III**) zeichnen sich durch pleomorphe Zellen mit wenigen zytoplasmatischen Granula, eine Invasion der Subkutis, ein hohes Metastasierungspotenzial (ca. 55–96% der Patienten) und eine hohe Mitoserate (3–6 pro Gesichtsfeld bei hoher Vergrößerung) aus. Nur ca. 15% der Patienten erreichen nach der Diagnosestellung noch ein Überlebensintervall von 3,5 Jahren.

KLINISCHER BEZUG Beim 2er-Gradingsystem von Mastzelltumoren stehen folgende Veränderungen im Vordergrund:
– mindestens 7 Mitosefiguren/10 große Gesichtsfelder,
– oder mindestens 3 Riesenzellen mit 3 oder mehr Zellkernen/10 große Gesichtsfelder,
– oder Karyomegalie bei mindestens 10% der Tumorzellen.

Sogenannte „high-grade"-Mastzelltumoren weisen eine kürzere Zeitspanne bis zur Ausbildung von Metastasen oder dem erneuten Auftreten von Tumoren auf. Die mediane Überlebenszeit ist weniger als 4 Monate bei den „high-grade"- und mehr als 2 Jahre bei den „low-grade"-Tumoren.

Trotz zahlreicher ausgeklügelter Analysen in den letzten Jahren finden sich bisher nur wenig verlässliche Parameter zur prognostischen Beurteilung von Grad-I-, -II- und -III-Mastzelltumoren. Mehrere komplexere Klassifizierungsversuche haben sich nicht durchgesetzt. Es scheint, dass die Mitoserate noch das verlässlichste Kriterium zur prognostischen Einschätzung ist.

KLINISCHER BEZUG Klinisch zeichnet sich ein Teil der Mastzelltumoren, besonders beim Hund, durch ganz plötzliche, erhebliche Größenzunahme aus (Darierches Zeichen), die infolge einer Ödematisierung nach rascher Tumorzelldegranulation entsteht (jedoch keine Zellproliferation). Diese Ödematisierung kann zur Erleichterung der chirurgischen Resektion durch lokale Glukokortikoidinjektion zeitweilig wieder rückgängig gemacht werden.

Histologisch weisen Mastzelltumoren regelmäßig eine Infiltration mit eosinophilen Granulozyten, inkonstant Kollagenfaserdegenerationen, häufig Ulzerationen und eine schlechte Abgrenzung gegenüber dem Nachbargewebe auf. Die Ödematisierung des Tumorbetts und weitreichende Tumorzellvereinzelungen in der Umgebung begründen hohe Rezidivraten nach chirurgischer Exzision der primären Tumormasse. Durch von Tumorzellen ausgeschüttetes Histamin und Heparin kann es auch zu systemischen Gerinnungsstörungen mit Blutungen, Magen-Darm-Ulzerationen und Schock kommen.

Bei **Katzen** und **Frettchen** verhalten sich Mastzelltumoren meist benigne und metastasieren nur selten (ca. 5%). Eine Gradeinteilung mit prognostischer Signifikanz erfolgt hier nicht. Als Variante gibt es einen histiozytären Phänotyp eines Mastozytoms (besonders Siamkatzen). Mastzelltumoren bei **Pferden** sind selten, verhalten sich oft gutartig und können an verschiedenen Hautlokalisationen vorkommen.

Die **viszerale Mastozytose** (früher als Mastzellen-Leukose bezeichnet) ist eine generalisierte Form mit Tumorzellinfiltrationen in der Milz und in anderen lymphatischen und parenchymatösen Organen (aber auch der Haut), die bei der **Katze** und seltener beim **Hund** vorkommt.

KLINIK Entgegen früherer Annahmen haben neuere Untersuchungen gezeigt, dass eine Punktion von Hauttumoren zur präoperativen zytologischen Diagnostik nicht deren Neigung zur Invasion, Rezidivbildung oder Metastasierung erhöht. Daher wird heute vielfach empfohlen, vor der chirurgischen Entfernung von nicht sicher ausdiagnostizierten Umfangsvermehrungen eine zytologische Diagnostik durchzuführen, deren Ergebnis wesentlichen Einfluss auf die Zeitwahl und Radikalität des Eingriffs nehmen kann.

■ Tumorähnliche Proliferationen und Tumoren dendritischer und histiozytärer Zellen

Tumorähnliche Proliferationen

Die **canine kutane reaktive Histiozytose** stellt eine nicht neoplastische, reaktive histiozytäre Erkrankung dar. Sie zeichnet sich durch multiple, nicht schmerzhafte Plaques oder Knoten von proliferierten Histiozyten aus. Es sind **Hunde** zwischen 2–11 Jahren ohne Geschlechts- und Rassendisposition betroffen. In der tiefen Dermis und Unterhaut von Kopf, Nacken, Perineum, Skrotum und Gliedmaßen finden sich nicht tumoröse, multinoduläre, teils angiozentrische oder angioinvasive Infiltrationen großer, teils vakuolisierter histiozytärer Zellen unter Beteiligung von Lymphozyten und neutrophilen Granulozyten.

Die **systemische reaktive Histiozytose** erfasst nicht nur die Haut, sondern auch Lymphknoten und innere Organe. Es besteht eine Disposition für **Hunde** der Rasse Berner Sennenhund, Rottweiler, Golden und Labrador Retriever.

Tumoren

Das **canine kutane Histiozytom** gehört zu den häufigsten Neoplasien von jungen **Hunden** (unter 4 Jahren), kann jedoch auch bei älteren Individuen auftreten. Bei anderen

11.9 Tumoren

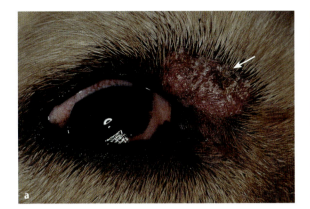

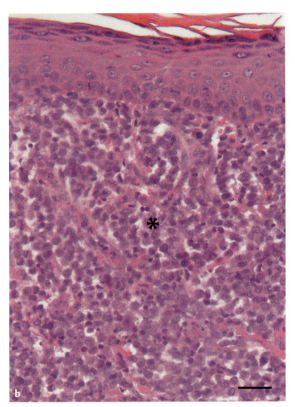

Abb. 11.43 Canines kutanes Histiozytom.
a Nodulärer, erhabener Tumor am Oberlid (→). [Quelle: Prof. Dr. Michael Fehr, Stiftung Tierärztliche Hochschule Hannover]
b Diffuse Infiltration des Koriums mit histiozytoiden Tumorzellen (*). HE-Färbung, Balken = 120 µm.

Tierarten ist dieser Tumor unbekannt. Es besteht eine Disposition für Boxer, Teckel, Cocker Spaniel, Doggen und Bobtails. Die Ausgangszelle dieses benignen Tumors ist die Langerhans-Zelle, eine primär intraepidermale, antigenpräsentierende dendritische Zelle. Die Tumoren kommen meist solitär an Kopf (**Abb. 11.43**) und Gliedmaßen vor, jedoch ist eine primäre Multiplizität möglich (benigne kutane Histiozytose; gehäuft bei Shar Peis und Cocker Spaniels). Die rasch wachsenden umschriebenen Neoplasien wölben sich knopfartig („Knopftumor") und halbkugelig über das Niveau der Hautoberfläche vor, sind oftmals ulzeriert und nicht bindegewebig demarkiert. Die meist zellreichen histiozytären Tumoren reichen bis an die Epidermis heran. In der Tumorperipherie lassen sich oftmals Lymphozyten finden. Der Tumor zeigt bei jungen Hunden meist eine spontane Regression mit lokaler lymphozytärer Immunantwort.

Treten kutane Histiozytome multipel auf, spricht man von **benigner kutaner Histiozytose**.

In seltenen Fällen mit Metastasen in regionären Lymphknoten bei älteren **Hunden** spricht man von einem **metastasierenden kutanen Histiozytom**.

Das **solitäre histiozytäre Sarkom** geht von einer myeloisch-dendritischen Zelle aus. Es ist eine rasch wachsende Neoplasie aus pleomorphen runden, histiozytären und spindelförmigen Zellen sowie Riesenzellen, die in der Haut und Subkutis, oftmals an Extremitäten in Gelenknähe, aber auch in inneren Organen auftritt. Der Tumor zeigt ein lokal-invasives Wachstum. Es besteht eine Disposition für **Hunde** der Rassen Berner Sennenhund, Rottweiler sowie für verschiedene Retriever.

Das **disseminierte histiozytäre Sarkom** (früher: maligne Histiozytose) entspricht histogenetisch einem multizentrischen histiozytären Sarkom. Ob es sich um ein primär multizentrisches Geschehen oder eine terminale Form eines lokalisierten, metastasierenden, histiozytären Sarkoms handelt, ist unklar. Der Tumor kommt vorwiegend in inneren Organen (Milz), Muskulatur und Knochen vor. Eine Hautbeteiligung ist selten.

Die bislang nur bei der **Katze** beschriebene **feline progressive Histiozytose** neigt zu einer primär multizentrischen Entstehung, simultan oder zeitlich versetzt an verschiedenen Stellen der Haut. Der Tumor neigt zur Progression mit schlechter Prognose. Histologisch dominieren histiozytäre, pleomorphe, teils auch mehrkernige Zellen mit aggressiver Ausbreitungstendenz.

■ Tumorähnliche Proliferationen und Tumoren lymphozytärer Zellen

Tumorähnliche Proliferationen

Ein **kutanes Pseudolymphom** bzw. eine **kutane Lymphozytose** ist eine reaktive dermale Proliferation von Lymphozyten, die zumeist bei **Pferd** und **Hund** sporadisch beobachtet wird.

Tumoren

> **KLINISCHER BEZUG** Maligne Lymphome in der Haut können als primäre kutane Neoplasie oder als Teil eines multizentrischen Tumorgeschehens ausgehend von B- oder T-Lymphozyten vorkommen.

Kutane Lymphome werden in **epitheliotrope Lymphome** mit Infiltration der Tumorzellen in die Epidermis und das Epithel adnexaler Strukturen sowie in **nicht epitheliotrope kutane Lymphome** mit auf Dermis und Subkutis beschränkten Tumorzellinfiltraten unterteilt.

Das **epitheliotrope (epidermotrope) Lymphom** besitzt Ähnlichkeit mit der **Mycosis fungoides** (MF) des Menschen. Es stellt ein vorwiegend malignes T-Zell-Lymphom dar. Der Tumor kommt bei adulten Hunden (Pudel, Cocker), Katzen, Pferden, Rindern, Kaninchen und Meer-

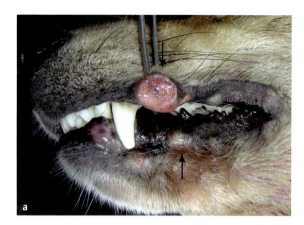

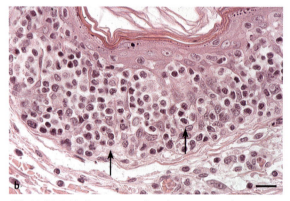

Abb. 11.44 Epitheliotropes Lymphom bei einem Hund.
a Nodulärer, ulzerierter Tumor an der Oberlippe (→). [Quelle: Kristel Kegler, Hannover]
b Diffuse Infiltration des Epithels mit Tumorzellen (→), HE-Färbung, Balken = 100 µm.

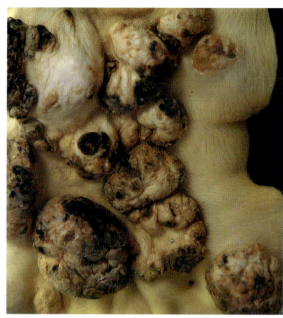

Abb. 11.45 Hautleukose mit bis zu 5 cm im Durchmesser großen Tumoren bei einem Rind.

schweinchen vor. An Rücken, ventralem Abdomen, Kopf und besonders den mukokutanen Übergängen (**Abb. 11.44**) zeigen sich plaqueartige, stark schuppende Erytheme mit Juckreiz oder ulzerierte Hautknoten. Im oberflächlichen Korium besteht am dermoepidermalen Übergang eine bandartige (lichenoide) Tumorzellinfiltration. Tumorzellen kommen solitär oder nesterartig in der Epidermis (sog. Pautriersche Mikroabszesse), im Haarfollikelepithel und in Drüsen vor. Es handelt sich um atypische, große, rundkernige lymphozytäre Zellen und Zellen mit gekerbten Kernen (sog. Sézary-Zellen). Eine Mycosis fungoides mit einer leukämischen Blutveränderung (**Sézary-Syndrom**) wurde bei Hund, Katze, Pferd und Rind als sehr seltene Variante beschrieben. Bei der Pagetoiden Retikulose (Woringer-Kolopp-Erkrankung) sind die neoplastischen Lymphozyten bevorzugt in der Epidermis zu finden. In der Dermis liegt hingegen ein Infiltrat aus Lymphozyten und Makrophagen vor.

Das **nicht epitheliotrope kutane Lymphom** entspricht der eigentlichen Hautleukose (als sporadische Form beim Rind) und ist durch Infiltrate meist von entarteten B-Lymphozyten in tieferen Anteilen der Dermis und der Subkutis charakterisiert (**Abb. 11.45**). Als Variante gibt es ein **T-Zell-reiches B-Zell-Lymphom** bei Hunden, Katzen, Schweinen und Pferden (häufigste Form eines kutanen Lymphoms) mit nodulären Umfangsvermehrungen aus großen neoplastischen B-Zellen, zahlreichen reaktiven T-Lymphozyten, Makrophagen, Epitheloidzellen und Riesenzellen.

Das meist benigne **extramedulläre Plasmozytom** wird vorwiegend beim **Hund** beobachtet (Disposition für American und English Cocker Spaniel, West Highland White, Kerry Blue, Airedale und Yorkshire Terrier, Standardpudel). Distale Extremitäten, Lefzen, Ohrmuscheln und Maulhöhlenschleimhaut sind bevorzugt von zellreichen Infiltrationen pleomorpher Tumorzellen mit exzentrischem, rundem oder gekerbtem Kern und basophilem Zytoplasma betroffen. Zusätzlich gibt es bi- und multinukleäre Zellen sowie Zellelemente (Mott-Zellen) mit hgr. eosinophilen Granula im Zytoplasma (Russell-Körperchen). Intratumoröse Ablagerungen von AL-Amyloid kommen gelegentlich vor.

Der **übertragbare venerische Tumor** bzw. das **Sticker-Sarkom** der Hündin (S. 265) und des Rüden (S. 284) wurde bereits im Kapitel Reproduktionsorgane besprochen.

11.9.3 Tumorähnliche Veränderungen und Tumoren der pigmentbildenden Zellen

■ **Tumorähnliche Veränderungen**

Eine fokale nicht tumoröse Proliferation von epidermalen Melanozyten (Hyperplasie), die mit einer Reteleistenbildung einhergehen kann, wird als **Lentigo** (melanozytäre Hyperplasie, melanozytärer Nävus) bezeichnet. Sie kommt beim **Hund** an den Zitzen und bei **Katzen** an den Lippen, Augenlidern und Ohrmuscheln vor.

■ **Tumoren**

Tumoren der pigmentbildenden Zellen sind neuroektodermalen Ursprungs. Sie kommen relativ häufig bei alten **Schimmeln** und **Hunden** (Disposition für Teckel, Boxer,

Terrier) sowie bei genetisch stark disponierten (auch bereits jungen) **Sinclair-Miniaturschweinen** vor. Bei **Pferden** ist das biologische Verhalten von melanozytären Tumoren unterschiedlich und schwer prognostizierbar. Die auch primär multizentrisch auftretenden Tumoren können von Beginn an maligne sein. Sie können auch zunächst sehr langsam wachsen und plötzlich eine maligne Transformation mit rascher Proliferation und Metastasierung zeigen.

Benignes Melanom (Melanozytom)

Aufgrund der Verteilung der Tumorzellen benigner Melanome im Gewebe werden zusammengesetzte, dermale und junktionale Varianten unterschieden. Die zusammengesetzten Melanome zeigen eine epidermale und dermale Infiltration. Dermale Melanome beschränken sich auf das subepidermale Gewebe und die junktionalen Melanome weisen eine prominente Tumorzellinfiltration entlang der dermoepidermalen Grenze („Interface") auf.

Beim **Hund** sind die Rassen Vizsla, Miniaturschnauzer, Irischer Setter, Schnauzer (Standard) und Australischer Terrier besonders disponiert. Benigne Melanome mit junktionaler Aktivität sind oft an den Augenlidern lokalisiert. Sie weisen eine deutliche Pigmentierung mit papillomatösem Wachstum auf. Die nesterartig am epidermokorialen Übergang angeordneten Tumorzellen infiltrieren das Korium in Form runder, spindeliger, epitheloider oder polygonaler Zellen. Dermale benigne Melanome können als dermal-zellulärer Typ oder als fibromatöser Typ vorkommen. Die erstgenannte Variante ist v. a. an den distalen Gliedmaßen lokalisiert und setzt sich aus wirbelförmig (storiform) angeordneten spindeligen Tumorzellen zusammen. Die fibromatöse Variante ist meist kleiner und weniger stark pigmentiert. In einem fibrösen Stroma sind dendritische Melanozyten mit langen Ausläufern eingebettet. Zusätzlich kommt selten ein klarzelliger Typ vor (syn. Ballonzelltyp).

> **KLINISCHER BEZUG** Beim Hund sind melanozytäre Neoplasien ausgehend von der behaarten Haut meist benigne, während solche von mukokutanen Übergängen eher maligne sind. Besonders sorgfältig sind diejenigen melanozytären Tumoren zu untersuchen, die in der Nähe mukokutaner Übergänge lokalisiert sind.

Melanoakanthom

Das benigne Melanoakanthom kommt selten beim **Hund** vor. Es stellt eine kombinierte Proliferation von basaloiden Zellen mit squamöser Differenzierung und von Melanozyten dar. Zusätzlich liegt eine ausgeprägte Infiltration von Melanophagen vor.

Malignes Melanom

Maligne Melanome kommen vorzugsweise bei älteren Individuen aller Haustiere vor. Bei **Hunden** werden sie v. a. an den Lefzen, in der Maulschleimhaut und subungual nachgewiesen (**Abb. 11.46**). Bei **Pferden** treten sie bevorzugt bei älteren Schimmeln am Perineum, im Genitalbereich und an den Gliedmaßen auf. Selten werden auch kongenitale Melanome beobachtet.

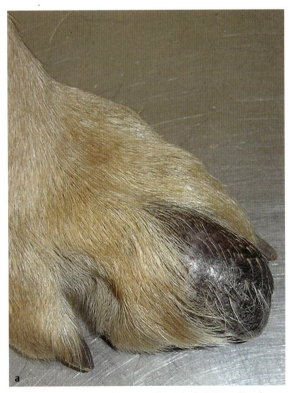 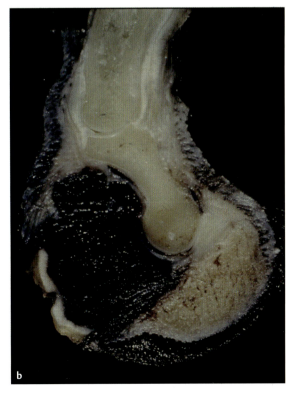

Abb. 11.46 Malignes Melanom an der Zehe bei einem Hund.
a Noduläre schwarze Umfangsvermehrung mit Verlust der Kralle. [Quelle: Kristel Kegler, Hannover]
b Schnittfläche mit vollständiger Destruktion des Krallenbeins durch den stark pigmentierten Tumor.

Die oft ulzerierten Tumoren können einen variablen Pigmentgehalt besitzen. Eine Korrelation zwischen dem Pigmentgehalt und dem histologischen Typ sowie dem biologischen Verhalten besteht nicht, jedoch werden 3 Mitosen/10 Gesichtsfelder bei hoher Vergrößerung beim **Hund** sowie Kernpleomorphien als Malignitätskriterien angesehen. Es werden spindelzellige, epitheloide, gemischte, Siegelring- und Ballonzellvarianten unterschieden. Während bei Hunden der histologische Typ keine Bedeutung für das biologische Verhalten besitzt, zeigt der epitheloide Typ bei **Katzen** ein hohes malignes Potenzial.

11.9.4 Gemischte Tumoren

Extragonadale **Teratome**, die sich aus Stammzellen entwickeln und ekto-, endo- und mesodermale Gewebeanteile enthalten, können selten bei Katzen in der Dermis am Kopf oder in der sakrokokzygealen Region auftreten.

11.9.5 Sekundäre Tumoren

Tumormetastasen in der Haut sind selten. Sie können die Haut auf lymphogenem und/oder hämatogenem Wege sowie durch Implantation, z. B. nach chirurgischen Eingriffen, erreichen. Von gewisser Bedeutung sind Metastasen von malignen Melanomen mit einem anderen Primärsitz als der Haut, viszerale Hämangiosarkome sowie pulmonale Karzinommetastasen, die bei Katzen häufig die Haut der Zehen (**Abb. 11.47**) besiedeln. Metastasen von Mammakarzinomen treten – besonders bei der Katze, aber auch nicht selten beim Hund – entweder nach lokaler Invasion oder lymphogener Metastasierung auf (oft auch in tumorfernen Bereichen). Des Weiteren können (wenn auch extrem selten) Implantationsmetastasen von Prostatakarzinomen und Übergangszellkarzinomen nach perkutaner Punktion zur zytologischen Diagnostik vorkommen (**Nadelpfadmetastasen**).

> **DAS MÜSSEN SIE WISSEN**
>
> Neoplasien der Haut werden bei allen Haustieren in unterschiedlicher Häufigkeit angetroffen. Die größte Bedeutung haben sie jedoch bei Hund, Katze und Pferd.
>
> Entsprechend der komplexen Struktur der Haut können primäre Tumoren von den Epithelzellen der Epidermis oder der Adnexe (Haarfollikel, Schweiß- und Talgdrüsen sowie ihren Modifikationen) wie auch von zahlreichen mesenchymalen Elementen, beispielsweise Bindegewebe, Fettgewebe, Nervengewebe oder Blut- und Lymphgefäßen, ihren Ausgang nehmen. Weiterhin finden sich primäre kutane Neoplasien ausgehend von hämatopoetischen Zellen und neuroektodermalen pigmentbildenden Zellen sowie selten auch von neuroendokrinen Zellen (Merkelzellen), neuronalen Zellen (z. B. Ganglienzellen) oder mesenchymalen Hartgeweben. Die Haut kann auch bei systemisch auftretenden Tumoren, z. B. malignen Lymphomen, beteiligt sein. Sekundäre Hauttumoren stellen Metastasen von Neoplasien mit anderem Primärsitz dar, kommen insgesamt jedoch eher selten vor.

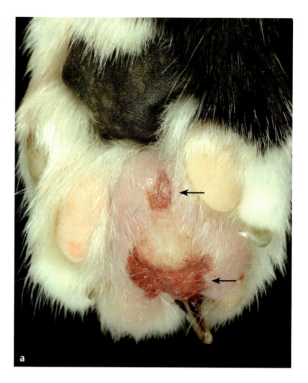

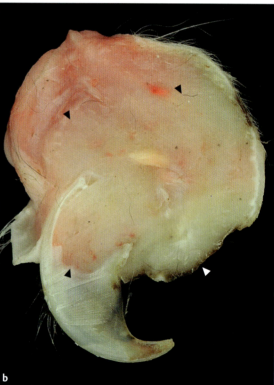

Abb. 11.47 Metastase eines Bronchialkarzinoms in der Zehe einer Katze.
a Palmare Schwellung und Ulzeration des Pfotenballens (→).
b Sagittalschnitt durch die Zehe mit homogener tumoröser Infiltration des Ballenpolsters (▶).

12 Endokrine Organe

Christiane Herden, Peter Schmidt, Andreas Beineke

12.1 Einleitung

Erkrankungen des **Endokriniums** können zu weitreichenden Veränderungen in vielen anderen Organsystemen führen. Als übergeordnetes Zentrum gelten Hypothalamus und Hypophyse. Missbildungen, Traumata, Entzündungen, Hyperplasien sowie Tumoren können in allen Anteilen des Hypothalamus-Hypophysen-Systems vorkommen, z. B. in hypothalamischen Kerngebieten, Eminentia mediana, Hypophysenstiel und den verschiedenen Anteilen der Hypophyse (Neurohypophyse, Adenohypophyse). Die daraus entstehenden Dysfunktionen werden meist durch ihre Auswirkungen auf die entsprechenden Zielorgane klinisch relevant. Häufig betroffen sind folgende Organe:

- Haut (z. B. Hypothyreose)
- zentrales Nervensystem (z. B. Hyperinsulinismus)
- Harnorgane (z. B. Diabetes mellitus)
- Skelettsystem (z. B. Hyperparathyreoidismus)

Endokrine Organe können Polypeptide, Steroide, Katecholamine oder weitere Tyrosinderivate wie Schilddrüsenhormone produzieren, die über das Blut zu ihren Zielorganen gelangen. Als Pathogenitätsmechanismen liegen entweder Unter- oder Überfunktionen der endokrinen Organe vor, wobei primäre von sekundären Funktionsstörungen unterschieden werden.

Bei **primären Funktionsstörungen** liegt die Ursache im endokrinen Organ selbst. Beispielsweise führen eine Zerstörung der endokrinen Zellen, eine fehlerhafte Entwicklung oder genetische Synthesedefekte zu einer Unterfunktion oder endokrin aktive Tumoren erzeugen erhöhte Hormonspiegel. **Sekundäre Unter- oder Überfunktionen** können z. B. durch eine Schädigung in einem übergeordneten Zentrum (Hypothalamus, Hypophyse) mit reduzierter oder erhöhter Synthese von stimulierenden Hormonen entstehen. Darüber hinaus erfolgt im Rahmen von **paraneoplastischen Syndromen** oft eine Hormonproduktion oder Synthese von hormonähnlichen Substanzen von nicht endokrinen Tumoren, wie z. B. die parathormonähnlichen Proteine bei Analbeuteladenokarzinomen (S. 428). Fehlt die Antwort des Zielorgans, können ebenfalls endokrine Störungen auftreten (z. B. periphere Insulinresistenz bei Tieren mit Adipositas). Ist die Rate des Hormonabbaus verlangsamt oder erhöht, resultieren hieraus ebenfalls erhöhte beziehungsweise erniedrigte Hormonspiegel. Letztendlich können auch **iatrogene Hormongaben** zu entsprechenden Störungen führen, das bekannteste Beispiel ist die Gabe von Glukokortikoiden mit nachfolgendem iatrogenem Cushing-Syndrom. Eine **kompensatorische Hyperaktivität** endokriner Organe kann auch sekundär aufgrund von anderen Organschädigungen entstehen, z. B. beim renalen Hyperparathyreoidismus.

12.2 Hypophyse und Hypothalamus

Das Hypothalamus-Hypophysen-System stellt eine essenzielle Schaltstelle der neuroendokrinen Regulation dar (Abb. 12.1). Im **Hypothalamus** werden in Nucleus (Nuc.) supraopticus und Nuc. paraventricularis die Neurohormone Vasopressin (auch antidiuretisches Hormon, ADH genannt) und Oxytocin synthetisiert. Sie werden in die Neurohypophyse, auch **Hypophysenhinterlappen** (HHL) oder Lobus nervosus genannt, abgegeben. Der neuroektodermale HHL ist über den Hypophysenstiel (Infundibulum) und die Eminentia mediana direkt mit dem Hypothalamus verbunden. Im Hypothalamus werden weiterhin zahlreiche Freisetzungshormone („releasing hormones", RH) und inhibitorische Hormone („inhibiting hormones", IH) gebildet, die über Rückkopplungsmechanismen die korrespondierenden, im **Hypophysenvorderlappen** (HVL, Pars distalis) synthetisierten, trophischen Hormone regulieren. Der HVL stellt einen Anteil der Adenohypophyse dar, die dem oropharyngealen Ektoderm (dorsale Ausbuchtung der Rathkeschen Tasche) entstammt. Weitere Anteile der Adenohypophyse sind der **Hypophysenzwischenlappen** (HZL, Pars intermedia) und der **Trichterlappen** (Pars tuberalis).

Der **Hypophysenvorderlappen** ist der größte Anteil der Adenohypophyse. Er besteht aus sog. azidophilen, basophilen und chromophoben Zellen, je nach histologischer Anfärbbarkeit. Letztere stellen degranulierte Zellen oder undifferenzierte Stammzellen dar, bilden bei manchen Tierarten aber auch melanozytenstimulierendes Hormon (MSH) und das adrenokortikotrope Hormon ACTH. In den azidophilen Zellen werden Wachstumshormon (Somatotropin, STH) und Prolaktin (PRL) synthetisiert. In den basophilen Zellen werden hingegen Glykoproteine erzeugt, z. B. Gonadotropine (LH, FSH) und TSH (thyreoideastimulierendes Hormon). In den basophilen Zellen wird auch das Peptidhormon Proopiomelanocortin (POMC) gebildet, das hier weiter in ACTH gespalten wird. Im **Hypophysenzwischenlappen** wird ACTH weiter in MSH und „corticotropin-like intermediate peptide" (CLIP) gespalten. Beim Hund werden in der Pars intermedia Typ-A-Zellen, die MSH bilden, und Typ-B-Zellen, die ACTH exprimieren, unterschieden. Die Hormone der Adenohypophyse wirken entweder auf weitere endokrine Organe (Schilddrüse, Nebennierenrinde, Gonaden) oder direkt auf Zielorgane (z. B. PRL, MSH, STH). Die Adenohypophyse unterliegt über verschiedene negative oder positive Rückkopplungsmechanismen, die die Zielorgane, die Adenohypophyse selbst, den Hypothalamus und übergeordnete Zentren einbeziehen, einer fein abgestimmten, bedarfsgerechten Regulation der Hormonfreisetzung.

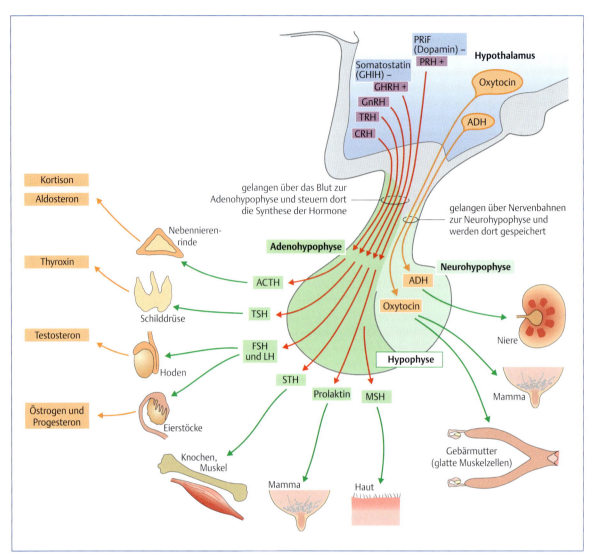

Abb. 12.1 Hypothalamo-hypohysäre-Achse und Wirkung auf Zielorgane.
Im Hypothalamus werden die Neurohormone Vasopressin (auch antidiuretisches Hormon = ADH) und Oxytocin gebildet und direkt in die Neurohypophyse (Hypophysenhinterlappen; HHL) abgegeben. Dort werden sie gespeichert und bei Bedarf ins Blut freigesetzt und wirken dann direkt an den Zielorganen.
Des Weiteren werden im Hypothalamus Freisetzungshormone („releasing hormones", RH) und inhibitorische Hormone („inhibiting hormones", IH) synthetisiert. Diese regulieren die in der Adenohypophyse synthetisierten trophischen Hormone. Die Hormone der Adenohypophyse wirken entweder auf weitere endokrine Organe (Schilddrüse, Nebennierenrinde, Gonaden) oder direkt auf Zielorgane (z. B. PRL, MSH, STH).

ACTH = adrenokortikotropes Hormon
ADH = antidiuretisches Hormon, Vasopressin
CRH = Corticotropin-releasing hormone, Corticoliberin
FSH = follikelstimulierendes Hormon
GHIH = Growth hormone-inhibiting hormone, Somatostatin
GHRH = Growth hormone-releasing hormone, Somatoliberin
GnRH = Gonadotropin-releasing hormone, Gonadoliberin
LH = luteinisierendes Hormon
MSH = Melanozyten-stimulierendes Hormon
PRH = Prolactin-releasing hormone
PRiF = Prolactin-inhibiting hormone
STH = Somatotropin
TRH = Thyreotropin-releasing hormone, Thyreoliberin
TSH = Thyreoidea-stimulierendes Hormon

12.2.1 Missbildungen

Insbesondere beim Wiederkäuer sind **Aplasien** bzw. **Hypoplasien** des gesamten Organs bzw. einzelner Lappen bekannt. Als autosomal-rezessiver Erbgang kommen Aplasien des Hypophysenvorderlappens bei unveränderter Neurohypophyse bei Guernsey- und Jersey-Rindern vor. Aufgrund fehlender trophischer Hormone der Adenohypophyse liegt bei abortierten Feten bzw. neugeborenen Kälbern gleichzeitig eine Wachstumsretention (Fehlen von Wachstumshormon) vor. Darüber hinaus findet sich eine Hypoplasie der hypophysenabhängigen sekundären Hormondrüsen wie Nebennierenrinde, Schilddrüse und Gonaden, im Sinne eines **Hypopituitarismus**.

Eine erhebliche Verlängerung der Gestationszeit kann bei trächtigen **Schafen** und **Rindern** durch Pflanzenalkaloide des kalifornischen Germers (*Veratrum californicum*) auftreten. Sie ist die Folge einer gestörten Entwicklung des Neuralrohres mit Ausbildung komplexer Schädel-Hirn-Missbildungen. Hierzu gehören Zyklopie (S. 286) und Arhinenzephalie sowie Hypo- oder Aplasien des hypothalamischen-hypophysären Systems. Offenbar kommt es durch Ausbleiben der fetalen hypophysär-adrenokortikalen Induktion zu einer ungenügenden plazentaren Synthese von Östrogen zum Geburtszeitpunkt und folglich von geburtsinduzierenden Prostaglandinen.

Kongenitale **Hypophysenzysten**, die sich als sog. **Rathkesche Zysten** von der Rathkeschen Tasche bzw. vom Canalis craniopharyngicus ableiten, finden sich im Hypophysenvorder- und -zwischenlappen. Demgegenüber betreffen Zysten, die ihren Ausgang vom Recessus infundibuli nehmen, primär den Hypophysenhinterlappen. Bei Vergrößerung der mit proteinhaltiger Flüssigkeit gefüllten Zysten kann es zur Atrophie des umgebenden Gewebes (Hypophysenstiel, Eminentia mediana oder Adenohypophyse) mit entsprechenden Funktionsstörungen kommen. Bei Kompression des N. opticus entstehen auch Sehstörungen.

Bei fehlender Differenzierung des oropharyngealen Ektoderms der Rathkeschen Tasche in STH-produzierende Zellen tritt ein Mangel an Wachstumshormonen auf (**Hyposomatotropismus**). Die Reste der Rathkeschen Tasche entwickeln sich zu multilobulären Zysten und der Hypophysenvorderlappen erscheint als bindegewebig zystisches Gebilde (Abb. 12.2a). Dies verursacht einen **hypophysären Zwergwuchs** (Abb. 12.2b) und ist als autosomal-rezessiver Erbgang (Mutation des LHX2-Gens) bei Deutschem Schäferhund und dessen Mischlingen, Karelischem Bärenhund, Spitz, Zwergpinscher, Saarlooswolfhund, Tschechoslowakischer Wolfhund und Weimaranern mit Immundefizienz bekannt. Der hypophysäre Zwergwuchs stellt einen Teil des **juvenilen Panhypopituitarismus** dar. Betroffene Welpen werden etwa nach dem 2. Lebensmonat klinisch auffällig, sie weisen ein zurückbleibendes Wachstum mit verzögertem Zahnwechsel und Epiphysenschluss auf. Typisch für den Hyposomatotropismus ist die Persistenz des Welpenfells, während die bilateral symmetrische Alopezie bis hin zu vollständiger Alopezie, Hyperpigmentierung und Atrophie der Haut auch bei anderen endokrinen Störungen beobachtet werden kann. Da die zugrunde liegenden Zysten über die Zeit größer werden und das noch physiologische Gewebe komprimieren, treten auch Störungen in anderen endokrinen Organen (Hypothyreose, Hypoadrenokortizismus, Hypogonadismus) auf. Dies manifestiert sich insgesamt in einem **juvenilen Panhypopituitarismus**.

Differenzialdiagnostisch können auch Kraniopharyngeome ein vergleichbares Krankheitsbild verursachen. Zysten nach Schluss des Canalis craniopharyngicus können von oralen Resten der adenohypophysären Anlage (Rachendachhypophyse) stammen. Sie können v. a. bei **brachycephalen Hunden** aufgrund der raumfordernden Masse im Nasopharynx zu Atembeschwerden führen.

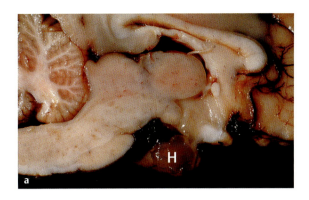

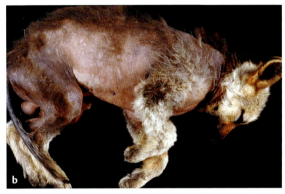

Abb. 12.2 Hyposomatotropismus beim Hund. [Quelle: Prof. Dr. Knut Frese, Justus-Liebig-Universität Gießen]
a Multilobulierte Zysten aus Resten der Rathkeschen Tasche und hypohysäre Atrophie bei einem Deutschen Schäferhundwelpen (Abb. 12.2b). H: Hypophyse, medianer Längsschnitt durch Gehirn und Hypophyse.
b Hypophysärer Zwergwuchs, Alopezie, Persistenz des Welpenfells, juveniler Panhypopituitarismus bei einem Deutschen Schäferhundwelpen.

12.2.2 Kreislaufstörungen

Hämorrhagien treten in der Hypophyse selten auf. Hämorrhagien sind v. a. Teilaspekte raumfordernder Prozesse oder Folgen von Traumata, z. B. mit Frakturen.

Als **Peliosis hypophysis** werden in der älteren Literatur blutgefüllte zartwandige Zysten ohne eigentliche endotheliale Auskleidung aufgeführt. Sie werden auf intrasinusoidale Gitterfaserzerstörung bei lokaler Druckerhöhung zurückgeführt.

12.2.3 Degenerative Veränderungen und Stoffwechselstörungen

Degenerationen sind im Bereich der Hypophyse meist die Folge kompressionsbedingter Schäden im Rahmen raumfordernder Ereignisse.

Atrophien mit gleichzeitiger Zubildung von Bindegewebe und Auftreten kolloidaler Zysten kommen mitunter im Alter vor, besonders bei Hund und Pferd.

Endokrine Organe können im Alter allgemein zu Atrophien neigen, mit mehr oder weniger schweren Funktionseinschränkungen.

Störungen im Hypothalamus-Neurohypophysen-System wirken sich auf den Vasopressin- oder Oxytocin-Stoffwechsel aus. Funktionsstörungen im Hypothalamus-Adenohypophysen-System beeinflussen durch die Vielfalt der im Hypothalamus gebildeten „Releasing"-Hormone bzw. inhibitorischen Hormone und korrespondierend in der Adenohypophyse synthetisierten trophischen Hormone ein breites Spektrum an Zielorganen. Eine Überfunktion des Hypothalamus-Adenohypophysen-Systems wird als **Hyperpituitarismus** und eine Unterfunktion als **Hypopituitarismus** bezeichnet.

Ein Vasopressin-Mangel äußert sich klinisch als **Diabetes insipidus** mit Polyurie, Polydipsie, Hypernatriämie und Hyposthenurie. Es werden ein zentraler (hypophysärer) und ein nephrogener Diabetes insipidus sowie angeborene, erworbene, vollständige oder partielle Formen unterschieden.

Der **zentrale Diabetes insipidus** wurde als angeboren bei Hund, Katze, Brattleboro-Ratten und Pferden beschrieben. Ursächlich können Störungen auf allen Ebenen des Hypothalamus-Neurohypophysen-Systems – von der Vasopressin-Synthese bis hin zur Freisetzung aus der Neurohypophyse – zugrunde liegen. So kann eine Kompression oder Zerstörung der Neurohypophyse, des Hypophysenstiels oder des Nuc. supraopticus aufgrund von Tumoren, Entzündungen, Zysten oder Blutungen zu einem Diabetes insipidus führen.

Beim **nephrogenen Diabetes insipidus** fehlt die adäquate Antwort der Niere auf physiologische oder erhöhte Vasopressin-Spiegel, sodass auch Vasopressin-Gaben keine Wirkung erzielen. Die nephrogene Form kann auf fehlenden Vasopressin-Signalwegen (z. B. V_2-Rezeptorschaden, hereditär bei einer Husky-Familie) oder auch angeborenen und erworbenen Nierendefekten beruhen. Wesentlich seltener ist eine in Bezug auf die Blutosmolalität unangemessen vermehrte Vasopressin-Sekretion, die zu Hyponatriämie führt und beim Menschen als Syndrom der inadäquaten ADH-Sekretion (SIADH) bezeichnet wird. Sie ist bei den Haustieren aber nur beim Hund beschrieben. SIADH wird in der Humanmedizin bei einer Reihe von ZNS- oder Lungenerkrankungen beobachtet, wobei die häufigste Ursache das kleinzellige Bronchialkarzinom im Sinne eines paraneoplastischen Syndroms darstellt.

Beeinträchtigungen des Oxytocin-Stoffwechsels äußern sich aufgrund der physiologischen Oxytocin-Wirkung (Milchejektion, Uteruskontraktionen, Modulation von Sexual- und Sozialverhalten) bei den Haustieren in Geburts- und Laktationsstörungen.

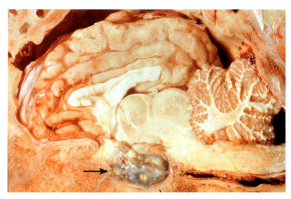

Abb. 12.3 Hypophysen-Abszess-Syndrom (→) bei einem Rind, medianer Längsschnitt durch Gehirn und Hypophyse. [Quelle: Prof. Dr. Knut Frese, Justus-Liebig-Universität Gießen]

Das **Sheehan-Syndrom** stellt eine seltene Geburtskomplikation beim Menschen dar. Dabei kommt es zu einer postpartalen Hypophysennekrose, die einen teilweisen Funktionsverlust des mütterlichen Hypophysenvorderlappens bis hin zum vollständigen Panhypopituitarismus nach sich ziehen kann.

12.2.4 Entzündungen

Hypophysenentzündungen sind bei den Haustieren selten.

Das bei Mensch, Wiederkäuer und Schwein beschriebene **Hypophysen-Abszess-Syndrom** manifestiert sich als eitrige Einschmelzung und Abszedierung nach embolisch-metastatischer Erregeraussaat (Abb. 12.3).

Eitrige Entzündungen infolge bakterieller Infektionen können auch aus entsprechenden Prozessen der Meningen und Ventrikel oder solchen der Nasen- und Nasennebenhöhle beziehungsweise der Keilbeinhöhle fortgeleitet sein. **Lymphozytäre Hypophysitiden** treten im Zusammenhang mit generalisierten Virusinfektionen wie Schweinepest oder infektiöser Anämie der Einhufer auf. Bei der Bornavirus-Enzephalitis (S. 315) des Pferdes ist häufig auch eine lymphomonozytäre Infiltration der Neurohypophyse zu beobachten. Beim Menschen sind lymphozytäre Entzündungen als autoimmunes Geschehen bekannt; ähnliche Veränderungen ungeklärter Genese sind auch beim **Hund** beschrieben. Beim Bösartigen Katarrhalfieber (S. 33) des Rindes wird eine nekrotisierende Vaskulitis im perihypophysären arteriellen Wundernetz (Rete mirabile) beobachtet; eine Beeinträchtigung der endokrinen Zellen dadurch ist jedoch nicht bekannt.

12.2.5 Hyperplasien

Hyperplasien der Adenohypophyse können im Zusammenhang mit dem Wegfall der negativen Rückkopplung beobachtet werden. So treten nach Kastration vermehrt große gonadotropinsynthetisierende Zellen auf (Kastrationszellen). Beim primären Hypoadrenokortizismus lässt sich eine Hypertrophie und Hyperplasie der ACTH-produzierenden Zellen nachweisen.

Die v. a. beim Menschen bekannte beträchtliche Volumenzunahme des Hypophysenvorderlappens während der

Schwangerschaft wird durch Hypertrophie und Hyperplasie azidophiler prolaktinsynthetisierender Zellen (Schwangerschaftszellen) hervorgerufen. Sie wird einerseits auf eine Stimulation durch Östrogene und „thyreotropin releasing hormone" (TRH) und andererseits auf eine Reduktion der inhibierenden Dopaminwirkung zurückgeführt. Auch bei der **Hündin** ist gegen Ende der Trächtigkeit eine diffuse Zunahme der prolaktinsynthetisierenden Zellen zu erkennen. Diffuse Hypertrophien und Hyperplasien der somatotropen Zellen kommen manchmal bei alten Hunden, insbesondere bei Hündinnen mit Neoplasien der Milchdrüse vor. Hyperplasien können ihrerseits die Vorstufe von Neoplasien darstellen.

12.2.6 Tumoren
■ **Primäre Tumoren**

Adenome

Adenome der Adenohypophyse können sich grundsätzlich von allen Drüsenzellpopulationen ableiten, am häufigsten wiederum von den chromophoben ACTH-synthetisierenden Zellen. Sie treten überwiegend bei älteren Tieren, insbesondere bei Hund, Pferd und Ratte auf. Die klinische Symptomatik ist einerseits von ihrer endokrinen Aktivität und andererseits auf ihre raumfordernde Wirkung infolge expansiven Wachstums zurückzuführen. Letztere kann durch Kompression der restlichen Hypophyse sowie von Zwischen- und Mittelhirn beziehungsweise von Hirnnervenwurzeln mit Hypopituitarismus, Diabetes insipidus, zentralnervösen Störungen oder Blindheit einhergehen (**Abb. 12.4**). Gerade bei Hund und Pferd besteht aufgrund eines unvollständigen bzw. fehlenden Diaphragma sellae eine Disposition zur dorsalen Ausbreitung hypophysärer Neoplasien.

Adenome, die teils auch als hämorrhagische Adenome auftreten, kommen häufig bei alten Ratten vor.

Chromophobe Hypophysenadenome

Endokrin aktive **kortikotrope Adenome** der Hypophyse leiten sich meist von den ACTH-synthetisierenden Zellen ab. Sie gehen klinisch durch bilaterale Aktivierung der Nebennierenrinde (NNR) mit einem hypophysären **Morbus Cushing** (**Abb. 12.5**) einher.

Die Mehrzahl der kortikotropen Adenome des **Hundes** treten im Hypophysenvorderlappen auf und sind vermehrt bei Boxern, Boston Terriern und Dackeln beschrieben. Ihre endokrine Aktivität ist unabhängig von ihrer Größe, allerdings kann eine Expansion nach dorsal zur Kompression des benachbarten Gewebes führen. Dadurch wird das verbleibende HVL-Gewebe teilweise durch den Tumor ersetzt oder an den Rand gedrängt, während Neurohypophyse und Hypophysenstiel mitunter vollständig in den Tumor einbezogen werden. In großen Umfangsvermehrungen können fokale Blutungen und Nekrosen sowie Verkalkungen oder Verflüssigungen des Gewebes auftreten. Etwa ein Drittel der kortikotropen Adenome des Hundes leitet sich von den ACTH-synthetisierenden B-Zellen des Hypophysenzwischenlappens ab. Dabei ist die Hypophyse in der Regel nur ggr. vergrößert; der HVL wird komprimiert, bleibt allerdings deutlich vom Tumor abgegrenzt. Gleiches gilt für Neurohypophyse und Hypophysenstiel. Histologisch finden sich häufig zahlreiche, mit Kolloid gefüllte Follikel zwischen Nestern chromophober Zellen. Die hormonelle Aktivität der HZL-Adenome kann stark schwanken. Darüber hinaus werden Kompressionsfolgen wie Hypopituitarismus oder Diabetes insipidus v. a. bei endokrin inaktiven Tumoren beobachtet.

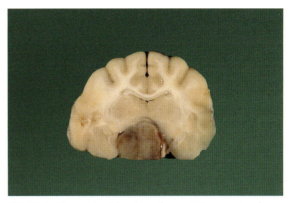

Abb. 12.4 Adenom der Adenohypophyse mit Kompression des darüberliegenden Hypothalamus und Thalamus bei einem Hund, Querschnitt durch Gehirn und Hypophyse.

Bei älteren **Pferden**, insbesondere Stuten, werden nicht selten endokrin aktive Adenome des HZL (Pars intermedia) beobachtet (**Abb. 12.6a**). Die gelblich-weißen multinodulären Tumoren können eine beträchtliche Expansion nach dorsal aufweisen und eine hgr. Kompression des darüberliegenden Hypothalamus bedingen. Die Neurohypophyse wird regelmäßig infiltriert und zeigt meist herdförmige Blutungen. Der HVL wird komprimiert und an den Rand gedrängt, lässt sich aber deutlich vom Tumor abgrenzen. Das histologische Bild ist durch spindelförmige oder kubische Zellen, die in ihrer bänderförmigen Anordnung an die Architektur des normalen HZL erinnern, geprägt. Klinisch liegen zwar Cushing-Syndrom-ähnliche Veränderungen vor, die als „pituitary pars intermedia dysfunction (PPID)" bezeichnet werden. Anders als beim Hund ist die NNR allerdings nicht deutlich hypertrophiert und die Kortisolwerte liegen meist im oberen physiologischen Bereich. Vielmehr wird pathogenetisch eine Störung in der circadianen Rhythmik der ACTH-Freisetzung und einer altersbedingten Reduktion der dopaminergen Inhibition der Pars intermedia angenommen. POMC wird dabei v. a. in CLIP, α-MSH, β-MSH und β-Endorphin statt in ACTH und β-Lipotropin gespalten. Im Vordergrund stehen die raumfordernden Effekte auf Neurohypophyse und Hypothalamus mit Schädigung der hypothalamischen Regulationszentren für zyklischen Haarwechsel, Appetit und Körpertemperatur, die sich als **Hirsutismus** (**Abb. 12.6b**), Hyperhidrosis, Polyurie/Polydipsie, Polyphagie, intermittierendes Fieber, Hufrehe, verstärkten Appetit, Muskelschwäche, Somnolenz und insulinresistente Hyperglykämie manifestieren. Diese sehr komplexe und bis heute pathogenetisch nicht ganz verstandene, dabei recht häufige Pferdekrankheit unterscheidet sich in vielen Aspekten vom Cushing-Syndrom bei anderen Spezies. Eine Benennung als „Cushing des Pferdes" ist daher irreführend. Alternativ zum internationalen Fachbegriff „pituitary pars intermedia dysfunction (PPID)" wären „Hypophysenzwischenlappenade-

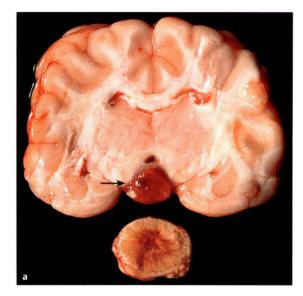
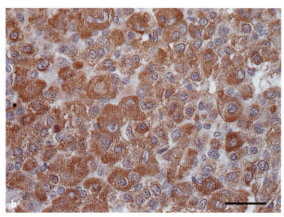
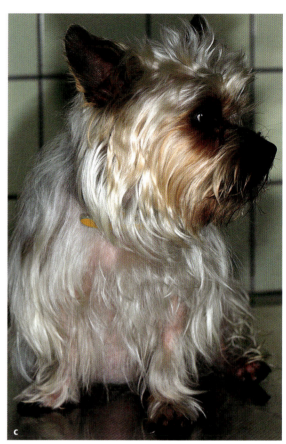

Abb. 12.5 Kortikotropes Hypophysenadenom bei einem Hund mit Folgeveränderungen.
a Kortikotropes Hypophysenadenom (→) mit korrespondierender Nebennierenrindenhypertrophie (unten). [Quelle: Prof. Dr. Frese, Justus-Liebig-Universität Gießen]
b Kortiokotropes Hypophysenadenom: immunhistologischer Nachweis von ACTH (braune Färbung). Balken = 20 μm.
c Morbus Cushing bei einem Hund mit Stammfettsucht, Alopezie und Hyperpigmentierung der Ohren. [Quelle: Prof. Dr. Reinhard Mischke, Stiftung Tierärztliche Hochschule Hannover]

nom" oder, einfacher, „Hypophysenadenom des Pferdes" geeignete Begriffe. Interessanterweise ist diese Krankheit bei keiner anderen Spezies bekannt.

Hormonell **inaktive chromophobe Adenome** des HVL sind selten. Sie kommen bei Hunden, Katzen, Labornagern und Sittichen vor. Die auftretenden Erscheinungen wie Hypopituitarismus und zentralnervöse Störungen sind auf ihren Masseneffekt zurückzuführen.

Azidophile Adenome

Wachstumshormonsynthetisierende azidophile Adenome sind bei Tieren selten und bei Katzen, Hunden und Schafen beschrieben. Beim Menschen stellen sie die häufigsten Hypophysentumoren dar. Sie führen zu Hypersomatotropismus mit **Akromegalie** oder zu Hyperprolaktinämie. Bei der Katze können sie ebenfalls mit Akromegalie und darüber hinaus mit einem insulinresistenten Diabetes mellitus infolge wachstumshormoninduzierter Herabregulierung der peripheren Insulinrezeptoren einhergehen. Ein ähnliches Bild wurde bislang bei einem Dalmatiner beschrieben. Eine beim Hund auftretende iatrogene Akromegalie wird auch als Folge einer Wachstumshormonsynthese in hyperplastischem Milchdrüsengewebe nach Progesteronbehandlung beobachtet.

Prolaktinome kommen sehr häufig bei älteren Ratten und nur gelegentlich bei Hund und Schaf vor. Sie gehen aber in der Regel mit keinen klinischen Erscheinungen einher. Sie können beim Schaf eine beträchtliche Größe erreichen, das restliche Drüsengewebe komprimieren und aufgrund des beim Wiederkäuer vollständigen Diaphragma sellae zur druckbedingten Ausweitung der Fossa hypophysealis führen.

Hypophysenadenokarzinome

Hypophysenadenokarzinome sind bei alten Hunden und Rindern beschrieben. Sie sind allerdings sehr selten, in der Regel endokrin inaktiv und neigen zur Metastasierung. Ihr

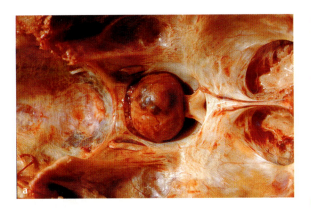

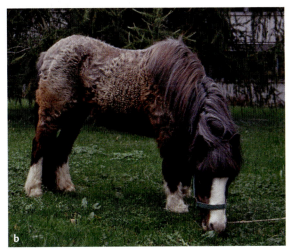

Abb. 12.6 Kortikotropes Adenom des Hypophysenzwischenlappens bei einem Pferd.
a Ansicht von dorsal nach Entfernen des Gehirns. [Quelle: Prof. Dr. Knut Frese, Justus-Liebig-Universität Gießen]
b Hirsutismus bei einem Pferd mit hypophysärem Cushing-Syndrom. [Quelle: Prof. Dr. Karsten Feige, Stiftung Tierärztliche Hochschule Hannover]

invasives Wachstum zerstört das angrenzende Hypophysengewebe und kann mit Panhypopituitarismus und Diabetes insipidus einhergehen.

KLINISCHER BEZUG Eine Umfangsvermehrung der Hypophyse bedeutet nicht zwangsläufig auch eine endokrine Aktivität der Hyperplasie oder des Tumors. Selbst mit einer histologischen Untersuchung kann man hierüber keine Aussage treffen. Hinweise auf Umfang und Art einer funktionell relevanten Hormonsynthese finden sich erst durch eine Untersuchung der Zielorgane oder durch Bestimmung der relevanten Hormonprofile. Dies gilt allgemein für die meisten endokrinen Organsysteme.

Weitere Primärtumoren

Das **Kraniopharyngeom** leitet sich von epithelialen Residuen des Ductus craniopharyngicus im Bereich der Adenohypophyse ab. Der gutartige Tumor kommt vorwiegend beim Menschen und gelegentlich beim Hund vor. Der Tumor kann u. a. bei wachsenden Tieren durch Kompression der Adenohypophyse einen hypophysären Zwergwuchs verursachen.

Die bei jüngeren Hunden im Bereich der Hypophyse auftretenden, extrem seltenen **suprasellären Keimzelltumoren** führen zu Kompression und Invasion von Hypophyse und Hypothalamus. Die histologisch pleomorphen Neoplasien mit unterschiedlichen Differenzierungen werden auf multipotente Keimzellen zurückgeführt.

Sehr selten werden in der Hypophyse **Granularzelltumoren** beschrieben, die ebenfalls durch ihren Masseneffekt imponieren.

■ Sekundäre Tumoren

Neben primären Neoplasien werden in der Hypophyse in Einzelfällen auch **Metastasen** anderer Tumoren beobachtet, z. B. Adenokarzinome (Mammaadenokarzinom beim Hund), malignes Melanom (Pferd, Hund) oder malignes Lymphom (Rind, Hund). Auch **lokale Infiltrationen** aus der Nachbarschaft treten auf, z. B. von Osteosarkomen oder Meningeomen.

> **DAS MÜSSEN SIE WISSEN**
>
> **Missbildungen** von Hypothalamus und Hypophyse kommen insbesondere bei Rindern und verschiedenen Hunderassen vor. Bei Rindern treten nicht selten Hypo- oder Aplasien des gesamten Hypothalamus bzw. einzelner Lappen mit sekundärer Hypoplasie der Adenohypohpyse und aller hypophysenabhängigen sekundären Hormondrüsen auf (Hypopituitarismus). Bei Hunden kann aufgrund eines autosomal-rezessiven Erbgangs die Differenzierung des oropharyngealen Ektoderms der Rathkeschen Tasche in STH-produzierende Zellen ausbleiben, was sich in einem Mangel an Wachstumshormonen (Hyposomatotropismus) und hypophysärem Zwergwuchs äußern und klinisch zum Bild des juvenilen Panhypopituitarismus führen kann. Kongenitale Hypophysenzysten haben Atrophien des umgebenden Gewebes mit entsprechenden Funktionsstörungen zur Folge.
>
> **Störungen im Hypothalamus-Neurohypophysen-System** wirken sich auf den Vasopressin- (Vasopressin-Mangel: Diabetes insipidus) oder Oxytocin-Stoffwechsel (Oxytocin-Mangel: Geburts- und Laktationsstörungen) aus. Funktionsstörungen im Hypothalamus-Adenohypophysen-System (Hyperpituitarismus, Hypopituitarismus) beeinflussen durch die Vielfalt der im Hypothalamus gebildeten „Releasing"-Hormone bzw. inhibitorischen Hormone und korrespondierend in der Adenohypophyse synthetisierten trophischen Hormone ein breites Spektrum an Zielorganen.
>
> **Entzündungen** der Hypophyse sind selten und treten überwiegend in eitriger Form nach embolisch metastatischer Erregeraussaat (Hypophysen-Abszess-Syndrom) oder aufgrund fortgeleiteter Infektionen aus angrenzenden Strukturen (Hirnhäute, Ventrikel, Nasen- und Nasennebenhöhlen) auf. Lymphozytäre Hypophysitiden kommen im Zusammenhang mit generalisierten Virusinfektionen wie Schweinepest oder infektiöser Anämie der Einhufer vor.

Hyperplasien und Hypertrophien betreffen vorrangig die Adenohypophyse und können physiologisch durch Schwangerschaft und Trächtigkeit (Hündin) oder pathologisch durch Störung der endokrinen Regelkreise (Wegfall der negativen Rückkopplung) bedingt sein.

Endokrin aktive kortikotrope **Adenome** der Hypophyse leiten sich meist von den ACTH-synthetisierenden Zellen ab. Sie gehen klinisch durch bilaterale Aktivierung der Nebennierenrinde mit einem hypophysären Morbus Cushing einher. Sie treten überwiegend bei älteren Tieren, insbesondere bei Hund, Pferd und Ratte auf. Während die Mehrzahl der kortikotropen Adenome des Hundes im Hypophysenvorderlappen auftreten, sind die des Pferdes v. a. im Hypophysenzwischenlappen lokalisiert. Klinisch liegen zwar Cushing-Syndrom-ähnliche Veränderungen vor, die als „pituitary pars intermedia dysfunction (PPID)" bezeichnet werden. Im Vordergrund stehen die raumfordernden Effekte auf Neurohypophyse und Hypothalamus mit Schädigung der hypothalamischen Regulationszentren für zyklischen Haarwechsel, Appetit und Körpertemperatur. Wachstumshormonsynthetisierende azidophile Adenome wie auch Hypophysenadenokarzinome sind bei Tieren selten, gleiches gilt für Metastasen anderer Tumoren.

12.3 Schilddrüse

12.3.1 Missbildungen

Schilddrüsenzysten entstehen am häufigsten bei Hund und Schwein aus dem Ductus thyreoglossus oder dystopischem Branchialgewebe. Sie sind in der ventralen Mittellinie zu finden und können rupturieren oder auch zu papillären Karzinomen entarten.

Selten treten **Aplasien** und **Hypoplasien** als kongenitale Form (Schottischer Jagdhund) oder auch sporadisch bei Hunden, Katzen und anderen Spezies auf. Kongenitale Formen sind mit Mutationen in verschiedenen Transkriptionsfaktoren wie thyroid transcription factor-1, -2, NKX2.1, FOXE1 oder PAX-8 assoziiert. Sie können bei Jungtieren zu Hypothyreoidismus mit Wachstums- und Verknöcherungsstörungen und Somnolenz führen.

Besonders beim **Hund** treten **akzessorische**, ggf. funktionell aktive **Schilddrüsen** auf. Sie sind auf die komplexe Organentwicklung der Schilddrüse zurückzuführen und können überall zwischen Zunge und Diaphragma auftreten. Sie haben einen Durchmesser von etwa 2–5 mm. Typische Lokalisationen sind das Mediastinum sowie das Fettgewebe um den Aortenbogen und das Herz. **Ektopische C-Zellen** werden gelegentlich beim **Hund** beobachtet. Auch aus akzessorischen Schilddrüsenzellen und thyreoglossalen Zysten können Neoplasien entstehen.

12.3.2 Kreislaufstörungen

Infolge von Herzinsuffizienzen und bei Kompression der Halsvenen können **Stauungshyperämien** auftreten.

Ein nur histologisch erkennbarer **Follikelkollaps** kommt gelegentlich bei Schock mit Todesfolge vor.

12.3.3 Degenerative Veränderungen und Stoffwechselstörungen

Als altersbedingte Veränderungen der Schilddrüse werden v. a. beim **Hund** Corpora-amylacea-artige basophile Granula beobachtet, die aus Aggregaten von Kolloid und Mineralien bestehen. Verkalktes Kolloid und Abflachung des Follikelepithels treten ebenfalls auf. Im Follikelepithel kommt es zu einer Akkumulation von Lipofuszin, die zu der mit dem Alter zunehmenden braunroten Farbe der Schilddrüse führt. Im Zuge von generalisierten Amyloidosen wird bei Hunden, Katzen und Rindern im Interstitium der Schilddrüse Amyloid eingelagert, was zur Kompression von Follikeln führen kann. Klinisch nachweisbare Funktionsstörungen treten dabei normalerweise nicht auf.

Bei einer **idiopathischen Follikelatrophie**, auch als Follikelkollaps bezeichnet, kommt es zu einem progressiven Verlust von Follikelepithel mit fettgewebigem Ersatz und ggr. Entzündungszellinfiltration mit nachfolgender Hypothyreose. Diese idiopathische Form, die häufig beim Hund vorkommt, muss von der sekundären Follikelatrophie bei fehlender TSH-Sekretion unterschieden werden.

12.3.4 Funktionsstörungen

■ **Hypothyreose**

> **DEFINITION** Funktionsmangelzustände der Schilddrüse werden als Hypothyreose oder Hypothyreoidismus bezeichnet, wobei primäre und sekundäre Formen unterschieden werden.

Die Hypothyreose stellt zusammen mit dem Cushing-Syndrom die häufigste endokrine Störung beim **Hund** dar. Eine Rassedisposition besteht für Golden und Labrador Retriever, Dobermann, Dackel, Irish Setter, Shetland Sheepdog, Zwergschnauzer, Cocker Spaniel und Airedale Terrier. Ursächlich liegen beim Hund meist ein idiopathischer Follikelkollaps oder eine lymphozytäre Thyreoiditis und seltener nicht hormonproduzierende Tumoren oder eine jodmangelinduzierte Struma zugrunde. Weitere Ursachen für eine primäre Hypothyreose stellen Aplasien, Hypoplasien, Entzündungen, Röntgenbestrahlungen, Resektion der Schilddrüse sowie Störungen der Hormonsynthese oder -sekretion dar. Läsionen in Hypothalamus oder Hypophyse mit gestörter TRH- oder TSH-Wirkung verursachen eine sekundäre Hypothyreose.

Hypothyreosen lösen aufgrund einer Reduktion des Grundstoffwechsels vielfältige Folgen aus. Beim **Hund** werden Gewichtszunahmen, typische Hautveränderungen im Sinne einer endokrinen Dermatose (S. 393) und Reproduktionsstörungen beobachtet. Bilateral symmetrische Alopezie, Atrophie der Epidermis und Adnexen, orthokeratotische Hyperkeratose und Hyperpigmentierung können bei vielen endokrinen Störungen auftreten, z. B. Hyposomatotropismus, Cushing-Syndrom und Hyperöstrogenismus (S. 393). Das **Myxödem** ist hingegen charakteristisch für Hypothyreosen. Es führt zu einer teigigen Konsistenz von Haut und Schleimhäuten aufgrund der Einlagerungen von

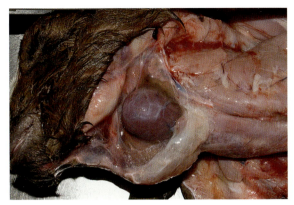

Abb. 12.7 Myxödem bei kongenitaler Struma parenchymatosa diffusa bei einer Ziege.

Proteoglykanen, Mucopolysacchariden und Hyaluronsäure; alle diese Substanzen können Wasser binden. Beim Hund tritt das Myxödem v. a. am Kopf auf, weiterhin wird eine Hypercholesterinämie und -lipidämie beobachtet und die T_3- und T_4-Serumwerte sind auch nach einem TSH-Stimulationstest erniedrigt. Sekundär kommt es zu Hepatomegalie, Atherosklerose sowie glomerulärer und kornealer Lipidose.

Das Myxödem kann auch infolge eines alimentären Jodmangels, meist assoziiert mit Protein- und/oder Vitamin-A-Mangelzuständen, auftreten. Bei **Schweinen** kann ein Myxödem bereits kongenital (Speckferkel) vorliegen oder erst in der 2.–3. Lebenswoche (Dickhalsferkel) beobachtet werden. Hierbei sind v. a. die Schulter- und Halspartien vom Myxödem betroffen, begleitet durch eine kongenitale Struma parenchymatosa. Kongenitale Formen des Myxödems sind auch bei **kleinen Wiederkäuern** bekannt (Abb. 12.7).

Besonders in der Fetal- oder Wachstumsphase kommt es bei einer Hypothyreose zu schwerwiegenden Folgen, da Schilddrüsenhormone essenziell für die Entwicklung des Skelett- und Nervensystems sind. Dies kann sich im **Kretinismus** mit disproportioniertem Minderwuchs, Mikrozephalie, mentaler Retardierung, Hörstörungen sowie Hypogonadismus äußern; dies ist jedoch bei den Haustieren selten.

■ Hyperthyreose

DEFINITION Eine Überfunktion der Schilddrüse (Hyperthyreose) wird auch als Thyreotoxikose oder Hyperthyreoidismus bezeichnet.

Die Überfunktion der Schilddrüse stellt eine zunehmend häufige endokrine Störung bei der Katze (S. 445) dar. Als Ursache einer Hyperthyreose kommen entweder eine endokrin aktive Struma, Tumoren oder die Aufnahme von schilddrüsenaktiven Substanzen bei landwirtschaftlichen Nutztieren infrage. Die vermehrt vorhandenen Schilddrüsenhormone führen zu einem erhöhten Grundumsatz mit Sympathikotonus. In der Folge kommt es zu Stoffwechselsteigerungen mit Erschöpfung der Nebenniere sowie einem erhöhten Kohlenhydratstoffwechsel und Glykogenverbrauch. Dies führt in der Leber zu zentrolobulären Nekrosen und ggf. zur Zirrhose. Im Herz kommt es v. a. bei **älteren Katzen** und **Ratten** zu einer Linksherzhypertrophie, die von Fetteinlagerungen und Degenerationen begleitet sein kann. Lymphatische Einrichtungen zeigen eine Hyperplasie.

Der **Morbus Basedow** des Menschen stellt eine autoimmun bedingte Thyreoiditis mit Hyperthyreose dar. Sie geht häufig mit einer Tachykardie, Exopthalmus und Struma einher (Merseburger Trias). Ähnliche Krankheitsbilder sind auch bei **Pferd**, **Hund** und **Schaf** bekannt. Beim Menschen werden autoreaktive Antikörper gegen TSH-Rezeptorantigene nachgewiesen, die zu einer Stimulation der Rezeptoren führt.

> **WISSENSWERTES**
>
> **Hyperthyreose der Katze**
>
> Während die Hypothyreose die häufigste endokrine Störung beim Hund darstellt, findet sich bei mittelalten bis alten Katzen vorwiegend ein Diabetes mellitus. Seit den 1980er-Jahren werden jedoch vermehrt Hyperthyreosen beobachtet. Als Ursachen werden eine zunehmende Population alter Katzen, verbesserte Diagnostikmöglichkeiten und Kenntnis über das Krankheitsbild, vermehrte Wohnungshaltung und Exposition mit strumigenen Substanzen, z. B. in Flohmitteln, sowie eine inadäquate Jodaufnahme über einen längeren Zeitraum vermutet.
>
> Hyperthyreote Tiere zeigen Polyurie, Polydipsie, Gewichtsverlust bei erhaltenem Appetit, vermehrte Kotmengen, Schwäche, Müdigkeit, Hyperthermie, Nervosität, Tachykardie und Herzrhythmusstörungen, die zur Linksherzhypertrophie führen können. Die Summe dieser Effekte wird auch als **Thyreotoxikose** bezeichnet. Bei der Katze liegen meist funktionell aktive noduläre Hyperplasien oder hormonproduzierende Adenome, seltener Adenokarzinome, zugrunde. Ob es zu einer Hyperthyreose infolge der Tumoren kommt, hängt von der Hormonproduktion der Neoplasien und dem Verhältnis zwischen Hormonsynthese und -abbau ab. Bei der Katze ist im Gegensatz zum Hund die Kapazität zur Konjugation und enterohepatischen Ausscheidung der Schilddrüsenhormone sehr gering, sodass es deutlich eher zu einer Hyperthyreose kommt. Weiterhin treten Störungen der Kalzium- und Phosphathomöostase auf, die zu einem Hyperparathyreoidismus führen können.

12.3.5 Entzündungen

Beim **Hund** (Disposition beim Beagle), **nicht humanen Primaten** sowie bestimmten **Hühner-** und **Rattenstämmen** ist eine **lymphozytäre Thyreoiditis** bekannt, die weitgehend der **Hashimoto-Thyreoiditis** des Menschen entspricht. Dabei kommt es zur Autoimmunreaktion gegen Schilddrüsenantigene (Thyreoglobulin, Thyreoperoxidase, seltener TSH-Rezeptor oder andere Schilddrüsenfollikelantigene) und Zerstörung des Gewebes durch zytotoxische T-Zellen aufgrund einer polygenetisch disponierten Immuntoleranzstörung. Histologisch ist eine lymphoplasmahistiozytäre Infiltration mit lymphfollikelartigen Proliferaten und Hyperplasie der parafollikulären Zellen und Auftreten von Onkozyten zu beobachten. Im Spätstadium mündet dies in eine Fibrose und Follikelatrophie mit Funktionsverlust.

Weitere Ursachen für eine Thyreoiditis können lokale Traumata oder hämatogen fortgeleitete Infektionen sein wie Bissverletzungen, Unfälle oder Halsbanddruck beim Hund. Offene Verletzungen können per se oder durch entzündliche Prozesse in der Nachbarschaft (z. B. Phlegmonen, Druseabszesse beim Pferd) zu Infektionen der Schilddrüse führen.

12.3.6 Hyperplasien

■ **Struma**

DEFINITION Als Struma oder Kropf bezeichnet man eine makroskopisch oder palpatorisch erkennbare nicht entzündliche, nicht neoplastische Vergrößerung der Schilddrüse, die Teile oder das ganze Organ (Struma nodosa bzw. Struma diffusa) betreffen kann.

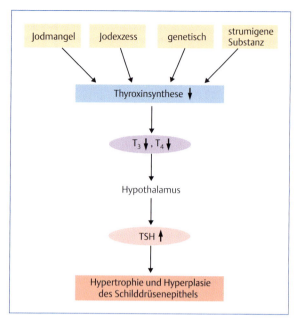

Abb. 12.8 Strumigenese. Sowohl Jodmangel als auch Jodexzess führen zu einer gestörten Thyroxinsynthese und -freisetzung. Außerdem können genetische Ursachen und strumige Substanzen (z. B. Thioglykoside) die Hormonbildung in der Schilddrüse hemmen. In allen diesen Fällen ist die Konzentration von Trijodthyronin (T3) und Thyroxin (T4) im Blut reduziert, wodurch vermehrt thyreoideastimulierendes Hormon (TSH) aus der Adenohypophyse freigesetzt wird (negative Rückkopplung). TSH führt durch die stimulierende Wirkung zu Hypertrophie und Hyperplasie des Schilddrüsenepithels und damit letztendlich zur Struma.

Strumen können bei **Säugetieren** und vielen **anderen Vertebraten** auftreten. Als häufigste Ursache ist der alimentäre Jodmangel zu nennen. Weiterhin können die Aufnahme kropferzeugender Substanzen, exzessiver Jodid-Überschuss in der Nahrung und genetisch bedingte Enzymdefekte, die sich auf die Synthese der Schilddrüsenhormone auswirken, einen Kropf auslösen. Es kommt zu einer Abnahme der Schilddrüsenhormone mit konsekutiver Aktivierung von TRH und TSH sowie Proliferation des Drüsengewebes (**Abb. 12.8**). Kommen zu dem Jodmangel weitere Faktoren hinzu, z. B. ein erhöhter Thyroxinbedarf (Gravidität, Laktation, Wachstum), Vitamin-A-Mangel und erhöhte Kalzium-Spiegel, wird die Hyperplasie meist sichtbar. Durch die Verwendung von jodiertem Salz in heutigen Futtermitteln ist diese Kropfform stark zurückgegangen. Ein Joddefizit bei Muttertieren kann zu Totgeburten, Aborten oder lebensschwachen, teilweise haarlosen Jungtieren sowie zu einer Schilddrüsenhyperplasie mit Hypothyreose bei den Jungtieren führen. Thyreostatisch wirken bestimmte Kohl- und Rübenarten, die Thioglykoside enthalten, Hülsenfrüchte sowie Fluor.

Die Hormonsynthese kann an vielen Stellen beeinflusst werden, z. B. Hemmung des Jodeinbaus in Thyreoglobulin (Aniline, Sulfonamide, substituierte Phenole), Hemmung von Jodid-Aufnahme und -Transport (Perchlorat, Thiocyanat) oder Freisetzung der Schilddrüsenhormone (Jodüberschuss, Lithium). Die Inhibition der renalen und hepatischen 5'Deiodinase (z. B. Erythrosin) führt ebenfalls zu erniedrigten T_3-Spiegeln. Zur vermehrten Ausscheidung von Schilddrüsenhormonen kann es durch Induktion mikrosomaler Leberenzyme kommen, z. B. durch Langzeitgaben von Phenobarbital bei Labornagern. Dies ist auch für Benzodiazepine, Steroide, DDT oder PCB bekannt. Scheinbar paradox ist die Wirkung von Jodidüberschuss, da er auch zur Struma führen kann. Während der Gravidität akkumuliert Jod in Plazenta und Euter von entsprechend gefütterten Stuten und hohe Jodidspiegel interferieren mit der Hormonsynthese und -sekretion des Fohlens. Eine autosomal-rezessiv vererbte und neonatal auftretende Struma, der eine Störung der Schilddrüsenhormonsynthese oder -sekretion oder ein Defekt in der Thyreoglobulin-mRNA zugrunde liegt, tritt bei bestimmten **Schaf-**, **Ziegen-** und **Rinderrassen** auf.

Die **Einteilung der Strumen** kann nach verschiedenen Kriterien erfolgen, z. B. nach geografischem Auftreten, Funktion und morphologischem Erscheinungsbild. Die Struma ist prinzipiell reversibel (in der Humanmedizin auch als **Struma benigna** bezeichnet), sie kann aber bei längerem Bestehen auch in Adenome, Adenokarzinome (in der Humanmedizin auch als **Struma maligna** bezeichnet) und Funktionsstörungen münden. In der Humanmedizin werden noch weitere Einteilungen verwendet, die die Lage der Struma oder die Ursachen der Struma zugrunde legen. Die in Jodmangelgebieten vorkommende Struma wird als **endemische Struma** bezeichnet und ist der in anderen Regionen vorkommenden **sporadischen Struma** gegenüberzustellen.

Je nach **Funktionszustand** können hypothyreote, euthyreote und hyperthyreote Strumen auftreten. Die **hypothyreote Struma** kommt beim kongenitalen Myxödem als Reaktion auf einen schweren Jodmangel vor. Kolloid fehlt typischerweise. Bei der am häufigsten auftretenden **euthyreoten Struma** wird durch die Hyperplasie eine Hormonproduktion erreicht, die den Jodmangel ausgleicht, wobei die Involution der Schilddrüse bei Rückkehr zur physiologischen Jodaufnahme meist verzögert ist. Bei der **hyperthyreoten Struma** ist die Hormonsynthese und -abgabe erhöht, siehe Morbus Basedow (S. 445), hormonproduzierende Struma nodosa (S. 446).

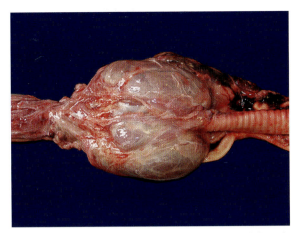

Abb. 12.9 Struma parenchymatosa diffusa als frustrane, bilateral symmetrische Schilddrüsenhyperplasie infolge Jodmangels bei einem Rind.

Morphologisch wird die **Struma parenchymatosa diffusa** (Abb. 12.8, Abb. 12.9) von einer Struma parenchymatosa nodosa unterschieden. Bei Ersterer kommt es zu einer bilateralen Vergrößerung der Schilddrüse aufgrund einer Hyperplasie und Hypertrophie des Follikelepithels. Sie kommt v. a. bei jungen Tieren als kongenitale oder jugendliche Form vor, ist reversibel und euthyreot. Ohne Therapie kann die Mortalitätsrate bei neugeborenen Tieren (Fohlen, Ferkel, Ziegen- und Schaflämmer) hoch sein. Makroskopisch bleibt die normale Organform erhalten und die Schilddrüse weist eine braun-rote Farbe und feste Konsistenz auf. Histologisch treten papilläre Proliferationen in kollabierten Follikeln sowie erweiterte, mit Kolloid gefüllte Follikel auf. Da die Endozytose des Kolloids die Syntheserate der Schilddrüsenhormone überwiegt, kommt es zu Depletion des Kolloids und Follikelkollaps.

Die **Struma colloides diffusa** stellt das Involutionsstadium der Struma parenchymatosa diffusa dar. Sie entsteht bei jungen und jung adulten Tieren, wenn wieder adäquate Jodmengen verfüttert werden, oder bei älteren Tieren, wenn der Bedarf an Schilddrüsenhormonen zurückgeht. In der Folge sinken die Hormon- und TSH-Spiegel im Serum. Diese Strumaform ist euthyreot. Makroskopisch erscheint das Organ durchscheinend und die Follikel sind auf der Schnittfläche durch das bräunlich-gelbe vorquellende Kolloid zu erkennen. Histologisch finden sich atrophische Follikelepithelien und Kolloidansammlungen in Makrofollikeln, papilläre Projektionen oder auch zystische Hohlräume, Atrophie und Fusion von Follikeln (Struma colloides cystica). Die Kolloidansammlungen sind darauf zurückzuführen, dass die hyperplastischen Follikelepithelzellen Kolloid produzieren, aber die TSH-induzierte Endozytose des Kolloids verringert ist.

Im Gegensatz zur diffusen Struma ist die **Struma parenchymatosa nodosa** nicht mehr reversibel, meist euthyreot und v. a. bei der **Katze** auch hyperthyreot. Innerhalb der Schilddrüse sind variabel abgrenzbare graugelbliche bis braunrote, stecknadelkopf- bis faustgroße Umfangsvermehrungen zu finden. Histologisch sind scharf demarkierte Areale mit hyperplastischen Follikelzellen zu erkennen, die im Gegensatz zu den neoplastischen Proliferationen das umgebende Gewebe nicht komprimieren und keine Kapsel ausbilden. Innerhalb der hyperplastischen Foci ist das histologische Bild variabel. Es werden kleinfollikuläre Proliferate oder größere, irregulär geformte Follikel, die papilläre Projektionen oder eosinophiles Kolloid enthalten, beobachtet. Diese Unterschiede beruhen auf wechselnden Phasen von Hyperplasie und Kolloidinvolution. Die multinoduläre Form der Struma tritt häufig bei älteren **Pferden** und **Katzen** auf und muss nicht mit einer makroskopisch sichtbaren Vergrößerung der Schilddrüse einhergehen. Bei Katzen weisen die normalen Follikel häufig eine Atrophie auf, was auf eine autonome Hormonproduktion der hyperplastischen Areale mit Hyperthyreose (S. 445) hinweist.

12.3.7 Tumoren

Schilddrüsentumoren sind fast ausschließlich epithelialen Ursprungs und kommen häufig bei Hunden und Katzen vor. Strumen werden als Disposition für die Entwicklung von Neoplasien angesehen. Neben endokriner Aktivität der Tumoren kann als Komplikation eine Kompression des umliegenden Gewebes mit Dysphagie und Säbelscheidentrachea auftreten.

Adenome oder Adenokarzinome ausgehend von thyreoglossalen Zysten sind nur beim **Hund** in der ventralen Mittellinie am Hals beschrieben, häufig mit Verbindung zum Zungenbein. Analoge Tumoren können auch im ektopischen Schilddrüsengewebe entstehen, z. B. der Herzbasistumor (S. 174).

■ Epitheliale Tumoren

Bei den epithelialen Tumoren werden Adenome und Adenokarzinome unterschieden.

Adenome des Follikelepithels sind am häufigsten bei adulten bis älteren **Katzen**, **Hunden** und **Pferden** zu finden und treten als solide, weißliche, gut abgegrenzte Einzeltumoren auf (Abb. 12.10). Bei der Katze können sie innerhalb einer Struma nodosa entstehen. Histologisch werden follikuläre (mikrofollikulär, makrofollikulär), papilläre, trabekuläre und oxyphile Wuchsformen beobachtet. Allen Formen gemein ist die Kapselbildung und die Kompression des umliegenden Gewebes. Typischerweise sind die benignen Tumorzellen hormonproduzierend und können so bei der Katze zur Thyreotoxikose (S. 445) führen. Benachbarte Follikel werden atrophisch.

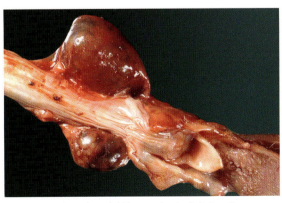

Abb. 12.10 Bilaterales Schilddrüsenadenom bei einer Katze.

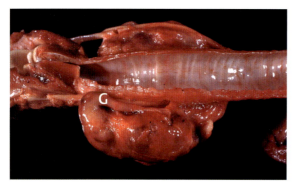

Abb. 12.11 Schilddrüsen-Adenokarzinom mit Gefäßeinbruch (G) bei einem Hund.

Beim Hund (Boxer, Beagle, Golden Retriever, Sibirischer Husky) treten **Adenokarzinome des Follikelepithels** häufiger als Adenome auf. Diese sind meist unilateral, multinodulär, weisen häufig eine Kapselinfiltration auf und können Blutungen und Nekrosen zeigen. Schilddrüsenadenokarzinome zeichnen sich durch ihr lokal-invasives Wachstum aus. Sie manifestierten sich in früh auftretenden Gefäßeinbrüchen (Abb. 12.11) mit schneller hämatogener Metastasierung in die Lunge, meist noch bevor regionale Lymphknotenmetastasen gebildet werden. Darüber hinaus kann es zur Tumorinfiltration in die umgebenden Gewebe (Trachea, Larynx, Ösophagus, Muskulatur) kommen, sodass die Tumoren oft nicht verschieblich sind. Histologisch werden gut differenzierte follikuläre, solide, und papilläre Wuchsformen von wenig bis undifferenzierten Schilddrüsenadenokarzinomen unterschieden. Beim Hund dominieren follikulär-solide Adenokarzinome. Papilläre und undifferenzierte Schilddrüsenadenokarzinome sind selten, sie können als Spindelzell-, Riesenzell- und kleinzellige Adenokarzinome auftreten. Kleinzellige Adenokarzinome müssen von malignen Lymphomen in der Schilddrüse unterschieden werden. Ebenso selten treten **Karzinosarkome** auf. Sie bestehen aus malignen Follikelepithelzellen und malignen mesenchymalen Zellen, häufig mit chondroider oder ossärer Differenzierung.

Tumoren der parafollikulären C-Zellen werden bei älteren Bullen nach Fütterung mit hohem Kalziumgehalt sowie bei Pferden, bestimmten Linien von Laborratten und Hunden beobachtet. **Adenome** der C-Zellen stellen sich makroskopisch als gräuliche Umfangsvermehrungen in einem oder beiden Lappen der Schilddrüse dar und komprimieren das benachbarte Schilddrüsengewebe. **C-Zelladenokarzinome** sind multinodulär, weisen ausgeprägte Blutungen und Nekrosen auf und zeigen ein lokal-invasives Wachstum mit regionalen Lymphknotenmetastasen, während eine Streuung in die Lunge seltener ist. Beide Tumorformen können mit AE-Amyloidablagerungen einhergehen. Tumoren, die vom ultimobranchialen Gewebe ausgehen, kommen beim Bullen vor und können als Ausdruck der Differenzierungskapazität der Zellen Areale mit neoplastischen C-Zellen und Follikelepithelien aufweisen.

> **DAS MÜSSEN SIE WISSEN**
>
> **Missbildungen** der Schilddrüse treten v. a. beim Hund und seltener bei anderen Tierarten auf. Zu den häufigeren Fehlentwicklungen zählen akzessorische Schilddrüsen und Schilddrüsenzysten, Aplasien oder Hypoplasien treten dagegen nur sporadisch auf.
>
> Als altersbedingte **degenerative Veränderungen** der Schilddrüse werden v. a. beim Hund Corpora-amylacea-artige basophile Granula beobachtet, die aus Aggregaten von Kolloid und Mineralien bestehen. Bei der bei Hunden häufigen idiopathischen Follikelatrophie (Follikelkollaps) kommt es zu einem progressiven Verlust von Follikelepithel mit fettgewebigem Ersatz und ggr. Entzündungszellinfiltration mit nachfolgender Hypothyreose.
>
> Funktionsmangelzustände der Schilddrüse werden als **Hypothyreose** oder Hypothyreoidismus bezeichnet und treten insbesondere bei Hunden auf. Dagegen wird die Überfunktion der Schilddrüse (**Hyperthyreose**, Hyperthyreoidismus) zunehmend häufig bei der Katze beobachtet. Aufgrund der Reduktion bzw. Steigerung des Grundstoffwechsels lösen Fehlfunktionen der Schilddrüse vielfältige Folgen aus.
>
> Ursachen für eine **Thyreoiditis** können lokale Traumata oder hämatogen fortgeleitete Infektionen sein. Beim Hund ist auch eine autoimmunbedingte lymphozytäre Thyreoiditis beschrieben. Insgesamt treten Entzündungen der Schilddrüse jedoch eher selten auf.
>
> **Hyperplasien** der Schilddrüse werden als **Struma** bezeichnet. Die Einteilung in verschiedene Strumaformen erfolgt nach geografischem Auftreten (endemisch, sporadisch), Funktion (hypo-, eu-, hyperthyreot) und morphologischem Erscheinungsbild (Struma parenchymatosa diffusa oder nodosa). Als häufigste Ursache ist der alimentäre Jodmangel zu nennen.
>
> Schilddrüsentumoren sind fast ausschließlich epithelialen Ursprungs (Adenome/Adenokarzinome des Follikelepithels, Tumoren der parafollikulären C-Zellen) und kommen häufig bei Hunden und Katzen vor. Strumen werden als Disposition für die Entwicklung von Neoplasien angesehen. Neben endokriner Aktivität der Tumoren kann als Komplikation eine Kompression des umliegenden Gewebes mit Dysphagie und Säbelscheidentrachea auftreten.

12.4 Nebenschilddrüse (Epithelkörperchen)

12.4.1 Missbildungen

Kürsteinersche Zysten sind die häufigsten Missbildungen der Nebenschilddrüse. Sie treten beim Hund und seltener bei anderen Tierarten auf. Sie stellen in der Regel Nebenbefunde ohne funktionelle Beeinträchtigung des Organs dar. Die Zysten entstehen durch eine Erweiterung der Schlundtaschenrudimente und finden sich häufig innerhalb (Abb. 12.12) oder in der direkten Umgebung der Epithelkörperchen.

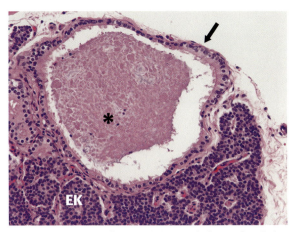

Abb. 12.12 Kürsteinersche Zyste (→) im Epithelkörperchen (EK) eines Hundes. Die Zystenwand besteht aus zilientragenden Epithelzellen. Im Lumen der Zyste findet sich ein eosinophiles proteinreiches Material (*).

Differenzialdiagnostisch müssen **weitere Zysten** im Bereich der Schilddrüsen und Nebenschilddrüsen in Betracht gezogen werden:
- Zyste des Ductus thyreoglossus (Mittellinie)
- ultimobranchiale Gangzyste mit verhorntem Plattenepithel (im Bereich der Schilddrüse)
- branchiogene Zyste (im Bereich der Ohrbasis, Kieferwinkel)
- Mucozele der Speicheldrüsen

Sehr selten wird eine **Agenesie** der Epithelkörperchen als Ursache für einen kongenitalen Hypoparathyreoidismus bei Hundewelpen beobachtet.

Durch Gewebeversprengung während der Embryonalentwicklung kann ektopisches Nebenschilddrüsengewebe (**akzessorische Nebenschilddrüsen**) im Mediastinum entstehen.

12.4.2 Degenerative Veränderungen und Stoffwechselstörungen

Hypoparathyreoidismus

> **DEFINITION** Beim Hypoparathyreoidismus liegt entweder eine Unterfunktion der parathyreoidalen Hauptzellen vor, die zu einer verminderten Parathormon (PTH)-Produktion führt, oder das synthetisierte Hormon kann nicht mit den Zielzellen interagieren.

Hypoparathyreoidismus ist am häufigsten bei **Hunden**, v. a. bei kleineren Hunderassen wie Terriern und Schnauzern beschrieben.

Dem **idiopathischen Hypoparathyreoidismus** adulter **Hunde** liegt eine lymphozytäre Parathyreoiditis mit fortschreitendem Schwund und Fibrose der Epithelkörperchen zugrunde. Die primäre Ursache der Krankheit ist bislang nicht geklärt, allerdings wird eine autoimmun bedingte Entzündung bei der Entstehung diskutiert. Weiterhin stellen Traumata oder destruktiv wachsende Tumoren im Halsbereich sowie die chirurgische Entfernung der Nebenschilddrüsen mögliche Ursachen dar. Die verminderte PTH-Produktion resultiert in einer Hypokalzämie, die bei den meisten Tierarten mit einer neuromuskulären Übererregbarkeit und Tetanie vergesellschaftet ist.

Bei der auch als Milchfieber bekannten **hypokalzämischen Gebärparese** v. a. des älteren **Rindes** wird hingegen eine Lähmung mit Festliegen der Tiere beobachtet. Die Ursache des Milchfiebers basiert auf einem Verlust von Kalzium durch die einsetzende Laktation nach der Geburt in Verbindung mit einer ungenügenden Kalziummobilisation aus den Knochen und enteralen Resorption. Diese wird durch kalziumreiche Fütterung während der Gravidität begünstigt. Morphologische Veränderungen der Nebenschilddrüse finden sich jedoch hierbei in der Regel nur bei der ultrastrukturellen Untersuchung.

Im Verlaufe einer über längere Zeit bestehenden Hyperkalzämie (z. B. beim Pseudohyperparathyreoidismus) kann eine **trophische Atrophie** der Epithelkörperchen beobachtet werden. Die bei **Hunden** sporadisch nachweisbaren **Synzytienbildungen** in der Nebenschilddrüse führen nicht zu einer Funktionsstörung des Organs.

Hyperparathyreoidismus

Durch die Überfunktion der Nebenschilddrüsen kommt es zu einer vermehrten Sekretion von PTH. In Abhängigkeit von der Ursache werden primäre, sekundäre und tertiäre Formen des Hyperparathyreoidismus unterschieden (**Abb. 12.13**). Bei allen 3 Formen wird durch die exzessive Freisetzung von PTH vermehrt Knochensubstanz abgebaut (Osteopenie) und durch Bindegewebe ersetzt. Dadurch erhalten die Knochen eine biegsame Konsistenz und pathologische Frakturen werden begünstigt. Diesen Vorgang bezeichnet man als Osteodystrophia fibrosa (S. 353).

Der **primäre Hyperparathyreoidismus** wird durch hormonell aktive noduläre Hyperplasien, Adenome oder Adenokarzinome der Epithelkörperchen ausgelöst. Durch die autonome Freisetzung von PTH entstehen eine persistierende Hyperkalzämie und in der Folge metastatische Verkalkungen u. a. der Lunge, Pleura, Blutgefäße, Magenschleimhaut und des Endokards. Der erhöhte Blutkalziumspiegel bedingt außerdem eine C-Zell-Hyperplasie, die sich makroskopisch als multiple weiße Herde in der Schilddrüse darstellen.

Häufiger als die primäre Form tritt bei Tieren der **sekundäre Hyperparathyreoidismus** auf. Dieser entsteht entweder durch einen alimentären Mangel an Kalzium (z. B. durch niedrige Kalziumkonzentrationen im Futter bzw. durch kalziumbindende oxalatreiche Futtermittel) oder durch phosphatreiche Diäten. Ähnliche Effekte können durch eine Vitamin-D-Unterversorgung entstehen. Durch die resultierende Hypokalzämie werden die parathyreoidalen Hauptzellen aktiviert und vermehrt PTH gebildet. Ein vergleichbarer Prozess wird bei der chronischen Niereninsuffizienz durch Phosphatretention und verminderte renale Vitamin-D_3-Synthese ausgelöst (**Abb. 12.13**). Hierbei ist im Serum der „fibroblast growth factor-23" meist schon vor der Hyperphosphatämie erhöht.

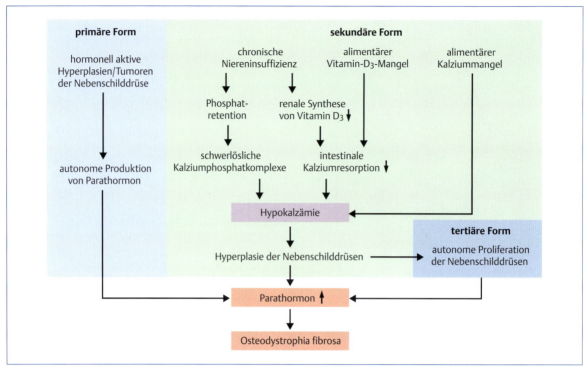

Abb. 12.13 Pathogenese der verschiedenen Formen des Hyperparathyreoidismus. Der **primäre Hyperparathyreoidismus** wird durch PTH-produzierende Tumoren oder Hyperplasien hervorgerufen. Beim **sekundären Hyperparathyreoidismus** werden renale und alimentäre Ursachen unterschieden. Durch den Phosphatanstieg im Blut (Phosphatretention) bei der chronischen Niereninsuffizienz bilden sich vermehrt schwer lösliche Kalziumphosphat-Komplexe, wodurch der Gehalt an freiem Kalzium im Blut sinkt (Hypokalzämie). Zusätzlich ist die Produktion von Vitamin D$_3$ in der geschädigten Niere durch die Hemmung der 1-α-Hydroxylase vermindert, was zu einer verminderten enteralen Kalziumresorption führt. Die resultierende Hypokalzämie ruft eine Stimulation und Hyperplasie der Nebenschilddrüse hervor. Ein unbehandelter, über längere Zeit bestehender sekundärer Hyperparathyreoidismus kann aufgrund einer chronischen Überstimulierung in einen **tertiären Hyperparathyreoidismus** mit autonomer PTH-Produktion übergehen. Durch die exzessive und andauernde PTH-Freisetzung führen alle Formen des Hyperparatyhreoidismus letztendlich zur Osteodystrophia fibrosa.

KLINISCHER BEZUG Im Gegensatz zum primären Hyperparathyreoidismus, bei dem es in der Regel zur einseitigen Vergrößerung des Epithelkörperchens durch noduläre Hyperplasien oder Tumorwachstum kommt, findet sich bei der sekundären Form eine gleichförmige Vergrößerung aller Epithelkörperchen.

Bei einem längeren Krankheitsverlauf entwickelt sich aus der sekundären die **tertiäre Form des Hyperparathyreoidismus**. Diese ist dadurch charakterisiert, dass auch nach Aufheben der auslösenden Noxe die Hormonproduktion – wie bei der primären Form – unkontrolliert fortgeführt wird.

Der **Pseudohyperparathyreoidismus** wird durch die Freisetzung von PTH-ähnlichen Proteinen (PTHrP) durch Tumorzellen ausgelöst, typischerweise Adenokarzinome der apokrinen Analbeuteldrüsen sowie maligne Lymphome des **Hundes**. Dieses **paraneoplastische Syndrom** ist durch einen erhöhten Blutkalziumspiegel gekennzeichnet. Im Gegensatz zum Hyperparathyreoidismus finden sich keine proliferativen Veränderungen, sondern eine Atrophie der Epithelkörperchen durch die Hyperkalzämie. Die betroffenen Tiere versterben häufig vor dem Auftreten von generalisierten Knochenveränderungen.

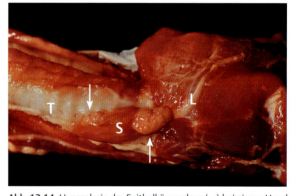

Abb. 12.14 Hyperplasie der Epithelkörperchen (→) bei einem Hund mit sekundärem Hyperparathyreoidismus. L = Larynx, S = Schilddrüse, T = Trachea.

12.4.3 Hyperplasien

Diffuse Hyperplasien treten beim chronischen Nierenversagen oder infolge eines ungünstigen Kalzium-Phosphat-Verhältnisses in der Nahrung auf. Sie führen zu einer Vergrößerung beider Nebenschilddrüsen (**Abb. 12.14**) mit sekundärem Hyperparathyreoidismus. Noduläre Hyperplasien finden sich hingegen zumeist altersassoziiert fokal oder multifokal in einer oder mehreren Nebenschilddrüsen. Diese können ebenfalls mit Funktionsstörungen im Sinne eines Hyperparathyreoidismus einhergehen. Noduläre Hyperplasien stellen eine Differenzialdiagnose zu Adenomen dar, in Einzelfällen möglicherweise auch deren Vorläuferstadium. Bei Deutschen Schäferhundwelpen ist eine autosomal-rezessive primäre Hyperplasie beschrieben.

12.4.4 Tumoren

Neoplasien der Nebenschilddrüse können hormonell aktiv sein und dadurch Funktionsstörungen wie den Hyperparathyreoidismus (S. 449) verursachen.

Adenome werden beim **Hund** und seltener bei der **Katze** beobachtet. Sie treten als expansiv wachsende Umfangsvermehrungen im Bereich der Schilddrüse oder im präkardialen Mediastinum infolge einer Entartung ektopischen Gewebes auf. Histologisch findet sich eine dichte Ansammlung von Hauptzellen, die partiell oder vollständig von einer Kapsel umgeben ist und das umliegende Gewebe komprimiert. Funktionell aktive Adenome führen zum primären Hyperparathyreoidismus. Durch die anhaltende Hyperkalzämie kann bei diesen Tumoren eine Atrophie der restlichen Nebenschilddrüsen entstehen.

Seltener werden **Adenokarzinome** beobachtet. Diese wachsen infiltrativ und können in die regionären Lymphknoten sowie in die Lunge metastasieren. Im Vergleich zum Adenom zeigen die malignen Zellen eine ausgeprägte Pleomorphie und eine erhöhte Mitoserate.

> **DAS MÜSSEN SIE WISSEN** ✗
>
> Die häufigste **Missbildung** der Nebenschilddrüse sind Kürsteinersche Zysten (v. a. Hund), die jedoch funktionell ohne Bedeutung sind.
>
> **Störungen der Nebenschilddrüsenfunktion** äußern sich in einer verminderten oder vermehrten Produktion von Parathormon. Der Hypoparathyreoidismus beruht entweder auf einer Unterfunktion der parathyreoidalen Hauptzellen (idiopathischer Hypoparathyreoidismus des Hundes) oder das Parathormon kann nicht mit den Zielzellen interagieren. Folge ist eine Hypokalzämie mit neuromuskulärer Übererregbarkeit und Tetanie. Beim Hyperthyreoidismus lassen sich eine primäre (endokrin aktive Hyperplasie, Tumoren), sekundäre (nutritiv bedingter Kalziummangel oder Phosphatüberschuss bei chronischer Niereninsuffizienz) und tertiäre (irreversible Steigerung der Parathormonsynthese) Form unterscheiden, die aber alle in eine exzessive Freisetzung von Parathormon mit konsekutiver Osteodystrophia fibrosa münden.
>
> **Hyperplasien** der Nebenschilddrüsen können nodulär (altersbedingt) oder diffus (Niereninsuffizienz, ungünstiges Kalzium-Phosphat-Verhältnis) ausgeprägt sein. In beiden Fällen kann es zu einer Vergrößerung der Nebenschilddrüsen mit sekundärem Hyperparathyreoidismus kommen.
>
> **Neoplasien** der Nebenschilddrüse können hormonell aktiv sein und dadurch Funktionsstörungen wie den Hyperparathyreoidismus verursachen. Adenome werden v. a. beim Hund beobachtet und treten häufiger auf als Adenokarzinome.

12.5 Nebenniere

12.5.1 Postmortale Veränderungen

Die Zona glomerulosa der Nebennierenrinde (NNR) und das enzymreiche Nebennierenmark (NNM) unterliegen einer raschen **postmortalen Autolyse** mit schwärzlicher Verflüssigung der Marksubstanz.

12.5.2 Missbildungen

Nur beim Menschen werden **kongenitale Agenesien** beider Nebennieren beschrieben. Sie sind aufgrund des Ausfalls der Rindenhormone nicht mit dem Leben vereinbar. Beim **Hund** kann vereinzelt die linke Nebenniere fehlen.

Hypoplasien der NNR können im Zusammenhang mit komplexen Missbildungen von Gehirn und Hypophyse (Anenzephalie, Zyklopie, hypophysäre Aplasie) vorkommen, wobei das NNM unverändert erscheint.

Dysplasien der Nebenniere sind bei geklonten Kälbern mit erhöhtem Körpergewicht und multiplen Missbildungen aufgetreten, die eine mangelnde Entwicklung aufwiesen oder Totgeburten waren.

Akzessorische Nebennieren werden häufiger bei verschiedenen Spezies gefunden. Sie treten meist in der Kapsel oder der Nähe der Nebennieren auf. Sie können aber auch in anderen Lokalisationen wie Ovar, Gefäßwand, Leber, Pankreas oder Nebenhoden (**Pferd**) beobachtet werden. Dabei wird zwischen **Beinebennieren**, die aus Rinde und Mark bestehen, und den häufigeren **Beizwischennieren**, die nur Rindengewebe aufweisen, unterschieden.

Mitunter treten herdförmige **hämatopoetische Zellnester** ohne pathogene Bedeutung v. a. bei Rindern im Nebennierengewebe auf.

Beim **adrenogenitalen Syndrom des Menschen** liegt ein genetisch bedingter Defekt des Enzyms 3-Hydroxycortison-Dehydrogenase und somit eine reduzierte Bildung von Kortisol und Aldosteron vor. Infolge des verminderten negativen Feedbacks induziert eine reaktive ACTH-Freisetzung eine gesteigerte Synthese von Kortisolvorstufen und der adrenalen Androsteroide, die nicht vom Enzymdefekt betroffen sind. Das Syndrom geht deshalb mit einer Hypertrophie der NNR einher. Dies führt beim weiblichen Geschlecht zu Anzeichen einer Virilisierung bzw. beim männlichen Geschlecht zu einer scheinbar verfrüht einsetzenden Pubertät (Pseudopubertas praecox).

Vergleichbare Veränderungen basierend auf anderen Enzymdefekten werden bei bestimmten **Kaninchenstämmen** und ohne bekannte Ätiologie vereinzelt auch beim **Hund** (Pomeranian) beschrieben.

12.5.3 Kreislaufstörungen

Hyperämien können ähnlich wie bei anderen Parenchymen im Zusammenhang mit Tötung, Vergiftungen, akutem Herzversagen oder Schockgeschehen auftreten.

Kapilläre **Teleangiektasien** an der Rinden-/Markgrenze sind selten. Es handelt sich um blutgefüllte Hohlräume nach kleinherdigem Zelluntergang.

Bei **neugeborenen Tieren** weisen **Hämorrhagien** auf ein Geburtstrauma hin. Diffuse Blutungen mit beginnender Degeneration können im Niederbruchstadium eines Kreislaufschocks oder anderer schwerer Stresssituationen auftreten. Ausgeprägte, diffuse, bilaterale **hämorrhagisch-nekrotisierende Veränderungen** der NNR lassen sich vergleichbar dem Waterhouse-Friderichsen-Syndrom des Menschen als Folge disseminierter Endothelschädigung bei Sepsis und Endotoxinschock, aber mitunter auch bei Koagulopathien (disseminierte intravasale Gerinnung) beobachten (Abb. 12.15).

12.5.4 Entzündungen

Entzündungen der Nebenniere (**Adrenalitis**) sind in den meisten Fällen erregerbedingt, da die lokale hohe Konzentration an antiinflammatorischen Steroiden die zelluläre Immunabwehr zu unterdrücken scheint. Bei älteren Tieren treten Ödeme auf. Darüber hinaus gibt es seltene idiopathische Formen der Nebennierenentzündung. Diese möglicherweise autoimmunen Prozesse gehen mit einer lymphoplasmazellulären Infiltration und einem Morbus Addison (S. 452) einher.

Bei **bakteriellen Infektionen** liegt meist ein septikämisches Geschehen vor. Je nach Erreger treten herdförmige, miliare, granulomatöse, apostematöse bis nekrotisierende Veränderungen auf. *Toxoplasma gondii* kann bei vielen Spezies herdförmige Nekrosen verursachen.

Bei **Pilzinfektionen** (*Histoplasma capsulatum, Coccidioides immitis, Cryptococcus neoformans*) stehen granulomatöse Entzündungen im Vordergrund.

Bei **Herpesvirus-Infektionen**, z. B. Aujeszky-Krankheit des **Schweines**, Virusabort des **Pferdes**, finden sich nekrotisch-entzündliche Veränderungen mit eosinophilen Kerneinschlusskörperchen in Epithelzellen, v. a. in der NNR.

12.5.5 Degenerative Veränderungen und Stoffwechselstörungen

■ Hypoadrenokortizismus

Eine Unterfunktion der NNR wird als **Hypoadrenokortizismus** oder, verkürzt, Hypokortizismus bezeichnet.

Der **primäre Hypoadrenokortizismus (Morbus Addison)** tritt v. a. bei Mensch, **Hund**, **Katze** und **Pferd** auf. Bei dieser Erkrankung geht die Störung von der NNR selbst aus. Das entsprechende klinische Bild ist von der hormonellen Insuffizienz aller Rindenzonen geprägt und betrifft daher alle Kortikosteroidformen. Bei Mensch und Hund (häufiger bei jungen Hunden) liegt ursächlich meist eine bilaterale **idiopathische NNR-Atrophie** vor. Dabei ist die gesamte NNR hgr. verkleinert und wird durch die verbleibende, scheinbar verdickte Kapsel aufrechterhalten. Histologisch finden sich herdförmige Ansammlungen von Lymphozyten und Plasmazellen. Pathogenetisch werden immunpathologische Prozesse diskutiert. Daneben können auch andere Noxen wie verschiedene granulomatöse Entzündungen (Histoplasmose, Blastomykose, Tuberkulose), Infarkte adrenaler Gefäße, invasiv destruierende Tumormetastasen, Hämorrhagien und Nekrosen mit nachfolgender Fibrose und ggf. Amyloidablagerungen zu einer Schädigung der gesamten NNR beitragen.

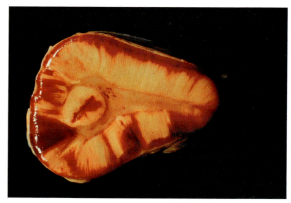

Abb. 12.15 Hämorrhagien und Nekrosen der Nebennierenrinde bei einem Pferd, Waterhouse-Friderichsen-Syndrom. [Quelle: Prof. Dr. Knut Frese, Justus-Liebig-Universität Gießen]

Klinisch können Episoden von Anorexie, Gastroenteritis, Erbrechen, verminderter Körperkondition, reduziertem Körpergewicht, Hypoglykämie, Hämokonzentration, Hyperkalzämie sowie akuter Kreislaufkollaps und Anzeichen einer Niereninsuffizienz auftreten. Massive Stresssituationen können dann infolge reduzierter Anpassungsfähigkeit in ein Niederbruchstadium einmünden und eine lebensbedrohliche **Addison-Krise** auslösen. Morphologisch finden sich dabei mitunter hämorrhagisch-nekrotische Veränderungen der NNR ähnlich dem Bild des Waterhouse-Friderichsen-Syndroms (**Abb. 12.15**). Beim chronischen primären Hypoadrenokortizismus des Menschen tritt als Nebenbefund regelmäßig eine Hyperpigmentierung der Haut (sog. Bronzehaut) auf. Ein ähnliches Bild wird manchmal auch beim **Hund** beobachtet. Diese Veränderung wird auf ein fehlendes negatives Feedback und somit eine gesteigerte MSH-Bildung im Hypophysenzwischenlappen zurückgeführt.

Der sekundäre Hypoadrenokortizismus beruht dagegen auf einer Schädigung der übergeordneten Zentren (Hypothalamus und/oder Adenohypophyse). Im Unterschied zur primären Form bleibt dabei die Zona glomerulosa in der ansonsten atrophierten NNR intakt. Gleiches gilt für die Folgen einer länger dauernden iatrogenen Substitution mit Glukokortikoiden, die über eine verstärkte negative Rückkopplung eine verminderte ACTH-Wirkung und somit eine fortschreitende Atrophie der beiden inneren NNR-Zonen induziert (iatrogenes Cushing-Syndrom).

Streng genommen nicht zum Bild des Hypoadrenokortizismus zu zählen sind die regressiven **Veränderungen nach Verabreichung von Mitotan** (o,p´-DDD, Lysodren®) zur Therapie des Cushing-Syndroms. Hierbei finden sich hydropisch-vakuolige und fettige Degenerationen der Zellen der Zona fasciculata und Zona reticularis mit Fibrosen, die eine Reduktion der hypertrophen NNR und eine Normalisierung der Glukokortikoidspiegel im Serum ermöglichen.

■ Hyperadrenokortizismus

Eine Überfunktion der NNR wird als **Hyperadrenokortizismus** oder verkürzt Hyperkortizismus bezeichnet, wobei sich jede Teilfunktion isoliert entwickeln kann, z. B. Hyperkortisolismus versus Hyperaldosteronismus.

Die häufigste Form, eine Erhöhung des Glukokortikoidspiegels, wird als **Hyperkortisolismus** bezeichnet und stellt beim **Hund** die am häufigsten auftretende Endokrinopathie dar. Die klinische Symptomatik wird durch die blutzuckersteigernde (diabetogene), lipolytische, proteinkatabole und immunsuppressive Wirkung der Kortikosteroide bestimmt. Neben den charakteristischen Veränderungen am Endokrinium finden sich typische Befunde:

- Stammfettsucht
- Skelettmuskelatrophie
- endokrine Dermatose (S. 393): Alopezie, Epidermisatrophie (**Abb. 12.5c**), mitunter auch Acanthosis nigricans, Haut-Fragilitäts-Syndrom bei der Katze
- Osteopenie
- Magenulzera
- Atrophien des lymphatischen und myeloischen Systems

Degenerationen der Pankreasinseln sind Ausdruck eines vorliegenden Steroiddiabetes. Herdförmige Kalkablagerungen in Dermis und Subkutis, die sog. Calcinosis cutis (S. 394), werden auf den Abbau kollagener und elastischer Fasern mit Veränderungen an der extrazellulären Matrix im Sinne einer verstärkten Bindungsfähigkeit für Kalziumionen zurückgeführt. Mineralisationen werden auch in anderen Organen, v. a. der Lunge, beobachtet.

> **WISSENSWERTES**
> **Morbus Cushing oder Cushing-Syndrom**
> Als **Morbus Cushing** bezeichnet man die Folgen der endokrinen Entgleisungen, die aus einem ACTH-produzierenden Hypophysenvorderlappen(HVL)-adenom oder -adenokarzinom entstehen. Die Benennung der Krankheit erfolgte nach dem Erstbeschreiber, dem britischen Neurochirurgen Harvey Williams Cushing, der 1932 diese Zusammenhänge erstmals bei einer menschlichen Patientin mit einem solchen endokrin aktiven HVL-Adenom aufdeckte. Unter dem **Begriff Cushing-Syndrom** dagegen fasst man eine Vielzahl von Krankheiten anderer Pathogenese zusammen, die sich klinisch ebenso mit einem Hyperkortisolismus darstellen, jedoch nicht durch einen solchen hypophysären Tumor hervorgerufen werden.

Am häufigsten liegt ein **Morbus Cushing** mit chromophobem Adenom der Adenohypophyse und sekundärer bilateraler Hyperplasie der NNR vor (bei etwa 85 % der betroffenen Hunde, **Abb. 12.5**). Primäre, endokrin aktive Neoplasien der Zona fasciculata der NNR mit einem daraus resultierenden **Cushing-Syndrom** kommen bei den meisten Tieren seltener vor (etwa 15 % der Hunde). Bei einem Drittel der Hunde liegt eine aktivierende Mutation der alpha-Untereinheit des mit dem ACTH-Rezeptor assoziierten G-Proteins zugrunde. Bei kleinen Hunderassen (z. B. Pudel) kann auch eine Hyperplasie der NNR ursächlich sein. Davon zu unterscheiden sind das **iatrogene Cushing-Syndrom** bei Dauertherapie mit Glukokortikoiden sowie das **paraneoplastische Cushing-Syndrom** mit ektoper ACTH-Sekretion in nicht hypophysären Tumoren (z. B. Bronchialkarzinom, Thymom, Pankreasadenokarzinom), das bei **Hund** und **Katze** auftreten kann.

Beim **Pferd** wird ein **cushingähnliches Syndrom** dagegen in aller Regel als Folge eines Hypophysenzwischenlappen-Adenoms mit komplexer, nicht vollständig verstandener endokriner Entgleisung beobachtet („pituitary pars intermedia dysfunction"). Ein Morbus Cushing oder ein mit anderen Spezies vergleichbares Cushing-Syndrom im Sinne eines Hyperadrenokortizismus treten kaum auf.

Der auch als **Conn-Syndrom** bezeichnete **primäre Hyperaldosteronismus** bei Hund und Katze beruht auf endokrin aktiven Hyperplasien bzw. Neoplasien, die sich von Zellen der Zona glomerulosa ableiten. Trotz normaler bzw. ggr. reduzierter Reninspiegel ist die Aldosteronkonzentration im Blut erhöht. Die klinische Symptomatik ist auf Störungen des Wasser- und Elektrolyt- sowie des Säure-Basen-Haushalts infolge gesteigerter renaler Natriumrückresorption und Kaliumausscheidung zurückzuführen.

Der **sekundäre Hyperaldosteronismus** resultiert dagegen aus einer gesteigerten Aktivität des Renin-Angiotensin-Systems auf der Basis anderer Grundkrankheiten.

Das **adrenogenitale Syndrom (AGS)** wurde bereits unter Missbildungen (S. 451) beschrieben.

■ Weitere Störungen

Verkalkungen als herdförmige Mineralisierungen unterschiedlichen Ausmaßes treten bilateral auf. Sie kommen v. a. bei der alten **Katze** bevorzugt in der NNR vor. Teilweise können sie auch auf das NNM übergreifen. Sie erscheinen als gelblich-weiße raue Stippchen, die bis zur Verhärtung des Organs führen können. Histologisch lassen sich dabei zuweilen kleine Nekroseherde sowie noduläre Hyperplasien nachweisen. Die Ätiologie der klinisch unauffällig verlaufenden Veränderung ist bislang ungeklärt.

Bräunliche **Pigmentablagerungen** kommen als mit dem Alter zunehmende Lipofuszingranula v. a. in den Epithelzellen der Zona reticularis vor. Hämosiderinspeicherungen in Makrophagen und Endothelzellen können Ausdruck generalisierter Hämosiderosen (z. B. Infektiöse Anämie der Equiden) sein bzw. im Anschluss an Blutungen auftreten.

Amyloidablagerungen sind als dicke Ummantelungen der sinusoidalen Gefäße der Zona fasciculata und Zona reticularis zu finden. Sie treten bei generalisierten Amyloidosen infolge chronischer Entzündungen bzw. idiopathisch (**Rind**) auf. Morphologisch sind Druckatrophien des benachbarten Gewebes zu erkennen, die aber klinisch zumeist ohne Bedeutung sind.

Weiterhin können **Kapselsklerosen** bei alten Kühen sowie **Teleangiektasien** bei älteren Tieren auftreten.

12.5.6 Hyperplasien
■ Hyperplasien der Nebennierenrinde

Nicht neoplastische Umfangsvermehrungen der Nebenniere treten in erster Linie bei älteren Tieren auf.

Akzessorische Rindenknötchen, die sich in Kapsel oder NNM ausdehnen können, finden sich regelmäßig.

Noduläre Hyperplasien mit einem Durchmesser von bis zu 2 cm kommen v. a. bei älteren **Hunden**, **Katzen** und **Pferden** meist multifokal und bilateral vor (**Abb. 12.16**). Sie sind in der Regel klinisch unbedeutsam, eine hormonelle Aktivität kann variabel auftreten. Als Ursache wird eine Stammzellaktivierung mit Parenchymzellvermehrungen in einem sonst altersatrophischen Organ angenommen. Die gelblichen, gut abgegrenzten Umfangsvermehrungen zeigen histologisch Kennzeichen aller Rindenschichten, wobei die Knoten im Bereich der Nebennierenkapsel vermehrt

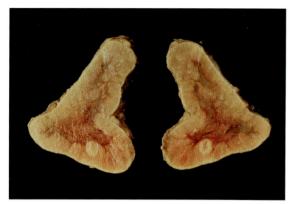

Abb. 12.16 Noduläre Hyperplasie der Nebennierenrinde bei einem älteren Hund mit versprengten Rindenanteilen im Mark.

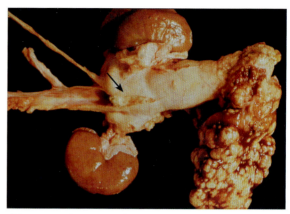

Abb. 12.17 Nebennierenrinden-Adenokarzinom mit Einbruch (→) in die V. cava caudalis bei einem Hund.

den Strukturen der Zona glomerulosa gleichen, während jene an der Mark-/Rindengrenze auf eine androsteroide Wirkung hinweisen. Diffuse doppelseitige NNR-Hyperplasien, die mitunter auch knotige Areale aufweisen können, werden nicht selten bei alten **Hunden** beobachtet. Sie betreffen die Zona fasciculata und Zona reticularis und sind somit Ausdruck einer permanent gesteigerten ACTH-Wirkung (Hypophysenadenome). Gleichzeitig liegt oft eine Kompression der Zona glomerulosa vor.

■ **Hyperplasien des Nebennierenmarks**

Diffuse oder knotige Hyperplasien des Nebennierenmarks werden gelegentlich beim **Bullen** mit C-Zelladenomen der Schilddrüse sowie bei bestimmten Laborrattenstämmen beobachtet. Sie können sich weiter in Phäochromozytome entwickeln. Die hyperplastischen Areale sind nicht abgekapselt, komprimieren allerdings das umgebende Gewebe.

12.5.7 Tumoren

■ **Tumoren der Nebennierenrinde**

Benigne Rinden**adenome** werden am häufigsten bei alten **Hunden** (ab etwa 8 Jahren), sporadisch aber auch bei Pferd, Rind und Schaf gefunden. Sie treten meist solitär und unilateral auf. Die gelb-rötlichen Knoten imponieren durch ihre oft hgr. Kompression des verbliebenen Nebennierengewebes, von dem sie im Gegensatz zu Hyperplasien scharf abgekapselt sind. Kleinere Adenome lassen sich mitunter schwer von nodulären Hyperplasien abgrenzen. Sie zeichnen sich aber durch eine gelblichere Farbe (erhöhter intrazellulärer Lipidgehalt) und dezente Kapselbildung aus. Histologisch gleichen die Adenome strukturell weitgehend ihrem Ausgangsgewebe (Zona fasciculata, Zona reticularis).

Adenokarzinome sind eher selten und kommen v. a. bei Hund und Rind vor. Die Aktivierung der PI3-Kinase durch den IGF-1 scheint eine wichtige Rolle in der Pathogenese zu spielen. Infolge ihres infiltrativ-destruierenden Wachstums zerstören sie das benachbarte Gewebe und zeigen rasch lokale Gefäßeinbrüche (**Abb. 12.17**). Sie metastasieren deshalb insbesondere hämatogen, aber auch lymphogen v. a. in Leber und Lunge. Darüber hinaus können intraperitoneale Implantationsmetastasen entstehen. Verkalkungen, Ossifikationen und Blutungen sind häufig im Tumor zu finden. Aufgrund möglicher endokriner Aktivität der Adenokarzinome kann die kontralaterale Nebenniere eine deutliche Atrophie der Rinde aufgrund einer negativen Rückkopplung zeigen.

Bei **Rind**, **Primaten** und sehr selten anderen Spezies finden sich **Myelolipome**, die histologisch aus Fettgewebe und hämatopoetischen Zellen bestehen. Sie werden als metaplastische Folgen regressiv transformierter Rindenareale interpretiert.

> **WISSENSWERTES**
>
> **Umfangsvermehrungen der Nebennieren bei Frettchen**
>
> Bei Frettchen werden Hyperplasien und Tumoren der NNR bevorzugt bei erwachsenen weiblichen Tieren nach Gonadektomie im jugendlichen Alter beobachtet. Diffuse oder noduläre Hyperplasien finden sich in der Regel bilateral. Die Adenome treten unilateral auf. Funktionell liegt oft eine Überproduktion östrogener Steroide vor. Adenokarzinome finden sich beim Frettchen ebenfalls unilateral und können eine Hormonproduktion wie die Adenome aufweisen. Klinisch können die Tiere eine vergrößerte Vulva, bilateral symmetrische Alopezie, Polyurie, Polydipsie, Anämie, Thrombozytopenie, endometriale Hyperplasie, Pyometra oder eine Plattenepithelmetaplasie der Prostata zeigen.

■ **Tumoren des Nebennierenmarks**

Bei verschiedenen Tierarten, am häufigsten bei Hunden und Rindern, treten tumoröse Veränderungen am NNM auf, die phäochromoblastische oder sympathoblastische Differenzierungsformen zeigen. Bei manchen Rindern scheint es eine familiäre Prädisposition zu geben. Auf molekularer Ebene sind beim Menschen die Aktivierung des hypoxischen Signalweges und des MAP/mTOR-Signalweges sowie Veränderungen der Succinatdehydrogenase-Gene beschrieben Der Begriff **Phäochromozytom** leitete sich historisch daraus ab, dass sich im erstbeschriebenen Tumor nach Einsatz einer chromhaltigen Fixierlösung die Tumorzellen selektiv braun (phäo = dunkel) darstellten. Die uni- oder bilateral auftretenden, multilobulären, bräunlichen bis gelb-rötlichen Phäochromozytome leiten sich von den katecholaminsynthetisierenden chromaffinen Zellen ab und sind die häufigsten Tumoren des NNM bei älteren Tieren. Als oft sehr große Umfangsvermehrungen können sie

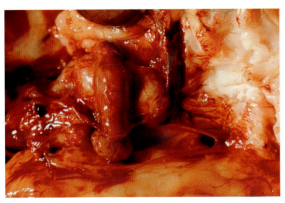

Abb. 12.18 Phäochromozytom mit Einbruch in die V. cava caudalis bei einem Hund.

das restliche Nebennierengewebe ersetzen bzw. vollständig an den Rand drängen. Kleinere Tumoren werden von der komprimierten NNR umschlossen. Die invasiv wachsenden **malignen Phäochromozytome** durchbrechen nicht selten die Kapsel der Nebenniere, infiltrieren das umgebende Gewebe und metastasieren nach Einbruch in die kaudale Hohlvene in andere Organe (regionale Lymphknoten, Leber, Milz, Lunge, **Abb. 12.18**).

Funktionell steht die Synthese von endokrin aktiven **Katecholaminen** (Adrenalin und häufiger Noradrenalin) im Vordergrund. Endokrin aktive Tumoren verursachen eine generalisierte Hypertonie, sodass sich weitere Veränderungen wie Linksherzhypertrophie oder Ödeme einstellen. Extraadrenale Phäochromozytome (S. 341) werden als **Paragangliome** bezeichnet.

Die sehr seltenen **neuralen Tumoren** des Nebennierenmarks finden sich überwiegend bei jungen Tieren (**Rind, Schwein, Hund**). Die weniger differenzierten **Neuroblastome** leiten sich von primitiven neuroektodermalen Zellen ab. Die benignen **Ganglioneurome** lassen reife Ganglienzellen und Neurofilamente erkennen. **Ganglioneuroblastome** weisen morphologische Kennzeichen beider Tumorformen auf.

> **DAS MÜSSEN SIE WISSEN**
>
> **Missbildungen** der Nebennieren (Agenesie, Hypoplasie, Dysplasie) stehen häufig im Zusammenhang mit komplexen Missbildungen von Gehirn und Hypophyse und sind insgesamt selten. Akzessorische Beinebennieren oder Beizwischennieren sind hingegen häufiger bei verschiedenen Spezies zu finden.
>
> Ausgeprägte **Hämorrhagien** der Nebennieren weisen bei Neugeborenen auf Geburtstraumata hin, bei adulten Tieren sind sie Ausdruck disseminierter Endothelschädigung bei Sepsis und Endotoxinschock oder von Koagulopathien.
>
> **Entzündungen** der Nebenniere (Adrenalitis) sind in den meisten Fällen erregerbedingt (Bakterien, Pilze, Viren), da die lokale hohe Konzentration an antiinflammatorischen Steroiden die zelluläre Immunabwehr zu unterdrücken scheint.
>
> Von besonderer Bedeutung sind Funktionsstörungen der Nebennierenrinde. Während der primäre **Hypoadrenokortizismus** auf einer idiopathischen Atrophie der Nebenniere beruht und mit einer hormonellen Insuffizienz aller Rindenzonen einhergeht, ist der sekundäre Hypoadrenokortizismus durch eine Schädigung übergeordneter Zentren bedingt und zeichnet sich dadurch aus, dass die Zona glomerulosa in der ansonsten atrophierten NNR intakt bleibt. Das klinische Bild eines Hypoadrenokortizismus ist sehr unspezifisch. Die Symptome reichen von Zittern, Schwäche, milden bis rezidivierenden gastrointestinalen Symptomen bis hin zu Anfällen, hypovolämischem Schock und Kollaps.
>
> Eine Überfunktion der Nebennierenrinde wird als **Hyperadrenokortizismus** bezeichnet, wobei sich jede Teilfunktion isoliert entwickeln kann. Die häufigste Form, eine Erhöhung des Glukokortikoidspiegels, wird als Hyperkortisolismus bezeichnet und stellt beim Hund die am häufigsten auftretende Endokrinopathie dar. Die klinische Symptomatik wird durch die blutzuckersteigernde (diabetogene), lipolytische, proteinkatabole und immunsuppressive Wirkung der Kortikosteroide bestimmt. Am häufigsten liegt ein Morbus Cushing mit chromophobem Adenom der Adenohypophyse und sekundärer bilateraler Hyperplasie der Nebennierenrinde vor. Primäre, endokrin aktive Neoplasien der Zona fasciculata der Nebennierenrinde mit einem daraus resultierenden Cushing-Syndrom sind bei den meisten Tieren seltener. Zu differenzieren sind das iatrogene und das paraneoplastische Cushing-Syndrom bei Hund und Katze sowie das cushingähnliche Syndrom bei Pferden.
>
> Der auch als Conn-Syndrom bezeichnete primäre **Hyperaldosteronismus** bei Hund und Katze beruht auf endokrin aktiven Hyperplasien bzw. Neoplasien, die sich von Zellen der Zona glomerulosa ableiten. Der sekundäre Hyperaldosteronismus resultiert dagegen aus einer gesteigerten Aktivität des Renin-Angiotensin-Systems auf der Basis anderer Grundkrankheiten. Die klinische Symptomatik ist auf Störungen des Wasser- und Elektrolyt- sowie des Säure-Basen-Haushalts zurückzuführen.
>
> Noduläre **Hyperplasien** der Nebenniere treten in erster Linie bei älteren Tieren auf und sind in der Regel klinisch unbedeutsam. Diffuse oder knotige Hyperplasien des Nebennierenmarks werden gelegentlich beim Bullen mit C-Zelladenomen der Schilddrüse sowie bei bestimmten Laborrattenstämmen beobachtet. Sie können sich weiter in Phäochromozytome entwickeln.
>
> Nebennierenrindenadenome werden v. a. beim Hund und häufiger als Adenokarzinome gefunden. Myelolipome treten vereinzelt bei Rind und Primaten auf. Die uni- oder bilateral auftretenden, multilobulären, bräunlichen bis gelb-rötlichen Phäochromozytome leiten sich von den katecholaminsynthetisierenden chromaffinen Zellen ab und sind die häufigsten **Tumoren** des Nebennierenmarks bei älteren Tieren. Funktionell steht die Synthese von endokrin aktiven Katecholaminen (Adrenalin und häufiger Noradrenalin) im Vordergrund. Weitere Schadwirkungen beruhen auf dem raumfordernden Prozess und der potenziellen Entartung zu malignen Phäochromozytomen mit invasivem Wachstum und Fernmetastasierung. Neurale Tumoren des Nebennierenmarks (Neuroblastome, Ganglioneurome, Ganglioblastome) sind sehr selten.

12.6 Endokrines Pankreas (Inselorgan)

12.6.1 Missbildungen

Aplasien und **Hypoplasien** des endokrinen Pankreas werden gelegentlich bei **Hundewelpen** bzw. **Junghunden** mit Diabetes mellitus diagnostiziert. Abgesehen von atrophischen Veränderungen ist der exokrine Anteil des Pankreas hierbei normal entwickelt.

Der Hypoplasie der Pankreasinseln beim **Wolfsspitz** liegt ein autosomal-rezessiver Erbgang zugrunde.

12.6.2 Degenerationen und Funktionsstörungen

■ Inselamyloidose

Bei mittelalten und alten **Katzen** werden nicht selten diffuse Amyloideinlagerungen in den Pankreasinseln beobachtet (Amylin), die mit progressivem Verlust der endokrinen Zellen einhergehen (**Abb. 12.19**). Diese histologisch markante Veränderung steht häufig, aber nicht regelmäßig mit einem Diabetes mellitus in Zusammenhang. Die Pathogenese der Amyloidablagerungen ist nicht abschließend verstanden, einige Autoren vermuten eine Degeneration von erschöpften β-Zellen.

■ Diabetes mellitus

> **DEFINITION** Der **Diabetes mellitus** (Zuckerkrankheit; mel = lat. für Honig) ist durch eine krankhafte Hyperglykämie gekennzeichnet und wird durch einen absoluten oder relativen Insulinmangel bedingt. Dieser erklärt sich aus einer reduzierten Insulinsynthese der β-Zellen oder durch eine reduzierte Ansprechbarkeit der Zielzellen auf Insulin (**Insulinresistenz**).

Die Zuckerkrankheit stellt eine der häufigsten Endokrinopathien bei **Hunden** und **Katzen** dar, während andere Tierarten seltener betroffen sind. Aufgrund unterschiedlicher Ursachen werden verschiedene Formen unterschieden.

Der **Typ 1 (insulinresponsiver) DM** entsteht durch die Zerstörung der Inselorgane infolge autoimmuner oder seltener idiopathischer Prozesse. Diese Autoimmuninsulitis findet sich im Gegensatz zum Menschen bei **Hund**, **Katze** und **Rind** jedoch nur selten. Insbesondere CD8[+]-T-Zellen wird eine wichtige Rolle zugesprochen. Der Auslöser der entzündlichen Reaktion ist häufig nicht bekannt, wobei genetischen Polymorphismen, die an der T-Zell-Aktivierung beteiligt sind, vermutlich eine wichtige Rolle zukommt. Allerdings kann in einigen Fällen ein Zusammenhang mit Infektionskrankheiten hergestellt werden. So können autoimmune Prozesse aufgrund struktureller Ähnlichkeiten zwischen Erregerbestandteilen und Epitopen des endokrinen Pankreas immunologische Kreuzreaktionen auslösen (molekulares Mimikry). Bei Rindern kann in diesem Zusammenhang infolge einer Infektion mit dem Bovinen Virusdiarrhö-Virus oder Maul- und Klauenseuche-Virus eine Entzündung der Pankreasinseln beobachtet werden.

Der **Typ 2 Diabetes mellitus** ist durch eine **Insulinresistenz** und inadäquate Insulinsekretion gekennzeichnet und wird häufig bei der **Katze** in einem Alter ab 10 Jahren diagnostiziert. Durch die resultierende Hyperglykämie wird das Inselorgan permanent stimuliert, zudem kommt es zu vermehrtem oxidativem Stress, Gentranskription und Induktion apoptotischer und entzündlicher Signalwege (Glykotoxizität) sowie möglicherweise Lipotoxizität. Die sich anschließende Erschöpfung der β-Zellen (Glukosetoxizität) führt im weiteren Krankheitsverlauf zusätzlich zu einer verminderten Insulinfreisetzung. Vergleichbar mit der Entwicklung beim Menschen wird in den letzten Jahren eine zunehmende Inzidenz der Erkrankung bei Katzen beobachtet, wobei epigenetische Effekte eine Rolle zu spielen scheinen. Die Zunahme wird auf vergleichbare Lebensgewohnheiten zwischen Mensch und Haustier, insbesondere auf Bewegungsmangel und Adipositas zurückgeführt. Histologisch findet sich bei diabetischen Tieren eine vakuoläre Degeneration der Inselzellen. Außerdem kommt es bei der Katze durch die vermehrte Sekretion des Inselamyloid-Polypeptids häufig zur Inselzellamyloidose und Atrophie von β-Zellen.

Andere Diabetes-mellitus-Typen wurden früher unter dem Begriff sekundärer Diabetes mellitus (**Typ S**) zusam-

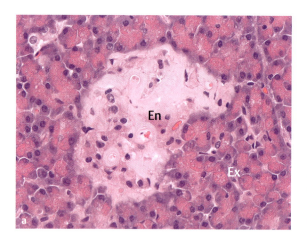

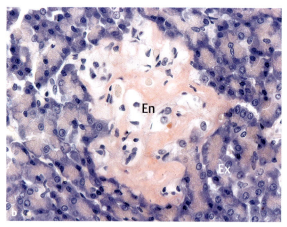

Abb. 12.19 Pankreas-Inselamyloidose bei einer diabetischen Katze. En = endokrines Pankreas, Ex = exokrines Pankreas.
a Hyalinisierung des Inselorgans mit Schwund der β-Zellen, HE-Färbung.
b Extrazelluläre Ablagerung von kongophilem Material (Amyloid) im Inselorgan, Kongorot-Färbung.

mengefasst und entstehen durch die diabetogene (insulinantagonistische) Wirkung verschiedener Hormone (z. B. Glukagon, Katecholamine, Progesteron, Thyroxin, Somatotropin), Medikamente oder auch durch andere Ursachen. Zuweilen werden alle nicht dem Typ 1 oder Typ 2 zuordnungsfähigen Ursachen als **Typ 3 Diabetes mellitus** bezeichnet.

In diesem Zusammenhang kommt es insbesondere beim **Hund** infolge eines Hyperadrenokortizismus (Cushing-Syndrom) oder unter Glukokortikoid-Therapie zum **Steroiddiabetes**. Häufige Ursachen beim Hund sind weiterhin akute nekrotisierende oder chronische rezidivierende Pankreatitiden mit konsekutiver Fibrose. Außerdem kann infolge einer Zerstörung des exokrinen Pankreas durch Entzündung, Nekrose oder Tumoren der endokrine Anteil mitbetroffen sein. Hypoplasien und Aplasien der Pankreasinseln stellen angeborene Ursachen für einen Insulinmangel bei jungen Hunden dar.

Ein beim Menschen auch als **Typ 4 Diabetes mellitus** bezeichneter Schwangerschaftsdiabetes spielt bei Tieren kaum eine Rolle.

Für **Diabetes insipidus** siehe Stoffwechselstörungen der Hypophyse (S. 440).

> WISSENSWERTES
>
> **Folgen eines Diabetes mellitus**
>
> Bei den verschiedenen Formen des Diabetes mellitus treten vergleichbare pathologische Veränderungen auf. Es müssen allerdings tierartspezifische Unterschiede, insbesondere zwischen Hund und Katze, berücksichtigt werden. Allgemein fallen erkrankte Tiere bei der klinischen Untersuchung durch eine Hyperglykämie mit Glukosurie, Polyphagie und **Polydipsie/Polyurie** auf. Durch den Insulinmangel gelangen die Tiere in eine katabole Stoffwechsellage. Sie zeigen daher häufig einen **Gewichtsverlust** trotz vermehrter Futteraufnahme sowie eine Ketoazidose. Die Läsionen in den verschiedenen Organen sind die Folge des erhöhten Blutzuckerspiegels. Eine **Glomerulosklerose** mit renalem Proteinverlust kann sowohl beim Hund als auch bei der Katze festgestellt werden (**diabetische Nephropathie**). **Katarakte**, v. a. durch die Akkumulation von Sorbitol, finden sich häufig beim Hund, jedoch nur selten bei der Katze. Diese Augenveränderungen treten bereits in der frühen Krankheitsphase auf, während sich Netzhautschädigungen aufgrund vaskulärer Störungen (**diabetische Retinopathie**) erst nach mehrjähriger Krankheit beim Hund entwickeln. Eine Entmarkung peripherer Nerven findet sich vorwiegend bei der Katze (**diabetische periphere Neuropathie**). Durch die verminderte Reizleitung zeigen die Tiere bevorzugt eine progressive Lähmung mit Muskelatrophie der Hintergliedmaßen. Außerdem können **Hautveränderungen** auftreten, z. B. eine oberflächliche nekrolytische Dermatitis (S. 394) an den Pfoten beim Hund. Diabetische Hunde und Katzen weisen häufig eine **Fetteinlagerung in Leber und Niere** auf, die sich in der Leber im fortgeschrittenen Stadium zu einer Zirrhose entwickeln kann. Durch eine verminderte Immunabwehr können **opportunistische Infektionen** des Respirations- und Harntrakts bei diabetischen Tieren beobachtet werden. Einen charakteristischen Befund stellt hierbei die emphysematöse Zystitis (S. 250) durch die Infektion des unteren Harnapparats mit glukosefermentierenden Bakterien dar.

12.6.3 Hyperplasien

Diffuse Hyperplasien der Inselzellen stellen möglicherweise einen kompensatorischen Mechanismus nach Schädigung des Pankreas dar und sind bei Primaten, verschiedenen Labornagern und Pferden beschrieben. Im Gegensatz zur einfachen Hyperplasie ist die **Nesidioblastose** durch die Proliferation von Gangepithel und Inselzellen gekennzeichnet. Sie führt beim Menschen zur hyperinsulinämischen Hypoglykämie. Bei Tieren besitzt die Nesidioblastose in der Regel keine klinische Bedeutung.

12.6.4 Tumoren

Tumoren des endokrinen Pankreas (**Inselzelltumoren, Insulome**) besitzen häufig eine endokrine Aktivität, allerdings werden diese Tumoren generell nur selten bei Haustieren nachgewiesen. Da sich die von den verschiedenen Zelltypen des endokrinen Pankreas entwickelnden Tumoren morphologisch nicht eindeutig unterscheiden lassen, ist für eine nähere Tumorklassifizierung der immunhistologische Nachweis der jeweiligen zelltypspezifischen Peptidhormone notwendig. Häufig finden sich allerdings in einem Tumortyp mehrere Peptidhormone.

Eine Hyperfunktion des endokrinen Pankreas durch insulinproduzierende β-Zell-Tumore (**Insulinome**) findet sich vorwiegend bei adulten **Hunden, Katzen und Frettchen** und seltener bei **Rindern** und **Pferden** (Abb. 12.20). Durch den erhöhten Insulinspiegel im Blut kommt es zur Hypoglykämie mit neuronalen Nekrosen im Gehirn. Die betroffenen Tiere zeigen häufig Schwäche, Ataxie, Übererregbarkeit und Krämpfe. Die Insulinome weisen bei Tieren häufig ein infiltratives Wachstum mit frühzeitiger Metastasierung

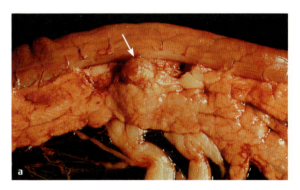

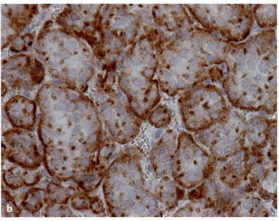

Abb. 12.20 Insulinom bei einer Katze.
a Makroskopisch sichtbare Umfangsvermehrung (→) im Duodenalschenkel des Pankreas.
b Immunhistologischer Nachweis von Insulin (braune Färbung) in den azinös angeordneten Tumorzellen.

auf. Seltener als diese Adenokarzinome werden insulinproduzierende Adenome diagnostiziert.

Bei wohlgenährten Tieren mit markanter Hypoglykämie kommt ätiologisch fast nur ein hormonell aktives Insulinom in Betracht.

Gastrinsezernierende Insellzelltumoren (**Gastrinome**) werden bei **Hund** und **Katze** beobachtet. Durch den erhöhten Gastrinspiegel entstehen Magenulzera mit resultierender Anorexie, blutigem Erbrechen, Durchfall, Gewichtsverlust und Dehydratation. Dieses Krankheitsbild (S. 51) wird als **Zollinger-Ellison-Syndrom** bezeichnet. Häufig zeigen die Tumoren ein malignes Verhalten mit Infiltration in das umliegende Gewebe und Metastasierung in den regionalen Lymphknoten und in die Leber.

In sehr seltenen Fällen können glukagonsezernierende Inselzelltumoren (**Glukagonome**) beim **Hund** diagnostiziert werden. Durch den insulinantagonistischen Effekt des Hormons kann ein Diabetes mellitus ausgelöst werden.

Selten werden bei Hunden noch **Pankreatisches Polypeptid-sezernierende Tumore**n oder **Somatostatinome** beobachtet.

> **DAS MÜSSEN SIE WISSEN** ✕
>
> **Funktionsstörungen des endokrinen Pankreas** mit konsekutivem Diabetes mellitus gewinnen in der Kleintiermedizin zunehmend an Bedeutung. Der Typ 1 (insulinresponsiver) Diabetes mellitus findet sich im Gegensatz zum Menschen bei Hund, Katze und Rind jedoch nur selten. Er entsteht durch die Zerstörung der Inselorgane infolge autoimmuner oder seltener idiopathischer Prozesse. Wesentlich häufiger kommt der Typ 2 Diabetes mellitus vor, der initial durch eine Insulinresistenz und inadäquate Insulinsekretion gekennzeichnet ist und durch die hieraus resultierende Hyperglykämie mit permanenter Stimulation des Pankreas zu einer Erschöpfung des Inselapparats führt. Andere Diabetes-mellitus-Typen wurden früher unter dem Begriff sekundärer Diabetes mellitus (Typ S), zuweilen auch als Typ 3 Diabetes mellitus zusammengefasst. Hierzu zählen z. B. Unterfunktionen des endokrinen Pankreas durch angeborene Missbildungen (Aplasie, Hypoplasie) oder die Inselamyloidose bei älteren Katzen. Bei den verschiedenen Formen des Diabetes mellitus treten vergleichbare pathologische Veränderungen auf. Es müssen allerdings tierartspezifische Unterschiede, insbesondere zwischen Hund und Katze, berücksichtigt werden.
>
> **Tumoren** des endokrinen Pankreas (Inselzelltumoren, Insulome) besitzen häufig eine endokrine Aktivität, allerdings werden diese Tumoren generell nur selten bei Haustieren nachgewiesen. Eine Hyperfunktion des endokrinen Pankreas durch insulinproduzierende β-Zell-Tumore (Insulinome) findet sich vorwiegend bei adulten Hunden, Katzen und Frettchen und seltener bei Rindern und Pferden. Gastrinsezernierende Insellzelltumoren (Gastrinome) werden bei Hund und Katze beobachtet. In sehr seltenen Fällen können beim Hund glukagonsezernierende Inselzelltumoren (Glukagonome), Pankreatisches Polypeptid-sezernierende Tumoren oder Somatostatinome diagnostiziert werden.

12.7 Diffuses neuroendokrines System und Paraganglien

Das diffuse neuroendokrine System besteht aus vereinzelt auftretenden parakrin oder endokrin wirkenden Zellen, die im Epithel verschiedener Organsysteme zu finden sind. Paraganglien sind Gruppen von neuroektodermalen Zellen, die außerhalb des ZNS vorkommen und unterschiedliche Aufgaben erfüllen. Das Nebennierenmark als Paraganglion ist beispielsweise für die Produktion von Adrenalin und Noradrenalin verantwortlich, während das Glomus caroticum und Glomus aorticum Chemorezeptoren darstellen, die den Sauerstoff- und Kohlendioxid-Partialdruck sowie den pH-Wert des Blutes registrieren.

12.7.1 Tumoren

Tumoren des diffusen neuroendokrinen Systems treten v. a. im Magen-Darm-Trakt, Bronchialsystem und seltener in der Leber auf. Mittlerweile wird der Begriff **Karzinoid** nur noch selten verwendet, stattdessen wird heute nach WHO-Definition in Abhängigkeit von Differenzierungs- und Malignitätsgrad von **neuroendokrinen Adenomen** und **Adenokarzinomen** gesprochen. Allerdings ist eine histologische Differenzierung zwischen benignen und malignen Formen häufig nicht eindeutig möglich, da auch gut differenzierte Tumoren potenziell metastasieren können. Durch die Produktion von biogenen Aminen oder Peptidhormonen können neuroendokrine Tumoren eine systemische hormonelle Wirkung im Sinne von **orthotopen paraneoplastischen Syndromen** hervorrufen.

Vergleichbar mit den Befunden am diffusen neuroendokrinen System finden sich an den Paraganglien vorwiegend neoplastische Veränderungen (**Paragangliome**). Hiervon ist vorwiegend das Glomus caroticum oder das Glomus aorticum betroffen, wobei die Tumore des Glomus caroticum eine malignere Tendenz mit Metastasierung in einem Drittel der Fälle aufweisen. Die von ihnen abgeleiteten Tumoren werden als **Chemodektome** bezeichnet (**Abb. 12.21a**). Die Ursache der Tumorentstehung ist weitgehend unklar. Allerdings wird eine Disposition im Zusammenhang mit einer chronischen Hypoxie für das gehäufte Auftreten bei brachyzephalen **Hunderassen** (Boxer, Boston Terrier) diskutiert. In der Regel weisen diese Tumoren bei Tieren keine hormonelle Aktivität auf. Es können allerdings infolge der Kompression von Blutgefäßen und des Herzens durch die Umfangsvermehrung zirkulatorische Störungen entstehen. Außerdem wachsen maligne Formen der Chemodektome lokal-infiltrativ und können metastasieren (**Abb. 12.21b**). Tumoren des Glomus aorticum finden sich als solide oder multinoduläre Masse im Herzbeutel in der Nähe der Herzbasis. Sie stellen daher eine Differenzialdiagnose zu anderen Herzbasistumoren (z. B. tumorös entartetes ektopisches Schilddrüsengewebe) dar.

Tumoren des diffusen neuroendokrinen Systems und der Paraganglien können aufgrund ihrer spezifischen Enzymausstattung, z. B. mit der neuronenspezifischen Enolase (NSE), immunhistologisch identifiziert und so von Tumoren anderer Histogenese abgegrenzt werden.

12.8 Multiples endokrines Neoplasie-Syndrom

Eine genetisch bedingte hormonelle Hypersekretionen durch Hyperplasien oder tumoröse Entartungen mehrerer endokriner Organe wird als **Multiple-endokrine-Neoplasie** (MEN)-Syndrom bezeichnet. Hierbei werden die beiden Formen **MEN 1** und **MEN 2** unterschieden. Das MEN-1-Syndrom ist durch die Entstehung von Nebenschilddrüsenadenomen, endokrinen Pankreastumoren und Hypophysentumoren gekennzeichnet, häufig in Verbindung mit einem Hyperparathyreoidismus. Patienten mit einem **MEN-2A**-Syndrom entwickeln Schilddrüsenadenokarzinome und Phäochromozytome, während beim **MEN-2B**-Syndrom zusätzlich Neurome der Schleimhäute nachgewiesen werden können. Beim MEN-2A-Syndrom liegt in einigen Fällen zusätzlich ein Hyperparathyreoidismus vor. In der Literatur finden sich nur einzelne Fallberichte über MEN bei Haussäugetieren. Am häufigsten ist das Auftreten eines **MEN-2A**-ähnlichen Syndroms beim Hund beschrieben.

12.9 Endokrine Gewebe der Gonaden

Die krankhaften Veränderungen der hormonell aktiven Zellen in Ovar und Hoden werden in dem Kapitel Reproduktionsorgane (S. 254) beschrieben.

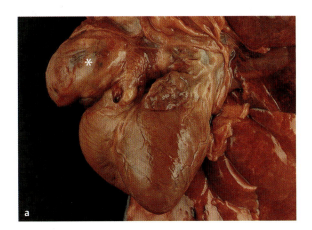

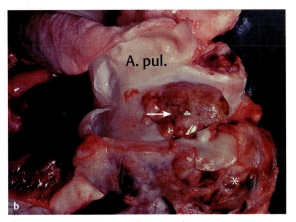

Abb. 12.21 Herzbasistumoren beim Hund.
a Chemodektom (*) an der Herzbasis.
b Infiltration (→) eines Chemodektoms (*) in die A. pulmonalis.

13 Augen

Peter Schmidt, Peter Wohlsein

13.1 Postmortale Veränderungen

Als postmortale Veränderung wird das sog. **Totenauge** zur groben Abschätzung des Todeszeitpunkts herangezogen [1]. Es darf nicht mit intravitalen degenerativen oder entzündlichen Veränderungen verwechselt werden. Infolge von Wasserverlust durch Verdunstung und dem Ausbleiben der Tränensekretion trocknet die Kornea mit zunehmender Dauer ein, wird trübe und faltig. Das Auge verliert seinen ursprünglichen Turgor, sodass der Bulbus einsinkt und das 3. Augenlid vorfällt. Letzteres wird auch durch den Rigor mortis der Augenmuskeln verursacht. Rasch wird die Netzhaut autolytisch, löst sich vom retinalen Pigmentepithel (RPE) ab und legt sich in Falten. Im Gegensatz zur intravitalen Ablatio retinae zeigen die retinalen Pigmentepithelzellen keine Hypertrophie. Agonal oder postmortal werden in der warmen Jahreszeit in der Konjunktiva nicht selten Fliegeneier abgelegt.

13.2 Missbildungen

Missbildungen und Entwicklungsstörungen der Augen sind selten und zumeist die Folge einer gestörten Organogenese bzw. Differenzierung. Sie manifestieren sich häufig als Kombination verschiedener Augenveränderungen und können auch mit komplexen Schädelhirnmissbildungen einhergehen. Ätiologisch kommen neben hereditären Faktoren toxische (*Veratrum californicum*) bzw. infektiöse (BVD, Felines Panleukopenie-Virus, Canines Herpesvirus) Noxen infrage. Von besonderer Bedeutung sind **Störungen der induzierenden Entwicklung der Linse bzw. der Netzhaut**, insbesondere des Pigmentepithels. Dabei gehen Erstere mit Veränderungen des vorderen, Letztere mit solchen des hinteren Augensegments einher. Augenmissbildungen müssen gerade beim **Fleischfresser** nicht zwangsläufig angeboren sein, da hier die Entwicklung der Netzhaut noch bis zu 6 Wochen nach der Geburt anhält. Bei Hunden mit homozygotem Merle-Gen können Mikrophthalmien, Hypoplasien der Kornea, kongenitale Katarakte, Kolobome, rudimentäre Linsen und Ektasien episkleraler Gefäße auftreten. Bei heterozygoten Genträgern werden eine Aplasie des Tapetum lucidum, eine Depigmentierung der Retina, Anomalien der Papilla optici und Ektasien der Episkleralgefäße beobachtet.

13.2.1 Störungen der Organogenese

Störungen bei der Entwicklung des Augenbechers manifestieren sich als **Anophthalmie** mit vollständigem Fehlen von nachweisbarem Augengewebe in der Orbita bzw. als **Mikrophthalmie** bei Ausbildung einer rudimentären Augenanlage. Ein **Anophthalmus** ist auf eine Agenesie bzw. Aplasie des embryonalen Augenbläschens oder auf eine Entwicklungsstörung des Prosenzephalons zurückzuführen. Die Anomalie wird sehr selten bei **Hund**, **Katze**, **Rind**, **Pferd** und **Nagern** beschrieben.

Der **Mikrophthalmus** tritt als uni- oder bilaterale Bulbusanomalie bei verschiedenen Spezies auf. Er kann mit anderen Augenmissbildungen vergesellschaftet sein, z. B.:
- beim Zwergschnauzer mit kongenitaler Katarakt (autosomal-rezessiv)
- beim Dobermann mit Dysgenesie des vorderen Augensegments
- Aphakie (Linsenlosigkeit)
- Persistenz des hyperplastischen primären Glaskörpers
- Netzhautdysplasie und -abhebung (vermutlich autosomal-rezessiv)
- als Teilbefund der Collie-Augen-Anomalie

Beim sehr seltenen autosomal-rezessiv vererbten **Kryptophthalmus** des **Hundes** mit totalem Ablepharon überzieht die Haut bei fehlender Lidspalte und unterschiedlich ausgeprägter Mikrophthalmie den Augapfel.

Beim **Nanophthalmus** handelt es sich um eine schwere Form der Mikrophthalmie mit verkürzter langer Augenachse, vergrößertem Linse/Auge-Verhältnis und einer hohen Prävalenz von Glaukom mit verschlossenem Kammerwinkel.

Entwicklungsstörungen des Prosenzephalons können mit der Ausbildung lediglich einer median gelegenen Augenhöhle einhergehen. Diese enthält als echte **Zyklopie** nur einen Bulbus, während beim **Synophthalmus** zumindest Teile von Augenstrukturen doppelt angelegt sind. Bei Schafen wurde ein Zusammenhang zwischen Zyklopie und der Aufnahme der Leguminose *Veratrum californicum* festgestellt.

Eine Persistenz der primären Augenblase bzw. eine fehlende Verbindung des inneren Blattes des Augenbechers hat ein **kongenital zystisches Auge** bzw. eine **kongenital nicht anliegende Netzhaut** zur Folge. Letztere ist differenzialdiagnostisch von postnatalen Netzhautablösungen zu unterscheiden.

Das **Kolobom** (Spaltbildung) ist die Folge eines unvollständigen Schlusses der fetalen Augenbecherspalte und wird als herdförmige Spaltbildung (Abb. 13.1) bzw. Aussackung sichtbar. Es betrifft als **komplettes Kolobom** alle oder als **inkomplettes Kolobom** lediglich einzelne Augenstrukturen und tritt auch als Teilbefund anderer Missbildungen auf, z. B. der Collie-Augen-Anomalie.

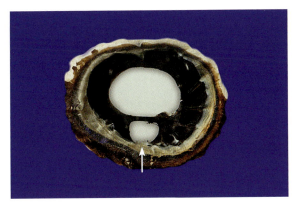

Abb. 13.1 Iriskolobom mit fokalem Defekt (→) bei einem Pferd nach Entfernung der Kornea. [Quelle: Prof. Dr. Barbara Nell, Veterinärmedizinische Universität Wien]

13.2.2 Differenzierungsstörungen

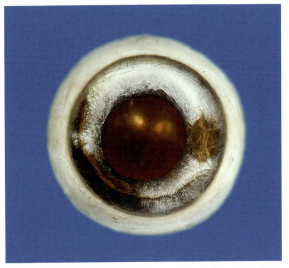

Abb. 13.2 Heterochromia iridis bei einem Hund. [Quelle: Prof. Dr. Barbara Nell, Veterinärmedizinische Universität Wien]

Bei **Aderhauthypoplasien** handelt es sich um mesenchymale Differenzierungsstörungen, die mit einer fehlerhaften Pigmentierung des RPE einhergehen. Sie treten bei **Hunden** mit abnorm wenig pigmentiertem Haarkleid bzw. solchen mit blauen Augen (Merle-Faktor) auf und sind der Hauptbefund der Collie-Augen-Anomalie. Häufig bestehen weitere Befunde, z. B. Mikrophthalmie, Netzhautablösung, Kolobome, segmentale Irishypoplasie oder Katarakt.

Die **Collie-Augen-Anomalie** („collie eye anomaly", CEA) wird bei Collies, aber auch bei anderen, zumeist verwandten Hunderassen gefunden, z. B. Border Collie, Shetland Sheepdog und australischem Schäferhund. Sie ist auf eine defekte Differenzierung der Sklera posterior und der Aderhaut mit Pigmentepithel zurückzuführen. Die grundlegende Läsion, eine multifokale bis diffuse Hypoplasie und Hypopigmentierung der Aderhaut, wird autosomal-rezessiv vererbt. Sie wird von zahlreichen weiteren Anomalien mit unterschiedlicher Expression begleitet, z. B.:

- Hypoplasie des Tapetum lucidum
- Kolobom des N. opticus
- Glaskörpereinblutungen
- Netzhautablösung (Ablatio retinae)
- präiridale fibrovaskuläre Membranen

Daneben finden sich bisweilen Enophthalmus, Mikrophthalmus und Mineralisierung der Hornhaut.

Hypoplasien der Iris sind auf eine mesenchymale Differenzierungsstörung des vorderen Augenbechers zurückzuführen und betreffen bei unverändertem Ziliarkörper ausschließlich das Irisstroma. Sie kommen selten vor und werden v. a. beim **Pferd**, aber auch bei anderen Spezies eigenständig oder als Teilphänomen komplexer Augenmissbildungen, z. B. kongenitaler Katarakt und konjunktivalem Dermoid, beobachtet. In schweren Fällen erscheinen sie klinisch als **Aniridie**, wohingegen eine echte Aniridie sehr selten ist. Beim Pferd kann als Folge eines fehlentwickelten trabekulären Maschenwerks des Filtrationswinkels auch ein Glaukom entstehen.

Bei einer **Hypopigmentierung** bzw. **Heterochromie der Iris** besteht eine unilateral oder bilateral ausgebildete fehlende Pigmentierung im Stroma der ansonsten normal strukturierten Iris (**Abb. 13.2**). Das hintere Irisepithel kann

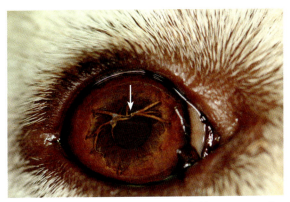

Abb. 13.3 Persistierende Pupillarmembran (→) bei einem Hund. [Quelle: Prof. Dr. Barbara Nell, Veterinärmedizinische Universität Wien]

pigmentiert (**Subalbinismus**) oder nicht pigmentiert (**Albinismus**) sein. Die Veränderung ist diffus (Hypopigmentierung oder **Fischauge**) oder fleckförmig (Heterochromia iridis oder **Birkauge**). Tapetum lucidum und Aderhaut sind meist hypoplastisch und wenig pigmentiert. Die betroffenen Bereiche zeigen makroskopisch eine blaue Farbe.

Die Hypopigmentierung der Iris wird beim Kalb kongenital im Rahmen des okulozerebellären Syndroms nach intrauteriner BVD-Virus-Infektion (S. 72) beobachtet.

Bei Vorliegen einer persistierenden Pupillarmembran (**Membrana pupillaris persistens corneae adhaerens**) finden sich fadenartige oder flächige, teils pigmentierte Gewebereste bzw. -brücken im Bereich von Iris, Linsenkapsel und Hornhautendothel, die die Pupille durchspannen können (**Abb. 13.3**). Bei Insertion in Hornhaut und/oder Linse können infolge konsekutiver Dysgenesien des kornealen Endothels bzw. des Linsenepithels herdförmige Trübungen mit Sehstörungen auftreten. Bei Basenji-Hunden besteht ein autosomal-rezessiver Erbgang.

Dysplasien des vorderen Augensegments sind durch ausgedehnte vordere Synechien (Adhärenz der Iris an der Kornea) mit Fehlbildung von Descemetscher Membran und

Hornhautendothel bis hin zum vollständigen Fehlen der vorderen Augenkammer charakterisiert. Sie treten als Mikrophthalmie, Mikrophakie, Glaukom, kongenitale Hornhauttrübung und kongenitale Katarakt in Erscheinung.

DEFINITION Als **Goniodysgenesie** bezeichnet man eine Entwicklungsstörung des Filtrationswinkels in der vorderen Augenkammer, der eine unvollständige Atrophie des fetalen uvealen Mesenchyms bzw. eine Dysplasie des Ligamentum pectinatum und/oder des Spongium anguli iridocornealis zugrunde liegt, sodass intraokulare Kanäle im iridokornealen Winkel verengt oder verschlossen sind.

Die **Goniodysgenesie** ist ein wichtiger Risikofaktor für die Entwicklung eines primären Glaukoms (kongenitales Offenwinkel-Glaukom; Abb. 13.4).

Eine verminderte Rückbildung des mesenchymalen Systems des hinteren Augensegments mit **gestörter Entwicklung des endgültigen (sekundären) Glaskörpers** wird v. a. beim Hund beschrieben. Sie betrifft insbesondere die fibrovaskuläre Differenzierung. Lediglich beim Wiederkäuer und Pferd kann ein wenige Millimeter starker Zapfen, der von der Papilla optica konusförmig als **Bergmeister-Papille** in den Glaskörper reicht, normalerweise in den ersten Lebensmonaten nachzuweisen sein. Kleinere Gewebereste an der hinteren Linsenkapsel sind harmlos und werden als **Mittendorfscher Fleck** bezeichnet.

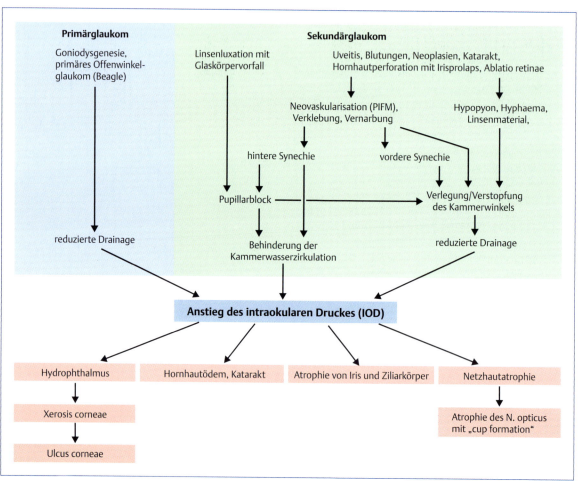

Abb. 13.4 Pathogenese der verschiedenen Formen des Glaukoms.
Beim **Primär-Glaukom** führen Veränderungen im Bereich des Kammerwinkels (z. B. unvollständige Atrophie des fetalen uvealen Mesenchyms, Dysplasie des Ligamentum pectinatum) zu einem verminderten Abfluss des Kammerwassers über den Filtrationswinkel, ohne dass eine andere ursächliche Erkrankung am betroffenen Auge vorliegt.
Das **Sekundär-Glaukom** ist Folge von separaten Primär-Augenveränderungen, die den Abfluss des Kammerwassers über Pupille und Kammerwinkel behindern. So kann ein Glaskörpervorfall bei Linsenluxation den Pupillarspalt vollständig verlegen (Pupillarblock) und dadurch den Transport des Kammerwassers von der hinteren in die vordere Augenkammer mechanisch behindern.
Zahlreiche Augenveränderungen können infolge Exsudation, Vernarbung bzw. Freisetzung angiogenetischer Mediatoren hintere oder vordere Synechien sowie die Bildung präiridaler fibrovaskulärer Membranen (PIFM) hervorrufen. Eine beim Pupillarblock mögliche hgr. Vorwölbung der Iris kann ferner zu einer mechanischen Verengung des Kammerwinkels beitragen. Blut, Entzündungs- oder Tumorzellen bzw. andere Partikel (z. B. degeneriertes Linsenmaterial) behindern über eine Verstopfung des Kammerwinkels den Abfluss des Kammerwassers. Der dadurch bedingte Anstieg des intraokularen Drucks steht im Zentrum der Glaukomgenese und verursacht unterschiedliche Folgeschäden. Beim Hydrophthalmus liegt eine flüssigkeitsbedingte Vergrößerung des Augapfels vor. Hornhautödeme werden auf druckbedingte Störungen des Wasserhaushalts der Kornea zurückgeführt. Die Veränderungen an Iris, Ziliarkörper und Netzhaut werden als Kompressionsatrophie verstanden, während für die retinalen Nervenzellnekrosen zusätzlich eine vermehrte Freisetzung exzitatorischer Aminosäuren infrage kommt.

Die **Persistenz der A. hyaloidea** kann infolge von Blutungen in die Linse zu erheblichen Sehstörungen führen und die Persistenz einer **fibrösen Tunica vasculosa lentis posterior** am hinteren Linsenpol kann mit Kataraktbildung einhergehen.

Beim **persistierenden hyperplastischen primären Glaskörper** („persistent hyperplastic primary vitreous", PHPV) handelt es sich um eine bei bestimmten **Hunderassen** (Dobermann, Staffordshire Terrier) hereditäre Veränderung. Sie geht mit Mikrophthalmie, Lentikonus (angeborene Formanomalie der Augenlinse), Katarakt und anderen okularen Defekten einher. In schweren Fällen können auch Netzhautablösungen und -dysplasien das Bild begleiten.

Retinadysplasien der sensorischen Retina treten v. a. beim **Hund**, selten bei anderen Spezies auf.

> **DEFINITION** Retinadysplasie ist ein Sammelbegriff für eine abnormale Differenzierung der Retina, die histologisch durch retinale Falten, Rosetten, Entdifferenzierung der Körnerschichten, Zelluntergang und Glianarben gekennzeichnet und meist die Folge einer fehlerhaften Induktionswirkung des RPE auf genetischer Grundlage ist.

Bei der Retinadysplasie des Hundes (Springer Spaniel, Collie, Beagle) liegt ein einfach-rezessiver Erbgang vor.

Ebenfalls auf Störungen des RPE sind Netzhautdysplasien bei der Collie-Augen-Anomalie zurückzuführen. Bei Labrador Retriever, Samojede, Alaskan Malamute und Norwegischem Elchhund kommen Retinadysplasien zusammen mit Chondrodysplasien vor. Differenzierungsstörungen der Retina mit Atrophie und Vernarbung sowie abortiver Regeneration sind ferner auf chorioretinale Schädigungen und Nekrosen nach Virusinfektionen während der Entwicklung zurückzuführen. Beobachtet wurden Fälle bei Rind (BVD), Schaf (Blauzungenkrankheit), Hund (Canines Herpesvirus 1) und Katze (Panleukopenie, Leukose).

Uni- oder bilaterale **Hypoplasien des N. opticus** treten häufig als Teilbefund verschiedener Augenanomalien, besonders bei Retinadysplasien unterschiedlicher Genese auf. Beim Vitamin-A-Mangel des Schweines werden ursächlich teratogene Effekte mit konsekutiven Augenanomalien oder generalisierten Fehlbildungen vermutet.

Korneale/konjunktivale Dermoide werden bei vielen Tierspezies beschrieben und sind beim Hereford-**Rind** in den USA hereditär. Es handelt sich um der Hornhaut aufsitzende Choristome mit hautähnlicher Differenzierung, die verhornendes Plattenepithel, Haare, Talg- und Schweißdrüsen sowie mitunter Knorpel bzw. Knochen erkennen lassen (Abb. 13.5).

Kongenitale Hornhauttrübungen treten diffus oder herdförmig in Erscheinung. Sie sind in der Regel auf Entwicklungsstörungen der vorderen Augenkammer, meist eine persistierende Pupillarmembran oder eine kongenitale vordere Synechie, zurückzuführen. Der Trübung liegen histologisch Defekte des Korneaendothels bzw. eine Desorganisation des Hornhautstromas zugrunde. Beim **Holstein-Friesian-Rind** in Deutschland und England werden diffuse Trübungen auf der Basis eines Stromaödems beob-

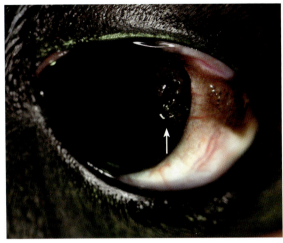

Abb. 13.5 Dermoid (↑) an der Konjunktiva eines Hundes. [Quelle: Prof. Dr. Barbara Nell, Veterinärmedizinische Universität Wien]

achtet. Bei Hund, Rind und Zerviden kann auch ektopisches Tränendrüsengewebe eine periphere Hornhauttrübung verursachen.

Eine **Aphakie** bzw. **Mikrophakie** liegt bei fehlender bzw. zu kleiner Linse vor. Wegen der zentralen Bedeutung der Linse für die Invagination der Augenblase ist eine **primäre Aphakie** nur in einem rudimentären Auge möglich, während **sekundäre Aphakien** stets als Degeneration in einem ansonsten intakten Bulbus in Erscheinung treten.

Mikrophakien, also zu klein ausgebildete Linsen, sind selten. Sie werden bei Hunden, Kälbern und Katzen meist in Zusammenhang mit Ectopia lentis, Mikrophthalmus und mesenchymalen Anomalien der vorderen Augenkammer beschrieben.

Beim **Lentikonus** und **Lentiglobus** handelt es sich um seltene konische bzw. sphärische Ausbuchtungen der vorderen bzw. hinteren Linsenkapsel. Beim Dobermann tritt diese Veränderung als Teilbefund bei der Persistenz der Tunica vasculosa lentis posterior und des PHPV infolge plötzlicher Verformung der Linsenkapsel durch das fibrovaskuläre Gewebe auf und ist somit eigentlich erworben.

Kongenitale Linsenektopien werden v. a. bei Hund und Pferd beobachtet. Häufiger handelt es sich allerdings um spontane Luxationen, die bei erwachsenen Hunden (kleine Terrier, Pudel) infolge erworbener Schädigungen der Zonulafasern auftreten.

Die **kongenitale Katarakt** ist einerseits ein Teilphänomen unterschiedlicher Fehlbildungen des Auges, insbesondere im Zusammenhang mit mesenchymalen Differenzierungsstörungen im Bereich der vorderen oder hinteren Augenkammer. Sie kann aber auch nach intraokularen Entzündungen (z. B. fetale Infektion mit BVD-Virus beim Kalb) oder toxisch bedingten Degenerationen auftreten. Primäre kongenitale Katarakte sind beim Hund oft hereditär. Beim Pferd stellen sie die häufigste angeborene Veränderung bei ansonsten unverändertem Bulbus dar. Bei Rind, Schwein, Schaf und Ziege sind sie selten.

WISSENSWERTES

Strabismus

Als Strabismus (syn. Schielen) wird eine Störung des Gleichgewichts der Augenmuskeln oder eine fehlerhafte motorische Koordination beider Augen bezeichnet. Der primäre Strabismus tritt ohne weitere ophthalmologische Erkrankungen auf, während beim sekundären Strabismus eine andere, meist okulare Erkrankung zugrunde liegt. Nach der Schielrichtung werden folgende Formen unterschieden: Strabismus divergens (Außenschielen), Strabismus convergens (Innenschielen), Vertikalotropie (Höhenschielen).

DAS MÜSSEN SIE WISSEN

Missbildungen und Entwicklungsstörungen der Augen manifestieren sich häufig als Kombination verschiedener Augenveränderungen und können auch mit komplexen Schädelhirnmissbildungen einhergehen. Ätiologisch kommen neben hereditären Faktoren toxische bzw. infektiöse Noxen infrage. Dabei gehen Störungen der induzierenden Entwicklung der Linse mit Veränderungen des vorderen, solche der Netzhaut mit Missbildungen des hinteren Augensegments einher.

Störungen der Organogenese äußern sich in einer rudimentären Augenanlage, Persistenz der primären Augenblase oder einem unvollständigen Schluss der fetalen Augenbecherspalte. Eine Fehlentwicklung des Prosenzephalons kann mit der Ausbildung von Zyklopie und Synophthalmus einhergehen.

Differenzierungsstörungen der verschiedenen Anteile des Auges kommen v. a. bei Hund und Pferd häufiger vor, wobei insbesondere der Goniodysgenesie als Auslöser des primären Glaukoms, der gestörten Entwicklung des Glaskörpers, der Retinadysplasie, den kongenitalen Linsenektopien und der kongenitalen Katarakt Bedeutung zukommen. Insgesamt sind Missbildungen des Auges jedoch eher selten.

13.3 Augenlider

13.3.1 Missbildungen

Als **Ablepharon** bezeichnet man das Fehlen der Augenlider.

Agenesie, Hypoplasie oder **Kolobome** kommen sporadisch bei der Katze vor. Diese kongenitalen Abweichungen können dabei mit anderen Fehlbildungen des Auges vergesellschaftet sein.

Bei reinrassigen Hunden finden sich nicht selten angeborene Verlagerungen der Zilien als wimpernartige feine Haare, die wiederum Anlass zu mechanisch bedingten Konjunktivitiden geben können. Bei der **Distichiasis** treten die Zilien (umgangssprachlich auch als Wimpern bezeichnet) durch die Öffnungen der Meibomschen Drüsen in Richtung Augapfel aus, sodass die mechanische Reizung zur Konjunktivitis führt. Ektopische Zilien entspringen dagegen aus der Innenseite des Augenlids oder des Lidrands und führen zu ähnlichen, oft noch schwereren mechanischen Reizungen der Kornea.

Als Ursache der **Trichiasis** (Wimpernscheuern) kommen dystopische Zilien (siehe Distichiasis) oder andere Anomalien bei normal angelegten Zilien in Betracht, beispielsweise Brachyzephalie oder Entropium.

Als **Entropium** wird eine Einwärtskehrung des Augenlids bezeichnet, die infolge Trichiasis häufig eine Konjunktivitis verursacht.

Eine Auswärtswendung der Lidkante wird als **Ektropium** bezeichnet. Sie kann zu Austrocknungsschäden der Bindehaut führen.

Beim **Symblepharon** handelt es sich um konjunktivale Verwachsungen des Augenlids bzw. der Nickhaut mit dem Bulbus, die sich infolge traumatischer oder entzündlicher Ereignisse entwickelt haben.

13.3.2 Entzündungen

Die **Blepharitis** bezeichnet eine Lidrandentzündung im Bereich der äußeren Haut. Sie kann aber auch als **Blepharokonjunktivitis** mit einer Bindehautentzündung einhergehen.

Knotige Entzündungen treten als **Hordeolum** (**Gerstenkorn**) oder als **Chalazion** (**Hagelkorn**) in Erscheinung. Beim **Hordeolum** handelt es sich um eine eitrige Entzündung der Zeissschen oder der Mollschen (**äußeres Hordeolum**) bzw. der Meibomschen Drüsen (**inneres Hordeolum**).

Beim **Chalazion** liegt eine lipogranulomatöse Entzündung infolge Verlegung der Ausführungsgänge einer Meibomschen Drüse und Durchsickern von Sekret in das umgebende Gewebe vor. Es tritt oft auch zusätzlich im Bereich von Adenomen der Meibomschen Drüsen auf.

Bei der **idiopathischen oder sterilen granulomatösen Lidrandentzündung** kann es wie beim Hordeolum/Chalazion zu knotigen Verdickungen des Lidrands des **Hundes** kommen, bei der jedoch keine Verbindung zu den Meibomschen Drüsen besteht.

13.4 Tränendrüsen

13.4.1 Entzündungen

Eine Entzündung der Tränendrüse (**Dakryoadenitis**) lässt sich einerseits auf ein Übergreifen von Entzündungen des retrobulbären Fettgewebes bzw. von intraokularen Entzündungen zurückführen. Sie kann andererseits traumatisch bedingt sein. Die Entzündung tritt mitunter auch als Teilbefund systemischer Infektionen (BKF, FIP, Staupe) oder auf immunpathologischer Basis auf.

> **KLINISCHER BEZUG** Die atrophische und fibrosierende Entzündung der Tränendrüse des **Hundes** mit Versiegen der Tränenflüssigkeit und Entwicklung einer Keratoconjunctivitis sicca wird ähnlich dem Sjögren-Syndrom des Menschen als autoimmunes Geschehen angesehen.

13.4.2 Weitere Veränderungen

Als tumorartige Vorwölbung unter dem 3. Augenlid zeigt sich der häufig beim **Hund**, selten bei der **Katze** zu beobachtende **Vorfall der Nickhautdrüse** („cherry eye"). Er wird auf eine ungenügend feste Verbindung zwischen der Basis des 3. Augenlids und der Orbita zurückgeführt.

Bei der **Tränengangszyste** handelt es sich um eine zystische Dilatation des Tränenganges, des Tränensackes oder der Canaliculi lacrimales in der Lamina propria im medialen Augenwinkel infolge einer entzündungsassoziierten fibrotischen Striktur.

13.5 Konjunktiva

13.5.1 Entzündungen

Die häufigsten morphologischen Veränderungen der Bindehaut treten als Entzündung (**Konjunktivitis**) in Erscheinung. Sie können sich dabei als eigenständiges Ereignis manifestieren, nicht selten aber auch als Begleitreaktion bei anderen Augenveränderungen beobachtet werden, z. B. bei Keratitis, Uveitis oder Glaukom. Umgekehrt kann eine Konjunktivitis auf Hornhaut, Aderhaut und Augenhöhle übergreifen.

■ Infektionsbedingte Entzündungen

Entzündungen der Konjunktiva können im Zusammenhang mit systemischen Infektionskrankheiten auftreten, z. B.:

- Staupe (S. 318)
- Bösartiges Katarrhalfieber (S. 33)
- Bovine Virusdiarrhö (S. 72); Anzeigepflicht
- Klassische und Afrikanische Schweinepest (S. 182); Anzeigepflicht
- equine Virusarteriitis

Im akuten Zustand dominieren die Kardinalsymptome der Entzündung, z. B. Rötung, Schwellung, Exsudation und Zellinfiltration (serös, mukös bis eitrig). Kennzeichen chronischer Konjunktividen sind Epithelhyperplasien inkl. der Becherzellen, squamöse Metaplasien sowie noduläre Hyperplasien des lymphatischen konjunktivalen Gewebes, die ihrerseits wiederum eine Irritationskeratitis auslösen können.

Bei der **Katze** stehen durch Infektionserreger hervorgerufene Konjunktividen im Vordergrund. Sie kommen beispielsweise bei Infektionen mit Felinem Herpesvirus, Mykoplasmen und *Chlamydophila felis* vor.

Infektionen mit dem **Felinen Herpesvirus 1 (FHV 1)** verursachen bei Welpen und Jungkatzen konjunktivitische Veränderungen als Teilbefund des Katzenschnupfenkomplexes. Bei adulten Katzen können sie bei Immunsuppression oder Glukokortikoidbehandlung infolge Aktivierung einer latenten Infektion auch eine isolierte Keratokonjunktivitis hervorrufen. Als Ausdruck des virusbedingten zytopathischen Effekts dominieren im akuten Stadium Hornhauterosionen und -ulzera mit Nachweis von eosinophilen Kerneinschlusskörperchen in zugrunde gehenden Epithelzellen. Im chronisch-persistierenden Stadium stehen entzündliche stromale Veränderungen der Hornhaut mit Ödem, Vaskularisierung und lymphozytären Infiltraten im Vordergrund.

***Mycoplasma* spp.** wie *Mycoplasma (M.) felis* und *M. gatae* rufen nur bei immunsupprimierten Tieren, vorwiegend Katzen, oder gemeinsam mit Herpesviren und Chlamydien eine Entzündung hervor.

Chlamydophila felis kann eine meist unilaterale eitrige Konjunktivitis verursachen, die zur Therapieresistenz und somit auch zur Chronizität neigt.

Die durch das **Bovine Herpesvirus 1** ausgelöste Infektiöse Bovine Rhinotracheitis geht mit einer seropurulenten Begleitkonjunktivitis einher. Im Gegensatz zur infektiösen bovinen Keratokonjunktivitis infolge einer Infektion mit *Moraxella bovis* besteht keine keratitische Komponente.

Wandernde Larven bzw. adulte Stadien von **Parasiten** (*Thelazia*, *Habronema*, *Onchocerca*) induzieren bei verschiedenen Spezies granulomatöse Konjunktividen unter Einbeziehung benachbarter Gewebestrukturen und Beteiligung von eosinophilen Granulozyten. Invasionen mit Fliegenlarven (Ophthalmomyiasis) sind in gemäßigten Breiten ohne wesentliche Bedeutung.

Bei der **Ophthalmomyiasis** handelt es sich um eine periokulare oder sogar intraokulare Invasion von Fliegenlarven v. a. bei Weidetieren, beispielsweise durch Larven von *Gedoelstia* spp., Familie Oestridae. Bei der Katze ist auch eine derartige Invasion von *Cuterebra*-Larven bekannt.

■ Immunvermittelte Entzündungen

Allergische Konjunktividen werden am häufigsten beim Hund gefunden. Histologisch sind Infiltrationen mit eosinophilen Granulozyten nachweisbar. Im chronischen Stadium treten subepitheliale lymphozytär-plasmazelluläre Infiltrate und follikelartige Lymphozytenaggregationen auf.

Die **lignöse Konjunktivitis** (Conjunctivitis lignosa) ist eine seltene Form von chronischer Konjunktivitis, die beim Dobermann vorkommt. Die ulzerative Entzündung mit pseudomembranösen Auflagerungen und einer festen (holzartigen) Verdickung des betroffenen Gewebes ist histologisch u. a. durch umfangreiche hyaline, zellarme Proteinablagerungen mit verstreuten mononukleären Zellen (vorwiegend T-Lymphozyten) in der Lamina propria der Bindehaut charakterisiert.

Die **eosinophile Konjunktivitis** von Katze und Pferd gilt als Pendant zum eosinophilen Keratitissyndrom. Sie manifestiert sich als teils ulzerierende Entzündung mit einer hgr. Infiltration von eosinophilen Granulozyten.

Die **lipogranulomatöse Konjunktivitis** der Katze betrifft v. a. die Lidbindehaut und ist assoziiert mit einer Alteration der Meibomschen Drüsen. Pathogenetisch wird eine aktinische Noxe (UV-Strahlung) diskutiert. Durch das Auftreten mehrkerniger Riesenzellen und zahlreicher schaumiger Makrophagen in der Umgebung freier Fettvakuolen erinnert sie histologisch an das Chalazion des Hundes.

> **DAS MÜSSEN SIE WISSEN**
>
> Entzündungen der Konjunktiva stehen häufig im Zusammenhang mit systemischen Infektionskrankheiten (Viren, Bakterien, Parasiten). Das gilt insbesondere für die Katze (felines Herpesvirus, Mykoplasmen, Chlamydien). Allergische Konjunktividen werden dagegen am häufigsten beim Hund gefunden.

13.6 Hornhaut

Hauptmerkmal einer **intakten Hornhaut** (Kornea) ist ihre charakteristische Transparenz. Diese wird durch einen regelrechten Schichtenaufbau aus nicht verhornendem, pigmentfreiem Epithel, Basalmembran, lamellärer Anordnung des avaskulären Stromas aus parallel verlaufenden Kollagenfasern und Proteoglykanen sowie einer homogenen Descemetschen Membran und einem unversehrten Endothel garantiert. Ferner verhindern auch intakte epitheliale und endotheliale „tight junctions" und eine funktionierende endotheliale Na/K-ATPase die Entstehung eines übermäßigen Flüssigkeitsgehalts im Stroma. Wesentlicher Funktionsschutz der Kornea ist auch der zweischichtige Tränenfilm, der aus einer inneren wässrigen Phase und einer äußeren lipophilen Phase besteht und im Wesentlichen von den Tränendrüsen und Lidranddrüsen produziert wird. Zusätzlichen mechanischen Schutz bieten die Augenlider und die orbitalen Knochen.

> **KLINISCHER BEZUG** Für das Verständnis der meisten kornealen Veränderungen sind folgende 3 fundamentale Konzepte von Bedeutung:
> – Embryonal handelt es sich bei der Kornea um Haut. Kommt es zu einem Ausfall der Schutzmechanismen und/oder der bradytrophen Ernährung, kehrt die Kornea langsam zu ihrer embryonalen Struktur zurück, beginnt zu keratinisieren, Pigment einzulagern und zu vaskularisieren (kutane Metaplasie).
> – Bei jeder Schädigung hat die Kornea 2 Reaktionsmöglichkeiten: Akute und schwere Schädigungen führen zu epithelialer und stromaler Nekrose, die klinisch als Ulzeration erkennbar ist; geringe und chronische Schädigungen führen zur kutanen Metaplasie und damit zu einer erhöhten Resistenz gegenüber schädlichen Einflüssen.
> – Aufgrund des Fehlens von Blutgefäßen und Leukozyten in der normalen Kornea gibt es keine primäre Keratitis. Alle Formen von Keratitis sind Folgen von Schädigungen mit Reparation und Vaskularisation. Eine Ausnahme bildet nur eine Kornea mit kutaner Metaplasie, da nur bei dieser Form Blutgefäße vorhanden sind, die auch eine primäre Keratitis ermöglichen können.

Schädigungen der Kornea haben je nach Ausmaß durch Ödembildung, zelluläre Infiltration, Vaskularisierung und lamelläre Distorsion eine Trübung der Hornhaut zur Folge. Erosionen werden durch Proliferation von intakten randständigen Epithelzellen gedeckt. Chronische Irritationen induzieren eine Metaplasie des kornealen Epithels mit Ausbildung von Reteleisten, reaktiver Hyperplasie der Epithelzellen, Melanineinlagerung und oberflächlicher Verhornung. Tiefere stromale Defekte verursachen das Einwandern von Entzündungszellen und das anschließende Einsprossen von Kapillaren (Vaskularisierung) aus dem Limbusbereich. Eine fibroblastische Metaplasie stromaler Keratozyten (synzytienbildende Zellen des Hornhautstromas) ist in der Folge für den Wiederaufbau des Stromas verantwortlich. Mitunter kommt es über Fibroblastenproliferationen zu Vernarbungen. Hornhautperforationen werden vor der Heilung mit Fibrin und/oder vorgefallenem Irisgewebe (Irisprolaps) abgedichtet. Dadurch kann es über die Entwicklung einer vorderen Synechie zur Glaukombildung kommen.

Hornhauttrübungen (Transparenzverluste) kommen als Symptom vieler verschiedener intravitaler Schädigungen vor und müssen vom Totenauge (postmortale Hornhautquellung) unterschieden werden.

13.6.1 Degenerative Veränderungen und Nekrosen

Das **Hornhautödem** ist durch eine Verdickung und Trübung der Kornea gekennzeichnet und häufig Teilbefund bzw. Initialbild bei verschiedenen Schädigungen. Je nach Tiefe der Defekte kommen verschiedene pathogenetische Mechanismen für den Flüssigkeitseinstrom infrage:
- bei oberflächlichen Defekten über die Tränenflüssigkeit
- bei stromalen Defekten über eingesprosste Kapillaren
- bei tiefen Defekten bzw. erhöhtem Augeninnendruck über das Hornhautendothel infolge Schädigung der endothelialen „tight junctions" bzw. durch Überlastung der endothelialen Na/K-ATPase

Ein persistierendes Korneaödem prädisponiert eine stromale Vaskularisation und Fibrose.

Bei sekundärer Insudation in das Epithel mit Ausbildung intra- und interzellulärer Ödeme liegt eine **bullöse Keratopathie** vor.

Im Gegensatz zum Ödem stellt eine **Xerosis corneae** eine Austrocknung der Hornhaut dar. Sie geht mit Verlust des Hornhautepithels und Nekrose der oberflächlichen Stromaschichten einher und ist auf einen mangelnden Lidschluss bei Bulbusvergrößerung bzw. Exophthalmus oder auf eine verminderte Produktion von Tränenflüssigkeit zurückzuführen.

Hornhautdystrophien sind sehr seltene primäre, vererbte, nicht unbedingt kongenitale, bilateral auftretende Veränderungen, die nicht durch Schädigungen oder systemische Erkrankungen ausgelöst und nach der geschädigten Hornhautschicht in epitheliale, stromale und endotheliale Dystrophien eingeteilt werden. Sie treten in erster Linie bei bestimmten **Hunderassen** auf und sind sehr schwer von erworbenen sekundären Veränderungen zu unterscheiden.

Man unterscheidet folgende Formen:
- **Epitheliale Dystrophien** werden bei bestimmten Hunderassen (Langhaardackel, Shetland Sheepdog) als multifokale, oberflächliche, epitheliale Defekte unbekannter Ursache beobachtet.
- **Stromale Dystrophien** gehen mit einer Ablagerung von Mineralien und Lipiden in einer sonst unveränderten Hornhaut einher, die nicht mit ähnlichen Ablagerungen sekundärer Natur bei Entzündungen oder systemischen Erkrankungen verwechselt werden dürfen.
- **Endotheliale Dystrophien** kommen bei Boston Terrier, Chihuahuas u. a. Hunderassen vor. Sie sind durch ein progredientes stromales Ödem infolge endothelialer Nekrosen unbekannter Ursache gekennzeichnet, das bei

Übergreifen auf das Hornhautepithel zu ulzerierenden Entzündungen führt.
- Bei der **hereditären juvenilen Dystrophie des Hornhautendothels** der **Katze** (Manx-Katze, Europäische Kurzhaarkatze) findet sich ein bilaterales, oberflächliches, progressives, axiales, stromales und epitheliales Ödem.

Eine **bandförmige Keratopathie** tritt bei verschiedenen Spezies auf (**Nager, Hund, Katze, Schwein, Mensch**) und ist durch horizontale grau-weiße Hornhauttrübungen im Lidspaltenbereich infolge axialer Kalkablagerungen an der kornealen Basalmembran gekennzeichnet. Es handelt sich um ein multifaktorielles Geschehen, bei dem sowohl genetische Dispositionen als auch verschiedenen Augenkrankheiten und Stoffwechselstörungen (z. B. Hyperkalzämie) beteiligt sein können.

Korneale Lipidosen zeigen sich als kristalline Trübungen im Hornhautstroma, die auf extrazelluläre Lipidablagerungen in Form von Cholesterinnadeln und auf intrazelluläre Lipidspeicherungen in schaumigen Keratozyten und Makrophagen zurückzuführen sind. Mitunter besteht dafür eine rassebedingte Disposition, wie z. B. beim **Sibirischen Husky** und **Deutschen Schäferhund**. Daneben werden sekundäre stromale Lipidablagerungen bei entzündlichen oder proliferativen Prozessen beobachtet sowie als **Arcus lipoides corneae**, einer ringförmigen, sich vom Limbus ausbreitenden Trübung der Kornea, im Zusammenhang mit persistierenden Hypercholesterinämien.

Pigmenteinlagerungen können bei chronischen Irritationen (z. B. Keratitis superficialis chronica pigmentosa nach Überreiter) in Form von Melanin (**Melanosis corneae**) in der basalen Zellschicht des Epithels bzw. von Hämosiderin in kornealen Endothelzellen oder stromalen Makrophagen bei Blutungen in die vordere Augenkammer bzw. in das Hornhautstroma auftreten.

Beim **felinen Hornhautsequester** (Mumificatio corneae, Cornea nigra) ist eine uni- oder bilaterale trockene, orange-braune bis schwarze zentrale Färbung der Hornhaut zu erkennen (**Abb. 13.6**). Dieser liegt neben einer herdförmigen oberflächlichen Ulzeration eine nicht entzündliche Nekrose der Keratozyten mit Hyalinisierung und Braunfärbung oberflächlicher stromaler Schichten der Hornhaut zugrunde. Entzündliche Infiltrationen finden sich lediglich am Rand der Läsion. In manchen Fällen wird der Sequester durch nachwachsendes Epithel abgelöst, sodass es zur Abheilung kommen kann. Das Pigment soll sich von Porphyrinen aus der Tränenflüssigkeit ableiten. Bei **Perser-** und **Himalayakatzen** besteht eine Rassedisposition; allgemein werden kausal auch stattgehabte Hornhautinsulte und Infektionen mit FHV 1 diskutiert.

Beim **Boxerulkus** liegt eine Ablösung des Epithels im Zentrum der Hornhaut mit Spaltenbildung zwischen hyperplastischem Epithel und oberflächlichem Stroma vor. Pathogenetisch wird eine ungenügende Verankerung der epithelialen Hemidesmosomen vermutet. Das Krankheitsbild kommt bei allen Hunderassen vor, besonders häufig aber bei Boxerhunden.

13.6.2 Entzündungen

> **DEFINITION** Entzündungen der Hornhaut (Keratitis) können durch die Einwirkung physikalischer, chemischer oder mikrobieller Noxen auf die Hornhaut ausgelöst werden. Sie können auch durch ein Übergreifen entzündlicher Prozesse anderer Augenstrukturen, der Konjunktiva oder der Adnexe ausgelöst werden. Aufgrund der Avaskularität der Hornhaut kann von einer echten Keratitis streng genommen erst dann gesprochen werden, wenn limbale Gefäße in die geschädigte Lokalisation eingesprosst sind.

Darüber hinaus können aber neutrophile Granulozyten aus dem Tränenfilm auch über epitheliale Defekte in das korneale Stroma einwandern. Die Entzündungen der Hornhaut werden in ulzerierende und nicht ulzerierende Keratitiden eingeteilt und Letztere je nach Ausbreitungstiefe in oberflächlich-stromale und tief-stromale Formen.

■ Nicht ulzerierende Keratitis

Bei den selteneren nicht ulzerierenden Keratitiden bleibt das Hornhautepithel unversehrt. Ursächlich sind:
- Störungen der Homöostase der Oberfläche (Tränenfilm)
- virale Infektionen (z. B. „blue eye" beim Hund durch Canines Adenovirus 1)
- bakterielle Infektionen (Chlamydien, Mykoplasmen)
- mykotische Infektionen
- immunpathologische Reaktionen

Die v. a. beim erwachsenen **Schäferhund** auftretende **Keratitis superficialis chronica pigmentosa** nach Überreiter (Keratitis pigmentosa, Pannus oder sog. **Schäferhund-Keratitis**) gilt als immunpathologische Entgleisung. Dabei wird einer Überempfindlichkeitsreaktion im Zusammenhang mit UV-Strahlung eine pathogenetische Bedeutung zugemessen.

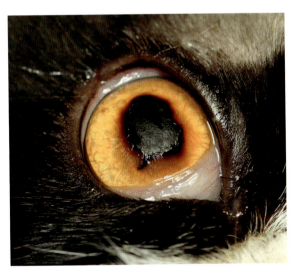

Abb. 13.6 Fokale Hornhautnekrose bei einer Katze, wahrscheinlich infolge chronischer mechanischer Irritation (Lidfehlstellung). [Quelle: Prof. Dr. Barbara Nell, Veterinärmedizinische Universität Wien]

Ulzerierende Keratitis

Die häufigeren ulzerierenden Keratitiden, terminologisch besser als korneale Ulzeration bezeichnet, können durch unterschiedliche physikalische (z. B. Verbrennung, Verbrühung), chemische (z. B. Exposition zu Löschkalk), infektiöse oder zahlreiche andere Noxen ausgelöst werden (Abb. 13.7). Nach Epitheldefekt und Ödembildung wandern neutrophile Granulozyten aus Tränenflüssigkeit und limbalen Gefäßen in das Stroma ein. Sie setzen Proteasen und Entzündungsmediatoren frei und können so zum Fortschreiten der Schädigung beitragen. Keratitiden können durch Vaskularisierung und Vernarbung abheilen, sistieren oder sich verschlimmern. Infektionen mit opportunistischen Keimen (z. B. *Pseudomonas aeruginosa*, β-hämolysierende Streptokokken, Pilze) führen infolge der Freisetzung lytischer Enzyme und Aktivierung stromaler Matrix-Metalloproteinasen mitunter zur **Keratomalazie** (Verflüssigung des Stromas). Wird die intakte Descemetsche Membran in einen entzündlichen, traumatisch oder trophisch entstandenen Substanzdefekt des Hornhautstromas infolge des intraokularen Drucks fokal vorgewölbt, spricht man von einer **Descemetozele**.

Ein Übergreifen der Entzündung auf andere Augenstrukturen kann neben einer entzündlichen Exsudation in die vordere Augenkammer auch schwere Endophthalmitiden (S. 471) zur Folge haben. Perforierte Ulzera können durch **Irisprolaps** (Defektverschluss durch vorgefallene Iris) oder **Staphylom** (Vorwölbung der mit vorgefallenem uvealem Gewebe gefüllten Kornea) und durch vordere und hintere Synechien abgedeckt werden. Vernarbungen können zu grau-weißlichen Färbungen der Kornea (**Leukom**), ektatischen Hornhautnarben (sehr selten), durch Retraktion zu einer Abflachung der Hornhaut (Aplanatio corneae) oder durch überschießende Reaktion zum Narbenkeloid führen. Letztlich können sie in komplexen bindegewebigen Verwachsungen des vorderen Augensegments (Leukoma adhaerens) bis hin zur Phthisis bulbi münden.

Sonderformen der Keratitis

Die beim Langhaardackel, aber auch anderen Rassen bilateral auftretende und **rezidivierende Keratitis superficialis punctata** (sog. **Dackelkeratitis**) ist durch oberflächlichstromale, lymphozytär-plasmazelluläre Infiltrate und herdförmige Ulzerationen gekennzeichnet. Sie gilt ähnlich der Keratitis superficialis chronica als immunpathologische Entgleisung.

Die dem Bild des Sjögren-Syndroms des Menschen ähnelnde progressiv-chronische **Keratoconjunctivitis sicca** des **Hundes** (brachyzephale Hunde, West Highland White Terrier) und der **Katze** (Burmakatze) ist die Folge einer quantitativ oder qualitativ ungenügenden Tränenflüssigkeit. Ihr liegt ätiologisch eine immunvermittelte entzündliche Schädigung der Tränendrüsen zugrunde. Diese kann je nach Schweregrad zu Hypertrophie und Keratinisierung der Hornhaut (milderer Verlauf) bis hin zur plötzlichen Ulkusbildung mit hydropischer Degeneration von Epithelzellen, stromaler Vaskularisierung und Fibrosierung Anlass geben.

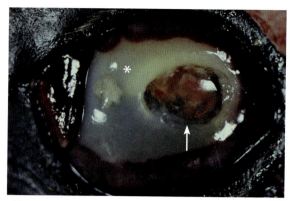

Abb. 13.7 Fokal-ulzerative Keratitis (→) sowie ausgeprägtes Korneaödem mit diffuser Trübung (*) bei einem Pferd.

Die Ätiologie der häufig unilateral auftretenden **felinen chronischen eosinophilen Keratitis** ist unbekannt, auch wenn eine überschießende Immunreaktion diskutiert wird. Im Hornhautabstrich lassen sich zahlreiche eosinophile Granulozyten und Mastzellen nachweisen. Makroskopisch dominieren perilimbale, sich auch über die Hornhaut ausdehnende weißlich-trübe, erhabene Plaques. Histologisch liegt eine oberflächliche stromale Neovaskularisierung und Infiltration mit Makrophagen, Plasmazellen, Fibroblasten sowie wenigen Mastzellen und eosinophilen Granulozyten vor. Ähnliches gilt für die **equine eosinophile Keratokonjunktivitis**.

Die **Infektiöse Bovine Keratokonjunktivitis** (IBK, „pink eye") des Rindes tritt ebenso wie die Infektiöse **Ovine Keratokonjunktivitis (IOK)** der kleinen Wiederkäuer als Epizootie auf. Sie betrifft v. a. Jungtiere in der Weideperiode.

Als wichtigster Erreger beim **Rind** gilt *Moraxella bovis*; andere Erreger wie *Mycoplasma* spp., *Acholeplasma* spp. oder BHV 1 sowie schlechtes Management treten als Faktoren hinzu. Im Vordergrund steht eine ulzerierende Keratitis mit kornealen Abszessen und stromaler Neovaskularisierung. Als Komplikationen kann es zu Keratomalazie, Descemetozele, Ulkusruptur mit Irisprolaps und Staphylom, Uveitis anterior, Glaukom oder Phthisis bulbi kommen. Ähnliche, aber mildere Veränderungen werden bei der IOK des **kleinen Wiederkäuers** beobachtet. Ätiologisch sind bei dieser in erster Linie *Mycoplasma* spp. und *Chlamydophila psittaci* von Bedeutung.

Mykotische Keratitiden werden als destruktive, eitrige, ulzerative, tief stromale Entzündungen der Hornhaut mit Keratomalazie in erster Linie beim **Pferd**, selten bei anderen Spezies (**Hund**, **Katze**) festgestellt. Die opportunistischen Keime (*Alternaria* spp., *Candida* spp., *Penicillium* spp., *Cladosporium* spp., *Malassezia* spp.) finden über eine vorgeschädigte Hornhaut oder in Verbindung mit einer längerfristigen Antibiose und Kortikosteroidtherapie Eintritt und können histologisch mittels Spezialfärbungen (Versilberung, Perjodsäure-Schiff[PAS]-Reaktion) dargestellt werden. Im Gegensatz zur mykotischen Keratitis kann beim Vorliegen eines kornealen Sequesters bei Hund, Katze oder Pferd eine Kontamination mit opportunistischen Pilzen auftreten, die nicht mit einer entzündlichen Reaktion einhergeht.

> **DAS MÜSSEN SIE WISSEN**
>
> Schädigungen der Kornea haben je nach Ausmaß durch Ödembildung, zelluläre Infiltration, Vaskularisierung und lamelläre Distorsion eine Trübung der Hornhaut zur Folge. Hornhauttrübungen (Transparenzverluste) kommen als Symptom vieler verschiedener intravitaler Schädigungen vor und müssen vom Totenauge (postmortale Hornhautquellung) unterschieden werden. Als Ursachen kommen neben Traumata tierartlich unterschiedliche degenerative Veränderungen (Hornhautdystrophie, Keratopathie, Lipidose, Pigmenteinlagerungen) und Nekrosen (Xerosis corneae, feliner Hornhautsequester, Boxerulkus) sowie verschiedene Entzündungen infrage. Letztere können mit (ulzerierend) oder ohne (nicht ulzerierend) Schädigung des Hornhautepithels einhergehen, weiterhin sind tierartspezifische Sonderformen der Keratitis bei Hund, Katze, Rind und Pferd zu beobachten.

13.7 Sklera

Morphologische Veränderungen der Sklera sind vergleichsweise selten. Mitunter können **Entzündungen** oder **Tumoren** aus der Umgebung auf die Sklera übergreifen. **Traumatische Ereignisse** können zum Eintritt von Erregern führen.

Als nosologisch bedeutsame Primärkrankheit gilt die **pseudoneoplastische noduläre Fasciitis (Noduläre Granulomatöse Episkleritis, NGE; Collie-Granulom)**. Sie tritt als feste, knotige, verschiebliche Umfangsvermehrung am Limbus v. a. beim **Hund**, seltener bei der **Katze** auf. Histologisch findet sich eine nicht abgekapselte Akkumulation von Makrophagen, Spindelzellen und lymphozytär-plasmazellulären Infiltraten ohne erkennbaren Granulomaufbau. Der Bindegewebsanteil (v. a. Retikulinfasern) ist nur gering. Ursache und Pathogenese sind unbekannt.

Die idiopathische **nekrotisierende Skleritis** ist eine bei Hunden seltene, entzündliche und proliferative Läsion der vorderen Sklera, die durch konfluierende Granulome im Bereich kollagenolytischer Herde unter Beteiligung von eosinophilen Granulozyten mit rascher und zirkulärer Infiltration der Sklera gekennzeichnet ist.

13.8 Linse

Das Gewebe der bikonvexen elastischen Linse ist epithelialer Natur. Die Vorderfläche wird von einem einschichtigen kubischen Linsenepithel (LEP) bedeckt. Die Epithelzellen synthetisieren eine Basalmembran, die ihrerseits die Grundlage der Linsenkapsel darstellt. Ferner bilden sie das eigentliche Grundgerüst der Linse, indem sie ständig proliferieren, sich am Linsenäquator einwärts wenden und schließlich als längliche Linsenfasern diese von Pol zu Pol durchspannen und ihren Zellkern verlieren. Im wässrigen Milieu der Linse sind sowohl linsenspezifische kristalline Proteine als auch sog. Albuminoide, die aus hydrophilen Membran- und Strukturproteinen bestehen, gelöst. Aufgrund der ontogenetisch frühzeitigen Kapselbildung handelt es sich um sequestrierte Proteine, die bei Freiwerden autoimmune Reaktionen induzieren können.

Die Linse wird über die am Äquator in die Kapsel inserierenden Zonulafasern am Ziliarkörper befestigt und so gemeinsam mit dem sanften Druck des dahinterliegenden Glaskörpers in Position gehalten. Die Ernährung der Linse erfolgt ausschließlich durch Diffusion. Die Durchsichtigkeit der Linse beruht auf ihrem Gehalt an löslichen zytoplasmatischen kristallinen Proteinen und dem geringen Gehalt an Zellkernen und Mitochondrien, der zudem eine anaerobe Stoffwechsellage bedingt. Aufgrund des vollständigen Fehlens von Gefäßen und Nerven reagiert die Linse stereotyp auf verschiedene Noxen, die letztlich auf molekularer und funktioneller Ebene mit dem Linsenstoffwechsel interferieren.

13.8.1 Katarakt

> **DEFINITION** Eine Linsentrübung wird als **Katarakt** (**grauer Star**) bezeichnet und bei nahezu allen Schädigungen des Linsengewebes beobachtet.

■ Morphologische Kennzeichen der Katarakt

Je nach Umfang der Trübung werden verschiedene Grade unterschieden. Bei der **Cataracta insipiens** (beginnende Katarakt) liegt eine fokale Trübung von 10–15 % der Linse vor. Durch zunehmende inter- und intrazelluläre Einlagerung von Flüssigkeit kommt es zur **Cataracta immatura** (unreife Katarakt) mit einer deutlichen Größenzunahme bzw. Schwellung der Linse und einer Trübung von mehr als 15 %. Bei der **Cataracta matura** (reife Katarakt) ist die gesamte Linsenstruktur betroffen. Eine **Cataracta hypermatura** (überreife Katarakt) liegt bei anschließender Schrumpfung der Linse infolge enzymatischer Lösung der Linsenproteine vor (Abb. 13.8).

Histologische Kennzeichen einer Katarakt sind:
- Degenerationen des Linsenepithels
- Denaturierung von Linsenfasern mit Ausbildung sog. Morgagnischer Proteinkugeln
- reaktive Hyperplasie, posteriore Migration und fibrotische Metaplasie des LEP mit Neubildung von Basalmembran
- subkapsuläre Plaquebildung sowie dystrophische Verkalkungen
- inkonstant Lipid- und Cholesterinablagerungen

Subkapsuläre Blasenzellen (Wedl-Zellen, „bladder cells") besitzen noch einen Zellkern und sind Ausdruck einer abortiven Neubildung von Linsenfasern durch Epithelzellen. Pathogenetisch bedeutsam ist eine Imbalance zwischen Substratversorgung und Enzymaktivität in der anaeroben Linse mit der Folge von Faserdegeneration, Ansammlung von nicht metabolisierten Substraten oder Bildung abnormaler, zytotoxischer bzw. osmotisch aktiver Metabolite.

Neben angeborenen, erblichen, idiopathischen und altersbedingten Veränderungen treten sekundäre Katarakte meist als Folge anderer intraokularer Veränderungen auf, z. B. infolge von:

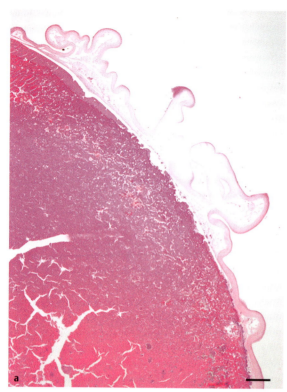
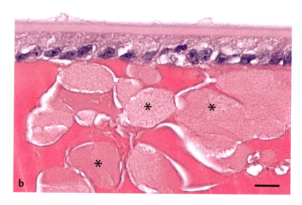
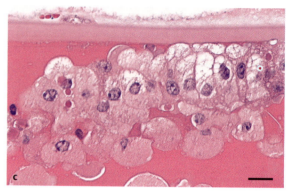

Abb. 13.8 Histologische Befunde bei einer Katarakt.
a Hypermature Katarakt mit charakteristischer Faltenbildung der Linsenkapsel; HE-Färbung, Balken = 150 µm.
b Katarakt mit Verflüssigung des Linsenproteins und Ausbildung von Morgagni-Kugeln (*); HE-Färbung, Balken = 40 µm.
c Subkapsuläre Blasenzellen (Wedl-Zellen); HE-Färbung, Balken = 40 µm.

- Uveitis
- Glaukom
- fortgeschrittener Netzhautdegeneration
- Neoplasien
- zahlreichen physikalischen (z. B. UV-Strahlen, Röntgenstrahlen) Noxen
- chemisch-toxischen Noxen
- metabolischen Noxen
- traumatischen Noxen

■ Spezielle Formen der Katarakt

Eine bilaterale, subkapsuläre und **kortikale diabetische Katarakt**, vergleichbar der des Menschen, wird v. a. beim **Hund** beobachtet. Die Pathogenese beruht auf der Überlastung der anaeroben Glykolyse bei chronisch erhöhten Glukosekonzentrationen. Die im Kammerwasser übermäßig angehäufte Glukose wird über die Aktivierung des Aldose-Reduktase-Weges zum osmotisch aktiven Sorbitol umgesetzt, das in den subkapsulären Linsenzellen akkumuliert und deren Osmolarität erhöht. Durch nachfolgenden Flüssigkeitseinstrom kommt es zur Linsenschwellung bis hin zur Kapselruptur. Pathogenetisch werden zusätzlich auch diabetesbedingte oxidative Reaktionsmuster angenommen.

Ebenfalls osmotisch induziert ist die bei künstlich aufgezogenen **Kängurus** (Wallabies) zu beobachtende **Galaktose-Katarakt**. Infolge der verminderten Fähigkeit der Kängurus, die in Kuhmilch enthaltene Galaktose zu metabolisieren, wird diese in den Linsenfasern zu Dulcitol umgesetzt. Es ist ähnlich dem Sorbitol osmotisch aktiv.

Auf die Wirkung von Sauerstoffradikalen und auf peroxidative Schädigungen werden Katarakte infolge radioaktiver und UV-Strahlung, aber auch bei unsachgemäßer Verabreichung von bestimmten Arzneimitteln (z. B. Hygromycin B) oder Freisetzung von Entzündungsprodukten zurückgeführt. Katarakte können auch nach Langzeitbehandlung mit Glukokortikoiden oder bei bestimmten Mangelzuständen, beispielsweise Hypokalzämie, entstehen.

13.8.2 Lageveränderungen
■ Subluxation und Luxation der Linse

DEFINITION Eine Schädigung der Zonulafasern geht mit einer Dislokation der Linse einher, die als unvollständige (Subluxatio lentis) oder vollständige (Luxatio lentis) Verlagerung in Erscheinung treten kann.

Linsenverlagerungen sind in erster Linie beim **Hund** zu beobachten. Sie können sowohl als Luxatio lentis anterior durch Pupillarblock oder Verlegung des Filtrationswinkels als auch als Luxatio lentis posterior durch Schädigung und/oder Verdrängung des Glaskörpers ein Sekundärglaukom induzieren. Darüber hinaus kann infolge einer Diffusionsstörung der verlagerten Linse eine Katarakt hervorgerufen werden. Zu unterscheiden ist zwischen primären angeborenen oder spontan auftretenden (v. a. mittelalte Terrier mit hereditärer Neigung zur Degeneration der Zonulafasern) und sekundären, zumeist traumatisch oder durch ein Glaukom bedingten Luxationen.

> **DAS MÜSSEN SIE WISSEN**
>
> Schädigungen des Linsengewebes haben eine Trübung der Linse zur Folge, die je nach Ausmaß der Schädigung in 4 Grade eingeteilt wird. Neben angeborenen, erblichen, idiopathischen und altersbedingten Veränderungen treten sekundäre Katarakte meist als Folge anderer intraokularer Veränderungen auf, zudem können sie durch Diabetes, Strahlung (radioaktiv, UV), Mangelzustände und iatrogen (z. B. Langzeitbehandlung mit Glukokortikoiden) bedingt sein.
> Linsenverlagerungen sind in erster Linie beim Hund zu beobachten.

13.9 Glaskörper

13.9.1 Degenerative Veränderungen

Erworbene Erkrankungen des zellarmen bradytrophen Glaskörpers sind vergleichsweise selten und in der Regel degenerativer Natur. Sie können unterschiedliche Ursachen haben und führen zu Trübungen. Verlust oder Schrumpfung des Glaskörpers können eine Ablatio retinae bedingen.

Eine **Synchysis corporis vitrei** mit Zerstörung der Architektur und Bildung flüssigkeitsgefüllter Lakunen entsteht durch Dehydratation und einen Übergang vom Gel- in den Solzustand.

Opake Trübungen sind auf entzündliche Reaktionen, z. B. bei der equinen rezidivierenden Uveitis, zurückzuführen.

Als Ausdruck eines degenerativen Geschehens tritt eine Trübung durch kleine bewegliche, kristalline Kalzium-Lipidkomplexe auf, die als **asteroide Hyalose** (Sternhimmel-Phänomen) bezeichnet wird.

Bei der **Cholesterosis bulbi** bzw. **Synchysis scintillans** handelt es sich um eine Trübung in Form von Cholesterinkristallen nach ungenügend organisierten intraokularen Massenblutungen in verflüssigten Glaskörperbereichen.

13.10 Uvea

Die Uvea (mittlere Augenhaut) verkörpert die gefäßführenden Gewebe des Augeninneren, also Iris (Regenbogenhaut), Ziliarkörper (Strahlenhaut) und Choroidea (Aderhaut). Sie ist somit für die Ernährung der meisten bulbären Strukturen inklusive der äußeren Schicht der Netzhaut zuständig. Von ihr gehen auch praktisch alle Entzündungen innerhalb des Auges aus.

> **WISSENSWERTES** Die Choroidea differenziert sich bei den Haussäugetieren postnatal dorsal des blinden Fleckes (Papilla nervi optici) weiter und bildet eine stark reflektierende Schicht, das Tapetum lucidum, das aber nicht beim Schwein ausgebildet wird. Das Tapetum lucidum ermöglicht durch Lichtreflexion eine höhere Lichtausbeute beim Dämmerungs- und Nachtsehen.

Schädliche Noxen können die Uvea hämatogen (Toxine, Infektionserreger, metastasierende Tumorzellen), über das Kammerwasser (Entzündungsmediatoren, Linsenproteine) oder über penetrierende Verletzungen erreichen. Ferner können Veränderungen der uvealen Gefäße (Thrombose, Tumorzellembolie) zu hypoxischen Schäden Anlass geben.

Zum Schutz der Uvea sowie der komplexen Innenstrukturen des Auges existiert die sog. **Blut-Augen-Schranke**, die einerseits aus den endothelialen „tight junctions" der Iris bzw. der retinalen Gefäße und andererseits den „tight junctions" des Ziliarepithels bzw. des retinalen Pigmentepithels (RPE) besteht. Sie soll bei hämatogener Ausbreitung von Toxinen und Infektionserregern entzündliche Exsudationen in den subretinalen Raum und die Weiterleitung von Noxen über das Kammerwasser verhindern. Um gewebszerstörende Entzündungsreaktionen zu vermeiden, stellt das Auge darüber hinaus ein immunprivilegiertes Organ dar. Dieses Immunprivileg basiert u. a. auf der sog. **„anterior chamber associated immune deviation"**, die nach dem Eindringen von Antigenen durch intraokulare Immunzellen eine ungewöhnliche Suppression des systemischen Immunsystems verursacht. Auf der anderen Seite können Antigene, die dem Immunsystem normalerweise nicht präsentiert werden, z. B. Linsenproteine, etwa nach einem Trauma Ziel einer Autoimmunreaktion werden.

13.10.1 Entzündungen

> **DEFINITION** Entzündungen der mittleren Augenhaut werden als **Uveitis** bezeichnet. Nach anatomischen Gesichtspunkten unterteilt man sie in:
> – Uveitis anterior (vordere Uveitis; Iritis, Iridozyklitis; betroffene Strukturen: Iris, Ziliarkörper)
> – Uveitis intermedia (mittlere Uveitis; Vitritis, Pars planitis; betroffene Strukturen: Glaskörperbasis, Pars plana)
> – Uveitis posterior (hintere Uveitis; Chorioiditis; betroffene Struktur: Choroidea)
>
> Bei der **Chorioretinitis** sind Ader- und Netzhaut, bei der **Panuveitis** alle Kompartimente der Uvea betroffen.

Ein Übergreifen auf die okularen Binnenräume wird als **Endophthalmitis** bezeichnet, während bei einer **Panophthalmitis** alle Augenstrukturen einschließlich Kornea und Sklera entzündlich verändert sind (Abb. 13.9). Qualitativ werden seröse, eitrige, granulomatöse und lymphozytär-plasmazelluläre Uveitiden unterschieden.

Als **Komplikationen** kann es durch Akkumulation von entzündlichem Exsudat bzw. als Folge der bindegewebigen Organisation und stattfindenden Wundheilung zusätzlich zu Veränderungen benachbarter, nicht uvealer Strukturen kommen. Uveitiden können durch Infektionen, chemische Noxen, Traumata, Neoplasien, Schädigungen der Hornhaut mit Übertritt von bakteriellen Toxinen bzw. Entzündungsmediatoren und immunologische Ereignisse ausgelöst werden.

Die **Folgen** einer Uveitis sind in erster Linie von Qualität und Ausmaß der Entzündung und den daraus resultierenden reparativ-proliferativen Prozessen abhängig. Kommt

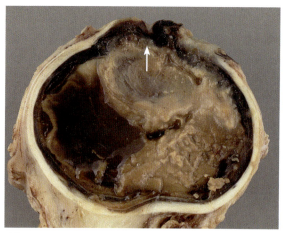

Abb. 13.9 Eitrige Panophthalmitis nach fokaler Korneaperforation (→) bei einem Pferd (Parasagittalschnitt durch das formalinfixierte Auge).

es zu Verlegungen des Kammerwinkels bzw. zu Störungen des Kammerwasserflusses, besteht die Gefahr der Ausbildung eines sekundären Glaukoms. Diffusionsstörungen der Linse bedingen eine **Cataracta complicata**. Einblutungen in die vordere Augenkammer treten als **Hyphaema** und entzündliche Exsudation mit neutrophilen Granulozyten und Fibrin als **Hypopyon** in Erscheinung, während solche in den subretinalen Raum eine exsudative Netzhautablösung (**Ablatio retinae**) induzieren können. Eine **nekrotisierende Uveitis anterior** kann mit einer Irisatrophie einhergehen. Reparative Prozesse können **vordere** (Adhärenz der Iris an der Kornea) und **hintere Synechien** (Adhärenz der Iris an der Linse) bis hin zur Verklebung des Pupillenrands (**Seclusio pupillae**) mit Irisvorwölbung (**Iris bombé**) hervorrufen oder durch eine fibrinöse und später bindegewebige entzündliche Membran zur vollständigen Verwachsung (**Occlusio pupillae**) führen. Neovaskularisationen auf der Irisoberfläche treten als **Rubeosis iridis** in Erscheinung. Zyklitische Membranen aus proliferiertem Ziliarepithel und Gefäßbindegewebe überbrücken nach Organisation von Ergüssen in die hintere Augenkammer den retrolentalen Raum und können durch Narbenretraktion zur Netzhautablösung (**traktive Ablatio retinae**) führen. Im chronischen Zustand endet der bindegewebige Ersatz der intraokularen Strukturen letztlich in einem geschrumpften, funktionell vollständig zerstörten Bulbus (**Phthisis bulbi**).

■ Infektionsbedingte Uveitiden

Virale Uveitiden

Bei verschiedenen Virusinfektionen liegt den Augenveränderungen ein sekundär immunvermitteltes Geschehen zugrunde. So folgen die Uveitiden bei der **Felinen Infektiösen Peritonitis**, FIP (S. 22), der Katze und beim **Bösartigen Katarrhalfieber**, BKF (S. 33), des Rindes jeweils dem pathogenetischen Prinzip der entsprechenden Allgemeinerkrankung. Bei der FIP finden sich pyogranulomatöse und perivaskuläre lymphohistiozytäre Infiltrate v. a. im Ziliarkörper, aber auch in Netzhaut und N. opticus sowie ein fibrinöses Exsudat in den Augenkammern. Für BKF ist neben der fibrinösen Exsudation in die Augenkammern eine nekrotisierende Arteriitis mit intramuralen und perivaskulären lymphozytären Infiltraten in der Iris, aber auch in anderen okularen Strukturen charakteristisch. Die bei Infektionen mit dem **Caninen Adenovirus 1** beschriebene Uveitis mit Endothelläsionen und Korneaödem („**blue eye**") wird auf eine Überempfindlichkeitsreaktion Typ III gegenüber persistierendem Virusantigen zurückgeführt, ist aber klinisch ohne Bedeutung.

Bakterielle Uveitiden

Sie können exogen (perforierende Traumata) oder hämatogen bzw. embolisch-metastatisch eingetragen sein, seltener auch neurogen. Der Charakter der Entzündung, eitrig, granulomatös oder lymphozytär-plasmazellulär, wird durch die vorliegenden Erreger bestimmt. Während okulare Veränderungen der generalisierten Tuberkulose eher von historischer Bedeutung sind, finden sich Uveitiden bei okularer Manifestation der zerebralen Listeriose bei Wiederkäuern, die vermutlich neurogen über den N. oculomotorius eintritt.

Weitere bakterielle Uveitiden treten auf bei:
- infektiöser septikämisch-thrombosierender Meningoenzephalomyelitis (ISTMEM) des Rindes durch *Histophilus somni*
- *E. coli*-Septikämie des Kalbes
- immunvermittelt bei der *Brucella-canis*-Infektion des Hundes

Mykotische Uveitiden

Verschiedene **Pilze** können bei okularer Infektion nach hämatogener Aussaat oder nach traumatischer Penetration meist pyogranulomatöse Uveitiden hervorrufen. Bekannt sind u. a. okulare Manifestationen folgender Erkrankungen:
- Aspergillose (*Aspergillus fumigatus*) bei Reptilien, Vögeln, Kaninchen und Pferd
- Blastomykose (*Blastomyces dermatitidis*), v. a. bei Hund und Katze
- Kokzidioidomykose (*Coccidioides immitis*)
- Histoplasmose (*Histoplasma capsulatum*), v. a. bei Hund und Katze
- Kryptokokkose (*Cryptococcus neoformans*) der Katze (S. 196)
- Candidiose bei Hund, Katze und Kaninchen

Parasitäre Uveitiden

Lymphozytär-plasmazelluläre und granulomatöse parasitäre Endophthalmitiden (*Cysticercus cellulosae* beim Schwein; *Toxocara canis* und *Dirofilaria immitis* häufig beim Hund; *Baylisascaris procyonis* bei vielen Tierarten) sind eher selten. Beim Pferd können auch adulte Stadien von *Setaria* spp., die im Kammerwasser flotieren, zu mechanischen Irritationen führen. Eine lymphozytäre Uveitis anterior kann mitunter bei der Toxoplasmose der Katze beobachtet werden.

Beim Hund kann im Verlauf der durch *Prototheca zopfii* (Algen) ausgelösten disseminierten, primär enteralen **Protothekose** eine **Algenuveitis** vorkommen.

13.10 Uvea

■ Immunvermittelte Uveitiden

Uveitis-Vitiligo-Poliosis-Syndrom

Das als Modell für das Vogt-Koyanagi-Harada-Syndrom des Menschen geltende Uveitis-Vitiligo-Poliosis-Syndrom (canines uveodermatologisches Syndrom) ist auf eine T-Zell-vermittelte Autoimmunreaktion gegen Melanozyten und melanozytenspezifische Proteine zurückzuführen (Disposition bei den Hunderassen Akita, Sibirischer Husky, Samojede, Alaskan Malamute). Beim **Hund** liegen eine Depigmentierung der Uvea, eine meist bilateral symmetrische, destruktive, granulomatöse Panuveitis mit zahlreichen mit Melaningranula beladenen Makrophagen in der Choroidea und dem darunterliegenden retinalen Pigmentepithel und eine exsudative Ablatio retinae vor. Die Augenveränderungen gehen mit einer betont periokulären, nasalen und labialen Depigmentierung (Poliosis) einher, während eine beim Menschen auftretende nicht eitrige Enzephalitis nicht beobachtet wird.

Feline idiopathische (lymphonoduläre) Uveitis anterior

Die feline idiopathische (lymphonoduläre) Uveitis anterior ist die häufigste Uveitisform bei der Katze. Diffuse und perivaskuläre lymphozytär-plasmazelluläre Infiltrate treten in der gesamten Uvea mit besonderer Betonung der Iris sowie perivaskulär in der Retina auf. In chronischen Fällen entwickeln sich lymphozytäre Follikel in Iris, Ziliarkörper und im Trabekelwerk des Filtrationswinkels. Ferner werden Linsenluxationen und Glaskörpertrübungen beobachtet. Die Pathogenese des Glaukoms ist dabei nicht geklärt. Ätiologie und Pathogenese sind unbekannt, werden aber mit immunpathologischen Reaktionen bei Infektionskrankheiten (FIV, Toxoplasmose) in Zusammenhang gebracht.

> **KLINISCHER BEZUG** Die feline idiopathische (lymphonoduläre) Uveitis anterior ist neben dem diffusen Irismelanom die häufigste Glaukomursache bei der Katze, während die histologisch sehr ähnliche **idiopathische lymphozytäre Uveitis** des **Hundes** nur selten mit einem Glaukom vergesellschaftet ist.

Equine rezidivierende Uveitis

> **DEFINITION** Die beim Pferd häufig auftretende und schließlich oft zum Visusverlust führende equine rezidivierende Uveitis (ERU, sog. **Mondblindheit** oder **periodische Augenentzündung**) stellt eine sekundär autoimmune Erkrankung dar. Dabei treten wahrscheinlich nach Infektion mit *Leptospira* spp. autoaggressive Th 1-Lymphozyten auf, da zwischen leptospiralen Antigenen und dem equinen kornealen Endothel eine ausgeprägte antigenetische Ähnlichkeit besteht.

Die in Intervallen progredient verlaufende Entzündung manifestiert sich zunächst als Uveitis anterior, die unter exsudativ endophthalmitischem Charakter fortschreitend auf den gesamten Bulbus übergreift. Unter Einbeziehung von Netzhaut und Fasciculus opticus entwickelt sich letztlich eine Phthisis bulbi. Einem initialen Stadium mit Exsudation von neutrophilen Granulozyten und Fibrin folgt rasch eine chronische Uveitis mit perivaskulären, lymphozytär-plasmazellulären Infiltraten und Ausbildung lymphozytärer Follikel. Die Kornea weist eine zunehmende Vaskularisierung mit Ödembildung auf. Hintere Synechien sowie Netzhautablösung mit bindegewebiger Organisation sind die Folgen des exsudativen Geschehens.

Linseninduzierte Uveitis

Als Reaktion auf freigewordenes Linsenprotein können der linseninduzierten Uveitis unterschiedliche pathogenetische Mechanismen zugrunde liegen.

Die v. a. beim Hund häufig zu findende **phakolytische Uveitis** ist die Antwort auf einen milden entzündlichen Reiz durch denaturiertes Linsenprotein, das infolge der Lysis von Linsenfasern in einer hypermaturen Katarakt durch eine ansonsten intakte Linsenkapsel ausgetreten ist. Histologisch lassen sich ggr. bis mgr. Infiltrate von Lymphozyten und Plasmazellen im Stroma der Uvea anterior finden. Bei der mit der diabetischen Katarakt des **Hundes** assoziierten Uveitis findet sich neben einer Proteinexsudation in vordere Augenkammer und Glaskörper eine makrophagenreiche Infiltration in der Uvea und auf der inneren Oberfläche der Netzhaut.

Die **phakoklastische Uveitis** wird dagegen als Autoimmunreaktion gegenüber Linsenprotein, das in größerer Menge aus einer rupturierten Linse freigesetzt worden ist, angesehen und kann eine bedeutsame Komplikation einer Kataraktoperation sein, wenn Linsenmaterial im Augeninneren zurückbleibt. Es findet sich eine ausgeprägte perilentikuläre pyogranulomatöse Uveitis mit neutrophilen Granulozyten und Makrophagen in den Augenkammern sowie Lymphozyten und Plasmazellen im uvealen Stroma. Ursache einer Linsenkapselruptur sind zumeist stumpfe Traumata, während beim **Kaninchen** Kataraktbildungen mit phakoklastischer Uveitis bei Infektionen mit *Encephalitozoon cuniculi* beobachtet werden. Im Zusammenhang mit *Encephalitozoon-cuniculi*-Infektionen auftretende Katarakte mit Uveitis anterior wurden ebenfalls bei **Katzen** beschrieben. Im Gegensatz zum Kaninchen ist die Pathogenese dieser Entzündung bislang unklar, da die Linsenkapsel trotz positiven Nachweises von Mikrosporidien bei Katzen in den meisten Fällen intakt bleibt.

13.10.2 Glaukom

> **DEFINITION** Der Begriff Glaukom (grüner Star) beschreibt einen pathophysiologischen Zustand mit derartig erhöhtem Augeninnendruck, dass daraus Schäden am Auge bis hin zur Erblindung resultieren können (**Abb. 13.4**). Einem Glaukom können zahlreiche einzeln oder synergistisch wirkende pathologische Prozesse zugrunde liegen.

Der intraokularen Druckerhöhung als Ursache des Glaukoms liegt im Allgemeinen ein gestörter Abfluss des Kammerwassers über den Filtrationswinkel zugrunde (**Abb. 13.10**). Glaukome werden v. a. bei **Klein-** und **Heimtieren**, insbesondere beim Hund und weniger häufig bei der Katze sowie manch-

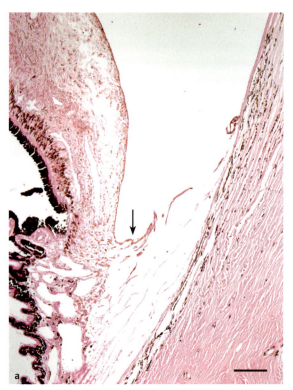 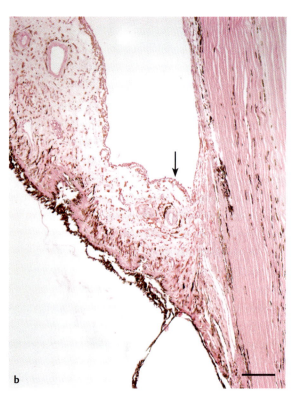

Abb. 13.10 Filtrationswinkel der vorderen Augenkammer.
a Normales trabekuläres Maschenwerk der Ziliarkluft; ungehinderter Abfluss des Kammerwassers möglich (→); HE-Färbung, Balken = 200 µm.
b Kollabiertes trabekuläres Maschenwerk der Ziliarkluft mit zarter präiridaler fibrovaskulärer Membran (PIFM) an der Irisvorderseite bei Glaukom (→); HE-Färbung, Balken = 200 µm.

mal beim **Pferd** und anderen Spezies beobachtet. In den meisten Fällen handelt es sich um **Offenwinkel-Glaukome**, bei denen im Gegensatz zu den **Engwinkel-Glaukomen** keine Engstelle zwischen Iris und Hornhaut vor dem trabekulären Maschenwerk besteht.

Das **Primär-Glaukom** stellt nicht die Folge von Erkrankungen anderer okulärer Strukturen dar. Es tritt besonders häufig beim **Hund** auf und beruht meist auf einer Entwicklungsstörung von Strukturen des Filtrationswinkels, die als **Goniodysgenesie** zusammengefasst werden. Am häufigsten kommt die hereditäre Dysplasie des (nicht perforierten) Ligamentum pectinatum, das den Filtrationswinkel überbrückt, vor (Hunde der Rassen Basset, Bouvier des Flandres, Cocker Spaniel, Dandie Dinmont Terrier, Sibirischer Husky, Samojede). Weniger häufig liegen Reifungsstörungen des Spongium anguli iridocornealis mit Abflussstörungen über das unreife Mesenchym vor. Ein Primär-Glaukom ohne morphologisch fassbare Strukturveränderungen im Trabekelwerk des Filtrationswinkels ist bei unter Laborbedingungen gehaltenen Beagles bekannt.

Dem **Sekundär-Glaukom** liegen dagegen andere Augenveränderungen, die entweder den Kammerwasserfluss über die Pupille (Pupillarblock) oder die Flüssigkeitsdrainage über den Filtrationswinkel behindern, zugrunde. Infrage kommen beispielsweise entzündliches Exsudat bzw. vordere oder hintere Synechien nach Uveitis anterior, Linsenluxationen und -schwellungen, präiridale fibrovaskuläre Membranen sowie Neoplasien.

Ein Glaukom kann eine Vielzahl von **Folgen** nach sich ziehen. Der Glaukomschaden ist das Resultat aus kompressionsbedingter Ischämie, mechanischer Schädigung des N. opticus und einer besonderen Sensibilität der großen Neuronen der Netzhaut gegenüber exzitatorischen Aminosäuren (z. B. Glutamat). Druckbedingte Ausdehnungen des vergrößerten Augapfels werden als Hydrophthalmus (**Buphthalmus, Megaloglobus**) bezeichnet, der v. a. bei Tieren mit dünner Sklera (**Katze, Nager**) auftritt und infolge einer dadurch eingeschränkten Lidfunktion zu Expositionskeratitis mit Xerosis corneae und Hornhautulkus führen kann. Stromale Hornhautödeme sind die Folge einer druckbedingten kornealen Endothelschädigung; dabei können beim **Pferd** zuweilen auch Risse der Descemetschen Membran mit Ausbildung linearer oder bogenförmiger trüber Striche (sog. „corneal striae") in der Tiefe der Hornhaut (**streifenförmige Keratopathie**) auftreten. Atrophie von Iris und Ziliarkörper sind ebenfalls Kompressionsfolgen. Allerdings kann eine konsekutive Reduktion der Kammerwasserproduktion im Endstadium wieder zu einer Abnahme des intraokularen Druckes führen. Daneben werden Linsenluxationen und Kataraktbildung beobachtet. Die auftretende **Netzhautatrophie**, die letztlich zum Visusverlust führt, ist Ausdruck des druck- und hypoxiebedingten Untergangs der Ganglienzellen mit ihren Fortsätzen. Gliale Vernarbung mit Infiltration von Melanophagen sind das Resultat des Gewebeuntergangs. Als pathognomonisch dafür gelten napfförmige Exkavationen der Papilla optica („**cup formation**"; Abb. 13.11). Sie sind Zeichen einer druckbedingten Auswärtswölbung der Lamina cribrosa und einer fortschreitenden Atrophie des N. opticus infolge axonaler und vaskulärer Kompression.

13.11 Retina

Die Netzhaut kann durch eine Vielzahl von Noxen, z. B. UV-Strahlung, Toxine, Entzündungsmediatoren, Durchblutungs- und Stoffwechselstörungen, traumatische oder tumoröse Prozesse, oder durch ein genetisch bedingtes degeneratives Geschehen (v. a. Hund und Katze) geschädigt werden. Ferner kann die Netzhaut in ein allgemeines okulares Krankheitsgeschehen, insbesondere bei Glaukombildung, und als genuiner Anteil des Zentralnervensystems auch in Krankheiten des Gehirns und des N. opticus einbezogen sein.

Bei den morphologischen Veränderungen der Netzhaut sind degenerative und entzündliche Retinopathien sowie die Netzhautablösung (Ablatio retinae) von besonderer Bedeutung.

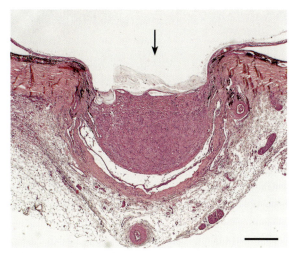

Abb. 13.11 Exkavation der Papilla optica des N. opticus („cup formation") bei einem Glaukom (→) eines Hundes, HE-Färbung, Balken = 300 µm.

DAS MÜSSEN SIE WISSEN

Die Uvea als Gesamtheit aller gefäßführenden Gewebe des Augeninneren ist Ausgangspunkt aller Entzündungen innerhalb des Auges. Schädliche Noxen können die Uvea hämatogen (Toxine, Infektionserreger, metastasierende Tumorzellen), über das Kammerwasser (Entzündungsmediatoren, Linsenproteine) oder über penetrierende Verletzungen erreichen. Ferner können Veränderungen der uvealen Gefäße (Thrombose, Tumorzellembolie) zu hypoxischen Schäden Anlass geben. Einen gewissen Schutz vor hämatogener Streuung bietet die Blut-Augen-Schranke, darüber hinaus stellt das Auge ein immunprivilegiertes Organ dar („anterior chamber associated immune deviation").

Die Einteilung der Uveitiden erfolgt nach anatomischen Gesichtspunkten (anterior, posterior, intermedia) und je nach betroffenen Strukturen (Chorioretinitis, Panuveitis). Qualitativ werden seröse, eitrige, granulomatöse und lymphozytär-plasmazelluläre Uveitiden unterschieden. Ursächlich kommen Infektionen (Viren, Bakterien, Pilze, Parasiten) oder immunpathologische Prozesse in Betracht. Die linseninduzierte Uveitis entsteht als Reaktion auf frei gewordenes Linsenprotein.

Die Folgen einer Uveitis sind in erster Linie von Qualität und Ausmaß der Entzündung und den daraus resultierenden reparativ-proliferativen Prozessen abhängig. Kommt es zu Verlegungen des Kammerwinkels bzw. zu Störungen des Kammerwasserflusses, besteht die Gefahr der Ausbildung eines sekundären Glaukoms.

Der intraokularen Druckerhöhung als Ausdruck des Glaukoms liegt im Allgemeinen ein gestörter Abfluss des Kammerwassers über den Filtrationswinkel zugrunde, der primär (Fehlentwicklung des Filtrationswinkels) oder sekundär (durch andere Augenveränderungen) bedingt sein kann. Der Glaukomschaden ist das Resultat aus kompressionsbedingter Ischämie, mechanischer Schädigung des N. opticus und einer besonderen Sensibilität der großen Neuronen der Netzhaut gegenüber exzitatorischen Aminosäuren (z. B. Glutamat) und kann bis hin zur Erblindung führen.

WISSENSWERTES

Laser – Nutzen und Schaden am Auge

Als Laser („light amplification by stimulated emission of radiation") werden künstlich gerichteten Lichtstrahlen mit einem sehr engen Frequenzspektrum, hoher Parallelität der Wellenlängen sowie sehr genauer Pulsatilität bezeichnet. Sie finden in Forschung, Technik, Medizin und täglichem Leben eine breite Anwendung. Therapeutisch werden am Auge leistungsstarke Laserstrahlen zur Fixierung einer abgelösten Retina am Augenhintergrund verwendet. Weiterhin kann eine Fehlsichtigkeit durch Abtragung der Hornhautoberfläche mithilfe eines Femtosekundenlasers (1 fs = 10^{-15} Sek.) erfolgen, bei dem für die Dauer von Femtosekunden ein Laserstrahl exakt und rückstandsfrei dünne Gewebeschichten abträgt (Prinzip des Präzisionsskalpells). Dabei wird keine Wärme übertragen und das Gewebe direkt verflüssigt.

Laserstrahlen können am Auge aber auch durch unsachgemäße Anwendung Schäden verursachen, so z. B. Laserstrahlen mit Wellenlängen von 350–1200 nm, für die das Auge durchlässig ist. Bereits bei leistungsschwachen Lasern können im ungeschützten Auge partielle Erblindungen auftreten, da die parallelen Strahlen des Lasers durch die Augenlinse fokussiert werden und die Retina punktuell schädigen. Laserstrahlen mit Wellenlängen von > 1400 nm, für die Haut und Hornhaut nicht transparent sind, führen zu Verbrennungen unterschiedlicher Schweregrade. Laserstrahlen mit Wellenlängen um 1000 nm haben eine hohe Eindringtiefe und können zu schmerzlosen, schlecht heilenden Verbrennungen führen. Werden durch Laserstrahlen Piloten geblendet, entstehen erhebliche Gefahren für den Luftverkehr.

13.11.1 Degenerationen

Mit Ausnahme der glaukomatös bedingten Netzhautatrophie folgen die meisten degenerativen Retinopathien einem gemeinsamen Reaktionsmuster. Nach einer initialen Schädigung der äußeren Fotorezeptorstrukturen erfasst das progredient fortschreitende degenerative Geschehen die gesamte sensorische Netzhaut, um schließlich in Form einer diffusen fibroglialen Vernarbung mit Visusverlust zu enden.

■ Fotorezeptordysplasien und -degenerationen

Die bilateral ausgebildete und letztlich zum Visusverlust führende **Progressive Retinale Atrophie** (PRA) des **Hundes** tritt als autosomal-rezessives Erbleiden auf und ist bislang bei über 100 Rassen bekannt. Es handelt sich teilweise um echte Entwicklungsstörungen der Fotorezeptoren (v.a. Irish Setter, Rough Collies, Norwegischer Elchhund, Alaskan Malamute) mit Erblinden innerhalb des 1. Lebensjahres, teilweise um degenerative Prozesse (Zwerg- und Toypudel), bei denen die Entwicklung der Fotorezeptoren zunächst normal erfolgt.

Die genetisch bedingte **Zentrale Progressive Retinale Atrophie** (CPRA) des **Hundes**, die aktuell als Retinale Pigmentepitheldystrophie bezeichnet wird, geht dagegen von einer primären Dystrophie des RPE aus, die sich als intrazelluläre Phagozytosestörung manifestiert. Sie tritt sporadisch und bevorzugt bei Retriever und Briard auf. Die gestörte Degradation der verbrauchten Terminalstrukturen der Fotorezeptoren führt zu überschießenden peroxidativen Prozessen und Akkumulationen von Lipopigmenten im hypertrophen und teils auch hyperplastischen Pigmentepithel.

Die **Plötzlich Erworbene Retinale Atrophie** („sudden acquired retinal degeneration", SARD) des **Hundes** stellt eine rasch voranschreitende degenerative Veränderung der Fotorezeptoren dar, die bei älteren Hunden innerhalb weniger Tage oder Wochen zur Erblindung führt. Sie ist pathogenetisch völlig unklar und kann bei allen Hunderassen auftreten.

Fotorezeptordegenerationen und **-dysplasien** sind bei **Katzen** viel seltener als beim Hund. Bei bestimmten Rassen beruhen sie auf erblichen Defekten und betreffen in erster Linie die Stäbchen. So wird bei Abessinierkatzen eine autosomal-dominant vererbte Dysplasie mit Visusverlust innerhalb des 1. Lebensjahres und ein autosomal-rezessiv vererbtes degeneratives Geschehen mit erst ab dem 2. Lebensjahr einsetzender klinischer Symptomatik beobachtet.

Die diätetisch bedingte **zentrale retinale Atrophie** der Katze (Taurin-Mangel-Retinopathie) beruht auf dem Fehlen der Cystein-Sulfinsäure-Decarboxylase, die für die endogene Taurinsynthese aus Cystein zuständig ist. Betroffen sind bei progressiver Ausbreitung zunächst die zentralen Fotorezeptoren in der Nähe der Papilla optica und die Zellen des Tapetum lucidum.

Als Ursache der beim Appaloosa beobachteten erblichen **Nachtblindheit des Pferdes** wird eine funktionelle Störung der intraretinalen Synapsen ohne morphologisch nachweisbare Veränderungen vermutet.

■ Netzhautveränderungen bei hereditären Speicherkrankheiten

Bei verschiedenen hereditären Speicherkrankheiten können Netzhautveränderungen als Teilbefunde auftreten. Bekannte Manifestationen finden sich bei folgenden Erkrankungen:

- vererbte Ceroid-Lipofuszinose von Mensch, Hund (Englischer Terrier, Setter, Dalmatiner), Katze (EKH), Schaf (South Hampshire) und Rind (Devon, Beefmaster)
- GM_2-Gangliosidose des Hundes (Deutsch Kurzhaar)
- Mukopolysaccharidosen (Typ I und VI) der Katze
- α-Mannosidose von Mensch, Rind und Perserkatze
- β-Mannosidose von Mensch, Rind (Salers Rind) und nubischer Ziege

Je nach dem zugrunde liegenden Defekt existieren dabei Speicherungen in den verschiedenen Zellen der sensorischen Netzhaut und im retinalen Pigmentepithel.

■ Retinopathien unterschiedlicher Genese

Netzhautdegenerationen durch Lichteffekte sind in erster Linie auf kurzwellige Strahlen (UV, blaues Licht) zurückzuführen, die über Peroxidationen und Bildung von Sauerstoffradikalen zunächst die äußeren Stäbchensegmente schädigen und im weiteren Verlauf eine zunehmende Atrophie der Retina induzieren.

Diätetische Retinopathien sind eher selten und treten v.a. im Zusammenhang mit einem Mangel an Vitamin C, A, und E bzw. mit Taurindefizit auf. Betroffen sind zunächst das Pigmentepithel und die äußere Schicht der Fotorezeptoren, in der Folge die gesamte Netzhaut. Bei wachsenden **Kälbern** und **Ferkeln** kann eine Hypovitaminose A über ein gestörtes ossäres Remodelling zur Einengung des Foramen opticum und dadurch zur Kompressionsatrophie des Fasciculus opticus mit bilateralem Visusverlust führen. Ferner werden beim chronischen Vitamin-A-Mangel des **Rindes** Atrophien der terminalen Stäbchenstrukturen mit Nachtblindheit infolge einer gestörten Rhodopsinsynthese beobachtet.

Toxische Retinopathien sind durch Degeneration der Fotorezeptoren charakterisiert und können durch Aufnahme von giftigen Weidepflanzen (z.B. Adlerfarn), selenakkumulierenden Pflanzen (Tragant, Spitzkiel) mit klinischer Manifestation als „blind staggers", von Mykotoxinen oder durch bestimmte Arzneimittel, z.B. Enrofloxacin, hervorgerufen werden.

Die **diabetische Retinopathie** des **Hundes** ist analog zur Pathogenese beim Menschen Folge einer **diabetischen Mikroangiopathie** mit Verlust von Perizyten, Mikroaneurysmen, Verdickung der Basalmembran, Netzhautblutungen, arteriolovenulären Shunts, Plasmaextravasation, Endothelzellproliferation und Neovaskularisationen. Sie tritt aber aufgrund der vergleichsweise geringen Lebensdauer der Tiere nur sehr selten auf.

Hypertensive Retinopathien kommen bei **Hund** und **Katze** zumeist infolge chronischer Nephropathie (renaler Hochdruck) vor. Pathogenetisch wird eine autoregulatorische Vasokonstriktion mit ischämischen Endothelzellnekrosen, fibrinoiden Gefäßwandnekrosen, Mediahypertrophie und Fibrosierung der Adventitia retinaler und choroidaler Gefäße diskutiert. Als Folge finden sich herdförmige Netzhautnekrosen, exsudative Netzhautablösung mit Fotorezeptornekrosen, Hypertrophie des RPE sowie intraretinale Blutungen und Hämosiderinablagerungen.

Ischämiebedingte Netzhautschädigungen finden sich u. a. bei allen Veränderungen mit Netzhautablösung (Sauerstoffversorgung der Fotorezeptoren und der äußeren Netzhautschichten!), bei disseminierter intravasaler Gerinnung, Tumormetastasen oder Bakteriämien sowie als Folge sog. Netzhautinfarkte, beispielsweise bei Tumorzellembolie, immunpathologischer Vaskulitis (z. B. idiopathische Purpura haemorrhagica des Pferdes) oder infektionsbedingter Vaskulopathie, z. B. ISTMEM (S. 322).

Die **präsenile (zystoide) Degeneration der Netzhaut** wird v. a. bei **Hunden** ab dem mittleren Alter, aber manchmal auch bei **Pferden** und **Katzen** beobachtet. Sie manifestiert sich zunächst in der retinalen Peripherie und ist insbesondere durch herdförmige Bildung kleiner Hohlräume innerhalb der mittleren Netzhautschichten charakterisiert. Konsekutive Einrisse (**Retinoschisis**) sind sehr selten und können eine rhegmatoide Ablatio retinae zur Folge haben.

13.11.2 Ablösung der Netzhaut

DEFINITION Als **Ablatio retinae** wird eine Ablösung der sensorischen Netzhaut vom RPE bezeichnet (Abb. 13.12), der grundsätzlich unterschiedliche pathogenetische Mechanismen zugrunde liegen.
Eine **rhegmatoide Ablatio** entsteht, wenn Flüssigkeit aus dem Glaskörperraum (z. B. degenerative Verflüssigung des Glaskörpers) durch erworbene Löcher bzw. Risse (z. B. zystoide Degeneration, Trauma, Traktion) in den subretinalen Raum eindringt.
Bei der **nicht rhegmatoiden Ablatio** ist die sensorische Retina intakt. Sie wird aber durch raumfordernde Prozesse, z. B. entzündliches Exsudat, Blutungen oder Tumoren, bzw. aufgrund von Traktion durch vitreoretinale organisatorische Membranen vom RPE abgehoben.

Die Folgen der Netzhautablösung sind funktionelle Störungen des Zusammenspiels zwischen Fotorezeptoren und RPE sowie ischämiebedingte Schädigungen der Fotorezeptoren und der äußeren Netzhautschichten. Morphologisch finden sich Hypertrophien des RPE, Atrophie der Fotorezeptorschicht sowie zystoide Degeneration, Atrophie und gliöse Vernarbung der abgehobenen Retina. Eine hypoxisch bedingte retinale Freisetzung angiogenetischer Faktoren kann dabei durch deren Ausbreitung in den vorderen Augenabschnitt darüber hinausgehend zu Neovaskularisationen an der Iris und im Kammerwinkel führen und dadurch ein Sekundärglaukom hervorrufen.

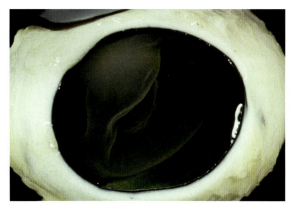

Abb. 13.12 Ablatio retinae mit flotierender Retina in einem verflüssigten Glaskörper bei einem Pferd (kalottierter Bulbus).

13.11.3 Entzündungen

DEFINITION Entzündungen der Netzhaut heißen **Retinitis** und zeigen morphologisch ein dem ZNS gleiches Reaktionsmuster.

Die Retinitis ist durch perivaskuläre lymphohistiozytäre Infiltrate, neuronale Nekrosen und reaktive Gliosen gekennzeichnet. Sie kommt selten solitär vor, sondern ist meist Teilbefund oder Folge entzündlicher Veränderungen anderer okularer Strukturen, z. B. einer Uveitis posterior oder einer Endophthalmitis. Bei bestimmten systemischen Infektionskrankheiten, bei denen auch die Netzhaut Zielgewebe der Erreger ist, kann eine isolierte Retinitis auftreten. Meist handelt es sich um Virusinfektionen. Analoge histologische Veränderungen, die sich in Abhängigkeit vom Stadium der Erkrankung als nicht eitrige Retinitis mit zunehmenden herdförmigen Gliosen manifestieren, finden sich bei:

- Klassischer Schweinepest (Anzeigepflicht)
- Tollwut (Anzeigepflicht)
- Aujeszky-Krankheit (Anzeigepflicht beim Schwein)
- Porziner Teschovirus-Enzephalomyelitis
- Bornascher Krankheit

Gegebenenfalls lassen sich auch die für bestimmte Viren charakteristischen Einschlusskörperchen nachweisen. Bei der **Hundestaupe** wird neben einer lymphozytär-plasmazellulären Chorioretinitis mit Netzhautdegenerationen und gliöser Vernarbung sowie intranukleären Einschlusskörperchen in retinalen Ganglienzellen und Astrozyten mitunter auch eine Neuritis des N. opticus beobachtet. Diese ist durch Demyelinisierung, Astrogliose und eosinophile intranukleäre Einschlusskörperchen in Astrozyten gekennzeichnet. Bei **Prionenkrankheiten** werden in der Netzhaut charakteristische vakuoläre neuronale Degenerationen und Astrogliosen gefunden. Eine entzündliche Beteiligung der Retina kann auch bei **Toxoplasmose** und **Ehrlichiose** sowie der **ISTMEM** des Rindes (*Histophilus somni*) festgestellt werden. Sehr selten finden sich auch retinale Läsionen bei wandernden **Parasitenlarven** (z. B. *Toxocara canis*).

> **DAS MÜSSEN SIE WISSEN**
>
> Bei den morphologischen Veränderungen der Netzhaut sind degenerative und entzündliche Retinopathien sowie die Netzhautablösung (Ablatio retinae) von besonderer Bedeutung.
>
> Mit Ausnahme der glaukomatös bedingten Netzhautatrophie folgen die meisten degenerativen **Retinopathien** einem gemeinsamen Reaktionsmuster. Nach einer initialen Schädigung der äußeren Fotorezeptorstrukturen erfasst das progredient fortschreitende degenerative Geschehen die gesamte sensorische Netzhaut, um schließlich in Form einer diffusen fibroglialen Vernarbung mit Visusverlust zu enden. Neben altersbedingten Degenerationen kann die initiale Schädigung hereditär (Entwicklungsstörungen der Fotorezeptoren, Dystrophie), diätetisch (Taurin-Mangel bei der Katze, Vitaminmangel), toxisch (Phytotoxine), metabolisch (Diabetes mellitus), aktinisch (kurzwellige Strahlung) oder idiopathisch bedingt sein. Kreislaufstörungen kommen gleichfalls als Ursache infrage (hypertensive, ischämische Retinopathie).
>
> Die **Ablösung** der sensorischen Netzhaut vom retinalen Pigmentepithel kann sich nach Eindringen von Flüssigkeit in den subretinalen Raum (rhegmatoid) oder infolge von raumfordernden Prozessen (nicht rhegmatoid) entwickeln und zu funktionellen Störungen des Zusammenspiels zwischen Fotorezeptoren und retinalem Pigmentepithel sowie ischämiebedingten Schädigungen der Fotorezeptoren und der äußeren Netzhautschichten und letztlich zum Visusverlust führen.
>
> **Entzündungen** der Retina sind durch perivaskuläre lymphohistiozytäre Infiltrate, neuronale Nekrosen und reaktive Gliosen gekennzeichnet. Sie kommen selten solitär vor, sondern sind meist Teilbefund oder Folge entzündlicher Veränderungen anderer okularer Strukturen. Eine isolierte Retinitis kann im Gefolge von systemischen Infektionen auftreten, bei denen auch die Netzhaut Zielgewebe der Erreger ist.

13.12 Papille und Sehnerv

Als Teil des Gehirns zeigt der Sehnerv (N. opticus, Fasciculus opticus) alle morphologischen Kennzeichen und reaktiven Eigenschaften der weißen Substanz des ZNS und seiner Hüllen. Er kann sowohl in Erkrankungen, die vom Gehirn ausgehen, als auch in solche, die die Retina betreffen, einbezogen werden. Darüber hinaus kann es auch zur hämatogenen Absiedelung von Infektionserregen kommen. Chronische Veränderungen, besonders im Rahmen von Entzündungen oder degenerativen Prozessen, sind durch herdförmige Gliosen, Astrozytennarben und Axonverluste gekennzeichnet.

13.12.1 Degenerative Veränderungen

Degenerationen des N. opticus führen je nach Ursache zum Untergang der Axone und/oder der Myelinscheiden. Meist handelt es sich um atrophische Bilder auf der Grundlage von Schädigungen der zugehörigen Neuronen infolge unterschiedlicher erworbener oder genetisch bedingter Krankheiten. Sie lassen sich im chronischen Stadium in Einzelfällen nur schwer von einer chronischen Entzündung abgrenzen. Ätiologisch kommen zahlreiche entzündliche (z. B. Optikusneuritis), traumatische oder toxische Ursachen (z. B. toxische Optikusneuropathie des Rindes durch Ingestion von Wurmfarn, *Dryopteris filix-mas*) bzw. Mangelzustände (z. B. Hypovitaminose A beim Rind) sowie Neuronenschädigungen der Retina (z. B. Retinaatrophie, Glaukom) infrage. Beim Vitamin-A-Mangel des Rindes wird eine Atrophie des N. opticus als Folge einer Einengung des Foramen opticum auf der Grundlage einer osteogenen Störung des „remodeling" beobachtet.

13.12.2 Papillenödem

Eine hydropische Schwellung mit Vergrößerung der Papille lässt sich auf entzündliche Exsudation oder nicht entzündlich auf einen erhöhten Liquordruck (z. B. Hydrocephalus internus) im N. opticus infolge retrobulbärer Umfangsvermehrungen oder intrakranieller Neoplasien sowie beim Vitamin-A-Mangel bei Kälbern zurückführen.

13.12.3 Entzündungen

Entzündungen von Papille und N. opticus mit perivaskulären Infiltraten und Papillenödem kommen v. a. bei **Hund** und **Pferd** vor. Sie treten gemeinsam mit Perineuritis bzw. Perifaszikulitis als Folge subarachnoidaler Ausbreitung zerebraler bakterieller Meningitiden auf, bleiben allerdings bei übergreifender Endophthalmitis auf die Papille beschränkt. Herdförmige, unspezifische, entzündliche Infiltrate innerhalb des Sehnerven finden sich mitunter bei Toxoplasmose (S. 326), Kryptokokkose (S. 196) oder auch bei der Hundestaupe (S. 318). Bei der FIP (S. 22) der **Katze** können hingegen perivaskuläre mononukleäre Aggregate, die sich vom Meninxraum in das Gewebe des N. opticus erstrecken, auftreten. Eine granulomatöse Entzündung im N. opticus kann als ungewöhnliche Manifestation einer granulomatösen Meningoenzephalitis beim **Hund** auftreten.

13.12.4 Proliferative Optikusneuropathie des Pferdes

Bei der sehr seltenen, klinisch asymptomatischen proliferativen Optikusneuropathie des **Pferdes** liegt eine ätiologisch ungeklärte graue Erhebung der Papille vor. Sie besteht histologisch aus proliferierten mononukleären Zellen mit schaumigem Zytoplasma und exzentrischem Zellkern.

13.13 Orbita

Morphologische Veränderungen der Orbita sind, abgesehen von orbitalen Neoplasien beim Hund, eher selten. Treten dabei Umfangsvermehrungen oder Schwellungen auf, werden diese bereits klinisch als **Exophthalmus** (Hervortreten des Bulbus aus der Orbita) oder infolge Atrophie, Vernarbung oder operativer Entfernung orbitalen Gewebes als **Enophthalmus** (Zurücksinken des Bulbus in die Orbita) sichtbar. Letztgenannter gehört gemeinsam mit der Pupillenverengung (Miosis) und dem Herabhängen des oberen Augenlids (Ptosis) zur Symptomentrias des Horner-Syndroms (S. 336).

Entzündungen des orbitalen Gewebes entwickeln sich meist durch Übergreifen entzündlicher Prozesse aus Maulhöhle, molaren Zahnfächern und Nebenhöhlen oder nach periorbitalen Traumen bzw. penetrierenden Fremdkörpern. **Retroorbitale Abszesse** finden sich besonders bei Kaninchen infolge von aufsteigenden bakteriellen Zahnfachinfektionen, wobei kurzköpfig gezüchtete Rassen, z. B. Löwenkopfkaninchen, aufgrund der besonderen Zahnfehlstellungen häufiger betroffen sind als andere Rassen. Als **orbitale Zellulitis** wird eine (fortgeleitete) phlegmonöse Entzündung des retrobulbären Fettgewebes bezeichnet, die bei vielen Tierarten sporadisch beobachtet werden kann. Beim **Pferd** kann eine **oberflächlich stromale Keratitis**, eine **Keratokonjunktivitis** und/oder eine **rezidivierende Uveitis anterior** durch aberrante Wanderungen der Mikrofilarien von *Onchocerca* (*O.*) *cervicalis* in die Conjunctiva bulbi, die perilimbale Hornhaut und die Uvea hervorgerufen werden. Weibliche Mücken der *Culicoides* spp. gelten als Vektoren der Parasiten. Beim Hund kann im periokularen Bindegewebe durch *O. lupi* oder *O. lienalis* eine (pyo-)granulomatöse Entzündung unter Einbeziehung der Sklera (Skleritis) verursacht werden (**Abb. 13.13**) Die lymphozytäre **orbitale extraokulare Myositis** des **Hundes** kommt v. a. bei jüngeren Tieren großwüchsiger Rassen (z. B. Golden Retriever, Hovawart) vor. Sie betrifft, abgesehen vom M. retractor bulbi, alle extraokularen Augenmuskeln. Ursächlich wird ein immunpathologisches Geschehen vermutet.

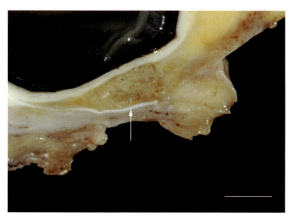

Abb. 13.13 Periokulare Onchozerkose mit fokaler, granulomatöser Episkleritis und Skleritis sowie intraläsionalen, spiralig gewundenen Nematoden (Pfeil) bei einem Hund; Balken: 0,5 cm.

Retroorbitale Venenstauungen können ebenso zu einem Exophthalmus führen, der nicht selten bei intrathorakalen Thymomen bei Kaninchen mit obstruktiven Venenabflussstörungen beobachtet wird.

13.14 Tumorähnliche Veränderungen und Tumoren des Auges und seiner Adnexe

13.14.1 Augenlider

Neoplasien im kutanen Bereich der behaarten Lider entsprechen histogenetisch und in ihrem biologischen Verhalten denen an anderen Stellen der äußeren Haut.

Beim Hund sind **Adenome** und **Epitheliome der Meibomschen Drüsen** mit mehr als 70 % die häufigsten Lidrandtumoren. Sie gleichen den Talgdrüsentumoren an anderen Lokalisationen. Sie metastasieren nicht und haben eine geringe Tendenz zur Infiltration. Epitheliome zeichnen sich durch einen hohen Anteil an Reservezellen aus. Als zusätzliche Läsion kann ein Chalazion vorliegen.

Die praktisch immer gutartig bleibenden **Lidrandpapillome** werden recht häufig bei alten Hunden beobachtet, solitär und vereinzelt auch multipel.

Als zweithäufigster Tumor des Augenlids beim Hund finden sich kutane benigne **Melanome**. Bei der Katze handelt es sich in der Hälfte der Fälle um maligne Melanome.

Zu **weiteren Tumoren** am Augenlid gehören das Plattenepithelzellkarzinom, kutane canine Histiozytome, Mastzelltumoren bei der Katze, Sarkoid beim Pferd und Schwannome bei verschiedenen Spezies.

Bei tumorverdächtigen Umfangsvermehrungen an den Augenlidern sind differenzialdiagnostisch nicht neoplastische Veränderungen wie Hyperplasien der Meibomschen Drüsen sowie granulomatöse (Chalazion) oder eitrige (Hordeolum) Entzündungen abzugrenzen.

13.14.2 Konjunktiven

Bei der **Nodulären Granulomatösen Episkleritis** (NGE) handelt es sich um eine tumorähnliche Umfangsvermehrung der limbalen Episklera beim Hund. Sie scheint steril auf immunpathologischer Basis zu entstehen.

Beim Hund werden **Papillome** des Plattenepithels der bulbären Konjunktiva beobachtet. Aufgrund starker Pigmentierung der Basalzellen und der Lamina propria können sie leicht mit konjunktivalen Melanomen verwechselt werden. Eine Transformation zum Carcinoma in situ und Plattenepithelkarzinom ist möglich.

Warzenartige **virale Papillome** der Konjunktivalschleimhaut kommen manchmal bei **jungen Hunden** vor. Nicht selten sind sie mit Papillomen an anderen Lokalisationen, z. B. der Maulschleimhaut, vergesellschaftet.

Plattenepithelkarzinome der Konjunktivalschleimhaut kommen in erster Linie beim **Rind**, aber auch bei **Pferd** (**Abb. 13.14**), **Katze** und **Hund** vor. Betroffen sind Tiere mit wenig pigmentierter Kopffärbung, besonders wenn sie einer starken Belastung mit UV-Strahlung (z. B. Weidehal-

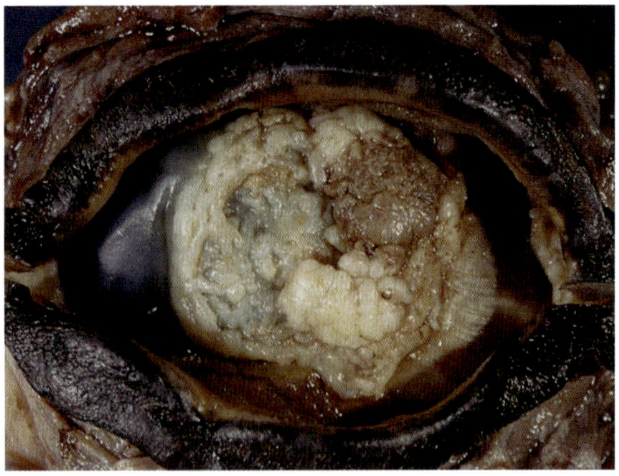

Abb. 13.14 Plattenepithelkarzinom am 3. Augenlid und auf der Kornea bei einem Pferd (formalinfixiertes Präparat).

tung von Rindern in höheren Lagen) ausgesetzt sind („cancer eye"). Eine ätiologische Beteiligung von Virusinfektionen (Bovines Papillomvirus, Bovines Herpesvirus) ist unbewiesen. Dabei ist v. a. die bulbäre Konjunktiva im Bereich des Limbus, gefolgt von Nickhaut, Konjunktiva des Augenlids und des nicht pigmentierten Epithels des Augenlids betroffen. Korneale Lokalisationen sind sehr selten. Beim Pferd stellt das dritte Augenlid die bevorzugte Lokalisation dar und erst dann die limbale Konjunktiva, während bei der Katze v. a. die Haut der Augenlider und seltener die Konjunktiven Tumoren aufweisen. Komplikationen treten v. a. infolge Infiltration der Umgebung auf (Rind, Pferd); mitunter finden sich Metastasen in den lokalen Lymphknoten des Kopfes, seltener in den inneren Organen.

Konjunktivale Melanome kommen v. a. bei **Hunden** der Rassen Retriever, Rottweiler und Cocker Spaniel vor. Sie sind selten und verhalten sich häufig bösartig. Benigne Formen sind stark pigmentiert und mitosearm. Maligne Melanome sind weniger und ungleichmäßig pigmentiert sowie durch zahlreiche Mitosen, Anisozytose, Dyskaryose, Hyperchromasie und das Auftreten multinukleärer Tumorzellen gekennzeichnet. Sie entfalten häufig aggressive Tiefeninvasionen und können auch fernmetastasieren.

Beim **Hund** (Deutscher Schäferhund, Labrador) und seltener bei der **Katze** können sich aus Melanozyten im Stroma des korneoskleralen Übergangs **limbale (epibulbäre) Melanome** entwickeln (Abb. 13.15). Sie sind somit streng genommen sklerale Neoplasien. Die langsam wachsenden, stark pigmentierten Tumoren können eine beträchtliche Größe erreichen, verhalten sich in der Regel aber gutartig. Differenzialdiagnostisch sind sie von extraokularen Vorwölbungen uvealer Melanome bzw. von konjunktivalen Melanomen zu unterscheiden.

Konjunktivale **Hämangiome** und **Hämangiosarkome** kommen als dunkelrote, zur Blutung neigende Umfangsvermehrungen v. a. beim **Hund**, aber auch bei **Katze** und **Pferd** vor. Sie entwickeln sich bevorzugt am vorderen Rand des dritten Augenlids und am lateralen Augenwinkel. Hämangiosarkome beim Pferd können mitunter in die regionären Lymphknoten metastasieren. Starke Exposition mit UV-Strahlung wird als Risikofaktor angesehen.

Beim **Hund** können **Mastzelltumoren**, vergleichbar denen der äußeren Haut, selten auch in der Konjunktiva gefunden werden. Bei der Katze treten sie beinahe ausschließlich in der äußeren Haut des Augenlids auf.

Mitunter kommen **Adenokarzinome** der Drüse des 3. Augenlids (Glandula nicticans) beim **Hund** vor. Sehr selten treten sie bei der Katze auf. Sie sind differenzialdiagnostisch von einem Prolaps des 3. Augenlids mit deutlichem Hervortreten der Drüse bzw. von einer lymphozytären interstitiellen Adenitis abzugrenzen.

Manchmal finden sich **maligne Lymphome** der Konjunktivalschleimhaut als Ausdruck eines generalisierten Tumorgeschehens. Sie können bei Katze und Pferd aber auch isoliert in der Lamina propria des 3. Augenlids vorkommen.

13.14.3 Primäre intraokulare tumorähnliche Veränderungen und Tumoren

■ Diffuse uveale Melanozytose

Als diffuse uveale Melanozytose der **Cairn Terrier** (ähnlich auch bei Labrador Retriever, Boxer und Teckel) bezeichnet man eine hgr. bilaterale Hyperpigmentierung und Verdickung der Uvea mit Glaukombildung. Histologisch ist diese nicht neoplastische Veränderung nur schwer vom diffusen uvealen Melanozytom zu unterscheiden.

> **KLINISCHER BEZUG** Neoplasien sind bei allen Veränderungen des Auges, die klinisch mit intraokularen Umfangsvermehrungen, Uveitis, intraokularen Blutungen, Glaukom oder Retinaablösung einhergehen, ursächlich in Betracht zu ziehen.

■ Melanozytäre Tumoren

Melanozytäre Tumoren der Uvea anterior sind die häufigste primäre intraokulare Neoplasie bei **Hund** (Abb. 13.15) und **Katze**.

Das **anteriore uveale Melanom** des **Hundes** leitet sich von den Melanozyten der Iriswurzel bzw. des Ziliarkörpers ab und kann die vordere Augenkammer nahezu vollständig ausfüllen. Der meist gutartige Tumor besteht aus unterschiedlichen Anteilen intensiv pigmentierter, großer runder Zellen und Spindelzellen.

Bei den seltenen **malignen okularen Melanomen** nimmt der Anteil der Spindelzellen bei Verringerung der Pigmentierung zu und der Mitoseindex steigt stark an.

Das vorwiegend maligne **feline diffuse Irismelanom** ist der häufigste Augentumor der **Katze**. Die Tumoren imponieren zunächst als multifokale pigmentierte Herde in der Iris, die sich im Allgemeinen langsam, aber individuell unterschiedlich rasch ausdehnen und die gesamte Iris erfassen können. Zunächst ist die Irisoberfläche betroffen, bis schließlich das gesamte Stroma der verdickten Iris infiltriert wird und die Umfangsvermehrung Kammerwinkel, darüber liegende Sklera, periphere Hornhaut und Ziliarkörper einbezieht. Die Tumoren können ein sekundäres

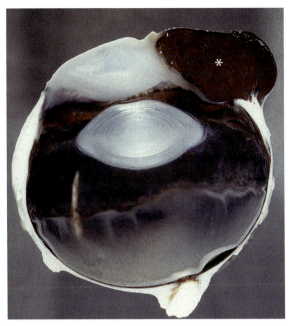

Abb. 13.15 Limbales (epibulbäres) malignes Melanom am korneoskleralen Übergang (*) bei einem Hund (Äquatorialschnitt durch das formalinfixierte Auge).

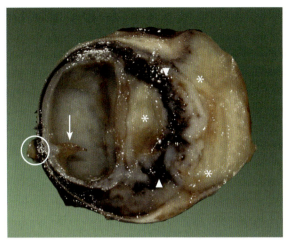

Abb. 13.16 Felines primär-intraokulares Sarkom (*); N. opticus (○), Geweberest der abgelösten Retina an der Papilla optica (→) sowie Reste der Iris (▶); Sagittalschnitt durch das formalinfixierte Auge.

Glaukom auslösen und mitunter v. a. in die Bauchhöhlenorgane metastasieren.

Das sehr seltene **feline atypische Melanom** (multifokales uveales Melanozytom) tritt dagegen multifokal in der gesamten Uvea auf. Ebenfalls sehr selten werden **uveale melanotische Tumoren** beim **Pferd**, insbesondere bei jüngeren Schimmeln gefunden.

■ Iridoziliäre epitheliale Tumoren

Sie leiten sich von der unpigmentierten inneren Schicht des Ziliar- und Irisepithels ab und stellen den zweithäufigsten intraokularen Tumor beim **Hund** dar. Sie imponieren meist als gut differenzierte papilläre oder tubuläre **iridoziliäre Adenome** in der vorderen oder hinteren Augenkammer. Die Tumorzellen ähneln histologisch meistens den normalen iridoziliären Epithelzellen, bilden darüber hinaus aber extensive, verzweigte Basalmembranstrukturen. Die extrem seltenen **iridoziliären Adenokarzinome** zeigen invasives Wachstum in Ziliarkörper und Sklera, metastasieren aber praktisch nicht. Komplikationen wie Sekundärglaukom und Hyphaema sind das Ergebnis der Bildung präiridaler fibrovaskulärer Membranen infolge Freisetzung angiogenetischer und fibrovaskulärer Wachstumsfaktoren durch die Tumorzellen.

■ Medulloepitheliome

Sie sind sehr selten, beim **Pferd** aber die häufigste intraokulare Neoplasie. Sie kommen auch bei Hund, Kameliden und manchmal bei der Katze und anderen Spezies vor. Es handelt sich um primitive neuroektodermale Tumoren mit der Potenz zu mannigfaltiger Differenzierung, die von jeder Art des embryonalen Neuroektoderms abstammen können (meist Ziliarkörper oder Papillenexkavation, selten Retina). Als kongenitale Neoplasie treten sie bei jungen Tieren auf, können aber in Einzelfällen auch erst nach mehreren Jahren klinisch manifest werden. Meist handelt es sich um Umfangsvermehrungen in der hinteren Augenkammer, die histologisch teilweise iridoziliären Adenomen ähneln, teilweise retinale Differenzierungen aufweisen. Charakteristisch ist die Bildung echter Rosetten. Beim Pferd können sie als teratoides Medulloepitheliom auch Knorpel-, Gehirn- oder Muskelgewebe enthalten.

■ Retinoblastom

Das beim Menschen vergleichsweise häufig zu beobachtende, genetisch disponierte **Retinoblastom** ist beim Tier in dieser Form nicht bekannt.

■ Felines primär-intraokulares Sarkom

Diese Neoplasie kommt ausschließlich bei der Katze vor. Pathogenetisch besteht offensichtlich ein Zusammenhang mit einem meist penetrierenden Augentrauma. Der Tumor wird klinisch allerdings erst Monate bis Jahre nach dem traumatischen Ereignis manifest. Charakteristisch ist das Tumorwachstum entlang der inneren Fläche des Bulbus, bis dieser schließlich vollständig ausgefüllt wird (**Abb. 13.16**). Die Mehrzahl der Fälle ist rein mesenchymaler Histogenese mit fibro-, osteo- oder chondroblastischen Komponenten. Ein kleinerer Teil der Fälle besteht aus mesenchymalen und epithelialen Anteilen. Letztere leiten sich vom Linsenepithel ab. Der Tumor zeigt ein progressives, stark infiltrativ-destruierendes Wachstum mit Zerstörung der okularen Strukturen, Invasion in Fasciculus opticus und via Chiasma opticum in das Zwischenhirn sowie mit Durchbrechung der Sklera und Ausbildung von Fernmetastasen.

13.14.4 Sekundäre intraokulare Tumoren

Hämatogene Tumormetastasen mit uvealer Manifestation sind weitaus seltener als die primären intraokularen Neoplasien. Eine Ausnahme stellen Metastasen beim malignen Lymphom dar, die v. a. bei der Katze vorkommen. Sie erscheinen als diffuse weißliche Verdickung der Iris, seltener der Choroidea. Grundsätzlich können aber vereinzelt Metastasen aller Tumorarten (Karzinome häufiger als Sarkome) gefunden werden.

13.14.5 Extraokulare intraorbitale Tumoren

Umfangsvermehrungen in der Orbita verursachen ab einer bestimmten Größe einen Exophthalmus mit der Folge einer Austrocknungskeratitis und werden meist erst dadurch klinisch manifest. Am häufigsten werden sie beim **Hund** gefunden. Bei anderen Spezies treten sie seltener auf. Sie entstehen als primäre Neoplasien aus dem ortsständigen mesenchymalen Gewebe bzw. aus epithelialen Drüsenstrukturen. Vergleichsweise oft kommen als häufigste Orbitatumoren des Hundes folgende Tumoren vor:

- Adenokarzinome der Tränendrüse
- Meningeome des Fasciculus opticus (Optikusmeningeom)
- multilobuläre Knochentumoren

Weiterhin sind beim Pferd in Einzelfällen primitive neuroepitheliale Tumoren unklarer Herkunft bekannt. Melanozytäre Neoplasien sind äußerst selten. Das Spektrum möglicher sonstiger mesenchymaler Tumoren ist groß, sodass mitunter bei Hund und Katze das kutane Histiozytom (nur beim Hund), das maligne fibröse Histiozytom, Fibrosarkome, Mastzelltumoren, Hämangiome und Hämangiosarkome auftreten. Metastasen anderer Tumoren werden, abgesehen vom malignen Lymphom beim Rind, seltener gefunden und entsprechen in ihrem histologischen Bild den Primärtumoren. Ansonsten kommen Karzinommetastasen, z. B. Übergangszellkarzinome und Mammakarzinome beim Hund oder Adenokarzinome von Mamma und Bronchien bei der Katze, öfter als Sarkommetastasen vor. Ferner werden bei Hund und Katze hin und wieder auch lokal-infiltrativ in die Orbita einbrechende Adenokarzinome der Nasenschleimhaut oder gingivale Plattenepithelkarzinome beobachtet.

DAS MÜSSEN SIE WISSEN

Neoplasien im kutanen Bereich der behaarten **Lider** entsprechen histogenetisch und in ihrem biologischen Verhalten denen an anderen Stellen der äußeren Haut.

Von Tumoren der **Konjunktiven** ist v. a. der Hund betroffen. Zu beobachten sind Papillome, konjunktivale oder limbale Melanome, Mastzelltumoren und Adenokarzinome der Glandula nicticans. Plattenepithelkarzinome treten außer beim Hund auch bei Katze, Rind und Pferd auf, Hämangiome oder Hämangiosarkome sind neben dem Hund auch bei Katze und Pferd zu finden.

Von den **intraokularen Tumoren** sind insbesondere melanozytäre Tumoren der Uvea anterior (häufigste intraokulare Neoplasie bei Hund und Katze) und iridoziliäre epitheliale Tumoren (zweithäufigster Tumor beim Hund) von Bedeutung. Das feline primär-intraokulare Sarkom tritt Monate bis Jahre nach einem penetrierenden Augentrauma auf und ist durch sein Wachstum entlang der inneren Fläche des Bulbus charakterisiert, bis dieser vollständig ausgefüllt ist. Medulloepitheliome sind die häufigste intraokulare Neoplasie beim Pferd, kommen aber sehr selten vor.

Mit Ausnahme maligner Lymphome (v. a. Katze) sind hämatogene **Tumormetastasen** mit uvealer Manifestation weitaus seltener als die primären intraokularen Neoplasien.

Extraokulare intraorbitale Tumoren entstehen als primäre Neoplasien aus dem ortsständigen mesenchymalen Gewebe bzw. aus epithelialen Drüsenstrukturen. Als Umfangsvermehrungen in der Orbita verursachen sie ab einer bestimmten Größe einen Exophthalmus mit der Folge einer Austrocknungskeratitis und werden meist erst dadurch klinisch manifest. Am häufigsten ist der Hund betroffen.

14 Ohren

Peter Wohlsein, Peter Schmidt

14.1 Äußeres Ohr

14.1.1 Missbildungen

Missbildungen bestehen in uni- oder bilateraler mangelhafter Anlage oder Entwicklung des Ohrknorpels und/oder des knöchernen Gehörgangs (**Anotie**, Stummel-, Hänge- oder Knickohren). Selten liegt eine Vergrößerung (**Makrotie**) oder eine Multiplizität der Ohrmuscheln vor (**Polyotie**; Abb. 14.1). Die Ohrmuscheln können infolge einer Hypoplasie des Kürassknorpels zu klein (**Mikrotie**) oder gespalten sein, Stehohren können herabhängen.

> **WISSENSWERTES** Mikrotie kann auch rassetypisch sein, beispielsweise bei den La Mancha-Ziegen (Kurzohrziegen).

Missbildungen der Ohren werden nicht selten zusammen mit (Klein-)Hirnmissbildungen beobachtet, z. B. nach intrauteriner BVDV-Infektion beim Rind (okulozerebelläres Syndrom). Fehlbildungen des knöchernen Gehörgangs resultieren in einer vollständigen Atresie oder Lumeneinengung des Ohrkanals mit Sekretansammlung (Zeruminalpfropf) und sekundären Entzündungen.

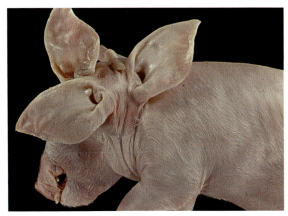

Abb. 14.1 Polyotie bei einem Schwein.

14.1.2 Kreislaufstörungen

Ohrrandnekrosen können Folge von kardialen Kreislaufstörungen, Erfrierungen, Kälteagglutinationskrankheit, Vergiftungen (z. B. Ergotamin, Mutterkornvergiftung) und Thrombosen bei septischen Allgemeinerkrankungen sein. Beim Schwein spielen Bissverletzungen, hohe Luftfeuchtigkeit und möglicherweise nutritive Defizite eine pathogenetische Rolle. Häufig bleibt jedoch die Ursache unklar.

Bei starkem Kopfschlagen oder stumpfer Gewalteinwirkung entwickeln sich **Othämatome** meist auf der konkaven Ohrmuschelseite (besonders **Hund**, hier Rassen mit Hängeohren, z. B. Cocker; auch **Schwein**; Abb. 14.2). Im Frühstadium besitzen sie eine fluktuierende, im chronischen Stadium infolge granulationsgewebiger Organisation eine derbe Beschaffenheit. Sie infizieren sich leicht und heilen unter ausgeprägter Narbenbildung ab.

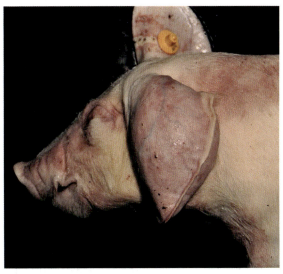

Abb. 14.2 Othämatom bei einem Schwein.

14.1.3 Degenerationen

Bei jungen **Hunden** (Dackel, Pointer, Bluthunde) und selten auch bei **Siamkatzen** tritt am Ohrmuschelrand eine chronische **Ohrranddermatose** mit Alopezie, Schuppen und Krusten auf. Sie ist differenzialdiagnostisch von einer Atrophie der adnexalen Strukturen infolge Vaskulitis abzugrenzen.

14.1.4 Entzündungen

Lokale Entzündungen der Ohrmuschel beinhalten Ulzera, Abszesse oder Ohrmuschelphlegmonen. Traumata (z. B. Bissverletzungen, Ausreißen von Ohrmarken, Kannibalismus) verursachen Einrisse, Perforationen und lokale Entzündungen. Fehlerhaft eingezogene oder bakteriell infizierte Ohrmarken führen zu chronischen eitrigen Entzündungen mit Granulationsgewebs- oder Keloidbildungen. Sie können selten auch tumorös (Fibrosarkome) transformieren.

Eine Infektion mit *Actinomyces* spp. kann beim **Schwein** zu voluminösen, mehrere Kilogramm schweren derben Umfangsvermehrungen (**aktinomykotische Pachydermie**) führen. Bei jungen bis mittelalten **Katzen** ist eine granulomatöse Chondritis mit Degeneration des Ohrknorpels („auricular chondritis") beschrieben, die wahrscheinlich auf eine immunvermittelte Reaktion gegenüber Kollagen Typ II und das Knorpelmatrixprotein Matrilin-1 zurückzuführen ist. Die in Schüben verlaufende Erkrankung betrifft auch andere Knorpelgewebe, z. B. Trachea, Larynx, Rippen und Gelenkknorpel.

■ Otitis externa

> **DEFINITION** Als Otitis externa bezeichnet man die Entzündung des äußeren Gehörgangs. Sie wird sehr häufig bei **Hund** (Abb. 14.3) und **Katze** angetroffen. Es kann sich um eine lokal begrenzte Veränderung handeln oder um eine Veränderung im Rahmen einer anderen Grunderkrankung.

Die Otitis externa tritt besonders als allergische Reaktion auf (z. B. bei Futtermittelallergien) oder bei Urämie infolge von Nierenversagen. Weitere disponierende Faktoren sind v. a. rassebedingt:
- Enge des Gehörgangs
- Hängeohren
- ausgeprägte periaurikuläre Behaarung
- mangelhafte Ventilation
- Hypersekretion
- Akkumulation und Zersetzung von Zeruminaldrüsensekret

Diese Faktoren stellen auch die Voraussetzung für die Etablierung einer Infektion mit Erregern dar, die per se zur normalen Flora im Gehörgang gehören (Staphylokokken, Pseudomonaden, *Proteus* spp., *Malassezia* spp.). Bei **anderen Spezies** als dem Hund spielen v. a. Milben eine wesentliche ätiologische Rolle. Weiterhin kann eine Otitis externa durch Fremdkörper (Sand, Grannen und andere Pflanzenbestandteile) sowie unsachgemäße Pflege verursacht werden. Ohrschleimhautpolypen, granulierende Ulzerationen und echte Tumoren können infolge Sekretabflussstörungen und mangelnder Belüftung ebenso zu opportunistischen Infektionen disponieren.

Der zunächst exsudative Charakter mit Hypersekretion der Drüsen wechselt im chronischen Stadium in eine meist rezidivierende proliferativ-ulzerierende Entzündung. Durch Granulationsgewebsbildung entwickeln sich entzündlich infiltrierte polypenartige Neubildungen mit weiterer Einengung des Gehörgangs.

Chronische Otitiden unterliegen oft einem Teufelskreis aus proliferativer sowie sekretorischer Entzündungsreaktion mit Schleimhautverdickungen, gestörtem Sekretabfluss und reduzierter Belüftung einerseits und opportunistischen Infektionen andererseits. Oft können lediglich chirurgische Eingriffe den Teufelskreis durchbrechen.

Feline proliferative und nekrotisierende Otitis

Junge Katzen zeigen gelegentlich auf der konvexen Ohrmuschelseite oder auf der Innenfläche bis zum Eingang des äußeren Gehörgangs plaqueartige Veränderungen, die durch papillomatöse epidermale und follikuläre Hyperplasie, Hyperkeratose und serozelluläre Krusten gekennzeichnet sind. Einzelzelluntergänge finden sich in verschiedenen Lagen der Epidermis, die von einer ausgeprägten, lymphozytären Exozytose begleitet werden. Nekrotische Keratinozyten können zu kleinflächigen Nekrosen konfluieren.

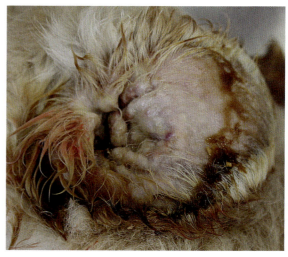

Abb. 14.3 Eitrige Otitis externa bei einem Hund. [Quelle: Dr. Martin Peters, Chemisches und Veterinäruntersuchungsamt Westfalen, Standort Arnsberg]

Ohrräude

Die Ohrräude, Otokariasis, ist bei Haustieren oftmals eine Opportunisteninfektion und mit einer bakteriellen Otitis externa vergesellschaftet. Nicht selten liegen disponierende Grunderkrankungen wie eine Überempfindlichkeitsreaktion (auch Futtermittelallergien), Urämie oder zu reduzierter Belüftung und Sekretstau führende Polypen, Tumoren oder Hängeohren vor. Die Ohrräude wird meist durch Milben der Gattung *Psoroptes* verursacht:
- *Psoroptes cuniculi* bei Equiden, kleinen Wiederkäuern und Kaninchen
- *Otodectes cynotis* bei Hund und Katze
- *Notoedres cati* bei Katze und Kaninchen
- *Raillietia auris* beim Rind
- *Sarcoptes* spp. beim Schwein
- *Demodex* spp. bei Hund und Katze
- *Neotrombicula autumnalis* bei Hund, Katze, Pferd

Sarkoptes-Räude

Beim Schwein kann die chronische Sarkoptes-Räude mit Krusten und Hautverdickung nur auf die Ohrmuschel beschränkt sein. Bei chronischem Milbenbefall werden bei Fleischfressern oftmals hyper- und metaplastische Veränderungen der Epidermis und der Zeruminaldrüsen gesehen, die sogar zur neoplastischen Transformation führen können.

Zecken

Die Larven und Nymphen der Zecke *Otobius megnini* parasitieren im Gehörgang von Wiederkäuern, Pferden, Hunden und Katzen. Weiterhin können *Ixodes* spp., *Amblyoma maculatum* und *Rhipicephalus* spp. vorkommen.

Nematoden

Rhabditis bovis verbringt sein ganzes Leben im äußeren Gehörgang von Rindern und verursacht eine schwere, chronische Otitis externa mit blutiger Otorrhoe.

Stephanofilaria zaheeri parasitiert bevorzugt auf der Innenseite der Ohrmuscheln von indischen Büffeln. Die Mikrofilarien können Ulzerationen, Blutungen und Depigmentierungen verursachen.

14.1.5 Tumorähnliche Veränderungen und Tumoren

Retentionszysten der Zeruminaldrüsen sind von Zystadenomen abzugrenzen.

Die **feline zeruminale Zystomatose** der **Katze** stellt ein eigenes Krankheitsbild dar. Sie ist durch umfangreiche zystische Veränderungen des äußeren Gehörgangs ausgehend von den Zeruminaldrüsen, die mit einem histologisch amorphen Material gefüllt sind, charakterisiert.

Beim **Fohlen** kann an der Ohrbasis eine fistelnde noduläre Umfangsvermehrung auftreten, bei der es sich um ein sog. **temporales Teratom** handelt. Es entsteht infolge eines fehlenden Schlusses der ersten Kiemenspalte mit Einschluss von dislozierten Resten der Dentalleiste und stellt eine heterotope Polyodontie und somit eine Missbildung dar. Die Veränderung wird in der Literatur auch als temporales Odontom, Ohrgrundfistel oder Dentitionszyste (dentigerous cyst) bezeichnet. Die Fehlbildung kann eine oder mehrere Zahnkeime unterschiedlicher Ausprägung enthalten, die von einer epithelialen sezernierenden Membran umgeben sind.

Primäre Neoplasien des äußeren Ohres finden sich v. a. bei Hund und Katze als einfache oder komplexe **Adenome** und **Adenokarzinome** der Talg- und Zeruminaldrüsen.

Beim **jungen Hund** werden auch canine **Histiozytome** in der Haut der Ohrmuschel und bei **alten Hunden** kutane **Plasmozytome** im äußeren Gehörgang beobachtet.

Plattenepithelkarzinome sind oft bilateral an den Ohrmuschelrändern bei Katzen mit unpigmentierten Ohren lokalisiert. Ihnen geht meist als Präkanzerose eine aktinische Keratose voraus. Im Gehörgang treten Plattenepithelkarzinome selten auf.

Melanome können kongenital bei Rindern und Schweinen in der Ohrmuschel auftreten. Bei Pferden, Katzen, Hunden und Ziegen werden gelegentlich Melanome in der Ohrmuschel oder im äußeren Gehörgang nachgewiesen.

Als **mesenchymale Tumoren** der Ohrmuschel sind gelegentlich Chondrome, kutane Hämangiosarkome, equine Sarkoide, Fibrome und Fibrosarkome zu finden.

Bei alten **Pferden** kommen in den Ohrmuscheln sog. **papilläre Akanthome** („aural plaques") in Form erhabener Proliferationen mit zerklüfteter Oberfläche vor (**Abb. 14.4**). Sie werden durch Papillomviren verursacht, die durch Fliegen mechanisch übertragen werden.

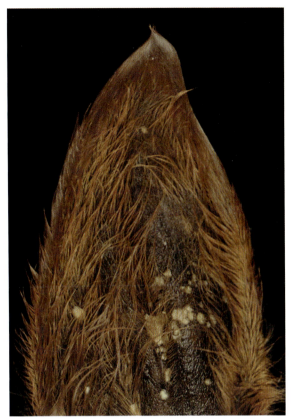

Abb. 14.4 Papilliforme Hautproliferationen in der Ohrmuschel („aural plaques") eines Pferdes.

> **DAS MÜSSEN SIE WISSEN**
>
> **Missbildungen** bestehen in uni- oder bilateraler mangelhafter Anlage oder Entwicklung des Ohrknorpels und/oder des knöchernen Gehörgangs oder einer Multiplizität der Ohrmuscheln. Sie werden nicht selten zusammen mit (Klein-)Hirnmissbildungen beobachtet, z. B. nach intrauteriner BVDV-Infektion beim Rind (okulozerebelläres Syndrom). Fehlbildungen des knöchernen Gehörgangs haben eine vollständige Atresie oder Lumeneinengung des Ohrkanals mit Sekretansammlung (Zeruminalpfropf) und sekundären Entzündungen (Otitis externa) zur Folge.
>
> Von **Entzündungen** des äußeren Gehörgangs sind insbesondere Hund und Katze betroffen. Die Otitis externa tritt häufig als allergische Reaktion auf (z. B. bei Futtermittelallergien) oder bei Urämie infolge von Nierenversagen. Weitere disponierende Faktoren sind v. a. rassebedingt. Der zunächst exsudative Charakter mit Hypersekretion der Drüsen wechselt im chronischen Stadium in eine meist rezidivierende proliferativ-ulzerierende Entzündung. Chronische Otitiden unterliegen oft einem Teufelskreis aus proliferativer sowie sekretorischer Entzündungsreaktion mit Schleimhautverdickungen, gestörtem Sekretabfluss und reduzierter Belüftung einerseits und opportunistischen Infektionen andererseits. Bakteriell bedingte Otitiden begünstigen das Auftreten von Ohrräude (Otokariasis). Zu den eher seltenen Ursachen für Entzündungen des äußeren Gehörgangs zählen Sarkoptes-Milben (chronische Sarkoptes-Räude des Schweines), Zecken und Nematoden.

> Tumorähnliche Veränderungen wie Retentionszysten der Zeruminaldrüsen oder die feline zeruminale Zystomatose sind von primären **Neoplasien** in der Ohrmuschel abzugrenzen (Adenome/Adenokarzinome der Talg- und Zeruminaldrüsen, Histiozytome, Plasmozytome, Melanome, papilläre Akanthome des Pferdes). Plattenepithelkarzinome sind meist an den Ohrmuschelrändern lokalisiert (v. a. Katze). Das temporale Teratom beim Fohlen findet sich am Ohrgrund und stellt eine Entwicklungsstörung dar.

14.2 Innen- und Mittelohr

14.2.1 Missbildungen

KLINISCHER BEZUG Kongenitale Defekte des Vestibularis- und Cochlearissystems sind bei **Nestflüchtern** bereits zum Zeitpunkt der Geburt klinisch manifest, während bei **Nesthockern** derartige Erkrankungen erst mit zunehmender Selbstorientierung auftreten.

Morphologische Korrelate zu den klinischen Befunden werden nur in Einzelfällen an den nervalen Einrichtungen der betroffenen Systeme gefunden. Ein Zusammenhang mit Gehirnmissbildungen, z. B. dem okulozerebellären Syndrom nach intrauteriner BVDV-Infektion, wird sporadisch beobachtet.

Seltene kongenitale **periphere Vestibularissymptome** bei **Hunde-** (Schäferhund, Cocker Spaniel) und **Katzenwelpen** (Siam- und Burmakatzen) bestehen in Ataxie, Nystagmus und Torticollis sowie in Einzelfällen in Taubheit. Mit zunehmendem Alter können die Symptome, möglicherweise infolge der optischen Kompensation, an Deutlichkeit abnehmen. Meist bleibt eine Kopfschiefhaltung als permanente Vestibularisschädigung bestehen.

Hereditäre, kongenitale **periphere Cochlearissymptome** können auf Läsionen in Cochlea und Sacculus beruhen und gleichzeitig mit Pigmentierungsstörungen an Haut und Augen (Heterochromia iridis) einhergehen und durch das Merle- oder das Piebald-Gen verursacht werden. Man spricht dann von einer **cochleosacculären Degeneration oder Scheibe-Typ Taubheit**. Es handelt sich um sensorineurale Störungen, die auf einer Degeneration von Sinneszellen im Cortischen Organ beruhen und zu einer Störung der Schallaufnahme und -weiterleitung führen. Man findet einen Kollaps der Scala media, eine Atrophie der Stria vascularis, degenerative Veränderungen der Tectorialmembran und der Zellen des Cortischen Organs, eine Atrophie von Spiralganglienzellen sowie einen Sacculuskollaps mit Degeneration des Neuroepithels. Diese Form hereditärer Taubheit ist bei blauäugigen **Katzen** und verschiedenen Rassen von **Hunden**, z. B. Border Collie, Bull Terrier, Dalmatiner, West Highland White Terrier, Deutsche Dogge, Malteser, Teckeln u. a., bekannt. Sie wird auch bei weißen **Nerzen**, weißhaarigen **Alpakas** und **Lamas** mit blauer Iris angenommen.

Eine andere Form der hereditären Taubheit stellt die **neuroepitheliale Degeneration** bei **Hunden** (z. B. Dobermann, Rottweiler) dar, die durch eine progressive Degeneration von Zellen des Cortischen Organs und der Spiralganglien gekennzeichnet ist.

Bei Paint **Horses** ist eine mit bestimmten Fellfarbenmustern assoziierte Taubheit festgestellt worden, die auch mit einer Heterochromia iridis auf mindestens einem Auge einhergeht. Es wurde bei nahezu allen betroffenen Pferden eine Mutation im Endothelin-B-Rezeptor(EDNRB)-Gen nachgewiesen.

> **WISSENSWERTES** Die Otosklerose ist eine hereditäre Störung der endochondralen Ossifikation beim Menschen. Ein vergleichbares Tiermodell gibt es nicht. Remodeling und Knochenneubildung führen meist zu einer Ankylose des stapediovestibulären Gelenks, die zu einer progressiven Dysfunktion der Schallleitung führt. Die Ätiologie ist ungeklärt. Ein Zusammenhang mit einer Masern-Infektion wird spekuliert. Der wohl berühmteste Patient mit Otosklerose war Ludwig van Beethoven.

Bei der β-Mannosidose der **Nubischen Ziege** und dem Saler Rind tritt bereits in den ersten Lebensmonaten Taubheit auf, die durch Akkumulation von Mannosid in den Sinneszellen des Cortischen Organs zu einem raschen Gehörverlust führt. Die Erkrankung geht mit bilateral abnorm positionierten und fehlgebildeten Ohrmuscheln und kleineren Paukenhöhlen einher. Mukopolysaccharidosen (Typ I, II, VII) gehen v. a. bei Hunden mit kongenitalen Hörstörungen einher.

Infolge einer angeborenen Störung der Zilienfunktion (**ziliäre Dyskinesie**) wird bei Hunden meist im Zusammenhang mit einer Rhinitis und Bronchopneumonie auch eine Otitis media festgestellt.

> **DAS MÜSSEN SIE WISSEN**
>
> Hörstörungen können kongenital oder erworben sein. Hörverluste oder vollständige Taubheit können je nach geschädigter Struktur als konduktiver (Störung der Schallleitung) oder sensorineuraler Schaden (Störung der Aufnahme und nervalen Weiterleitung der Schallwellen) in Erscheinung treten. Es können auch kombinierte Schäden vorliegen.
>
> Differenzialdiagnostisch müssen erworbene periphere und kongenitale zentrale Vestibularis- und Cochlearisdefekte von Entwicklungsstörungen der Vestibularis- und Cochleariskerne im Hirnstamm abgegrenzt werden.

14.2.2 Degenerationen

Die **Altersschwerhörigkeit** (**Presbyakusis**) wird v. a. bei **Hunden** und **Katzen** beobachtet. Sie geht mit einer Degeneration der Haarzellen im Cortischen Organ und einem Neuronenverlust im Ganglion spirale einher. Presbyakusis wird als kumulativer Effekt von Schäden durch Umweltgeräusche, hereditären Faktoren, Erkrankungen und Expositionen zu ototoxischen Substanzen angesehen. Ähnliche Befunde treten beim **Pferd** als primäre isolierte periphere Cochlearis-Degeneration auf. Durch plötzlichen lauten Lärm (akustisches Trauma) oder länger andauernde Umweltgeräusche (akustische Ototoxizität) können Haarzellnekrosen, Degenerationen von Spiralganglien und vollständige Rupturen der Reissnerschen Membran verursacht werden. Strahlungen können im Rahmen von Frühveränderungen zu Degenerationen von Haarzellen und Spiralganglien führen, während Spätschäden sich als Degenerationen des Ligamentum spirale, Ruptur der Scala media und Osteoradionekrose manifestieren. Arzneimittel (z. B. Aminoglykosidantibiotika, Diuretika, Azetylsalizylsäure) können ebenfalls zu Degenerationen im Cortischen Organ führen. Degenerative Schädigungen des Vestibularissystems können im Zusammenhang mit Mittelohrentzündungen, Traumata, neurotoxischen Arzneimitteln und Toxinen sowie Neoplasien vorkommen.

Bilaterale Degenerationen im Vestibularis- und Cochlearissystem können bei **Hunden** und **Katzen** durch ototoxische Medikamente (S. 488) auftreten, beispielsweise nach Überdosierung bestimmter Antibiotika (z. B. Aminoglykoside) oder Diuretika (z. B. Furosemid). Nach Absetzen des Arzneimittels können Erstgenannte meist kompensiert werden, während Letztere in Form von Taubheit persistieren. Eine akustische Schädigung durch plötzliche, laute Geräusche oder lang anhaltenden Lärm verursacht Degenerationen der sensorischen Haarzellen im Cortischen Organ.

Eine idiopathische periphere Vestibulariserkrankung tritt bei alten **Hunden** und **Katzen** auf.

14.2.3 Entzündungen

> **DEFINITION** Eine Entzündung des Mittelohres, also des luftgefüllten Raumes zwischen Trommelfell und Innenohr im Felsenbein, der die Gehörknöchelchen enthält, wird als **Otitis media** und die des Innenohres, also des Cochlearorgans (Hörschnecke) und des Vestibularorgans (Bogengänge, Sacculus, Utriculus) als **Otitis interna** (auch **Labyrinthitis**) bezeichnet.

Bakterielle Infektionen können auf unterschiedlichen Wegen Entzündungen verursachen. Ausgehend von einer **Otitis externa** kann sich nach einer Trommelfellperforation eine **Otitis media** und anschließend durch Übergreifen des Prozesses eine **Otitis interna** entwickeln. Durch eitrige Einschmelzungen werden Vestibular- und Cochlearorgane zerstört. Das chronische Endstadium einer bakteriellen Infektion ist durch Granulationsgewebe/Fibrose und Ossifikation gekennzeichnet und wird beim Menschen als Labyrinthitis ossificans bezeichnet. Bei Tieren, die eine septierte Bulla tympanica besitzen (Rind, Schwein, Ziege, Kameliden) kommt es bei einer chronischen eitrigen Otitis media häufig zur völligen Einschmelzung der Knochenlamellen bis hin zu einer fokalen Zerstörung der Bulla mit Ausbildung eines para-auralen Abszesses. Da der Liquorraum des Zentralnervensystems über Lymphbahnen mit dem Innenohr kommuniziert, kann ausgehend von einer Meningitis eine Innenohrentzündung, aber ebenso umgekehrt auf dem gleichen Weg ausgehend vom Ohr eine Basilarmeningitis bzw. Meningoenzephalitis entstehen. Bei **Equiden** können sich Luftsackentzündungen (Aerosacculitis) oder Luftsackempyeme entwickeln.

> **KLINISCHER BEZUG** Akute Entzündungen sind meist eitrig, während bei chronischen, lymphozytär-plasmazellulären Entzündungen polypöse Proliferationen der Schleimhaut auftreten, die zu sog. Pseudodrüsenstrukturen führen. Außerdem werden häufig Cholesterolgranulome und ein fibrotisch verdicktes, chronisch entzündetes Trommelfell (**Myringitis**) beobachtet.

■ Eitrige Otitis media et interna

Eine eitrige Otitis media mit Bulla-Empyem unter Beteiligung des Innenohres (Otitis interna, Labyrinthitis) wird relativ regelmäßig bei Jungtieren, insbesondere **Ferkeln** (Abb. 14.5), **Hundewelpen** und **Kaninchen** gesehen. Pathogenetisch liegen entweder eine hämatogene Infektion oder ausgehend von einer Rhinitis/Sinusitis/Pharyngitis eine aszendierende Infektion über die Tuba auditiva (Tubenkatarrh) oder eine Trommelfellperforation vor. Ätiologisch handelt es sich um Streptokokken, *Trueperella pyogenes*, Pasteurellen und *E. coli*. In Einzelfällen können auch Pilze, z. B. Krytokokken bei Katzen, *Aspergillus* spp. oder *Penicillium* spp. bei marinen Säugern eine Mittelohrentzündung verursachen.

Beim **Hund** (v. a. Cavalier King Charles Spaniel) und **Meerschweinchen** ist eine Otitis media mit vermehrter Sekretion der Becherzellen bekannt, die zu einer Verlegung der Tuba auditiva und einem Hörverlust infolge Sekretakkumulation in der Paukenhöhle führen kann.

Beim **Rind** kommt eine akute epizootische Otitis media bei Mastkälbern vor, die durch Infektionen mit *Pasteurella multocida* oder *Mycoplasma bovis* verursacht wird. In der Bulla tympanica findet sich eine massive Exsudatansammlung mit Schleimhautödem, Zerstörung des Trommelfells und Exsudat im äußeren Gehörgang. Eine sporadische chronische Form kommt bei jungen Mastrindern durch eine Infektion mit *Pasteurella multocida* und/oder *Corynebacterium pseudotuberculosis* vor. In der Bulla tympanica sammelt sich Exsudat an. Angrenzendes Knochengewebe, die Gehörknöchelchen und das Trommelfell werden destruiert und Granulationsgewebsstrukturen ausgebildet. Selten werden bei dieser Variante Staphylokokken, Streptokokken, *E. coli*, *Fusobacterium necrophorum*, Clostridien oder *Actinobacillus* spp. isoliert.

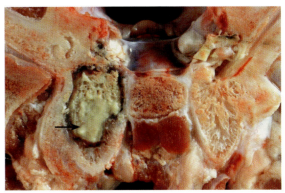

Abb. 14.5 Unilaterales Bulla-Empyem mit Osteolyse (→) bei einem Schwein (Transversalschnitt durch den Schädel in Höhe der Felsenbeine).

Chronische Stadien der eitrigen Otitis können beim **Hund** zu Mineralisierungen des Exsudats (**Otolithen**) führen. Beim Cavalier King Charles Spaniel ist eine mit erheblicher Mukussekretion in die Bulla tympanica einhergehende Otitis media beschrieben.

■ Nicht eitrige Mittelohrentzündungen

Die Otitis media non purulenta chronica kann bei Trommelfellperforationen (Luftdruck, Fremdkörper, Trauma) auftreten. Die chronische Entzündung geht mit Infiltration von Lymphozyten, Makrophagen und Plasmazellen sowie Epitheldesquamation einher. Hierbei treten oftmals Plattenepithelmetaplasien mit Hyperkeratosen auf. Symptome einer Cochlearis- und Vestibularisschädigung stehen im Vordergrund, die oft mit einer Schädigung sympathischer Nervenfasern einhergehen, die das Innenohr passieren, z. B. Anteilen des N. intermediofacialis. Dabei können das Horner-Syndrom oder eine Keratitis sicca auftreten. Breitet sich die Entzündung zentripetal aus und erfasst weiter zentral motorische Anteile des N. facialis, kann eine Fazialisparese resultieren.

> **WISSENSWERTES**
>
> **Ototoxische Nebenwirkungen von Medikamenten**
>
> Die Ototoxizität ist eine Substanzeigenschaft, die zu einer Schädigung des Innenohrs und/oder des N. vestibulocochlearis führt und auf diese Weise den Gehör- beziehungsweise Gleichgewichtssinn beeinträchtigt. Beim Menschen sind Schäden durch ototoxische Medikamente gut beschrieben (z. B. insbesondere bei Patienten mit rupturiertem Trommelfell), jedoch ist ihr Ausmaß in der Tiermedizin nur unzureichend bekannt. Die Ausprägung der Ototoxizität variiert zwischen kaum erkennbaren Einschränkungen und kompletter Taubheit nach Applikation bestimmter Substanzen. Einige Schäden sind reversibel, andere führen zur dauerhaften Beeinträchtigung des Gehörs und ggf. auch zum Verlust des Gleichgewichtssinns.
>
> Medikamente mit ototoxischen Effekten werden sowohl lokal als auch systemisch eingesetzt. Zu ihnen gehören:
> - Zeruminolytika (z. B. Propylenglykol)
> - antibakterielle Substanzen und Lösungsmittel zur Instillation in das entzündete Mittelohr
> - Diuretika (z. B. Furosemid)
> - Chemotherapeutika (z. B. Cisplatin)
> - Antibiotika (z. B. Polymyxin, Erythromycin)
> - Antiseptika (z. B. Chlorhexidin)
>
> Unter der Therapie mit einer ototoxischen Substanz bleibt ein Hörverlust häufig unerkannt, sodass nach einer Behandlung mit derartigen Medikamenten regelmäßige Gehörprüfungen zu empfehlen sind. Viele ototoxische Substanzen sind auch nephrotoxisch.

■ Parasiten

Bei Haustieren finden sich im Innen- und Mittelohr nur äußerst selten verirrte Wanderlarven von Askariden. Bei der **Katze** kommt gelegentlich *Mammomonogamus (Syngamus) auris* meist unilateral im Mittelohr vor. Diese in dauerhafter Verbindung lebenden Wurmpaare können sich frei zwischen der Paukenhöhle und dem Nasopharynx bewegen.

> **WISSENSWERTES**
>
> **Parasitär bedingte Orientierungsstörungen bei Walen**
>
> Viele marine Säuger verfügen über die Fähigkeit zur Echolokation. Sie können dazu Ultraschallsignale (Frequenzen von über 150 kHz), die weit über dem von Menschen wahrnehmbaren Frequenzbereich liegen, erzeugen, empfangen und die zurückkommenden Echos analysieren. Die Echolokation stellt eine optimale Anpassung an den marinen Lebensraum dar. Sie befähigt die Tiere dadurch, sich in ihrer Umgebung zu orientieren, Hindernisse und Feinde zu vermeiden sowie ihre Nahrung zu orten und zu charakterisieren.
>
> Bei vielen marinen Säugern werden im Mittelohr regelmäßig zahlreiche Parasiten nachgewiesen. Trematoden (*Nasitrema* spp.) wurden bei Delphinen (*Peponicephala electra*), Pilotwalen (*Globicephala macrorhyncha*) und falschen Killerwalen (*Pseudorca crassidens*) teils in großer Menge (> 600) in der Paukenhöhle gefunden. Die Eiablage erfolgt im Epineurium und kann bis zu den Meningen reichen. Sie geht mit einer ausgeprägten degenerativ-entzündlichen Neuropathie des N. vestibulocochlearis einher. Aufgrund der daraus resultierenden Orientierungsschwierigkeiten können Massenstrandungen auftreten. Möglicherweise scheinen die Parasiten die Tuba auditiva mit ihrem normalen Lebensraum, den Gallen- und Pankreasgängen, zu verwechseln. Bei Schweinswalen (*Phocoena phocoena*) werden regelmäßig teils sehr große Anzahlen von Nematoden (*Stenurus minor*) in den peribullären Sinus, also schleimhautausgekleideten Hohlräumen um das Felsenbein, und in der Paukenhöhle (Bulla tympanica) angetroffen. In Einzelfällen können Nematoden sogar in die Cochlea eindringen. Ihr Einfluss auf das Hörvermögen von Schweinswalen ist noch nicht abschließend geklärt.

14.2.4 Weitere Veränderungen

Blutungen können im Rahmen von Schädeltraumata im Innen- und Mittelohr auftreten und zu peripheren Gleichgewichts- und Hörstörungen führen.

In der Paukenhöhle von Hunden, Großkatzen und Giraffen kommen ohne gleichzeitige Otitis media trommelschlegelartige **hyperostotische Knochenproliferationen** („hyperostotic tympanic bone spicules") vor. Sie werden auch als **mukoperiostale Exostosen** (früher: Otolithen) bezeichnet. Ihre Pathogenese und nosologische Bedeutung ist noch nicht geklärt.

14.2.5 Tumorähnliche Veränderungen und Tumoren

Nasopharyngeale Polypen kommen bei Katzen unabhängig von Rasse, Alter und Geschlecht uni- oder bilateral regelmäßig vor und stellen wichtige Differenzialdiagnosen zu Neoplasien dar. Polypen gehen meist von der Tuba auditiva, seltener von der Bulla tympanica aus und können die Innenräume des Mittelohres vollständig ausfüllen. Vergleichbare polypöse Proliferationen können auch vom äußeren Gehörgang ihren Ausgang nehmen (aurale Polypen). Es handelt sich um zylindrische, bis zu 5 cm lange Gewebestücke, die aus der Tuba auditiva in die Rachenhöhle hineinragen (Abb. 14.6) und die Atmung und Nahrungsaufnahme behindern. Selten penetrieren sie das Trommelfell und verlegen den äußeren Gehörgang. Sie sind dann differenzialdiagnos-

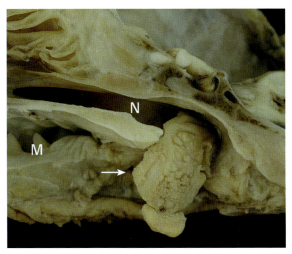

Abb. 14.6 Katze, nasopharyngealer Polyp: Ansicht von medial nach sagittaler Spaltung des formalinfixierten Schädels mit Vorwölbung des proliferierten Gewebes in den Nasopharynx (→); N = Nasenhöhle; M = Mundhöhle.

tisch von Tumoren oder Zysten der Zeruminaldrüsen abzugrenzen. Es handelt sich um exophytische Hyperplasien der zilienbesetzten respiratorischen Schleimhaut mit ausgeprägten chronischen, eitrigen Entzündungen, teils mit lymphfollikelartigen Strukturen, sowie gelegentlich Ulzerationen und Granulationsgewebsbildungen.

Das früher als Cholesteatom bezeichnete **Tympanokeratom** beim Hund ist in der Paukenhöhle lokalisiert. Es besteht aus einer von einem proliferativ aktiven Plattenepithel ausgekleideten und von Keratinlamellen angefüllten Zyste, die vom Trommelfell ihren Ausgang genommen hat und zu einer kontinuierlichen Vergrößerung des Mittelohres führt. Im begleitenden Granulationsgewebe sind zahlreiche Cholesterolnadeln zu sehen. Pathogenetisch spielt wahrscheinlich eine chronische rezidivierende Otitis media eine Rolle.

Epitheliale Zysten werden gelegentlich bei jungen Pferden im Luftsack nachgewiesen und können zu Dyspnoe führen. Sie sind von einem pseudosquamösen Epithel ausgekleidet und werden von lymphozytär-plasmazellulären Infiltraten begleitet.

Im Innen- und Mittelohr kommen sehr selten primäre Tumoren vor, die entweder epithelialer oder neuroektodermaler Herkunft sind.

Ausgehend vom respiratorischen Epithel der Tuba auditiva oder der Bulla tympanica können **Adenome** oder **Adenokarzinome** auftreten. Letztere zeigen ein lokal-infiltratives Wachstum entweder in das Felsenbein oder in die Cochlea und/oder das Labyrinth. **Plattenepithelkarzinome** kommen gelegentlich im Luftsack alter Pferde vor.

Zu den **neuroektodermalen Tumoren** zählen die bei Hunden und Rindern beschriebenen akustischen Nervenscheidentumoren. Sie nehmen entweder vom VIII. Hirnnerven ihren Ausgang oder von einem benachbarten Nerven. In den meisten Fällen handelt es sich um Schwannome oder Neurofibrome. Paragangliome zeigen meist ein malignes Verhalten mit Destruktion der angrenzenden Knochenstrukturen. Sie nehmen wahrscheinlich ihren Ausgang entweder von den Paraganglien des Glomus jugulare oder des Glomus tympanicum. Mesenchymale Neoplasien sind äußerst selten (osteogene Neoplasien, Lymphome, Fibromyxome).

> **DAS MÜSSEN SIE WISSEN**
>
> **Hörstörungen** können kongenital oder erworben sein. Hörverluste oder vollständige Taubheit können je nach geschädigter Struktur als konduktiver (Störung der Schallleitung) oder sensorineuraler Schaden (Störung der Aufnahme und Weiterleitung der Schallwellen) oder als Kombination beider in Erscheinung treten. Differenzialdiagnostisch müssen kongenitale und erworbene periphere sowie kongenitale zentrale Vestibularis- und Cochlearisdefekte von Entwicklungsstörungen der Vestibularis- und Cochleariskerne im Hirnstamm abgegrenzt werden.
>
> Ursachen für erworbene Schädigungen können **degenerative Veränderungen** durch Altersschwerhörigkeit oder nach Behandlung mit ototoxischen Medikamenten sein. Die weitaus größte Bedeutung haben jedoch **eitrige Entzündungen** des Mittelohres (Otitis media) und des Innenohres (Otitis interna), wie sie regelmäßig bei Jungtieren vorkommen. Nicht eitrige Entzündungen durch Trommelfellperforationen oder verirrte Parasiten treten nur selten auf.
>
> Nasopharyngeale Polypen, ausgehend von der Tuba auditiva oder Bulla tympanica, kommen sehr häufig bei Katzen vor und stellen eine wichtige Differenzialdiagnose zu den vom respiratorischen Epithel beider Strukturen ausgehenden primären **Tumoren** (Adenome, Adenokarzinome) dar. Plattenepithelkarzinome können gelegentlich im Luftsack alter Pferde gefunden werden. Zu den neuroektodermalen Tumoren zählen Paragangliome und die für Hunde und Rinder beschriebenen Schwannome oder Neurofibrome des VIII. Gehirnnerven. Mesenchymale Neoplasien sind äußerst selten.

Anhang

15 Abkürzungsverzeichnis

A
ACE „angiotensin converting enzyme"
aCML atypische chronische myelogene Leukämie
ACTH adrenokortikotropes Hormon
ADH antidiuretisches Hormon (Vasopressin)
AE Amyloidprotein endokrinen Ursprungs
AHS Afrikanische Pferdepest
AHSV „african horse sickness virus"; Afrikanisches Pferdepestvirus
AlHV-1 Alcelaphines Herpesvirus 1
AKAV Akabane-Virus
AL Amyloid, bestehend aus Leichtketten
AML akute myeloische Leukämie
ANF atrialer natriuretischer Faktor
ANS autonomes Nervensystem
ARDS „acute respiratory distress syndrome"; akutes respiratorisches Syndrom
ASFV „African swine fever virus"
ATP Adenosin-Triphosphat
AV atrioventrikulär

B
BALT „bronchus associated lymphatic tissue"; Bronchus-assoziiertes Immunsystem
BD „Borna disease"; Bornasche Krankheit
BDV „border disease"-Virus
BHV 1 Bovines Herpesvirus 1
BIV Bovines Immundefizienz-Virus
BKF Bösartiges Katarrhalfieber
BLAD Bovine Leukozyten-Adhäsionsdefizienz
BLV Bovines Leukämievirus
BNP Bovine Neonatale Panzytopenie
BOAS brachyzephales obstruktives Atemnotsyndrom
BoHV-1 Bovines Herpesvirus-1
BPH benigne Prostatahyperplasie
BPV-2 Bovines Papillomvirus Typ-2
BRSV Bovines Respiratorisches Synzytialvirus
BSE Bovine Spongiforme Enzephalopathie
BTD „blue tongue disease"; Blauzungenkrankheit
BTV Bluetongue-Virus, Blauzungenkrankheit
BVD Bovine Virusdiarrhö
BVDV Bovines Virus-Diarrhö-Virus

C
CAE Caprine Arthritis-Enzephalitis
CAEV Caprines Arthritis-Enzephalitis-Virus
CAR-Bacillus „cilia associated respiratory bacillus; zilienassoziierter respiratorischer Bazillus
CBPP „contageous bovine pleuropneumonia"; Kontagiöse Bovine Pleuropneumonie
CCPP „contagious caprine pleuropneumonia"; Kontagiöse Caprine Pleuropneumonie
CD „cluster of differentiation"
CDV Canines Staupevirus, canine distemper virus
CEA „collie eye anomaly"; Collie-Augen-Anomalie
CEM „contagious equine metritis"; Kontagiöse Equine Metritis
Ch. Cheyletiella
CHV Canines Herpesvirus
CIMF chronische idiopathische Myelofibrose
CJD Creutzfeldt-Jakob Disease, Creutzfeldt-Jakob-Krankheit
Cl. Clostridium
CLAD Canine Leukozyten-Adhäsionsdefizienz
CLCN „chloride channel protein N"; Chloridkanalprotein
CLIP „cortcotropin-like intermediate peptide"
CML chronische myeloische Leukämie
CMML chronische myeloproliferative Leukämie
COB „chronic obstructive bronchiolitis"; chronisch-obstruktive Bronchiolitis
CORL Canine odontoklastische resorptive Läsionen
COVID-19 „coronavirus disease 2019"
CHV 2 Caprines Herpesvirus 2
CPRA zentrale progressive retinale Atrophie
CPV 2 Canines Parvovirus 2

D
DDT Dichlordiphenyltrichlorethan
DIC disseminierte intravasale Koagulopathie
DLE diskoider Lupus erythematodes
DON Deoxynivalenol

E
E. Escherichia
EB Epidermolysis bullosa
EBA Epidermolysis bullosa acquisita
EBD Epidermolysis bullosa dystrophica
EBJ Epidermolysis bullosa junctionalis

EBP Enzootische Bovine Pneumonie
EBS Epidermolysis bullosa simplex
EEEV „eastern equine encephalitis"-Virus
EHD „epizootic hemorrhagic disease"
EHEC enterohämorrhagische Escherichia coli
EHV 1 Equines Herpesvirus 1
EIA Equine Infektiöse Anämie
EKH Europäische Kurzhaarkatze
EMCV Enzephalomyokarditisvirus
EMND „equine motoneuron disease"
EMPF Equine multinoduläre pulmonale Fibrose
ENTV enzootisches nasales Tumorvirus
EPEC enteropathogene Escherichia coli
EPI exokrine Pankreasinsuffizienz
EPM Epilepsie-Myoklonus
ERU Equine rezidivierende Uveitis
ETEC enterotoxische Escherichia coli
EVA Equine Virusarteriitis
EVAV Equines Virusarteriitisvirus

F
F. Foramen
FCV Felines Coronavirus
FeLV Felines Leukämievirus
FGF-R3 Fibroblasten-Wachstumsfaktor-Rezeptor 3
FHV Felines Herpesvirus
FIV Felines Immundefizienzvirus
FIP Feline Infektiöse Peritonitis
FLUTD „feline lower urinary tract disease"
FmoPV Felines Morbillivirus
FORL Feline odontoklastische resorptive Läsionen
FPV Felines Panleukopenievirus
Fs Femtosekunde
FSE Feline Spongiforme Enzephalopathie
FSH follikelstimulierendes Hormon
FSME Frühsommer-Meningoenzephalitis

G
GAN „giant axonal neuropathy"
GBE „glycogen branching enzyme"
GFR glomeruläre Filtrationsrate
ggr. geringgradig
GIST gastrointestinale stromale Tumoren
GM Gangliosid-Monosialinsäure
GME granulomatöse Meningoenzephalitis
GN Glomerulonephritis
GSK Glykogenspeicherkrankheiten

H
H Hämagglutinin
HCC Hepatitis contagiosa canis
HD Hüftgelenksdysplasie
HE-Färbung Hämatoxylin-Eosin-Färbung
HERDA hereditäre equine regionale dermale Asthenie („hereditary equine regional dermal asthenia")
hgr. hochgradig
HHL Hypophysenhinterlappen
HOD hypertrophische Osteodystrophie
HUS hämolytisches urämisches Syndrom

HVL Hypophysenvorderlappen
HZL Hypophysenzwischenlappen

I
IAD „inflammatory airway disease"; entzündliche Atemwegserkrankung
IBD „inflammatory bowel disease"; chronisch-entzündliche Darmerkrankung
IBK Infektiöse Bovine Keratokonjunktivitis
IBR Infektiöse Bovine Rhinotracheitis
IFG-I BP „insulin-like growth factor I binding protein"
IGF-I „insulin-like growth factor I"
IH „inhibitory hormone"
IL Interleukin
IPV Infektiöse Pustulöse Vulvovaginitis
IOK Infektiöse Ovine Keratokonjunktivitis
ISTMEM Infektiöse septikämisch-thrombosierende Meningoenzephalomyelitis

J
JMML juvenile myelomonozytäre Leukämie

K
KIT Stammzellfaktorrezeptor
KMP Kardiomyopathie
KSC Keratitis superficalis chronica
KSPV Klassisches Schweinepest-Virus
KT kongenitaler Tremor

L
LAD letale Acrodermatitis
LCMV lymphozytäres Choriomeningitis-Virus
LEP Linsenepithel
LH luteinisierendes Hormon
LIV „louping ill"-Virus
LPL lymphoplasmazytäres Lymphom
LPR „low density lipoprotein receptor-related protein"
LT hitzelabile Toxine
LYVE1 „lymphatic vessel endothelial hyaluronan receptor 1"

M
M. Musculus
MALT „mucosa associated lymphoid tissue"
MAP Mykobakterium avium ssp. paratuberculosis
MCP 1 „monocyte chemotactic protein 1"
MD Mucosal Disease
MED multiples endokrines Neoplasie-Syndrom
MERS „middle east respiratory syndrome"
mgr. mittelgradig
Microcystin-LR Microcystin L = L-Leucin, R = R-Arginin
MKS Maul- und Klauenseuche
MKSV Maul-und-Klauenseuche-Virus
MMM myeloide Metaplasie mit Myelofibrose
MMP Matrix-Metalloproteinase
MOCS Molybdän-Cofaktor-Synthese
MPDU „myeloproliferative disease unclassifiable"; unklassifizierbare myeloproliferative Erkrankung
MPOS Mukopolysaccharidose
MPS mononukleäres Phagozyten-System

MSH Melanozyten-stimulierendes Hormon
MTC Mycobacterium-tuberculosis-Komplex
MVV Maedi-Visna-Virus
MyBPC 3 „myosin binding protein C 3"

N

N. Nervus
Nn. Nervi
NADH Nicotinamid-Adenin-Dinukleotid
NCE Neuritis caudae equinae
NCL neuronale Ceroid-Lipofuszinose
NDRG1 N-myc downregulated gene family 1
NK-Zelle natürliche Killer-Zelle
NLE nekrotisierende Leukonenzephalitis
NME nekrotisierende Meningoenzephalitis
NNM Nebennierenmark
NNR Nebennierenrinde
NS Nervensystem
NSAID „non-steroidal anti-inflammatory drugs"; nichtsteroidale Antiphlogistika
NSAP nichtsteroidale Antiphlogistika
NSP4 „non-structural protein 4"
Nuc. Nucleus

O

OC Osteochondrose
OHV2 Ovines Herpesvirus 2
ORSV Ovines respiratorisches Synzytialvirus
OVMV Ovines Visna/Maedi-Virus

P

P. Psoroptes
PAS „periodic acid Schiff"; periodisches Schiff-Reagenz
PCB polychlorierte Biphenyle
PCMV Porzines Zytomegalie-Virus
PCV Porzines Circovirus
PDGF „platelet-derived growth factor"
PDNS Porzines Dermatitis-Nephritis(Nephropathie)-Syndrom
PEDV Porzines epidemisches Diarrhövirus
PG Prostaglandin
PGF2α Prostaglandin F2α
PHPV „persistent hyperplastic primary vitreous"; persistierender hyperplastischer primärer Glaskörper
PI Parainfluenza
PIFM präiridale fibrovaskuläre Membran
PIV Parainfluenzavirus
PKD „polycystic kidney disease"; Polyzystische Nierenkrankheit
PLE „protein-loosing enteropathy"; Proteinverlustenteropathie
PLE „protein-loosing enteropathy"; Proteinverlustenteropathie
PMWS „post weaning multisystemic wasting syndrome"
PNET primitiver neuroektodermaler Tumor
PNP proliferative nekrotisierende Pneumonie
PNS peripheres Nervensystem
POMC Proopiomelanocortin
PPE Porzine Proliferative Enteropathie
PRA progressive retinale Atrophie
PRCV Porzines Respiratorisches Coronavirus
PRL Prolaktin
PrPc Prionprotein cellular
PrPsc Prionprotein der Scrapie
PRRSV Porzines Reproduktives und Respiratorisches Syndrom-Virus
PSE „pale, soft and exsudative"; hell, weich und ödematisiert
PSS Porzines Stress-Syndrom
PSSM „polysaccharide storage myopathy"; Polysaccharid-Speicherkrankheit
PTH Parathormon
PTHrP „parathormon related peptide"; Parathormon-ähnliches Protein
PTV Porzines Teschovirus
PUDS porzines ulzeratives Dermatitis-Syndrom

R

RAEB refraktäre Anämie mit exzessiv Blasten
RAO „recurrent airway obstruction"
REAL „Revised European/American Lymphoma"
RH „releasing hormone"; Releasing-Hormon
RHD „rabbit hemorrhagic disease"; Hämorrhagische Kaninchenkrankheit
RPE retinales Pigmentepithel
RPV Rinderpestvirus
RSV respiratorisches Synzytialvirus

S

SAA Serum-Amyloid A
SAF „scrapie-associated fibrils"
SARD „sudden acquired retinal degeneration"; plötzlich erworbene retinale Atrohie
SARS-CoV alias SARS-CoV-1 „severe acute respiratory syndrome-related coronavirus"
SARS-CoV-2 „severe acute respiratory syndrome-related coronavirus"
SBV Schmallenberg-Virus
SCID „severe combined immunodeficiency"; kombinierter Immundefekt
SCN4A „sodium channel, voltage-gated, type IV, alpha subunit"
SIADH Syndrom der inadäquaten ADH-Sekretion
SIBO „small intestinal bacterial overgrowth"
SLAM „signaling lymphocyte activation molecule"
SLC 35A3 „solute carrier family 35 (UDP-N-acetylglucosamine/UDP-GlcNAc transporter), member 3"
SLE systemischer Lupus erythematodes
SLT 2e Shiga-like-Toxin 2e
SMEDI „stillbirth, mummification, embryonic death and infertility"; Todgeburten, Mumifikation, embryonaler Fruchttod und Infertilität
sog. sogenannt/e/r
SP Surfactant-Protein
SPV Klassisches Schweinepestvirus
SRMA Steroid-responsive Meningitis-Arteriitis
SRY „sex determining region of Y"
ST hitzestabile Toxine
STEC Shiga-Like-Toxin-produzierende Escherichia coli
STH Somatotropin
SVD „swine vesicular disease"; Vesikuläre Schweinekrankheit
SVDV „swine vesicular disease virus"; Virus der Vesikulären Schweinekrankheit

T

TBTX T-Box-Transkriptionsfaktor-T-Gens
TEN toxische epidermale Nekrolyse
TGE transmissible Gastroenteritis
TGEV transmissibles Gastroenteritis-Virus
TGF-β „transforming growth factor-β"
TIMP „tissue inhibitor of matrix metalloproteinases"
TLI trypsinähnliche Immunreaktivität
TME „transmissible mink encephalopathy"
TNF Tumor-Nekrose-Faktor
TRH „thyreotropin releasing hormone"
TSH Thyreoidea-stimulierendes Hormon
TSE Transmissible spongiforme Enzephalopathie

V

v. a. vor allem
vCJD neue Variante der Creutzfeldt-Jakob-Krankheit
VEEV „venezuelan equine encephalitis"-Virus
VNS vegetatives Nervensystem
VS vesikuläre Stomatitis

W

WEEV „western equine encephalitis"-Virus
WFFS „warmblood fragile foal syndrome"
WHO „World Health Organization"; Weltgesundheitsorganisation
WNV West-Nile-Virus
WT 1-Gen „Wilms-Tumor-Gen"

Z

ZNS zentrales Nervensystem
z. T. zum Teil

16 Glossar

A

akanthomatöses Ameloblastom syn.: akanthomatöse Epulis, aggressiver, infiltrativ wachsender Tumor im Kiefer des Hundes, bestehend aus netzartig verbundenen odontogenen Epithelzellverbänden
Abiotrophie vorzeitiges Absterben von Zellen
Ablepharie erworbener oder angeborener, teilweiser oder vollständiger Verlust des Augenlids
Achalasie fehlerhaftes, unvollständiges Öffnen des magen-nahen Ösophagusschließmuskels und Störung der Ösophagusmotorik
Adaktylie Fehlen einzelner oder aller Zehen
Agenesie vollständiges Fehlen eines Organs aufgrund einer fehlenden Organanlage
Akanthom Gutartiger, aus Keratinozyten bestehender Tumor der Haut
Akanthose Hyperplasie des Stratum spinosum
Aktinobazillose granulomatöse bis pyogranulomatöse Weichteilentzündung z. B. der Zunge (Holzzunge) beim Rind durch *Actinobacillus lignieresii*
Aktinomykose granulomatöse bis pyogranulomatöse Entzündung z. B. des Kieferknochens beim Rind durch *Actinomyces bovis*
akrale Mutilation Verstümmelung der distalen Gliedmaßenbereiche
Akropachie syn. hypertrophe Osteopathie, subperiostale Geflechtknochen und Weichteilperiostproliferation insbesondere der distalen Gliedmaßenknochen im Zusammenhang mit chronischen Entzündungsprozessen oder Tumoren vorwiegend im Brustkorb
AL-Amyloid Amyloidprotein mit Sequenzen der Immunglobulinleichtketten
Alterationen Veränderungen
Amastigote z. B. bei Leishmanien; Parasitenstadium ohne Geisel

Amyloid Ablagerung einer stärkeähnlichen Substanz, da diese bei Jodzugabe eine Blaufärbung zeigt; biochemisch liegen Amyloidosen verschiedene Proteine zugrunde
Anasarka Unterhautödem am gesamten Körper
Aniridie Hypoplasie der Retina des Auges
Anisokaryose unterschiedlich große Zellkerne
Anisotropie anisotrope Substanzen/Strukturen können die Schwingungsebene von polarisierten Lichtwellen drehen
Anisozytose unterschiedlich große Zellen
Anthrakose Ablagerung von Rußpartikeln, häufig in der Lunge oder den Lungenlymphknoten beim Hund
Antigenshift Änderung der antigenen Eigenschaften eines Virus, z. B. durch Gen-Austausch mit anderen Viren
Aphte herdförmige, erosiv-ulzerative Schleimhautentzündung mit zentralem Fibrinbelag nach Ruptur einer bläschenförmigen (vesikulären) Schleimhautnekrose
Aplasie fehlende Organentwicklung trotz Anlage
apostematöse Entzündung abszessbildende Entzündung
Arhinencephalie Fehlbildung mit Verlust des Riechkolbens und häufig des Frontallappens
Arrosion Zerstörung bzw. Schädigung von Organen und Geweben
Arthrogrypose Gelenkfehlstellungen bzw. -versteifungen in Beugestellung
Astasie Unfähigkeit, zu stehen
Atavismus Wiederauftreten von phylogenetisch früheren morphologischen Merkmalen
Atelektase kollabierter Lungenabschnitt bzw. Lunge ohne Luftgehalt
Atherosklerose Lipideinlagerungen in Gefäßwand, teils fälschlicherweise synonym verwendet mit dem Begriff der Arteriosklerose, volkstümlich „Gefäßwandverkalkung"

B

blutige Imbibition postmortaler Vorgang, Diffusion von Hämoglobin aus zerfallenen Erythrozyten in das umliegende Gewebe

botryoide, zytoplasmatische Einschlusskörperchen traubenförmige zytoplasmatische Einschlusskörperchen

Botryomykose pyogranulomatöse Entzündung infolge einer Infektion mit *Staphyloccus aureus*

Bradyzoiten verlangsamtes Teilungsstadium von infektiösen Tochterzellen bei Protozoen

Bride Bindegewebsstrang („Narbengewebe", Synechie) im Bauchraum

Bronchiektasie Dilatation der Bronchien

Bulla Blase, ca. erbsengroß, mehr als 10 mm im Durchmesser

C

Calcinosis circumscripta umschriebene Kalziumablagerung

Calcinosis cutis umschriebene Kalziumablagerung in der Haut

Call-Exner-Körperchen histologisch nachweisbare, azelluläre eiweißreiche Ablagerung in Hohlräumen, die von Granulosazellen umgeben werden und häufig abgelöste Granulosazellen enthalten, häufig feststellbar bei Granulosazelltumoren.

Chalasie Erschlaffung eines Schließmuskels, z. B. Kardia

Chemodektome syn. Paragangliom, neuroendokriner Tumor ausgehend von autonomen Ganglien wie z. B. Chemorezeptoren, Glomus aorticum

Cholestase Stau von Galleflüssigkeit in Gallengängen oder -kapillaren

Cholesteatom syn. Cholestrolgranulom, chronisch proliferative Entzündung mit Makrophagen (Schaumzellen) und Cholesterinspalten, besonders häufig beim älteren Pferd im Adergeflecht der lateralen Gehirnventrikel

Chondrodysplasie syn. Achondroplasie, Störung der Knorpelentwicklung, geht einher mit nicht-proportionalem Zwergwuchs

Choristom überschießende Gewebsproliferation von Zellen an einem Ort, an dem diese normalerweise nicht vorhanden sind; ist als Fehlbildung und nicht als Tumor anzusehen

chromoproteinämische Nephrose bilaterale, in der Regel nicht entzündliche Veränderung in der Niere infolge von Ablagerung von Chromoproteinen wie z. B. Myo- oder Hämoglobulin

Colleretten epidermale Collerette; zirkuläre Veränderung mit Schuppenbildung bzw. Epidermisablösung, häufig infolge eines vesikulären oder pustulösen Prozesses wie z. B. Hautveränderungen, die zum Pemphiguskomplex gehören oder als Pyodermie bezeichnet werden

D

Demarkation Abgrenzung

Depletion Verlust von Zellen, z. B. von Lymphozyten in lymphatischen Organen

Dermatophilose Infektion der Haut mit *Dermatophilus congolensis*

Dermatosparaxie angeborene Erkrankung des Bindegewebes (häufig Folge eine Gendefekts des Kollagens), klinisch: Überdehnbarkeit der Haut und hohe Beweglichkeit der Gelenke, z. B. beim Rind als Ehlers-Danlos-Syndrom

Descemetozele syn.: Keratozele; fokale Vorwölbung der geschädigten (z. B. Entzündung, Ulkus, Trauma) Hornhaut bis zur intakten Descemet-Membran, infolge eines Ulkus hervorgerufen durch eine Keratitis oder ein Hornhauttrauma

desquamierte Mesothelzellen abgelöste Mesothelzellen

Deviation Abweichung, z. B. Deviation des Nasenseptums bei der Rhinitis atrophicans

Diapedesisblutungen punktförmige Blutungen; Austritt von Erythrozyten durch histologisch intakt erscheinende Gefäßwände

diphtheroide Entzündung nekrotisches oberflächliches Gewebe (Erosion oder Ulkus) mit prominenter Fibrinextravasation

disseminiert sehr prominente, teils konfluierende herdförmige Verteilung von gleichartigen Veränderungen

Dwarfismus Kleinwüchsigkeit

Dysautonomie Störung des vegetativen Nervensystems insbesondere der Ganglien, z. B. Graskrankheit beim Pferd und Key-Gaskell-Syndrom der Katze

Dysgenesie genetisch bedingte Fehlbildung eines Organs

Dysphagia lusoria Schluckstörung (Dysphagie) infolge einer Obstruktion des Ösophagus durch aberrante Gefäße, z. B. Ductus ateriosus Botalli

Dysraphie angeborene Fehlbildungen des Kopfes oder der Wirbelsäule sowie des Rückenmarks infolge eines fehlenden Schlusses der Neuralplatte (bildet normalerweise ein Rohr), bleibt daher offen bis zur Geburt

Dystokie Schwergeburt

E

Effloreszenz sog. Hautblüten, Hautveränderungen von unterschiedlicher Formen und Aussehen; es werden primäre und sekundäre Effloreszenzen unterschieden

ekchymale (syn. ekchymatöse) Blutungen kleinfächige fleckenförmige Blutungen

Ekchymosen siehe ekchymale Blutungen

Enamel Zahnschmelz

Endokarditis polyposa polypöse (polypenartige) Entzündung des Herzinnenauskleidung

endotheliale Melanose Melanablagerung in den Endothelzellen

enzootische Kalzinose der Wiederkäuer gehäuftes Auftreten einer metastatischen Verkalkung in bestimmten Gebieten, z. B. im Alpenraum durch Goldhafer (*Trisetum flavescens*)

Ependymitis Entzündung des Ependyms (Ventrikelauskleidung im Gehirn)

„epitope spreading" Entwicklung einer Immunantwort gegen endogene Antigene nach deren sekundärer Freisetzung infolge eines primär infektiösen Prozesses als Ausdruck eines chronisch verlaufenden Krankheitsgeschehens

Erosion oberflächlicher Substanzverlust, z. B. bis zur Basalmembran bei mehrschichtigen Epithelien

erosiv-ulzerative Entzündung oberflächliche und tiefe Entzündung; bei mehrschichtigen Epithelien liegt bei einem Ulkus eine Zerstörung der Basalmembran vor, bei einschichtigen Epithelien wie im Magen-Darm-Trakt reicht der Gewebeverlust mindestens bis zur Lamina muscularis mucosae

Erythema multiforme lymphoplasmazelluläre Grenzflächendermatitis mit apoptotischen Keratinozyten in allen Epidermisschichten häufig medikamentös bedingt („drug eruption") mit assoziierten Infektionen

Eventration Vorfall von Baucheingeweiden durch die Bauchdecke oder in den Brustraum infolge von erworbenen oder angeborenen Defekten

Exanthem entzündliche Hautveränderung mit verschiedenen Effloreszenzen

Exazerbation Verschlimmerung oder Wiederaufbrechen eines Prozesses, z. B. bei Tuberkulose

Exsudat eiweißreiche Flüssigkeit mit einem spezifischen Gewicht von mehr als 1018 g/L

exsudative Entzündung rasch auftretende Entzündung mit Austritt von Blutflüssigkeit und humoralen sowie zellulären Bestandteilen, häufig synonym für akute Entzündungen; hierzu gehören seröse, eitrige, fibrinöse, hämorrhagische und gangräneszierende Formen

extramedulläre Hämatopoese Hämatopoese nicht im Knochenmark, sondern in verschiedenen Organen wie z. B. Milz und Leber

F

„fading kitten"-Syndrom plötzliche und nicht-erklärbare Todesfälle bei Kätzchen unterschiedlichster Ursachen

Fanconi-Syndrom hereditäre Funktionsstörung der proximalen Tubuluszellen der Niere, die mit einer Rückresorptionsstörung insbesondere von Glukose, Phosphat und Aminosäuren einhergeht

fibrinöse Demarkation Abgrenzung durch Fibrinexsudation

fibrinöse Entzündung gehört zu den exsudativen Entzündungen und wird durch eine Fibrinbildung dominiert

G

Gangektasien Ausweitung eines Gangs z. B. durch Entzündung

Geonose Infektionskrankheiten, die nicht nur durch direkten Kontakt übertragen werden, sondern v. a. durch im Erdreich ubiquitär vorkommende Krankheitserreger ausgelöst werden. Dabei kann die Infektion durch Verschmutzung von Wunden oder durch perorale Aufnahme verschmutzter Lebens- oder Futtermittel erfolgen. Geonosen sind zum Beispiel Tetanus und andere Clostridien-Infektionen wie Rauschbrand, Gasbrand (Pararauschbrand) und Tyzzer-Krankheit sowie Melioidose und Listeriose.

globale Kreislaufinsuffizienz gleichzeitiges Auftreten von Organschäden, wie sie bei einer Rechts- und Linksherzinsuffizienz sonst getrennt auftreten würden

Glomerulosklerose gehört zu den Glomerulonephrosen und ist durch eine Hyalinisierung der glomerulären Basalmembran und des Mesangiums gekennzeichnet

Goniodysgenesie Fehlen oder nur teilweise Durchgängigkeit des Ligamentum pectinatum; stattdessen verschließt ein mehr oder weniger dichtes Band den Kammerwinkel im Auge. Es besteht eine sog. Goniodysgenesie bzw. ein dysplastisches Ligamtum-pectinatum-Granulom

granulomatöse Entzündungen ein von Makrophagen dominierter Entzündungsprozess, vielfältige Ursachen, kommt vor bei Tuberkulose, Fremdkörper und Überempfindlichkeitsreaktion vom Typ IV

„grass-sickness" Equine Dysautonomie (deutsch: Graskrankheit), Ursache unklar, Degeneration autonomer Ganglien führt v. a. zu einer neurogenen Obstruktion des Verdauungstraktes, betrifft sympathischen Ganglien und intramuralen Plexus des Verdauungsapparates sowie auch parasympathische Kerngebiete im Hirnstamm und die Spinalganglien

H

Hämalknoten auch als splenoide Knoten, Blutlymphknoten oder Hämolymphknoten bezeichnet; kommen im Wesentlichen bei Haus- und Wildwiederkäuern vor und nehmen funktionell wie auch morphologisch eine Zwischenstellung zwischen Milz und Lymphknoten ein; werden wie die Milz von Blut durchflossen

Hämaskos freies Blut im Bauchraum

Hämonchose durch *Haemonchus contortus* verursachte Erkrankung bei kleinen Wiederkäuern

hämorrhagische Diathese systemische Blutungsneigung, mögliche Ursachen sind Vaskulopathien oder gestörte Blutgerinnung

hämorrhagische Entzündung Entzündung, die mit Blutaustritt einhergeht, z. B. ins Darmlumen; nicht zu verwechseln mit der entzündungsassoziierten Hyperämie (Rubor), hier kommt es nur intravaskulär zu einer verstärkten Ansammlung von Erythrozyten

hämorrhagische Infarzierung Gewebeuntergang infolge eines gestörten Blutabflusses durch Verlegung der Venen, z. B. bei einer Darmverlagerung

hämorrhagischer Lungeninfarkt Gewebeuntergang durch gestörten Blutzufluss durch Verlegung der zuführende Arterie (z. B. durch Thromben); während sich in Gebieten mit Endarterien (z. B. Niere) ein anämischer Infarkt entwickelt, kommt es in Organen mit doppelter Blutversorgung (funktionell und nutritiv wie z. B. Leber und Lunge) oder mit vielen Kollateralgefäßen wie z. B. im Darm zu einem hämorrhagischen Infarkt

Hämosiderose vermehrte Eisenablagerung in Form von Hämosiderin

Hamartome tumorähnliche Gewebsveränderung durch ortstypisches, aber überschießendes Gewebe; sind den Fehlbildungen zuzurechnen, können aber auch erworben sein

Hemimelie Fehlbildung an einer Gliedmaße

Hepatisation makroskopischer Begriff für das lebergewebeähnliche Aussehen von Lungengewebe bei bestimmten Phasen der fibrinösen Pneumonie wie der roten und grauen Hepatisation

Heterochromia iridis unterschiedliche Augenfarbe durch Pigmentierungsunterschiede in der Regenbogenhaut (Iris)

Heterolyse postmortale Gewebezersetzung durch Fäulniskeime

Hirsutismus verstärktes Haarwachstum, beim Pferd häufig bei Hypophysenadenomen der Pars intermedia

histiozytäre Entzündungen ein von Histiozyten (= Makrophagen) dominierter Entzündungsprozess

Hyalinose Begriff aus der Lichtmikroskopie; starke homogene eosinophile Veränderung der Kollagenfasern, spricht für einen älteren Prozess

Hydrallantois vermehrte Flüssigkeitsansammlung in der Allantois, auch als Hydrops bezeichnet, bzw. Eihautwassersucht (Hydrops amnii et allantoi), kommt vorwiegend beim Rind vor

Hydranencephalie nahezu vollständiger Verlust des Großhirns bis auf die Hirnhäute und Teile des Stammhirns

hydropische Degeneration reversible Veränderung des Zytoplasmas durch vermehrte Wassereinlagerung und lichtmikroskopische Vakuolenbildung

Hydrops amnii et allantoi vermehrte Flüssigkeitsansammlung in und zwischen den Eihäuten, Eihautwassersucht

Hyperchylomikronämie Blutfetterhöhung, Lipoproteinstoffwechselstörung, Erhöhung der Chylomikronen im Blut

Hyperkinese krankhafte Aktivität der Motorik, teils unwillkürlich ablaufende Bewegungen

Hyperosteose Hyperplasie von Knochengewebe, von der Oberfläche ausgehend = Exostose

Hyperplasie Zunahme der Zellzahl, gilt für intermitotisches und postmitotisch reversibles Gewebe

Hypertrophie Zunahme der Zellgröße, gilt für postmitotisches nicht-reversibles Gewebe wie z. B. das Myokard oder die Skelettmuskulatur

Hygrom Flüssigkeitsansammlung in einem Schleimbeutel oder einer Sehnenscheide, Hinweis auf chronische Entzündung oder Irritation

Hyphäma Blutung im Auge, im vorderen Anteil

Hypomyelinogenese verminderte Myelinbildung, mögliche Ursache für das Ferkelzittern

Hypopituitarismus Bezeichnung für eine Unterfunktion der Hypophyse durch einen Mangel einzelner oder mehrerer hypophysärer Hormone

Hypostase Durch Schwerkraft bedingte postmortale intravaskuläre Blutsenkung, kann in der Haut oder inneren Organen beobachtet werden, äußere und innere Totenflecken

Hypoxidose aus einer Hypoxie resultierender Zustand mit gestörter oder herabgesetzter Zellatmung

I

ichoröse Entzündung syn.: jauchige oder gängräneszierende Entzündung

Induration Verdichtung bzw. Verfestigung

Infraktion Einknickung, unvollständige Fraktur

„injection site fibrosarcoma" Infektionsstelle-assoziiertes Fibrosarkom

insertionale Mutagenese Erzeugung von Mutationen im Erbgut durch Einbau von zusätzlichen Nukleotiden oder DNS-Sequenzen in die DNS

Insertionsdesmopathien krankhafte Veränderung in Form einer prominenten knorpeligen Metaplasie und Exostosen im Ansatzbereich von Sehnen, Bändern und Gelenkkapseln

„Interface"-Dermatitis Grenzflächendermatitis, häufig im Zusammenhang mit autoimmunen Hauterkrankungen

Iridozyklitis Entzündung der Iris und des Ziliarkörpers

ISTMEM Infektiöse septikämisch-thrombosierende Meningoenzephalomyelitis, „Schlafkrankheit der Bullen" verursacht durch *Histophilus somni* (früher: *Haemophilus somnus*)

J

jauchige Entzündung siehe ichoröse Entzündung, Entzündung durch Fäulnisserreger, sog. Saprophyten

K

katarrhalische Entzündung Entzündung, die durch Austritt einer serösen (wässrigen) Flüssigkeit auf der Oberfläche von Schleimhäuten gekennzeichnet ist

Kernpyknose Zellkernschrumpfung mit Verklumpung des Chromatins, irreversible Veränderung

Koagulationsnekrose Gerinnungsnekrose, die Architektur des abgestorbenen Gewebes ist noch erhalten

Kochsche Postulate auch als Henle-Kochsche Postulate bezeichnet; beziehen sich auf den experimentellen Nachweis einer Ursache-Wirkung-Beziehung für ein bestimmtes Pathogen

Kolliquationsnekrosen Erweichungsnekrose, Malazie; geht mit Verflüssigung des Gewebes einher

Kolobom angeborene oder erworbene Spaltbildung, häufig bezugnehmend auf eine Veränderung im Auge z. B. von Iris, Linse, Augenlid, Retina und/oder Aderhaut

Komedo Pfropf aus Keratinmassen oder eingetrocknetem Talgdrüsensekret (Mitesser) in einem Ausführungskanal oder Haarfollikel

Kompressionsatelektase Lunge enthält keine oder nur noch wenig Luft infolge einer Kompression z. B. durch Flüssigkeit oder raumfordernde Prozesse (Entzündung oder Neoplasie) in der Brusthöhle

kongenitale Aganglionose angeborener Ganglienverlust z. B. beim „lethal white foal syndrome" im Dünn- und Dickdarm

Kretinismus dysproportionierter Zwergwuchs

Kryoglobuline Immunglobuline, die bei Kälte unlöslich sind und bei Wärme wieder in Lösung gehen

L

Lazeration Einriss, Zerreißung und Zertrümmerung

leptomeningeale Melanose melaninhaltige Zellen in der Leptomeninx

leukämoide Reaktion reaktiv bedingte, nicht-neoplastische Vermehrung von weißen Blutzellen mit Vorstufen

Leukoenzephalitis Entzündung der weißen Substanz im Gehirn

Leukoenzephalomalazie Erweichung (Nekrose) der weißen Substanz im Gehirn

Leukoenzephalomyelitis Entzündung der weißen Substanz in Gehirn und Rückenmark

Leukomalazie Erweichung (Nekrose) der weißen Substanz im zentralen Nervensystem

Leukopathie Störung der Melaninbildung, gehört zum Formenkreis des Albinismus

Leukoplakien Weiße, teils papillomatöse Schleimhautveränderungen

Lichenifikation gehört zu den Sekundäreffloreszenzen, Vergrößerung und Verdickung der Hautfelderung, teils mit Hyperpigmentierung

Lipofuszinose Ablagerung von Lipofuszin, das sog. Alterspigment, im Zytoplasma von Zellen, häufig in Neuronen bei älteren Tieren, oft Nebenbefund ohne klinische Relevanz

Lungenadenomatose auch als „ovine pulmonary adenocarcinoma" bezeichnete, chronische, Retrovirus-induzierte, primäre Lungentumorkrankheit beim Schaf

Lymphangiektasie Dilatation bzw. Ausweitung der Lymphgefäße

Lymphangitis epizootica ansteckende chronische Entzündung vorwiegend der oberflächlichen Lymphgefäße der Haut und Lymphknoten beim Pferd verursacht durch *Histoplasma farciminosum*

lymphatische (syn. lymphozytäre) Depletion bzw. Lymphozytendepletion Verlust (Schwund) von Lymphozten, häufig im lymphatischen Gewebe, kann angeboren oder erworben sein, primäre und sekundäre Immundefizienz

M

Macula Fleck, gekennzeichnet durch Farbabweichung, gehört zu den Primäreffloreszenzen der Haut

Malazie Erweichung (Nekrose)

Mallein-Test Test in der Haut bzw. Augenlid, Überempfindlichkeitsreaktion vom Spättyp (IV) zum Nachweis des equinen Rotz verursacht durch *Burkholderia mallei*; Mallein ist ein Bestandteil der Zellwand des Erregers

Maturation Reifung

Mazeration Quellung und Aufweichung von Gewebe

medulläre Osteosklerose Fibroblastensprossung und Kollagenablagerungen in der Markhöhle von Knochen

Medulloblastom Syn: zerebellärer primitiver neuroektodermaler Tumor (zerebellärer PNET), bösartiger embryonaler Tumor des Kleinhirns, tritt bevorzugt postnatal, im jugendlichen Alter auf

Megalozytose Vergrößerung der Zelle, häufig bezugnehmend auf vergrößerte Erythrozyten

Melanose verstärkte Melaninbildung und -ablagerung

Merkurialismus Quecksilbervergiftung

Mesomycetozoa Einzeller, leben oft parasitär

Mikromelie abnorm kleine hypoplastische Extremität

murale Entzündung Entzündung der Wandung z. B. des Haarfollikels

Myeloenzephalopathie Erkrankung der Rückenmarks und Gehirns

Myelomalazie Erweichung (Nekrose) im Rückenmark

Myeloschisis Spaltbildung im Rückenmark

N

Nekrobazillose Infektion mit *Fusobacterium necrophorum*

nekrotisierende Entzündung von Nekrose dominierte Entzündung

Nephroblastom syn.: Wilm's Tumor; renaler Mischtumor bestehend aus epithelialen und mesenchymalen Anteilen und embryonalen Zellelementen, kommt häufig beim Schwein vor; thorakolumbaler Rückenmarkstumor des jungen Hundes, wird auch als vermutlich ektopisch spinales Nephroblastom bzw. Wilm's Tumor bezeichnet (vermuteter Ursprung Neuralleiste oder Nierenanlage)

Neuronophagie Phagozytose von untergegangenen Neuronen

noduläre Entzündung knotenförmige Entzündung

O

Obstruktion Verschluss oder Verlegung eines Hohlorgans, Ausführungsgangs oder Gefäßes

Obturation Verlegung eines Lumens z. B. eines Hohlorgans durch Blockade von innen

Onychogryposis bzw. Onychogryphose verstärktes Längenwachstum der Krallen mit Deformationen

Onychorrhexis Bruch oder Aufsplitterung der Nägel oder Krallen in Längsrichtung

Oozysten Entwicklungsstadium von einzelligen Parasiten, z. B. Kokzidien

Organ(o)tropismus auf ein bestimmtes Organ ausgerichtete Wirkung

orthokeratotische Hyperkeratose Vermehrung des Str. corneums durch nicht-kernhaltige Keratinlamellen

Osteochondromatose teils multizentrische knöcherne Proliferation mit einer Knorpelkappe

Osteopenie Schwund von Knochengewebe

Osteosklerose Zunahme von Knochengewebe pro Flächeneinheit

Otorrhoe Austritt von Sekret oder Körperflüssigkeit aus dem äußeren Gehörgang

P

Palatoschisis Gaumenspalte

Panhypopituitarismus Krankheit mit verringerter Bildung oder komplettem Ausfall aller Hormone des Hypophysenvorderlappens

Panmyelophthise Schwund aller Zellelemente im Knochenmark

Pannikulitis Entzündung des Unterhautfettgewebes

Pannus Granulationsgewebsbildung, z. B. findet sich ein entsprechender Prozess bei Gelenkerkrankungen als Knorpelüberzug

pantrope Erreger Erreger mit einer sehr breitgefächerten Organ- und Gewebespezifität

Paraphimose Einklemmung der Glans penis durch Enge (z. B. Phimose) der Vorhaut

Papel solide oder zystische umschriebene Erhebung in der Haut von bis zu 1 cm Durchmesser

paratenische Wirte zusätzliche Zwischenwirte für Parasiten, in denen diese sich ansammeln, aber nicht vermehren können, sie können nur weitergegeben werden

per continuitatem kontinuierlich übergreifend

periostale Hyperosteose vom Periost ausgehende Knochenproliferation

Phäochromoblastom unreifzelliges Phäochromozytom

Phäochromozytom Tumor des Nebennierenmarks

Phthisis bulbi Verkleinerung (Schrumpfung, Atrophie) des Augapfels

Pigmentnephrose Nephrose infolge von Pigmentablagerungen wie z. B. Hämoglobin, Myoglobin, Lipofuszin oder Gallenfarbstoffe

Plexuscholesteatom syn.: Cholesteringranulom, chronische Entzündung des Plexus chorioideus beim Pferd

Pneumaskos Luft im Bauchraum

Poliomyelomalazie Erweichung (Nekrose) der grauen Substanz im Rückenmark

Polythelie zusätzliche Anlage von einer oder mehreren Zitzen im Bereich der Mamma

Polycythaemia vera myeloproliferative Erkrankung mit Vermehrung von Blutzellen, insbesondere von Erythrozyten

Porenzephalie Gewebedefekt im Gehirn mit Lückenbildung und kraterförmiger Einziehung der Oberfläche

Porzine intestinale Adenomatose Erkrankung vorwiegend beim Schwein vorkommend, verursacht durch *Lawsonia intracellularis*

Prionoide Proteine mit prionähnlichen Eigenschaften

proliferative Entzündung nicht eindeutig definierte, mit Gewebsbildung einhergehende Veränderung, z. B. Granulationsgewebe oder granulomatöse Entzündung

Promastigote geißeltragende Form der Leishmanien in der Sandmücke

pulpöse Hyperplasie Vermehrung der roten Pulpa in der Milz, häufig bedingt durch Makrophagen und hinweisend auf akute, bakterielle Infektion

Pustel umschriebene Erhabenheit der Haut mit intraepidermaler Hohlraumbildung und Ansammlung von Exsudat und neutrophilen Granulozyten

Pseudorotz auch als Melioidose bezeichnete, durch *Burkholderia pseudomallei* hervorgerufene Erkrankung

pseudomembranöse Entzündung membranähnliche Fibrinbeläge auf der Oberfläche von Schleimhäuten und Serosa

pyogranulomatöse Entzündung granulomatöse Entzündung mit prominenter Beteiligung von neutrophilen Granulozyten

R

Rhabdomyolyse Untergang der quergestreiften Muskulatur z. B. durch Hypoxie, Intoxikationen, Stoffwechselstörungen

Reassortanten durch Austausch von Gensegmenten (Reassortment) entstandene neue Viren, große Bedeutung für Virulenz von Influenzaviren

"respiratory burst" sauerstoffabhängiger Prozess in Makrophagen und neutrophilen Granulozyten zur Elimination von schädigenden Strukturen oder Abtötung von Pathogenen

Retentionszyste durch Sekretabflussstörung entstandene (unechte) Zyste, kommt häufig bei Drüsen vor

reverse Transkription Umschreibung von RNS in DNS

Rhabdomyosarkom maligner Tumor der quer gestreiften Muskulatur

Rhexisblutungen Blutung durch Gefäßzerreißung

Rhinorrhagie heftige laufende Nasenblutung im Gegensatz zu Epistaxis (tropfendes Nasenbluten)

S

Sapronose durch Fäulniserreger verursachte Erkrankung

Schistosoma reflexum abdominale Spaltbildung mit Eventration der Eingeweide, starker Rückwärtsbiegung der Wirbelsäule und Fehlstellung der Gliedmaßen

Serokonversion Entwicklung von erregerspezifischen Antikörpern oder eines Antikörperklassenwechsels als Folge einer Infektion bzw. Impfung

Serositis apostematosa multiplex Multifokale, mit Abszessbildung einhergehende Entzündung seröser Häute

Serositis sarcomatosa Ausbreitung eines Sarkoms auf oder unterhalb (subserosal) der serösen Häute, die Entzündung ist häufig sekundär

Serovare auch als Serotypen bezeichnete, serologisch unterscheidbare Varianten innerhalb von Untergruppen von Bakterien oder Viren

Setariose Erkrankung durch Setarien (Nematoden)

Sialoadenitis Speicheldrüsenentzündung

Siderokalzinose Eisen- und Kalkinkrustation, bevorzugt im Gehirn und hier in Gefäßen

Siderose Eisenablagerung

skirrhöse Proliferation mit starker Bindegewebsbildung einhergehende Proliferation

Sklerosierung sehr kollagenfaserreiches, zellarmes Gewebe, siehe auch Hyalinose

Sphäroid geschwollenes Axon im zentralen und peripheren Nervensystem, häufig hinweisend auf degenerative Prozesse, kann aber auch bei regenerativen Veränderungen beobachtet werden

Spirochätose Erkrankung durch Spirochäten (Gruppe gramnegativer, schraubenförmiger, sich aktiv bewegender Bakterien); hierzu gehören Leptospiren, Brachyspiren, Borrelien und Treponemen

Splendore-Hoeppli-Material histologisch nachweisbare eosinophile, homoge, kranz- bis keulenförmigen Ablagerungen um einzelne Bakterien, Pilze oder Kolonien von Erregern. Kann aber auch bei nicht-infektiösen Noxen beobachtet werden Vermutlich handelt es sich um Ablagerungen von Antigen-Antikörper-Komplexen, Detritus und Fibrin,

Sporotrichose auch als Sporothrix-Mykose bezeichnet; zoonotische Pilzerkrankung hervorgerufen durch *Sporothrix schenckii*

Staphyloma Vorwölbung am Auge bedingt durch verdünnte Sklera oder Hornhaut

Sugillationen flächenhafte Einblutungen in die Haut oder Schleimhaut

Superantigen vorwiegend von Bakterien gebildetes Toxin, das in kleinsten Mengen über eine T-Lymphozytenaktivierung eine unkontrollierte Zytokinausschüttung bedingt

Synechie Verklebungen oder Verwachsungen zweier Gewebeschichten, z. B. von viszeralem und parietalem Blatt der Bowmanschen Kapsel der Nierenglomerula, von serösen Häuten oder der vorderen Augenkammer

Swayback schwankender Gang durch abweichende Becken-, Wirbelsäulen- und Hintergliedmaßen-Koordination

T

Tachyzoiten durch ungeschlechtliche Teilung schnell freigesetztes Vermehrungsstadium im Zwischenwirt bei einer Infektion mit *Toxoplasma gondii*

Teleangiektasie Erweiterung kleiner Gefäße, beim Rind häufig als Zufallsbefund in der Leber

Teratom Tumor, der sich aus Stammzellen entwickelt und Differenzierungsformen aller drei Keimblätter enthält

Torpedo Perikaryon(Purkinjezell)-naher Sphäroid in der Körnerzellschicht im Kleinhirn

Transduktion in der Genetik, Übertragung von Genen

Translokation in der Genetik, Chromosomenmutation durch Verlagerung eines Chromosomenabschnitts innerhalb eines Chromosoms

transiente Bakteriämie vorübergehender Nachweis von Bakterien im Blut

transitorisch vorübergehend

transmurale Darmentzündung die gesamte Darmwand umfassende Entzündung

Transsudat Flüssigkeit mit einem spezifischen Gewicht unter 1018 g/L und einem Eiweißgehalt von weniger als 30 g/Liter

Triaditis bei der Katze oft anzutreffende Entzündung von Dünndarm, Ausführungsgang des Pankreas und abführenden Gallenwegen

Tularämie häufig tödlich verlaufende zoonotische Infektionskrankheit, ausgelöst durch das Bakterium *Francisella tularensis*

Tyloma Schwiele, Proliferationshyperkeratose

Typ-II-Hyperplasie Vermehrung der Typ II-Pneumozyten in der Lunge

Typhlokolitis Entzündung des Blinddarmes und Kolons

V

Varizen Krampfadern, knotig erweiterte Venen

verkäsende Lymphadenitis mit trockener Nekrose einhergehende Lymphknotenentzündung, häufig bei Tuberkulose oder bei der Pseudotuberkulose des Schafes

Vesikel mit seröser (wässriger) Flüssikgeit gefüllte Blase, weniger als 1 cm Durchmesser

Vesiko-Pustel Blase mit serösem Inhalt und neutrophilen Granulozyten

vesikuläre Entzündung siehe Vesikel; mit Blasenbildung einherghende Entzündung, z. B. Maul- und Klauenseuche und Brandblasen

Vibices Blutungen im Bereich der Totenflecken

villös zottig

Virilisierung Vermännlichung; männlicher Phänotyp bei genetisch weiblichem Individuum bedingt durch Androgene

W

Wallersche Degeneration Veränderungen in peripheren Nerven nach deren Durchtrennung; distaler Teil vollständig und proximaler Abschnitt bis zum nächsten Ranvierschen Schnürring degeneriert

Z

zentrale Verkäsung Form der Nekrose, die mit Fibrinextravasation einhergeht; es wird zwischen primärer und sekundärer Form unterschieden; kommt häufig bei Tuberkulose vor

Zyklopie Gesichtsschädel-Fehlbildung; beide Augenanlagen sind in einer knöchernen Augenhöhle (Orbita) verschmolzen

Zystennieren häufig bilateral auftretende Nierenerkrankung, bei der die Niere diffus oder herdförmig von zahlreichen Zysten durchsetzt ist

17 Literatur

Allgemeine Pathologie
[1] Baumgärtner W, Gruber AD. Allgemeine Pathologie für die Tiermedizin. 3. Aufl. Stuttgart: Enke; 2019

Spezielle Pathologie
[2] Kumar V, Abbas AK, Aster JC. Robbins & Cotran Pathologic Basis of Disease. General Pathology (Chapters 1–10). 9th ed Philadelphia, USA: Saunders Elsevier; 2015

[3] Maxie MG, ed. Jubb. Kennedy and Palmer's Pathology of Domestic Animals. 5th ed. Philadelphia: Elsevier Limited; 2007

[4] Yager JA, Wilcock BP, eds. Color Atlas and Text of Surgical Pathology of the Dog and Cat. London: Mosby-Wolfe; 1994

[5] Zachary JF. Pathologic Basis of Veterinary Disease. 6th ed Maryland, USA: Mosby Press; 2017.

Histopathologie
[6] Baumgärtner W. Pathohistologie für die Tiermedizin. 2. Aufl. Stuttgart: Enke; 2011

Tumorpathologie, Tumornomenklatur
[7] Dungworth DL, Hauser B, Hahn FF, Wilson DW, Haenichen T, Harkema JR, eds. Histological Classification of Tumors of the Respiratory System of Domestic Animals. Second Series. Volume VI. Armed Forces Institute of Pathology in cooperation with the American Registry of Pathology and WHO Collaborating Center for Worldwide Reference on Comparative Oncology. Washington DC; 1999

[8] Goldschmidt MH, Dunstan RW, Stannard AA, von Tscharner C, Walder EJ, Yager JA, eds. Histological Classification of Epithelial and Melanocytic Tumors of the Skin of Domestic Animals. Second Series. Volume III. Armed Forces Institute of Pathology in cooperation with the American Registry of Pathology and WHO Collaborating Center for Worldwide Reference on Comparative Oncology. Washington DC; 1998

[9] Head KW, Cullen JM, Dubielzig RR, Else RW, Misdorp W, Patnaik AK, Tateyama S, Van der Gaag I. eds. Histological Classification of Tumors of Alimentary System of Domestic Animals. Second Series. Volume X. Armed Forces Institute of Pathology in cooperation with the American Registry of Pathology and WHO Collaborating Center for Worldwide Reference on Comparative Oncology. Washington DC; 2003

[10] Hendrick MJ, Mahaffey EA, Moore FM, Vos JH, Walder EJ, eds. Histological Classification of Mesenchymal of Skin and Soft Tissues of Domestic Animals. Second Series. Volume II. Armed Forces Institute of Pathology in cooperation with the American Registry of Pathology and WHO Collaborating Center for Worldwide Reference on Comparative Oncology. Washington DC; 1998

[11] Kennedy PC, Cullen JM, Edwards JF, Goldschmidt MH, Larsen S, Munson L, Nielsen S, eds. Histological Classification of Tumors of the Genital System of Domestic Animals. Second Series. Volume IV. Armed Forces Institute of Pathology in cooperation with the American Registry of Pathology and WHO Collaborating Center for Worldwide Reference on Comparative Oncology. Washington DC; 1998

[12] Kiupel M, Capen C, Miller M, Smedley R, eds. Histological Classification of Tumors of the Endocrine System of Domestic Animals. Second Series. Volume XII. Armed Forces Institute of Pathology in cooperation with the CL Davis DVM Foundation and WHO Collaborating Center for Worldwide Reference on Comparative Oncology. Washington DC; 2008

[13] Koestner A, Bilzer T, Fatzer R, Schulman FY, Summers BA, Van Winkle TJ, eds. Histological Classification of Tumors of the Nervous System of Domestic Animals. Second Series. Volume V. Armed Forces Institute of Pathology in cooperation with the American Registry of Pathology and WHO Collaborating Center for Worldwide Reference on Comparative Oncology. Washington DC; 1999

[14] Meuten DJ, ed. Tumors in Domestic Animals. 5th ed Hoboken: Wiley-Blackwell; 2016

[15] Meuten DJ, Everitt J, Inskeep W, Jacobs RM, Peleteiro M, Thompson KG, eds. Histological Classification of Tumors of Urinary System of Domestic Animals. Second Series. Volume XI. Armed Forces Institute of Pathology in cooperation with the American Registry of Pathology and WHO Collaborating Center for Worldwide Reference on Comparative Oncology. Washington DC; 2004

[16] Misdorp W, Else RW, Hellmén E, Lipscomb TP, eds. Histological Classification of Mammary Tumors of the Dog and Cat. Second Series. Volume VII. Armed Forces Institute of Pathology in cooperation with the American Registry of Pathology and WHO Collaborating Center for Worldwide Reference on Comparative Oncology. Washington DC; 1999

[17] Slayter MV, Boosinger TR, Pool RR, Dämmrich K, Misdorp W, Larsen S, eds. Histological Classification of Bone and Joint Tumors of Domestic Animals. Second Series. Volume I. Armed Forces Institute of Pathology in cooperation with the American Registry of Pathology and WHO Collaborating Center for Worldwide Reference on Comparative Oncology. Washington DC; 1994

[18] Valli VE, Jacobs RM, Parodi AL, Vernau W, Moore PF, eds. Histological Classification of Hematopoetic Tumors of Domestic Animals. Second Series. Volume VIII. Armed Forces Institute of Pathology in cooperation with the American Registry of Pathology and WHO Collaborating Center for Worldwide Reference on Comparative Oncology. Washington DC; 2002

[19] Wilcock B, Dubielzig RR, Render JA, eds. Histological Classification of Ocular and Otic Tumors of Domestic Animals. Second Series. Volume IX. Armed Forces Institute of Pathology in cooperation with the American Registry of Pathology and WHO Collaborating Center for Worldwide Reference on Comparative Oncology. Washington DC; 2002

Krankheiten spezifischer Organsysteme
[20] De Lahunta Al, Glass E, eds. Veterinary Neuroanatomy and Clinical Neurology. 3 rd ed. St. Luis: Saunders/Elsevier; 2008

[21] Gelatt KN, ed. Veterinary Ophthalmology. 4th ed. Ames: Blackwell Publishing; 2007

[22] Gross TL, Ihrke PJ, Walder EJ, Affolter VK, eds. Skin Diseases of the Dog and Cat. 2nd ed. Oxford: Blackwell Publishing; 2005

[23] Kenney RM. Cyclic and pathologic changes of the mare endometrium as detected by biopsy, with a note on early embryonal death. J Am Vet Med Assoc 1978; 172: 241–62

[24] Kenney RM, Doig PA. Equine endometrial biopsy. In: Morrow DA, ed. Current therapy in theriogenology 2. Philadelphia: WB Saunders; 1986: 723–729

[25] Summers BA, Cummings JF, De Lahunta A, eds. Veterinary Neuropathology. St. Louis: Mosby; 1995

[26] Tizard IR, ed. Veterinary Immunology. 10th ed. Philadelphia: Elsevier; 2017

[27] Vandevelde M, Higgins RJ, Oevermann A, eds. Veterinary Neuropathology. Essentials of Theory and Practice. Oxford: Wiley; 2012

Krankheiten anderer Tierarten

[28] Jacobson ER. Infectious Diseases and Pathology of Reptiles. Boca Raton: CRC Press; 2007

[29] Miller RE, Fowler ME. Fowler's Zoo and Wild Animal Medicine. Philadelphia: WB Saunders; 2001

[30] Percy DH, Barthold SW. Pathology of laboratory rodents and rabbits. 2nd ed. Ames: Iowa state Press; 2001

[31] Randall C, Reece R. Color Atlas of Avian Histopathology. London: Mosby-Wolfe; 1996

[32] Robert RJ. Fish Pathology. Oxford: Wiley-Blackwell; 2012

[33] Robert R, Maronpot GA, Gaul B und BW. Pathology of the Mouse. Vienna: Cache River Press; 1999

[34] Saif YM, Fadly AM, Glisson JR, McDougald LR, Nolan L, Swayne DE. Diseases of Poultry. 12th ed. Ames: ISU Press; 2008

Sachverzeichnis

A

Abfohlwahrscheinlichkeit 261
Abiotrophie Kleinhirn 292
Ablatio retinae 472, 477
Ablepharon 464
Abomasitis 33, 50
Abort 73, 266
– -Ursache 267
Abrasion 403
Abriss
– -fraktur 348
– Penis- 282
Abschürfung 403
Absidia corymbifera 48
Abszess 410
Abwehrschwäche 37
Acanthamoeba 325
Acanthocheilonema 418
Acanthosis nigricans 386
Acari 420
Acarina 418
Achalasie 45, 334
Acrodermatitis, letale (LAD) 384
Actinobacillus
– equuli 242, 365
– lignieresii 37–38
– pleuropneumoniae 213–214
Actinobaculum suis 250
Actinomyces 20, 43
Acute bovine liver disease 96
acute respiratory distress syndrome (ARDS) 209
Adaktylie 343
Addison-Krise 452
Adema disease 383
Adenokarzinom
– apokrine Analbeuteldrüsen- 428, 450
– apokrines 428
– apokrines duktuläres 428
– Bulla-tympanica- 489
– C-Zell- 448
– cholangiozelluläres 115
– Darm- 79
– drittes Augenlid 480
– ekkrine (atrichale) Drüsen 429
– enzootisches (ethmoidales) nasales 198, 225
– exokrines Pankreas- 124
– Follikelepithel- 448
– Harnblasen- 252
– hepatoide Drüsen 428
– hepatozelluläres 115
– Hypophysen- 340, 442
– iridoziliäres 481
– komplexes 275
– Magen- 54
– Milchdrüsen- 275
– nasales 198
– Nebennierenrinden- 454
– Nebenschilddrüsen- 451
– neuroendokrines 458
– Nierenzell- 247
– Ovar- 256
– Prostata- 281

– pulmonales 224
– Schilddrüsen- 448
– Schilddrüsengewebe- 447
– Speicheldrüsen- 42
– Talgdrüsen- 428, 485
– Tuba-auditiva- 489
– Uterus- 263
– Zeruminaldrüsen- 428, 485
Adenom
– Adenohypophysen- 441
– apokrine Analbeuteldrüsen- 428
– apokrines duktuläres 428
– azidophiles 442
– bronchioalveoläres 224
– Bulla-tympanica- 489
– C-Zellen- 448
– Cholangiom 115
– chromophobes Hypophysen- 441
– einfaches apokrines 428
– ekkrine (atrichale) Drüsen 429
– exokrines Pankreas- 124
– Follikelepithel- 447
– Harnblasenschleimhaut- 252
– hepatoide Drüsen 428
– hepatozelluläres 114
– hormonell inaktives chromophobes 442
– Hypophysen- 340, 442
– Hypophysenzentrallappen- 441
– Hypophysenzwischenlappen-, kortikotropes 443
– iridoziliäres 481
– komlexes apokrines 428
– komplexes 275
– lepidisches 224
– Meibomsches 428, 479
– Milchdrüsen- 275
– Nebennierenrinden- 454
– Nebenschilddrüsen- 451
– neuroendokrines 458
– Ovar- 256
– papilläres 224
– Pars-intermedia- 441
– renales 247
– Schilddrüsengewebe- 447
– Speicheldrüsen- 42
– Talgdrüsen- 485
– Tuba-auditiva- 489
– Uterus- 263
– Zeruminaldrüsen- 428, 485
Adenomyose 263
Adenovirus 67
– Canines, 1 240, 320, 472
– Canines, 2 201
– Equines, 1 334
– Wiederkäuer 102
Aderhauthypoplasie 461
Adhäsion 19
adnexaler Naevus 425
Adrenalitis 452
adrenogenitales Syndrom 451
Adrenokortikotropes Hormon (ACTH) 441
adventitielle Plazentationen 266
Aelurostrongylus abstrusus 223

Aerosacculitis 198, 487
Affenpocken-Virus 405
Aflatoxikose 113
Aflatoxin 87
african swine fever virus (ASFV) 69
Afrikanische Pferdepest (AHS) 169, 183–184, 294
Afrikanische Schweinepest (ASP) 183
Afterzitzen 270
Aganglionose 335
– kongenitale 55
Aglossie 30
Agnathie 30, 344
Ahornsirupkrankheit 311
Aino-Virus 293
Akabane-Virus (AKAV) 267, 287, 291, 293, 361
Akantholyse 398
Akanthozyten 398
akrales Leckgranulom 410
Akrengangrän 412
Akrochordon 425
Akrodermatitis der Bullterrier 383
Akromegalie 442
Akromelanismus 386
Akropachie 224, 356
aktinische Keratose 426
Aktinobazillose 38
Aktinomykose 355, 411
– Gesäuge- 273
aktinomykotische Pachydermie 483
aktinomykotisches Myzetom 413
akute hämorrhagische Pankreasnekrose 120
Akute Lebererkrankung der Rinder 96
akute myeloische Leukämie 152
akute Rehe 396
akuter Herztod 167
akzessorische Nebenniere 451
Alabama rot 230, 400
Alaria alata 23, 375
Albinismus 385, 461
Aleutenkrankheit 236
– Nerz 239
Alexander disease 309
Alge(n) 414
– -aspiration 204
– -infektion 142
– -uveitis 472
Alkalose, metabolische 49
alkoholisches Hyalin 90
allergische Kontaktdermatitis 397
Alopecia
– areata 401
– mucinosa 395
– X 394
Alopezie 380, 384, 388
Alport-Syndrom 238
Altersatrophie 373
– Gehirn 289
Altersergrauen 386
Alterslipofuszinose 167
Alterspigment 91, 295

Altersschwerhörigkeit 486
Alveolar-Phospholipidose 209
alveoläre Phospholipidose 209
Alveolarwandschaden 208
Amastie 270
Amelie 343
Ameloblast, Degeneration 43
Ameloblastom 44
– akanthomatöses 39
Aminoazidurie 228
Ammoniak 36
Ammonium 295
amniotische Plaques 266
Amphimerus pseudofelineus 123
Amputationsneurom 338
Amyloid β 303
Amyloid-produzierender odontogener Tumor 40
Amyloidnephrose 231
Amyloidose 90, 178
– glomeruläre 231
– kutane 394
– Nasenschleimhaut- 193
– Nieren- 231
amyotrophe Lateralsklerose (ALS) 308
Anämie 30, 54
– aplastische 126
– hämolytische 127
– hypochrome 127
– isoimmunhämolytische 127
Anasarka 396
Anastomose, portosystemische 179
Anatoxin-A 96
Ancylostoma 417
Andersen disease 296
Androgenresistenz 254
Anenzephalie 286
Aneurysma 130, 178–179, 187
angeborene Langhaarigkeit 385
Angina 31
angioinvasives Lymphom 225
Angiokeratom 431
Angioleiomyom 430
Angiomatose
– bovine kutane 175, 188, 429
– meningozerebrale 337
Angiomatose, digitale progressive 429
Angioödem 397
Angiosarkom, inguinales 191
Angiostrongylus vasorum 328
angiotropes Lymphom 149
angular limb deformity 349
Aniridie 461
Ankylose 363, 365
Ankylostomatidose 417
Anonychie 382
Anophthalmie 460
Anoplocephala perfoliata 66
Anoplura 420
Anorchie 277
Anotie 382, 483
anovulatorische Follikelzyste 256
Anthrakose 19, 136, 208, 223

Sachverzeichnis

Anthrax 139
Anti-Basalmembran-Antikörper-Nephritis 235
Anti-Müller-Hormon 254
antidiuretisches Hormon (ADH) 440
Antigestagen 274
Antiphlogistikum, nichtsteroidales (NSAID) 36, 60
Anurie 345
Aortenbogen, persistierender rechter 156
Aortendissektion 179
Aortenruptur 178
Aortenstenose 156
Aortenthrombus, reitender 176
Aphakie 460, 463
Aphthovirus 32
Aplanatio corneae 468
Aplasie, segementale 55
apokrine Drüsen, Tumor 428
apokrine Zyste 425
apokrine Zystomatose 425
apokrines Hamartom 425
Apophyse 346
Apophysiolyse 349
Apoptose 88
Aprosopie 192, 344
Arabian fading syndrome 385
Arachnida 418
Arachnoidalzyste 337
Arachnomelie-Syndrom 343
Arbovirus 104
Arcanobaculum suis 243
Arcus lipoides corneae 467
Argasidae 423
Arhinenzephalie 344
Arnold-Chiari-Missbildung 291
Arrosionsblutung 207
Arsen 89
Arteria uterina, Ruptur 259
Arterienruptur 178
Arteriitis 179
Arteriolisierung 85
Arteriosklerose 177
Arterivirus 267
Arthritis 365–366
Arthrogrypose 29, 290–291, 293, 361, 382
Arthropathia deformans 362
Arthropathie, degenerative 362–363
Arthrose 362
arytenoid chondropathy 200
Arzneimittelexanthem 400
Asbest 21, 25
Ascaris suum 24, 70
Ascites chylosus 17, 189
Asfarviridae 69, 183
Asfivirus 183
Aspergillose 168, 220, 414
Aspergillus 48, 61, 198, 220
– flavus 95
– fumigatus 108
Aspiration
– -spneumonie 214
– Algen- 204
– Blut- 204
asteroide Hyalose 471
asteroide Intima-Verkalkung 178
Asthenie, hereditäre equine regionale dermale (HERDA) 387
Ästhesioneuroblastom 198, 339

Asthma
– chronisches equines 210
– felines 210
Astrozytom 338
Aszites 17
Atelektase 204–205
Atemnotsyndrom 205
Atemnotsyndrom, brachyzephales obstruktives (BOAS) 192
Atherom 177
Atherome 428
Atherosklerose 177
atlantoaxiale Subluxation 361
Atonie 20
atopische Dermatitis 397
Atresia
– ani 55, 382
– coli 55
– intestinalis 55
atrialer Septumdefekt 155
Atrichie 384
Atrichosis 384
atrioventrikulärer Septumdefekt 155
Atrophie 388
– braune 167
– Druck- 88
– gallertige 158
– Inanitions- 87
– numerische 88
– senile 133
– seröse 18, 158
atypische interstitielle Pneumonie 217
atypische spongiforme Enzephalopathie 312
atypische Weidemyoglobinurie 232, 373
atypische Weidemyopathie 166, 232, 373
atypisches mykobakterielles Granulom 411
atypisches Mykobakterium 411
Aufgasung 49
Augenhabronematose 416
Aujeszky-Krankheit 46, 267, 320, 407
aural plaques 485
auricular chondritis 484
Außenschielen 464
Ausscheidungsnephritis 242–243
Ausschuhen 34, 396
Australian stinghalt 335
Autolyse 28
Automutilation 403
AV-Klappen, -Dysplasie 156
Avipoxvirus 405
Avulsion 333
axonale Dystrophie 307
Axonopathie 305, 331
Azinuszellkarzinom 42

B

Babesiose 325
Babessche Wutknötchen 313
Bacillus anthracis 139
Backenbremse 419
Backsteinblattern 184, 365, 412
Bacteroides 20
Balamuthia mandrillaris 325
Balanitis 283
Balanoposthitis 283
– enzootische 283

Balantidium coli 70
Balkenblase 249
BALT (bronchus associated lymphatic tissue) 223
Bananenkrankheit 167, 372
banded wool 386
Bänderriss 361
bandförmige Keratopathie 467
Bandscheibenvorfall 301, 364
Bandwurmfinne 23, 168
Bärengras 404
Barker-Syndrom 300
Bartholinische Drüsen 265
Bartonella henselae 173
Bartonella spp. 412
Basaliom 426
Basalzellepitheliom 426
Basalzellkarzinom 426
Basalzelltumor 426
Basilarmeningitis 322
basosquamöses Karzinom 427
batten disease 298
Bauchspeicheldrüse(n), -entzündung 122
Bauchwassersucht 17
Baumwolltupfer 21
Baylascaris procyonis 223
Baylisascaris procyonis 328
bazilläre Hämoglobinurie 107, 232
Beagle pain syndrome 188, 329
Bedlington Terrier 96
Beinebenniere 451
Beizen 270
Beizwischenniere 451
Belastungsmyopathie 372–373
benigne kutane Histiozytose 433
Benigne Prostatahyperplasie (BPH) 280
benignes Melanom 435
bent leg 347
Bergmeister-Papille 462
Beschälseuche 265, 283, 385, 414
Besnoitiose 415
Beta-2-Integrin 35
Bezoar 47, 58
– Phyto- 47
– Tricho- 47
Biesen 419
big head 354, 404
bilaterale hypertrophe Neuritis 334
biliäre Zirrhose 93
Bimssteinlunge 208
Bindegewebsdefekt 386
Birkauge 461
black disease 106
blackleg 374
bladder cells 469
Bläschen 378
– -ausschlag 283
Blasenwurmkrankheit 327
Blastomyces dermatitidis 108, 220
Blastomykose 220, 414
Blaualgen 89, 96
Blauzungenkrankheit 31, 35, 169, 183, 185, 294
Bleisaum 31
Blepharitis 464
Blindheit, zentrale 73
Blitzfigur 404
Blitzmarke 404
bloat line 47
Blockwirbel 344
– -bildung 344

blue eye 102, 467
– disease 319
blue tongue 185
– -Virus (BTV) 361
bluetongue
– -Virus (BTV) 35, 294
– disease (BTD) 35
Blut-Augen-Schranke 471
Blutaspiration 204
Blutresorptionslymphknoten 135
Blutschwämmchen 188
Blutschwitzen 416
Blutspat 180
Blutung
– Diapedesis- 18
– Rhexis- 18
Bocavirus 61–62
Bockhuf 347
Boophthora 419
Booponus 419
border disease virus (BDV) 73, 267, 287, 294
Bordetella bronchiseptica 194, 215, 355
Borna 316
Bornasche Krankheit (BD) 315
Borrelia burgdorferi 240, 366, 412
Borreliose 366
Bösartiges Katarrhalfieber (BKF) 32–34, 42, 103, 185, 320, 472
– Kopf-Augen-Form 33
botryoides Rhabdomyosarkom 376
Botryomykose 374, 411
Bouton 69, 183
Bovicola 420
bovine Citrullinämie 311
bovine familiäre Krämpfigkeit und Ataxie 293
bovine Fibroelastose des Endokards 170
bovine Herpes-Mammillitis 407
bovine kutane Angiomatose 175, 188, 429
Bovine Leukozyten-Adhäsionsdefizienz (BLAD) 35
bovine papulöse Stomatitis 37
Bovine Spongiforme Enzephalopathie (BSE) 311–312
Bovine Stomatitis papulosa 407
Bovine Virusdiarrhö (BVD) 32, 43, 48, 72
Bovines Herpesvirus 1 (BHV 1) 102
Bovines Respiratorisches Synzytialvirus (BRSV) 217
Bovines Stomatitis-papulosa-Virus 405
Bovines Virusdiarrhö-Virus (BVDV) 32, 48, 59, 73, 267, 287, 294, 361
Bowensche Erkrankung 426
bowie 347
Boxerkolitis 61
Boxerulkus 467
Brachygnathia
– inferior 30, 291, 382
– superior 30
Brachygnathie 344
Brachyspira
– hyodysenteriae 59, 70
– pilosicoli 68
Brachyurie 345
brachyzephale Rassen 288
brachyzephales obstruktives Atemnotsyndrom (BOAS) 192
brachyzephales Syndrom 192

Sachverzeichnis

Brachyzephalie 30, 199
Bradsot, Deutscher 50, 106
Bradyzoiten 326
branchiogene Zyste 42
braune Atrophie 167
Breinierenkrankheit 77
Bremse 419
brick inclusions 97, 305
Bride 19
bridging fibrous septa 94
Brillenbildung 385, 414
brisket disease 162, 175, 208
Bronchialkarzinom 224
– -Metastase 436
Bronchiektasie 209
Bronchiolitis 209
– obliterans 210, 213
Bronchitis 209
Bronchopneumonie 210, 212–213
bronchus associated lymphatic tissue (BALT) 223
Bronzehaut 452
Bronzekrankheit 386
brown gut 121
– disease 60
Brucella
– abortus 268, 278
– canis 268
– mellitensis 278
– ovis 268
– suis 278
Brucellose 268
Bruch, Darm 56
Bruchinhalt 15
Bruchpforte 15
Bruchsack 15
Brückenbildung 43
Brühwasserlunge 204
Brutknoten 223
bucked shins 350
Büffelpocken 405
Bugbeule 374
Bulbärparalyse 320
Bulla 31
– -Empyem 487
bullöse Keratopathie 466
bullöses Pemphigoid 399
bullöses Pemphigoid-Antigen (BPAg) 399
bumps 357
Büngnersche Bänder 331
bunny hopping 331, 370
Bunyaviridae 104
Bunyavirus 267, 320
Buphthalmus 474
Burkholderia
– mallei 202–203, 412
– pseudomallei 139
Bursitis 368, 376
buss disease 322
butcher's jelly 419
button ulcer 69

C

C-Zell-Hyperplasie 449
Cache Valley Virus 267, 293
Cadherine 398
Calcinosis circumscripta 31, 395
Calcinosis cutis 393
Calicivirus 36, 103
– Felines (FCV) 36, 194
California-encephalitis-Virus 320
Call-Exner-Körperchen 257

Calliphora 418
Campylobacter
– coli 61
– fetus subspecies venerealis 268
– jejuni 61
Campylobacter fetus ssp. fetus 105
cancer eye 426, 480
Candida 273, 413
– albicans 38
canine acidophilic-cell hepatitis 110
canine giant axonal neuropathy (GAN) 331
canine kutane reaktive Histiozytose 432
Canine Leukozyten-Adhäsionsdefizienz (CLAD) 35
canine Myopathie 370
canine neuroaxonale Dystrophie 307
canine odontoklastische resorptive Läsionen (CORL) 44
canine saisonale Flankenalopezie 388
canine zyklische Neutropenie 125
caniner inflammatorischer Milchdrüsentumor 275
Canines Adenovirus 1 (CAV 1) 101
canines eosinophiles Granulom 402
Canines Herpesvirus 1 (CHV 1) 102
canines kutanes Histiozytom 153, 432
canines leproides Granulom-Syndrom 411
Canines Parvovirus 1 (CPV 1) 62
canines uveodermatologisches Syndrom 473
Canities senilis 385
Capillaria hepatica 108
Capillaria plica 243, 250
Caprine Arthritis-Enzephalitis (CAE) 315, 367
caprine Herpesviren 102
Caprines Arthritis-Enzephalitis-Virus (CAEV) 273, 367
Capripoxvirus 405, 407
capture myopathy 373
CAR-Bazillen 210
Carcinoma in situ 252, 426
Carnitin-Mangel 164
Caro luxurians 391
Carpus valgus 346
Carpus varus 346
Caryospora 415
cat fur mite 423
cat scratch disease 173
Cataracta
– complicata 472
– hypermatura 469
– immatura 469
– insipiens 469
– matura 469
Cauda-equina-Syndrom 364
Cavernitis 283
Cellulitis 410
Cephenemyia stimulator 195
Ceroid 167, 208
– -Lipofuszinose 295, 476
Chagas-Krankheit 46, 375
Chalasie 45, 334
Chalazion 464

Chastek-Paralyse 303
Chédiak-Higashi-Syndrom 385
Cheilitis 31, 37, 399
Cheilognathopalatoschisis 29, 344
Cheilognathoschisis 29
Cheiloschisis 29, 344
Chemikalie, ätzende 36
Chemodektom 174, 458–459
cherry eye 464
Cheyletiella-Räude 421
Chimärismus 255
Chinaseuche 103
Chlamydophila felis 194, 465
Chlamydophila pecorum 322
Chlamydophila psittaci 269
Choanenatresie 192
cholämische Nephrose 233
Cholangiektasie 83
Cholangiohepatitis 111–112
– eitrige 112
– progressive lymphozytäre 112
Cholangiom 115
– zystisches 115
cholangiozellulärer Tumor 115
Cholangitis 83, 111, 113
Cholaskos 17, 83
Cholelithen 83
Cholesteatom 302
Cholesteringranulom 302
Cholesterosis bulbi 471
Cholezystitis 111
Chondritis, laryngeale 200
Chondrodysplasie 342
chondrodystrophe Hunderassen 169
Chondrokalzinose 363
Chondrom 25, 357
Chondrosarkom 359
Chordom 341
Chorioiditis 312
Chorioptes 420
– -Räude 421
Chorioretinitis 471
Choristom 339, 463
Choroid-Plexuskarzinom 339
Choroid-Plexuspapillom 339
Chromatolyse 308
Chromogranin A 115
chromophobes Hypophysenadenom 441
Chromomykose 413
chromoproteinämische Nephrose 97, 232
Chromoproteinniere 232
chronic progressive lymphoedema 390
chronic respiratory disease (CRD) 210
chronic wasting disease 311
chronisch-entzündliche Darmerkrankung (CED) 78
chronische myeloische Leukämie 152
chronische Otitis 484
chronische Rehe 396
Chrysomya 418–419
Chrysops 419
Chushing-Syndrom 444
Chylaskos 17
Chyloperikard 157
Chyloperitoneum 17
Chylothorax 17, 189
Circovirus
– canines 61

– porzines 141
– porzines, 2 139
Cisterna chyli 17
Citrullinämie, bovine 311
Clavibacter toxicus 300
clear-eyed-blindness 417
Cloisonné-Niere 234
Clonorchis sinensis 123
Clostridien-Enterotoxämie 300
Clostridiose 77
Clostridium 21, 74, 77
– botulinum, Typ C 336
– chauvoei 374
– difficile 65
– gigas 106
– haemolyticum 107
– novyi 106, 374
– – Typ D 107
– perfringens 50, 59, 61, 65, 70, 77, 374
– – Typ B 75
– – Typ D 77, 300
– piliforme 59, 65, 106
– septicum 50, 263, 265, 374
Coccidioides immitis 108, 220
Cochlearissymptome 486
Cochliomyia 418–419
Coenurus cerebralis 327
Coli-Septikämie 21
Colibazillose, enterotoxische 77
Collerette, epidermale 379
Collie-Augen-Anomalie (CEA) 460–461
Collie-Granulom 469
Combustio 403
Comedo 380
Commotio cerebri 301
Compressio cerebri 301
Conchazyste 192
Congelatio 403
Conn-Syndrom 163
contact ulcers 200
contageous bovine pleuropneumonia (CBPP) 213
contagious caprine pleuropneumonia (CCPP) 214
contagious equine metritis (CEM) 260
Contrecoup 301
Contusio cerebri 301
Coombs-Test 401
Coonhound-Paralyse 334
Cooperia 54, 76
Cor pulmonale 162
Cori disease 296
Coronavirus 22, 59, 61, 64, 67
– -Infektionen 216
– bovines 71
– Felines (FCoV) 22
– Felines (FCV) 21
– Felines Enterales (FECV) 22
– Ferret Systemic (FRSCV) 22
– porzines 67
– Porzines Respiratorisches (PRCV) 67
Corpora libera 360
Corpus callosum 287
Corpus-luteum-Zyste 256
Corynebacterium
– pseudotuberculosis 137–138, 242
– renale 243, 250
– urealyticum 250
Councilman-Körperchen 88

/ Sachverzeichnis 505

COVID-19 216, 220
Coxiella burnetii 268
Crenosoma 223
– vulpis 223
crescents 236
Creutzfeldt-Jakob-Krankheit 311
Crista saliens 156
crooked-calf-Syndrom 352
Cruorgerinnsel 154
Cryptococcus neoformans 108, 195–196, 273
Cryptosporidium 61, 67, 77
– parvum 67, 71, 76
Ctenocephalides canis 419
Ctenocephalides felis 419
cuffing pneumonia 213
Culicidae 419
Culicoides 185
Cumarin 18
cup formation 474
curly hair 384
Cushing-Syndrom 91, 394, 453
cushingähnliches Syndrom 453
cushion defect 155
Cuterebra 328
Cutis hyperelastica 387
Cutis laxa 386
Cyanobakterien 96
Cyathostoma 66
Cyathostominae 66
cystic ovarian disease 256
cystic subsurface epithelial structures (zystische SES) 256
Cysticercus 168
– bovis 169, 327, 375
– cellulosae 327, 375
– fasciolaris 109
– ovis 375
– pisiformis 23, 109, 327
– tenuicollis 23, 77, 109
Cystinurie 228
Cystocaulus 223
Cytospora 61

D

daft lambs 292
Dakryoadenitis 464
Dämpfigkeit 210
Dampfrinne 210
dancing doberman disease 331, 370
Dandy-Walker-Syndrom 291
Darm
– -abknickung 57
– -entzündung 26
– -eventration 55–56
– -hämorrhagie 59
– -hernie 55–56
– -hyperämie 59
– -infarkt 59
– -infarzierung, hämorrhagische 56
– -inkarzeration 56
– -invagination 29, 55, 57
– -leukose 147
– -obstruktion 58
– -obturation 58
– -prolaps 58
– -torsion 55, 57
– -volvulus 55, 57
– Fremdkörper im 58
– Lageveränderung 19
– Reperfusionsschaden 56

Dasseln 419
Decollement 403
deformierende zervikale Spondylose 351
Degeneration
– hyalinschollige 165
– Leberzell- 87
– mukoide 177
– – ventrale Nasenkonchen 193
– Netzhaut- 477
– parenchymatöse 86
– Zenkersche 166
degenerative Arthropathie 362–363
degenerative joint disease 362–363
degenerative Myelopathie 308
degenerative Radikulomyelopathie 307
Dekubitus 403
Demodex-Räude 421
demyelinisierende Leukoenzephalomyelitis 319
Denguefieber 183
dense deposit disease 236
Dentinhypoplasie 30
Dentinogenesis imperfecta 43
Depigmentierung 385
Depletion, lymphatische 133
Dermanyssus gallinae 423
Dermatitis
– -Nephropathie-Syndrom 401
– erosiv-ulzerative 33
– feline miliare 397
– solaris 403
Dermatitis-Syndrom, porzines ulzeratives (PUDS) 402
Dermatofibrose, noduläre 247–248
Dermatomykose 413
Dermatomyositis 370, 388
Dermatophilose 409
Dermatophilus congolensis 393, 409
Dermatophytose 412–413
Dermatose 382, 388
– zinkabhängige 391
Dermatose, erbliche akantholytische 384
Dermatosis vegetans 387
Dermatosparaxie 386–387
Dermoid 463
– korneales/konjunktivales 463
Dermoidsinus 387, 424
Dermoidzyste 337, 424
dermonekrotisches Toxin 193
Descemetozele 468
Desmoglein 1 398
desmoides Fibrom 377
Desquamationspneumonie 215
Determinationsperiode, teratogenetische 154
Deutscher Bradsot 50, 106
devil facial tumor disease 431
Diabetes insipidus 440
Diabetes mellitus 90, 456
diabetischer Katarakt 470
diabetische Mikroangiopathie 476
diabetische Nephropathie 457
diabetische Retinopathie 457, 476
Diapedesisblutung 207
Diaphyse 346
Diastematomyelie 293
diätetische Retinopathie 476

Diathese, hämorrhagische 17, 32
diätische Mikroangiopathie 372
Dichelobacter nodosus 411
Dickhalsferkel 445
Dicrocoeliidae 118
Dicrocoelium dendriticum 113, 123
Dictyocaulus 223
digitale progressive Angiomatose 429
dilated pore of Winer 424
Dioctophyma renale 243, 250
Diphyllobotrium 61
– latum 64
Diplodiose 311
Diplomyelie 293
Diprosopie 192
Diptera 418
Dipylidium 61
– caninum 64
Dirofilaria immitis 187, 223, 418
Dirofilariose 187
diskale Zyste 337
Diskopathie 364
Diskospondylitis 368
Dislokation 361
disseminierte Calcinosis cutis 395
disseminierte intravasale Koagulopathie (DIC) 240
disseminiertes histiozytäres Sarkom 433
distale sensomotorische Neuropathie 331
Distension 371
Distichiasis 464
Distorsion 361
Divertikel, Gallengangs- 83
Divertikulitis, präputiale 283
Doppelgesichtigkeit 192
Doppellender 369
Dottergang, persistierender 16
Dourine 265, 334, 414
Downer-Syndrom 371
Dracunculose 418
Draschia 53, 415
Drehkrankheit 327
Dreschlera biseptata 96
drug eruptions 400
Druse 20, 38, 42, 137, 194, 400
Duchennsche Muskeldystrophie 370
Ductus
– thoracicus 17
– thyreoglossus 42
– venosus Arantii, persistierender 180
Ductus arteriosus Botalli 154
Dunkerscher Muskelkegel 375
Durchtrittigkeit 346
Duvenhage-Typ 313
dying-back-Phänomen 331
Dysautonomie 58, 336
– equine 59
– feline 59
Dysenterie 70
Dysgerminom 257
Dyskinesie, ziliäre 205, 486
Dyskrinie 210
Dysmyelinogenese 309
Dysplasie
– AV-Klappen- 156
– fibröse 357
Dysraphie 293
Dystelektase 204

Dystokie 258
Dystrophie
– axonale 307
– canine neuroaxonale 307
– equine neuroaxonale 307
– equines Koronarband 390
dystrophische prästernale Verkalkung 395

E

eastern equine encephalitis (EEEV) 315
Ebenholzniere 234
Ebola 183
Eburnation 363
Echinococcus 61, 64
– granulosus 109
– multilocularis 109
Echinokokkose 327
– alveoläre 61, 109
– zystische 109
Echolokation 488
Ecthyma contagiosum 37, 406
Ectopia cordis 154
Effloreszenzen 378
Ehlers-Danlos-Syndrom 386
Eihautwassersucht 266
Eileiterentzündung 258
Eimeria 70, 75
– bovis 75
– Leuckartii 67
– ninakohlyakimovae 78
– ovinoidalis 78
– stiedae 112
– zuernii 75
Eingusspneumonie 214, 223
Einschlusskörperchen 35, 37, 62, 405
– -Polioenzephalitis 319
– -Rhinitis 193
Einschlusszyste, subunguale epitheliale 425
Eisen-Porphyrinpigment 91
Eisenmenger-Syndrom 157
Eisensulfid 378
Eisenverschiebung 103
Ekchymose 18
ekkrines Adenokarzinom 429
Ektopie, Ureter- 248
ektopische Zilien 464
Ektrodaktylie 344
Ektropium 464
Ekzem 379
Elaeophora
– boehmi 187
– poeli 187
– schneideri 328
Elaeophorose 417
Elefantenhautkrankheit 415
Elefantenherpes 169
Elektrizität 404
Elephantiasis 189, 391
– penis 282
Ellenbogendysplasie (ED) 360
Elso-Hacke 370
Embolie, fibrokartilaginäre 176, 300
embolische Myelopathie 300
embryonales Karzinom 279
embryonales Rhabdomyosarkom 376
emerging diseases 294

Emphysem 206, 395
– bullöses interstitielles 204
– Lungen- 206
Empyem 20, 365
– Sinus- 193
Empyema
– omentale 17
– peritoneale 17
– pleurale 17
Encephalitozoon cuniculi 325
end-stage kidney 239
end-stage liver 92
Endarteriitis 187
– obliterans, Zehenarterien 176
– venöse 186
– verminosa 179
– verminöse 176
Endocarditis, valvularis 171
Endocarditis valvularis 172
Endokardfibrose 169
– primäre canine 170
Endokardiose 169
Endokarditis 171
endokrine Atrophie 373
endokrine Dermatose 393
Endokrinium 437
endometrialen Fibrose 266
Endometriose 25
Endometritis 260–261
Endometrose 263
Endomyokarditis, feline 169
Endophlebitis 180–181
Endophthalmitis 471
Endothelin-Rezeptor B 335
Engwinkel-Glaukom 474
Enophthalmus 479
Enostose 356
enterales Proteinverlust-Syndrom (PLE) 60, 190
Enteritis
– chronisch-entzündliche (CED) 26
– diphtheroide 73
– eosinophile 63, 65
– erosiv-ulzerative 26
– felines Leukämievirus-assoziierte 63
– fibrinös-hämorrhagische 73
– fibrinöse 26
– granulomatöse 28, 65
– hämorrhagisch-nekrotisierende 26
– hämorrhagische 63
– idiopathische granulomatöse 65
– katarrhalische 26, 63
– nekrotisierend-hämorrhagische (Saugferkel) 70
– nekrotisierende 70
– proliferative 28, 65, 70
– pyogranulomatöse 65
– vesikuläre 26
Enterolith 58
Enteropathie
– Porzine Proliferative (PPE) 70
– proliferative hämorrhagische 70
Enterotoxämie 77, 300
– Clostridien- 300
Enterotoxin 67
Enterovirus, Porzines, 9 314
Enthesiophyten 357, 363
Entmarkungsenzephalitis 319
Entomophtorales 414
Entropium 464
Entspannungskollaps 16

Enzephalitis 312, 322
Enzephalitocoon cuniculi 240
Enzephalitozoon cuniculi 240
Enzephalitozoonose 325
Enzephalomalazie 303
Enzephalomyelitis
– -virus 313
– -virus, hämagglutinierendes 67
Enzephalomyokarditis 314
– -virus (EMCV) 168, 267
Enzephalopathie
– hepatogene 86, 99
– spongiforme 310
enzootische Ataxie 307
enzootische Balanoposthitis 283
Enzootische Bovine Pneumonie (EBP) 213
enzootische Hämaturie 252
enzootische Leukose des Rindes 147
enzootische Pneumonie 215
enzootisches nasales Adenokarzinom 198
eosinophile Konjunktivitis 465
eosinophile Myositis 375
eosinophile Panostitis 356
eosinophiler Granulom-Komplex, Katze 36
Ependymitis 312
Ependymoblastom 339
Ependymom 339
epidermale Dysplasie 390
epidermales Hamartom 425
Epidermoidzyste 337, 357
Epidermolysis bullosa 30, 384
– acquisita (EBA) 399
– congenita (EBC) 383
Epidermophyton 413
epidermotropes Lymphom 433
Epididymitis 278
epiglottic entrapment 200
Epihysenfuge 346
Epikardblutung 158
Epikarditis 19, 159
Epilepsie 329
Epiphyse 346
Epiphysiolyse 349
Episkleritis, Noduläre Granulomatöse (NGE) 469
Epispadie 249
Epistaxis 192, 207
epithelial-mesenchymale Transition (EMT) 224
Epitheliogenesis imperfecta 30, 382–383
Epitheliom
– hepatoide Drüsen 428
– Meibomsches 428, 479
Epithelioma Malherbe 427
epitheliotropes Lymphom 149, 433–434
epitheliotropes T-Zell-Lymphom 149
epitope spreading 368
epizootic bovine abortion 269
epizootic hemorrhagic disease (EHD) 185
Epulis 39
– akanthomatöse 39
– fibromatöse 39
– fibromatöse, ossifizierende 39
– Riesenzellepulis 39
Equine akute Serumhepatitis 104

equine degenerative Myeloenzephalopathie 307
equine Dysautonomie 336
equine eosinophile Keratokonjunktivitis 468
equine hämorrhagische Purpura 400
equine head shaking 332
equine idiopathic granulomatous disease 402
Equine Infektiöse Anämie (EIA) 238
equine motoneuron disease (EMND) 308, 373
Equine multinoduläre pulmonale Fibrose (EMPF) 217
equine neuroaxonale Dystrophie 307
equine papulöse Dermatitis 405
equine Polyneuritis 333
equine Polysaccharid-Speicher-Myopathie 371
Equine protozoäre Myeloenzephalitis 325
equine rezidivierende Uveitis (ERU) 473
equine Sarkoidose 402
equine stringhalt 335
equine supraskapuläre Neuropathie 333
Equine-Herpesvirus-Myeloenzephalopathie 321
equines eosinophiles Granulom 402
Equines Herpesvirus
– 1 (EHV 1) 102
– 4 (EHV 4) 102
equines Hyperlipidämie-Syndrom 89
equines Molluscum contagiosum 405
Equines Parese-Paralyse-Syndrom 321
equines Sarkoid 430
Equines Virusarteriitisvirus (EVAV) 184
erbliche akantholytische Dermatose 384
erektile Dysfunktion 282
Erfrierung 403
– Skrotalhaut- 284
Ergrauen 385
Erguss
– bernsteinfarbener, fadenziehender 22
– gemischter 17
– – Chylopyoperitoneum 17
– – Hydrohämothorax 17
Ermüdungsfraktur 347
Erosion 379
– Darm- 26–27
– Maul- und Rachenhöhlen- 31, 35–36
Erwachsenenleukose 147
Erysipelothrix rhusiopathiae 184, 242, 365, 412
Erythema multiforme 400
erythropoetische Porphyrie 125
erythropoetische Protoporphyrie 91
Escherichia coli 20, 61, 67–68, 71, 77
– enterohämorrhagische (EHEC) 59, 68, 71

– enteropathogene (EPEC) 61, 68
– enterotoxische (ETEC) 64, 71
– Shiga-Like-Toxin produzierende (STEC) 68, 71
Eubacterium suis 243, 250
eumykotisches Myzetom 413
Europäische Blastomykose 196
Europäische Schweinepest (ESP) 182
European Brown Hare Syndrome 103
Eurytrema pancreaticum 123
Eurytrema procyonis 123
Euterbotryomykose 274
Euterödem 270
Eutersequester 271
Eutertuberkulose 273
Eutervenenthrombosen 180
Eventratio 15
– diaphragmatica 82
– hernialis 15
– simplex 15
Exanthem 34
Exazerbation 222
excessive moderator bands 163
Exenzephalie 287
exertional myopathy 372
exertional rhabdomyolysis 373
exfoliative Dermatose 390
Exkoriation 403
Exokrine Pankreasinsuffizienz (EPI) 118
Exophthalmus 479
exophytisches virales Papillom 426
Exostose 349
Exostotische Hyperostose 364
exsudative Epidermitis 408
extraadrenales Phäochromozytom 455
extramedulläre Hämatopoese 125
extramedulläres Plasmozytom 434
extraskelettaler Riesenzelltumor 430
extrauterine Gravidität 267

F

Facettenstein 251
Fallot-Tetralogie 156
false tendons 163
familiäre fatale Insomnie 311
familiäre Nephropathie 227
– Berner Sennenhund 238
Fanconi-Syndrom 228
farmers lung 217
Fasciola 20
– hepatica 23, 112
Fasziolose 112–113, 404
Fäulnisbakterium 21
faziale Nekrose 409
Fazialisparalyse 334–335
Federlinge 420
Felicola 420
feline chronische eosinophile Keratitis 468
feline Dysautonomie 336
feline Endomyokarditis 169
feline eosinophile gastrointestinale sklerosierende Fibroplasie 51
feline eosinophile Plaque 401
feline gastrointestinale eosinophile sklerosierende Fibroplasie 64
feline idiopathische Uveitis anterior 473

Feline Infektiöse Peritonitis (FIP) 20–22, 122, 142, 181, 244, 313, 408, 472
– -Virus (FIPV) 22
Feline Ischämische Enzephalopathie 328
feline lower urinary tract disease (FLUTD) 251
feline miliare Dermatitis 397
feline Myopathie 370
feline nicht-eitrige Meningoenzephalomyelitis 329
Feline odontoklastische resorptive Läsion (FORL) 44
feline oncornavirus cell membrane antigen (FOCMA) 151
feline Osteochondromatose 357
Feline Pocken 405
feline Polioenzephalomyelitis 329
feline progressive Histiozytose 433
feline proliferative und nekrotisierende Otitis 484
Feline Rhinotracheitis 193
feline skin fragility syndrome 393
feline spinale Myelinopathie 310
Feline Spongiforme Enzephalopathie (FSE) 311
Feliner eosinophiler Granulom-Komplex 401
felines Asthma 210
felines atypisches Melanom 481
Felines Calicivirus 194
felines diffuses Irismelanom 480
felines eosinophiles Granulom 402
felines eosinophiles Ulkus 402
Felines Herpesvirus 1 (FHV 1) 102
felines Hornhautsequester 467
Felines Immundefizienzvirus (FIV) 407
Felines Leukämievirus (FeLV) 36, 149, 407
felines primär-intraokulares Sarkom 481
felines Sarkoid 430
Felines Sarkomvirus (FeSV) 151, 429
felines Tuberkulose-Syndrom 411
Felines Urologisches Syndrom 251
Femurkopfnekrose 350
Ferkelkraut 335
Ferkelruß 409
Ferkelzittern 294
Fesselringbandsyndrom 376
Fettmark 125
feuchter Brand 391
Fibrillopathie 387
fibrinöse Pneumonie 212
Fibroadenomatose 425
fibroadnexale Hyperplasie 425
fibroadnexales Hamartom 425
Fibrodysplasia elastica 386
Fibroelastose, endokardiale 170
fibroepithelialer Polyp 425
fibrokartilaginäre Embolie 176, 300
fibrokartilaginärer Embolus 364
Fibrom 25, 429
– ameloblastisches 44
Fibromatose 377
Fibropapillom 283, 426
– Penis- 283
Fibroplasie, feline eosinophile gastrointestinale sklerosierende 51
Fibroplasie, feline gastrointestinale eosinophile sklerosierende 64

Fibrosarkom 25, 359, 429
– niedrig malignes maxilläres 40
– orales 40
Fibrose
– endometriale 266
– Equine multinoduläre pulmonale (EMPF) 217
– idiopathische interstitielle 220
– idiopathische pulmonale 217
– subendokardiale 170
fibröse Dysplasie 357
fibröse Osteodystrophie 353
fibrotische Myopathie 371
Fiebererkrankung, hämorrhagische 183
Filaria 24
filariale Dermatitis 417
Filarie 417
Filaroides
– hirthi 223
– osleri 223
Finne 169, 375
Fischauge 461
Fischschuppenkrankheit 383
Fissur 347, 363, 379
Fissura
– abdominalis 15
– sternalis 15
Fistel
– rektovaginale 249
– urethrorektale 249
flame figures 402
Flankenalopezie 388
– canine saisonale 388
Flaviviridae 32, 69, 73, 104
Flavivirus 267
Flavonoide 99
Flexispira rappini 269
Fliege(n) 418
– -fraß 416
– Fleisch- 418
Floh 418–419
– -allergie 397
– -halsband 404
flotierende Retina 477
Fluorose 351
fly worry 418
fog fever 206
foggage 206
fokale adnexale Dysplasie 425
Follikelarterie, Hyalinisierung 133
Follikelatresie 256
Follikelatrophie 444
Follikeldysplasie 384
Follikelkollaps 444
follikuläre Muzinose 395
follikuläres Hamartom 425
Follikulitis 381–382, 409
foot maggot 419
footrot 411
Foramen ovale 154
Fossae synoviales 360
Fotodermatitis 125
Fotorezeptordegeneration 476
Fotorezeptordysplasie 476
Fotosensibilisierung
– hepatogen 99
– hepatogene 96
Fotosensibilität 93, 404
Fraktur 347
– -formen 349
– -typen 348
– Penis- 282

Francisella 420
– tularensis 107, 137
Frank-Sterling-Mechanismus 165
Französischer Herzwurm 328
Freemartin-Syndrom 254
Fremdkörper 18, 47, 49, 403
– -perikarditis 47, 159
– -peritonitis 18
– -pleuritis 18
– Hauben- 19
Frenulum praeputii 282
Frostbeule 403
Frostgangrän 403
Fruchttod 63
Frühgeneralisation 222
Frühlähme 365
Frühsommer-Meningoenzephalitis (FSME) 314
Fuchsbandwurm, kleiner 109
Fukosidose 297
Funikulitis 278
Furunkel 409
Furunkulose 409, 422
Fusarium moniliforme 96
Fusobacterium 38
– necrophorum 37–38, 48, 105, 107, 411
Fußräude 421
Fuszinnephrose 234
Futtergelb 99
Futtermittelallergie 63, 397, 484
Futterpigment 19
Futterrehe 396

G

Galaktophoritis 270–272
Galaktose-Katarakt 470
Galaktosialidose 297
Galle 368
– -peritonitis 83
Gallenblase(n)
– -bettödem 86
– -gries 83
– -mukozele 114
– -ruptur 17
Gallengang
– -sadenokarzinom 115–116
– -shyperplasie 89
– -skokzidiose 112
– -skompression 83
– -sruptur 83
– -stumor 115
– -szyste 81
Gallenstein 83
– Konkrement 83
gallertige Atrophie 125
Galt, gelber 271
Gandy-Gamna-Knötchen 133
Ganglioneuritis 333
Ganglioneuroblastom 341, 455
Ganglioneurom 341, 455
Gangliosidose 297, 476
– GM1- 346
Gangliozytom 339
Gangrän 214, 391
Gärtnerflechte 413
Gasbrand 374
Gasperitoneum 16
Gasterophilus 53, 419
Gastrinom 458
Gastritis 49
– akute katarrhalische 49
– eosinophile 53

– hämorrhagisch-nekrotisierende 50
– hypertrophe 53
– parasitär bedingte 53
– ulzerative 50
– urämische 53
Gastroenteritis, transmissible 67
gastrointestinaler stromaler Tumor (GIST) 79
Gaumenspalte 29, 192, 344
Gebärparese, hypokalzämische 449
Geburtspararauschbrand 263, 374
Geburtsrauschbrand 265, 412
Geeldikkop 404
Geflechtknochen 346
Geflügelpest 217
Gefrierbrand 28
gelber Galt 271
Gelbkörper, persistierender 256
Gelenkmaus 360
Gelenksteife 382
Gelenkversteifung 363
Geotrichose 414
Germinal-Einschlusszyste 256
Gerstenkorn 464
Gerstmann-Sträussler-Scheinker-Syndrom 311
Gerüstsklerose 84
Gesäugeaktinomykose 273
Gesichtslähmung 335
Gesichtslosigkeit 192
Getah-Virus 315
ghost cells 427
giant cell hepatitis 110
Giardia 61
– duoedenalis 64
Gicht 19, 363
– Nieren- 235
Gingiva
– -atrophie, senile 31
– -hyperplasie 39
Gingivitis 31, 43
– plasmazelluläre, Katze 37
Glaeserella parasuis 20, 159, 366
glandulär-zystische Hyperplasie 259
Glasknochenkrankheit 30, 342
Glässersche Krankheit 20, 159, 366
Glaukom 462, 473–475
– pigmentiertes (melanozytisches) 480
Glioblastoma multiforme 338
Gliom, gemischtes 338
Gliomatosis cerebri 338
glioneuronaler Tumor 339
Gliosarkom 338
Gliricola 420
Global warming 294
globoidzellige Leukodystrophie 296
glomeruläre Filtrationsrate (GFR) 245
glomeruläre Lipidose 231
Glomerulonephritis (GN) 235–236
Glomerulonephrose 231
Glomerulopathie der Samojeden 238
Glomerulosklerose 232
Glomus tympanicum 489
Glomustumor 189
Glossitis 31, 33, 38
– eosinophile 37

Glossoschisis 30
Glukagonom 458
Glukosetoxizität 456
Glukozerebrosidose 297
Glykogenose 296, 371
Glykogenspeicherkrankheit 296, 371
Glykogenspeicherung 91
GM1-Gangliosidose 297, 346
Gnathoschisis 29, 344
Gnitzen 185
Goldfliegen 418
Goldhafer 171, 178, 351
Gomen-Krankheit 299
gonadostromaler Tumor 257
gonadostromaler Tumoren 278
Goniodysgenesie 462, 474
Gordius robustus 418
Gossypibom 18
Graafsche Follikelzyste 256
graft-versus-host-disease 401
Grannen 484
Granularzelltumor 41, 225, 431, 443
Granulom 22, 28
- eosinophiles, Katze 36
granulomatöse Dermatitis 410
Granulomatöse Meningoenzephalomyelitis (GME) 329
Granulomatose, lymphomatoide 225
Granulosazelltumor 257
Graskrankheit 58–59, 336
grass sickness 59
grauer Star 469
Gravidität, Abdominal- 18
greasy pig disease 408
greentrack disease 230, 400
Grenzflächen-Dermatitis 381
grey Collie syndrome 125, 385
Grippe 217
growth arrest lines 350
growth retardation lattices 343, 356
Grünalge 61
grüner Star 473
Grünholzfraktur 347
Grützbeutel 428
Guam-Demenz 306
Guineawurm 418
Gurltia paralysans 328
Gynäkomastie 274, 279
Gyropus 420

H

Haarfollikelausguss 380
Haarfollikeltumor 427
Haarlinge 420
Haarlosigkeit 384
Habronema 53, 415
Habronematida 53
Habronematose 416
Haematobia 416, 418
Haematopota 419
Haemomelasma ilei 59, 66, 187
Haemonchus
- contortus 53
- placei 53
Haemophilus 215
Hagelkorn 464
hairy shaker 294
- disease 385
Hairy-vetch-Vergiftung 402
Hakenwurm-Dermatitis 417

Halicephalobus gingivalis/deletrix 195, 243, 283, 328, 334
Hämangiom 25, 188, 257, 430
- konjunktivales 480
- verruköses 429
Hämangioperizytom, canines 189, 430
Hämangiosarkom 25, 129, 134, 174, 188–189, 226, 431
- konjunktivales 480
- rechtes Atrium 174
Hämarthros 361
Hamartom 114, 425
- der Zunge 39
- kollagenes 429
- skrotales vaskuläres 175, 188, 284, 429
- vaskuläres 188, 256
Hämaskos 17, 132
Hämatochezie 53
Hämatoidin 19
Hämatom 18
Hämatomyelie 299
Hämatopoese 125
- extramedulläre 127–128, 132
hämatopoetisches Zellnest 451
Hammelschwanzsyndrom 333
Hämochromatose 91
Hämoglobinzylinder 233
Hämohydroperikard 157
hämolytisch-urämisches Syndrom (HUS) 177
hämolytisches urämisches Syndrom (HUS) 68
Hämometra 259
Hämonchose 53
Hämoperikard 158
Hämoperitoneum 17
Hämophilie 396
Hämoptoe 207
Hämopyothorax 20
hämorrhagische Diathese 126
hämorrhagische Fiebererkrankung 183
hämorrhagische Filariose 416
hämorrhagische Septikämie 214
Hämosiderin 19
Hämosiderose, pulmonale 208
Hämothorax 17
Hängeohren 483–484
Hansen 301, 364
Hantavirus 183
hard pad disease 389, 408
Harlekin-Ichthyose 383
Harnblase(n)
- -divertikel 249
- -entzündung 250
- -invagination 249
- -prolaps 249
- -retroflexion 249
Harnsäure 251
- -infarkt 235
Harnstein 251–252
- Ammoniumbiurat- 86
Hashimoto-Thyreoiditis 445
Hautblüten 378
Hautgangrän 392
Hautglobidiose 415
Hauthabronematose 416
Hauthorn 425
Hautleukose 147, 434
Hautmilzbrand 412
Hautmykose 412
Hautnekrose 391

Hautödem 396
Hautrotlauf 184
Hautrotz 203
Hautsarkosporidiose 415
Hauttumor 424
head shaker 332
headshaking 334
heel-bug 422
Heißbrand 403
Helicobacter 50
- canis 105
Hemidesmosomen 383
Hemiplegia laryngis 200, 334
Hemmungsmissbildung, Maul- und Rachenhöhle 29
hemorrhagic bowel syndrome 74
Hendravirus 216
- -Enzephalitis 319
Hepaciviren 104
Hepatisation 212
Hepatitis
- -B-Virus-Infektion 113
- -E-Viren 104
- -formen 101
- A 104
- ätiologisch unklare 109
- bakterielle 104
- contagiosa canis (HCC) 38, 86, 101–102, 240, 320
- mykotische 108
- nekrotisierende 106
- parasitäre 108
- virale 101
Hepatoblastom 115
hepatoenzephales Syndrom 93, 311
hepatokutanes Syndrom 93, 100
Hepatom 114
hepatopankreatisches Karzinom der Ampulle 124
hepatorenale Syndrome 99
Hepatose, Glukokortikoid-induzierte 91
Hepatosis diaetetica 88, 91
Hepatotoxikose 87
Hepatozoon
- americanum 375
- canis 240
Hepatozoonose 357, 375
Herbstbeiße 422
Herbstgrasmilbenbefall 422
Herdpneumonie 211
hereditäre equine regionale dermale Asthenie (HERDA) 387
hereditäre Nephritis des Englischen Cocker Spaniels 238
hereditäre Nephropathie 227
hereditäre Neuropathie 331
hereditäre Polioenzephalomyelopathie 330
hereditäre Speicherkrankheit 295
hereditary equine regional dermal asthenia (HERDA) 387
Hernie 15
- äußere 15
-- Hernia abdominalis 15
-- Hernia diaphragmatica 15–16
-- Hernia femoralis 15
-- Hernia inguinalis 15
-- Hernia pericardioperitonealis 15
-- Hernia perinealis 15
-- Hernia scrotalis 15
-- Hernia umbilicalis 15

- Darm- 56
- innere 16
-- Hernia foraminis epiploici 16
-- Hernia mesenterialis 16
-- Hernia omentalis 16
-- Hernia plica ductus deferentis 16
-- Hernia spatii reno-lienalis 16
- peritoneodiaphragmatische 158
- Zwerchfell-
-- peritoneoperikardiale 16
-- pleuroperitoneale 16
Herpesvirus 407
- Bovines, 1 (BHV 1) 32
- Equines, 1 (EHV-1) 218
- Alcelaphines, 1 (AHV 1) 185
- Alcelaphines, 1 (AHV 1) 33
- Bovines, 1 (BHV 1) 102, 264, 267, 283, 320, 407, 465
- Bovines, 2 (BHV 2) 407
- Bovines, 4 (BHV 4) 407
- Bovines, 5 (BHV 5) 320
- canines 168
- Canines, 1 (CHV 1) 102, 217, 267, 283, 320
- Caprines 102
- Caprines, 1 265
- Caprines, 2 33
- endotheliotropes Elefanten- 169
- Equines, 1 (EHV 1) 102, 320
- Equines, 1 (EHV-1) 200, 216
- Equines, 2 (EHV-2) 219
- Equines, 3 (EHV 3) 265, 407
- Equines, 3 (EHV-3) 219
- Equines, 4 (EHV 4) 102, 320
- Equines, 4 (EHV-4) 198, 200, 216, 219
- Equines, 5 (EHV 5) 407
- Equines, 5 (EHV-5) 219
- Felines, 1 (FHV 1) 36, 102, 407, 465
- Ovines, 2 (OHV 2) 33–34, 185, 320, 407
- Porzines, 2 193
- Suides, 1 102, 267, 320, 407
Herzbasistumor 174, 459
Herzbeutelerguss, idiopathischer perikardialer hämorrhagischer 158
Herzbeuteltamponade 158
Herzfehlerzellen 161, 207
Herzgewicht 160
Herzhusten 207
Herzinsuffizienz 18, 164
Herzklappenfibrose 169
Herzklappenzyste 156
Herzmuskelinfarkt 160
Herzmuskelleukose 147
Herzmuskelverfettung 167
Herztod, akuter 167
Herztumor 174
Herzwandstärke 160
Herzwurm 223
- -erkrankung 187
- Französischer 328
Heterobilharzia americana 122
Heterochromia iridis 461
Heterolyse 28
Heukrätze 422
Hexachlorophenvergiftung 89
Highland-J-Virus 315
hintere Synechie 472
Hippomanes 266
Hirnödem 299

Hirschlausfliege 419
Hirschsprungsche Krankheit 55
Hirsutismus 385, 441, 443
histiozytäres Sarkom 153, 369
Histiozytom
– canines kutanes 432–433
– malignes fibröses 430
Histiozytose
– benigne kutane 433
– canine kutane reaktive 432
– maligne 433
Histophilus somni 213, 269
Histoplasma
– capsulatum 108, 142, 220, 414
– capsulatum var. farciminosum 190
Histoplasmose 142, 220, 414
Hochdruck, renaler 246
Hodenatrophie 277
Hodenhypoplasie 276–277
Hodeninfarkt 277
Hodenquetschung 277
Hodentorsion 277
Hodgkin-Lymphom 146
Hoflund-Syndrom 335
Höhenkrankheit 175
Höhenschielen 464
Hohlorgan, Perforation 21
Hohlvenenruptur 180
Holakartikos 420
Holoprosenzephalie 287
Holsteinische Euterseuche 272
Holzzunge 38
Hordeolum 464
hormonelle Hypersensitivität 398
Horner-Syndrom 336–337
Hornhautdystrophie 466
Hornhautnekrose 467
Hornhautödem 466
Hornhautsequester, felines 467
Hornhauttrübung 463, 466
Hornperlen 426
Hornschwiele 403
Hufeisenniere 227
Hufknorpelverknöcherung 350
Hufkrebs 408
Hufrollenerkrankung 363
Hüftgelenksdysplasie (HD) 360
Hurler-Syndrom 297
hyaline Membran 208
Hyalinose 177
– intrafollikuläre 133
hyalinschollige Muskeldegeneration 372
hyalintropfige Speicherung 234
Hyalophyphomykose 414
Hyalose, asteroide 471
Hyänenkrankheit 351
Hydatidensand 178
Hydrallantois 266
Hydramnion 266
Hydranenzephalie 289
Hydrocephalus 288
– ex vacuo 303
Hydrometra 259–260
Hydromyelie 293
Hydronephrose 244–245
Hydroperikard 157
Hydroperitoneum 17
Hydrops 368
– universalis congenitus 396
Hydrosalpinx 258
Hydrothorax 17
Hygrom 368, 403

Hymenalatresie 264
Hyostrongylus rubidus 54
Hypalbuminämie 99
Hyperadrenokortizismus 393, 452
Hyperaldosteronismus 453
Hyperämie, hypostatische 204
Hyperhidrosis 392, 441
Hyperkalzämie 18, 171, 449
– paraneoplastische 18
Hyperkeratose 389
– canine nasodigitale 389
Hyperkeratose, nasale parakeratotische 389
Hyperkeratosis fetalis 383
Hyperkortisolismus 453
Hyperlipidämie-Syndrom, equines 89
Hypermelanose 386
Hypernephrom 247
Hyperosteose 343, 356–357
Hyperöstrogenismus 281, 394
Hyperoxalurie 308
Hyperparathyreoidismus 43, 171, 354, 449–450
– primärer 18
– sekundärer 18
Hyperparathyreoidismus beim Hund (iatrogen) 178
Hyperpigmentation 380
Hyperpigmentierung 386
Hyperpituitarismus 440
Hyperplasie
– erythroische 127
– Gallengangs- 89
– komplexe noduläre 134
– myeloische 127
hyperplastische Dermatose 390
Hypersomatotropismus 394
hypertensive Retinopathie 477
Hyperthyreoidismus 445
Hyperthyreose 161, 445, 447
Hypertonie, pulmonale 175
Hypertrichose 385
hypertrophe Osteopathie 356
Hypertrophie
– linkes Ventrikel- 163
– Myokard- 160
– Nebennierenrinden- 442
– Ventrikel- 161
hypertrophische Osteodystrophie (HOD) 356
Hyperzementose 44
Hyphaema 472
Hypoadrenokortizismus 439, 452
Hypochaeris radicata 335
Hypoderma 419
– bovis 328
Hypodermose 328
Hypogenitalismus 282
Hypoglycin 373
Hypoglykämie 458
Hypogonadismus 439
hypokalzämische Gebärparese 449
Hypokoagulabilität 99
Hypomastie 270
Hypomelanose 385
Hypomyelinogenese 309
Hypoparathyreoidismus 449
hypophysärer Zwergwuchs 439
Hypophysen-Abszess-Syndrom 440
Hypophysenadenom, chromophobes 441
Hypophysenzyste 337, 439

Hypopigmentation 380
Hypopigmentierung 385
Hypopituitarismus 259, 439–440
Hypoplasie
– Thymus- 130
– zerebelläre 63
Hypoproteinämie 54
Hypopyon 472
Hyposomatotropismus 393, 439
Hypospadie 249, 255
Hypostase 15, 29
– postmortale 29
Hypothyreoidismus 393, 444
Hypothyreose 393, 439, 444
Hypotrichose 384
Hypotrichosis 384

I

iatrogenes Cushing-Syndrom 452
Ichthyose 383
idiopathic systemic granulomatous disease 110
idiopathische canine Polyarteriitis 188
Idiopathische eosinophile Meningoenzephalitis 329
idiopathische Fotosensibilität 404
idiopathische interstitielle Fibrose 220
idiopathische kutane und glomeruläre Vaskulopathie 230
idiopathische Larynxparalyse 335
Idiopathische lymphoplasmazytäre Rhinitis 195
idiopathische multifokale Osteopathie 343
idiopathische Neuropathie 332
idiopathische NNR-Atrophie 452
idiopathische pulmonale Fibrose 217
Idiopathische Thymusblutungen 130
idiopathischer perikardialer hämorrhagischer Herzbeutelerguss 158
Ikterus 22, 31, 240
– intrahepatischer 99
– posthepatischer 82
Ileitis, regionale 70
Ileum, -hypertrophie, idiopathische 59
Ileus 20
Imbibition
– -sröte 15
– blutige 29
– gallige 15, 29, 81
immotiles Ziliensyndrom 205
Immunantwort
– gestörte 23
– zelluläre 23
Immunkomplex-Glomerulonephritis 235
immunodeficiency, severe combined (SCID) 130, 135
immunpathologische Arthritis 368
Immunsuppression 38, 212
Impetigo 408
In-situ-Immunkomplex-Glomerulonephritis 235
Inaktivitätsatrophie 373
inclusion body disease 307
inclusion cell (I-cell) disease 298
Indolamin 295

indolent ulcer 402
indolentes Lymphom 146
Infantilismus 282
Infarkt
– -schrumpfniere 230
– Herzmuskel- 160
– Leber- 84
– Lungen- 208
– Myokard- 160
– Nieren- 229
Infarzierung, hämorrhagische 16, 49
infektiöse Agalaktie 273
Infektiöse Anämie der Einhufer (EIA) 103, 128
Infektiöse Bovine Keratokonjunktivitis (IBK) 468
Infektiöse Bovine Rhinotracheitis (IBR) 193, 200
Infektiöse Ovine Keratokonjunktivitis (IOK) 468
Infektiöse Pustulöse Vulvovaginitis (IPV) 264
infektiöse Rhinotracheitis 320
Infektiöse septikämisch-thrombosierende Meningoenzephalomyelitis (ISTMEM) 322
infektiöses Welpensterben 102, 320
infiltratives Lipom 430
inflammatory airway disease (IAD) 210
inflammatory bowel disease (IBD) 78
Influenza 215, 217
Infraktion 347
infundibuläre Zyste 424
infundibuläres keratinisierendes Akanthom 427
inguinales Angiosarkom 191
– Katze 431
injection site sarcoma 429
Inkarzeration 16
Innenschielen 464
Insekten 418
Inselamyloidose 456
– Pankreas- 456
Inselzelltumor 457
Insertionsdesmopathie 349–350
Inspissationskonkremente 83
Insuffizienz
– -zeichen, Zahnsche 170
– plazentare 266
Insulinom 457
Insulinresistenz 456
insulinresponsiver Diabetes Mellitus 456
Insulom 457
Interface-Dermatitis 381, 399
intermittierendes Hinken 371
interstitielle Nephritis 239
Intertrigo 403
intima-bodies 178
Intoxikation, Leber- 87
intrakutan verhornendes Epitheliom 427
intraprostatische Zyste 281
intravaskuläres malignes Lymphom 149
Intussuszeption 57
Invagination 19
– intravitale 29
– postmortale 29
inverses Papillom 426

Sachverzeichnis

Inversio uteri 258
Involucrum 350
Involution, Thymus- 130
ionisierende Strahlen 403
Iridozyklitis 34
Iris bombé 472
Iriskolobom 461
Irismelanom, felines diffuses 480
ischämische Atrophie 371, 373
Isospora suis 70
Isthmuszyste 424
itch-scratch cycle 403
Ito-Zellen 91
Ixodidae 423

J

Jaagsiekte 225
Japan-B-Enzephalitis 314
Jembrana-Virus 142
jet lesions 170
Jodexzess 446
Joest-Degensches Einschlusskörperchen 315
Johnsche Krankheit 75
jowl abscess 137
juvenile Nephropathie 227
juvenile-onset distal myopathy 370

K

Kachexie 17
Kälberdiphtheroid 355
Kälbergrippe 213, 217
Kälberleukose 147
Kälberruhr, rote 75
Kalkgicht 395
Kallus 379
Kälteagglutinationskrankheit 483
Kälteschaden 403
Kälteschwärzung 386
Kalzinogranulom 395
Kalzinose, enzootische 18
Kamelpocken 405
Kanikolafieber 107
Kaninchensyphilis 283
Kapselhernie 133
Kardiomyopathie 17, 162
– bovine 164
– canine 163
– canine arrhythmogene rechtsventrikuläre 164
– canine idiopathische dilatative 163
– feline arrhythmogene rechtsventrikuläre 163
– feline dilatative 163
– feline hypertrophe 162
– feline moderator band 163
– feline restriktive 163
– idiopathische hypertrophe 163
Karies 43–44
Karnifikation 213
Karzinoid 79, 115, 225, 458
Karzinom
– Basalzell- 426
– bronchioalveoläres 224
– embryonales 279
– Klarzell- 247
– kleinzelliges 225
– lepidisches 224
– Meibomsches 428
– neuroendokrines 115

– Übergangszell- 252
– undifferenziertes 252
Karzinosarkom 224
– Schilddrüsen- 448
Kasen 419
Kastration 20
– -szellen 440
Katarakt 469–470
– diabetische 470
– kongenitale 463
Katarrh, Präputial- 283
Katarrhalfieber, Bösartiges (BKF) 32–34, 42, 185, 320, 472
– Kopf-Augen-Form 33
Katzenkratzkrankheit 173
Katzenlepra 410
Katzenleukose 150
Katzenpneumonitis 194
Katzenschnupfenkomplex 36, 194, 216
Kaumuskulatur, Myositis 375
Kehlkopfödem 200
Kehlkopfpfeifen 200, 334
Keilwirbel 344
Keimzelltumor 257
– suprasellärer 340, 443
Keloid 391
Keratitis 34, 468
– feline chronische eosinophile 468
– pigmentosa 467
– superficialis chronica pigmentosa nach Überreiter 467
– superficialis chronica pigmentosa nach Überreiter 467
Keratoakanthom, subunguales 428
Keratoconjunctivitis sicca 468
Keratokonjunktivitis 33, 219
– equine eosinophile 468
Keratom 425
Keratomalazie 468
Keratose 390
Ketose 89
Key-Gaskell-Syndrom 59, 336
Kieferspalte 29, 344
kissing-spine-Syndrom 350
Klappenmetaplasie 169
klarzelliges Basalzellkarzinom 426
Klarzellkarzinom 247
Klassische Schweinepest 181, 183
– -Virus 267, 294
Klassische Schweinepest (KSP) 182
Klauenfäule 411
Kleinhirnhypoplasie 62–63
Klinefelter-Syndrom 255, 276
Klossiella
– cobaye 243
– equi 243
Knäste 357
Knickohren 483
Knieschwamm 368
Knochen
– -kot 58
– -markshyperplasie 126
– -metaplasie 209
– -tuberkulose 356
– -tumor 358
– -zyste 357–358
– Anatomie 346
Knopftumor 433
Knorpelveränderung 362
Knötchen 378
Knoten, fibrohistiozytärer 135
Koagulationsnekrose 404

Koilozyten 426
Koitalexanthem 219, 265
Kokzidie 67
Kokzidioidomykose 220
Kokzidiose 70
– Gallengangs- 112
– Rind 75
Kolik 16, 20
K .liseptikämie 20
Kolitis X 65
kollagener Nävus 429
kollagenes Hamartom 429
kollagenolytisches Granulom 402
Kolliquationsnekrose 404
Kollisionstumor 279
Kolobom 460, 464
– Iris- 461
Kolon, Ulkus 61
Komedo 424
Kompartment-Syndrom 371
Kompartmentsyndrom 158
komplexe noduläre Hyperplasie 134
komplexes Adenokarzinom 275
komplexes Adenom 275
Kompression 20
– -satelektase 16
– -satrophie 373
– -sfraktur 348
kongenital zystisches Auge 460
kongenitale Axonopathie 307
kongenitale Katarakt 460
kongenitale temporomandibuläre Luxation 361
kongenitaler Tremor (KT) 309
kongenitales Hautödem 396
kongenitales Papillom 426
kongophile Angiopathie 303
– Hirnrinde 178
Konjunktivitis 34, 465
Konkrement 251
– Ammoniumurat- 251
– Cystin- 251
– Harnsäure- 251
– Harnwegs- 251
– Kalziumkarbonat- 251
– Kalziumphosphat- 251
– Oxalat- 251
– Purin- 251
– Smegma- 283
– Urat- 251
Kontagiöse Equine Metritis (CEM) 260, 265
Kontaktallergie 397
Kontaktdermatitis 404
Kontusion 371
Kopfräude 421
Koprolith 58
Korneaödem 468
Korneaperforation 472
Körperhöhle, Parasit 23
kortikale Dysplasie 287
Kortikalis 346
Krampfaderbruch 277
kraniomandibuläre Osteopathie 356
Kraniopharyngeom 340, 443
Kranioschisis 286
krebsige Pneumonie 225
Krebsnabel 115
Kretinismus 445
Kreuzbandruptur 361
Kreuzverschlag 232, 373
Kriebelmücke 419
krikopharyngeale Dysphagie 334

Krongelenksschale 363
Kropf 446
Krötenflecken 265, 283, 385, 415
Kruste 37, 380
Kryoglobulin 401
Kryopathie 401
Krypthyperplasie 76
Kryptokokkose 195–196, 220, 325, 414
Kryptophthalmus 460
Kryptorchismus 276
Kugelherz 161, 164
Kuhpocken 405
Kumarin 59
Kupferkrise 97
Kupferspeicherkrankheit 93, 96
Kürsteinersche Zyste 448–449
kutane Amyloidose 394
kutane Asthenie 386–387
kutane Habronematose 415
kutane Lymphozytose 433
kutane Muzinose 387, 394
kutane Streptotrichose 409
kutane Strongyloidose 417
kutane Vaskulitis 400
kutanes Anhangsgebilde 425
Kyphose 291

L

La Crosse Virus 293, 320
La-Piedad-Michoacan-Virus 319
Labmagen
– -leukose 147
– -ruptur 19
– -verlagerung 49
– Aufgasung 49
– Dilatation 49
Labyrinthitis 487
lacteal-dilatation 190
Lafora bodies 295
Lafora disease 298
Lagenidiose 414
Lageveränderung 20
– Darm 19
Lähmung, Penis- 282
Lamellenknochen 346
Laminin 383
– α2 331
– 5 30
Langhaarigkeit 385
Läppchenumkehr 84
Larva migrans 66, 223, 325
laryngeale Chondritis 200
Laryngealparalysen 200
Laryngitis 63, 200
Laryngoenteritis, infektiöse 63
Larynxparalyse 334
– -Polyneuropathie-Komplex 335
– idiopathische 335
Laser 475
lateral neck cyst 425
laterale Halszyste 42
Lathyrismus 179
Laugen 404
Lausfliegen 419
Lawsonia intracellularis 65, 70
Lazeration 371
Leber-Hirn-Krankheit 311
Leberazinus nach Rappaport 88
Leberegel 112
– großer 112
– Katzen- 113
– kleiner 113

Sachverzeichnis

Leberentzündung 100
Leberfibrose 91
Leberinsuffizienz 99
Leberintoxikation 87
Leberlappentorsion 82
Leberleukose 147
Leberruptur 83
Lebertumor 113–114
Leberverfettung 89–90
Leberzelladenom 114
Leberzelldegeneration 87
Leberzellkarzinom 115
Leberzirrhose 17, 92–93, 95
Leckdermatitis 403
Lederzecke 423
left ventricular endocardial fibrosis 170
Legg-Calvé-Perthes-Krankheit 350
Leguminosen 258
Leichenblässe 30
Leigh-ähnliches-Syndrom 330
Leiomyom 46, 257, 430
– Darm 79
– Magen 54
Leiomyosarkom, Darm 79
Leishmania 240
– braziliensis 142
– chagasi 143
– donovani 142
– infantum 143
– tropica 142
Leishmanien 142
Leishmaniose 142, 414
Leist 350
Lentiglobus 463
Lentigo 434
Lentigo simplex 386
Lentikonus 463
Lepikentron 420
Leporipoxvirus 405, 407
Lepra 410
Leptomeningitis 321–322
Leptospira 269
– canicola 236, 240
– icterohaemorrhagiae 240
– interrogans 107
leptospiral pulmonary haemorrhagic syndrome (LPHS) 241
Leptospirose 107, 220, 233, 240
letale Acrodermatitis (LAD) 384
lethal white foal syndrome 335
Leukämie 145
– -virus, Felines (FeLV) 36, 63
leukämoide Reaktion 127
Leukoderma 385
Leukodermie 415
Leukodystrophie 309
Leukoenzephalitis 312
Leukom 468
Leukomyelomalazie 303
Leukoplakie 30–31
Leukose 145, 147
– Katze 150
Leukotrichia acquisita 385–386
Leukotrichie 380, 415
Leukozyten-Adhäsionsdefizienz
– Bovine (BLAD) 35
– Canine (CLAD) 35
Leydigzelltumor 279
Lichenifikation 379
lichenoid-psoriasiforme Dermatose 391
Liegebeule 368
Liegeschwiele 389

lignöse Konjunktivitis 465
Limax 391
Limnatis spp. 195
linear immunglobulin A Dermatosis (LAD) 399
lineare Alopezie 390
lineare IgA-Dermatose 399
lineare Keratose 390
lineares Granulom 402
Linguatula serrata 195
Links-Rechts-Shunt 155
Linsenektopie 463
linseninduzierte Uveitis 473
Linsenlosigkeit 460
Lipidose
– glomeruläre 231
– korneale 467
Lipidpneumonie 223
Lipofuszin 91, 167, 295, 299
Lipofuszinose 121, 234
– Ceroid-, hereditäre 167
– intestinale 60
Lipogranulomatose 18
lipogranulomatöse Konjunktivitis 465
Lipom 25, 129, 430
– pendelndes 25, 59
Lipomatosis
– cordis 167
– musculorum 372
Lipomobilisationssyndrom 90
Lipopolysaccharid 59
Liposarkom 25, 430
Lippen-Kiefer-Gaumenspalte 29, 344
Lippengrind 406
– ansteckender 37
Lippenkieferspalte 29
Lippenspalte 192, 344
Lissenzephalie 287
Listeria
– ivanovii 324
– monocytogenes 269, 322, 324
Listeria monocytogenes 70
Listeriose 322
Lithopädion 266
Livores 378
Lobärpneumonie 211–212
lobular dissecting hepatitis 92
Locoismus 295
Lolium perenne 306
Lordose 291
Luftblasengekröse 190
Luftsackempyem 198, 487
Luftsackmykose 186, 198
Luftsackstein 198
Luftsacktympanie 198
lumpy jaw 356
lumpy skin disease 407
– -Virus 405
Lunetten 414
Lungenadenomatose 225
Lungenbluten 207
Lungenemphysem 206
Lungengangrän 214
Lungenhabronematose 416
Lungeninfarkt 208
Lungenlappentorsion 17
Lungenmetastase 226
Lungenödem 207
Lungenrotz 203
Lungenseuche des Rindes 213
Lungentuberkulose 222
Lungentumor 223

Lupine 29, 96
lupoide Onychodystrophie 400
Lupus erythematodes 127, 399
– kutaner 399
– systemischer (SLE) 400
Lupus-Komplex 187
luteinisierte Zyste 256
Luteom 257
Luxatio lentis 470
Luxation 361
– Linsen- 470
Lyme-Borreliose 367, 412
Lymphabflussbehinderung 18
Lymphadenitis
– simplex 136
– verkäsende 138
Lymphangiektasie 190
Lymphangiom 25, 191, 431
Lymphangiomatose 190, 429
Lymphangiosarkom 25, 191, 431
Lymphangiosis carcinomatosa 191, 275
Lymphangitis 190
– Epizootische 190, 414
– ulzerative 190
lymphatische Leukose 129
Lymphknotenmelanose 136
Lymphlakunen 261
Lymphödem 189
Lymphom 175
– epitheliotropes 433–434
– gastrointestinales 79
– indolentes 146
– nicht epitheliotropes kutanes 434
– γδ-T-Zell- 116
Lymphom, angioinvasives 225
lymphomatoide Granulomatose 225
lymphozytäre Choriomeningitis 315
lymphozytäre Thyreoiditis 445
Lymphozytose, kutane 433
Lymphstau, subserosaler 18
Lynxacarus radovsky 423
Lysodren® 452
lysosomale Speicherkrankheit 295

M

Macula 37, 378
mad cow disease 311
mad itch 312
Maduromykose 413
Maedi 315, 367
– -Visna-Virus 273
Magen
– -dassel 53
– -dilatation 49
– -drehung 48
– -perforation 49
– -ruptur 19, 49
– – postmortale 28
– -torsion 49, 132
– -überladung 49
– -ulkus 50–51
– -wurm 54
– Dilatations-Magentorsions-Komplex 48
Magnesiumammoniumphosphat 251
Main Drain Virus 293
Makroglossie 30
Makrogyrie 287

Makrotie 483
Makrozephalie 288
Malabsorption 28, 67
maladjustment-Syndrom 300
Malassezia 390, 413
Malazie 303
Maldescensus testiculorum 276
maligne Angioendotheliomatose 149
maligne Histiozytose 153, 433
maligne Hyperthermie 370
maligne Lymphome 129, 145
malignes fibröses Histiozytom 430
malignes Melanom 116, 435
malignes Ödem 374, 410
malignes Phäochromozytom 455
malignes Pilomatrikom 428
malignes Trichoepitheliom 427
Malleus 203
Mallophaga 420
Mallory-Denk-Körperchen 90
Maltome 54
Mammamischtumor 275
Mammatumor 274
Mammomonogamus 195
– (Syngamus) auris 488
Mangel
– Biotin- 332, 391
– Carnitin- 164
– Jod- 445–447
– Kalzium- 352
– Kobalt- 89
– Kupfer- 118, 178, 289, 307, 342, 351–352
– Mangan- 342, 351
– Molybdän- 96
– Nikotinsäureamid- 391
– Pantothensäure- 391
– Phosphor- 352–353
– Protein- 445
– Proteoglykan- 387
– Pyridoxin- 233
– Selen- 91, 97, 118, 166, 372
– Taurin- 163, 166, 476
– Thiamin- 299, 303
– Vitamin- B2- 332
– Vitamin- B6- 332
– Vitamin- B12- 332
– Vitamin-A- 31, 42–43, 118, 227, 251, 289, 299, 305, 333, 351, 391, 445–446, 463, 476, 478
– Vitamin-B1- 332
– Vitamin-B2- 391
– Vitamin-B6- 233
– Vitamin-B12- 89
– Vitamin-C- 332, 351–352, 356, 391, 476
– Vitamin-D3- 43, 351
– Vitamin-E- 18, 89, 91, 97, 121, 166, 332, 372, 391, 476
– Zink- 118
Mangelernährungsatrophie 373
Mannheimia 20
– haemolytica 213
– multocida 20
Mannosidose 228, 297, 476
maple syrup urine disease 311
Marburgfieber 183
Marfan-Syndrom 178–179, 387
Marmorierung 213
Marmorknochenkrankheit 343
Marmota monax 113
Maroteaux-Lamy-Syndrom 298
Marschrehe 396

Mastitis 270, 272
– -Metritis-Agalaktie-Syndrom (MMA) 273
– acuta gravis 271, 273
– carcinomatosa 275
Mastitis acuta gravis 270
Mastleber 89
Mastozytom 431
Mastozytose 152
Mastozytose, viszerale 432
Mastzelltumor
– gastrointestinaler 79
– Haut 431
– oraler 41
Matrixkarzinom 427
Maul- und Klauenseuche (MKS) 32
– -Virus (MKSV) 32, 48
Maulbeerherzkrankheit 372
Maulhöhle, Umfangsvermehrung 38
maxilläres Fibrosarkom 359, 429
Mazeration 28, 266
McArdle's disease 296
mechanobullöse Hautkrankheit 383
Meckelsches Divertikel 55
Medinawurm 418
medulläres Myelom 359
medulläres Plasmozytom 149, 394
Medulloepitheliom 481
Meerschweinchen, Pneumonie 216
Megakolon 55
Megalenzephalie 287
Megaloglobus 474
Megaösophagus 45
Megaureter 249
Mehrfragmentfraktur 348
Mehrzitzigkeit 270
Meibomsche Drüsen 428
Meläna 52–53
Melanoakanthom 435
Melanoderma 386
Melanom 25, 479
– anteriores uveales 480
– benignes 435
– felines atypisches 481
– konjunktivales 480
– limbales 480–481
– malignes 40, 435
– malignes okulares 480
– orales 40
– orales amelanotisches 40
melanopenische Hypomelanose 385
Melanose 19
Melanosis
– corneae 467
– maculosa 19, 81, 156, 205, 350
Melanotrichie 386
melanozytäre Hyperplasie 434
Melanozytom 435
– orales 40
melanozytopenische Hypomelanose 385
Meliceris 41
Melioidose 139, 214
Membran, hyaline 208
Membrana pupillaris persistens 461
Meningeom 340
– Fasciculus-opticus- 482
Meningioangiomatosis 188
Meningoangiomatose 337
Meningoenzephalitis junger Greyhounds 329

Meningoenzephalomyelitis 321
Meningoenzephalozele 286, 344
Meningomyelozele 293
Meningozele 286–287
Merkelzelltumor 431
Merkurialismus 306
Merle-Faktor 461
MERS 216, 220
MERS-CoV 216, 220
Merseburger Trias 445
Mesocestoides 24
Mesotheliom 24–25, 225
Mesquite 307
metachromatische Leukodystrophie 296
metaphysäre kartilaginäre Dysplasie 360
metaphysäre Osteopathie 356
Metaphyse 346
Metaplasie 42
– myelolipomatöse 134
– squamöse 42
metastasierendes kutanes Histiozytom 433
Metastasierung 39–40
metastatischer Schauer 225
Metastrongylus 223
Metazestode 24
Methämoglobinämie 232
Metorchis
– albidus 123
– conjunctus 123
Metritis 260, 263
Microcystin 96
Micronema deletrix 243, 328
Microsporum 413
middle east respiratory syndrome (MERS) 216, 220
mikroangiopathische hämolytische Anämie 176
Mikroenzephalie 287–288
Mikrofilarien 377
Mikrofraktur 347
Mikrogliomatose 340
Mikroglossie 30
Mikrogyrie 287
Mikromelie 343
Mikrometastase 225
Mikrophakie 463
Mikrophthalmie 460
Mikrospora 325
Mikrosporie 413
Mikrotie 483
Mikrovaskuläre Dysplasie 82
Milbe 420
Milchfieber 258
Milchgangszyste 274
Miliardermatitis 419
Miliartuberkulose 222
Milium 424
milk spot 71, 108
Milz
– -brand 132
– -hämatom 133
– -infarkt 133
– -ruptur 132
– -torsion 132
Milzbrand 21, 133, 139
– -bräune 38
Milzhyperplasie
– folliküläre 133
– noduläre 134
– pulpöse 133
Milzrandinfarkt 133, 183

minamata disease 306
Mineralisierung, subendokardiale 171
minimal change nephropathy 237
Minute-Virus, Canines 62
Miosis 479
Mischtumor 428
– Hoden 279
– Speicheldrüsen- 42
Missbildung, ZNS- 286
Mitesser 380
mitochondriale Enzephalopathie 330
mitochondriale Myo- und Enzephalopathie 330
mitochondriale Myopathie 370
Mitotan 452
Mitralistyp 172
Mittelmeerfieber 327
Mittelohrentzündung 488
Mittendorfscher Fleck 462
Moderhinke 411
moldy corn poisoning 304
molekulares Mimikry 368, 456
Molen, zystische plazentare 267
Molluscipoxvirus 405
Molluscum contagiosum
– -Virus 405
– equines 405
Molybdän-Cofaktor-Synthese (MOCS) 343
Molybdenose 351
Mondblindheit 473
Monezia expansa 76, 78
Moneziose 76, 78
Monoarthritis 365
Monorchie 277
Moraxella bovis 468
Morbillivirus 35
Morbus Addison 452
Morbus Alexander 309–310
Morbus Basedow 445
Morbus Cushing 91, 441–442, 453
Morbus Gaucher 297
Morbus Krabbe 296
Morbus Niemann-Pick 296
Morbus Sandhoff 297
Morgagnische Proteinkugeln 469–470
Mortellarosche Erkrankung 412
Motoneuron-Erkrankung 308
Mottenfraßnekrose 88
mottled liver 93
Mücke 418–419
Mucor 220
mucosa-associated lymphatic tumors 54
Mucosal Disease (MD) 32, 72, 74
Mucozele 449
Muellerius 223
mukoide Degeneration 177
mukokutane Pyodermie 408
Mukolipidose 298
Mukometra 259
Mukopolysaccharidose (MPOS) 346
mule foot 344
Müller-Gang-Persistenzsyndrom 255
Müllersche Gänge 254
multifokales uveales Melanozytom 481
multilobulärer Knochentumor 359

multinoduläre pulmonale Fibrose 219
Multiple endokrine Neoplasie (MEN) 459
multiples Myelom 129
multisystemische neuronale Degeneration 307
multizentrisches Plattenepithelkarzinom in situ 426
Mumifikation 73, 266
Mumifizierung 378
Musca 417
musculoaponeurotic fibromatosis 377
Muskatnussleber 84
muskuläre Dystrophie 370
Mutation 23
Muzikarmin-Färbung 196
Muzinose, kutane 387
Myasthenia gravis 46, 130–131, 334, 370
Mycobacterium 28, 221–222
– avium
–– intracellulare 137
–– ssp. avium 222
–– ssp. hominissuis 23
–– ssp. paratuberculosis (MAP) 75–77
– bovis 23, 137, 222
– caprae 23
– lepraemurium 410
– tuberculosis 23, 137, 222
Mycoplasma 20, 213
– agalactiae 273
– bovis 213
– hyopneumoniae 215
– hyorhinis 20
– mycoides 213
–– ssp. mycoides 213
Mycosis fungoides 148
Mycosis fungoides (MF) 433
Myelinolyse 309
myelinolytische Erkrankung 310
Myelinopathie 309
Myelinscheidenödem 332
Myelitis 312
Myelodysplasie 293
myelodysplastisches Syndrom 152
Myelofibrose 152
myeloische Leukämie 152
myeloischer Tumor 129
Myelolipom 116, 134, 454
Myelom 149
Myelomalazie 305
Myelopathie, degenerative 308
myeloproliferative Erkrankung 151
Myeloschisis 293
Myiasis 417
Mykobakterien 75, 220–221, 410
Mykobakteriose 75, 221, 410
Mykoplasmenmastitis 272
mykotische Plazentitis 269
mykotoxische Leukoenzephalomalazie 304
Myoclonia congenita 309
myofibrilläre Hypoplasie 369
Myoglobinämie 232
Myoglobinzylinder 233
Myokardhypertrophie 160
Myokardinfarkt 160
Myokarditis 62–63, 167–168
Myokardnarben 167
Myoklonusepilepsie 298

Sachverzeichnis

Myopathie 369
- -assoziierte Atrophie 373
- equine Polysaccharid-Speicher- 371
- Zwerchfell- 370
Myositis
- Kaumuskulatur- 375
- ossificans 371
Myotonie 370
myotonische Dystrophie 370
Myxödem 396, 444–445
Myxofibrom 429
Myxom 25, 429
- Kiefer- 357
Myxomatose 405, 407
- -Virus 405
Myxosarkom 25, 430

N

N. laryngeus recurrens 200
Nabelschnurdrehung 266
Nachtblindheit des Pferdes 476
Nadelpfadmetastase 436
Naegleria fowleri 325
Naevi 390
Nagana 415
Nagerpest 107, 137
Nanophthalmus 460
Nanophyetus salmincola 139
Narbe 379
nasale parakeratotische Hyperkeratose 389
Nasenbluten 192
Nasenleukose 198
Nasenrotz 194, 203
nasopharyngealer Polyp 488–489
Nävu, kollagener 429
Nävus, melanozytärer 434
NDRG1-Gen 331
Nebenleber 81
Nebenmilz 131
Nebennierenrindenhypertrophie 442
Negri bodies 314
Negri-Körperchen 313
Nekrobazillose 48, 101, 107
- orale 37
Nekrose 18
- Fettgewebe 18
-- peripankreatisches 18
-- retroperitoneales 18
- infundibuläre 44
Nekrose, faziale 409
Nekrotisierende Fasziitis (NF) 410
Nekrotisierende Leukoenzephalitis (NLE) 329
Nekrotisierende Meningoenzephalitis 329
Nekrotisierende Meningoenzephalitis (NME) 329
nekrotisierende Skleritis 469
nekrotisierendes und kalzifizierendes Epitheliom 427
Nematode 24, 70–71, 76
Nematodiasis, zerebrospinale 24
Nematodirus 54, 76
Neorickettsia helminthoeca 139
Neospora caninum 168, 269, 325, 375
Neosporose 325, 415
Neostrongylus 223
Neotrombicula 422

Nephritis
- Ausscheidungs- 242
- eitrige interstitielle 242
- embolisch-eitrige Herd- 242
- fibrovesikulosa 228
- fibrovesikulöse 239
- Glomerulo- (GN) 235
- granulomatöse 243
- herdförmige, nicht eitrige interstitielle 242
- interstitielle 239
- nicht-eitrige interstitielle 242
- parasitär bedingte 243
- Pyelo- 242–243
- pyogranulomatöse 243
Nephroblastom 248
- ektopisches 248
Nephrohydrose 245
Nephrokalzinose 234
Nephropathie
- familiäre 227
- hereditäre 227
- juvenile 227
Nephrose 231
- cholämische 233
- chromoproteinämische 97, 232
nephrotisches Syndrom 17
Nervenscheidentumor 341, 431
Nesidioblastose 457
Nesselsucht 397
Netzhautabhebung 460
Netzhautablösung 472, 477
Netzhautatrophie 474
Netzhautdegeneration 476
Netzhautdysplasie 460
Netzhautschädigung 477
neue Variante der CJD (vCJD) 311
Neuritis 333
- cauda equina (NCE) 334
Neuroblastom 339, 341, 455
neuroektodermaler Tumor 338, 489
Neurofibrom 25
- Herz 174
Neurofibromatose 341, 431
Neurofibrosarkom 341
neurogene Atrophie 373
Neurom, traumatisches 429
neuronale Abiotrophie 292
neuronenspezifische Enolase (NSE) 458
Neuronopathie 305
Neuropathie
- Cushing- 332
- hypoglykämische 332
- hypothyreotische 332
- idiopathische 332
- motorische 331
- sensomotorische 331
- systemische, distal-axonale 335
nicht epitheliotropes kutanes Lymphom 434
nicht lysosomale Speicherkrankheit 295
Nickhautdrüsenvorfall 464
Niederbruchphase 222
Nierenamyloidose 231
Nierendysplasie 227
Nierenerkrankung, polyzystische (PKD) 117, 228
Nierengicht 235
Nierenhypoplasie 227
Niereninfarkt 229
Niereninsuffizienz 245–246

Nierenkarzinom 248
- zystisches 247
Nierenkokzidien 243
Nierenmarksnekrose 230
Nierenrindennekrose 230, 232
Nierenstein 243
Nierentumor 247
Nierenzyste 228
nigropallidale Enzephalomalazie 303
Nilpferdkopf 354
Nipahvirus-Enzephalitis 319
Nischenperikarditis 159
Nocardia 20
- asteroides 273
noduläre Dermatofibrose 247–248, 429
noduläre Fasciitis, pseudoneoplastische 469
Noduläre Granulomatöse Episkleritis (NGE) 469, 479
noduläre Hyperplasie 119, 450, 454
- Leber 114
- Nebennierenrinde 453
- Pankreas 123
Nokardiose 20, 411
Nolina texana 404
Noma 38
non-strucutral protein 4 (NSP4) 67
Notoedres 420
- -Räude 421
- cati 484
Noxe
- chemische 26
- thermische 26
nutritional panniculitis 391

O

O-Bein 346
Obstipation 20
Obstruktion 59
- -satelektase 212
- Darm- 18
- Ureter- 18
Obturation 58
Occlusio pupillae 472
Ödem
- -krankheit, Schwein 68, 86, 300, 412
- alveoläres 204
- onkotisches 54
Odontoameloblastom 44
odontogener Tumor, Amyloid-produzierender 40
Odontom
- ameloblastisches 44
- komplexes 44
Oesophagostomum 24
- coumbianum 78
- radiatum 76
- venulosum 76, 78
Oestrus ovis 195
Offenwinkel-Glaukom 462, 474
Öhmdgrasfieber 206
Ohnmachtsziege 370
Ohrmuschelphlegmone 483
Ohrranddermatose 390, 483
Ohrrandnekrose 483
Ohrräude 484
Ohrschleimhautpolyp 484
okulozerebelläres Syndrom 73, 294

old dog encephalitis 319
olfaktorisches Neuroblastom 339
Oligodendrogliom 338
Oligodontie 30, 42
olivopontozerebelläre Atrophie 293
Ollulanus tricuspis 54
Omphalophlebitis 181
Onchocerca 377
- armatilla 187
Onchozerkose 417
ondontoklastische resorptive Läsion 44
onion bulbs 331
Onychodystrophie, lupoide 400
Onychomadese 403
Onychomykose 413
Oomykose 414
Oophoritis 256
Oozyste 326
opake Trübung 471
Operlippenspalte 29
Ophthalmomyiasis 465
Opisthorchiidae 118
Opisthorchis
- felineus 113
- tenuicollis 123
- viverrini 123
Opisthotonus 73
opportunistisches Mykobakterium 411
Optikusmeningeom 482
Optikusneuritis 478
Optikusneuropathie 478
- proliferative 478
orbitale extraokulare Myositis 479
orbitale Zellulitis 479
Orbivirus 35, 184–185, 267
Orchitis 278
Orf 37, 406
Organtuberkulose 222
Orientierungsstörung 488
Ornitobilharzia 187
Orthobunyavirus 291, 293
Orthokeratose 389
Orthopockenvirus 405
Orthopoxvirus 405
Ösophagitis 35
- Reflux- 46
Ösophagostomose 76, 78
Ösophagus
- -dilatation 45
- -divertikel 46
- -muskulatur, idiopathische Hypertrophie 45
- -obturation 58
- -perforation 45–46
- -Pulsionsdivertikel 46
- -stenose 45
- -Traktionsdivertikel 46
ossäre Metaplasie 302
ossifizierende Fibrodysplasie 371
ossifizierende Pachymeningitis 302
ossifizierende progressive Fibrodysplasie 371, 377
ossifizierendes Fibrom 357
Osteitis 354
Osteochondrom 357
Osteochondromatose 357
- feline 357
Osteochondrosis, dissecans 360
Osteochondrosis (OC) 359–360
Osteodystrophia fibrosa 353

Osteodystrophie, hypertrophische (HOD) 356
Osteogenesis imperfecta 30, 43, 342
Osteolyse 129
Osteom 25, 199, 357
Osteomalazie 353
Osteomyelitis 354–355
Osteonekrose 350
Osteopathie, hypertrophe 356
Osteopenie 351
Osteopetrose 343
Osteophyt 363
Osteoporose 351–352
osteorenales Syndrom 18
Osteosarkom 358
Osteosis 350
Osteosklerose 356, 362
Ostertagia
- circumcincta 54
- ostertagia 54
Ostertagiose 54
Ostküstenfieber 327
Othämatom 483
Otitis 487
- externa 397, 484
Otitis, feline proliferative und nekrotisierende 484
Otodectes 420
- -Räude 421
- cynotis 484
Otolithen 488
Ototoxizität 487–488
Ovalzellen 87
Ovar, -entzündung 256
Ovarzyste 256
overeating disease 77
ovine pulmonary adenocarcinoma 225
Ovine Visna/Maedi (OVM) 315
ovine white liver disease 89
Ovines Respiratorisches Synzytialvirus (ORSV) 216
Ovotestis 254
Oxyuris equi 418

P

Pachydermie 391
Pachygyrie 287
Pachymeningitis 321
- ossifizierende 302
Paecilomykose 414
paint brush 409
Pajaroellobacter abortibovis 269
Palatitis 31
Palato-Cheilo-Schisis 192
Palatoschisis 29, 192, 344
Panarteriitis nodosa 188
Panenzephalitis 312
panepidermaler pustulöser Pemphigus 399
panfollikuläre Zyste 424
Panhypopituitarismus 439, 443
Pankreas
- -abszess 122
- -atrophie 117–118
- -blase 117
- -Inselamyloidose 456
- -insuffizienz 117
- -phlegmone 122
- -tumor 123
- -zirrhose 120
- anuläres 117
- zweigeteiltes 117

Pankreasnekrose 120
- akute 119
Pankreatitis 120
- autoimmune 117
- interstitielle 122
- multifokale infektiöse 122
- parasitäre 123
Pankreatolithen 121–122
Panleukopenie 62–63, 200
- -virus 267
Panmyelophthise 126
Pannikulitis 381–382
Pannus 363
Panophthalmitis 471–472
Panostitis 356
Pansenazidose 47
Pansenegel 48
Panuveitis 471
Panzerherz 159
Panzytopenie
- aplastische 126
- bovine neonatale (BNP) 126
Papel 37, 378
papilläres Akanthom 485
Papillennekrose 230
Papillenödem 478
Papillom 46, 408, 479
- -Virus 39
- exophytisches virales 426
- Harnblasenschleimhaut- 252
- orales 39
- Pansen 54
- Penis- 283
- squamöses 425
- virales 479
- Zitzen- 276
Papillomatose 426
- canine orale 39
papillomatöse digitale Dermatitis 412
Papillomvirus 283, 408
- Bovines, 1 276, 430
- Bovines, 2 276, 430
- Felines, 2 426
Paracetamol 89
Paradontitis 43
Paraffinöl 214
Parafilariose 416–417
Parafilaroides 416
Paragangliom 341, 455, 458, 489
Paragonimus
- kellicotti 223
- westermani 327
- westermanii 223
Parainfluenzavirus (PI)
- Bovines 217
- Canines, 2 201
Parakeratose 383, 389
Parakeratosis diaetetica 391
paralytische Myoglobinurie 373
Parametritis 19, 260
Paramphistomum 48
Paramyxoviridae 35
paraneoplastische Alopezie 389
paraneoplastischer Pemphigus 399
paraneoplastisches Cushing-Syndrom 453
paraneoplastisches Syndrom 178
paraovarielle Zyste 256
Paraphimose 282
Parapoxvirus 37, 405–406
- bovis 1 37
- ovis 37
paraprostatische Zyste 281

Paraquat 89
Pararauschbrand 374, 412
Parascaris equorum 24, 66
Parasitenwanderung 20
Parastrongylus cantonensis 328
Parathormon (PTH) 449
- related Protein (PTHrP) 450
Paratuberkulose 28, 75–77
Parelaphostrongylus 418
Parelaphostrongylus tenuis 328
Parodontitis 43
Paronychie 408, 418
Parvovirose 60, 62–63
Parvovirus 62, 267, 408
- Canines, 1 (CPV 1) 62
- Canines, 2 (CPV 2) 59, 62, 168
- Felines (FPV) 59, 62
Passivrauchen 224
pastern leukocytoclastic vasculitis 400, 403
Pasteurella 20
- multocida 193–194, 213–215
- – Typ D 355
- trehalosi 214
Pasteurella multocida 194
patchy autolysis 81
Patellaluxation 361
pattern baldness 390
Pattern-Analyse 380
Pautriersche Mikroabszesse 434
PCV-2 141
PCV-3 141
Pearsonema plica 243
Pechräude 408–409
Peliosis hepatis 85, 175
Peliosis hypophysis 439
Peloderose 417
Pemphigoid der Schleimhäute 399
Pemphigoidantigen 399
Pemphigus
- erythematodes 399
- foliaceus 398
- paraneoplastischer 399
- vulgaris 399
perennial rye-grass 306
Perianaldrüsentumor 428
perianale Pyodermie und anale Furunkulose 410
Perianaltumor 428
Perifollikulitis 381–382
periglanduläre Fibrose 261
Perihepatitis 19
- fibrinöse 22
- filamentosa 66
Perikarditis 19, 159
- Fremdkörper- 47
- Nischen- 21
Perimetritis 19, 260
Perinealhernie 281
periodische Augenentzündung 473
Periorchitis 278
Periost 346
Periostitis 354–355
periphere Neuropathie, diabetische 457
Periphlebitis 180
- granulomatöse 23
periprostatische Zyste 281
Perireticulitis 19
Perisplenitis 19
- fibrinöse 22
peritoneodiaphragmatische Hernie 158

Peritonitis 19
- Feline Infektiöse (FIP) 21–22
- filamentöse 66
- Fremdkörper- 18
- mesenterialis 19
perivaskulärer Wandtumor 430
Perniones 403
Perodermie 382
Perokormus 344
Peromelie 343
Perosomus elumbis 293, 345
Peroxisomen 87
persistent hyperplastic primary vitreous (PHPV) 463
persistierende Pupillarmembran 461
persistierender Ductus venosus Arantii 180
persistierender Gelbkörper 256
persistierender hyperplastischer primärer Glaskörper 463
persistierendes Foramen ovale 155
Pest der kleinen Wiederkäuer 35
Pestivirus 32, 73
Petechie 18
Pfählung 20
Pferdeausfliege 419
Pferdepest, Afrikanische (AHS) 184
Phaeohyphomykose 413
phakolytische Uveitis 473
Phäochromozytom 454–455
Pharyngitis 31
- katarrhalische 31
Phenylbutazon 36
Phimose 282
Phlebektasie 180
Phlebitis 179–180
- granulomatöse 23
Phlebotomus 414
Phlegmone 410
Phokomelie 343
Phomopsis leptostromiformis 96
Phospholipidose, alveoläre 209
photo-aggravated dermatoses 403
Phthiraptera 418, 420
Phthisis bulbi 468, 472
Phylloerythrin 99
physaliforme Zelle 341
physiologischer Rechts-Links-Shunt 155
Physometra 263
Phytobezoar 58
Picornaviridae 32
Piebaldismus 385
piecemeal necrosis 88
Piephacke 368
pigmentiertes (melanozytisches) Glaukom 480
Pigmentinkontinenz 400
Piloleiomyom 430
Pilomatrikom 427
Pilz 28
Pineoblastom 340
Pineozytom 340
pink eye 468
pink tooth 125
- disease 234, 404
Piperidinalkaloid 29
Pithomyces chartarum 96
Plaque 43
Plaques, amniotische 266
plasmazelluläre Pododermatitis 401

Sachverzeichnis

Plasmozytom 359
- extramedulläres, der Haut 434
- medulläres 129, 394
- orales extramedulläres 41

Plattenepithelkarzinom 46, 252, 426, 489
- drittes Augenlid 480
- in situ, multizentrisches 426
- Kehlkopf 201
- Konjunktivalschleimhaut 479
- Lunge 223
- Magen 54
- Maulschleimhaut 39
- Nase 199
- orales 40
- Penis 283–284
- subunguales 428
- tonsilläres 39
- Vulva 265

Plattenepithelmetaplasie, Prostata 281
Platynosomum fastosum 123
Platzwunde 403
Plazenta, -Ablösung, vorzeitige 266
plazentare Insuffizienz 266
Plazentationsstellen, Subinvolution der 259
Plazentitis 268
Pleuraemphysem 16
pleurale Melanose 205

Pleuritis 19
- costalis 19
- diaphragmatica 19
- Fremdkörper- 18
- mediastinalis 19
- Nischen- 21
- parietalis 19
- pericardialis 19
- pulmonalis 19
- purulente 20
- sternalis 19
- visceralis 19

Pleuropneumonie 212–214
Plexuscholesteatom 302
Plexuskarzinom, Choroid- 339
Plexuspapillom, Choroid- 339
Plötzlich Eworbene Retinale Atrophie des Hundes 476
plötzlicher Herztod des Schweines 372
Pneumaskos 16
Pneumocystis carinii 216
Pneumokoniose 223
Pneumomediastinum 17

Pneumonie 215
- Meerschweinchen 216

Pneumonieerreger, zoonotisches Potenzial 220
Pneumoperikard 158
Pneumoperitoneum 16–17
Pneumothorax 16, 209
Pocken 37, 406
- -virus 405

Pododemodikose 422

Pododermatitis
- aspetica diffusa acuta 396
- plasmazelluläre 401

Podotrochlose 363

Polio 314
- -enzephalitis 312
- -enzephalomalazie 303
- -enzephalomyelitis 314
- -myelomalazie 305

Polyarteriitis
- idiopathische canine 188
- nodosa 188

Polyarthritis 365
- feline chronische progressive 368
- Greyhounds 368

polycystic kidney disease (PKD) 117, 228
- -1-Gen 228

Polycythaemia vera 152
Polydaktylie 343
Polydipsie 262
Polydontie 42
polyklonale Gammopathie 400
Polymastie 270
Polymyositis 375–376

Polyneuropathie
- chronische inflammatorische demyelinisierende 334
- diabetische 332
- Myelin-assoziierte hereditäre 331
- sensorische 331

Polyodontie 30
Polyorchie 277
Polyotie 483

Polyp
- Harnblasenschleimhaut- 252
- Magen- 54
- nasopharyngealer 198, 488–489
- Ohrschleimhaut- 484

polysaccharide storage myopathy (PSSM) 371
Polyserositis 19–20
Polythelie 270
Polyurie 262
Polyzystische Nierenkrankheit (PKD) 117, 228
Pommersche Randwülste 363
porcine reproductive and respiratory syndrome virus (PRRSV) 216
Porenzephalie 289
Porphyrie 234
- erworbene 350
- kongenitale erythropoetische 350

Portalvenenhypoplasie 86
Portalvenenthrombose 17
portosystemischer Shunt 82, 85
portovenöser Shunt 84
Porzine Proliferative Enteropathie (PPE) 70
Porzine Rubulavirus-Enzephalomyelitis 319
Porzine Sapelovirus (PSV) 314
Porzines Circovirus 2 (PCV 2) 186, 217, 268
Porzines Dermatitis-Nephropathie-Syndrom (PDNS) 140, 186, 238
Porzines Epidemisches Diarrhövirus (PEDV) 67
Porzines Reproduktives und Respiratorisches Syndrom (PRRS) 267
Porzines Respiratorisches Coronavirus (PRCV) 67, 217
Porzines Stress-Syndrom (PSS) 167, 372
Porzines Teschovirus (PTV) 313
porzines ulzeratives Dermatitis-Syndrom (PUDS) 402
Porzines Zytomegalie-Virus (PCMV) 193
post weaning diarrhea 67

post weaning multisystemic wasting syndrome (PMWS) 140
post-Streptokokken-Glomerulonephritis 188
postanästhetische Myopathie 371
Posthitis 283
postnarkotische hämorrhagische Myelopathie 299
postvakzinale Staupe-Enzephalitis 319
postvakzinale, allergische, post-infektiöse Enzephalomyelitis 329
präiridale fibrovaskuläre Membran (PIFM) 474
präputiale Divertikulitis 283
Präputialkatarrh 283
Presbyakusis 486
Priapismus 282
Primär-Glaukom 462, 474
Primäreffloreszenzen 378
Primärkomplex 222
primary injury 301
Primitiver neuroektodermaler Tumor (PNET) 339
Prionenkrankheit 311
Prionoid 312
Prionprotein cellular (PrPc) 311
Prognathie 30
progressive Ataxie 310
progressive degenerative Myeloenzephalopathie 307
progressive Histiozytose, feline 433
progressive ossifizierende Myositis 377
Progressive Retinale Atrophie (PRA) 476
progressive spinale Myelinopathie 310
progressives Siebbeinhämatom 198
Prolaktinom 442
Prolaps uteri 258
Prolapsus vaginae 264
Proliferation, zottige 19
Proliferationskeratose 389
proliferativ-nekrotisierende Pneumonie (PNP) 140
proliferative Optikusneuropathie 478
Proliferative und nekrotisierende Pneumonie (PNP) 217
Prostataatrophie 279
Prostatahyperplasie 280
Prostatazyste 281
Prostatitis 281
protein losing enteropathy (PLE) 190
protein-losing enteropathy (PLE) 60, 190
Proteinverlust-Syndrom, enterales (PLE) 60, 190
Proteinverlustsyndrom 190
Protostrongylus 223
Prototheca zopfii 61, 272, 414
Prototheken 108
Protozoonose 415
proud flesh 391
PrPsc 311
Przhevalskiana 419
pseudo lumpy skin disease 407
Pseudoalbinismus 385
Pseudohermaphroditismus 254

Pseudohyperparathyreoidismus 354, 449–450
Pseudokonkrement 251
Pseudokonkremente 198
Pseudokuhpocken 407
- -Virus 405

Pseudolobuli 93
Pseudomelanose 15, 29, 81
Pseudomilchfistel 270

Pseudomonas 38
- mallei 203

Pseudomyzetom 413
pseudoneoplastische noduläre Fasciitis 469
Pseudophimose 282
Pseudopubertas praecox 451
Pseudorotz 139, 412
Pseudotuberkulose 137–138
Pseudowut 320

Pseudozysten
- Pankreas 124
- peripankreatische 122

Psorergates-Räude 421

Psoroptes 420
- -Räude 421
- cuniculi 484

psychogene Alopezie 389
Ptosis 479
pug dog encephalitis 329
pulmonale Hypertonie 175
pulmonale Osteoarthropathie 224
Pulmonalstenose 156
pulmonary hemorrhagic syndrome 220
Pupillarblock 474
Purkinjeom 174
Purkinjeomatose 174
Pustel 378
Pyelitis 243
Pyelonephritis 242–243
pyelonephritische Schrumpfniere 230, 243
Pyobazillose 20

Pyodermie 408, 410
- Deutscher Schäferhund 409

Pyogenesmastitis 272
Pyometra 260, 262
Pyoperitoneum 17
Pyosalpinx 258
Pyothorax 17, 20
pyotraumatische Dermatitis 403
Pyrrolizidinalkaloide 87
Pythidiose 356
Pythiose 414
Pytiriasis rosea 390

Q

Q-Fieber 268
Quaddel 378
Queensland itch 419
Querfraktur 348
Querschnittslähmung 300
Quetschung 371
Quincke-Ödem 397

R

rabbit haemorrhagic disease (RHD) 89, 101, 103, 183
- -Virus (RHDV) 103

rabies vaccine-induced vasculitis and alopecia 401
Rachenmilzbrand 38

Rachischisis 293
Rachitis 351, 353
rachitischer Rosenkranz 351, 353
Radikulitis 333
Radikuloneuritis 333
Radius curvus 346
Raillietia auris 484
railroad tracks 409
Randsaum, hyperämischer 18
Ranula 41
Ranunculus repens 336
Rathkesche Tasche 340
Rathkesche Zysten 439
Raubmilbe 421
Rauschbrand 374, 412
Reaktionsmuster, Darm 26
reaktive Histiozytose 153
– kutane 153
– systemische 153
Rechts-Links-Shunt
– physiologischer 155
– reverser 155
Rechtsherzinsuffizienz 18
Recurrenslähmung 334
recurrent airway obstruction (RAO) 210
red nose 193
Refluxösophagitis 46
Regeneratknoten 114
Rehe 396
Reibeisenvagina 264
Reisfeldfieber 107
Reissnersche Membran 487
reitende Aorta 157
Rektum
– -prolaps 59
– -striktur 59, 69
renaler Hochdruck 246
Reoviridae 35, 185
Rete-ovarii-Zyste 256
Retentio secundinarum 258
Retentionsatherom 424
Retentionszyste 228
– Zeruminaldrüsen- 485
Retikuloperitonitis 47
– fremdkörperbedingte 20
Retinadysplasie 463
Retinitis 477
Retinoblastom 481
Retinopathie 476–477
Retinoschisis 477
retrocavaler Ureter 248
retroorbitaler Abszess 479
Retrovirus 407
reverser Rechts-Links-Shunt 155
rezidivierende Keratitis superficialis punctata 468
Rhabdomyolyse 372–373
– latente equine 373
Rhabdomyom 376, 430
Rhabdomyosarkom 25, 376, 430
– botryoides 252
Rhabdovirus 313
rhegmatoide Ablatio 477
Rheumafaktoren 368
rheumatoide Arthritis 368
Rhexisblutung 207, 396
Rhinitis 193
– allergische 195
– atrophicans 193–194, 355
– Einschlusskörperchen- 193
– idiopathische lymphoplasmazytäre 195

Rhinopneumonitis 198, 200, 216, 219
Rhinorrhagie 192, 207
Rhinosporidiose 195
Rhinotracheitis
– feline 193
– Infektiöse Bovine (IBR) 193
Rhizopus 220
Rhodanin 96
Rhodococcus equi 65, 215, 217
Rhodokokkose 65
Rickettsia rickettsia 186
Riesenpalisadenwurm 243
Riesenquaddeln 397
Riesenzellepulide 39
Riesenzellhepatitis 110
Riesenzelltumor 377
– Knochen 359
– Weichgewebe 430
Rift Valley fever virus 267, 294
Rifttalfieber 104, 183
– -Virus 111
Rinderbandwurm 375
Rindergrippe 217
Rinderpest 32, 35
– -virus (RPV) 35
Rindertuberkulose 222
Ringblutung 299
Riss 379
roaring 334
Rocky Mountain spotted fever 186, 412
rodent ulcer 36, 402
Roecklsches Granulom 374
Röhrbeinkeratose 390
Rohren 334
Rosenthalfasern 309
Rotavirus 61, 63–64
– Rind 71
– Schwein 67
– Wiederkäuer, kleiner 77
Rote Räude 422
Rotlauf 184, 365, 412
Rotz 202, 294, 412
Rubarthsche Krankheit 101, 320
Rubeosis iridis 472
Rückenmarksinfarkt 364
Rückenmarksverletzung 301
Rückenmuskelnekrose 167, 372
Ruminitis
– -Hepatitis-Komplex 48, 107
– erosiv-ulzerative 48
– mykotische 48
– nekrotisierende 33
– ulzerative 48
Ruptur
– Aorta- 17
– Arterien- 178
– Ductus thoracicus- 189
– Magen- 49
– Milz- 132
– Uterus- 258
– Zäkum- 58
Rusterholzsches Sohlengeschwür 403
Ryanodinrezeptor 167

S

Säbelscheidentrachea 201
Sackniere 245
Safranleber 89
Sagittalfraktur 348
Sagomilz 133

saisonale Alopezie 388
sakrokokzygeale Agenesie 345
Salmonella 59, 63–64
– arizonae 77
– choleraesuis 68
– dublin 74
– enteritidis 77
– typhimurium 64, 68, 74, 77
– typhisuis 68
Salmonellose 64, 68, 107, 184
– Rind 74
Salpingitis 258
Samenstauung 277
Samenstrangbotryomykose 278
Samenstrangfistel 411
San Angelo Virus 293
Sandkolik 58
Sandmücke 414
Sanfilippo-Syndrom 298
Sapelovirus, Porzines (PSV) 1 314
Sarcocystis 269, 374
– ähnliches Protozoon 415
– bertrami 46
– gigantea 46, 374
– neurona 325
Sarcophaga 418
Sarcoptes 420
Sarkom
– disseminiertes histiozytäres 433
– meningeales 340
Sarkoptes-Räude 420, 484
Sarkosporidien 374
– -zyste 168
Sarkosporidiose 325, 374
SARS 216, 220
SARS-CoV alias SARS-CoV-1 216, 220
SARS-CoV-2 216, 220
Saugmilbe 421
Säuren 404
Schablonenalopezie 385
Schädelfraktur 301
Schäferhund-Keratitis 467
Schaflausfliege 419
Schafpocken 407
– -Virus 405
Schale 363
Schanker 415
Schattenzelle 427
Schaumleber 81
Schaumzell(e) 231
– -Granulome 209
– -Lipidose 209
Scheibenblutung 299
Scheidenspangen 264
Scheinräude 420
scherende Flechte 413
Scherengebiss 43
Schielen 464
Schienbeinerkrankung 350
Schierling 29
Schilddrüsengewebe, ektopisches 174
Schilddrüsenzyste 444
Schildzecke 423
Schinkenmilz 133
Schistosoma 187
– nasalis 195
– reflexum 15
Schistosoma reflexum 345
Schlaganfall 160
Schlangengift 404
Schliffusuren 363
Schlundverstopfung 45

Schmallenberg-Virus (SBV) 267, 287, 290–291, 293, 361
Schmeißfliegen 418
Schmelzhypoplasie 30, 43
Schmetterlingswirbel 344
Schnüffelkrankheit 194
Schock 18, 20, 47, 130, 232, 245
– -darm 60
– hypovolämischer 19, 21
Schrumpfniere 239
– glomerulonephritische 237
– pyelonephritische 243
Schuppe 380
Schwangerschaftszellen 441
Schwannom 431
– Herz- 174
Schwannomatose 341
Schwartzmann-Reaktion 176
Schweinehüterkrankheit 107
Schweinepest 38, 90, 133, 135
– -Virus (KSPV, oder auch ESPV) 69
– Afrikanische 69
– Klassische 69
Schweinepocken 407
– -Virus 405
Schweinsberger Krankheit 87, 92, 94
Schweres Akutes Respiratorisches Syndrom (SARS) 216, 220
Schwiele 19
Schwielenrotz 203
Schwimmer-Welpen 369
scotty cramp 370
Scrapie 311
scrapie-associated fibrils (SAF) 311
Sebadenitis 382, 392–393
Seborrhö 392
seborrhoische Keratose 390
Seclusio pupillae 472
secondary injury 301
Sehnenluxation 376
Sehnenruptur 376
Sehnenstelzfuß 347
Sekundär-Glaukom 462, 474
Sekundäreffloreszenzen 379
Semiliki-forest-Virus 315
Seminom 279
Seneciose 94
Sepsis-Arthritis-Syndrom 367
Septikämie 130
Septumdefekt
– atrialer 155
– atrioventrikulärer 155
– Ventrikel- 155
Sequester 213, 350
serofibrinöse Serosen- und Gelenkentzündung 366
Serosazysten 263
seröse Atrophie 125
Serositis 19
– abszedierende 20
– apostematöse 20
– carcinomatosa 25
– eitrig-jauchige 20
– eitrige 19–20
– exsudative 19
– feuchte 19
– fibrinöse 19–20
– fibroblastische 20
– fibrosa 21
–– circumscripta 20
–– diffusa 20
–– filamentosa 20

– – maculosa 20
– – villosa 20
– fibröse 20
– gangräneszierende 19, 21
– gemischte 19
– granulomatöse 19, 21
– hämorrhagische 19–21
– ichoröse 20–21
– nekrotisierende 19–20
– Nischen- 21
– primär eitrige 20
– proliferative 19, 21
– purulente 19–20
– sarcomatosa 25
– serofibrinöse 19
– serohämorrhagische 19
– seröse 19
– sicca 19
– trockene 19
– villöse 19, 24
Serotonin 115
Sertolizelltumor 279
Sesamoidose 363
Setaria 24
– africana 24
– bernardi 24
– cervi 24
– congolensis 24
– digitata 24
– equina 24
– labiatopapillosa 24
– marshalli 24
Setariose 24, 328
– Auge 24
severe acute respiratory syndrome-related coronavirus (SARS-CoV-2) 216, 220
sex determining region of y (SRY) 254
– -Gen 254
sex reversal 255
Sézary-Syndrom 434
Sézary-Zellen 434
shaker calf 308
shaker dog disease 329
Shaker-Syndrom 321
shaking pups 309
Sheehan-Syndrom 440
shipping fever 212–213
Shope-Virus 405
short-radius-Syndrom 346, 360
short-ulna-Syndrom 346, 360
Shunt 179
– -umkehr 157
Sialoacryoadentis, Coronavirus-induzierte 42
Sialoadenitis 42
– eitrige 42
Sialolith 41
Sialolithi pancreatici 121
Sialometaplasie, nekrotisierende 42
Sialozele 41
Siderofibrotische Herde 133
Siderokalzinose 178
Siebbeinhämatom, progressives 198
Siebbeinkarzinom 198
Siegelringzelle 89
Silikat 251
Simuliotoxikose 419
Simulium 419
Sinus
– -Empyem 193
– -zyste 192
– Dermoid- 424

Sinusitis 193
Siphonaptera 418–419
Situs inversus 205
skin tag 425
Skleritis, nekrotisierende 469
Skoliose 291, 344
Skorbut 352
skrotales vaskuläres Hamartom 175, 188, 284, 429
slow virus infection 315
sly disease 298
SMEDI 267
sniffles 194
Snowshoe-hare-Virus 320
snuffles 194
solare Dermatose 426
solare Elastose 403
solare Keratose 426
solitäre Mastozytose 152
solitäres histiozytäres Sarkom 433
Sommerausschlag 416
Sommerbluten der Rinder 416
Sommerekzem 419
Sommermastitis 272
Sommerräude 416, 419
Sommerstreifenekzem 419
Sommerwunde 416
– Pferd 415
Sonnenbrand 403
Soor 38
Spaltbildung 15, 29, 460
Spalte, Lippen-Kiefer-Gaumen- 29
spastisches Syndrom 370
Spat 363
Spätgeneralisation 222
Spätlähme 365
Speckferkel 445
Speckhautgerinnsel 154
Speicheldrüse(n)
– -entzündung 42
– -zyste 41
Speicherkrankheit 289, 295
– lysosomale 345
Speicherung
– -snephrose 234
– Glykogen- 91
– hyalintropfige 234
Spermatozele 277
Spermiengranulom 277–278
Sphäroid 305, 330
spider lamb-Syndrom 342
Spina bifida 293, 345
spinale Ataxie 302
Spinnengift 404
Spinnentiere 418
Spiralfraktur 348
Spirocerca lupi 46
Spirochäte 38
Spirochätose, porzine intestinale 68
Spitzenlappenpneumonie 216
splayleg 369
Splendore-Hoeppli-Material 411
Splenomegalie 134
Splenose 131–132
Spondylarthrose 365
Spondylomyelopathie, zervikale 302
Spondylose 364–365
spongiforme Myelinopathie 310
Spongioblastom 338
Spongiosa 346
Sporadische Bovine Enzephalomyelitis 322

Sporidesmin 89
Sporotrichose 414
Sportlerherz 160
Spreizbeinigkeit 369
St.-Georges-Disease 85
staggering disease 329
staggering-Syndrom 295
Stammfettsucht 453
Stammhirnenzephalitis 324
Staphylococcus
– hyicus 408–409
– intermedius 408
– pseudointermedius 408
Staphylokokkenmastitis 271–272
Staphylom 468
Staphylomykose 410
Status spongiosus 299, 310
Staupe 38, 42–43, 61, 216, 317, 408
Staupegebiss 30, 43
Stauungsleber 84
Steatitis 18, 391
Stechmücke 419
steely wool 386
Steineuter 271
Steinfrucht 266
Steißräude 421
stellate cells 91
Stellungsanomalie, Zahn 42
Stelzfuß 347
Stephanofilariose 416
Stephanurus dentatus 122, 244, 328
sterile eosinophile Follikulitis und Furunkulose 402
Sternhimmel-Phänomen 471
Steroiddiabetes 457
Steroidresponsive Meningitis-Arteriitis (SRMA) 329
Stevens-Johnson-Syndrom 400
Sticker-Sarkom 265, 284
Stomatitis 31, 33, 35–37
– bovine papulöse 37
– diphtheroid-nekrotisierende 31
– eitrig-nekrotisierende 38
– erosiv-ulzerative 31
– erosive 31
– feline ulzerative 37
– katarrhalische 31
– lymphoplasmazelluläre 37
– nekrotisierende 37
– plasmazelluläre, Katze 37
– proliferative 37
– ulzerative 31
– vesikuläre 31–32
Strabismus 464
Strahlentherapie 403
Strahlfäule 408
Strahlkrebs 408
Strangulation 31, 59
streifenförmige Keratopathie 474
Streptococcus 43
– agalactiae 271
– dysgalactiae 271
– equi
– – ssp. equi 20, 38, 137, 194
– – ssp. zooepidemicus 242, 365
– porcinus 137
– suis 159, 215
– uberis 271
Streptokokkenmastitis 271
Streptotrichose 20
– kutane 409

Stress 23
– -fraktur 347
striatonigrale und olivozerebelläre Degeneration 292
Striktur 20
Strommarke 404
Strongyloides papillosus 417
Strongylus 20, 53, 66
– edentatus 24, 66, 108
– equinus 24, 66, 108
– großer 66
– kleiner 66
– vulgaris 59, 66, 108, 176, 179, 186
Struck 77
Struma 446–447
– parenchymatosa 445
Strumigenese 446
Struvitstein 251
Stummelohren 483
Stuttgarter Hundeseuche 240
subakute nekrotisierende Enzephalopathie 330
Subalbinismus 461
subaortale Stenose 156
subepidermale bullöse Dermatose 399
Subinvolution der Plazentationsstellen 259
Subluxatio lentis 470
Subluxation 361–362
– Karpus- 361
– Linsen- 470
subunguale epitheliale Einschlusszyste 425
subunguales Keratoakanthom 428
sudden acquired retinal degeneration (SARD) 476
Sugillation 18
Suides Herpesvirus 1 102
Suifilaria 418
Suipoxvirus 405, 407
Sulfamethoxazol 89
Sulfmethämoglobin 15, 29
– -bildung 81, 378
sulfur granules 20, 411
suprasellärer Keimzelltumor 340, 443
swamp fever 128
swayback 307
sweating disease 423
sweet itch 419
swine vesicular disease (SVD) 32, 314
– virus (SVDV) 32
Symblepharon 464
Sympathikoblastom 341
Synchysis corporis vitrei 471
Synchysis scintillans 471
Syndaktylie 344
Syndrom
– brachyzephales 192
– brachyzephales obstruktives Atemnot- (BOAS) 192
Syndrom der inadäquaten ADH-Sekretion (SIADH) 440
Synechie 19
Syngamus auris 488
Synophthalmus 460
synoviale Chondromatose 369
synoviale Osteochondromatose 369
Synovialissarkom 369
Synovialiszellhyperplasie 362
Synovialitis 365

Synovialzyste 337
Syringomyelie 293
systemische Mastozytose 152
systemische Mykose 412
systemische reaktive Histiozytose 432
systemischer Lupus erythematodes (SLE) 399–400
systemisches epitheliotropes Syndrom 65

T

Tabanidae 419
Tabanus 419
Tachyzoiten 326
Taenia 168
– hydatigena 23, 109
– multiceps 327
– ovis 375
– pisiformis 23, 109, 327
– saginata 327, 375
– solium 327, 375
– taeniaeformis 64, 109
Talerflecken 385, 414
Talfan disease 314
Talgdrüsenadenokarzinom 428
Talgdrüsenadenom 428
Talgdrüsenentzündung 381
Talgdrüsenepitheliom 428
Talgdrüsenhamartom 425
Talgdrüsenhyperplasie 425
Talkumstaub 21
Tanapocken-Virus 405
target lesions 400
tasmanian devil facial tumor disease 284
Tasmanischer Teufel 284, 431
Taurinmangel 163
Taylorella equigenitalis 260, 265
Teerstuhl 52–53
Teleangiektasie 175, 396
Tendinitis 376
Tendosynovitis 369
Tendovaginitis 376
Tenesmus 281
tension lipidosis 90
Tentoriumzeichen 299
Teratokarzinom 280
Teratom 25, 257, 280
Teschen disease 313
Teschovirus, Porzines (PTV) 313
Tetrachlorkohlenstoff 90
TGE 67
Theilerien 142
Theileriose 327
Theilersche Erkrankung 104
Thekom 257
Thelazia 465
Thesaurismosen 295
Thiaminase 303
thorakolumbaler spinaler Tumor junger Hunde 339
Thrombose 35, 180
Thrombozytopenie 126
thrombozytopenische Purpura 396
Thrombus 176
Thymom 17, 131
Thymus
– -karzinom 131
– -leukose 147
Thymushyperplasie
– diffuse 130
– folliküläre 130

Thymusleukose 131
Thyreotoxikose 161, 445, 447
thyreotropin releasing hormone (TRH) 441
Thysanosoma actinioides 118
tick-borne-encephalitis-Virus 314
tiefe Pyodermie 409
Tierfraß 378
Tierlaus 418, 420
Tigerherz 32, 168
Toleranz 26
Tollwut 42, 313–314
– -schutzimpfung 401
Tonsillitis 31, 38
– diphtheroid-nekrotisierende 38
– eitrige 38
– katarrhalische 38
Tophi 363
Torpedo 305, 330
Torsion
– -sfraktur 348
– Lungenlappen- 206
– Uterus- 258
Torticollis 291
Totenauge 460
Totenblässe 378
Totenflecken 378
Totgeburt 266
Toxascaris leonina 24
Toxin
– -ämie 19
– Clostridien-, ε 77
– Hitze-labiles (LT) 67
– Hitze-stabiles (ST) 67
– Shiga-like 68
– – 2e 68
toxische epidermale Nekrolyse 400
toxische Leberdystrophie 91
toxische Myopathie 373
toxische Retinopathie 476
Toxocara
– canis 24, 61
– cati 64
Toxoplasma gondii 168, 269, 325–326, 375
Toxoplasmose 325
Traberkrankheit 311
Trachealdivertikel 201
Trachealhypoplasie 201
Trachealkollaps 201
Tracheitis 201
traktive Ablatio retinae 472
Tränenfilm 467
Tränengangszyste 465
Transferrin-Rezeptor 63, 294
transforming growth factor-β 429
transmissible Gastroenteritis 67
transmissible mink encephalopathy (TME) 311
Transmissible spongiforme Enzephalopathie (TSE) 310–311
trapped neutrophil syndrome 125
traumatisches Neurom 429
Trematode 23
tremorogene Mykotoxikose 307
Treponema paraluiscuniculi 283
Triaditis 112
Tribulosis ovis 404
Trichiasis 464
Trichinella spiralis 375
Trichinen 375
Trichobezoar 58
Trichoblastom 426–427
Trichodectes 420

Trichoepitheliom 427
trichoepitheliomatöse Zyste 424
Trichofollikulom 427
Tricholemmom 427
Trichophytie 413
Trichophyton 413
Trichostronglyose, abomasale 54
Trichostrongylidae 54
Trichostrongylus 53–54
– axei 54
Trichuris
– suis 59, 71
– vulpis 59, 61
Trigeminus-Neuritis 334
Trikuspidalistyp 172
Trimenopon 420
Trimethoprim 89
Triorchie 277
Tripelphoshat 251
Tritrichomonas foetus 269
trockener Brand 391
Trombiculidose 422
trübe Schwellung 86, 166
Trueperella pyogenes 20, 212
Trugräude 420
Trypanosoma
– congolense 415
– cruzi 375
– equiperdum 265, 283
Trypanosomen 142
Trypanosomiasis 325, 414
trypsinähnliche Immunreaktivität (TLI) 119
Tryptamin 295
Tuberkulose 23, 137, 221
Tubulonephrose 230, 232
Tularämie 107, 137
Tumor
– -metastase, Haut 436
– -ruptur 17
– Herz- 174
– lymphoider 145
– Mammamisch- 275
– myeloischer 145
Turmschädel 344
turning sickness 327
Tyloma 389
Tympanie
– -linie 47
– intravitale 28, 47
– Pansen-
– – primäre 47
– – sekundäre 47
– postmortale 28–29
Tympanokeratom 489
Typhlokolitis 106
– fibrinös-nekrotisierend 70
– hämorrhagisch-nekrotisierende 71
Tyzzer-Krankheit 65, 101, 105–106

U

Überangebot ungesättigter Fettsäuren 18
Überdehnungsemphysem 206
Übergangswirbel 344
Übergangszellkarzinom 248, 252, 282
übertragbarer venerischer Tumor 265, 284
Ulegyrie 287
Ulkus 379
– Labmagen, perforierender 20

ultraviolette Strahlung (UV) 403
Ulzeration
– Darm- 26–27
– Maul- und Rachenhöhlen- 31, 35–36
ulzerative Dermatose 407
ulzerative Mammillitis 407
ulzerierende Keratitis 468
Unterkieferverkürzung 382
Urachus patens 249
Urachusfistel 249
Urachuszysten 249
Urämie 36, 208, 245
Uratablagerung 363
Ureaplasma diversum 264, 269
Urease 36
Ureter duplex 248
Ureter, retrocavaler 248
Ureterocoele 249
Urethraektopie 249
Urolithiasis 251
Uroperitoneum 17
Urozystitis 250
Urtikaria 397
Usutu-Virus 104
Usutu-Virus-Infektion 294
Uterus unicornis 258
Uterusbiopsien 261
Uterusleukose 147
Uterusruptur 258
UV-Strahlung 426, 465, 470, 476, 479
Uveitis 22, 471
– -Vitiligo-Poliosis-Syndrom 473
– equine rezidivierende (ERU) 473
– linseninduzierte 473
– phakolytische 473

V

Vaccinia-Virus 405
Vaginitis 264
Vakatfettwucherung 372
Vakatwucherung 167
vakzinationsassoziierte Polyneuritis 334
Valgus-Fehlstellung 346
Varikozele 277
Variola-Virus 405
Varize 180, 282, 284, 396
Varus-Fehlstellung 346
vascular occlusive syndrome 371
vaskuläres Hamartom 256
Vaskulitis 33, 35, 69
Vaskulopathie
– idiopathische glomeruläre 177
– idiopathische kutane und glomeruläre 230
Vasopressin 440
Venenmissbildung 17
venezuelan equine encephalitis (VEEV) 315
venookklusive Erkrankung 86
Ventrikelempyem 312
Ventrikelseptumdefekt 155
Verbrennung 403
Verbrühung 403
Vereisung 403
Verfettung
– Herzmuskel- 167
– Leber- 89
– Nieren- 234
– periligamentäre 90

Sachverzeichnis

Vergiftung 43
- 3-Methyl-Indol- 215
- Acetaminophen- 95
- Acetylcholinesterase- 332
- Adlerfarn- 252, 303
- Aeschynomene-indica- 303
- Aflatoxin- 94, 247
- Alkohol- 113
- Alpen-Kreuzkraut- 94
- Amanita- 98
- Amaranthus- 234
- Amaranthus-retroflexus- 233
- Amatoxin- 98
- Amikacin- 233
- Aminoglykosid- 487
- Aminoglykosidantibiotika- 487
- Amphotericin-B- 233
- Amprolium- 303
- Amsinckia- 94
- Anilin- 446
- Anthracyclin- 166
- Anthurie- 200
- Antimykotikum- 233
- Antiparasitikum- 303
- Arge- 98
- aromatisches Amin- 247
- Arsen- 307, 388
- Asbest- 225
- Aspergillus-clavatus- 307
- Aspergillus-flavus- 233
- Aspergillus-niger- 233
- Astragalus- 228, 295
- Äthylenglykol- 233
- Atractylosid- 98
- Azetylsalizylsäure- 487
- Benzodiazepin- 446
- Berg- oder Eschenahornsamen- 166
- Blaualgen- 96, 241
- Blei- 31, 46, 97, 233, 247, 304, 306, 332, 334, 352
- Botulinum- 305
- Buchweizen- 404
- Carprofen- 95
- Caryboxyatractylosid- 98
- Centaurea- 303
- Cestrum- 98
- Chlorat- 232
- Chlorhexidin- 488
- Chlornaphthalin- 404
- Chloroform- 97
- Chlorpyriphos- 332
- Cholinesteraseinhibitor- 46
- Cisplatin- 332, 488
- Citrinin- 234
- Colchicum-autumnale- 98
- Coyotillo- 332
- Crotalaria- 94
- Cycadales- 98, 306
- Cycasin- 306
- Cyclopamin- 287
- Cynoglossum- 94
- DDT- 446
- Deoxynivalenol (DON)- 121
- Diazepam- 95
- Dicumarol- 130
- Dieffenbachia- 200
- Dikumarol- 396
- Dimethylnitrosamin- 97
- Diuretika- 487
- Doxorubicin- 166
- Echium- 94
- Efeututen- 200
- Eichel- 233
- Eichenlaub- 233
- Eisen- 97
- Eisenfumarat- 97
- Ergotamin- 483
- Erythromycin- 488
- Fagopyrin- 404
- Fagopyrum-esculentum- 404
- Flavonoide- 303
- Fluor- 43, 351
- Frostschutzmittel- 233
- Fuchsschwanz- 233
- Fumonisin- 304
- Fumonisin-B1- 96
- Furazolidon- 158, 396
- Furosemid- 487–488
- Fusarium- 234, 304
- Galerina- 98
- Gefleckter-Schierling- 352
- Gemeines Kreuzkraut- 94
- Gentamycin- 233
- Gerbsäure- 233
- Glycolsäure- 233
- Glyoxylat- 233
- Glysantin- 233
- Gossypol- 373
- Guanidin- 245
- Güllegas- 301
- H2S- 301
- halogeniertes Salizylanilid- 311, 332
- Halogenkohlenwasserstoff- 97
- Halogeton-glomeratus- 233
- Halothan- 370
- Heidekraut- 303
- Helichrysum 311
- Heliotropium- 94
- Hemerocallis- 311
- Herbizid- 209, 307
- Hexacarbon- 332
- Hexachlorethan- 97
- Hexachlorophen- 89, 310–311
- Hopfen- 303
- Hypericum-perforatum- 404
- Hyperizin- 404
- Hypoglycin- 373
- Hypoglycin-A- 166
- Indigofera- 98
- Indospicin- 98
- Insektizid- 307
- Ionophor- 166
- Ipomea- 295
- Jakobskreuzkraut- 94
- Jod- 446
- Johanniskraut- 404
- Kadmium- 247
- Kaffee-Kassie- 373
- kalifornischer Germer- 352, 439
- Kalziumsulfat- 303
- Kanamycin- 233
- kardiotoxische Glykosid- 166
- Karwinskia-humboldtiana- 332
- Kochsalz- 303–304
- Kohlenmonoxid- 299
- Kokzidiostatikum- 166, 303
- Korbblütler- 94
- Kresol- 97
- Kupfer- 93, 96, 232, 308, 404
- Lantaden- 98
- Lantana- 98
- Lasalocid®- 373
- Leguminosen- 94, 404
- Leistungsförderer- 373
- Lepiota- 98
- locoweed- 295
- Lophyrotomin- 98
- Lupinen- 342, 352, 361
- Maduramicin- 373
- Mebendazol- 95
- Melasse- 303
- Methoxyfluran- 233
- Methylazoxymethanol- 98
- Mimosin- 404
- Molybdän- 307, 351
- Monensin- 373
- Monensin®- 166, 230, 372
- Mutterkorn- 483
- Mykotoxin- 234, 307
- Nachtschattengewächs- 295
- Naphthalen- 42
- Narasin- 373
- Neomycin- 233
- Neotyphodium-lolii- 306
- Nitrat- 232, 352
- Nitrofurantoin- 332
- Nitrosamin- 247
- NSAP- 230
- Ochratoxin-A- 234
- Organophosphat- 292, 309, 332
- Ornithogalum- 311
- Oxalat- 200, 233, 245
- Oxalis-sp.- 233
- Oxalsäure- 233
- Oxytropis- 228
- Palmfarn- 306
- Panicum- 233
- Paraquat- 207, 209
- Parathion- 334
- Parbendazol- 352
- PCB- 446
- Perchlorat- 446
- Perilla-frutescens- 209
- Perillaketon- 209
- Perreyia- 98
- Phalaris- 295
- Phenol- 97, 446
- Phenothiazin- 230
- Phenylbutazon- 230
- Phenytoin- 95
- Philodendron- 200
- Phomopsin- 96
- Phosphat- 245
- Phosphorsäureester- 334
- Phytöstrogen- 281
- Phytotoxin- 295, 307
- Pithomyces-chartarum- 404
- Platterbsen- 352
- Polymyxin- 488
- Primidon- 95
- Propylenglykol- 488
- Purin- 245
- Pyridoxin- 332
- Pyrimidin- 245
- Pyritiamin- 303
- Pyrogallol- 233
- Pyrrolizidin-Alkaloid- 92, 94
- Quecksilber- 306, 332, 388
- Quercus- 233
- Raublattgewächs- 94
- Rauchgas- 207
- Rhabarber- 233
- Rhenum-rhaponticum- 233
- Roxarson- 230
- Rumex-sp.- 233
- Ryegrass- 300
- Saat-Platterbsen- 179
- Salinomycin- 332
- Sarcobatus-vermiculatus- 233
- Sauerampfer- 233
- Sauerklee- 233
- Schachtelhalm- 303
- Schwefelwasserstoff- 301
- Selen- 305, 388, 404
- Senecio- 93–94
- Senna (Cassia occidentalis)- 121
- Setaria- 233
- Sojabohnen- 303
- Solanum- 295
- Sommer-Flockenblumen- 303
- Sporidesmin- 96, 404
- Stanozolol- 95
- Stechapfel- 352
- Steroid- 446
- Streptomycin- 233
- Strychnin- 305
- Stypandra- 311
- Sudangras- 352
- Sulfonamid- 233, 404, 446
- Sulfoquinoxalin- 396
- Swainsonin- 228, 295
- Tannin- 233
- Tetanustoxin- 305
- Tetrachlorethylen- 97
- Tetrachlorkohlenstoff- 90, 97
- Tetrazyklin- 350, 404
- Thallium- 46, 306, 332, 388, 404
- Thalliumazetat- 334
- Thiocyanat- 446
- Tiabendazol- 303
- Tobramycin- 233
- Trachyandra-divaricata- 234
- Traubenkirschen- 352
- Tri-ortho-cresyl- 332
- Tribulus- 98
- Trichlorfon- 292, 309
- Trichothecen- 121
- Trifolium- 98
- Trimethoprim-Sulfonamid- 95
- Trimethylphosphat- 332
- Tullidinol- 332
- Tylecodon-welchii- 311
- Veratrum-californicum- 287, 352, 439
- Vincristin- 332
- Virginia-Tabak- 352
- Vitamin-A- 86, 351
- Vitamin-C- 233
- Vitamin-D3- 18, 171, 178, 208–209, 234, 351
- Weißer Phosphor- 97
- Xanthium- 98
- Zearalenon- 264
- Zeruminolytika- 488
- Zwiebel- 303
- Zyanid- 301
- β-Methyl-Amino-L-Alanin- 306

Vergrößerung, Pansen 47
Verkalkung 18, 209
- arterielle subintimale 178
- dystrophische 18, 178
- Gefäßwand- 178
- interstitielle 208
- Kehlkopf- 200
- metastatische 18, 178
Verknöcherung, metaplastische 18, 178
Verlagerung
- Kolon- 58
- Labmagen- 49
Verletzung, Biss- 21
verruköses Hämangiom 429
Verstauchung 361
vertebrospinale Dysplasie 344

Sachverzeichnis

Vertikalotropie 464
Verwachsung 19–20
Vesica fellea duplex 82
Vesikel 26, 31, 36
– -bildung 399
Vesikuläre Schweinekrankheit 32, 314
Vestibularissymptome 486
Vibices 378
Vicia villosa 110, 402
villonoduläre Synovitis 369
Virale hämorrhagische Septikämie der Salmoniden 183
virales Papillom 426, 479
Virämiker, persistierender 73
Virchow-Trias 176
Virilisierung 254
Virusabort 219
Visna 315, 367
viszerale Mastozytose 432
Vitamin-A-responsive Dermatose 391
Vitiligo 385
Vließfäule 409
Vogelmilbe 423
Vogt-Koyanagi-Harada-Syndrom 473
vomiting and wasting disease 313
von Brunnsche Zellnester 252
Von-Meyenburg-Komplexe 81
vordere Synechie 472
Voreuterekzem 417
Vorfall, Penis- 282
vorne-unten-Muster 212
vorzeitige Plazenta-Ablösung 266
Vulvitis 264

W

Waardenburg-Syndrom 385
Wachstumsretention 439
Wagyu 242
Wallersche Degeneration 331
Wandendokardfibrose 170
Wanderröte 367
Wandtumor, perivaskulärer 430
warmblood fragile foal syndrome (WFFS) 387
Wärmeschaden 403
Warzenmauke 390
Wasserentzugsenzephalopathie 304
Wasserleiche 378
Waterhouse-Friderichsen-Syndrom 176, 452
weaver-Syndrom 307
Wedl-Zellen 469–470
Weideemphysem 206
Weidelgras 306
Weidemyoglobinurie, atypische 232, 373
Weidemyopathie, atypische 166, 232, 373
Weilsche Krankheit 107, 240
weiße Fleckniere, Kalb 242
Weißfleckenkrankheit 385
Weißmuskelkrankheit 166, 372
Wellengebiss 43
Werneckiella 420
Wesselsbron-Virus 104, 294
West Nile disease 314
West Nile Virus (WNV) 314
– -Infektion 294
western equine encephalitis (WEEV) 315
Wicke, Zottige 402
Wickelmilz 132
Wild- und Rinderseuche 214
wildes Fleisch 391
Wilhelmia 419
Wilms-Tumor 248
– -Gen-1 (WT1) 248
Wimperntierchen 70
Wirbelkanalleukose 147
Wobbler 302
– -Syndrom 302, 345
Wolffscher Gang 254
woodchuck hepatitis virus 113
Woringer-Kolopp-Erkrankung 434
Wundrausch 374
Wurmknoten 223
Wutknötchen, Babessche 313

X

X-Bein 346
X-disease 404
Xanthom 394
xanthomatöse Zirrhose 93
Xerosis corneae 466
Xylitol 97

Y

Yaba-Affentumor-Virus 405
Yatapoxvirus 405
yellow fat disease 18, 391
yellow star thistle 303
Yersinia, pseudotuberculosis 105, 137–138
Yersiniose 69, 105, 138

Z

Zahnabnutzung 43
Zahnbelag 43
Zahneindruck 28
Zahnsche Insuffizienzzeichen 170
Zahnstein 43
Zäkum
– -spitzennekrose 66
– -überladung 58
Zamia staggers 306
Zebozephalie 287–288
Zecke(n) 423, 484
– -paralyse 423
Zellnester, von Brunnsche 252
Zementom 44
Zenkersche Degeneration 166, 372
Zentrale Progressive Retinale Atrophie des Hundes (CPRA) 476
zerebelläre Abiotrophie 292
zerebelläre Hypoplasie 292
zerebrale Aplasie 286
zerebrokortikale Nekrose (CCN) 303–304
zerebrospinale Angiopathie 300
zerebrospinale Vaskulitis 300
Zerreißung 371
Zerrung 371
zervikale Spondylomyelopathie 302
zervikale statische Stenose 345
zervikale vertebrale Instabilität 345
Zestode 23, 61
Zhirrose, Pankreas- 120
Ziegenherpes 102
Ziegenpocken 407
– -Virus 405
Ziehl-Neelsen-Färbung 222
Zigarettenqualm 224
ziliäre Dyskinesie 486
zilienassoziierte respiratorische Bazillen (CAR-Bazillen) 210
Ziliensyndrom, immotiles 205
zilierte Zyste 425
zinkabhängige Dermatose 391
Zinkmalabsorptionssyndrom 383
Zirkumanaldrüsen 428
Zitterferkel 309
ZNS-Infarkt 299
Zollinger-Ellison-Syndrom 458
Zönurose 327
Zoonose 406
Zottenatrophie 28, 64, 67, 71, 76
Zottenfusion 28, 64, 67
Zottige Wicke 402
Zuckergussleber 90
Zuckergussmilz 17
Zuckerkrankheit 456
Zungenrückengeschwür, traumatisches 36
Zweiflügler 418
Zwerchfellhernie 369
Zwergwuchs 342
– hypophysärer 439
Zwicke 254, 264
Zwingerhustenkomplex 38
Zwitter 254
Zyanose 30, 396
Zygomycet 61, 108
Zygomykose 195, 414
zyklische Neutropenie 385
zyklitische Membranen 472
Zyklopie 287, 344, 460
Zystadenom
– biliäres 115
– Ovar- 256
Zyste 16, 24
– apokrine 425
– Arachnoidal- 337
– branchiogene 42, 449
– Dermoid- 337, 424
– diskale- 337
– Ductus-thyreoglossus- 449
– Haarfollikel- 424
– Herzklappen- 156
– Hypophysen- 337, 439
– infundibuläre 424
– Isthmus- 424
– Kiementaschen- 16
– Knochen- 357
– kongenitale intrapankreatische 117
– Kürsteinersche 448
– laterale Hals- 42
– laterale Hals- (Katze) 425
– periprostatische 190, 281
– pleurale 16
– Prostata- 281
– samenableitende Wege 277
– Schilddrüsen- 444
– serosale 16, 81
– subchondrale 360
– Synovial- 337
– Thymus- 130
– ultimobranchiale Gang- 449
Zystenleber 81
Zystenniere 228
zystische muzinöse Hyperplasie 114
zystische plazentare Molen 267
zystisches Nierenkarzinom 247
Zystitis 250
– emphysematöse 250
– enkrustierende 250
– follikuläre 250
– hämorrhagische 250
– polypöse 250
Zystizerkose 168, 327, 375
Zytologie 424